Die angiokardiographische

WALTER DE GRUYTER & CO. vormals G. J. Göschen'sch

Darstellung kongenitaler Herzfehler

Ein Atlas

von

ALOIS J. BEUREN

Dr. med., a. o. Professor mit Lehrstuhl

für pädiatrische Kardiologie

und Leiter der kardiologischen Abteilung

der Universitätskinderklinik Göttingen

mit Geleitworten von

HELEN B. TAUSSIG, M. D.

Professor Emeritus of Pediatrics

The Johns Hopkins University

Baltimore

und

PROFESSOR DR. MED. G. JOPPICH

Direktor der Universitäts-Kinderklinik

Göttingen

Verlagshandlung J. Guttentag, Verlagsbuchhandlung · Georg Reimer · Karl J. Trübner · Veit & Comp. · Berlin 1966

Printed in Germany —
Satz und Druck: R. Oldenbourg, München
Einband: U. Hanisch, Berlin-Zehlendorf

Dem herzkranken Kind gewidmet

Geleitwort

Dr. Alois J. Beuren was born and educated in Germany. After graduation from the Munich University, Medical School in 1944, he worked in Munich under Professor A. E. Lampé, who, as a pupil of Professor Romberg, stimulated his interest in cardiology. In 1956 he studied cardiovascular physiology with Dr. Richard J. Bing in St. Louis, Missouri. The following year he had a fellowship in my clinic at the Harriet Lane Home of the Johns Hopkins Hospital, Baltimore, Maryland. In 1958–1959 he worked at the Johns Hopkins Hospital in the adult cardiac clinic with Dr. E. Cowles Andrus and in pulmonary physiology with Dr. Richard Riley.

In 1959, Dr. G. Joppich put him in charge of pediatric cardiology at the University of Göttingen, in cooperation with Dr. J. Koncz, as the cardiovascular surgeon. The union was a happy one, for a diagnostician, no matter how expert, needs a skillful surgeon in order to bring his work to full fruition, and a skilled surgeon is equally dependent on a good diagnostician.

A good clinic draws patients to it. The calibre of the pediatric cardiac clinic at the Kinderklinik of the University of Göttingen is attested to by the fact that over 5,500 patients, with a wide variety of conditions, have been referred to Dr. Beuren in five and a half years. In recognition of his work, in 1962, Dr. Beuren was appointed to the first Chair of Cardiology in Germany.

Since the establishment of the clinic, patients with virtually all types of malformation have been studied. This material constitutes the source of the angiocardiograms presented in this Atlas. Thus, all the illustrations are drawn from Dr. Beuren's own experience. Furthermore, every illustration presented in this volume has a sound factual basis. In each instance the diagnosis has been definitively established either at surgery or at autopsy. The angiocardiograms have been selected to demonstrate the specific contour of a given malformation. This does not mean that all patients with that particular condition will show identical angiocardiograms. The 77 angiocardiograms of the four major types of aortic stenosis indicate clearly the variations which may occur in the delineation of an abnormality. They are worthy of detailed study. The angiocardiogram on an aortic septal defect illustrates one type of angiocardiogram seen in this anomaly. Quite a different angiocardiogram was obtained in our hospital on an infant with a similar aortic septal defect. Both were proven cases. Such variations clearly illustrate the fundamental difference between an Atlas illustrating the geography of the world and an Atlas of malformations of the heart. The former illustrates the topography of the ground as it is at one specific time; the latter illustrates the contour which the heart and great vessels *may* assume, but this does not mean that these contours shown are the only possible ones. Bearing this in mind, the volume should be tremendously useful as the illustrations are exceptionally clear and well tabulated, and almost every type of malformation is included. Indeed, the few omissions increase the strength of the book, for only that which has been proven is included. Consequently, the volume contains much valuable information for those who care to use it, and what is more, the information gathered here will stand the test of time.

This book shows the calibre of the author and I am both proud and happy to have had the privilege of sharing in his training.

Helen B. Taussig, M.D., Professor Emeritus of Pediatrics
Johns Hopkins University Baltimore, Maryland (USA)

Geleitwort

Mit erstaunlicher Schnelligkeit hat sich die Diagnostik angeborener Angiokardiopathien entwickelt. Kaum drei Jahrzehnte sind vergangen, seit Helen B. Taussig begann, durch subtile Beobachtung und unermüdliche Sammlung verwertbarer Phänomene die Möglichkeit zur Erkennung verschiedener angeborener Herzfehler aufzuzeigen. Heute ist die kardiologische Diagnostik zu einer Kunst entwickelt worden, die es gestattet, nicht nur jede Fehlbildung zu erkennen, sondern auch die Details und die individuellen Besonderheiten des Einzelfalles zu erfassen. Die Präzision ist vor allem für die prognostische Beurteilung und damit auch für das Ob und Wann einer eventuellen Operation von entscheidender Bedeutung.

Ermöglicht wurde dieser Fortschritt vor allem durch den Ausbau der Angiokardiographie, die minuziöse anatomische wie kreislaufdynamische Daten zu liefern vermag. Dies gilt allerdings erst, seitdem neben die von Forssmann inaugurierte Katheterisierung des rechten Herzens auch die Katheterisierung des linken Herzens trat. Unter den verschiedenen Verfahren der Links-Herz-Katheterisierung konnte die transseptale Punktion sich am meisten durchsetzen. In der Hand des Geübten wurde sie zu einer Routinemethode. Erst dadurch wurde die angiokardiographische Diagnostik des ganzen Herzens und seiner Ausflußtrakte möglich. Zusammen mit der Aortographie ist es heute kein Problem, praktisch jedes gewünschte Gebiet durch Kontrastmittel zu erreichen und darzustellen.

Das vorliegende Werk verdankt seine Entstehung vornehmlich dieser Vervollständigung der angiokardiographischen Diagnostik. Es enthält die Darstellung praktisch aller vorkommenden Fehlbildungen und ist in dieser Vollständigkeit wohl erstmalig. Es basiert auf der virtuosen Technik und der umfassenden Erfahrung seines Autors.

Das Buch läßt zugleich erkennen, daß die kardiologische Diagnostik, ein Kind der inneren Medizin, Paediatrie, Röntgenologie und Physiologie, eine selbständige Stellung beansprucht, wenn sie ein Optimum erreichen will. Sie kann nicht mehr „nebenbei" mit der Exaktheit geleistet werden, zu der sie verpflichtet ist. Sie kann sich auch nur dort entwickeln, wo ein großes Krankengut zusammenkommt. Deswegen hat Helen B. Taussig vor einer unzulänglichen Ausbildung in der Kardiologie gewarnt, weil sie gefährlich ist. Gibt man aber der Kardiologie die ihr gebührende Stellung, dann vermag sie rasch den internationalen Standard – auch den nordamerikanischen – zu erreichen und kommt in die Lage, selbständig auf neues Gebiet vorzudringen, wie dies der Tradition der deutschen medizinischen Forschung entspricht.

Man muß Professor Beuren danken, daß er das große Krankengut, das von ihm und seinen Mitarbeitern betreut wird, in einem angiokardiographischen Standardwerk für alle diejenigen ausgewertet hat, die Nutzen aus diesem jungen Zweig der Medizin ziehen können, und man darf ihn zu dem Ergebnis seiner Arbeit beglückwünschen.

Professor Dr. G. Joppich,
Universitäts-Kinderklinik, Göttingen

The secret of a joyful life is to live dangerously. You only live dangerously if you are perpetually trying to overcome your own inertia and trying to get the capacity to do great things. If you are only defensive, static, it is a waste of time.

Richard C. Cabot, 1868–1939,
Arzt in Boston, Mass., USA

Vorwort

Die kardiologische Laboratoriumsdiagnostik hat sich in den letzten Jahren erheblich verfeinert. Die Herzkatheterisierung steht nicht mehr allein im Mittelpunkt differenzierter Herzdiagnostik. Der Kardiologie stehen heute eine große Zahl zuverlässiger Untersuchungsmethoden zur Diagnostik und Beurteilung angeborener Herzfehler zur Verfügung. Unter diesen nimmt die Angiokardiographie einen besonderen Platz ein. Die röntgenologische Kontrastmitteldarstellung einzelner Herzabschnitte und der großen Gefäße hat erheblich zur Sicherheit in der Beurteilung der operativen Möglichkeiten, des Operationsrisikos und der zu erwartenden Operationsergebnisse beigetragen. Die zunehmende Bedeutung der Angiokardiographie ist vor allem durch eine technische Verbesserung der notwendigen Röntgenapparaturen und durch die Einführung neuer Methoden zur Katheterisierung und Kontrastmittelinjektion in das linke Herz gefördert worden. Wir haben dadurch die Möglichkeit, das Kontrastmittel in jeden beliebigen Herzabschnitt zu injizieren. Nur so gelingt eine optimale Darstellung des vermuteten Herzfehlers.

Die Angiokardiographie ist eine gezielte Untersuchungsmethode, deren Wert ausschlaggebend von der Zuverlässigkeit der Vordiagnose mit einfachen Mitteln abhängt. Nur wer weiß, was er angiokardiographisch darstellen will, und wer über die hämodynamischen Verhältnisse bereits eine klare Vorstellung hat, wird ein Höchstmaß an Information durch die Angiokardiographie erhalten.

In den letzten Jahren hat besonders in Amerika die Cineangiokardiographie die Zweiseitenangiokardiographie mit Blattwechslern wegen der geringeren Strahlenbelastung etwas verdrängt. Unterstützt wurde diese Entwicklung noch durch das Bestreben, in erster Linie die Hämodynamik eines Herzfehlers zu demonstrieren. Anatomische Einzelheiten gehen dabei jedoch weitgehend verloren. Wir arbeiten mit beiden Methoden und geben der Angiokardiographie in den meisten Fällen nach wie vor den Vorzug. Wer ein gutes räumliches und hämodynamisches Vorstellungsvermögen besitzt, gewinnt aus der Angiokardiographie ebensoviel Einblick in die Hämodynamik und eine bessere Darstellung der morphologischen Verhältnisse.

Die hier reproduzierten Bilder sind eine Auswahl von 1315 Angiokardiogrammen eines Krankengutes von etwa 4500 Patienten mit kongenitalen Herzfehlern. Fremdes Krankengut wurde nicht herangezogen. Die wiedergegebenen Angiokardiogramme stammen von Patienten mit operativ oder autoptisch bestätigter Diagnose. Eine Ausnahme sind natürlich die normalen Angiokardiogramme. Bei diesen Patienten wurden Herzfehler mit Sicherheit durch empfindliche Untersuchungsmethoden ausgeschlossen. Darüber hinaus ist nur bei einigen wenigen Angiokardiogrammen die Diagnose nicht operativ oder autoptisch bestätigt. Wo dies der Fall ist, wurde im Text besonders darauf hingewiesen. Eine vollständige Zusammenstellung von Angiokardiogrammen aller bekannten Herzfehler, vor allem auch von linksseitigen Läsionen, fehlt bisher in der Literatur. Auf erklärende Skizzen zu den einzelnen Angiokardiogrammen wurde verzichtet, da anzunehmen ist, daß die Bilder auch dem ungeübten Leser durch die Kennzeichnung der einzelnen Herzabschnitte leicht verständlich sind. Dagegen wurde auf ausführliche Bildunterschriften besonders Wert gelegt.

Der Autor hat immer wieder die Erfahrung gemacht, daß für den Arzt, der nicht täglich mit der Diagnostik kongenitaler Herzfehler zu tun hat, besonders die Angiokardiographie geeignet ist, die Natur eines Herzfehlers schnell verständlich zu machen. Das Buch sollte daher nicht nur den Kardiologen und Thoraxchirurgen ansprechen, sondern auch den praktischen Arzt, Pädiater, Internisten und Radiologen sowie jeden, der an der Beurteilung angeborener Herzfehler interessiert ist. Auf diese Weise mag es zur Früherfassung und zur fachgerechten Betreuung herzkranker Kinder beitragen, die so notwendig ist und die zu fördern wir als unsere Aufgabe betrachten.

Verlag und Autor haben sich wegen der besseren Übersichtlichkeit dazu entschlossen, den Bildteil vom Textteil zu trennen. Im Bildteil sind die Angiokardiogramme in der gleichen Reihenfolge wiedergegeben, wie sie im Textteil besprochen wurden. Im Textteil ist auf die entsprechenden Abbildungen im Bildteil besonders hingewiesen, wie sich auch im Bildteil Hinweise auf die entsprechenden Seiten im Text finden. Die Reproduktion der Bilder erfolgte mit dem Blick in der Richtung der Röntgenstrahlen auf die Filmkassette. Für den seitlichen Strahlengang heißt das, daß die vordere Brustwand rechts im Bild ist, da der Patient liegt und sich die Röntgenröhre an seiner rechten Seite befindet und die Kassette an seiner linken Seite steht.

Da eine Klassifizierung der angeborenen Herzfehler nach klinischen Gesichtspunkten problematisch ist und hier ohnehin die angiokardiographische Darstellung dieser Herzfehler und nicht ihre Klinik im Vordergrund steht, hat der Autor die Unterteilung in die Angiokardiographie des linken Herzens und des rechten Herzens vorgenommen. Dies erscheint zweckmäßig, da die jeweils angewandte Technik eine verschiedene ist und dadurch klar herausgestellt wird, bei welchen Herzfehlern links- oder rechtsseitige Kontrastmittelinjektionen vorgenommen werden sollen. Es ist selbstverständlich, daß bei der Sicherheit der heute zur Verfügung stehenden Methoden zur Katheterisierung aller Herzhöhlen keine Kontrastmittelinjektionen in das rechte Herz oder in die Arteria pulmonalis zur Darstellung linksseitiger Herzfehler vorgenommen werden sollten, es sei denn, eine Katheterisierung des linken Herzens ist technisch nicht möglich. Überschneidungen sind aber auch bei der hier vorgenommenen Einteilung nicht zu vermeiden.

Zu tiefem Dank verpflichtet bin ich in erster Linie meinen verehrten Lehrern HELEN B. TAUSSIG, RICHARD J. BING und E. COWLES ANDRUS. Sie haben durch ihre Arbeit die Entwicklung der Kardiologie entscheidend beeinflußt und vorangetrieben. Ohne ihr Vorbild, ihr andauerndes Interesse und ihre Unterstützung wäre diese Arbeit nicht möglich gewesen. Es war HELEN B. TAUSSIG, die mit der einfachen klinischen Diagnostik kongenitaler Herzfehler zu einer Zeit begonnen hat, als man noch annahm, daß diese jenseits menschlicher Möglichkeiten liegt, und die uns allen gezeigt hat, wie klinische Kardiologie und physiologisches Denken zum Besten unserer Patienten vereint und angewandt werden können. Dafür gebührt ihr besonderer Dank.

Ferner danke ich Herrn Professor G. JOPPICH für die großzügige Förderung der Kardiologie an seiner Klinik und für das Interesse, das er stets meiner Arbeit entgegengebracht hat. Ohne seine Hilfe und Unterstützung hätte dieses Buch nicht geschrieben werden können. Dann gilt mein Dank vor allem allen meinen Assistenten und Mitarbeitern. Kardiologische Diagnostik mit Herzkatheterisierung und Angiokardiographie ist Teamarbeit, bei der jeder auf jeden angewiesen ist. Allen voran möchte ich meinem Mitarbeiter Privatdozent Dr. JÜRGEN APITZ danken, der für die Durchführung einer großen Zahl der hier gezeigten Angiokardiogramme verantwortlich war. Weiter gilt mein Dank Frau Dr. I. RICHTERING, die als Anaesthesistin einen großen Teil der Verantwortung bei der Durchführung der Untersuchungen getragen hat, sowie meinem Oberarzt, Privatdozent Dr. J. STOERMER. Herrn Professor J. KONCZ, Leiter der Thorax-Chirurgischen Abteilung der Chirurgischen Universitätsklinik Göttingen, danke ich für die Überlassung der Operationsprotokolle und für die reibungslose und stets kollegiale Zusammenarbeit zwischen Thoraxchirurgie und Kardiologie. Dank auch den medizinisch-technischen Assistentinnen des diagnostischen Labors und unseren Schwestern, vor allem Schwester MARGOT MÜLLER, die in unermüdlichem Eifer seit Jahren bei der Vorbereitung und Durchführung der Katheterisierungen geholfen hat und für das Instrumentarium verantwortlich war. Nicht zuletzt möchte ich Herrn Dr. G. JÖTTEN von der Firma C. H. F. Müller, Hamburg, für seine Hilfe bei der Abfassung des technischen Kapitels und seiner Firma und ihrer Göttinger Vertretung für die zuverlässige Betreuung der Apparaturen herzlich danken.

Dem Verlag Walter de Gruyter & Co. bin ich für die Herausgabe und die vorzügliche Ausstattung dieses Buches sowie für die großzügige Reproduktion der vielen Abbildungen ganz besonders dankbar.

Göttingen, im Sommer 1966

A. J. Beuren

Inhaltsverzeichnis

C. Die Angiokardiographie des rechten Herzens

Abkürzungsverzeichnis

An	Aneurysma
Ao	Aorta
ap	anterior-posteriorer Strahlengang
Aost	Aortenstenose
AP	Arteria pulmonalis
ASD	Vorhofseptumdefekt
EFE	Endokardfibroelastose
Infst	Infundibulumstenose
Ista	Aortenisthmusstenose
LA	linker Vorhof
lat	seitlicher Strahlengang
LV	linker Ventrikel
PDA	offener Ductus arteriosus
PST	Pulmonalstenose
RA	rechter Vorhof
RV	rechter Ventrikel
Sin	Koronarsinus
SV	Gemeinsamer (singulärer) Ventrikel
Tri	Trikuspidalis
Tru	Truncus arteriosus communis
VCJ	Vena cava inferior
VCS	Vena cava superior
VS	Ventrikelseptum
VSD	Ventrikelseptumdefekt
aV	arterieller Ventrikel
vV	venöser Ventrikel

A. Allgemeiner Teil

1. Einleitung — Geschichtliches

Einleitung. Für die moderne kardiologische Diagnostik wurden in den letzten fünfzehn Jahren immer neue und zum Teil sehr empfindliche Untersuchungsverfahren entwickelt. Die meisten dieser neuen Methoden werden im Zusammenhang mit der Herzkatheterisierung angewandt. In dieser Zeit ist die Herzkatheterisierung selbst durch eine Verfeinerung der Meß- und Registriertechnik und durch die Herstellung einer ganzen Reihe speziellen Zwekken dienender Herzkatheter weiter ausgebaut worden. So ist beispielsweise die Katheterisierung der Aorta oder des linken Herzens zu einer täglich angewandten Routineuntersuchung geworden, während sie früher mit besonderen Gefahren verbunden, nur in Einzelfällen durchgeführt wurde. Diese Entwicklung hat auch die Möglichkeiten angiokardiographischer Untersuchungen erweitert, da der Wert der Angiokardiographie mit Kontrastmittelinjektionen direkt proximal zur vermuteten Läsion erheblich größer ist als intravenöse Injektionen, oder Injektionen in die rechte Herzhälfte zur Darstellung von Septumdefekten mit links-rechts Shunt, oder reiner isolierter linksseitiger Stenosen. Ebenso wurden die Möglichkeiten differenzierter Diagnostik durch Farbstoffverdünnungskurven, Thermoverdünnungskurven, intrakardiale Phonokardiographie und Elektrokardiographie, die Anwendung radioaktiver Gase oder anderer Indikatoren zur Entdeckung und Quantifizierung kleiner Shuntvolumina erweitert. Die Fortschritte der Chirurgie und ihre verschiedenen Möglichkeiten zwingen in vielen Fällen zu dieser äußerst differenzierten Diagnostik. Das operative Vorgehen, die Beurteilung des Operationsrisikos und des zu erwartenden Erfolges sowie die Entscheidung zur Operation überhaupt hängen oft von Informationen ab, die nur durch die Anwendung dieser vielseitigen Untersuchungsverfahren gewonnen werden können. Diese Entwicklung hat die Kardiologie zu einem Zweig der klinischen Physiologie gemacht.

Eine frühe Erfassung von Kindern mit kongenitalen Herzfehlern ist notwendig und wünschenswert. Die dann folgende Diagnostik mit einfachen Mitteln ist aber Voraussetzung für einen sinnvollen Einsatz der speziellen Untersuchungsmethoden, die oben genannt wurden. Von diesen ist die Angiokardiographie die einzige, die in der Lage ist, hämodynamische und pathologisch-anatomische Zusammenhänge aufzudecken.

Wer die Angiokardiographie technisch durchführt oder Kontrastmitteldarstellungen des Herzens deuten will, muß mit der Technik der Herzkatheterisierung vertraut sein. Er muß hämodynamisch denken können. Der Erfahrene wird in der Lage sein, durch eine sichere Vordiagnose mit einfachen Mitteln zu entscheiden, welche der speziellen Methoden am besten geeignet ist, den Nachweis der Diagnose zu bringen. Oft ist zur Klärung azyanotischer Herzmißbildungen nur eine Katheterisierung notwendig, während eine solche für die Diagnose zyanotischer Herzfehler häufig von untergeordneter Bedeutung ist. Umgekehrt ist für die Klärung zyanotischer Herzfehler meist eine Angiokardiographie von größerem Wert als die Katheterisierung. Vor dem Einsatz der Angiokardiographie muß man sich auch klar darüber sein, ob eine intravenöse oder eine selektive Kontrastmittelinjektion angebracht ist. Das intravenöse Angiokardiogramm zeigt den gesamten Ablauf des Kontrastmittels durch das Herz, vom venösen Zufluß in den rechten Vorhof über den rechten Ventrikel und das Lungengefäß-System bis zum Lungenvenenrückfluß in das linke Herz und die Aorta. Dabei werden einzelne Herzabschnitte durch die Füllung anderer verdeckt, und das Kontrastmittel wird bei Vorhandensein von links-rechts Shunts vorzeitig durch Blut verdünnt. Einzelheiten der Struktur einzelner Herzabschnitte sind bei intravenöser Kontrastmittelinjektion oft nicht darzustellen, man erkennt aber eine frühe Füllung des linken Herzens durch einen rechts-links Shunt, oder die Rezirkulation des Kontrastmittels in das rechte Herz durch einen links-rechts Shunt. Bei Lageanomalien ist eine intravenöse Angiokardiographie häufig der selektiven Kontrastmittelinjektion vorzuziehen. Wenn aber der Patient groß genug ist, daß ein Angiokardiographie-Katheter eingeführt werden kann, oder auch eine Katheterisierung des linken Herzens möglich ist, so ist die selektive Angiokardiographie mit Kontrastmittelinjektion unmittelbar vor der vermuteten Mißbildung, außer bei den Lageanomalien, immer der intravenösen Injektion vorzuziehen. Mitunter ist man auch bei der genauen Abklärung einer komplizierten kombinierten Herzmißbildung zu einer zweimaligen Angiokardiographie mit Kontrastmittelinjektion in das rechte und in das linke Herz gezwungen. Durch eine geschickte Programmeinstellung des Filmablaufs kann der Wert der Angiokardiographie und die Qualität der einzelnen Bilder erheblich gesteigert werden.

Auch mit der Angiokardiographie sind Fehldiagnosen möglich, wie bei jeder anderen Untersuchungsmethode. Die richtige Deutung angiokardiographischer Bilder erfordert Erfahrung und Geduld. Bei flüchtiger Betrachtung der Bilder wird leicht Wesentliches übersehen. Man sollte sich also zur Erhebung des Befundes von Angiokardiogrammen immer Zeit nehmen. Ein großer Schaukasten, auf dem die Bilder wiederholt der Reihe nach betrachtet werden können, ist unerläßlich. Ferner muß beachtet werden, daß die Bilder uncharakteristischer werden, je geringgradiger ein Herzfehler ist. Herzfehler mit höchstem Schweregrad geben typische Angiokardiogramme, während sich bei geringgradigen Veränderungen die Übergänge zum Normalen verwischen.

Geschichtliches. Versuche zur röntgenologischen Kontrastmitteldarstellung des Herz- und Gefäßsystems wurden zuerst von SICARD und FORESTIER 1923 unternommen (SICARD und FORESTIER 1923). Diese Autoren hatten ein Jahr vorher mit Lipiodol den Bronchialbaum und den Spinalkanal dargestellt (SICARD und FORESTIER 1922) und injizierten ebenfalls Lipiodol beim Menschen intravenös. Sie verfolgten vor dem Durchleuchtungsschirm den Abfluß des Öls bis in die Lungenperipherie. Später hat dann FORSSMANN nach der ersten, an sich selbst durchgeführten Herzkatheterisierung (FORSSMANN 1929) das rechte Herz und die Lungengefäße beim Hund durch Uroselectan röntgenologisch dargestellt (FORSSMANN 1931). Im gleichen Jahr gelang es MONIZ, CARVALHO und LIMA durch die Injektion von Natriumjodid beim Menschen die Pulmonalgefäße darzustellen, nicht aber die Herzhöhlen. Sie nannten daher ihre Methode „Angiopneumographie“ (MONIZ et al. 1931). Nach weiteren, vor allem experimentellen Untersuchungen mehrerer Autoren (CONTE und COSTA 1933, REBOUL und RACINE 1933, RAVINA 1934, NUVOLI 1936), berichteten 1937 CASTELLANOS, PEREIRAS und GARCIA über die erste angiokardiographische Diagnose kongenitaler Herzfehler bei Kindern (CASTELLANOS et al. 1937). Diese Autoren nannten ihre Methode „Angiokardiographie“. CASTELLANOS und Mitarbeitern gelang nach anfänglichen Versuchen mit Natriumjodid die Darstellung des rechten Herzens und der Lungenarterie mit ihren Ästen durch Per-Abrodil. Diesen kubanischen Autoren gebührt das Verdienst, die Angiokardiographie zu einer brauchbaren klinischen Untersuchungsmethode gemacht zu haben, noch bevor die Herzkatheterisierung in die Klinik Eingang gefunden hatte. CASTELLANOS und Mitarbeiter haben eine Reihe kongenitaler Herzfehler im Kindesalter erstmals angiokardiographisch dargestellt (CASTELLANOS 1938, CARDELLE et al. 1938, CASTELLANOS et al. 1938). Im Jahre 1938 ist dann ROBB und STEINBERG, unabhängig von CASTELLANOS und Mitarbeitern, die erfolgreiche Kontrastmitteldarstellung des rechten und linken Herzens gelungen (ROBB und STEINBERG 1938). ROBB und STEINBERG wandten die Methode bei Erwachsenen an und beobachteten, daß das Kontrastmittel nach der Lungenpassage auch noch in der Lage war, eine relativ gute Darstellung des linken Herzens und der Aorta zu geben. Wenn auch die Qualität dieser ersten Angiokardiogramme nicht mit dem zu vergleichen ist, was heute aus der Angiokardiographie herauszuholen ist, so wurden von den genannten Arbeitsgruppen doch sehr bald noch heute gültige Kriterien für die angiokardiographische Beurteilung von Pulmonalstenosen, FALLOTscher Tetralogien, Transpositionen der großen Gefäße und verschiedener intrakardialer Shuntverbindungen erarbeitet. ROBB und STEINBERG haben erstmals die Bestimmung der Kreislaufzeit durch Äther angewandt, um so den günstigsten Zeitpunkt für eine angiokardiographische Aufnahme zu bestimmen (ROBB und STEINBERG 1938). Die Arbeitsgruppe um CASTELLANOS hat auch die ersten Versuche mit Zweiseiten-Angiokardiographie und mit einer automatischen Injektionsvorrichtung durchgeführt (CASTELLANOS et al. 1938). Weitere wichtige Beiträge zur Entwicklung der Angiokardiographie stammen von SUSSMAN et al. 1941, STEWART et al. 1941, STEINBERG et al. 1942, 1943, TAYLOR und SHUHMAN 1942, TAYLOR und MCGOVERN 1943, 1944, SUSSMAN 1946, SUSSMAN und GRISHMAN 1947, ROSSI und PRADER 1948, GROSSE-BROCKHOFF et al. 1949. LIND et al. 1949, JÖNSSEN et al. 1949, R. N. COOLEY et al. 1949, 1950, CAMPBELL und HILLS 1950, KEITH und MUNN 1950, KREUTZER et al. 1950, LIND und WEGELIUS 1950, DOTTER und STEINBERG 1950, 1951, DE GROOT 1951, JÖNSSEN 1951, R. N. COOLEY und SLOAN 1952, KEITH 1954, MCAFEE 1955 ABRAMS und KAPLAN 1956, BURGEMEISTER et al. 1957, GASUL et al. 1957, DAVIS et al 1958 und BURGEMEISTER und PORSTMANN 1958. Schwedische Autoren haben an der Entwicklung der Angiokardiographie zu ihrer heutigen Bedeutung entscheidenden Anteil und viele wichtige diagnostische Kriterien mitgeteilt, sowie auch technische Verbesserungen, wie schnelle Bildfolge durch Kassettenblattwechsler und simultane Zweiseiten-Angiokardiographie entwickelt (JÖNSSEN et al. 1949, LIND et al. 1949, AXÉN und LIND 1950, LIND und WEGELIUS 1950, WEGELIUS und LIND 1952, 1953, KIELLBERG et al. 1955.)

CHAVEZ, DORNBECKER und CELIS haben 1947 Kontrastmittel durch einen Nelaton-Schlauch direkt in den rechten Ventrikel injiziert, um das Kontrastmittel unverdünnt durch Blut und schneller in das Herz zu bringen. Sie nannten ihre Methode „direkte Angiokardiographie“ (CHAVEZ et al. 1947). LÖFFLER hatte bereits 1943 und 1944 über Kontrastmittelinjektionen in die Arteria pulmonalis und in den rechten Ventrikel durch einen Katheter berichtet (LÖFFLER 1943, 1944). JÖNSSEN, BRODÉN und KARNELL haben diese Methode weiter ausgebaut und injizierten das Kontrastmittel unter hohem Druck durch Herzkatheter in jede erreichbare Herzhöhle (JÖNSSEN et al. 1949). Heute wird diese Methode allgemein als selektive Angiokardiographie bezeichnet. Ihre Einführung war ein besonders entscheidender Fortschritt für die Entwicklung der Angiokardiographie.

Bemühungen zur Kontrastmitteldarstellung der Aorta und ihrer Äste begannen in den gleichen Jahren, in denen die Angiokardiographie eingeführt wurde. Gleichzeitig mit SICARD und FORESTIER gelangen BERBERICH und HIRSCH und BROOKS röntgenologische Darstellungen von Arterien und Venen, vor allem der Extremitäten (SICARD und FORESTIER 1923, BERBERICH und HIRSCH 1923, BROOKS 1924). BERBERICH und HIRSCH benutzten 10–20prozentige Strontiumbromatlösungen als Kontrastmittel, BROOKS Jodsalzverbindungen. DOS SANTOS und Mitarbeiter haben als erste die Brauchbarkeit der Kontrastmitteldarstellung der Aorta für die Diagnostik bewiesen (Dos Santos et al. 1929, 1931). Die Autoren punktierten die Bauchaorta. Die gleiche Methode wurde von Nelson (1942) und von Doss (1944) angewandt. Nuvoli (1936) und Del Campo und Hoyos punktierten vom zweiten linken Interkostalraum aus die aszendierende Aorta zur Kontrastmittelinjektion (Del Campo und Hoyos 1947, 1948).

Ebenso hat Blakemore (1946) die direkte Punktion der Brustaorta angewandt. Farinas (1941, 1946) war der erste, der die Methode der direkten Aortenpunktion fallen ließ und einen Katheter durch die Femoralarterie eingeführt hat. Freeman und Miller haben 1949 ausführlich über ihre Erfahrungen mit dieser Methode berichtet (Freeman und Miller 1949). Sie veröffentlichten gute Aortogramme von Aneurysmen im Bereich der Aorta. 1948 hat Radner über die freigelegte Arteria radialis einen Katheter bis in die Brustaorta vorgeführt und hier Kontrastmittelinjektionen vorgenommen. Aus den gleichen Jahren liegen mehrere Berichte verschiedener Arbeitsgruppen über erfolgreiche Aortographien vor (Radner 1948, Brodén et al. 1948, 1949, Radner 1949, Jönssen 1949, Helmsworth et al. 1950, Jönssen et al. 1951, Peirce 1951). Peirce hat 1951 durch eine in der Arteria femoralis liegende Punktionskanüle einen keinen Röntgenschatten gebenden Polyäthylenkatheter bis in die Aorta eingeführt. Diese perkutane Punktion der Arteria femoralis und Einführung eines Katheters durch die großlumige Punktionskanüle wurde von Seldinger (1953) und von Ödman (1956, 1958) und Ödman und Philipson (1958) modifiziert. Zur Katheterisierung und selektiven Angiokardiographie der aszendierenden oder deszendierenden Aorta gelten heute die Freilegung der Arteria radialis und Einführung eines schattengebenden Katheters (Radner 1948), oder die perkutane Methode nach Seldinger (1953) als die besten und zuverlässigsten Methoden. Im Kleinkindesalter erhält man allerdings auch gute Kontrastmittelfüllungen bis zur Aortenbasis durch einfache periphere Druckinjektion von der Arteria radialis aus.

Robb und Steinberg (1938) waren bereits bei ihren ersten Versuchen mit der Angiokardiographie, Kontrastmitteldarstellungen des linken Herzens nach der Passage des Kontrastmittels durch die Lungenzirkulation gelungen. Die Überlegenheit der selektiven Angiokardiographie des rechten Herzens über die intravenöse Kontrastmittelinjektion führte jedoch sehr bald zu Versuchen, auch das linke Herz selektiv darzustellen. Fast alle bisher zur Katheterisierung des linken Herzens entwickelten Methoden wurden auch zur selektiven Angiokardiographie des linken Herzens herangezogen.

Nach ersten experimentellen Versuchen von Reboul und Racine (1933) wurde von Nuvoli (1936) die erste Kontrastmitteldarstellung des linken Ventrikels durch direkte transthorakale Punktion durchgeführt. Zur anerkannt klinischen Untersuchungsmethode wurde die Ventrikulographie des linken Ventrikels durch direkte Punktion aber erst durch die Arbeiten von Ponsdomenech und Nuñez (1951) und Nuñez und Ponsdomenech (1951). Drei Methoden für die direkte Injektion des Kontrastmittels in den linken Ventrikel haben sich durchgesetzt. Es sind dies die direkte transthorakale Punktion des linken Ventrikels mit Injektion des Kontrastmittels durch die Punktionskanüle (Smith et al. 1954, 1956, Cregg et al. 1955, Brock et al. 1956, J. S. Lehman et al. 1957, McCaughan und Pate 1957, Gilman et al. 1958, J. S. Lehman 1959, Uricchio et al. 1959, V. O. Björk und Lodin 1959, Grosse-Brockhoff et al. 1959), die retrograde Katheterisierung der Aorta und des linken Ventrikels von einer peripheren Arterie ausgehend (Radner 1948, Zimmermann et al. 1950, Prioton et al. 1957, Wilder et al. 1957. Legrand et al. 1958, Porstmann et al. 1958, Porstmann und Geissler 1959, Dotter und Gensini 1960, Gründemann et al. 1960, Thurn et al. 1960, Dotter et al. 1961, Steinfeld et al. 1962) sowie die transseptale Katheterisierung des linken Herzens vom rechten Vorhof aus, mit nachfolgender Kontrastmittelinjektion in den linken Vorhof oder linken Ventrikel (Ross 1959, Ross et al. 1959, 1960, Brockenbrough und Braunwald 1960, Steinhart und Endrys 1960, Beuren et al. 1961, Brockenbrough et al. 1962, Beuren und Apitz 1962, 1963). Durch diese Entwicklung ist es heute möglich, in jeden beliebigen Herzabschnitt oder in die großen Gefäße sofort im Anschluß an die Katheterisierung des Herzens Kontrastmittelinjektionen durchzuführen.

2. Technik der Angiokardiographie des linken und rechten Herzens und der großen Gefäße

a) Vorbereitung der Patienten – Kontrastmittel – Risiko

Bei jedem Herzfehler muß der Verdachtsdiagnose entsprechend zunächst entschieden werden, ob eine Herzkatheterisierung oder Angiokardiographie zum gegenwärtigen Zeitpunkt notwendig und wünschenswert sind. Da man sich oft nach Abschluß der Herzkatheterisierung noch zu einer Angiokardiographie entschließt, und beide Untersuchungen an modernen Arbeitsplätzen in einer Sitzung durchgeführt werden können, muß bereits am Tage vor der Katheterisierung die Allergietestung mit dem anzuwendenden Kontrastmittel durchgeführt werden. Empfehlenswert ist eine intrakutane Testinjektion, oder auch unmittelbar vor der Untersuchung die intravenöse Injektion der jeder Packung beiliegenden Testampulle. Es ist allgemein anerkannt, daß durch die Testinjektion nicht unbedingt eine Allergie aufgedeckt wird. Aus forensischen Gründen ist eine Allergietestung aber notwendig.

Zur Angiokardiographie wie zur Herzkatheterisierung muß der Patient nüchtern sein. Die medikamentöse Vorbereitung der Patienten ist für beide Untersuchungsmethoden die gleiche. Verschiedene Kombinationen von Schlaf- und Beruhigungsmitteln wurden empfohlen, in der amerikanischen Literatur vor allem Phenobarbital. Wir geben im Kindes- und im Erwachsenenalter zur Zeit Noludar, Psyquil und Dolantin. Noludar (Roche) ist ein barbitursäurefreies Schlafmittel und Psyquil (Squibb) ist ein Phenothiazin-Derivat, das sowohl zur Narkosevorbereitung als auch zur psychischen Dämpfung vor Eingriffen in Lokalanaesthesie geeignet ist. Die Dosierung dieser drei Medikamente richtet sich nach dem Alter oder nach dem Gewicht der Patienten. Bei kleinen Säuglingen kommt man oft ohne jede medikamentöse Vorbereitung aus. Die zum Einführen des Katheters vorgesehene Vene wird in Lokalanaesthesie freigelegt. Seit der Einführung der transseptalen Katheterisierung des linken Herzens gehen wir bei allen Patienten, bei denen eine Katheterisierung oder Angiokardiographie des linken Herzens notwendig werden könnte, durch die rechte Vena saphena ein, da die transseptale Punktion des linken Vorhofs nur durch diese Vene durchführbar ist. Die Orientierung erfolgt am besten vor dem Hautschnitt durch Palpation der Arteria femoralis. Gewöhnlich wird man sich vor dem Beginn der Untersuchung klar darüber sein, ob eine intravenöse oder selektive Kontrastmittelinjektion wünschenswert ist. Nach der Freilegung der Vene sieht man auch, welche Kathetergröße eingeführt werden kann. Ein Team, das mit der Durchführung von Angiokardiogrammen anfängt und noch nicht über eine genügende Erfahrung an einem größeren Krankengut verfügt, sollte in der ersten Zeit regelmäßig Leeraufnahmen in beiden Ebenen vor Beginn der Untersuchung anfertigen, um die günstigsten Belichtungszeiten zu ermitteln. Auf eine Bestimmung der Zirkulationszeit verzichten wir heute fast regelmäßig, da diese bei selektiven Angiokardiogrammen an Bedeutung verloren hat. Wer allerdings durch intravenöse oder rechtsseitige Kontrastmittelinjektionen linksseitige Läsionen darstellen will, wird nicht ganz ohne eine Bestimmung der Zirkulationszeit auskommen. Ferner wird man sich vor der Untersuchung über den Ort der Injektion bei selektiven Angiokardiogrammen und über die Programmfolge der abzulaufenden Filme klar werden. Ebenfalls ist die günstigste Lagerung des Patienten in den Strahlengang wichtig, in dem die beste Darstellung des vorliegenden Herzfehlers zu erwarten ist. Bei einer Apparatur mit Untersuchungsmöglichkeit in zwei Ebenen wird man sich für ein Angiokardiogramm im frontalen und seitlichen Strahlengang oder für eine Untersuchung in beiden schrägen Durchmessern entscheiden müssen.

Die Einleitung einer Narkose kurz vor der Kontrastmittelinjektion hat sich bei uns bestens bewährt, so daß wir darauf heute nicht mehr verzichten möchten. Dadurch wird das für die Patienten bei der Kontrastmittelinjektion auftretende unangenehme Hitzegefühl vermieden und die Patienten bleiben ruhig liegen. Zwischenfälle sind dadurch nach unseren Erfahrungen ohne Zweifel seltener geworden. Eine Intubation ist nicht notwendig. Wir geben eine Inhalationsnarkose mit einem Gemisch von Lachgas, Sauerstoff und Fluothane (Rhein-Chemie) durch einen Fachanaesthesisten. Die Lagerung der Patienten kann in der Narkose nochmals korrigiert werden. Bei der selektiven Angiokardiographie sollte die Katheterspitze vor der Narkose an den Ort der gewünschten Injektion gelegt werden. Die richtige Lage des Katheters ist durch Druckmessung und Blutkontrolle zu sichern. Das Elektrokardiogramm muß während der ganzen Untersuchung auf dem Oszillographen beobachtet werden. Während der Kontrastmittelinjektion und während des Ablaufs des Angiokardiogramms wird das Elektrokardiogramm registriert. Durch eine Verbindung zwischen diesen beiden Geräten wird der Augenblick der Belichtung jeder angiokardiographischen Aufnahme auf dem Elektrokardiogramm gekennzeichnet. Dies gestattet bei der Beurteilung der Bilder eine genaue Bestimmung der Herzphase, in der jede einzelne Aufnahme geschossen wurde.

Als Kontrastmittel verwenden wir seit Jahren Urografin 76% (Schering AG). Nach zwischenzeitlichen Versuchen mit anderen Kontrastmitteln sind wir immer wieder zum Urografin zurückgekehrt. Urografin enthält in wässriger Lösung ein Gemisch des Natrium- und Methylglukaminsalzes der N,N'-Diazetyl-3.5-diamino-2, 4, 6-trijod-benzoesäure im Verhältnis 10:66. Es ist also ein trijodiertes Kontrastmittel, das nach unseren Erfahrungen hinsichtlich seiner Verträglichkeit und Kontrastgebung anderen Präparaten überlegen ist. Es wird im Wasserbad auf Körpertemperatur vorgewärmt und erst kurz vor der Injektion in die Spritze eingebracht. Wir injizieren 1,2 bis 1,5 ccm pro Kilogramm Körpergewicht, bei Erwachsenen keinesfalls mehr als 60 ccm.

In der Literatur veröffentlichte Statistiken über tödliche Zwischenfälle oder andere schwerwiegende Komplikationen der Angiokardiographie sind sehr verschieden. Dotter und Jackson (1950) haben durch Korrespondenz mit 182 Krankenhäusern in den USA, Kanada, England und Schweden festgestellt, daß unter 6824 Patienten 26 Todesfälle während oder kurz nach der Angiokardiographie auftraten. Dies ist eine Mortalität von 0,37%. Obwohl es sich dabei ohne Zweifel größtenteils um intravenöse Angiokardiographien gehandelt hat und heute sicher mehr selektive Angiokardiographien durchgeführt werden, dürfte die Mortalität jetzt niedriger liegen. Ein Kommittee der American Heart Association hat 1953 über die Komplikationen berichtet, die bei 5700 Katheterisierungen des rechten Herzens und bei 1325 Angiokardiographien auftraten (Cournand et al. 1953). In dieser Zahl sind 1256 Patienten des New York Hospitals enthalten, bei denen 2197 Kontrastmittelinjektionen ohne Todesfall durchgeführt wurden. Grosse-Brockhoff und Mitarbeiter berichten über einen Todesfall bei 2000 Angiokardiographien der Bonner und Düsseldorfer Arbeitsgruppen (Grosse-Brockhoff et al. 1960), während bei anderen Autoren die Mortalität zwischen 0,3 und 4% liegt (Robb und Steinberg 1940, Pendergrass et al. 1942, Chavez et al. 1947, Rossi und Prader 1948, Kreutzr et al. 1950, Bagger et al. 1957). Kjellberg et al. (1959) hatten unter 728 angiokardiographischen Untersuchungen 6 Todesfälle. Bei einem dieser Patienten war eine zweite Kontrastmittelinjektion durchgeführt worden, ein weiterer hatte möglicherweise eine Luftembolie und ein dritter Patient dieser Autoren starb während der Narkose noch vor der Kontrastmittelinjektion. Er hatte eine hochgradige Fallotsche Tetralogie mit Pulmonalatresie. Eine große Zusammenstellung schwedischer Autoren (Bagger et al. 1957) berichtet über 5 Todesfälle bei 5859 Katheterisierungen des rechten Herzens, 9 bei 2451 Angiokardiographien und 5 bei 340 Aortographien. Demnach liegt die Mortalität bei den Angiokardiographien höher als bei den Katheterisierungen des rechten Herzens.

Die Mortalitätszahlen für die Katheterisierung des rechten Herzens wurden hier angegeben, da ein Teil der bei den Angiokardiographien aufgetretenen Zwischenfälle sicher nicht durch die Kontrastmittelinjektion allein, sondern durch die Manipulation mit dem Katheter hervorgerufen wurden. Hauptfaktoren für die Zwischenfälle sind:

1. Der mechanische Reiz des Herzens durch den zur selektiven Angiokardiographie eingeführten Katheter, sowie das Schleudern des Katheters während der mit hohem Druck vorgenommenen Injektion des Kontrastmittels.
2. Toxische Reaktionen des Kontrastmittels.
3. Der klinische Zustand des Patienten oder das Risiko, das das untersuchende Team zu tragen bereit ist.
4. Die persönliche Erfahrung der Untersucher.

Nach dem Bericht des Komitees der American Heart Association (Cournand et al. 1953) stehen folgende Komplikationen bei der Katheterisierung des Herzens im Vordergrund:

1. *Arrhythmien:* Meist handelt es sich um ventrikuläre Extrasystolen oder um Salven ventrikulärer Extrasystolen, Vorhofextrasystolen, Vorhofflimmern und Knotenrhythmus. Vorhofarrhythmien können für einige Stunden bestehen bleiben und reagieren gewöhnlich gut auf entsprechende medikamentöse Therapie (Digitalis).
2. *Reizleitungsstörungen:* Rechtsschenkelblock.
3. *Synkopen:* Plötzliches Auftreten von Blässe und Schweißausbruch, Dilatation der Pupillen, Bradykardie und Hypotonie.
4. *Venenspasmus.*
5. *Schlingenbildung* eingeführter Herzkatheter: Bei erfahrenen Untersuchern kommt diese Komplikation nicht vor.
6. *Trauma des Endokards:* Ein Katheter darf nie ohne Kontrolle durch das Auge des Untersuchers manipuliert oder vorgeschoben werden. Bei selektiven Kontrastmittelinjektionen kommt es mitunter zu Subendokardinjektionen, wenn der Katheter nicht frei in der Herzhöhle liegt.
7. *Infektionen* durch den Katheter oder sonstiges unsteriles Arbeiten.
8. *Luftembolie* durch unsachkundiges Arbeiten, vor allem mit den Katheteranschlüssen und der Injektionsspritze, den Zwischenschläuchen und sonstigen Verbindungsstücken.

Unter den oben erwähnten Hauptfaktoren für die Auslösung von Zwischenfällen kommt nach unserer Erfahrung dem mechanischen Reiz des Katheters und dem klinischen Zustand des Patienten die größte Bedeutung zu. Persönliche Erfahrung spielt dabei eine ausschlaggebende Rolle. Bereits bei der Auswahl der Patienten muß man wissen, welches Risiko sich lohnt. Wenn anzunehmen ist, daß einem dekompensierten Patienten mit einem kongenitalen Herzfehler durch eine Operation noch zu helfen ist, so sollte man selbst ein hohes Risiko in Kauf nehmen und sehr behutsam vorgehen. Es ist ebenso unverantwortlich, Untersuchungen mit hohem Risiko abzulehnen, wie eine gefährliche, nicht indizierte Untersuchung vorzunehmen.

Toxischen Reaktionen des Kontrastmittels ist wahrscheinlich in der ersten Zeit der Angiokardiographie eine zu große Bedeutung beigemessen worden. Möglicherweise liegt deren seltenes Auftreten heute an der Entwicklung weniger toxischer Jodverbindungen, die jetzt als Kontrastmittel verwendet werden. Die Häufigkeit ernsterer Zwischenfälle ist zurückgegangen, obwohl selektive Angiokardiographien wesentlich häufiger durchgeführt werden als noch vor 10 Jahren. Zu warnen ist vor multiplen Injektionen größerer Mengen von Kontrastmittel, das heißt solcher Dosen, wie sie für gute Serienangiokardiogramme notwendig sind. Bei der Cineangiokardiographie sind multiple Injektionen in kleineren Dosen möglich. Die Gesamtdosis darf aber auch hierbei nicht 1,2–1,5 ccm pro Kilogramm Körpergewicht überschreiten.

Rowe und Mitarbeiter haben über das Auftreten pulmonaler Hypertonie und eine Erhöhung des Druckes im rechten Vorhof nach Kontrastmittelinjektionen berichtet (Rowe et al. 1956). Watson (1964) hat diese Beobachtung bei zwei Patienten bestätigen können und ist der Meinung, daß das Risiko der Untersuchung bei Patienten mit hohem Druck im rechten Ventrikel und bei pulmonaler Hypertonie besonders groß ist. Möglicherweise kommt es durch die Kontrastmittelinjektion zu einem plötzlichen Ansteigen des Lungengefäßwiderstandes. Bei Patienten mit hochgradiger Pulmonalstenose und niedrigem Druck in der Arteria pulmonalis fehlt diese Reaktion ganz offensichtlich. Weiter ist wiederholt vermutet worden, daß die Angiokardiographie bei Patienten mit kongenitalen Herzfehlern risikoreicher ist als bei solchen mit erworbenen Herzfehlern. Das Gegenteil ist ebenfalls behauptet worden. Diese Frage kann sicher nicht generell in der einen oder anderen Richtung beantwortet werden, dagegen gibt es aber sicher unter den kongenitalen wie unter den erworbenen Herzfehlern solche, bei denen das Risiko größer ist. Taussig (1960) und andere Autoren haben darauf hingewiesen, daß die Angiokardiographie bei Kindern mit zyanotischen Herzfehlern und extrem niedriger arterieller Sauerstoffsättigung sehr risikoreich ist (Künzler und Schad 1960). Auf der anderen Seite sind es aber gerade diese Mißbildungen, zu deren diagnostischer Klärung oft eine Angiokardiographie notwendig ist. Die Möglichkeit einer Hirnschädigung durch die Angiokardiographie bei Herzfehlern mit rechts-links Shunt ist unter anderen von Melin (1952) und Kirstein et al. (1957) besprochen worden. Grosse-Brockhoff und Mitarbeiter (1960) haben außerdem auf die Gefahr einer kardialen Hypoxie aufmerksam gemacht, die möglicherweise durch die kurz dauernde Perfusion der Koronararterien mit Kontrastmittel entsteht. Gegen diese Annahme sprechen die Untersuchungen von Bing und Mitarbeitern (1949), die zeigen, daß die geringere Sauerstoffsättigung des Koronararterienblutes durch eine größere Sauerstoffextraktion und Vergrößerung des Koronardurchflusses durch Koronardilatation bei zyanotischen Herzfehlern mehr als ausgeglichen wird. Wir haben bei selektiven Koronararteriographien im Kindesalter bei zyanotischen und azyanotischen Herzfehlern nach direkter Katheterisierung der linken und rechten Koronararterie mit nachfolgender Kontrastmittelinjektion keine nachteiligen Wirkungen oder sonstige Zwischenfälle beobachtet.

Größere Statistiken über Zwischenfälle bei Kontrastmittelinjektionen in den linken Ventrikel fehlen in der Literatur. BROCKENBROUGH et al. (1962) und BEUREN und APITZ (1963) berichteten über größere Serien selektiver linksseitiger Angiokardiogramme nach transseptaler Katheterisierung des linken Herzens und wiesen auf das geringe Risiko linksseitiger Kontrastmittelinjektionen mit dieser Methode hin. Wir haben bisher 700 transseptale Katheterisierungen des linken Herzens vorgenommen und dabei außer einer Fehlpunktion keine Zwischenfälle gehabt. Nach unserer Erfahrung treten in der Regel nach transseptalen Kontrastmittelinjektionen in den linken Ventrikel weniger Extrasystolen auf, als nach selektiven Injektionen in den rechten Ventrikel. LOOGEN und Mitarbeiter (1963) berichteten über ernstere Komplikationen bei der Kontrastmittelinjektion in den linken Ventrikel nach transthorakaler Punktion des linken Ventrikels.

Unsere Statistik umfaßt 1315 Angiokardiographien, davon etwa 350 mit Kontrastmittelinjektion in den linken Ventrikel. Folgende ernste Zwischenfälle haben sich ereignet:

1. Ein exitus letalis bei einem vier Monate alten Säugling mit einem Truncus arteriosus communis und sehr niedriger arterieller Sauerstoffsättigung. Intravenöse Kontrastmittelinjektion zur Darstellung der Möglichkeiten einer Blalock-Taussig Anastomose. Kammerflimmern und Herzstillstand unmittelbar nach Beendigung der Injektion.
2. Ein exitus letalis als reiner Narkosezwischenfall noch vor der Kontrastmittelinjektion bei einem Säugling mit einem Fehlabgang der linken Koronararterie von der Arteria pulmonalis (Bland-White-Garland-Syndrom). Es war beabsichtigt, die Perfusionsrichtung in der anormalen Koronararterie darzustellen.
3. Kammerflimmern im Anschluß an eine retrograde Aortographie bei einem 6 Wochen alten Patienten mit Ventrikelseptumdefekt, offenem Ductus arteriosus und postduktaler Aortenisthmusstenose. Erfolgreiche Defibrillierung nach 15 Sek.
4. Kammerflimmern schon vor der Venenfreilegung nach Beginn der Lokalanaesthesie bei einem fünf Monate alten Säugling mit FALLOTscher Tetralogie. Zunächst erfolgreiche Defibrillierung. Exitus letalis etwa zehn Stunden später. Keine Katheterisierung, keine Angiokardiographie. Bei der Sektion fand sich eine zusätzliche Anomalie des Abgangs der linken Koronararterie. Diese nahm ihren Ursprung hoch in der aszendierenden Aorta und hatte dadurch einen scharf geknickten Verlauf im Anfangsteil dicht hinter ihrem Ursprung.
5. Ein kurzdauernder Atemstillstand ohne Herzstillstand, der behoben werden konnte. Krankenhausentlassung des Kindes nach einer Woche.
6. Vier kurz dauernde Herzstillstände bei der Anwendung eines neuen Kontrastmittels, das seither nicht mehr bei uns verwendet wird. Ob ein direkter Zusammenhang mit dem Kontrastmittel besteht, kann nicht mit Sicherheit behauptet werden. Vollständige Wiederherstellung der Patienten.
7. Eine zerebrale Luftembolie nach Kontrastmittelinjektion in den linken Ventrikel wegen Aortenstenose. Völlige Wiederherstellung des Patienten nach kurz dauernder Halbseitenlähmung.

An harmlosen Zwischenfällen haben wir beobachtet:

1. Vereinzelte oder mitunter auch in Salven auftretende ventrikuläre Extrasystolen, seltener nach Kontrastmittelinjektion in den linken Ventrikel als in den rechten Ventrikel.
2. Kurzdauernde Hautrötungen in einigen Fällen.
3. Auftreten eines heftigen Hustenreizes bei Pulmonalstenosen nach selektiver Kontrastmittelinjektion in den rechten Ventrikel. Keine Zwischenfälle bei pulmonaler Hypertonie.
4. In einem Fall das Auftreten einer Synkope mit Hypotonie, Pupillendilatation und Bradykardie bei der Manipulation des Katheters im linken Vorhof. Wir haben über diesen Fall bereits berichtet (BEUREN und APITZ 1963) und glauben, daß diese Zwischenfälle reflektorisch durch Reizung von Depressor-Rezeptoren im linken Vorhof entstehen können (DOUTHEIL und KRAMER 1959). Völlige Wiederherstellung des Patienten.

Kontraindiziert ist die Angiokardiographie bei nachgewiesener Jodüberempfindlichkeit und bei einer Niereninsuffizienz. Eine manifeste Herzinsuffizienz ist keine Kontraindikation, falls die Wahrscheinlichkeit besteht, daß durch die Angiokardiographie eine noch operable Herzmißbildung nachgewiesen werden kann.

Das spezielle Untersuchungskomitee der American Heart Association hat im Jahre 1953 abschließend festgestellt, daß die Untersuchungen ein definitives Risiko für eine Verletzung oder den Tod des Patienten bedeuten, das von der Gegenwart, der Art und dem Schweregrad einer Herzerkrankung abhängt. Dieses Risiko kann durch entsprechende Vorsicht bei der Durchführung der Untersuchungen auf ein Minimum beschränkt werden, was am besten in großen Zentren mit entsprechend ausgebildetem medizinischen und technischen Personal zu erreichen ist. Diese Feststellung besitzt heute noch ihre Gültigkeit.

b) Apparatur

Während der letzten Jahre ist es Dank der Entwicklung von neuen Geräten für Schnellserienaufnahmen möglich geworden, angiokardiographische Untersuchungen praktisch routinemäßig durchzuführen. Zur Lösung des Problems gibt es zwei Möglichkeiten, die direkte und die indirekte Aufnahmemethode. Für die direkte Methode werden Filmwechsler benutzt, in denen der Röntgenfilm in rascher Folge transportiert wird. Man unterscheidet hierbei Kassettenwechsler, Einzelblatt- und Rollfilmwechsler. Bei der indirekten Methode wird das Röntgenleuchtschirmbild, zum Beispiel das Bild eines Röntgenbildverstärkers, mit einer Kinokamera aufgenommen.

Dieses Verfahren wurde vor allem von JANKER (1931, 1950, 1954) ausgearbeitet und in die Praxis eingeführt. Bei den direkten Serienaufnahmen läßt sich eine bessere Bildqualität erzielen als bei den auf dem Umweg über die Schirmbildkinematographie gewonnenen indirekten Serienaufnahmen. Dafür ist allerdings die Bildfrequenz begrenzt und die Strahlenbelastung für den Patienten pro Aufnahme wesentlich höher.

Als Patientenlagerungstisch dient uns das Spezialgerät UGF der Firma C. H. F. Müller GmbH, Hamburg. Die Röntgenröhre ist unter dem Tisch angebracht und mit dem Leuchtschirm bzw. Bildverstärker oberhalb des Tisches gekoppelt (Abb. 1a bis 2b). Die einseitige exzentrische Halterung des Leuchtschirmrahmens gestattet ein unbehindertes Arbeiten am Patienten. Der Bildverstärker kann über die ganze Länge des Tisches verschoben werden. Die Tischplatte ist zu beiden Seiten hin zu verschieben und läßt sich nach Lösen einer Sicherheitsverriegelung vom Tischgestell entfernen. Die Bedienungsorgane für das Gerät sind von beiden Tischseiten aus gut zugänglich und gestatten ein sicheres und einwandfreies Arbeiten. Da bei Katheteruntersuchungen mit längeren Durchleuchtungszeiten gerechnet werden muß, ist auf guten Strahlenschutz besonderer Wert gelegt worden. Das Röhrenschutzgehäuse befindet sich in einer mit Bleiblech ausgelegten Verkleidung. Der Patiententisch ist mit Profilschienen eingefaßt, um Rahmen mit Bleigummivorhängen so anbringen zu können, daß der Patient allseitig mit einem Bleigummischutz umgeben ist.

Durch die moderne Form der Röntgendurchleuchtung unter Zuhilfenahme eines Bildverstärkers ist eine Verbesserung der bisherigen Untersuchungstechnik möglich und es sind bedeutende Vorteile gegenüber dem Leuchtschirmverfahren zu erzielen. Bei einem Bildverstärker ist eine Adaptation nicht mehr erforderlich. Die Untersuchungszeit und die primäre Strahlenintensität können bei den heute verwendeten verbesserten Bildverstärkerröhren und den lichtstärkeren Optiken verkürzt bzw. vermindert werden. Die Erfahrung hat gezeigt, daß mit einem Faktor 4 bis 6 gerechnet werden kann.

Ferner ist bei einer Bildverstärkerdurchleuchtung die Detailerkennbarkeit wesentlich verbessert. Dieses ist einmal dadurch erreicht worden, daß ein dünnerer Leuchtschirm in der Bildverstärkerröhre verwendet wird und zum anderen auch dadurch, daß bei den hohen Leuchtdichten des Bildverstärkerbildes die zentralen Netzhautorgane, die Zäpfchen, zum Sehen herangezogen werden. Das Auge ist bei der großen Helligkeit des Bildverstärkerbildes in der Lage, kleinere Objektdetails bei geringeren Kontrasten auflösen zu können.

Der Röntgenbildverstärker beruht auf dem Bildwandlerprinzip. In einer hochevakuierten Glasröhre befindet sich auf der Eintrittsseite des Bildverstärkers ein besonderer Röntgenleuchtschirm in engem Kontakt mit einer Photokatode. Beim Auftreffen von Röntgenstrahlen wird auf dem Leuchtschirm ein Fluoreszenzlicht hervorgerufen. Dieses Licht löst auf der Photokatode Elektronen aus, deren Anzahl proportional der Helligkeit jedes Bildpunktes auf dem Leuchtschirm ist. Dies ist der aus der Physik her bekannte lichtelektrische Effekt. Das Leuchtschirmbild wird also in ein entsprechendes Elektronenbild umgewandelt. In der Bildverstärkerröhre befindet sich ein zweiter Leuchtschirm, der von einer ringförmig ausgebildeten Anode umgeben ist. Die Bildverstärkung kommt nun dadurch zustande, daß die Elektronen in dem elektrischen Feld zwischen Photokatode und Anode beschleunigt und einem kleineren Bildfeld zugeführt werden. Dieser zweite Leuchtschirm oder auch Betrachtungsschirm hat gegenüber dem ersten Leuchtschirm eine wesentlich vergrößerte Helligkeit. Die Konstruktion der Bildverstärkerröhre bedingt, daß das sehr helle Durchleuchtungsbild mit bloßem Auge nicht betrachtet werden kann. Bei der Philips-Müller-Bildverstärkerröhre hat der primäre Leuchtschirm einen Durchmesser von etwa 23 cm, der sekundäre Leuchtschirm einen Durchmesser von etwa 22 mm. Die elektronenoptische Verkleinerung, die zu dem großen Leuchtdichtegewinn geführt hat, muß wieder rückgängig gemacht werden. An den Bildverstärker können über einen Bildverteiler mehrere Betrachtungsoptiken oder optische Instrumente angeschlossen werden, und zwar eine Spiegelbetrachtung, eine Kinokamera und eine Fernsehaufnahmekamera.

Für die Röntgendurchleuchtung hat sich die Bildverstärker-Fernsehdurchleuchtung immer mehr durchgesetzt, da diese Untersuchungstechnik ganz wesentliche Vorteile bringt. Für die Katheterisierung bedeutet es doch eine große Erleichterung, in einem nur leicht abgedunkelten Raum arbeiten zu können. Der Patient kann laufend beobachtet werden. Die Zusammenarbeit zwischen dem Kardiologen und dem Bedienungspersonal, z. B. bei der Druckmessung oder bei der Blutentnahme, erfolgt bei Raumbeleuchtung reibungsloser und beschleunigt somit die Untersuchung. Die Anwendung des Fernsehens bringt den zusätzlichen Gewinn, daß mehrere Beobachter das Röntgenbild gleichzeitig betrachten können, und daß man die Möglichkeit hat, das Röntgenbild und das EKG unmittelbar nebeneinander beobachten zu können.

An dieser technischen Einrichtung kann man unmittelbar nach der Katheterisierung die angiokardiographischen Untersuchungen vornehmen. Man bedient sich hierbei der röntgenkinematographischen Bildaufzeichnung, die in den letzten Jahren durch die Einführung des Röntgenbildverstärkers zunehmend angewendet wird. Als Ausgangsbild dient das sehr helle Leuchtschirmbild des Bildverstärkers. Dieses Bild wird unter Zwischenschaltung lichtstarker optischer Systeme mit handelsüblichen 35 mm oder 16 mm Kinokameras aufgenommen. Bei den bekannten Kinokameras, z. B. der Arriflex-Kamera der Firma Arnold & Richter, München, die für die Röntgenbildaufzeichnung verwendet werden, besitzt die Sektorenblende einen Hellsektor und einen Dunkelsektor von je 180°.

Während des Dunkelsektors wird der Film in der Kamera transportiert. Es findet also keine Filmbelichtung statt. Läuft die Kinokamera mit einer Bildfrequenz von 25 B/Sek., so stehen für den Gesamtablauf pro Bild $^1/_{25}$ Sek. zur Verfügung. Hiervon werden entsprechend der Einteilung der Sektorenblende in der Kamera $^1/_{50}$ Sek. für die Belichtung des Filmes und die gleiche Zeit für den Filmtransport benötigt. Bei der Arriflex-Kamera hat man die Möglichkeit, die Aufnahmefrequenz zwischen 6 und 48 B/Sek., teilweise bis 80 B/Sek., zu variieren.

Der Filmvorrat der Arriflex-Kamera reicht für 60×35 mm perforierten Rollfilm. Bei einer Bildfrequenz von 24 B/Sek. sind etwa 120 Sek. zu belichten.

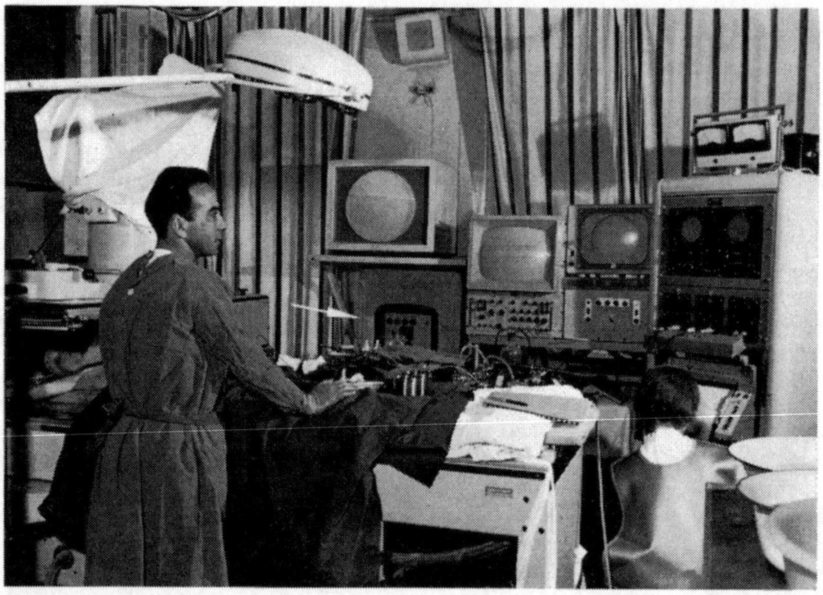

Abb. 1a: *Herzkatheterlabor.* Teilansicht. Geräte zur Druckregistrierung und Bildwandler. Der Pfeil deutet auf den Programmschalter, auf dem der gewünschte zeitliche Ablauf des Angiokardiogramms eingestellt wird.

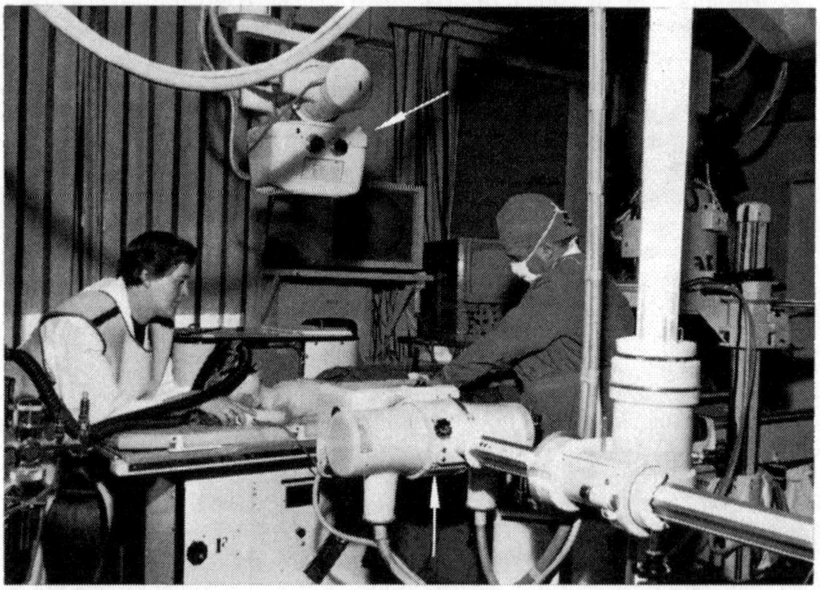

Abb. 1b: *Herzkatheterlabor.* Teilansicht. Der Herzkathetertisch ist jetzt mit dem Patienten zur Angiokardiographie ausgefahren worden. Der obere Pfeil deutet auf die Röntgenröhre für Aufnahmen im a.p.-Strahlengang, der untere Pfeil auf die Röhre für den seitlichen Strahlengang.

Der Vorzug dieser Einrichtung besteht darin, daß unter Sicht des Beobachters die röntgenkinematographische Bildaufzeichnung vorgenommen wird. Bei gleichzeitigem Anschluß einer Fernsehkamera am Bildverteiler des Bildverstärkers kann auf dem Fernsehmonitor die entsprechende Phase bzw. der Funktionsablauf beobachtet werden. Der Übergang von der Röntgenfernsehdurchleuchtung zur kinematographischen Aufzeichnung erfolgt ohne Verzug. Mit dem Auslöser der Kinokamera sind verschiedene Funktionen automatisch gekoppelt, die eine einwandfreie und sichere Filmbelichtung gewährleisten.

Von ganz wesentlicher Bedeutung ist beispielsweise bei der Kinematographie die gleichmäßige Filmbelichtung und somit die einheitliche Filmschwärzung. Hier können die Kenntnisse der Elektronik nutzbringend angewendet werden. Da man es bei der Röntgenuntersuchung mit großen Absorptionsunterschieden und damit Helligkeitsunterschieden zu tun hat, muß man je nach durchstrahltem Objekt eine andere Röntgenstrahlenintensität der Röntgenröhre entnehmen. Gleichmäßige Belichtung beim Röntgenkino bedeutet Anpassung der Röntgenstrahlenintensität an das jeweilige zu untersuchende Ob-

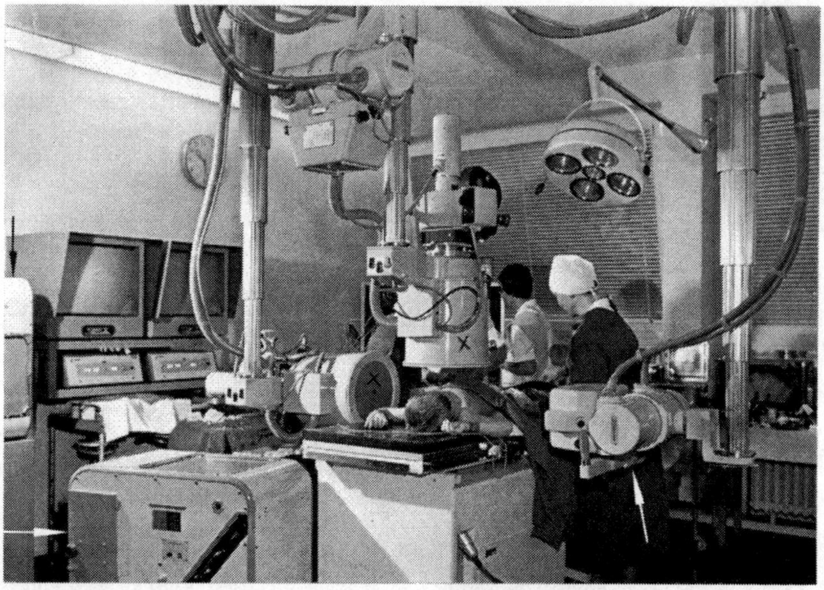

Abb. **2a**: *Herzkatheterlabor.* Teilansicht. Tisch mit Zweiseiten-Bildverstärker (Kreuze) und Arriflex-Kameras für Zweiseiten-Cincangiokardiographie. Der rechte Pfeil deutet auf die Röntgenröhre für den seitlichen Strahlengang. Die Röhre für den a.p.-Strahlengang lagert im Patiententisch. Links im Bild die beiden Fernsehschirme für die Durchleuchtung in zwei Strahlengängen. Der Pfeil am linken Bildrand oben deutet auf den zurückgeschobenen seitlichen Blattwechsler für die Angiokardiographie. Der Pfeil am linken Bildrand unten kennzeichnet den a.p.-Blattwechsler, der während der Katheterisierung ausgeschwenkt ist.

jekt. Zu diesem Zweck wird die auf den Film treffende Lichtmenge über eine Photozelle gemessen, die sich zwischen Bildverstärker und Aufnahmekamera befindet. Die Regelung erfolgt automatisch über eine Kinoschaltzentrale.

Zur Auswertung wird der Film mit einem normalen Filmprojektor vorgeführt. Ferner sind sogenannte Projektionstische entwickelt worden, die den besonderen Anforderungen in der Röntgenpraxis, wie beispielsweise Vorwärts- und Rückwärtslauf, veränderliche Projektionsgeschwindigkeit, Einzelbildprojektion und Demonstration einer Filmschleife entsprechen.

Eine weitere Verbesserung der Bildverstärker-Röntgenkinematographie ist in letzter Zeit durch die Impulstechnik erreicht worden. Bei der Impulstechnik werden Röntgenstrahlen nur bei geöffneter Kamerablende erzeugt. Man erreicht dies dadurch, daß man die Röntgenstrahlenerzeugung synchron mit der Blendenbewegung steuert. An der Sektorenblende der Filmkamera ist ein Kontakt angebracht, der nur bei geöffneter Blende über die Kinoschaltzentrale einen Impuls an den Hochspannungstrafo und somit an die Röntgenröhre gibt. Mit elektronischen Mitteln können bei dieser Einrichtung minimale Pulszeiten von 1 msec geschaltet werden. Wie bereits oben angeführt, werden für die direkte Schnellserienaufnahmetechnik Filmwechsler verwendet. Es eignen sich hierfür vor allem die AOT-Blattfilmwechsler und der Elema-Rollfilmwechsler im Format 30 cm × 30 cm für die Darstellung in zwei Ebenen. Der Rollfilmwechsler hat eine maximale Aufnahmefolge von 8 B/Sek. bzw. 12 B/Sek. Es wird ein Rollfilm vom 25 m Länge verwendet.

Der AOT-Blattfilmwechsler, den wir vorzugsweise benutzen, ist eine Aufnahmekassette, die mit einem Vorrat an Filmen im Format 35×35 cm einen schnellen Filmwechsel ermöglicht. Die Filme werden einzeln mit Hilfe eines Transportmechanismus nacheinander zwischen zwei eingebaute Verstärkerfolien gebracht und angepresst. In dieser Phase erfolgt die Belichtung des Filmes, der dann anschließend in eine Auffangkassette weitertransportiert wird, während der nächste unbelichtete Film zwischen die Verstärkerfolien kommt. Der Filmwechsler und damit die Aufnahmefrequenz kann bei einem maximalen Fassungsvermögen von 30 Filmen bis 6 Aufnahmen je Sekunde gewählt werden. Die Steuerung eines Programmes mit unterschiedlichen Aufnahmefrequenzen im Verlauf eines Untersuchungsganges geschieht mit Hilfe eines Programmwählers. Der zeitliche Ablauf einer Schnellserienaufnahmetechnik kann in drei Zeitbereiche von wählbarer Länge unterteilt werden. Der Filmwechsler mit oder ohne Programmwähler kann auch für Einzelbetrieb verwendet werden.

Die AOT-Blattfilmwechsler können auch für Aufnahmen in zwei Ebenen benutzt werden. Die Wechsler werden zu diesem Zweck mit einer flexiblen Welle gekuppelt, damit sie synchron laufen. Für angiokardiographische Untersuchungen ist dieser Simultanbetrieb unerläßlich.

Bei der Bildverstärkerröntgenkinematographie ist ein Simultanantrieb in zwei Ebenen ebenfalls möglich. Auch hier wird über eine flexible Welle der Synchronismus erreicht.

Die Abbildung **1a** zeigt den Herzkathetertisch mit

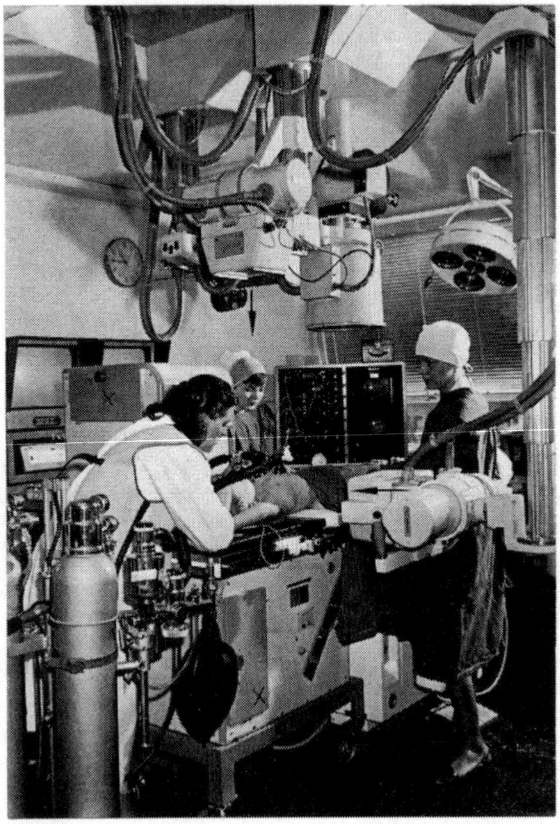

Abb. **2b**: *Herzkatheterlabor.* Teilansicht. Vorbereitung zur Angiokardiographie. Die beiden Blattwechsler sind jetzt in Aufnahmeposition (Kreuze). Die Röhren und entsprechenden Strahlengänge durch Pfeile gekennzeichnet. Im Hintergrund Registriergerät.

der Registrieranlage und den Fernsehmonitoren. In Abbildung **1b** ist der Patient nach der Katheterisierung auf dem Untersuchungstisch vor den AOT-Blattwechsler ausgefahren worden. Narkosegerät am Kopfende. Die Abbildungen **2a** und **2b** zeigen die neuere Anlage mit Zweiseitenbildverstärker, Zweiseitenkineangiokardiographie und Zweiseitenangiokardiographie in unserem zweiten Herzkatheterlaboratorium.

Zur selektiven Kontrastmittelinjektion durch einen Angiokardiographiekatheter ist ein Druckinjektionsgerät notwendig. Verschiedene Apparate werden dafür von der Industrie angeboten. Wir haben früher mit Gidlunds Handapparat gearbeitet, eine Metallspritze, die auf einen Dreifuß montiert ist und mit der durch Hebelwirkung ein hoher Druck erzeugt wird. Jetzt arbeiten wir mit der elektromagnetisch gesteuerten Gidlundspritze, die fahrbar ist und an der der gewünschte Druck (Druckluft) und die notwendige Temperatur des Kontrastmittels eingestellt werden können (Gidlund 1956). Die Spritze der Firma Ullrich (Ulm) kann an den Rand des ausfahrbaren Kathetertisches montiert werden, während die Druckluftflasche in den Patientenlagerungstisch der Firma Müller GmbH, Hamburg, eingebaut ist.

Zur Zeit arbeiten wir an einem Arbeitstisch mit einem Bildwandler in einer Ebene, mit der Möglichkeit zur Zweiseitenangiokardiographie mit Blattfilmwechsler im Format 24 cm × 30 cm, oder wahlweise Kineangiokardiographie in einer Ebene (Abb. **1a** u. **1b**). An einem zweiten Arbeitstisch ist die Katheterisierung mit Bildwandlern in zwei Ebenen möglich und zur Zweiseitenangiokardiographie ein Blattfilmwechsler im Format 35 cm mal 35 cm vorhanden. Außerdem besteht die Möglichkeit zur Zweiseiten-Bildverstärker-Kineangiokardiographie mit zwei Arriflex-Kameras (Abb. **2a** u. **2b**).

c) Linkes Herz

Folgende Methoden zur Katheterisierung des linken Herzens sind angegeben worden:

1. Retrograde Katheterisierung des linken Ventrikels von einer peripheren Arterie ausgehend (Zimmermann et al. 1950).
2. Die direkte perkutane Punktion des linken Ventrikels vom Schwertfortsatz ausgehend durch den rechten Ventrikel (Ponsdomenech und Nuñez 1951).
3. Die transbronchiale Punktion des linken Vorhofs (Facquet et al. 1952, Allison und Linden 1953).
4. Die perkutane Punktion des linken Vorhofs (Björk et al. 1953, Björk 1954, Björk et al. 1954, Björk und Malmström 1954).
5. Die Punktion des linken Vorhofs durch die Suprasternalgrube (Radner 1954).
6. Die direkte perkutane Punktion des linken Ventrikels (Brock et al. 1956).
7. Die transseptale Katheterisierung des linken Vorhofs und linken Ventrikels durch Punktion des linken Vorhofs vom rechten Vorhof aus (via Vorhofseptum) (Ross 1959, Cope 1959, Brockenbrough und Braunwald 1960, Ross et al. 1960, Steinhart und Endrys 1960, Beuren et al. 1961).

Von diesen vornehmlich zur Katheterisierung des linken Herzens gedachten Methoden lassen eine schnelle quantitativ ausreichende Kontrastmittelinjektion nur die retrograde Katheterisierung des linken Ventrikels (via Arterie), die perkutane Punktion des linken Ventrikels und die transseptale Punktion des linken Vorhofs zu. Das sind die drei Methoden, die heute fast ausschließlich angewandt werden.

Die Technik der retrograden Katheterisierung des linken Ventrikels ist unter dem Abschnitt Aortographie in diesem Kapitel beschrieben (S. 14). Die perkutane Punktion des linken Ventrikels von der vorderen Brustwand (Brock et al. 1956) wird bei uns nur noch in seltenen Fällen, vor allem beim Versagen der anderen beiden Methoden angewandt. Die Untersuchung kann in Vollnarkose oder unter Lokalanaesthesie durchgeführt werden. Der Patient liegt auf dem Rücken. Man geht mit einer speziellen Punktionskanüle etwa an der Herzspitze ein und schiebt die Punktionsnadel in der Richtung des Ausflußtraktes des linken Ventrikels vor. Der Patient muß vor der Punktion bereits in der Aufnahmeposition für das Angiokardiogramm liegen. Durch Blut- und Druckkontrolle vergewissert man sich, ob die Kanüle frei in der Ventrikelhöhle liegt. Nach der Druckmessung erfolgt dann die Kontrastmittelinjektion. Komplikationen sind vor allem: Kammerflimmern oder schwere Arrhythmien beim Durchstechen des Myokards, intramyokardiale Injektionen des Kontrastmittels oder intraperikardiale Injektion. Über derartige Zwischenfälle ist von einer Reihe von Autoren berichtet worden: Fleming et al. 1958, Lehman 1959, Björk et al. 1961, Lurie et al. 1961, Tsakiris et al. 1960, Ross 1959, Hansen et al. 1961, Dow und Taylor 1962, Smith et al. 1956, Grosse-Brockhoff et al. 1959, Loogen et al. 1963, Morrow et al. 1960, Botham et al. 1959, Pons-domenech und Nuñez 1951, Mc Caughan und Pate 1957, Greenberg und Knox 1960, Lehman et al. 1957, Cregg et al. 1955, Björk und Lodin 1959, Greene et al. 1958, Nordenström et al. 1957, Yu et al. 1958, Thurn et al. 1964. Björk und Mitarbeiter geben eine Mortalität von über 1% an (Björk et al. 1961).

Die transseptale Katheterisierung des linken Vorhofs und linken Ventrikels wurde von Ross (1959) und Cope (1959) eingeführt und von verschiedenen Arbeitsgruppen weiterentwickelt (Ross et al. 1959, Ross et al. 1960, Brockenbrough und Braunwald 1960, Steinhart und Endrys 1960, Gorlin et al. 1961, Beuren et al. 1961, Beuren und Apitz 1962, 1963, Brockenbrough et al. 1962, Braunwald et al. 1962, Bette et al. 1962).

Für die Durchführung der transseptalen Punktion des linken Vorhofes benutzen wir heute nur noch die von Brockenbrough angegebenen Katheter und Punktionsnadeln, die die United States Catheter and Instrument Corp., Glens Falls, N. Y., USA, liefert. Das Besteck für Erwachsene besteht aus zwei Nadeln. Die Punktionsnadel ist 71 cm lang, an der Spitze etwas gebogen und dort in ihrem Durchmesser auf eine Länge von 1,5 cm stark verjüngt. Am Griffende befindet sich ein Pfeil, der die Richtung der Spitzenbiegung der Nadel (Punktionsrichtung) anzeigt. Die zweite Nadel dient der Streckung des relativ starr gebogenen Katheters beim Einführen in den rechten Vorhof. Sie ist 69,5 cm lang und gerade. Zu diesen Nadeln sind Katheter aus Teflon mit einer Länge von 70 cm und einer Spitzenkurvatur mit einem Radius von 2,0, 2,5, 3,0 und 3,5 cm lieferbar. Die Katheter sind vorne offen, laufen etwas spitz zu und haben außer der Spitzenöffnung vier seitliche Öffnungen auf den letzten 2,5 cm. Abnehmbare Luer-Lok-Verschlüsse mit einem Verschlußhahn erlauben nach der Punktion die Verbindung des Katheters mit dem Druckregistriergerät oder mit der Spritze für die Kontrastmittelinjektion. Zwischenstücke sind dafür erforderlich.

Das Besteck für Kinder ist im Prinzip das gleiche, nur sind hier die Nadeln und Katheter dünner und kürzer. Die gebogene Punktionsnadel hat eine Länge von 56 cm mit der gleichen Spitzenbiegung und entsprechendem Pfeil am Griffende wie die Nadel für Erwachsene. Die zur Streckung des Katheters benutzte zweite Nadel ist 54,5 cm lang. Die Katheter sind 55 cm lang, an der Spitze ebenso beschaffen wie die Erwachsenenkatheter, mit einer Spitzenkurvatur von einem Radius von 1,5 cm oder 2,0 cm. Die an der Spitze verschieden stark gebogenen Katheter erleichtern das Vorschieben des Katheters aus dem linken Vorhof in den linken Ventrikel bei den verschiedensten Herzgrößen. Je kleiner das Herz, um so geringer ist der Radius der Spitzenkurvatur zu wählen. Bei Kindern der Altersgruppe zwischen 13 und 15 Jahren ist oft das Instrumentarium für Kinder zur kurz, das Erwachsenen-instrumentarium aber zu dick, um in die Vena saphena eingeführt zu werden. Wir haben uns daher Nadeln und Katheter anfertigen lassen, die in der Länge dem Erwachsenenbesteck entsprechen, aber die Dicke und Spitzenkurvatur des Kinderbestecks haben (USCJ, Glens Falls, N. Y., USA).

Durch die rechte Vena saphena wird eingegangen. Die gerade Nadel wird in den Katheter eingeführt und mit diesem unter Röntgenkontrolle bis in den rechten Vorhof unten vorgeschoben. Dann wird die Nadel zurückgezogen. Hierauf wird die gebogene Punktionsnadel in den Katheter eingeführt bis die Nadelspitze noch gerade innerhalb des Katheters liegt, was am Griffende leicht zu kontrollieren ist. Der Katheter nimmt jetzt die Form und Richtung der Punktionsnadel an. Durch den Pfeil am Griffende kann die Richtung der Spitzenbiegung bestimmt werden. Katheter und Nadel werden nun im rechten Vorhof hochgeschoben, wobei der Pfeil schräg nach links hinten zu deuten hat. Der Katheter bekommt dann Kontakt mit dem Vorhofseptum in der Gegend des Foramen ovale. Jetzt wird die Punktionsnadel weiter vorgeschoben und dabei das Vorhofseptum punktiert. Bei völligem Vorschieben der Nadel ragt die Nadelspitze 1 cm aus dem Katheter heraus. Der Katheter wird jetzt über die Nadel in den linken Vorhof geschoben und die Nadel zurückgezogen. Nach dem Anschluß an das Registriergerät können Blutproben entnommen und Druckregistrierungen vorgenommen werden. Die Katheterspitze nimmt jetzt die ursprüngliche Spitzenkurvatur wieder ein und kann nach der Druckregistrierung im linken Vorhof leicht in den linken Ventrikel manipuliert werden. Hier erfolgt dann die Kontrastmittelinjektion. Da der transseptale Katheter für Kinder etwa der Größe der Nummer 7 F anderer Katheter entspricht, injizieren wir in den linken Ventrikel mit Drucken zwischen 4 bis 6 Kg. Mit diesen Drucken werden etwa 15 bis 17 ccm Kontrastmittel pro Sekunde injiziert.

Die transseptale Punktion kann auch ohne Venae sectio durch transkutane Punktion der Vena femoralis durchgeführt werden. Durch die Punktionskanüle wird eine elastische Drahtfeder in die Vene eingeführt, über die dann nach Entfernen der Punktionskanüle der transseptale Katheter mit den entsprechenden Nadeln, wie oben beschrieben, eingebracht werden kann (Instrumentarium USCJ, Glens Falls, N. Y., USA). Dies hat den Vorteil, daß die Vena saphena nicht unterbunden werden muß und später weitere transseptale Katheterisierungen möglich sind. Die Abbildungen 3 und 4 zeigen die Technik der transseptalen Punktion des linken Vorhofs.

In Abbildung 3a liegt die Spitze der Punktionsnadel noch innerhalb des Katheters, der in der Gegend des Foramen ovale Kontakt mit dem Vorhofseptum hat. In 3b ist die Punktion durch Vorschieben der Nadel bereits erfolgt. In Abbildung 4a ist der Katheter über die Nadel in den linken Vorhof eingeführt worden und die Punktionsnadel bereits entfernt. In 4b liegt der Katheter im linken Ventrikel.

Mit dem ursprünglich von Ross (1959) angegebenen Instrumentarium waren einwandfreie Druckmessungen nur im linken Vorhof, nicht aber im linken Ventrikel

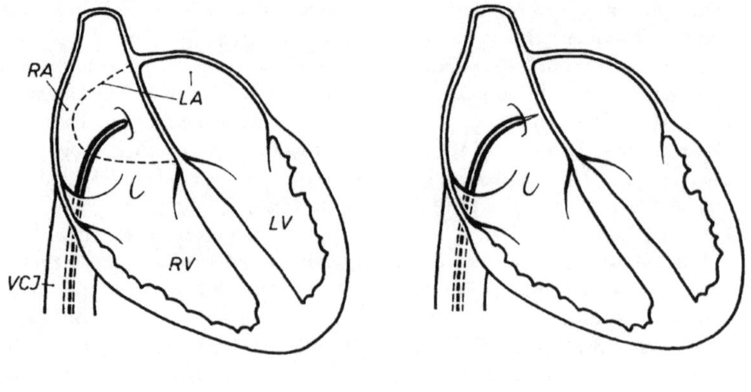

A B

Abb. 3: *Technik der transseptalen Punktion des linken Vorhofs zur selektiven Angiokardiographie des linken Herzens.* In A ist der Führungskatheter, der die Punktionsnadel aufnimmt, an das Vorhofseptum in der Gegend des Foramen ovale angedrückt. In B ist die Punktionsnadel vorgeschoben worden und das Vorhofseptum bereits durchstoßen.

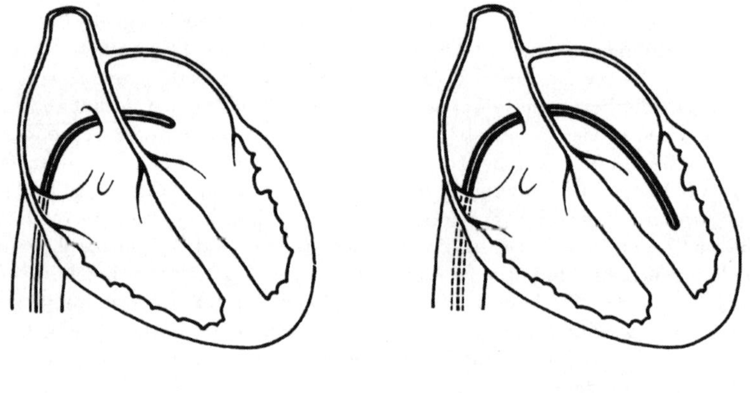

A B

Abb. 4: *Technik der transseptalen Punktion des linken Vorhofs zur selektiven Angiokardiographie des linken Herzens.* In A ist der Führungskatheter bereits über die Punktionsnadel in den linken Vorhof vorgeschoben worden und die Punktionsnadel ist zurückgezogen. In B liegt der Katheter im linken Ventrikel.

möglich. Durch die Punktionsnadel, die wesentlich dicker war als die heute gebräuchliche Brockenbrough-Nadel, konnten auch Kontrastmittelinjektionen in den linken Vorhof vorgenommen werden. Mit dieser Nadel hat man bei der Punktion des Septums einen deutlichen Widerstand gespürt, während die wesentlich dünnere Spitze der Brockenbrough-Nadel dieses Gefühl nicht vermittelt und die Punktion wesentlich weicher und ohne Überwindung eines fühlbaren Widerstandes vor sich geht. Wir halten die transseptale Katheterisierung des linken Herzens für die einfachste und beste Methode sowohl zur Katheterisierung als auch zur Angiokardiographie des linken Vorhofs oder linken Ventrikels.

d) Rechtes Herz

Die Darstellung des rechten Herzens kann selektiv durch einen Angiokardiographiekatheter oder intravenös erfolgen. Praktisch ist jede Vene geeignet, die groß genug zum Einführen eines Katheters oder zur Aufnahme der Injektionskanüle ist. Intravenöse Kontrastmittelinjektionen können auch bei Kleinkindern am besten von einer Armvene aus vorgenommen werden. Nach der Venae sectio führt man eine der Größe der Vene entsprechende stumpfe Injektionskanüle in die Vene ein und befestigt sie mit einer Ligatur. Derartige Kanülen wurden von Robb angegeben und sind über die Firma Becton, Dickinson & Comp., New Jersey, erhältlich. Sie haben einen Luer-Lok-Verschluß und können an entsprechend große Injektionsspritzen angeschlossen werden. Da bei intravenösen Injektionen, im Gegensatz zu automatischen Injektionen mit der Gidlundspritze, das Kontrastmittel nicht automatisch erwärmt und auf Körpertemperatur gehalten wird, ist die Kontrastmittelampulle nach Erwärmen im Wasserbad erst kurz vor der Injektion in die Spritze aufzuziehen. Wir benutzen einen kurzen Verlängerungsschlauch zwischen Kanüle und Spritze mit einem Sperrhahn vor der Spritze und füllen zunächst Kanüle und Schlauch mit physiologischer Kochsalzlösung. So ist es auch möglich festzustellen, ob eine freie Injektion unter hohem Druck mit der Hand auszuführen ist. Für die Injektion benutzen wir vorzugsweise eine Rotandaspritze mit zwei Öffnungen. Da bei der intravenösen Kontrastmittelinjektion der Angiokardiograph nicht automatisch ausgelöst wird, muß er auf Handauslösung umgestellt werden. Die Kontrastmittelinjektion und die Auslösung des Angiokardiographen erfolgen dann gleichzeitig auf Startkommando.

Für selektive Kontrastmittelinjektionen gehen wir gewöhnlich von einer Armvene oder von der rechten Vena saphena aus ein. Verschiedenartige Katheter wurden für Kontrastmittelinjektionen in den letzten Jahren entwickelt und von der USCJ. Corp., Glens Falls, N. Y., USA, in den Handel gebracht. Zu empfehlen sind vor allem möglichst dünnwandige, großlumige Katheter, die vorne geschlossen sind und nur Seitenlöcher haben. Dadurch wird beim Austreten des Kontrastmittels unter hohem Druck die Katheterspitze weitgehend gleichmäßig in Position gehalten, und Perforationen des Myokards durch einen scharfen Kontrastmittelstrahl aus einer Spitzenöffnung sind ausgeschlossen. Die Katheter sind wie die übrigen Herzkatheter aus Dacron gewebt oder aus Teflon erhältlich. Lehman- und Goodale-Lubin-Katheter benutzen wir wegen der Öffnung an der Spitze des Katheters nicht mehr. Der Lehman-Katheter hat nur eine Spitzenöffnung, während der Goodale-Lubin-Katheter außerdem noch zwei Seitenöffnungen hat. Sehr zu empfehlen sind die Angiokardiographiekatheter des National Institutes of Health (NIH) und der Eppendorf-Katheter der USCJ., Glens Falls. Diese Katheter sind an der Spitze geschlossen und haben sechs runde Seitenöffnungen in drei sich seitlich gegenüberstehenden Paaren innerhalb des ersten Zentimeters der Katheterspitze (NIH), oder sechs ovale Seitenöffnungen bis zu 1,5 cm von der Katheterspitze (Eppendorf). Der Eppendorf-Katheter hat dazu noch den Vorteil, daß seine ganze Spitze röntgenschattengebend ist, was bei den dünnwandigen Angiokardiographiekathetern, die nur einen schwachen Röntgenschatten geben, sehr wichtig ist.

Der Katheter wird wie bei der Herzkatheterisierung in das rechte Herz vorgeschoben und mit seiner Spitze in die Herzhöhle eingeführt, in der die Kontrastmittelinjektion gewünscht wird. Auf eine freie Lage der Katheterspitze in dem betreffenden Herzabschnitt ist besonders zu achten, um Subendokardinjektionen zu vermeiden. Es ist ratsam, nach der Narkose und nach der Lagerung des Patienten die Lage des Katheters durch Druckregistrierung nochmals zu überprüfen. Nach der Umlagerung des Patienten vor den Angiokardiographen ist eine Durchleuchtungskontrolle nicht mehr möglich. Vor der Injektion wird das Katheterende mit dem Ansatzstück der Gidlundspritze gekoppelt. Nach der Einstellung des gewünschten Druckes erfolgt die Injektion durch gleichzeitiges Auslösen der automatischen Spritze und des Angiokardiographen. Wie bei der transseptalen Katheterisierung durch perkutane Punktion der Vena femoralis, so ist auch die Einführung eines Angiokardiographiekatheters ohne Venae sectio möglich. Durch die Punktionsnadel wird eine biegsame Feder eingeführt, über die der Katheter in die Vena femoralis geschoben wird. Dazu ist am besten der Gensini-Katheter geeignet, der außer einer Spitzenöffnung drei Seitenöffnungen hat. Die entsprechenden Punktionsnadeln und Gensini-Katheter gibt es in verschiedenen Größen und Längen aus Dacron und Teflon (USCJ, Glens Falls) (Gensini 1963). Die Technik ist die gleiche wie die von Sedlinger früher angegebene perkutane Technik zur Aortographie (Seldinger 1953).

e) Aortographie

Die Einführung eines Katheters zur Kontrastmittelinjektion in die Aorta, oder nach erfolgreichem Vorschieben des Katheters durch die Aortenklappen in den linken Ventrikel, kann ebenfalls mit der perkutanen Technik von der Arteria femoralis aus, oder nach Freilegen der Arteria brachialis erfolgen. Bei Kindern ziehen wir die Freilegung der Arteria brachialis vor, da das Passieren des Aortenbogens von der deszendierenden Aorta aus, und das Vorschieben des Katheters bis in die aszendierende Aorta oft schwierig ist. VLAD und Mitarbeiter haben erst kürzlich über ihre Erfahrungen mit der retrograden Katheterisierung des linken Herzens bei 500 Kleinkindern und Kindern berichtet (VLAD et al. 1964). Die Autoren halten die Methode besonders bei Kleinkindern für sehr gut. Bei insgesamt 92% der untersuchten Patienten gelang es, den Katheter in den linken Ventrikel vorzuschieben. Wenn die Arteria brachialis verwendet wurde, sogar bei 96% der Untersuchungen. Selbst bei Aortenstenosen ist VLAD und Mitarbeitern (1964) bei 115 Patienten in 89% der Untersuchungen eine Katheterisierung des linken Ventrikels gelungen. Bei linkem Aortenbogen muß vom rechten Arm aus eingegangen werden, damit der Katheter in die aszendierende Aorta gelangt, bei rechtem Aortenbogen vom linken Arm aus. Zur alleinigen Katheterisierung der Aorta und des linken Ventrikels auf retrogradem Wege verwenden wir normale Herzkatheter mit Spitzen- und Seitenöffnung. Mit dem von SHIREY (USCJ Corp., Glens Falls) angegebenen Katheter, der eine lange, dünne und sehr flexible Spitze hat, gelingt es mitunter auch bis in den linken Vorhof vorzudringen. Zur Angiokardiographie (Aortographie oder Ventrikulographie) wechselt man dann den Katheter aus und führt einen der oben genannten Angiokardiographiekatheter ein.

Bewährt hat sich auch der von RODRIGUEZ-ALVAREZ angegebene Katheter der USCJ, Glens Falls, der dem NIH-Katheter ähnlich ist. Für selektive Koronararteriographien benutzen wir den Sones-Katheter, der an der Spitze dünner wird und außer einer Spitzenöffnung 4 Seitenöffnungen hat.

Die Arterie wird in Lokalanaesthesie freigelegt und durch einen kleinen Schnitt eröffnet. Auf gute Abdichtung um den eingeführten Katheter ist besonders zu achten, um unnötigen Blutverlust zu vermeiden. Nach Abschluß der Untersuchung wird die Arterie durch eine Naht verschlossen, so daß die Blutversorgung des Unterarmes gewährleistet ist. Der Arm gehört für einige Tage auf eine Schiene. Auch bei der retrograden Aortographie injizieren wir wie bei der links- und rechtsseitigen selektiven Angiokardiographie mit der Gidlundspritze mit Drucken zwischen 4,5–7 kg je nach Kathetergröße.

3. Indikationen zur Angiokardiographie

Die Indikation zur Angiokardiographie kongenitaler Herzfehler wird an den einzelnen Zentren sicher unterschiedlich gehandhabt. Bei ohnehin klarer Diagnose ist das weitere Vorgehen ohne Zweifel weitgehend von der Einstellung und den Wünschen der betreffenden Chirurgen beeinflußt, die den Patienten operieren sollen.

Demnach ist eine Angiokardiographie indiziert:

1. Wenn bei bereits nachgewiesener Diagnose die Darstellung anatomischer Einzelheiten erwünscht ist, um die Größe des chirurgischen Eingriffs beurteilen zu können. In diesen Fällen ist auch eine Beurteilung des zu erwartenden Operationsergebnisses möglich, wie auch Aussagen über das günstigste Operationsalter, die Prognose ohne Operation und dergleichen mehr gemacht werden können.
2. Zur Differentialdiagnose unklarer Herzfehler. Dabei sind ein Teil der kongenitalen Herzfehler ohne Angiokardiographie überhaupt nicht einwandfrei zu klären.

Die Tabelle 1 gibt einen Überblick über die Diagnosen bei 1315 Angiokardiogrammen, die wir in den letzten vier Jahren durchgeführt haben. Aus der Tabelle gehen die Indikationen zur Angiokardiographie und die Häufigkeit von uns untersuchter Herzmißbildungen hervor. Bei den linksseitigen Läsionen stehen die verschiedenen Formen der Aortenstenose an der Spitze, gefolgt von den Aortenisthmusstenosen. Einer Zahl von 38 Angiokardiographien bei offenem Ductus arteriosus stehen 6 aortopulmonale Fenster gegenüber, eine Differentialdiagnose, die am besten durch Angiokardiographie erreicht wird. Die Zahl der kongenitalen Mitralinsuffizienzen ist relativ hoch. Bei den Septumdefekten mit links-rechts Shunt stehen die Ventrikelseptumdefekte mit 166 Untersuchungen im Vordergrund. Mit der Methode ist die Differenzierung von 6 Ventrikelseptumdefekten mit Shunt vom linken Ventrikel in den rechten Vorhof gelungen.

Die rechtsseitigen Läsionen werden von 185 FALLOTschen Tetralogien und 129 valvulären Pulmonalstenosen angeführt. Es wurden 66 Transpositionen, 54 Patienten mit gemeinsamem Truncus arteriosus und 19 korrigierte Transpositionen untersucht. Es folgen die gemeinsamen Ventrikel mit und ohne Transposition der großen Gefäße, die Lageanomalien und eine kleine Zahl seltener Herzfehler, für deren Differenzierung wir gewöhnlich die Angiokardiographie heranziehen.

Bei 37 Untersuchungen fanden sich normale Verhältnisse. Ungeklärt blieben bei der ersten angiokardiographischen Untersuchung 19 Herzfehler, meist Kleinkinder, bei denen eine zweite Untersuchung eine Klärung brachte. Die in der Tabelle 1 angegebene Zahl der Untersuchungen bei den einzelnen Diagnosen ist nicht in allen Fällen mit

Tabelle 1
Diagnose bei 1315 Angiokardiogrammen

v. Aost.	95	VSD	166	FALLOTsche Tetralogie	185	Ursprung bd. Gefäße RV	10
Subaost.	30	VSD LV–RA	6	v. PST	119	Dextrokardie ohne korr. Transp.	16
supravalv. Aost.	44	Bland-White Garland	3	isol. Inf. st.	11	normal	37
fkt. Aost.	15	Marfan	1	m.p. PST	23	ungeklärt	19
Ao-Ins.	10	Gefäßring	4	Transpos.	66	ASD	39
Ao-Atresie	1	Ao-LV Tunnel	2	Truncus	54	SV mit und ohne Transp.	38
Ista	70	hypoplast. Ao	27	Fehl-mündende Lungenvenen	18	P. Atr.	4
Ductus	38	av-Kanal	20	Aplasie AP mit und ohne PST	14	Körpervenen-anom.	4
Ao-pul. Fenster	6	av-Aneur. Systemkrlf.	3	korr. Transp.	19	Hypoplast RV	2
M.Ins.	18	Aneur. VS.	2	Tri. Atr.	19	Tumoren	1
M.St.	3	Fehlender Ao.bogen	3	Ebstein	10	Idiop. Dil. AP	9
EFE	14	Aneurysma Sin. Valsal.	5	Lävokardie	10	av-Aneur. Pul. krlf.	2

der Zahl der Patienten identisch, da bei einigen wenigen Patienten zwei Angiokardiogramme durchgeführt wurden.

Auf die Indikation zur Angiokardiographie ist in den einzelnen Kapiteln ausführlicher eingegangen. Hier sollen nur einige besondere Hinweise genügen:

Aortenstenosen: Seit Einführung der transseptalen Katheterisierung und Angiokardiographie des linken Herzens verzichten wir bei den Aortenstenosen nur selten auf eine Angiokardiographie. Die Angiokardiographie ist die beste Methode zur Differenzierung valvulärer, supravalvulärer, subvalvulärer und funktioneller hypertrophischer Subaortenstenosen, und erlaubt gleichzeitig eine Beurteilung des Schweregrades der Stenose. Bei den valvulären und supravalvulären Aortenstenosen ist eine Beurteilung der Größe des Aortenklappenringes vor der Operation wichtig. Funktionelle hypertrophische Subaortenstenosen gibt es in sehr unterschiedlichem Schweregrad bei wechselnden Druckgradienten. Die Angiokardiographie erlaubt hier eine zuverlässige Beurteilung, vor allem auch des Ausmaßes der Deformierung der Höhle des linken Ventrikels.

Aortenatresie: Diese Mißbildung ist relativ selten und chirurgisch nicht korrekturfähig. Zur Differenzierung vom gemeinsamen Truncus ist mitunter eine retrograde Aortographie oder auch eine selektive Angiokardiographie mit Kontrastmittelinjektion in den rechten Ventrikel erforderlich. Wenn es zweifelhaft ist, ob eine komplette Transposition vorliegt, ist eine Angiokardiographie ebenfalls indiziert.

Aortenisthmusstenose: Seit wir bei mehreren Patienten mit Aortenisthmusstenose ohne vorausgegangene Angiokardiographie bei der Operation ungewöhnlich lange Stenosen angetroffen haben, deren Korrektur den Einsatz der Herzlungenmaschine erforderlich machte, stellen wir grundsätzlich jede Isthmusstenose angiokardiographisch dar.

Fehlender Aortenbogen: Diese seltene Mißbildung ist ohne Angiokardiographie nicht zu erkennen. Die Angiokardiographie zeigt auch die immer vorhandenen Begleitmißbildungen.

Stenose der Bauchaorta: Hier wird meist zunächst eine Isthmusstenose vermutet. Für die operative Korrektur ist die Kenntnis der Lage und Größe der Stenose unbedingt notwendig.

Hypoplasie der Aorta und des linken Herzens: Eine Angiokardiographie ist zur Diagnose oft notwendig und für die Beurteilung der Prognose von großer Bedeutung.

Gefäßringe: Bei Gefäßringen verzichten wir nie auf eine Angiokardiographie, um dem Chirurgen einen Einblick über die Art des operativen Vorgehens und die Anatomie der großen Gefäße zu geben.

Endokardfibroelastose: In vielen Fällen ist eine Angiokardiographie nicht zur Diagnose und Beurteilung notwendig. Wenn operable Begleitmißbildungen vermutet werden, führen wir eine Angiokardiographie durch. Achtung! Differenzialdiagnostisch kommen Myokarditiden in Frage, bei denen Kontrastmittelinjektionen kontraindiziert sind.

Koronararterienanomalien: Das Bland-White-Garland-Syndrom ist aus dem Elektrokardiogramm zu diagnostizieren. Wir haben in einigen Fällen retrograde Aortographien durchgeführt, um das Ausmaß und die Funktionsfähigkeit interkoronarer Anastomosen vor der operativen Behandlung darzustellen. Bei koronaren arteriovenösen Aneurysmen ist eine Kontrastmitteldarstellung indiziert.

Sinus von Valsalva Aneurysma: Angiokardiographie zur Differentialdiagnose und Darstellung der Ausdehnung des Aneurysmas, beziehungsweise der Rupturrichtung unbedingt indiziert. Am besten retrograde Aortographie.

Aorto-linker Ventrikel-Tunnel: Nur durch retrograde Aortographie nachzuweisen.

Offener Ductus arteriosus: Angiokardiographie oder retrograde Aortographie ist im allgemeinen nicht indiziert. Indikation nur bei unklarer Diagnose, Verdacht auf aortopulmonales Fenster, bei irreversiblem pulmonalem Hochdruck oder bei unklaren Begleitmißbildungen.

Aortopulmonales Fenster: Retrograde Aortographie oder Kontrastmittelinjektion in den linken oder rechten Ventrikel immer indiziert.

Ventrikelseptumdefekt: Nicht unbedingt indiziert. Vorteilhaft zum Nachweis von Begleitmißbildungen, Differenzierung membranöser und muskulöser Defekte, oder multipler Defekte. Der Nachweis kleiner Defekte gelingt angiokardiographisch oft besser als mit anderen Methoden, ebenfalls die Diagnose von Ventrikelseptumdefekten mit Shunt vom linken Ventrikel in den rechten Vorhof. Indiziert immer bei zusätzlicher Aorteninsuffizienz.

Canalis atrio-ventricularis communis: Nicht unbedingt indiziert, aber vorteilhaft zur Darstellung des Ausmaßes der Mitralinsuffizienz und zur Feststellung, ob der größte Teil des Shunts in den rechten Vorhof oder in den rechten Ventrikel geht.

Aneurysma des Ventrikelseptums: Ohne Angiokardiographie nicht zu diagnostizieren.

Vorhofseptumdefekt: Angiokardiographie selten notwendig.

Mitralinsuffizienz: Angiokardiographie immer indiziert.

Mitralstenose: Angiokardiographie immer indiziert, auch zur Darstellung von Begleitmißbildungen und der Größe des linken Ventrikels.

Aorteninsuffizienz: Angiokardiographie immer indiziert.

Arterio-venöses Aneurysma des Systemkreislaufs: Angiokardiographie zur Darstellung der Lage und Größe des Aneurysmas und des venösen Abflusses immer indiziert. Für die Operation von großer Bedeutung.

Pulmonalstenosen: Zur Differentialdiagnose nicht notwendig. Wichtig aber zur Darstellung der Größe des Klappenringes bei valvulären Stenosen. Wo Pulmonalstenosen nur in Hypothermie operiert werden, immer indiziert.

Fallotsche Tetralogie: Vor der Korrektur immer indiziert. Vor Anastomosenoperationen unter Umständen zur Darstellung geeigneter Gefäße indiziert.

Einseitige Agenesie der Arteria pulmonalis: Immer indiziert.

Hypoplasie des rechten Ventrikels bei intaktem Ventrikelseptum: Angiokardiographie immer indiziert.

Trikuspidalatresie: Zur Diagnose nicht notwendig. Vor operativen Eingriffen immer angezeigt.

Truncus arteriosus communis: Immer indiziert, meist selektive Angiokardiographie mit Kontrastmittelinjektion in den rechten Ventrikel und retrograde Aortographie.

Transpositionen: Zur Diagnose nicht unbedingt notwendig. Für die jetzt zur Verfügung stehenden „korrektiven" Operationen ist eine Angiokardiographie jedoch eine Voraussetzung. Unter Umständen Injektion in das rechte und in das linke Herz.

Ursprung beider Gefäße aus dem rechten Ventrikel: Angiokardiographie immer indiziert.

Korrigierte Transposition der großen Gefäße: Angiokardiographie immer indiziert, am besten sogar in das linke und in das rechte Herz zur Darstellung der Begleitmißbildungen und des Ausmaßes der „Mitralregurgitation".

Dextrokardie: Angiokardiographie immer indiziert.

Lävokardie: Angiokardiographie immer indiziert.

Gemeinsamer Ventrikel: Zur Diagnose und genauen Differentialdiagnose ist eine Angiokardiographie immer angezeigt.

Ebsteinsche Mißbildung: Zur Diagnose ist eine Angiokardiographie nicht notwendig. Da es die EBSTEINsche Mißbildung jedoch in sehr unterschiedlichem Schweregrad gibt und unter Umständen eine Operation angezeigt ist, ist eine Angiokardiographie in den meisten Fällen notwendig zur Beurteilung der Prognose und der chirurgischen Möglichkeiten.

Tumoren des Herzens: Angiokardiographie immer indiziert.

Idiopathische Dilatation der Arteria pulmonalis: Nicht unbedingt indiziert, zur Differentialdiagnose aber oft notwendig.

Fehlmündende Lungenvenen: Angiokardiographie immer indiziert. Zur genauen Darstellung der Anatomie und vor allem zur Beurteilung der Größe des linken Ventrikels.

Hohlvenenanomalien: Angiokardiographie unter Umständen mit Kontrastmittelinjektionen an verschiedenen Punkten immer angezeigt.

Pulmonales arterio-venöses Aneurysma: Angiokardiographie zum Nachweis einzelner oder multipler Aneurysmen und deren Ausdehnung immer indiziert.

4. Das normale Angiokardiogramm

Um pathologische Veränderungen des Herzens und der großen Gefäße im Angiokardiogramm deuten zu können, muß man mit dem normalen Angiokardiogramm vertraut sein. Die Abbildungen **5** bis **14** zeigen normale Angiokardiogramme des rechten und linken Herzens. Im normalen Herzen liegt die Trikuspidalklappenebene im frontalen Strahlengang etwa über dem rechten Wirbelsäulenrand. Der rechte Ventrikel ist stärker trabekuliert als der linke Ventrikel. Seine normale Größe und Lage im frontalen Strahlengang ist auf der Abbildung **5** zu erkennen. Die Pulmonalklappenbasis steht höher als die Aortenbasis und ist im a.p.-Strahlengang meist nicht so deutlich in ihren Einzelheiten zu erkennen wie im seitlichen Strahlengang. In Abbildung **5** sieht man dann den normal großen Hauptstamm und die Bifurkation der Arteria pulmonalis. Der Stamm der linken Lungenarterie ist im frontalen Strahlengang von der Bifurkation und dem Hauptstamm der Arteria pulmonalis meist verdeckt. Wenn man ihn also darstellen will, muß man die Kontrastmittelinjektion in die Bifurkation der Arteria pulmonalis vornehmen. Das Kaliber der Lungenarterien verjüngt sich dann in der Hilusgegend beiderseits langsam. Man erkennt auf der Abbildung **5** die sich langsam verjüngenden Äste der Lungenarterien, die bis in die Peripherie beider Lungenfelder reichen. Keine abrupte Kaliberänderung der Arteria pulmonalis. Im normalen Angiokardiogramm füllt sich bei intaktem Ventrikelseptum nach der Kontrastmittelinjektion in den rechten Ventrikel nicht sofort die Aorta. Beachte auch, daß die Konzentration des Kontrastmittels gleichbleibt und nicht durch einen links-rechts Shunt verdünnt wird.

Im seitlichen Strahlengang erkennt man den rechten Ventrikel anterior und dicht hinter der Brustwand die intakten Pulmonalklappen (Abb. **6**). Hier sieht man die normal große Pulmonalklappenbasis und die einzelnen Pulmonalklappenblätter. Der Hauptstamm der Arteria pulmonalis steigt schräg nach hinten bis zur Bifurkation auf, wo sich die Arterie in die linke und rechte Lungenarterie aufzweigt. Beachte auch hier die gleichmäßige Kontrastmittelverteilung und die sich langsam verjüngenden Lungenarterien. Eine frühe Füllung der Aorta, die man auch in diesem Strahlengang erkennen würde, bleibt aus.

In der Abbildung **7** kommt es nach der Lungenpassage zur Darstellung des linken Vorhofs. Man sieht hier noch deutlich die Lungenvenenfüllung von der Peripherie der Lungenfelder bis zur Mündung in den linken Vorhof. Beachte den Unterschied der Venendarstellung im Gegensatz zur Darstellung der kleinen Arterien in Abbildung **5**. Der linke Vorhof liegt im frontalen Strahlengang direkt über der Wirbelsäule. Auch hier ist das Kontrastmittel gleichmäßig verteilt und man sieht keine Füllungsdefekte. Keine Füllung des rechten Vorhofs. Der Katheter liegt noch im rechten Ventrikel. Im seitlichen Strahlengang erkennt man ebenfalls die Mündung der Lungenvenen in den linken Vorhof, vor allem die der rechten Lunge. Beachte die normale Größe und Lage des linken Vorhofs über und hinter dem rechten Vorhof, der durch den von der unteren Hohlvene durch den rechten Vorhof in den rechten Ventrikel eingeführten Katheter markiert ist (Abb. **8**). Der linke Ventrikel und die Aortenbasis sind nach der Kontrastmittelinjektion in den rechten Ventrikel nicht so deutlich in Einzelheiten dargestellt, wie auf direkten Lävogrammen. Aus dem linken Vorhof füllt sich der linke Ventrikel, der im frontalen Strahlengang in der Abbildung **9** dargestellt ist. Der linke Vorhof befindet sich in dieser Aufnahme in der Systole, der linke Ventrikel in der Diastole. In dieser Phase ist die Lungenvenenfüllung noch deutlich erkennbar. Kein Kontrastmittelübertritt in das rechte Herz. Auch die Aorta ist noch nicht gefüllt, da es sich um die erste Kontrastmittelfüllung des linken Ventrikels in der Diastole handelt.

Bei der Abbildung **10** handelt es sich um eine transseptale Lävographie des linken Ventrikels. Man erkennt deutlich den Mitralklappendom, die glatte Konturierung des linken Ventrikels, der den linken seitlichen Herzrand und die Herzspitze bildet. Ebenso sind die zarten Aortenklappen (Diastole) zu erkennen. Beachte die normale Größe der Aortenklappenbasis und die Füllung der normal großen Koronararterien, die sich beide darstellen. Kein Reflux in den linken Vorhof. Normal große Aorta und normaler Abgang der großen Arterien im Aortenbogen. Die Kontrastmittelfüllung der Aorta ist gleichmäßig und ohne Turbulenz oder Wirbelbildung. Bei einer Kontrastmittelinjektion in den linken Vorhof oder auf einem Lävogramm nach Kontrastmittelinjektion in das rechte Herz, wäre die Aortenbasis und der Ausflußtrakt des linken Ventrikels im frontalen Strahlengang nicht zu erkennen. Kein Kontrastmittelübertritt in das rechte Herz oder in die Arteria pulmonalis. Die Abbildung **11** zeigt ein Lävogramm nach transseptaler Kontrastmittelinjektion in den linken Ventrikel im seitlichen Strahlengang. Durch den in der Mitralklappe liegenden Katheter kommt es zu einer geringen Kontrastmittelregurgitation in den linken Vorhof. Die Aortenklappen sind deutlich zu erkennen. Sie sind zart, glatt begrenzt und öffnen sich in der Systole weit. Im Vergleich zur Abbildung **6** sieht man deutlich, daß die Aortenklappenbasis tiefer liegt als die Pulmonalklappenbasis.

Anterior zum linken Ventrikel bleibt der rechten Ventrikel ungefüllt. Nach einiger Zeit der Perfusion der rechten Koronararterie mit Kontrastmittel erkennt man hier jedoch eine diffuse Kontrastmittelverteilung im Myokard, die nicht als Füllung des rechten Ventrikels durch einen links-rechts Shunt gedeutet werden darf. Unter dem Aortenbogen bleibt die Bifurkation der Arteria pulmonalis ungefüllt.

Um die Darstellung des linken Ventrikels in den verschiedenen Strahlengängen wiederzugeben, ist in Abbildung **12** ein transseptales Lävogramm des linken Ventrikels im linken vorderen schrägen Durchmesser reproduziert. Das Ventrikelseptum ist so orthograd getroffen. Auch erkennt man die Aortenklappenbasis mit glatt begrenzten Klappenblättern und die normal große aszendierende und deszendierende Aorta. Gute Darstellung der Koronararterien. Kein Kontrastmittelübertritt in den rechten Ventrikel. Der linke Ventrikel ist glatt konturiert. In diesem Strahlengang ist der Mitralklappendom nicht zu erkennen (vgl. Abb. **10**).

In den Abbildungen **13** und **14** sind normale retrograde Aortogramme im frontalen und seitlichen Strahlengang wiedergegeben. Der Katheter liegt bei der Kontrastmittelinjektion mit seiner Spitze direkt oberhalb der Klappenbasis im Sinus von Valsalva. Man erkennt deutlich eine dreizipflige Klappe (Abb. **14**) und die normale Lage und Größe der aszendierenden Aorta und des Aortenbogens. Meist kommt es auch zu einer guten Darstellung der Koronararterien. Beachte, daß die Aortenklappe kompetent ist und keine Kontrastmittelregurgitation in den linken Ventrikel zuläßt. Eine Kontrastmittelfüllung der Arteria pulmonalis durch einen offenen Ductus arteriosus oder durch Bronchialarterien ist ebenfalls nicht vorhanden.

Bei intravenösen Kontrastmittelinjektionen von einem Arm oder Bein aus, stellen sich die obere beziehungsweise untere Hohlvene und der rechte Vorhof dar. Im seitlichen Strahlengang wird dabei der Ausflußtrakt des rechten Ventrikels durch die noch anhaltende Füllung des rechten Vorhofs verdeckt.

Zusammenfassend: Beachte die normale Lage und charakteristische Konfiguration der Herzhöhlen, die Position der Klappenbasen und die Größe der Aorten- und Pulmonalklappenringe sowie die normale Lungengefäßzeichnung und die homogene Kontrastmittelverteilung in den großen Gefäßen bei intakten Klappen.

B. Die Angiokardiographie des linken Herzens

I. Die Aortenstenosen

a) Valvuläre Aortenstenose

Es ist lange angenommen worden, daß die kongenitale Aortenstenose eine relativ seltene Herzmißbildung ist. Erst am Ende des letzten Jahrzehnts wurde über ein größeres Krankengut kongenitaler Aortenstenosen berichtet (Ongley et al. 1958, Morrow et al. 1958). Bis dahin hatte man die kongenitale Aortenstenose häufig für einen relativ harmlosen Herzfehler gehalten. Vlad und Mitarbeiter haben darauf hingewiesen, daß Kinder mit schwerer kongenitaler Aortenstenose oft asymptomatisch sind, und daß deshalb Patienten mit den typischen klinischen Befunden einer Aortenstenose eingehend untersucht werden sollten, um den Schweregrad des Herzfehlers festzustellen (Vlad et al. 1961). Wenn man sich früher bei der Beurteilung des Schweregrades der Aortenstenose mehr auf indirekte Methoden, wie die Elektrokardiographie, Phonokardiographie und die Registrierung von Pulskurven beschränkt hat, so wurde mit der Einführung von Operationsmethoden zur operativen Korrektur der Aortenstenosen (Swan et al. 1958, Spencer et al. 1958) eine exaktere Untersuchung dieser Patienten notwendig (Björk et al. 1961). Das Risiko und die postoperativen Resultate können bei den Operationen der verschiedenen Formen der kongenitalen Aortenstenose sehr unterschiedlich sein und die einfache Feststellung des systolischen Druckgradienten ist daher nicht für eine präoperative Beurteilung ausreichend (Morrow et al. 1959). Björk und Mitarbeiter haben 1958 bereits darauf hingewiesen, daß auch Rückzugsdruckkurven aus dem linken Ventrikel in die Aorta nicht sicher zwischen valvulären Stenosen und Subaortenstenosen unterscheiden lassen, wenn das subaortale Diaphragma dicht unter der Klappenbasis sitzt und keine regelrechte „dritte Kammer" vorhanden ist (Björk et al. 1958). Dotter und Mitarbeiter sind der Meinung, daß eine direkte Kontrastmittelinjektion in den linken Ventrikel eine unbedingte Voraussetzung für die angiokardiographische Beurteilung des Ausflußtraktes des linken Ventrikels ist (Dotter et al. 1961).

Die transseptale Kontrastmittelinjektion in den Einflußtrakt des linken Ventrikels ist unter den zur Verfügung stehenden Methoden ohne Zweifel die beste (Brockenbrough et al. 1960, Braunwald et al. 1962). Sie erlaubt eine genaue Differenzierung aller Typen der Aortenstenose und zeigt auch die oft erheblichen anatomischen Unterschiede der einzelnen Formen (Beuren und Apitz 1963). Der Unterschied in der Deutlichkeit der angiokardiographischen Darstellung der Aortenstenosen wird klar, wenn man Aufnahmen nach Kontrastmittelinjektionen in die Arteria pulmonalis (Künzler und Schad 1960) und solche nach direkten Injektionen (Kjellberg et al. 1959) miteinander vergleicht.

Pathologie. Die pathologische Anatomie der valvulären Aortenstenosen ist bei weitem nicht so einheitlich wie die der valvulären Pulmonalstenosen. Edwards unterscheidet zwischen „einfachen domförmigen Stenosen" und „unikommissuralen domförmigen Stenosen" (Edwards 1960). Dabei sind die „einfachen" Stenosen der Pulmonalstenose ähnlich, trikuspidal, mit mehr oder weniger weitgehend verwachsenen Kommissuren und zentraler, oft aber auch exzentrischer Öffnung. Selbst bei den „einfachen" trikuspidalen Stenosen sind einzelne Kommissuren oft so verkümmert und nur als kurze Raphen erkennbar, daß sie kaum noch als trikuspidale Klappen angesprochen werden können. Diese Raphen mögen als rudimentäre Kommissuren anzusehen sein, sie reichen aber selten bis zum freien Klappenrand. Bei der „unikommissuralen" Stenose existiert praktisch nur ein Klappenblatt. Die Kommissur beginnt am Aortenklappenring und kehrt zu diesem in einem großen Bogen wieder zurück, um in der Nähe ihres Ursprungs wieder anzusetzen.

Häufig finden sich reine bikuspidale Klappen, deren Bewegungsfähigkeit wesentlich geringer ist als die der normalen trikuspidalen Klappe (Edwards 1961). Wenn ihre Kommissuren auch nur etwas miteinander verwachsen sind, kann ihr stenosierender Effekt doch erheblich sein. Nach unseren Erfahrungen sind bikuspidale valvuläre Aortenstenosen häufiger (Koncz 1963, 1964). Auch die nicht stenosierte, bikuspidale Aortenklappe tendiert zur Verkalkung. Die freien Ränder der Klappenblätter sind meist deutlich verdickt, was ihre schlechte Beweglichkeit noch verstärkt. Darüber hinaus kann die Basis der Aorta selbst in ihrer Größe sehr unterschiedlich sein, was für den Schweregrad einer Stenose wie für ihre Operabilität von großer Bedeutung ist (Beuren und Apitz 1963).

Der linke Ventrikel ist je nach dem Schweregrad der Stenose hypertrophiert und häufig sind im Ausflußtrakt oder auch in der ganzen Ventrikelhöhle deutliche Endokardverdickungen zu erkennen. Diese Endokardverdikkungen sind bei einem Teil der Fälle als primäre Endokardfibrose aufzufassen, bei anderen dagegen als sekundäre Veränderungen.

Die aszendierende Aorta ist oft poststenotisch dilatiert. Die poststenotische Dilatation kann jedoch auch fehlen und ist nicht unbedingt ein Charakteristikum der valvulären Aortenstenose (Beuren 1966).

Hämodynamisch stellt die valvuläre Aortenstenose meist ein erhebliches Auswurfbahnhindernis für den linken Ventrikel dar. Um ein adäquates Schlagvolumen und einen ausreichenden peripheren Blutdruck aufrecht zu erhalten, arbeitet er je nach dem Schweregrad der Stenose mit einem erhöhten Druck, um die stenotische Klappe zu überwinden. Wiggers (1934) hat im Tierversuch gezeigt, daß die Klappenöffnung um mindestens 25% der normalen Größe eingeengt sein muß, bevor es zu nennenswerten zirkulatorischen Veränderungen kommt, und daß eine Einengung der Aortenklappenöffnung von etwa 60–70% notwendig ist, bis eine Verminderung des Schlag- oder Minutenvolumens eintritt.

Direkte Angiokardiogramme valvulärer Aortenstenosen wurden von Lehman et al. 1957, Lehman 1959, Björk und Lodin 1959, Kjellberg et al. 1959, Björk et al. 1961, Beuren und Apitz 1962, 1963, Braunwald et al. 1963, Aker et al. 1964, Cullhed 1964 und Thurn et al. 1964 veröffentlicht. Lehman (1959) stellte verdickte, schwer bewegliche und stenosierte Aortenklappen dar, ebenfalls Kjellberg und Mitarbeiter (1959) nach transthorakaler Ventrikelpunktion.

Björk und Mitarbeiter (1961) haben besonders darauf hingewiesen, daß eine ideale Kontrastmitteldarstellung der Aortenklappen vor allem dann zustande kommt, wenn der Röntgenstrahl parallel mit der Klappenbasis verläuft. Dies ist im frontalen und im seitlichen Strahlengang jedoch nicht der Fall. Die Autoren empfehlen daher eine entsprechende Lagerung des Patienten, um den idealen Verhältnissen wenigstens in etwa nahe zu kommen. Björk und Mitarbeiter (1961) haben versucht, zwischen ihren angiokardiographischen Beobachtungen und der Höhe der systolischen Gradienten zwischen dem linken Ventrikel und der Aorta Korrelationen zu finden. Die Autoren kommen dabei zu dem Schluß, daß mit Ausnahme technisch unbefriedigender Angiokardiogramme und bei schräger Projektion der Klappenbasis, eine Beurteilung des Schweregrades einer Stenose aus der Beobachtung der Klappendicke, der Bewegungsfähigkeit der Klappenblätter und der Dicke der Wand des linken Ventrikels möglich ist, und daß diese Befunde gut mit den Druckgradienten korrelieren. Björk und Mitarbeiter (1961) haben ihre Untersuchungen ebenfalls durch direkte transthorakale Punktion durchgeführt.

Die Angiokardiogramme von Dotter und Mitarbeitern (1961) wurden nach retrograder Aortenkatheterisierung oder Katheterisierung des linken Ventrikels auf diesem Wege gemacht. Die Autoren halten die Kontrastmitteldarstellung des linken Ventrikels und der Aortenbasis für die präoperative Untersuchung für unbedingt notwendig. Aus dieser Arbeit geht jedoch auch klar hervor, daß die Kontrastmittelinjektion in die aszendierende Aorta, wenn es nicht möglich ist, den Katheter in den linken Ventrikel einzuführen, der Injektion in den linken Ventrikel unterlegen ist. Vlad und Mitarbeiter (1964) haben in einem auffallend hohen Prozentsatz bei Aortenstenosen den linken Ventrikel mit retrograder Katheterisierung erreicht. Bei Kleinkindern ist diese Methode vorzuziehen, wenn die kleinen Venen die Einführung einer transseptalen Punktionsnadel nicht erlauben. Dotter und Mitarbeiter (1961) teilen mit, daß sich die kongenitale Aortenstenose meist als konvexe Rundung, die von Kontrastmittel ausgespart bleibt, nach oben darstellt. Bei Kontrastmittelinjektion oberhalb der Stenose in die aszendierende Aorta, beschreiben die Autoren einen Blutstrahl durch das stenosierte Orifizium, der das Kontrastmittel aufhellt. Auch Edwards und Mitarbeiter (1965) kommentieren diesen „negativen Jet", den wir als einen der Nachteile der Kontrastmittelinjektion oberhalb der Klappenbasis bezeichnen möchten, da er häufig nicht deutlich zu erkennen ist. Dotter und Mitarbeiter (1961) glauben, daß ein exzentrischer Kontrastmittelstrahl für superinfektiöse, degenerative Veränderungen kongenital stenotischer Klappen spricht. Dem können wir nicht zustimmen, da wir derartige exzentrisch gelegene Klappenöffnungen wiederholt bei Kleinkindern mit kongenitaler valvulärer Aortenstenose beobachtet haben.

Hervorragende Reproduktionen von Angiokardiogrammen valvulärer Aortenstenosen aus dieser Zeit stammen von Björk und Lodin (1959). Hier wurde durch transthorakale Punktion und Kontrastmittelinjektion bereits klar, was die direkte linksseitige Angiokardiographie zu leisten vermag.

Aker und Mitarbeiter (1964) zeigen ebenfalls retrograde Aorteninjektionen bei valvulärer Aortenstenose und weisen auf die Möglichkeit der Beurteilung der Anatomie der Klappe durch diese Injektionsmethode hin. Thurn und Mitarbeiter (1964) haben in ihrer Arbeit Abbildungen von supravalvulären Injektionen und von Ventrikelinjektionen. Diese Autoren beschreiben ebenfalls die zarte Beschaffenheit intakter Klappen, die sich in der Diastole dicht aneinander anlegen und in der Systole weit öffnen, so daß sie fast parallel und dicht an der aufsteigenden Aortenwand liegen. Sie weisen besonders darauf hin, daß die Dicke der Klappen vor allem in der Diastole zu beurteilen ist, und daß besonders verdickte Klappen am besten in der Ventrikeldiastole erkennbar sind. In der Beurteilung des Schweregrades der valvulären Aortenstenose aus dem Lävogramm sind Thurn und Mitarbeiter zurückhaltend.

Levine und Mitarbeiter (1963) haben versucht, aus der Dicke der Wand des linken Ventrikels und aus der Größe der Ventrikelhöhle Rückschlüsse auf die hämodynamische Situation zu ziehen. Die Autoren untersuchten außerdem die Wirkung der verschiedenen Herzfehler mit Auswurfbahnhindernis für den linken Ventrikel auf die Art der angiokardiographisch feststellbaren Deformierung des linken Ventrikels. Das Interessante an dieser Arbeit ist die Feststellung, daß die Angiokardiographie des linken Ventrikels eher Rückschlüsse auf die durch den Herzfehler verursachte grobe Strukturveränderung des linken Ventrikels zuläßt als die autoptische Untersuchung. Nach diesen Messungen war bei Patienten mit valvulärer oder

Subaortenstenose die freie Wand des linken Ventrikels dicker als bei Patienten ohne linksseitigen Herzfehler, und das Ausmaß der Wandverdickung stand in einer guten Korrelation zum Schweregrad der Stenose. Im Gegensatz dazu traf diese Beobachtung nicht für die funktionellen hypertrophischen Subaortenstenosen zu. Eine Vergrößerung der Ventrikelhöhle wurde bei Aortenstenosen nicht gefunden. Bei Aorten- und Mitralinsuffizienzen war dagegen die Ventrikelhöhle vergrößert, ohne eine entsprechende Verdickung der Ventrikelwand.

Hatam und Mitarbeiter (1965) haben sich in einer angiokardiographischen Studie in zwei Veröffentlichungen ebenfalls mit der Dicke der Wand des linken Ventrikels bei normalen Kindern und bei Kindern mit valvulärer Aortenstenose und Aortenisthmusstenose beschäftigt. Nach diesen Beobachtungen korreliert bei Kindern ohne linksseitige Läsion die Dicke der Wand des linken Ventrikels gut mit dem Gewicht der Patienten. Bei Kindern mit valvulären Aortenstenosen finden die Autoren keine gute Korrelation zwischen der Dicke der Wand des linken Ventrikels und der Hypertrophie im Elektrokardiogramm. Hatam et al. (1965) sind der Meinung, daß die elektrokardiographischen Veränderungen bei Patienten mit vermehrter systolischer Belastung des linken Ventrikels wahrscheinlich noch von anderen Myokardfaktoren beeinflußt werden, als nur von den anatomischen Ausmaßen der Ventrikelwand. Aus demselben Arbeitskreis wurde von Wallgren und Mitarbeitern (1965) mitgeteilt, daß jedoch eine gute Korrelation zwischen der Wanddicke des linken Ventrikels und dem Druckgradienten bei valvulären Aortenstenosen besteht.

Unsere klinischen Erfahrungen bei 60 Patienten mit kongenitaler Aortenstenose im Kindesalter haben wir 1961 mitgeteilt und über prä- und postoperative Befunde bei 66 operierten Patienten mit Aortenstenosen haben wir 1964 berichtet (Beuren et al. 1961, 1964).

Die Abbildungen **15** bis **34** zeigen Angiokardiogramme von Patienten mit valvulärer Aortenstenose. Aus der Tabelle 1 (S. 15) geht die Zahl der insgesamt untersuchten Patienten hervor. Die Abbildungen sind absichtlich so zusammengestellt, daß valvuläre Aortenstenosen verschiedenen Schweregrades gezeigt werden. Außerdem wurden Bilder unterschiedlicher Phasen des Herzzyklus gewählt. Die Drucke oder systolischen Gradienten der jeweiligen Patienten sind in den Legenden angegeben. Es handelt sich nur um Patienten mit operativ bestätigter Diagnose.

Bei der Abbildung **15a** handelt es sich um einen Patienten mit einem Druck von $220/_0$ im linken Ventrikel. Die Aufnahme zeigt den linken Ventrikel in der Diastole. Dementsprechend keine Domstellung der Klappe. Der Schweregrad der Stenose ist jedoch an den unregelmäßig verdickten Klappen zu erkennen. Die Dicke der freien Wand des linken Ventrikels entspricht dem Schweregrad der Stenose und dem Ausmaß der erheblichen Linkshypertrophie im Elektrokardiogramm. Die poststenotische Dilatation ist mäßig und nicht vom Schweregrad der Stenose abhängig. Es ist nicht zu erkennen, ob es sich um eine trikuspidale oder bikuspidale Klappe handelt. Eine „unikommissurale" Stenose scheint ausgeschlossen zu sein. Bei der Operation fand sich eine bikuspidale Klappe. Die Abbildung **15b** stammt vom gleichen Patienten. Sie zeigt im seitlichen Strahlengang eine Phase der Systole. Jetzt erkennt man deutlich die Domstellung der Klappen, ebenso wieder die Verdickung der Klappen. Diese sind jedoch nicht so eindeutig unregelmäßig begrenzt wie in der Diastole. Der Reflux in den linken Vorhof ist artifiziell und durch den transseptalen Katheter verursacht. Im Gegensatz zur Diastole fällt die ungleichmäßige Verteilung des Kontrastmittels in der aszendierenden Aorta in der Systole auf.

Die Abbildung **16a** zeigt im frontalen Strahlengang den Beginn der Systole des linken Ventrikels bei einem Patienten mit einem Druck von $195/_0$ und einem Gradienten von 80 mm Hg. Man sieht hier die Domstellung und den Kontrastmittelstrahl, dessen exzentrische Lage in diesem Strahlengang nur angedeutet ist. Dicke Ventrikelwand ohne eine Deformierung der Ventrikelhöhle. Der seitliche Strahlengang des gleichen Patienten läßt die exzentrische Lage des Klappenorifiziums deutlicher erscheinen und man erkennt hier auch besser die Deformierung der Klappe (Abb. **16b**).

Die Abbildung **17** stammt wieder von einem Kind mit einer hochgradigen Stenose und einem Druck von $170/_{15}$ im linken Ventrikel. Hier wurde für die Aufnahme der linke vordere schräge Durchmesser gewählt, und es zeigt sich, daß auch dieser Strahlengang geeignet ist, anatomische Einzelheiten der Klappe darzustellen. Man erkennt die schwer verunstalteten, dicken Klappen mit fast zentralem Orifizium. In der Systole ist nie zu erkennen, ob es sich um trikuspidale, bikuspidale oder um eine „unikommissurale Klappe" handelt. Ungleichmäßige Verteilung des Kontrastmittels in der poststenotisch stark dilatierten ascendierenden Aorta. Bei dem Patienten war ein diastolisches Geräusch zu hören, so daß eine Aortenregurgitation vermutet wurde. Diese ist auf Angiokardiogrammen nach Kontrastmittelinjektion in den linken Ventrikel nie zu erkennen. Bei der Operation war eine zufriedenstellende Kommissurotomie nicht möglich. Deshalb wurde eine Starr-Edwards-Klappe eingesetzt. Der Aortenklappenring ist normal groß.

Die Abbildung **18** ist von einem Patienten mit geringgradiger Aortenstenose. Der Gradient betrug nur 20 mm Hg, der Druck im linken Ventrikel $120/_0$. Der Patient hatte aber eine erhebliche Hypertrophie des linken Ventrikels im Elektrokardiogramm und wurde deshalb operiert. Man sieht hier bei weitem Klappenring eine glatt begrenzte und nicht verdickte Aortenklappe in Domstellung. Exzentrische Klappenöffnung und geringe poststenotische Dilatation der Aorta. Bei hochgradigeren Stenosen fehlt eine Verdickung der Klappe nie. Auf der Abbildung **19** erkennt man verdickte, aber fast gleichmäßig begrenzte Klappen in der Diastole. Der systolische Gradient betrug hier 50 mm Hg, der Druck im linken Ventrikel $160/_0$. Bei diesem Patienten liegt also der Schweregrad der Stenose genau zwischen den in den Abbildungen 18 und 16 abgebildeteten Stenosen. Hier ist eine Verdickung der Klappen deutlich, diese sind jedoch nicht so unregelmäßig deformiert wie bei den schwereren Fällen.

Aus den Abbildungen **20** und **21** wird dieser Unterschied erneut deutlich. Bei dem Patienten mit einem Gradienten von 70 mm Hg (Abb. 20) sind die Klappen unregelmäßig verdickt. Die Klappenöffnung liegt exzentrisch. Bei dem anderen Patienten (Abb. 21) betrug der Gradient nur 40 mm Hg, und man sieht hier zwar eine typische Domstellung, jedoch glatt begrenzte, nur wenig verdickte Klappenblätter. Auch die Abbildung 22 stammt von einem Kind mit relativ geringem Gradienten (30 mm Hg), während es sich bei der Abbildung 23 wieder um eine hochgradige Stenose mit sehr dicker unregelmäßig begrenzter Klappe handelt (Gradient 70 mm Hg). Beachte, daß die poststenotische Dilatation in keinem direkten Verhältnis zum Schweregrad der Stenosen steht.

Auf der Abbildung 24a erkennt man wieder eine charakteristische Domstellung, aber glatt begrenzte, zarte Klappen, bei einem Druck von $130/_0$ im linken Ventrikel und einem Gradienten von 30 mm Hg. Auf der Abbildung 24b, die vom gleichen Patienten stammt und in einer anderen Phase der Systole aufgenommen wurde, erkennt man deutlich den exzentrisch gelegenen Kontrastmittelstrahl.

Die Abbildung 25 zeigt wieder eine hochgradig deformierte Klappe, mit deutlich verdickten und unregelmäßig begrenzten Klappenblättern. Hier ist im Gegensatz zu den bisherigen Angiokardiogrammen ein relativ enger Klappenring zu erkennen. Eine poststenotische Dilatation ist nicht vorhanden, obwohl es sich um eine hochgradige valvuläre Stenose mit einem Druck von $180/_0$ im linken Ventrikel, bei einem Gradienten von 75 mm Hg handelt. Die Verdickung der Klappen entspricht jedoch dem Schweregrad der Stenose.

Auch der nächste Patient, Abbildung 26, hat einen engen Klappenring und deutlich unregelmäßig verdickte Klappenblätter, bei einem Gradienten von 70 mm Hg und einem Druck von $170/_0$ im linken Ventrikel. Beachte, daß auch hier bei engem Klappenring eine poststenotische Dilatation der Aorta kaum vorhanden ist. Ebenso in Abbildung 27. Auch hier verdickte, schwer bewegliche Klappen mit exzentrischer Öffnung, ohne poststenotische Dilatation. Das Bild entspricht ganz dem Schweregrad der Stenose mit einem Gradienten von 60 mm Hg.

Auf der Abbildung 28 erscheint die Klappenbasis noch enger. Auch hier sind die Klappen unregelmäßig verdickt und eine poststenotische Dilatation fehlt vollkommen. Die ganze aszendierende Aorta ist eher als hypoplastisch zu bezeichnen. Systolischer Gradient 60 mm Hg, Druck im linken Ventrikel $150/_0$.

Die Abbildung 29a zeigt im seitlichen Strahlengang wieder eine typische Domstellung bei mittelgroßem Klappenring, exzentrischer Öffnung und mäßiger poststenotischer Dilatation, bei einem Patienten mit einem Druck von $200/_0$ im linken Ventrikel und einem Gradienten von 90 mm Hg. Auf der Abbildung 29b, die vom gleichen Patienten stammt, sieht man jetzt in der Diastole noch deutlicher die enge, hypoplastische Aortenbasis, die sicher zu einem großen Teil für die hochgradige Stenose verantwortlich ist. Die beiden Aufnahmen dieses Patienten zeigen auch deutlich, daß die Stenose bei sehr enger Klappenbasis hochgradig sein kann, obwohl die Klappenblätter selbst nicht so erheblich verdickt sind, wie bei anderen Patienten mit gleichem Schweregrad der Stenose. Hier läßt sich aber auch mit Sicherheit voraussagen, daß bei diesem Patienten die Stenose nicht wirkungsvoll entlastet werden kann, selbst wenn die nur wenig verdickten Klappenblätter operativ gut voneinander zu lösen sind.

Die Abbildung 30a zeigt wieder verdickte, schwer bewegliche Klappen mit fast zentraler Klappenöffnung, bei einem Gradienten von 40 mm Hg. Im seitlichen Strahlengang des gleichen Patienten (Abb. 30b) fehlt bei etwas enger Klappenbasis eine poststenotische Dilatation. Auch hier erkennt man vor allem ein verdicktes Klappenblatt. Auch die in Abbildung 31 abgebildete Stenose ist hochgradig, der Gradient beträgt 55 mm Hg, und die Klappenbasis ist relativ eng.

Auf der Abbildung 32a sieht man wieder einen weiten Klappenring mit unregelmäßig verdickten Klappen und eine poststenotische Dilatation. Der Druck im linken Ventrikel betrug hier $160/_0$, der Gradient 45 mm Hg. In der Diastole ist auch die entsprechende Wandverdickung des linken Ventrikels zu erkennen. Eine Deformierung der Ventrikelhöhle ist nicht vorhanden. Beim gleichen Patienten sieht man in der Abbildung 32b in der Systole die typische Domstellung, nicht aber so deutlich die Klappenverdickung. Die Abbildung 33 zeigt nochmal einen ähnlichen Fall, Domstellung in Systole, Gradient 45 mm Hg, normal großer Klappenring mit poststenotischer Dilatation. Auf der Abbildung 34 ist ein Angiokardiogramm wiedergegeben, das eine valvuläre Aortenstenose mit etwas dicken, aber glatt begrenzten Klappen bei eher weitem Klappenring zeigt. Fast zentraler Kontrastmittelstrahl. Die Klappe ist weniger hochgradig verunstaltet wie in den schweren Fällen. Gradient 45 mm Hg, Druck im linken Ventrikel $165/_0$.

Die Aufnahmen demonstrieren, daß die valvuläre Aortenstenose eine anatomisch sehr verschiedenartige Herzmißbildung ist. Sie zeigen auch, daß die selektive Kontrastmittelinjektion in den linken Ventrikel anatomische Einzelheiten und Verschiedenartigkeiten aufzeigt, wie es vorher mit keiner anderen Methode gelungen ist. Der Einblick in die Natur des Herzfehlers ist durch die direkte Kontrastmitteldarstellung weitaus größer als durch die Druckmessung und Feststellung eines systolischen Druckunterschiedes zwischen dem linken Ventrikel und der Aorta. Die Angiokardiographie mit Kontrastmittelinjektion in den Einflußtrakt des linken Ventrikels erlaubt eine Beurteilung des Schweregrades der Mißbildung der Klappen, der Größe der Klappenbasis und vermittelt dadurch eine Einschätzung der operativen Möglichkeiten, des Risikos der Operation und des zu erwartenden Operationserfolges. Nach unseren Erfahrungen ist daher eine selektive Angiokardiographie bei einer Aortenstenose, die klinisch auch nur signifikant sein könnte, indiziert. Wie die folgenden Angiokardiogramme der anderen Formen der kongenitalen Aortenstenose zeigen, ist durch eine selektive Angiokardiographie mit Kontrastmittelinjektion in den linken Ventrikel eine Differenzierung der verschiedenen Typen der Aortenstenosen immer möglich.

Zusammenfassend:

1. Die kongenitale valvuläre Aortenstenose ist eine pathologisch-anatomisch sehr unterschiedliche Mißbildung.
2. Die charakteristischen Befunde der direkten Angiokardiographie korrelieren sehr gut mit dem durch die Druckmessungen festgestellten Schweregrad der Stenose.
3. Verdickte, schwer bewegliche und unregelmäßig be-

grenzte Klappenblätter sind immer ein Zeichen für hochgradige Stenose.

4. Bei hochgradigen Stenosen und dicken Klappenblättern ist die verbliebene Klappenöffnung häufig exzentrisch.
5. Die Dicke der Klappenblätter ist in der Diastole am besten zu beurteilen. Die Zahl der Klappenblätter ist selten zu erkennen.
6. Typische Domstellung in der Systole, bei weniger hochgradigen Stenosen gleichmäßiger und glatt begrenzter Dom.
7. Die Dicke der freien Wand des linken Ventrikels in der Diastole entspricht in vielen, aber nicht in allen Fällen dem Schweregrad der Stenose und der Linkshypertrophie im Elektrokardiogramm. Eine Deformierung der Ventrikelhöhle ist nicht vorhanden.
8. Außer der Dicke der Klappen spielt die Weite der Aortenbasis für den Schweregrad eine erhebliche Rolle. Bei engem Klappenring ist eine erfolgreiche Korrektur durch eine Kommissurotomie nicht zu erwarten.
9. Nicht alle valvulären Aortenstenosen haben poststenotische Dilatationen. Der Grad der poststenotischen Dilatation steht in keinem direkten Verhältnis zum Schweregrad der Stenose.
10. Poststenotische Dilatationen finden sich vorwiegend bei valvulären Aortenstenosen mit normal großem oder weitem Klappenring. Poststenotische Dilatationen sind bei Stenosen mit engem, eher hypoplastischem Klappenring nicht vorhanden.
11. Charakteristisch ist eine unregelmäßige Kontrastmittelverteilung in der aszendierenden Aorta in der Systole.

b) Subaortenstenose

Die Subaortenstenose ist seltener als die valvuläre Aortenstenose. Unter unseren Angiokardiogrammen kongenitaler Aortenstenosen stehen 30 Patienten mit Subaortenstenosen 95 Angiokardiogrammen valvulärer Aortenstenosen gegenüber (Tab. 1, S. 15). Dies ist im Vergleich zur Literatur ein relativ hoher Prozentsatz. Die Subaortenstenose ist immer ein schwerer Herzfehler mit erheblichem Auswurfbahnhindernis für den linken Ventrikel. Bei keinem unserer Patienten wurde nach dem Nachweis der Mißbildung nicht der Entschluß zur Operation gefaßt. Es ist versucht worden, zuverlässige Kriterien für die Differenzierung fibröser Subaortenstenosen von valvulären Aortenstenosen mit einfachen Untersuchungsmethoden zu erarbeiten. Weder die Pulskurve noch das Phonokardiogramm oder die einfache Röntgenuntersuchung lassen eine sichere Unterscheidung zu. Auch hier ist die transseptale Katheterisierung des linken Ventrikels die zuverlässigste Untersuchungsmethode, da es auf retrogradem Wege oft nicht gelingt, mit dem Katheter die Aortenklappen und das subaortale Diaphragma zu passieren und bei der direkten transthorakalen Punktion des linken Ventrikels die Spitze der Punktionsnadel unter Umständen oberhalb der Stenose liegt.

Pathologie. Bei der Subaortenstenose handelt es sich um eine zirkuläre oder halbkreisförmige Einengung des Ausflußtraktes des linken Ventrikels, die durch eine in das Lumen des Ventrikels vorspringende fibröse Endokardleiste verursacht wird. Diese fibröse Leiste erstreckt sich vom Ventrikelseptum bis auf das anteriore Segel der Mitralklappen. Mitunter liegt sie unmittelbar unter der Aortenklappe, meist beträgt aber ihr Abstand vom Aortenostium 1 bis 2 cm. Zwischen der Ringleiste und dem Aortenostium ist das Endokard verdickt. Im allgemeinen bildet die fibröse Leiste den Abschluß dieser Endokardfibrose des Ausflußtraktes. Der Schweregrad der Einengung ist verschieden. Oft bleibt nur eine kaum für den kleinen Finger durchgängige Öffnung. Die Kombination mit valvulärer Aortenstenose ist nicht häufig. Bikuspidale Aortenklappen sieht man oft bei fibrösen Subaortenstenosen. Morrow und Mitarbeiter (1965) haben über einige wenige Fälle diskreter Subaortenstenose mit valvulärer Aorteninsuffizienz berichtet. In einigen Fällen ist die Muskulatur des Ventrikelseptums verdickt und buckelt sich weit nach links in den Ausflußtrakt vor. Eine gewisse Dextroposition der Aortenbasis kann selbst bei intaktem Ventrikelseptum vorhanden sein (Edwards 1960), ist aber auch in Verbindung mit einem Ventrikelseptumdefekt und Subaortenstenose beschrieben worden (Goerttler 1963). Mitunter handelt es sich nicht um eine zirkulär verlaufende Leiste, sondern mehr um eine kragenförmige Einschnürung des Ausflußtraktes. Becú und Mitarbeiter (1955) sowie Neufeld und Mitarbeiter (1961) haben eine Mißbildung mit Subaortenstenose, Ventrikelseptumdefekt und Überreiten der Arteria pulmonalis beschrieben, die sehr selten zu sein scheint. In diesen Fällen liegt die Stenose oberhalb des Ventrikelseptumdefektes. Kombinierte Subaortenstenose und Infundibulumstenose des rechten Ventrikels ist beschrieben worden (Beard et al. 1957). Wir haben sowohl diese Kombination als auch in einigen Fällen zusätzliche Ventrikelseptumdefekte gefunden. Ein zusätzlicher offener Ductus arteriosus ist auch nach unseren Erfahrungen besonders häufig (Mark et al. 1958).

Erwähnung verdient das sogenannte Bernheim-Syndrom (Bernheim 1910). Bei diesem soll ganz allgemein bei Läsionen, die zu einer Hypertrophie des linken Ventrikels oder des Ventrikelseptums führen, dieses den Ausflußtrakt des rechten Ventrikels einengen und dort einen systolischen Druckgradienten verursachen. Andere Autoren sind der Meinung, daß es sich um eine rein pathologisch-anatomische Beobachtung ohne funktionelle Bedeutung handelt (Evans und White 1948, Russek und Zohman 1950, Selzer et al. 1955). Wir haben dieses sogenannte Bernheim-Syndrom nie bei valvulären Aortenstenosen gesehen, selbst bei hochgradigen Hypertrophien des linken Ventrikels nicht. Wir fanden es jedoch bei fibrösen Subaortenstenosen in einigen Fällen. Bei den funktionellen hypertrophischen Subaortenstenosen, bei denen mitunter ein geringer Druckgradient im rechten Ventrikel gefunden wird, möchten wir es eher als einen Teil der ausgedehnten Ventrikelhypertrophie und nicht nur des Ventrikelseptums auffassen.

Hämodynamisch gilt für die fibrösen Subaortenstenosen praktisch das gleiche, was bereits bei den valvulären

Aortenstenosen gesagt wurde. Je nach dem Schweregrad der Stenose kommt es zu einer oft erheblichen Druckerhöhung im linken Ventrikel.

Björk und Mitarbeiter (1958) haben eine fibröse Subaortenstenose durch direkte Ventrikulographie angiokardiographisch diagnostiziert. Bei diesem Patienten lag das fibröse Diaphragma etwa 1,5 cm unter der Aortenklappe, und die Autoren meinen, daß eine Rückzugsdruckkurve aus dem linken Ventrikel in die Aorta wahrscheinlich keine Differenzierung zwischen valvulärer und Subaortenstenose zugelassen hätte, da die Distanz zwischen der fibrösen Stenose und der Klappenbasis zu gering war. Bei der Operation dieses Patienten fand sich eine Fusion von zwei Klappenblättern mit der fibrösen Stenose. Dies war angiokardiographisch vermutet worden. Darüber hinaus sind nicht viele Ventrikulogramme fibröser Subaortenstenosen veröffentlicht worden (Kjellberg et al. 1959, Dotter und Gensini 1960, Dotter et al. 1961, Braunwald et al. 1962, Beuren und Apitz 1962, 1963). Braunwald und Mitarbeiter (1964) betonen, daß die Deformierungen der Höhle des linken Ventrikels, wie man sie angiokardiographisch bei funktionellen hypertropischen Subaortenstenosen (S. 27) darstellen kann, mitunter auch in ähnlicher Form bei fibröser Subaortenstenose gesehen werden.

Die Abbildungen **35** bis **46** sind Angiokardiogramme von Patienten mit fibröser Subaortenstenose. Die Abbildung **35** zeigt eine Stenose dicht unter den intakten Klappen. Der systolische Druck im linken Ventrikel betrug $160/_0$, der Gradient 60 mm Hg. Die hochgradige Stenose sitzt so dicht unter den Klappen, daß eine „dritte Klammer“ mit Ventrikeldrucken praktisch nicht vorhanden ist und kaum Aussicht besteht, die Natur der Stenose durch eine Rückzugskurve nachzuweisen. Die Wand des linken Ventrikels ist erheblich verdickt, die Ventrikelhöhle ist nicht deformiert. Die Aortenklappenbasis ist normal weit. Beachte die gleichmäßige Kontrastmittelverteilung in der aszendierenden Aorta im Gegensatz zu den meisten valvulären Aortenstenosen. Auf dem Angiokardiogramm der Abbildung **36a** erkennt man dagegen eine regelrechte „dritte Kammer“. Auch hier sind die Klappen zart und öffnen sich weit in der Systole. Ebenfalls normal große Klappenbasis und gleichmäßige Verteilung des Kontrastmittels in der Aorta. Der Schweregrad der Stenose ist etwa gleich dem der Abbildung 35, Druck im linken Ventrikel $160/_0$, Gradient 70 mm Hg. Auf der Abbildung **36b**, die vom gleichen Patienten stammt, sieht man im seitlichen Strahlengang noch eindrucksvoller die konzentrische Einschnürung des Ausflußtraktes etwa 1 cm unter der Klappenbasis. Zarte Klappen und gleichmäßige Kontrastmittelverteilung in der Aorta. Die Abbildung **37** stammt von einer ganz hochgradigen fibrösen Subaortenstenose mit einem Druck von $225/_0$ im linken Ventrikel und einem Gradienten von 110 mm Hg. Auch hier sieht man die konzentrische Stenose und die intakten Klappen. Mäßige Mitralregurgitation.

Bei der in der Abbildung **38** wiedergegebenen Subaortenstenose betrug der systolische Gradient 65 mm Hg. Man sieht hier nicht eine keilförmige Stenose, sondern mehr einen pfropfenförmigen oder kragenförmig eingeengten Ausflußtrakt. Die Abbildungen **39a** bis **e** zeigen eine fibröse Subaortenstenose erheblichen Grades mit Bernheim-Syndrom. Der Druck im linken Ventrikel betrug $200/_0$, bei einem Gradienten von 100 mm Hg. Im rechten Ventrikel wurde ein Druck von $60/_0$ und in der Arteria pulmonalis von 36/12 mm Hg gemessen. Man erkennt eine keilförmige, hier tiefer im Ausflußtrakt sitzende Stenose und die intakten Aortenklappen. Die Höhle des linken Ventrikels ist erheblich deformiert, ähnlich wie bei den hypertrophischen Subaortenstenosen. In einer späteren Phase der Systole sieht man bei dem gleichen Patienten in der Abbildung **39b** noch eine Zunahme der Stenosierung, wie bei einer funktionellen hypertrophischen Subaortenstenose. Präoperativ wurden diese Angiokardiogramme wegen der erheblichen Deformierung der Ventrikelhöhle, der Zunahme der Stenosierung in der Systole und wegen der systolischen Einengung des rechten Ventrikels als funktionelle hypertrophische Subaortenstenose gedeutet (S. 27). Bei der Operation wurde jedoch eine fibröse Subaortenstenose mit enger Öffnung entfernt. Beachte die Dilatation der Koronararterien. Die Abbildungen **39c** bis **e** sind Angiokardiogramme nach Kontrastmittelinjektion in den rechten Ventrikel bei dem gleichen Patienten. Man erkennt die systolische Einschnürung und die Deformierung der Ventrikelhöhle durch die Hypertrophie des Ventrikelseptums. Derartige Bilder haben wir außerdem nur noch bei Patienten mit funktioneller hypertrophischer Subaortenstenose gefunden.

Die Abbildungen **40a** und **b** sind von einem Kind mit hochgradiger fibröser Subaortenstenose und Aortenisthmusstenose. Druck im linken Ventrikel $200/_0$. Hier ist die Subaortenstenose im frontalen Strahlengang wieder nicht keilförmig dargestellt, sondern wirkt mehr wie ein gleichmäßig enger Kragen. Vor allem im Zusammenhang mit der zusätzlichen Isthmusstenose darf man annehmen, daß eine stärker ausgeprägte Endokardfibrose eine nicht unbedeutende Rolle spielt, wenn sich der Ventrikel in der Systole auch gut kontrahiert (Abb. **40b**). Die Subaortenstenose dieses Patienten ähnelt sehr der Subaortenstenose der Abbildungen **41a** und **b**. Auch hier ist noch eine Isthmusstenose vorhanden und zusätzlich noch ein offener Ductus. Man erkennt wieder eine mehr wie ein Kragen wirkende Stenose. Eine weitgehende Endokardfibrose wurde bei der Operation beobachtet. Auffüllung der Bifurkation der Arteria pulmonalis durch den Ductus. Im seitlichen Strahlengang sieht man eine gute Öffnung der Klappen, aber eine durch die Endokardfibrose behinderte Kontraktionsfähigkeit des linken Ventrikels. Im seitlichen Strahlengang ist der Ductus zu erkennen.

Bei der in der Abbildung **42** gezeigten Subaortenstenose handelt es sich wieder um die häufigere Form einer mehr keilförmigen Stenosierung relativ tief im Ausflußtrakt des Ventrikels. Gradient 60 mm Hg. Zarte trikuspidale Aortenklappen sind gut dargestellt. Normal große Klappenbasis. Keine poststenotische Dilatation der Aorta und gleichmäßige Kontrastmittelverteilung in der Aorta. Auf der Abbildung **43** stellt sich die Stenose wieder mehr kragenförmig dar. Sie sitzt unmittelbar unter der intakten Klappe. Die Klappen öffnen sich gut. Druck im linken Ventrikel $220/_0$, Gradient 110 mm Hg. Auffallend ist hier die poststenotische Dilatation der Aorta. Trotzdem aber gleichmäßiger Kontrastmittelschatten in der Aorta.

Die Abbildungen **44a–c** zeigen eine sehr hochgradige Subaortenstenose mit Mitralregurgitation. Drucke im linken Ventrikel 265/$_0$. Der frontale Strahlengang läßt die glatt begrenzten Klappen erkennen und zeigt die diaphragmaartige Stenose dicht unter der Klappenbasis (Abb. 44a). In 44b sieht man im seitlichen Strahlengang die keilförmige Einschnürung als Ausdruck der zirkulär verlaufenden Stenose. Auch hier eine deutliche Deformierung der Ventrikelhöhle. Mitralregurgitation in den vergrößerten linken Vorhof. Die Abbildung 44c zeigt, daß auf dem Höhepunkt der Systole sich der Ausflußtrakt in seiner Form verändert und deutlich streckt, daß sich der Schweregrad der Stenosierung aber nicht verändert.

In der Abbildung 45 sieht man wieder eine zusätzliche Mitralinsuffizienz und die fibröse, diaphragmaförmige Subaortenstenose. Auch hier ist die Distanz zwischen der Stenose und der intakten Klappenbasis gering. Systolischer Gradient 85 mm Hg. Die Abbildung 46 ist von dem Patienten dieser Serie mit dem geringsten Druckgradienten (LV 150/$_0$, Gradient 40 mm Hg). Keilförmige, weniger hochgradige Stenose etwa 2 cm unter der Klappenbasis.

Aus diesen Angiokardiogrammen wird deutlich, daß auch die Subaortenstenose pathologisch-anatomisch sehr verschiedenartig sein kann, wenn auch nicht in dem Ausmaß, wie dies bei der valvulären Aortenstenose der Fall ist. Die Subaortenstenose stellt sich einmal als zirkulär verlaufende Leiste oder Ring dar, der den Ausflußtrakt relativ eng begrenzt, an einer Stelle keilförmig einschnürt. Bei der zweiten Form handelt es sich mehr um eine kragenförmige Stenose, die eine pfropfenähnliche Kontrastmitteldarstellung gibt und bei der eine Endokardfibroelastose im Ausflußtrakt des Ventrikels eine größere Rolle spielt. Diese verschiedenartige angiokardiographische Darstellung der fibrösen Subaortenstenosen entspricht ganz den verschiedenen pathologisch-anatomischen Beschreibungen dieser Stenose.

Die selektive Angiokardiographie mit Kontrastmittelinjektion in den Einflußtrakt des linken Ventrikels läßt immer eine sichere Differentialdiagnose zu. Die Bilder zeigen eindeutig, daß die transseptale Methode der Angiokardiographie des linken Ventrikels, vor allem gegenüber der retrograden Kontrastmittelinjektion oberhalb der Stenose (Edwards et al. 1965), bei den Subaortenstenosen erhebliche Vorteile bietet. Die Subaortenstenose ist immer relativ hochgradig. Die Größe des Klappenringes ist normal, poststenotische Dilatationen kommen vor, sind aber seltener als bei valvulären Aortenstenosen. Im Gegensatz zu den valvulären Stenosen ist die Ventrikelhöhle mitunter deformiert, im allgemeinen aber nicht verschmälert. Das Bernheim-Syndrom kommt vor und kann angiokardiographisch nachgewiesen werden. Da die Klappen meist zart sind und nicht mit der fibrösen Subaortenstenose in Zusammenhang stehen, und die Aortenklappenbasis normal weit ist, sind die operativen Ergebnisse dieser Stenosen im allgemeinen befriedigender und besser als bei den valvulären Stenosen, wenn auch das Risiko der operativen Behandlung etwas größer ist (Beuren et al. 1964, Koncz 1963, 1964).

Zusammenfassend:

1. Verschiedenartige pathologische Veränderungen führen zu einer fibrösen Subaortenstenose und sind angiokardiographisch deutlich zu differenzieren.
2. Die beiden verschiedenen Formen fibröser Subaortenstenose stellen sich als relativ eng umschriebene, keilförmige und zirkulär verlaufende Einschnürung oder als kragenförmige, einen pfropfenartigen Kontrastmittelschatten gebende Stenose dar.
3. Die Lage der ersten, ringförmigen Form der Subaortenstenose im Ausflußtrakt des linken Ventrikels ist unterschiedlich. Sie variiert zwischen einer direkten subvalvulären Position bis zu einer Tiefe von 3–4 cm unter der Klappenbasis.
4. Bei der zweiten, mehr kragenförmigen Einschnürung handelt es sich meist um ausgedehntere Endokardfibroelastose des Ausflußtraktes.
5. Die fibröse Subaortenstenose ist immer eine hochgradige Stenose.
6. Der Aortenklappenring ist normal groß.
7. Eine poststenotische Dilatation kommt vor, ist aber seltener als bei den valvulären Aortenstenosen.
8. Die Kontrastmittelverteilung in der aszendierenden Aorta ist gleichmäßiger als bei den valvulären Aortenstenosen.
9. Im Gegensatz zu den valvulären Stenosen findet sich mitunter eine deutliche Deformierung der Ventrikelhöhle.
10. Das Bernheim-Syndrom kommt bei Subaortenstenosen vor.

c) Supravalvuläre Aortenstenose

Die supravalvuläre Aortenstenose ist eine klinisch erst in den letzten Jahren genauer analysierte Herzmißbildung. (Morrow et al. 1959, Loogen und Vieten 1960, Williams et al. 1961, Beuren et al. 1962, 1964).

Auch bei diesem Herzfehler ist der Fortschritt, der durch die linksseitige Angiokardiographie gemacht wurde, kennzeichnend. In der Literatur wird die supravalvuläre Aortenstenose als selten bezeichnet (Edwards et al. 1965), dagegen scheint eine relativ große Zahl in unserem Krankengut auffallend zu sein. Unter den hier verwendeten 1315 Angiokardiogrammen sind 184 kongenitale Aortenstenosen, davon 44 Untersuchungen bei 33 Patienten mit supravalvulärer Aortenstenose. Ein Nachweis dieser Stenose ist zwar durch die Registrierung einer Rückzugsdruckkurve möglich, besser ist jedoch die angiokardiographische Darstellung. Im Schweregrad sind die supravalvulären Aortenstenosen sehr unterschiedlich, das Spektrum reicht von milden Stenosen mit nur geringen Gradienten, bis zu erheblichen Einengungen und Drucksteigerungen im linken Ventrikel.

Pathologie. Bei der supravalvulären Aortenstenose handelt es sich um eine Einschnürung des Lumens der aszendierenden Aorta am oberen Rand des Sinus von Valsalva. Verschiedene anatomische Veränderungen können diese Stenose verursachen. Einmal handelt es sich um eine taillenförmige, eng umschriebene Einengung der Aorta von etwa 1–2 cm Länge, im zweiten Fall engt eine Art Diaphragma das Lumen der Aorta ein. Bei einer taillenförmigen Stenose kann eine an der Innenwand der Aorta verlaufende Crista noch zu einer weiteren Einengung der Aorta beitragen. Bei dem von DENIE und VERHEUGT (1958) pathologisch-anatomisch beschriebenen Fall war der freie Rand des linken Aortenklappenblattes mit dem supravalvulären stenotischen Bezirk verwachsen. Drittens kommt es in außerordentlich seltenen Fällen zu einer generellen Verjüngung des Kalibers der aszendierenden Aorta, die bis in den Abgang der großen Gefäße im Aortenbogen reicht. Über solche Fälle ist bisher nur von NEUFELD und Mitarbeitern (1962) und BEUREN und Mitarbeitern (1962) berichtet worden. Außerdem gibt es mitunter noch fibröse Bänder, die sich quer durch das Lumen der aszendierenden Aorta spannen und die keine stenosierende Wirkung haben, wohl aber ein Herzgeräusch verursachen können. Auch hinter der Stenose ist die Aorta in den meisten Fällen mehr oder weniger hypoplastisch. Zusätzliche Stenosierungen anderer peripherer Arterien können vorhanden sein.

Untersuchungen von WILLIAMS und Mitarbeitern (1961) und BEUREN und Mitarbeitern (1962) haben gezeigt, daß die supravalvuläre Aortenstenose häufig in Kombination mit geistiger Retardierung und charakteristischen Gesichtszügen vorkommt. Außerdem wurden multiple periphere Pulmonalstenosen bei diesen Patienten beschrieben (BOURASSA und CAMPEAU 1963, BEUREN und Mitarb. 1964). BEUREN und Mitarbeiter (1964) fanden die gleichen Zahn- und Kiefermißbildungen bei Patienten mit supravalvulärer Aortenstenose. Familiäres Auftreten ohne geistige Retardierung und mit normalen Gesichtszügen ist unter anderem von EISENBERG und Mitarbeitern (1964) mitgeteilt worden. BLACK und BONHAM-CARTER (1963) und HOOFT und Mitarbeiter (1963) haben die Vermutung ausgesprochen, daß bei den erstgenannten Patienten mit geistiger Retardierung und typischem Gesichtsausdruck Zusammenhänge mit der infantilen Hyperkalzämie bestehen. Inzwischen wurde eine supravalvuläre Aortenstenose bei Patienten, bei denen früher eine idiopathische Hyperkalzämie bestanden hatte, von GARCIA und Mitarbeitern (1964) und von PRIEST und LANG (1965) nachgewiesen. In unserem Krankengut ist ebenfalls eine Patientin mit früher nachgewiesener Hyperkalzämie und einer Nephrokalzinose (LÖHR 1958), die heute eine supravalvuläre Aortenstenose, multiple periphere Pulmonalstenosen, geistige Retardierung und den charakteristischen Gesichtsausdruck mit den von uns beschriebenen Zahnmißbildungen hat. Wir glauben, daß kein Zweifel mehr daran besteht, daß es sich bei der Gruppe von Patienten mit typischem Gesichtsausdruck um einen Folgezustand nach idiopathischer Hyperkalzämie handelt, und daß wahrscheinlich auch bei den familiär auftretenden Fällen mit normaler geistiger Kapazität ein Zusammenhang mit der Hyperkalzämie besteht, die hier vermutlich in einer leichteren Verlaufsform vorgelegen hat. Jedenfalls ist die im Vitamin-D-Haushalt liegende Stoffwechselstörung in der Lage, eine generelle Wachstumshemmung an den beiden großen Gefäßen mit multiplen Stenosierungen zu verursachen. Wir möchten sogar noch weiter gehen und den Verdacht aussprechen, daß eine Störung des Vitamin-D- oder Kalziumstoffwechsels auch noch für andere Wachstumshemmungen der Aorta und der Arteria pulmonalis im Sinne des von PYÖRÄLÄ und Mitarbeitern (1959) beschriebenen Falles generalisierter Hypoplasie der Aorta, verantwortlich ist. Beobachtungen bei Lävoangiokardiographien von Kindern mit geistiger Retardierung und generell hypoplastischer Aorta, ohne supravalvuläre Aortenstenose, zwingen diese Vermutung auf.

Hämodynamisch entsteht durch die supravalvuläre Aortenstenose eine ähnliche Situation wie bei der valvulären und subvalvulären Aortenstenose, mit dem Unterschied, daß hier das Ausflußbahnhindernis distal vom Ursprung der Koronararterien liegt. Die Koronararterien liegen also noch im Bereich des hohen Ventrikeldruckes. EDWARDS und Mitarbeiter (1965) glauben deshalb an eine gewisse Tendenz zur Frühentwicklung einer koronaren Arteriosklerose.

Die supravalvuläre Aortenstenose wurde klinisch erstmals von MORROW und Mitarbeitern (1959) und von LOOGEN und VIETEN (1960) durch Kontrastmittelinjektion in die Aorta bzw. in den linken Ventrikel diagnostiziert. MORROW und Mitarbeiter (1959) beschreiben in ihren Angiokardiogrammen einen dickwandigen linken Ventrikel und in Position und Bewegungsfähigkeit normale Aortenklappenblätter. Bei einem ihrer Patienten war die aszendierende Aorta auch hinter der Stenose hypoplastisch, und es fand sich ein etwa pflaumenkerngroßes Aneurysma in der Nähe des Ursprungs des Truncus brachiocephalicus. Auf dem von LOOGEN und VIETEN (1960) veröffentlichten Angiokardiogramm erkennt man große dilatierte Koronararterien, was die Autoren zu der Vermutung veranlaßt, daß eventuell Anastomosen zwischen den Koronararterien und den Mediastinalarterien oder auch Bronchialarterien im Sinne eines Kollateralkreislaufs, ähnlich wie bei der Aortenisthmusstenose, vorhanden sein können. Weitere Angiokardiogramme sind unter anderem in den Arbeiten von WILLIAMS et al. (1961), DÜX et al. (1961), BEUREN et al. (1962, 1963, 1964), BEUREN (1964), BUCHS und WYLER (1963) THURN et al. (1964), BRISTOW (1965) und VOGEL und BLOUNT (1965) publiziert worden.

Die Abbildungen 47 bis 57 zeigen Angiokardiogramme von Patienten mit supravalvulärer Aortenstenose. Auf der Abbildung 47a erkennt man im a.p.-Strahlengang den dickwandigen linken Ventrikel, die zarten Aortenklappen und die supravalvuläre Stenose am oberen Rand des Sinus von Valsalva. Nach dem kurzen stenotischen Bezirk nimmt die Aorta wieder eine normale Größe ein. Gleichmäßige Verteilung des Kontrastmittels in der Aorta. Im seitlichen Strahlengang beim gleichen Patienten (Abb. 47b) erkennt man die anatomischen Einzelheiten besser. Kurzer stenotischer Bezirk, mit dem mindestens eine Klappentasche verwachsen ist (Operation bestätigt). Beachte die Ausbuckelung der Aorta an der Stelle des Ansatzes des Ligamentum arteriosum. Dieses Zeichen ist auf Angiokardiogrammen supravalvulärer Aortenstenosen immer wieder zu sehen und nach der Überzeugung des Autors als Ausdruck der durch die Hyperkalzämie bedingten Gefäßerkrankung anzusehen. Bei dem Patienten der Abbildungen 47a und b war die Stenose mittelschwer, der Druck im linken Ventrikel betrug $135/_0$. Die Abbildung 48 zeigt eine schwerere Stenose mit einem Druck von $190/_0$ im linken Ventrikel. Der Katheter ist hier bei der Kontrastmittelinjektion in den linken Vorhof zurückgeschleudert worden. Hier ist auch eine deutliche Deformierung der Ventrikelhöhle vorhanden. Die Abbildungen 49a und b sind von einem Patienten mit erheblicher Stenose und nachfolgender Hypoplasie der ganzen Aorta.

Beachte auch hier die aneurysmaähnliche, kleine Vorwölbung der Aorta an der Stelle des Ligamentum arteriosum. Im seitlichen Strahlengang erscheint die Aortenbasis selbst auch etwas kleiner als auf der Abbildung **47 b**. Eine zwiebelförmige Vergrößerung des Sinus von Valsalva ist aber in allen Fällen deutlich zu sehen. Der Ausflußtrakt des linken Ventrikels ist hier langgestreckt und das Ventrikelseptum ist hypertrophiert. Die Ventrikelhöhle ist dadurch etwas deformiert.

Die Abbildung **50** zeigt hochgradige multiple periphere Pulmonalstenosen beiderseits, bei einem Druck von $95/_0$ im rechten Ventrikel und $90/_{20}$ im Stamm der Arteria pulmonalis. Die supravalvuläre Aortenstenose verursachte einen Druck von $160/_0$ im linken Ventrikel. Die Abbildung **51** ist wieder ein typisches Angiokardiogramm einer mittelschweren supravalvulären Aortenstenose mit hypoplastischer Aorta. Keine nennenswerte Deformierung der Ventrikelhöhle.

Abbildung **52** ist wieder ein Dextrogramm von einem Kind mit supravalvulärer Aortenstenose und mäßigen multiplen peripheren Pulmonalstenosen (Drucke im RV $45/_0$, AP $45/_{16}$). Auf der Abbildung **53** sind die multiplen peripheren Pulmonalstenosen hochgradig, ja man kann direkt von einer Hypoplasie des ganzen Pulmonalarterienbaumes sprechen. Drucke im RV $75/_0$, AP $70/_{10}$. Dieser Patient hatte auch eine erheblich supravalvuläre Aortenstenose mit einem Druck von $170/_0$ im linken Ventrikel.

Die Abbildung **54** zeigt eine supravalvuläre Aortenstenose im linken vorderen schrägen Durchmesser. Die Stenose wird in diesem Strahlengang auch gut dargestellt, zu bevorzugen ist aber der seitliche Strahlengang (Druck im LV $150/_0$). Annähernd normale Größe der Aorta hinter der Stenose.

Die Abbildung **55 a** zeigt intakte Aortenklappen ohne Fusion mit der Stenose. Im seitlichen Strahlengang sieht man beim gleichen Patienten (Abb. **55 b**) ebenfalls die zart begrenzten Klappen und die mittelschwere Stenose. Die Ventrikelhöhle ist deformiert und man erkennt das hypertrophierte Ventrikelseptum. Hier sind auch erheblich dilatierte Koronararterien zu sehen, die offenbar über extrakoronare Anastomosen mit den Mediastinalgefäßen auch funktionell in Verbindung stehen.

In der Abbildung **56** ist eine hochgradige supravalvuläre Aortenstenose zu erkennen. Der Druck im linken Ventrikel betrug hier $260/_0$. Die Klappen sind zart und intakt, der Sinus von Valsalva ist aufgetrieben. Die Abbildung **57** zeigt eine supravalvuläre Stenose wahrscheinlich mit Fusion der Klappenränder mit dem stenotischen Bezirk. Normal große Koronararterien. Druck im linken Ventrikel $180/_0$. Der Ausflußtrakt des linken Ventrikels ist langgestreckt, ähnlich wie bei dem Patienten der Abbildung **49 a**.

Auch bei supravalvulären Aortenstenosen ist eine Kontrastmittelinjektion in den linken Ventrikel die ideale Methode, um nach der Druckregistrierung Einzelheiten der Mißbildung darzustellen. Wie bei den anderen Aortenstenosen ist der Unterschied im Schweregrad der Stenose von Fall zu Fall beträchtlich. Gewöhnlich ist der Sinus von Valsalva aufgetrieben und die Klappenbasis normal groß. In den meisten Fällen erreicht die Aorta nach der Stenose keinen normalen Umfang. Eine Fusion der Klappenblätter mit der Stenose ist nicht immer mit absoluter Sicherheit zu erkennen. Im Allgemeinen entspricht die Dicke der Wand des linken Ventrikels dem Schweregrad der Stenose. Eine signifikante Deformierung der Ventrikelhöhle ist nur mitunter vorhanden. Das Kontrastmittel verteilt sich gleichmäßig in der aszendierenden Aorta, und poststenotische Dilatationen gibt es nicht.

Zusammenfassend:

1. Auch hier finden sich Unterschiede im Schweregrad der Stenose, nicht so sehr aber in der Anatomie der Mißbildung.
2. Der linke Ventrikel ist nur selten und in geringem Ausmaß deformiert.
3. Der Sinus von Valsalva ist zwiebelförmig aufgetrieben.
4. Eine generelle Hypoplasie der Aorta hinter der Stenose ist meistens vorhanden. Keine poststenotische Dilatation.
5. Eine Fusion der Klappenblätter mit der stenotischen Zone in der Aortenwand ist nicht immer mit absoluter Sicherheit zu erkennen.
6. Mitunter stellen sich große Koronararterien dar.
7. An der Stelle des Ansatzes des Ligamentum arteriosum ist die Aorta etwas aneurysmatisch erweitert.
8. Gleichmäßige Kontrastmittelverteilung in der Aorta.
9. Ein Bernheim-Syndrom wurde nicht beobachtet.
10. Die multiplen peripheren Pulmonalstenosen sind in erheblich unterschiedlichem Schweregrad vorhanden, bis zu ausgeprägter Hypoplasie der Arteria pulmonalis.

d) Funktionelle hypertrophische Subaortenstenose

Es ist selten über eine einzelne Herzmißbildung in wenigen Jahren so viel publiziert worden wie über die funktionelle hypertrophische Subaortenstenose. Eine lückenlose Diskussion aller mit diesem Herzfehler zusammenhängenden Probleme findet sich in der Monographie von Braunwald und Mitarbeitern (1964) und in dem Ciba Symposium von 1964 (Wolstenholme and O'Connor 1964). Seitdem die hypertrophische Subaortenstenose von klinischer Bedeutung ist (Brock 1957, Bercu et al. 1958, Morrow et al. 1959) sind mehrere Bezeichnungen für diese Form der Aortenstenose gebraucht worden: Funktionelle Aortenstenose, Pseudoaortenstenose, muskuläre Subaortenstenose, asymmetrische Hypertrophie oder obstruktive Subaortenstenose. Eine vollständige Zusammenstellung der umfangreichen Literatur enthält die Arbeit von Braunwald und Mitarbeitern (1964). Hier seien nur einige Veröffentlichungen der letzten Jahre erwähnt: Brock 1957, Bercu et al. 1958, Teare 1958, Morrow et al. 1959, Brachfeld und Gorlin 1959, Livesay et al. 1960, Braunwald et al. 1960, Menges et al. 1961, Kirklin und Ellis 1961, Brockenbrough et al. 1961, Beuren et al. 1961, Björk et al. 1961, Wigle et al. 1962, Hansen et al. 1962, Stampach und Senn 1962, Soulié et al. 1962, Menges 1962, Nordenström und Ovenfors 1962, Braunwald und Ebert 1962, Manchester 1963, Loogen et al. 1963, Cohen et al. 1964, Klein et al. 1965 und Sousa et al. 1965.

Pathologie. Schmincke hat 1907 bereits eine den heutigen Vorstellungen weitgehend entsprechende pathologisch-anatomische Beschreibung der hypertrophischen Subaortenstenose gegeben (Schmincke 1907). Er bezeichnete sie als muskuläre Konusstenose des linken Ventrikels. Es ist anzunehmen, daß es sich bei einem Teil der von Bernheim geschilderten Fälle ebenfalls um hypertrophische Subaortenstenosen gehandelt hat (Bernheim 1910), da das sogenannte Bernheim-Syndrom vornehmlich bei hypertrophischen Subaortenstenosen beobachtet wird. Familiäres Auftreten wurde von Davies (1952) erstmals mitgeteilt. Die relative Häufigkeit der Mißbildung geht aus der Tabelle 1 (S. 15) hervor. Auch wir haben mindestens bei zwei Patienten ein familiäres Auftreten (vier Fälle in einer Familie in zwei Generationen) beobachtet. Teare (1958) hat eine ausführliche Beschreibung der Pathologie veröffentlicht.

Braunwald et al. (1964) möchten pathologisch-anatomisch zwei Formen der hypertrophischen Subaortenstenose unterscheiden: 1. eine asymmetrische Hypertrophie des linken Ventrikels, die außer der vorderen Wand des Ventrikels vor allem das obere Ventrikelseptum betrifft, das sich in das Lumen des Ausflußtraktes oder auch tiefer in die Höhle des linken Ventrikels vorwölbt. Menges (1962) hat ein um das Dreifache verdicktes Ventrikelseptum im Vergleich zum normalen Herzen festgestellt. Selbst bei hochgradigen anderen linksseitigen Herzfehlern findet sich sonst nur eine Verdickung des Septums um das Doppelte. 2. Bei einigen Fällen handelt es sich mehr um eine diffuse Hypertrophie des linken Ventrikels, mehr oder weniger gleichmäßig und symmetrisch, der freien Wand des Ventrikels, der Herzspitze und des Ventrikelseptums. Das Lumen der Ventrikelhöhle ist bei beiden Formen vermindert. Außerdem sind die Papillarmuskeln verdickt. Braunwald und Mitarbeiter (1964) weisen auch darauf hin, daß bei einigen dieser Herzen das Endokard des Ausflußtraktes so verdickt sein kann, daß es selbst pathologisch-anatomisch zu Verwechslungen mit fibröser Subaortenstenose Anlaß gegeben hat (Manchester 1963). In diesem Zusammenhang sei nochmals das Angiokardiogramm der Abbildung **39a–e** erwähnt. Wir hatten dies für eine funktionelle hypertrophische Subaortenstenose gehalten. Die übrigen Befunde ließen keine eindeutige Differenzierung zu. Bei der Operation wurde jedoch eine fibröse Endokardverdickung beseitigt, so daß unseres Erachtens heute noch offen bleibt, ob es sich nicht um eine fibröse Form als Folge der hypertrophischen Subaortenstenose gehandelt hat (s. Abb. **39a–e**).

Stampach und Senn (1962) haben Anomalien im Ansatz und Verlauf der Chordae tendineae der Mitralklappe bei hypertrophischer Subaortenstenose beschrieben.

Björk und Mitarbeiter (1961, 1964) fanden eine anormale Position der Mitralklappen, deren anteriores Segel zur Einengung des Ausflußtraktes des linken Ventrikels beiträgt.

Außer dem linken Ventrikel kann auch der rechte Ventrikel betroffen sein (Neufeld et al. 1960), und zwar nicht nur durch die Hypertrophie des Ventrikelseptums, sondern auch durch eine Hypertrophie der freien Wand des rechten Ventrikels. Nach Teare (1958, 1964) ist die einzelne Muskelfiber verdickt und zwischen den Muskelfibern vermehrt kollagenes Gewebe. Der Norepinephringehalt der Muskulatur des linken Ventrikels ist vermehrt (Braunwald et al. 1964).

Hämodynamisch ist die funktionelle hypertrophische Subaortenstenose besonders interessant. Hier führt die normale Funktion der Ventrikelmuskulatur zu einem meist erheblichen Auswurfbahnhindernis. Es ist wahrscheinlich, daß die an sich kongenitale Mißbildung im Laufe der Jahre durch ein Fortschreiten der Hypertrophie funktionell an Bedeutung zunimmt. Da der systolische Gradient bei der Herzkatheterisierung sehr wechselhaft sein kann oder unter Umständen zeitweise völlig fehlt, kommt dem von Brockenbrough und Mitarbeitern (1961) mitgeteilten Pulskurvenphänomen und der Angiokardiographie für die Diagnostik eine besondere Bedeutung zu.

Angiokardiogramme hypertrophischer Subaortenstenosen wurden von Morrow et al. 1959, Menges et al. 1961, Wigle et al. 1962, Hansen et al. 1962, Soulié et al. 1962, Nordenström und Ovenfors 1962, Beuren und Apitz 1963, Loogen et al. 1963, Braunwald et al. 1964, Cohen et al. 1964, Klein et al. 1965 und Sousa et al. 1965, publiziert.

Braunwald und Mitarbeiter (1964) haben bei 30 Patienten Angiokardiogramme und bei weiteren 6 Patienten Cineangiokardiogramme durchgeführt. Die Höhle des linken Ventrikels ist nach diesen Autoren nie weit, im Gegenteil, deutlich schmaler als bei anderen Formen der kongenitalen Aortenstenose. Braunwald et al. (1964) fanden keine Korrelation zwischen der Weite der Ventrikelhöhle und dem Druckgradienten. In der Systole erscheint die Ventrikelhöhle extrem schmal und mitunter völlig obliteriert.

Die Dicke der freien Wand des linken Ventrikels variiert sehr. Im Gegensatz zu den valvulären und Subaortenstenosen fanden die Autoren keine Korrelation zwischen der Dicke der Ventrikelwand und dem Druckgradienten. Die Form der Ventrikelhöhle, das heißt die Art ihrer Deformierung ist für die Diagnose von großer Bedeutung. Von den 64 Patienten von Braunwald et al. (1964) wurde die Ventrikelhöhle nur bei 8 Patienten als normal konfiguriert angesehen.

Im frontalen Strahlengang beobachtete man im selektiven Angiokardiogramm meistens eine nach innen gerichtete Konkavität des rechten unteren Ventrikelrandes. Oft ist eine bikonkave Konfiguration der Ventrikelhöhle zu sehen. Im seitlichen Strahlengang kommt es vor allem bei hochgradigen Stenosen zu einer zungenförmigen Deformierung der Ventrikelhöhle in der Systole, während in der Diastole eine tiefe Konkavität des hinteren unteren Ventrikelrandes zu erkennen ist. Diese ist durch das sich vorwölbende Ventrikelsystem hervorgerufen. Braunwald et al. (1964) weisen besonders darauf hin, daß angiokardiographisch unter Umständen verschiedenartige Deformierungen der Ventrikelhöhle vorkommen, und daß ähnliche Deformierungen auch bei anderen linksseitigen Herzfehlern beobachtet werden. Bei den hypertrophischen Subaortenstenosen sind sie jedoch meist ausgeprägter. Die hypertrophierten Papillarmuskeln verursachen häufig Füllungsdefekte. Im Gegensatz zu den fibrösen Subaortenstenosen stellt sich die Stenose nicht in der Form einer eng begrenzten Subaortenstenose dar, sondern mehr als eine langgestreckte, tiefer in der Ventrikelhöhle liegende Stenose. Auf lateralen Angiokardiogrammen unterscheiden BRAUNWALD et al. (1964) drei verschiedenartige Deformierungen des Ausflußtraktes des linken Ventrikels. Einmal handelt es sich um eine unregelmäßig begrenzte Vorwölbung des Ventrikelseptums, die den Ausflußtrakt nach hinten drängt, zweitens ist diese Vorwölbung halbrund und glatt begrenzt und drittens stellt sich der Ausflußtrakt mehr in einer konzentrischen Einengung dar. Meistens ist die Einengung in der Systole noch erheblich verstärkt. Das Ausmaß der Deformierung der Ventrikelhöhle steht in einer guten Korrelation zum Schweregrad der Stenose. Auf den Angiokardiogrammen sieht man ohne Ausnahme eine mitunter beträchtliche Mitralregurgitation sowie in einigen Fällen eine mehr oder weniger weitgehende Deformierung des rechten Ventrikels.

Die Abbildungen **58** bis **65** zeigen Angiokardiogramme von Patienten mit hypertrophischer Subaortenstenose. Im Angiokardiogramm der Abbildung **58a** sieht man im seitlichen Strahlengang die charakteristische Deformierung der Ventrikelhöhle beim Beginn der Systole und in Abbildung **58b** auf dem Höhepunkt der Systole. Das Ventrikelseptum wölbt sich unregelmäßig in den Ausflußtrakt des linken Ventrikels vor und der proximale Teil der Ventrikelhöhle stellt sich zungenförmig dar. Diese zungenförmige Konfiguration kommt durch die konkave Vorwölbung der unteren Ventrikelwand zustande. Die Einengung des Ausflußtraktes verstärkt sich in der Systole noch erheblich. Die Einschnürung ist jetzt mehr konzentrisch. Ein beachtlicher Reflux von Kontrastmittel in den großen linken Vorhof ist dargestellt. Bei diesem Patienten betrug der systolische Druckgradient 110 mm Hg. Bei dem Patienten der Abbildung **59a** und **b** wurde ein retrogrades Lävogramm durchgeführt. Die Deformierung der Ventrikelhöhle ist hier noch erheblicher. Man sieht in die Ventrikelhöhle hineinragende Muskelwülste. Der systolische Gradient betrug 65 mm Hg. Die Abbildungen **60** bis **63** sind von einem Patienten, der eine erhebliche hypertrophische Subaortenstenose mit einem Gradienten von 120 mm Hg hatte. Gleichzeitig war auch eine systolische Einengung des Ausflußtraktes des rechten Ventrikels vorhanden. Hier betrug der Druck im Einflußtrakt $75/_0$, im Ausflußtrakt $32/_0$ und in der Arteria pulmonalis $26/_{16}$. Die Deformierung der linken Ventrikelhöhle ist hier mehr rundlicher, die Stenose sitzt tiefer als auf den vorausgegangenen Abbildungen. Die untere Ventrikelhöhle ist in der Systole fast völlig obliteriert (Abb. **60b**). Sehr großer linker Vorhof mit erheblicher Mitralregurgitation. Im frontalen Strahlengang sieht man in der Abbildung **61a** in der Diastole die konkave Deformierung der unteren Ventrikelwand nur angedeutet, während in der Systole (Abb. **61b**) eine bikonkave Deformierung deutlich wird. Die Abbildung **62a** zeigt das Dextrogramm dieses Kindes. Auch hier war ein systolischer Gradient (43 mm Hg) vorhanden. In der Diastole erkennt man bereits deutlich die Deformierung der Ventrikelhöhle durch das Ventrikelseptum. Die freie Wand des rechten Ventrikels nimmt an der Hypertrophie nicht teil. In der Systole wird die Deformierung deutlicher (Abb. **62b**). Dies ist besonders im seitlichen Strahlengang dargestellt (Abb. **63a** und **b**).

Die Abbildungen **64** und **65** stammen von einem ganz ungewöhnlichen, bisher nicht beschriebenen Fall. Hier konnte durch Rückzugskurve und Angiokardiographie eine fibröse Subaortenstenose nachgewiesen werden. Außerdem war eine hypertrophische Subaortenstenose vorhanden. Es fanden sich zwei systolische Gradienten im linken Ventrikel (Drucke: LV Einflußtrakt $260/_5$, LV Mitte $200/_5$, LV Ausflußtrakt $90/_5$, Aorta $90/_{60}$. S. Abb. **64b**). Bei der Operation wurden diese Befunde bestätigt. Hier ist die Deformierung der Ventrikelhöhle ebenfalls erheblich und im frontalen Strahlengang stellt sich in der Systole eine langgestreckte schmale Ventrikelhöhle dar. Bei der Operation dieses Patienten wurde nur die fibröse Subaortenstenose beseitigt. 6 Monate postoperativ war der durch die hypertrophische Subaortenstenose verursachte Druckgradient unverändert. Ein weiteres Angiokardiogramm einer funktionellen Subaortenstenose ist im Bildteil bei den Mitralinsuffizienzen auf der Abbildung **157** wiedergegeben.

Die selektive linksseitige Angiokardiographie gibt bei den funktionellen hypertrophischen Subaortenstenosen weitgehende Einblicke in die Anatomie des linken Ventrikels und den Schweregrad der Deformierung der Ventrikelhöhle. Die Deformierungen sind sehr bizarr und unregelmäßig. Der Ausflußtrakt ist mitunter glatt gerundet oder unregelmäßig begrenzt nach posterior verdrängt, und gewöhnlich verstärkt sich die Stenosierung in der Systole. Sie nimmt dann eher eine konzentrische Form an. Eine Mitralregurgitation ist immer vorhanden. Die freie Wand des linken Ventrikels ist sehr dick, ebenso das Ventrikelseptum, das im wesentlichen für die Deformierung des Ausflußtraktes verantwortlich ist. Mitunter ist der rechte Ventrikel in die Mißbildung einbezogen und dann ebenfalls deformiert. Muskelwülste und verdickte Papillarmuskeln sind bei schweren Fällen angiokardiographisch immer zu erkennen. Das Aortenostium ist normal weit und die Kontrastmittelverteilung in der Aorta ist gleichmäßig. Im frontalen Strahlengang ist die Deformierung in der Systole mitunter bikonkav, oder es stellt sich eine mehr gleichförmig, langgestreckte und schmale Ventrikelhöhle dar.

Zusammenfassend:

1. Die funktionelle hypertrophische Subaortenstenose gibt es in sehr unterschiedlichem Schweregrad. Entsprechend ist die Deformierung der Ventrikelhöhle und des Ausflußtraktes unterschiedlich.
2. Die Ventrikelhöhle ist immer eingeengt.
3. Die Deformierung kommt durch in die Höhle des Ventrikels hineinragende Muskelwülste zustande. Oft sind verdickte Papillarmuskeln zu erkennen. Zungenförmige Deformierung im seitlichen Strahlengang.
4. Mitralregurgitation.
5. Normal großes Aortenostium und gleichmäßige Kontrastmittelverteilung in der aszendierenden Aorta.
6. Die Kombination fibröser und zusätzlicher hypertrophischer Subaortenstenose ist möglich.
7. Eine Deformierung des rechten Ventrikels (freie Wand oder nur Ventrikelseptum) ist mitunter vorhanden und angiokardiographisch nachweisbar.
8. Bei schweren Fällen fibröser Subaortenstenose ist eine angiokardiographische Differenzierung von hypertrophischen Subaortenstenosen unter Umständen schwierig. Hier kann sich auch der Chirurg und der Pathologe irren.

2. Die Aortenatresie

Lev (1952, 1953) und Nadas (1963) fassen unter dem Begriff „*Hypoplastisches linkes Herz-Syndrom*“ eine Reihe von Mißbildungen der Mitral- und Aortenklappe und des linken Ventrikels zusammen, die alle durch eine Unterentwicklung des linken Ventrikels gekennzeichnet sind. Die Skala reicht von der Aortenatresie mit oder ohne Kombination mit Mitralatresie, über die kongenitale Mitralstenose bis zur isolierten Hypoplasie der Aorta.

Da es die isolierte Hypoplasie der Aaorte mit sehr kräftig entwickeltem linken Ventrikel gibt und auch die kongenitale Mitralstenose klinisch völlig andere Probleme aufwirft, sind diese beiden Mißbildungen in gesonderten Kapiteln abgehandelt. Taussig (1960) unterscheidet zwischen einer kombinierten Aorten- und Mitralatresie mit hypoplastischer Aorta, Vorhofseptumdefekt und offenem Ductus arteriosus und einer extremen Aortenstenose mit Hypoplasie der Aorta, unterentwickeltem linken Ventrikel, Vorhof- und Ventrikelseptumdefekt mit offenem Ductus arteriosus. Die Aortenatresie ist selten und von klinischer Bedeutung nur in den ersten Lebenswochen.

Pathologie. Die Aortenklappe ist atretisch und hypoplastisch. Bei gleichzeitiger Mitralatresie ist der linke Ventrikel entweder überhaupt nicht vorhanden, oder er ist hypoplastisch und dünnwandig. Die Aorta ist bis zur Ductusmündung hypoplastisch. Ein Vorhofseptumdefekt ist immer vorhanden. Das Ventrikelseptum ist meistens intakt. Der Ursprung der Koronararterien liegt gewöhnlich an normaler Stelle, obwohl eine Transposition der Koronararterien mitgeteilt worden ist. (Sanchez-Cascos und Chiva 1959). Der Ductus arteriosus ist meist groß und weit offen. Taussig (1960) ist der Meinung, daß die Aortenatresie klinisch so selten ist, da bei einer hochgradigen Unterentwicklung des linken Herzens und der aszendierenden Aorta der Embryo frühzeitig stirbt.

Die *Hämodynamik* der Aortenatresie ist durch einen links-rechts Shunt durch den Vorhofseptumdefekt, und einen rechts-links Shunt durch den Ductus in die deszendierende Aorta gekennzeichnet. Es besteht also pulmonale Hypertonie. Die Koronararterien werden retrograd über den Aortenbogen und die aszendierende Aorta perfundiert.

Angiokardiographisch kann man nach einer Injektion des Kontrastmittels in den rechten Ventrikel einen Kontrastmittelübertritt in die deszendierende Aorta aus der Arteria pulmonalis darstellen. Dadurch ist die Differentialdiagnose jedoch nicht unbedingt gesichert. Unter Umständen ist man zur Differenzierung anderer, in diesem Alter bereits operabler Herzfehler, zu weiteren angiokardiographischen Untersuchungen gezwungen. Bei Mitralatresien mit und ohne Aortenatresie haben Kjellberg und Mitarbeiter (1959) Kontrastmittelinjektionen in den linken Vorhof vorgenommen. Es kommt auch dann zu einer Füllung des rechten Ventrikels und zur Darstellung der deszendierenden Aorta über den Ductus arteriosus. Wir waren bei einem Patienten zu einer retrograden Aortographie gezwungen, die die Verhältnisse der aszendierenden Aorta besser darstellt als eine Kontrastmittelinjektion in den rechten Ventrikel, durch die eine Kontrastmittelfüllung der aszendierenden Aorta nicht zu erwarten ist.

Elliott und Mitarbeiter (1961) haben das Aortogramm eines Patienten veröffentlicht und auf die retrograde Füllung der hypoplastischen Aorta hingewiesen. Eine Darstellung des großen Ductus arteriosus, wie auf dem Aortogramm dieser Autoren, ist selten zu erwarten da der Shunt durch den Ductus aus der Arteria pulmonalis in die Aorta stattfindet, es in der Aorta also eher zu einem Füllungsdefekt kommt. Neufeld und Mitarbeiter (1962) diskutieren ebenfalls das Aortogramm eines Patienten mit Aortenatresie. Bei diesem Patienten war nach einer venösen Angiokardiographie der Eindruck entstanden, daß es sich um einen gemeinsamen Truncus handeln könne, da sich aus dem rechten Ventrikel über ein Gefäß (Arteria pulmonalis) die Lungenzirkulation und der große Kreislauf darstellten. Die retrograde Aortographie zeigte dann die hypoplastische Aorta.

Die Abbildungen **66** bis **68** zeigen die Aortogramme des von uns untersuchten Kindes. Man erkennt die großen, im Aortenbogen abgehenden Gefäße und die hypoplastische aszendierende Aorta, die sich bis zu der atretischen Aortenklappe füllt. Beweisend für die Aortenatresie ist das Fehlen jeglichen Leerspüleffektes aus dem linken Ventrikel und die völlige Unbeweglichkeit der Klappenbasis. Es füllen sich große und normal verzweigte Koronararterien. Auf der Abbildung **67** erkennt man im Vergleich zur Abbildung **66** den Verdünnungseffekt im Aortenbogen durch den rechts-links Shunt von Blut aus der Arteria pulmonalis durch den offenen Ductus. Man sieht deutlich, daß das Kontrastmittel aus der aszendierenen Aorta retrograd bis zur Aortenbasis ausgespült wird, das heißt, daß die aszendierende Aorta und die Koronararterien retrograd durchblutet werden. Auch die seitliche Aufnahme (Abb. **68**) zeigt die Kontrastmittelfüllung der aszendierenden Aorta und der Koronararterien mit retrogradem Leerspüleffekt. Bei der Sektion fand sich bei diesem Patienten eine gleichzeitige Mitralatresie.

Die angiokardiographische Darstellung nach Kontrastmittelinjektion in das rechte Herz läßt nicht unbedingt eine Differenzierung von offenem Ductus arteriosus mit pulmonaler Hypertonie mit oder ohne Aortenisthmusstenose zu. Die Kontrastmittelinjektion in den linken Vorhof erlaubt nur die Diagnose einer gleichzeitigen Mitralstenose oder Atresie. Beweisend ist lediglich eine retrograde Aortographie mit Füllung der hypoplastischen Aorta und der Koronararterien und dem typischen retrograden Leerspüleffekt. Die Aortenklappenbasis ist unbeweglich und hypoplastisch. Ein Leerspüleffekt aus dem linken Ventrikel fehlt. Die Aortographie ist in einigen Fällen von Aortenatresie zur Differenzierung operabler Herzfehler indiziert. Sie kann bei den Patienten dieses Alters retrograd von der Arteria brachialis aus durch Druckinjektion erfolgen, wodurch eine kräftige Füllung bis zur Aortenbasis erreicht wird.

Zusammenfassend:

1. Nur die retrograde Aortographie bringt einen direkten Nachweis der Aortenatresie, da eine Kontrastmittelinjektion in den linken Ventrikel unmöglich ist.
2. Charakteristisch ist die Darstellung der hypoplastischen Aorta bis zur unbeweglichen Klappenbasis und die Füllung großer Koronararterien.
3. Typischer retrograder Leerspüleffekt an der Mündung des offenen Ductus bis in die aszendierende Aorta hinein. Fehlender Leerspüleffekt aus dem linken Ventrikel in die Aorta.

3. Die Aortenisthmusstenose

Die Aortenisthmusstenose ist ein relativ häufiger Herzfehler, der nach Keith und Mitarbeitern (1958) an siebenter Stelle in der Häufigkeit aller Herzfehler steht und von diesen etwa 6% ausmacht. Die relative Häufigkeit dieses Herzfehlers und seine Bedeutung für die angiokardiographische Diagnostik geht aus der Tabelle 1 (S. 15) des hier verwendeten Krankengutes hervor. Wir haben in den letzten Jahren 70 Angiokardiogramme bei Aortenisthmusstenosen durchgeführt, wodurch diese bei den selektiven linksseitigen Angiokardiogrammen hinter den Ventrikelseptumdefekten und den Aortenstenosen an dritter Stelle stehen. Der Häufigkeit der Aortenisthmusstenose entsprechend wurden in den Bildteil 17 Reproduktionen von Aortenisthmusstenosen übernommen.

Über die Indikation zur Angiokardiographie bestehen offenbar sehr unterschiedliche Meinungen. Taussig (1960) hält die Angiokardiographie bei der Aortenisthmusstenose für eine gefährliche Untersuchungsmethode und verzichtet weitgehend darauf. Kjellberg und Mitarbeiter (1959) halten eine angiokardiographische Darstellung vor der Operation für unbedingt notwendig, um dem Chirurgen einen Einblick in die Lage und Länge der Stenose und das Ausmaß der Kollateralzirkulation zu geben. Wir teilen diesen Standpunkt und führen vor der Operation routinemäßig eine Angiokardiographie durch, seitdem wir wiederholt außergewöhnlich lange Isthmusstenosen und solche ohne ausreichenden Kollateralkreislauf angetroffen haben, für deren operative Behandlung der Einsatz der Herz-Lungen-Maschine notwendig war. Nur so können unnötige Operationen vermieden werden. Zwischenfälle bei der transseptalen Angiokardiographie mit Kontrastmittelinjektion in den linken Ventrikel haben wir bei isolierten Aortenisthmusstenosen nicht erlebt.

Pathologie. Als Aortenisthmusstenose bezeichnet man eine mehr oder weniger hochgradige Einengung der Aorta im Aortenbogen oder im oberen Teil der deszendierenden Aorta, die entsprechend ihrem Schweregrad, ihrer Lage und Länge ein verschiedenartiges Krankheitsbild verursacht. Bonnet (1903) hat bereits eine Klassifizierung der Aortenisthmusstenose entsprechend ihrer Lage zum Ductus arteriosus oder zum Ligamentum arteriosum, in präductale (infantiler Typ) und postductale Stenosen (Erwachsenentyp) vorgenommen. Diese Einteilung in prä- und postductale Typen, oder auch in infantilen und Erwachsenentyp, wird heute noch vielfach gebraucht, ohne daß sie allen vorkommenden Varianten gerecht wird. Beide Formen kommen in Verbindung mit einem offenen Ductus arteriosus vor (Johnson et al. 1951).

Edwards (1960) schlägt folgende Einteilung in vier Gruppen vor:

I. Isthmusstenose distal zum Ductus arteriosus
   - A. Ductus geschlossen
   - B. Ductus offen

II. Isthmusstenose proximal zum Ductus arteriosus
   - A. Ductus geschlossen
   - B. Ductus offen

III. Isthmusstenosen mit Anomalien der linken oder rechten Arteria subclavia oder des Aortenbogens
   - A. Atresie oder Stenose der linken Arteria subclavia
   - B. Stenose der rechten Arteria subclavia
   - C. Anormaler Ursprung der rechten Arteria subclavia
     - 1. Distal zur Isthmusstenose
     - 2. Proximal zur Istmusstenose
   - D. Doppelter Aortenbogen mit Stenose des rechten und Isthmusstenose des linken Aortenbogens

IV. Isthmusstenose ungewöhnlicher Lokalisation
   - A. Proximal zur linken Arteria subclavia
     - 1. Mit normalen Ästen
     - 2. Mit anormalem Ursprung der rechten Arteria subclavia
   - B. Multiple Stenosen
   - C. Stenosen der tieferen Brustaorta oder der Bauchaorta

Die Isthmusstenose zwischen der linken Arteria carotis communis und der linken Arteria subclavia kommt auch mit offenem Ductus arteriosus vor (Gruppe IV, A). Außerdem gibt es ungewöhnlich lange, meist postductale Stenosen, die bis zu einer Länge von 10 cm von uns beobachtet worden sind.

Am häufigsten ist die kurze, sanduhrförmige Stenose direkt gegenüber oder etwas distal zum Ansatz des Ligamentum arteriosum. Mitunter übt das Ligamentum arteriosum noch einen Zug auf die stenosierte Aorta aus und verstärkt so die Stenose. Das Lumen der Aorta ist gewöhnlich mehr eingeengt, als es von äußerlicher Betrachtung her den Anschein hat. Edwards und Mitarbeiter (1948) haben histologisch eine Verdickung der Media der Aorta im stenotischen Bezirk festgestellt. Die Mediaverdickungen wölben sich in das Lumen der Aorta vor und verursachen eine Fältelung oder vorhangförmige Struktur der Innenwand der Aorta. Hinter der Stenose nimmt die Aorta meist wieder ein normales Kaliber an.

Intimaverdickungen im stenotischen Bezirk sind ebenfalls häufig. Mitunter beobachtet man poststenotische Aneurysmen.

Bei Aortenisthmusstenosen sind die Aortenklappen oft bikuspidal. Mitunter sind diese Klappen insuffizient. Zusätzliche Endokardfibroelastose, Mitralinsuffizienz, valvuläre Aortenstenose oder Ventrikelseptumdefekte kommen vor. Zu erwähnen ist noch die Kombination präductaler Isthmusstenose mit valvulärer Aortenstenose, Ventrikelseptumdefekt und überreitender Arteria pulmonalis, die über einen offenen Ductus arteriosus die deszendierende Aorta durchblutet. Noch komplizierter ist die hämodynamische Situation, wenn die präduktale Isthmusstenose mit einer kompletten Transposition kombiniert ist. Bei offenem Ductus arteriosus besteht häufig eine pulmonale Hypertonie und folglich außer der Hypertrophie des linken Ventrikels auch eine Hypertrophie des rechten Ventrikels.

Von besonderer Bedeutung ist ein Kollateralkreislauf, der sich bei signifikanten Isthmusstenosen im Laufe der Jahre entwickelt. Große Interkostalarterien und die Arteriae mammariae sind in der Lage, ein großes Blutvolumen in die deszendierende Aorta zu führen.

Die *Hämodynamik* hängt weitgehend vom Schweregrad der Stenose und vom Vorhandensein eines offenen Ductus arteriosus sowie von der Höhe des Lungengefäßwiderstandes ab. Bei geschlossenem Ductus muß der linke Ventrikel die Stenose überwinden, um eine genügende Durchblutung der unteren Körperhälfte zu gewährleisten. Dies wird erreicht durch eine Erhöhung des systolischen Druckes im linken Ventrikel und in der aszendierenden Aorta, durch eine vasokonstriktorische Erhöhung des diastolischen Druckes sowie durch die Umgehung der Stenose über den Kollateralkreislauf.

Angiokardiographische Darstellungen von Aortenisthmusstenosen wurden unter anderem von Grishman et al. (1941), Blumenthal und Davis (1941), Salén und Wiklund (1948), Jönsson et al. (1951) und Scott (1951) veröffentlicht. Bei den ersten Angiokardiographien handelte es sich um intravenöse Kontrastmittelinjektionen, später um selektive Angiokardiogramme mit Injektion in den rechten Ventrikel oder in die Arteria pulmonalis. Heute werden direkte Methoden mit Kontrastmittelinjektion in den linken Ventrikel oder Aortographien bevorzugt. Kjellberg und Mitarbeiter (1959) betonen ebenfalls die häufig ungenügende Kontrastmitteldarstellung nach rechtsseitigen Injektionen. Kontrastreiche Lävogramme oder Aortogramme erlauben eine genaue Übersicht über die oft sehr verschiedenen anatomischen Verhältnisse im Aortenbogen und im Bereich des Kollateralkreislaufs. Häufig ist die aszendierende Aorta dilatiert. Eine Füllung der deszendierenden Aorta kommt zum Teil durch die Stenose und über den Kollateralkreislauf zustande. Wenn ein offener Ductus nur klein ist, ist seine angiokardiographische Darstellung unter Umständen schwierig. Johannsson et al. (1961) haben Angiokardiogramme von Stenosen zwischen dem Ursprung der linken Arteria carotis communis und der linken Arteria subclavia publiziert.

Die Abbildungen 69 bis 78 zeigen Angiokardiogramme verschiedenartiger Isthmusstenosen. In der Abbildung 69 ist die Stenose sanduhrförmig und kurz. Die aszendierende Aorta ist etwas dilatiert. Die rechte Arteria mammaria interna ist bereits kräftig mit Kontrastmittel gefüllt. An ihrem Ursprung aus der rechten Subklavia sieht man eine aneurysmatische Erweiterung dieser Arterie. Oberhalb und unterhalb der Stenose ist ein deutlicher Unterschied der Konstrastmittelkonzentration zu sehen. Die in der Abbildung 70 dargestellte Isthmusstenose ist ebenfalls kurz und sanduhrförmig, aber hochgradiger. Auch hier ist die aszendierende Aorta dilatiert. Kräftiger Kollateralkreislauf. Beachte, daß nach der Kontrastmittelinjektion in den linken Ventrikel keine Füllung des rechten Herzens zustandekommt. Zusätzliche intrakardiale links-rechts Shunts sind mit der Methode gleichzeitig auszuschließen oder nachzuweisen. Die Abbildung 71 zeigt wieder eine kurze Isthmusstenose an typischer Stelle. Hier ist der obere Teil der deszendierenden Aorta etwas poststenotisch erweitert. Die durch die Stenose hervorgerufene Konfiguration des seitlichen Randes der Aorta in der Form einer Drei, den man auf Röntgenleeraufnahmen mitunter sieht, ist zu erkennen. Die Abbildung 72 zeigt eine ungewöhnlich lange Isthmusstenose, die hinter dem Abgang der großen Gefäße beginnt und über 5 cm lang ist. In diesem Fall ist für die Operation die Herz-Lungen-Maschine notwendig. Beachte die sehr dicke, geschlängelt verlaufende rechte Arteria mammaria interna, deren Abgangsstelle bereits aneurysmatisch dilatiert ist, wie dies auch auf der Abbildung 69 dargestellt ist.

Die Abbildungen 73a und b sind vom gleichen Patienten. Nach der Kontrastmittelinjektion in den linken Ventrikel erkennt man eine intakte Aortenklappenbasis, eine geringe Dilatation der aszendierenden Aorta und einen etwas gestreckten, abgeflachten Aortenbogen. An der hochgradigen Stenose im oberen Teil der deszendierenden Aorta kommt es zunächst zu einem völligen Kontrastmittelstop. Die im Aortenbogen abgehenden großen Arterien sind mächtig dilatiert und beide mammariae internae sind bleistiftdick und geschlängelt. Auf der Abbildung 73b erkennt man auch den Kollateralkreislauf über die Skapularanastomosen und die Gefäße der oberen Thoraxapertur. Erst jetzt füllt sich die Aorta distal zur Stenose.

Die Abbildung 74 ist von einem Kind mit einer Isthmusstenose, valvulärer Aortenstenose und einem Ventrikelseptumdefekt. Man sieht im seitlichen Strahlengang die typische Domstellung der valvulären Aortenstenose, den Kontrastmittelübertritt in den rechten Ventrikel und die Isthmusstenose. Möglicherweise wären bei diesem Patienten Aufnahmen im linken vorderen schrägen Durchmesser besser gewesen.

Bei dem Patienten der Aufnahmen 75a und b handelte es sich um eine Aortenisthmusstenose mit poststenotischem Aneurysma und um einen Ventrikelseptumdefekt. Die Aufnahme, die den Ventrikelseptumdefekt am besten zeigt, ist hier weggelassen. Im frontalen Strahlengang sieht man im oberen Teil der deszendierenden Aorta einen Doppelschatten, der durch die Überlagerung des poststenotischen Aneurysmas mit der Aorta und der sich über den Ventrikelseptumdefekt füllenden Bifurkation der Arteria pulmonalis entsteht. Erst in einer späteren Phase des Angiokardiogramms sieht man im seitlichen Strahlengang die vollständige Kontrastmittelfüllung des etwa walnußgroßen poststenotischen Aneurysmas. Für die Operation dieser Mißbildung ist die Herz-Lungen-Maschine erforderlich. Die kurze Stenose liegt direkt über dem Aneurysma.

Die Aortogramme des Patienten der Abbildungen **76a** bis **d** sind von einem Kind mit dem sogenannten „infantilen" Typ der Isthmusstenose. Der Ductus mündet am distalen Ende des stenotischen Bezirks. Im retrograden Aortogramm füllt sich die Aorta bis zur Klappenbasis, einschließlich der Koronararterien (Abb. **76a** und **b**). Im seitlichen Strahlengang erkennt man die Isthmusstenose und einen zarten Kontrastmittelübertritt in die Mündung des offenen Ductus arteriosus. Hier wird das Kontrastmittel aber sofort stark durch Blut verdünnt, da bei pulmonaler Hypertonie ein rechts-links Shunt durch den Ductus besteht. Es kommt über den Ductus also nicht zu einer Füllung der Arteria pulmonalis. Auf der Abbildung **76b** sieht man eine Verdünnung der sonst sehr kräftigen und gleichmäßigen Kontrastmittelfüllung des Aortenbogens im Bereich der linken Arteria subclavia und der deszendierenden Aorta. Diese wird durch den rechts-links Shunt über den offenen Ductus verursacht und erklärt die klinisch sichtbare Zyanose des linken Armes und der unteren Körperhälfte. Die Abbildungen **76c** und **d** sind von einem venösen Dextrogramm des gleichen Patienten. Hier füllt sich über die untere Hohlvene der rechte Vorhof, der rechte Ventrikel und der Hauptstamm der Arteria pulmonalis. Dann fließt das Kontrastmittel durch den offenen Ductus in die deszendierende Aorta, und wie auf der Abbildung 76d deutlich erkennbar ist, auch in die linke Arteria subclavia.

Die Abbildungen **77a** und **b** zeigen eine präductale, infantile Aortenisthmusstenose (offener Ductus mit pulmonaler Hypertonie) bei kompletter Transposition der großen Gefäße und hypoplastischer aszendierender Aorta. Da bei diesen Patienten die Aorta im rechten Ventrikel ihren Ursprung nimmt und es sich ausschließlich um Kleinkinder handelt, nimmt man die Kontrastmittelinjektion am besten intravenös vor. Es füllt sich der rechte Vorhof, der rechte Ventrikel und hieraus die hypoplastische aszendierende Aorta. Im seitlichen Strahlengang erkennt man deren anteriore Lage. Ein Teil des Kontrastmittels gelangt durch die Isthmusstenose in die deszendierende Aorta, die sich auch aus dem linken Ventrikel über die Arteria pulmonalis etwas auffüllt (gemischter Shunt).

Bei den Abbildungen **78a** und **b** handelt es sich wieder um einen Säugling mit präduktaler Isthmusstenose und offenem Ductus arteriosus. Auf dem retrograden Aortogramm sieht man die Füllung der dilatierten aszendierenden Aorta, der Koronararterien und den bei dem Kleinkind bereits erheblichen Kollateralkreislauf. Kontrastmittelstop am Beginn der Stenose. Dann kommt es auf der Abbildung **78b** zu einem flüchtigen Kontrastmittelübertritt durch den Ductus arteriosus in die große Bifurkation der Arteria pulmonalis (gemischter Shunt) und zur Darstellung der deszendierenden Aorta. Beachte den erheblichen Kollateralkreislauf in der oberen Thoraxapertur beiderseits.

Grundsätzlich ist die Aortenisthmusstenose ohne Angiokardiographie zu diagnostizieren. Auch ist mit einfachen Mitteln zwischen infantilen und Erwachsenentypen zu unterscheiden. Trotzdem halten wir eine angiokardiographische Darstellung, entweder durch retrograde Aortographie oder durch transseptale Kontrastmittelinjektion in den linken Ventrikel, für vorteilhaft. Dadurch sind die langen Isthmusstenosen und solche mit poststenotischem Aneurysma zu differenzieren sowie die anatomischen Verhältnisse vor allem bei den infantilen Typen zu erkennen. Die Beurteilung der Größe des Kollateralkreislaufs, der sich angiokardiographisch darstellt, ist präoperativ und auch für die Beurteilung der Prognose ohne Operation wichtig. Im Kindesalter entspricht die Funktionsfähigkeit und Ausdehnung des Kollateralkreislaufs oft nicht dem Schweregrad der Stenose.

Zusammenfassend:

1. Die Aortographie oder transseptale Lävographie sind geeignet, bei Aortenisthmusstenosen einen genauen Überblick über die anatomische Situation im Aortenbogen zu geben.
2. Die präoperative Erkennung langer Stenosen und poststenotischer Aneurysmen ist wichtig.
3. Bei infantilen Typen mit offenem Ductus arteriosus ist außer einer Aortographie noch ein Dextrogramm ratsam.
4. Die Mehrzahl der Isthmusstenosen ist kurz und liegt an typischer Stelle.
5. Die aszendierende Aorta ist meist etwas dilatiert.
6. Bikuspidale oder trikuspidale Aortenklappen sind nicht immer mit Sicherheit voneinander zu differenzieren.
7. Zusätzliche Herzfehler, wie Aortenstenosen und Ventrikelseptumdefekte, lassen sich besonders durch Kontrastmittelinjektionen in den linken Ventrikel nachweisen.

4. Die vollständige Unterbrechung des Aortenisthmus oder fehlender Aortenbogen

Diese Mißbildung ist selten. Kleinermann und Mitarbeiter haben 1958 insgesamt 27 Fälle aus der Weltliteratur zusammengestellt (Kleinermann et al. 1958). Roberts et al. (1962) berichteten später über drei eigene Patienten und finden bis dahin 55 Fälle in der Weltliteratur. Klinisch unterscheidet sich der fehlende Aortenbogen nur wenig vom infantilen präductalen Typ der Aortenisthmusstenose mit offenem Ductus arteriosus und pulmonaler Hypertonie. Wir hatten Gelegenheit, bei zwei Patienten drei Angiokardiogramme durchzuführen Tab. 1, S. 15).

Pathologie. Celoria und Patton (1959) unterscheiden drei anatomische Varianten. Beim Typ A ist der Aortenbogen unmittelbar distal des Abganges der linken Arteria subclavia unterbrochen. Es besteht keine Verbindung zur deszendierenden Aorta, die über einen offenen Ductus mit der Arteria pulmonalis in Verbindung steht. Beim Typ B liegt die Unterbrechung distal des Abganges der linken Arteria carotis communis. Hier steht die linke Arteria subclavia mit der deszendierenden Aorta in Verbindung. Beim Typ C entspringen nur die rechte Arteria subclavia und die rechte Karotis aus der aszendierenden Aorta, während die linke Karotis und Arteria subclavia aus der deszendierenden Aorta ihren Ursprung nehmen.

Zusätzliche Mißbildungen sind praktisch immer vorhanden. In 95% findet man einen Ventrikelseptumdefekt. Everts-Suarez und Carson (1959) betrachten den fehlenden Aortenbogen, einen offenen Ductus arteriosus und einen Ventrikelseptumdefekt als eine ausgesprochene Einheit. Meist sind die Verhältnisse jedoch wesentlich komplizierter und durch weitere zusätzliche Mißbildungen sehr bizarr. Der Ventrikelseptumdefekt ist meist nicht der übliche membranöse Defekt. Er liegt anterior zum membranösen Septum über dem Papillarmuskel des Konus, unter der Pulmonalklappe und einem Teil der Crista supraventricularis (Becu et al. 1955 und Neufeld et al. 1961).

Die Pulmonalklappe kann groß sein und über dem Ventrikelseptumdefekt reiten. Zwei der drei von Neufeld und Mitarbeitern (1961) berichteten Fälle mit überreitender Arteria pulmonalis und Subaortenstenose oberhalb eines Ventrikelseptumdefektes, hatten eine völlige Unterbrechung des Aortenbogens. Einer dieser Fälle scheint auch in der Arbeit von Newcombe und Mitarbeitern (1961) enthalten zu sein.

Relativ häufig werden bikuspidale Aortenklappen beobachtet. Selten ist eine Mitralatresie vorhanden. Häufig finden sich beim Typ B zusätzliche Anomalien des Ursprungs und Verlaufs der beiden großen Gefäße und ihrer Hauptäste:

1. Durch Persistenz beider embryonaler Ductus arteriosus (Kleinermann et al. 1958, Newcombe et al. 1961) kann sowohl die linke als auch die rechte Arteria subclavia aus dem sich verzweigenden Pulmonalstamm abgehen.

2. Die rechte Arteria pulmonalis kann wie die rechte Arteria subclavia und carotis aus der Aorta descendens entspringen.

3. Taussig (1960) berichtet über die Kombination mit persistierendem Canalis atrioventricularis communis und kompletter Transposition der großen Gefäße. Bei einem unserer Patienten war außer dem offenen Ductus noch ein aortopulmonales Fenster vorhanden. Ein weiterer Patient hatte zusätzlich einen Ventrikelseptumdefekt und eine valvuläre Pulmonalstenose. Pillsbury und Mitarbeiter (1964) berichten über einen 16jährigen Patienten ohne offenen Ductus arteriosus, bei dem die deszendierende Aorta nur über ausgedehnte Kollaterale durchblutet wurde.

Die *Hämodynamik* wird weitgehend von den zusätzlichen Herzfehlern mitbestimmt. Durch einen Ventrikelseptumdefekt findet ein gemischter Shunt statt, wenn eine Pulmonalstenose fehlt. Da pulmonale Hypertonie besteht, kommt es durch den Ductus zu einem rechts-links Shunt. Vollständig versorgt der linke Ventrikel die aszendierende Aorta und die oberen Extremitäten nur beim Typ A. Der linke Ventrikel ist gewöhnlich klein, eher hypoplastisch. Der rechte Ventrikel durchblutet die Lunge und die untere Aorta, bei den Typen B und C außerdem noch den linken Arm. Die Unterschiede der Sauerstoffsättigung der oberen und unteren Körperhälfte verwischen sich um so mehr, je mehr Mischung arteriellen und venösen Blutes durch intrakardiale Septumdefekte erfolgt.

Die Herzkatheterisierung ist für die Diagnose von geringem Wert. Die Angiokardiographie ist die einzige Methode, mit der eine genaue Diagnose möglich ist. Abrams (1958) hat den ersten Fall klinisch durch Angiokardiographie diagnostiziert. Außer der Kontrastmittelinjektion in den rechten Ventrikel ist zur genauen Abklärung in den meisten Fällen noch eine Aortographie notwendig. Angiokardiogramme wurden von Castellanos et al. (1959), Roberts et al. (1962) und von Mehrizi und Morrish (1962) veröffentlicht. Diese Autoren weisen alle auf die Wichtigkeit der angiokardiographischen Untersuchung auch zum Nachweis der zusätzlichen Mißbildungen hin.

Die Abbildungen **79** bis **80 d** sind von unseren beiden Patienten mit fehlendem Aortenbogen. Abbildung **79 a** ist ein Angiokardiogramm nach Kontrastmittelinjektion in den rechten Ventrikel. Im frontalen Strahlengang stellt sich eine valvuläre Pulmonalstenose dar, und die aszendierende Aorta füllt sich über den Ventrikelseptumdefekt. Die Bifurkation der Arteria pulmonalis ist poststenotisch dilatiert. Auf der Abbildung **79 b** ist dies noch deutlicher. Die Unterbrechung des Aortenbogens gehört zum Typ B und liegt hinter dem Abgang der linken Arteria carotis communis. Die linke Arteria subclavia entspringt aus der deszendierenden Aorta. Auf der Abbildung 79 b hat sich bereits die deszendierende Aorta über den Ductus dargestellt und man erkennt im Bereich der rechten Arteria subclavia die Ausbildung aneurysmatisch erweiterter Kollaterale im Bereich der Abgangsstelle der Arteria mammaria interna. Jetzt beginnt sich auch die linke Arteria subclavia zu füllen. Die Abbildung **79 c** ist der seitliche Strahlengang des gleichen Angiokardiogramms. Man sieht die valvuläre Pulmonalstenose und darüber die große, dilatierte Arteria pulmonalis. Der Ventrikelseptumdefekt liegt an ungewöhnlicher Stelle und füllt die hoch aufsteigende aszendierende Aorta.

Die Abbildungen **80 a** bis **d** sind Angiokardiogramme eines Patienten mit fehlendem Aortenbogen vom Typ A und einem zusätzlichen aortopulmonalen Fenster. Das Ventrikelseptum ist hier intakt. Es stellt sich der große rechte Ventrikel dar. Aus diesem füllt sich die sehr dilatierte Arteria pulmonalis. Man erkennt eine sehr flüchtige Füllung der aszendierenden Aorta durch das aortopulmonale Fenster. Die deszendierende Aorta hat sich bereits über den Ductus gefüllt. Im seitlichen Angiokardiogramm (Abb. **80 b**) sieht man die große Pulmonalklappenbasis. Das Ventrikelseptum ist intakt. Füllung der deszendierenden Aorta durch den großen Ductus arteriosus. Man erkennt hier die flüchtige Füllung eines Klappensinus der Aortenklappe durch das aorto-pulmonale Fenster. Die Abbildungen **80 c** und **d** sind retrograde arterielle Kontrastmittelinjektionen vom linken Arm aus. Ein Katheter liegt im Ösophagus. Das Kontrastmittel gelangt retrograd über die linke Arteria subclavia in die aszendierende Aorta und von dort durch das aortopulmonale Fenster in die Arteria pulmonalis. Die Abbildung 80 d ist eine spätere Phase des gleichen Angiokardiogramms. Die aszendierende Aorta entleert sich bereits wieder und man sieht Kontrastmittel in beiden Pulmonalarterien. Die Aplasie der Aorta lag hier zwischen dem Abgang der linken Arteria subclavia und dem Ductus arteriosus (Typ A). Das aortopulmonale Fenster war 12 mm groß.

Bei einem Fehlen des Aortenbogens ist eine Angiokardiographie mit Kontrastmittelinjektion in den rechten Ventrikel und unter Umständen zusätzlich eine Aortographie immer zur exakten Diagnose der Mißbildung selbst und zur Diagnose der begleitenden Herzfehler angezeigt. Man erkennt angiokardiographisch die Anatomie des Aortenbogens und der dort abgehenden Gefäße, wodurch eine Typenbestimmung möglich ist. Da eine erfolgreiche operative Behandlung bereits berichtet worden ist (Merrill et al. 1957), ist eine möglichst frühzeitige angiokardiographische Klärung nötig.

Zusammenfassend:
1. Die angiokardiographische Darstellung der völligen Unterbrechung des Aortenbogens gelingt durch selektive Angiokardiographie in den rechten Ventrikel oder zusätzliche Aortographie.
2. Die zusätzlichen Mißbildungen sind sehr vielgestaltig. Ihr Nachweis geschieht ebenfalls am besten durch eine Angiokardiographie.

5. Die Stenose der Bauchaorta

Bahnson und Mitarbeiter (1949) haben über Stenosen der Aorta an ungewöhnlicher Stelle berichtet. Unter den in dieser Arbeit geschilderten zwei Patienten befindet sich ein Fall mit einer Stenose der Bauchaorta. Die Erfahrungen mit diesem Patienten veranlaßte die Autoren, eine Angiokardiographie als Routineuntersuchung bei Aortenisthmusstenosen vor der Operation zu empfehlen. Bahnson et al. (1949) verweisen in ihrer Arbeit auf 10 Fälle, die in der Literatur vor ihrer Veröffentlichung beschrieben worden sind. Eine Übersichtsarbeit über 27 Fälle wurde von Pyörälä et al. (1960) veröffentlicht.

Die Tatsache, daß die Befunde dieser Patienten oft jahrelang mißdeutet werden, veranlaßt auch Loogen und Wetzels (1958), die ebenfalls einen Patienten mit einer Stenose der Bauchaorta beobachtet haben, eine angiokardiographische Darstellung zu empfehlen. Loogen und Wetzels (1958) haben bei ihrem Patienten durch eine Kontrastmittelinjektion in die aszendierende Aorta keine Isthmusstenose nachweisen können. Erst eine Aortographie der abdominalen Aorta brachte eine Klärung des Befundes.

Pathologie. Gewöhnlich sitzen die Stenosen unterschiedlicher Länge oberhalb des Abganges der Nierenarterien. Der Patient von Loogen und Wetzels hatte eine 7 cm lange Stenose der Aorta in der Höhe des Zwerchfells. D'Abreu und Mitarbeiter (1959) haben eine Klassifizierung der abdominalen Stenosen der Aorta vorgeschlagen, die klinischen und chirurgischen Gesichtspunkten gerecht wird. Die Autoren unterteilen diese Stenosen in zwei Gruppen: Segmentartige und hypoplastische Stenosen. Diese beiden Gruppen sind weiter unterteilt in suprarenale, interrenale und infrarenale Stenosen, entsprechend dem Beginn der Stenose. Bei den segmentartigen Stenosen handelt es sich um ein stenotisches Aortensegment, ähnlich wie bei den meisten Isthmusstenosen, hinter dem dann die Aorta wieder normal weit wird. Beim hypoplastischen Typ wird die Aorta von oben nach unten laufend kleiner und bleibt so bis zur Bifurkation. Auch die Femoralarterien sind dann hypoplastisch. Ein Kollateralkreislauf entwickelt sich je nach dem Schweregrad der Stenose über die unteren Interkostalarterien und Arteriae mammariae internae zu den kaudalen epigastrischen und Lumbalarterien.

Die *Hämodynamik* entspricht dem Schweregrad der Stenose und der Ausdehnung des Kollateralkreislaufs. Die mögliche Entstehung des meist vorhandenen Hochdrucks als Folge renaler Ischämie ist vielfach diskutiert worden. Die Tatsache, daß eine Hypertonie auch bei Stenosen unterhalb des Abganges der Nierenarterien gefunden wird, spricht gegen die Annahme, daß der Hochdruck durch eine Verminderung der Nierendurchblutung entsteht. Sicher spielt dies jedoch eine Rolle, wenn die Nierenarterien selbst stenotisch sind, oder durch poststenotische Thrombosen verstopft sind.

Pyörälä und Mitarbeiter (1960) haben aus der Literatur 26 Fälle zusammengestellt und die Befunde eines weiteren eigenen Patienten veröffentlicht. Der Patient dieser Autoren hatte eine langgestreckte Stenose vom hypoplastischen Typ. Die Diagnose wurde ebenfalls durch retrograde abdominale Aortographie gestellt. Shapiro (1959) berichtete über einen Patienten, der wegen einer vermuteten Isthmusstenose operiert wurde, die bei der Operation nicht nachgewiesen werden konnte. Eine spätere Aortographie der Bauchaorta zeigte eine 10 mm lange Stenose der Aorta direkt über dem Ursprung der Arteria mesenterica superior.

Die Abbildung **81** zeigt das Aortogramm eines solchen Patienten. Auch hier war zunächst ein transseptales Lävogramm gemacht worden, da die Stenose an üblicher Stelle im Aortenisthmus vermutet wurde. Erst nachdem ein lautes systolisches Geräusch in der Lendengegend gehört wurde, wurde dieses abdominale Aortogramm durchgeführt. Die Stenose liegt zwischen dem Ursprung der Arteria mesenterica superior und dem Abgang der Nierenarterien. Es handelt sich um einen Segmenttyp. Die aszendierende Aorta und die obere deszendierende Aorta waren bei diesem Patienten nicht dilatiert.

Bei zwei weiteren Patienten, deren Angiogramme hier nicht abgebildet sind, haben wir die erwähnten hypoplastischen Typen der Bauchaortenstenose angiokardiographisch dargestellt. Wir möchten diese nicht unbedingt zu den Stenosen zählen, da ein eigentlicher stenotischer Bezirk nicht vorhanden ist, sondern die Aorta etwa in Zwerchfellhöhe langsam, spitz nach unten zulaufend, schmaler wird und an der Bifurkation nur noch etwa das Kaliber eines sehr dünnen Bleistifts hat. Bei diesen Kranken ist meist die aszendierende Aorta groß und dilatiert.

Zusammenfassend:
1. Stenosen der Bauaorta sind selten. Sie sind zum Teil segmentartig, zum Teil handelt es sich um eine nach unten zunehmende Hypoplasie der Aorta.
2. Sie können kurz oder von beträchtlicher Länge sein.
3. Sie beginnen entweder oberhalb, unterhalb oder im Bereich des Abgangs der Nierenarterien.
4. Zu ihrer Diagnose sind Aortogramme der Bauchaorta notwendig. Die Kontrastmittelinjektion erfolgt am besten von oben in die deszendierende Aorta.

6. Die Hypoplasie der Aorta und des linken Ventrikels

Es ist bereits darauf hingewiesen worden, das Lev (1952, 1953) und später auch Noonan und Nadas (1958) die Bezeichnung *„hypoplastisches linkes Herzsyndrom“* für Mißbildungen benutzten, die mit einer Hypoplasie des linken Ventrikels und der Aorta einhergehen. Dieser Sammelbegriff umfaßt Fälle von unterbrochenem Aortenbogen, verschiedene Formen der Aortenstenose oder Aortenatresie, kongenitale Mitralstenose und Mitralatresie. In gewisser Beziehung mag diese Terminologie gerechtfertigt sein. In der vorliegenden Monographie werden die einzelnen Mißbildungen dieses Sammelbegriffs jedoch getrennt abgehandelt. Selbstverständlich ist es oft schwierig, klinisch oder sogar autoptisch zu entscheiden, ob beispielsweise bei einer Endokardfibroelastose mit Mitraklappenbeteiligung, Hypoplasie der Aorta und Aortenisthmusstenose, die Endokardfibrose oder die Mitralstenose im Vordergrund gestanden hat. In diesem Kapitel soll nur die isolierte Hypoplasie der Aorta und die Hypoplasie des linken Ventrikels und der Aorta besprochen werden. Pyörälä und Mitarbeiter (1959) haben nach der Beobachtung eines eigenen Falles eine Übersicht über die Literatur und die Klinik der isolierten Hypoplasie der Aorta publiziert. Danach ist die Mißbildung zuerst von Morgagni (1761) beschrieben worden und den Ärzten des neunzehnten Jahrhunderts wohl bekannt gewesen. Nur bei einem Teil der Patienten gibt die Hypoplasie der Aorta Anlaß zur Frühentwicklung einer kardialen Dekompensation. Der Patient von Pyörälä et al. (1959) war im Alter von 14 Jahren zunehmend dyspnoeisch.

Pathologie. Die gesamte aszendierende und deszendierende Aorta ist kleiner als normal. Bei einigen Fällen findet sich eine weitere, eng umschriebene und kurze Verengung in der Gegend des Isthmus der Aorta. Wir haben aber auch bei einigen Patienten eine kleine Ausbuchtung der Aorta an der Ansatzstelle des Ligamentum arteriosum gesehen, ähnlich wie wir es bei den surpavalvulären Aortenstenosen beschrieben haben (S. 25). Die Aortenbasis ist ebenfalls klein und hypoplastisch. Die Klappen selbst sind dünn und zart und normal beweglich. Bei einem Teil der Fälle ist der linke Ventrikel klein, meist dickwandig mit kleiner Ventrikelhöhle. Sonst ist der linke Ventrikel groß und hypertrophiert und die Ventrikelhöhle nicht eingeengt. Der rechte Ventrikel ist normal groß oder ebenfalls hypoplastisch.

Bei den isolierten Fällen ist das Ventrikelseptum intakt und bei der Mehrzahl unserer Patienten war auch das Vorhofseptum normal. Es ist sogar der vorzeitige Verschluß des Foramen ovale als Ursache für die Hypoplasie der Aorta angesehen worden. Auch ein verzögertes Wachstum der Aorta wurde vermutet. Dagegen spricht die Tatsache, daß wir die Mißbildung bereits bei Kleinkindern nachweisen konnten.

Im Gegensatz zu der hypoplastischen Form der Stenose der Bauchaorta (S. 35) ist die Aorta in ihrem gesamten Verlauf gleichmäßig hypoplastisch und in ihrem thorakalen Anteil nicht dilatiert.

Wir haben in den letzten Jahren auffallend häufig die Hypoplasie der Aorta in Verbindung mit geistiger Retardierung beobachtet und auch bei einigen Fällen eine gleichzeitige Hypoplasie der Arteria pulmonalis gesehen. Es erhebt sich daher die Frage, ob zumindest bei einem Teil dieser Kinder nicht eine ähnliche Ätiologie wie bei den supravalvulären Aortenstenosen (Hyperkalzämie) eine Rolle spielt.

Die *Hämodynamik* ist bei großem linken Ventrikel durch eine Druckerhöhung im linken Ventrikel gekennzeichnet, da durch die enge Aortenbasis für den linken Ventrikel ein erhebliches Auswurfbahnhindernis besteht. Bei einer Reihe von Fällen haben wir einen signifikanten systolischen Gradienten zwischen dem linken Ventrikel und der Aorta festgestellt. Oft ist der Druck im linken Ventrikel auch normal. Im weiteren Verlauf kann es zu einer pulmonalen Hypertonie und zur Hypertrophie des rechten Ventrikels kommen. In der Regel ist der Blutdruck an den Armen normal oder auch deutlich erhöht, während er an den Beinen kaum meßbar ist.

Angiokardiogramme unter der Diagnose hypoplastische Aorta wurden von Bulgarelli (1956), Basso und di Paolo (1956), von Pyörälä et al. (1959) und von Beuren und Apitz (1963) veröffentlicht. Die von Bulgarelli (1956) veröffentlichten Angiokardiogramme zeigen dagegen eindeutig eine supravalvuläre Aortenstenose und multiple periphere Pulmonalstenosen. Es handelt sich dabei wahrscheinlich um den ersten angiokardiographisch dargestellten Fall dieser Kombination von Mißbildungen mit Hypoplasie beider großen Gefäße, ohne daß die richtige Diagnose erkannt worden ist. Bei dem von Basso und di Paolo (1956) mitgeteilten Patienten handelte es sich um eine hypoplastische Aorta mit großem linken Ventrikel. Einen guten Anhaltspunkt für die angiokardiographische Beurteilung bietet die Größenbeurteilung der normalen Aorta nach Dotter und Steinberg (1949).

Aus der Tabelle 1 (S. 15) geht hervor, daß wir bei 27 Patienten mit hypoplastischer Aorta Angiokardiogramme durchgeführt haben. Bei den meisten dieser Angiokardiogramme handelt es sich um Kontrastmittelinjektionen in den linken Ventrikel nach transseptaler Punktion des linken Vorhofs. Die Abbildungen **82** bis **87 b** zeigen einen Teil dieser Angiokardiogramme. Auf der

Abbildung 82 sieht man im seitlichen Strahlengang den großen linken Ventrikel und die schmale Aorta mit gleichmäßigem Kaliber von der Basis bis zum Zwerchfell. Ähnlich ist auch das Angiokardiogramm der Abbildung 83. Auch hier ist der linke Ventrikel sehr groß und die Aorta von ihrer Basis an gleichförmig hypoplastisch. Bei dem Patienten der Abbildung 84 war gleichzeitig eine mäßige Aortenisthmusstenose vorhanden, die im seitlichen Strahlengang gut zu erkennen ist. Die Kontraktionsfähigkeit der linken Ventrikel dieser drei Patienten, d. h. die angiokardiographisch sichtbaren Formveränderungen der Systole und Diastole, waren normal. Bei dem Patienten, dessen Angiokardiogramm die Abbildung 85 zeigt, war zusätzlich ein kleiner Ventrikelseptumdefekt vorhanden. Man erkennt die intakten Aortenklappen und eine zarte Kontrastmittelfüllung des rechten Ventrikels.

In der Abbildung 86 handelt es sich um eine Hypoplasie des linken Ventrikels und der Aorta. Man sieht im seitlichen Strahlengang den großen linken Vorhof und die kleine, etwas anterior verlagerte Höhle des linken Ventrikels. Hypoplastische Aorta und enge Klappenbasis. Das Kaliber der aszendierenden und deszendierenden Aorta ist völlig gleichmäßig. Ein Vorhofseptumdefekt war nicht vorhanden. Die Abbildung 87 a zeigt ebenfalls eine Hypoplasie des linken Ventrikels und der Aorta. Hier handelt es sich um ein kontrastreiches Lävogramm nach intravenöser Kontrastmittelinjektion. Beachte die große Arteria pulmonalis und die kleine Aorta. Der rechte Vorhof füllt sich nicht wieder auf. Der linke Vorhof ist sehr groß. Bei dem Patienten der Abbildung 87 b handelt es sich um eine hochgradige Hypoplasie des linken Ventrikels und der Aorta mit Isthmusstenose und Vorhofseptumdefekt. Der untere Pfeil deutet auf den schmalen linken Ventrikel, der sich in der Systole befindet. Wiederauffüllung des rechten Vorhofs und des rechten Ventrikels durch den Vorhofseptumdefekt. Hier fand sich eine ausgedehnte Endokardfibroelastose. Wichtig für die Beurteilung der Angiokardiogramme ist die Größe des linken Vorhofs und dessen Fähigkeit sich zu entleeren. Diese ist bei gleichzeitiger Hypoplasie des linken Ventrikels (Abb. 86 und 87 b) meist erheblich verzögert. Bei den Patienten der Abbildungen 82 und 83 ist die Diagnose nicht operativ oder autoptisch belegt. Bei allen anderen Patienten ist dies der Fall.

Eine Angiokardiographie ist bei der Hypoplasie der Aorta mit oder ohne Hypoplasie des linken Ventrikels immer indiziert. Es gibt viele Fälle hypoplastischer Aorta mit großem linkem Ventrikel, bei denen die Prognose relativ gut ist, während bei hochgradigen Fällen und bei gleichzeitiger Hypoplasie des linken Ventrikels die Prognose auf die Dauer schlecht ist. Oft gibt ein der Aortenstenose ähnliches systolisches Geräusch, das an der engen Aortenbasis entsteht, Veranlassung zu der Untersuchung. Eine Beurteilung der Prognose ist nach der Angiokardiographie besser möglich.

Zusammenfassend:

1. Die Angiokardiographie zeigt deutlich die Natur des Herzfehlers und ob es sich um eine isolierte Hypoplasie der Aorta mit großem linkem Ventrikel oder um eine Hypoplasie des linken Ventrikels und der Aorta handelt.
2. Bei großem linkem Ventrikel its eine Kontrastmittelinjektion in den linken Ventrikel möglich.
3. Bei hypoplastischem linkem Ventrikel ist ein gutes Lävogramm nach Kontrastmittelinjektion in die Arteria pulmonalis oder in den linken Vorhof zu erhalten.
4. Bei einer Druckveränderung im linken Vorhof (Höhe des Druckes und Konfiguration der Druckkurve) ist ein Angiokardiogramm mit Injektion in den linken Vorhof besser.
5. Die hypoplastische Aorta stellt sich als ein gleichförmig schmales Gefäß ohne Kaliberveränderung von der Basis bis zum Zwerchfell dar.
6. Zarte und nicht stenotische Aortenklappen sind oft zu erkennen.

7. Gefäßringe

Pathologie. Gefäßringe sind Mißbildungen des Aortenbogens und der dort abgehenden Arterien, die durch ihren anormalen Ursprung und Verlauf eine Kompression der Trachea und des Ösophagus verursachen. Die meisten Gefäßringe treten im Zusammenhang mit einem rechten Aortenbogen auf. Bleibt der linke und rechte vierte fetale Aortenbogen bestehen, so kommt es zu einem doppelten Aortenbogen, dem an Häufigkeit und klinischer Bedeutung an erster Stelle stehenden Typ des Gefäßringes. Selten sind beide Aortenbögen von gleicher Größe. Häufiger ist der rechte der für die Zirkulation wichtigste. Der linke Aortenbogen ist dann kleiner oder sogar obliteriert. Mitunter trägt den größten Teil der Funktion der linke Aortenbogen und der rechte ist kleiner. Der linke Aortenbogen verläuft normal und anterior zur Trachea und zum Ösophagus, der rechte Aortenbogen verläuft hinter dem Ösophagus, wodurch es zu einer Umschlingung der Trachea und des Ösophagus kommt. Beim größten Teil der in der Literatur berichteten Fälle deszendierte die Aorta links, bei einem kleineren Teil rechts.

An zweiter Stelle in der Häufigkeit der einzelnen Formen steht der rechte Aortenbogen, der direkt hinter dem Ösophagus nach links verläuft und dann links deszendiert. Ein linkes Ligamentum arteriosum ist vorhanden. Dadurch entsteht ebenfalls eine Umschlingung der Trachea und des Ösophagus. Beim klassischen Fall der „Dysphagia lusoria" liegt der linke Aortenbogen an normaler Stelle vor der Trachea, während ein rechter Aortenbogen nicht vorhanden ist. Die Einschnürung kommt durch einen anormalen Ursprung der rechten Arteria subclavia zustande, die aus dem oberen Teil der deszendierenden Aorta entspringt und hinter dem Ösophagus nach rechts aufsteigt.

Bei einem weiteren Typ mit linkem Aortenbogen ohne rechten Bogen entsteht eine Kompression der Trachea lediglich durch einen anormalen Ursprung des Truncus brachiocephalicus höher im Aortenbogen. Wenn der Truncus brachiocephalicus kurz ist, kommt es zu einer Kompression der Trachea. Weitere Varianten sind möglich, im Vergleich zu den genannten jedoch selten und kaum von klinischer Bedeutung.

Einteilungen der verschiedensten Formen der Gefäßringe finden sich bei TAUSSIG (1960) und bei GROSS (1945). Mitunter ist der Ductus arteriosus offen. *Hämodynamisch* entstehen keine Konsequenzen durch einen Gefäßring, es sei denn, der Ductus ist offen. Dann kommt es natürlich zu einem entsprechenden Shunt.

Die Diagnose der einzelnen Formen des Gefäßringes ist oft durch einfachere klinische Untersuchungen möglich. Bei Unklarheiten halten wir jedoch vor allem vor der operativen Behandlung eine Angiokardiographie für notwendig. Die besten Darstellungen werden durch Kontrastmittelinjektionen in den linken Ventrikel oder durch Aortographie erzielt.

Die Abbildungen **88 a** und **90 b** sind solche angiokardiographische Darstellungen. In der Abbildung **88 a** handelt es sich um einen Gefäßring durch linken Aortenbogen und rechts deszendierende Aorta. Das retrograde Aortogramm mit Kontrastmittelinjektion in den oberen Teil der deszendierenden Aorta zeigt die Füllung des Truncus brachiocephalicus und der rechts deszendierenden Aorta. In der Abbildung **88 b** wurde bei dem gleichen Patienten ein Aortogramm vom linken Arm aus gemacht. Man erkennt die Füllung der aszendierenden Aorta und des linken Aortenbogens.

Bei dem Patienten der Abbildung **89** handelte es sich um einen Gefäßring durch doppelten Aortenbogen mit offenem Ductus arteriosus. Nach der Kontrastmittelinjektion in den linken Vorhof stellt sich der linke Ventrikel und ein linker und ein rechter Aortenbogen dar, die beide rechts deszendieren. Über den linksseitigen offenen Ductus arteriosus füllt sich die Bifurkation der Arteria pulmonalis (Abb. **90 a**). Hier handelt es sich um ein retrogrades Aortogramm. Das gleiche sieht man auf der Abbildung **90 b** im seitlichen Strahlengang.

Durch ein Aortogramm oder durch eine Kontrastmittelinjektion in den linken Ventrikel läßt sich die anatomische Situation bei Gefäßringen einwandfrei klären.

Zusammenfassend:
1. Es ist ratsam, die verschiedenen Typen von Gefäßringen angiokardiographisch zu differenzieren.
2. Eine gute Darstellung gelingt immer durch Aortographie oder durch Injektion von Kontrastmittel in den linken Ventrikel.
3. Die Größe und Lage der einzelnen Aortenbögen ist durch Angiokardiographie gut zu erkennen.
4. Ein zum Gefäßring gehörender offener Ductus arteriosus und die Größe seines Shuntvolumens ist ebenfalls angiokardiographisch darzustellen und zu beurteilen.

8. Die Endokardfibroelastose

Die Endokardfibroelastose, früher als eine Folge fetaler Endokarditis aufgefaßt, wurde erstmals von WEINBERG und HIMMELFARB (1943) als solche bezeichnet. Ihre angiokardiographische Darstellung kann differentialdiagnostisch von Bedeutung sein. ADAMS und KATZ (1952), BLUMBERG und LYON (1952) und LAMBERT und Mitarbeiter (1953) haben als erste die klinische Diagnose gestellt. Seitdem ist eine große Zahl von Arbeiten erschienen, die sich mit der Endokardfibroelastose befassen, die aber keine angiokardiographischen Darstellungen enthalten. Auf diese Arbeiten kann hier deshalb nicht eingegangen werden. APITZ (1964) hat die klinischen Befunde von zwanzig unserer Patienten zusammengefaßt.

Pathologie. EDWARDS (1960) unterscheidet zunächst zwischen primärer und sekundärer Endokardfibroelastose. Eine primäre Endokardfibroelastose findet sich hauptsächlich im linken Ventrikel. Das Endokard ist verdickt und hell bis grau glänzend. Mitunter sieht man eine Beteiligung der Aorten- und Mitralklappe, die dann meist stenosiert sind. Oft sind auch die Chordae tendineae verkürzt, was allerdings zu einer mehr fixierten, insuffizienten Mitralklappe führt. In vielen Fällen ist die Verdickung des Endokards durch kollagene und elastische Fasern nicht nur auf das Endokard beschränkt, sondern das fibröse Gewebe auch in den subendokardialen Abschnitten des Myokards zu finden. Der linke Vorhof ist gewöhnlich gleichfalls befallen. Im rechten Ventrikel ist die Endokardfibroelastose als isolierte Mißbildung sehr selten. Eine sekundäre Fibroelastose des Endokards ist oft proximal zu erheblich stenosierten oder atretischen Klappen vorhanden. Oft ist auch pathologisch-anatomisch eine Unterscheidung zwischen primären und sekundären Formen nicht mehr möglich.

EDWARDS (1960) unterteilt dann weiter in eine „dilatierte" Form der Endokardfibroelastose und in eine „konstriktive" Form. Beim dilatierten Typ ist die Wand des linken Ventrikels dilatiert und hypertrophiert, und die Ventrikelhöhle ist sehr groß. Dies ist wohl die häufigste Form der Endokardfibroelastose. Beim konstriktiven Typ ist die Muskulatur des linken Ventrikels nicht hypertrophiert, und die Ventrikelhöhle ist klein.

COELHO und PIMENTEL (1963) unterscheiden zwischen zwei weiteren Formen. Der erste Typ dieser Autoren ist durch eine Herzvergrößerung und vorwiegende Myokardfibrose, unabhängig von einer Endokardverdickung, gekennzeichnet. Der zweite Typ umfaßt Fälle, bei denen die Herzgröße annähernd normal ist und bei denen eine ausgedehnte Endokardfibrose auch unregelmäßig in das Myokard vordringt. TAUSSIG (1960) beschreibt den dilatierten Typ von EDWARDS (1960) und gibt auch angiokardiographische Kriterien an.

Die *Hämodynamik* des Herzens ist nicht durch Shuntverbindungen gestört, da Septumdefekte fehlen. Die Endokardfibroelastose wirkt sich im wesentlichen auf die Kontraktionsfähigkeit des Herzens aus. Auch scheint die Ernährung des Myokards gestört zu sein. Der linke Ventrikel wirkt starr und unbeweglich und zeigt wenig Veränderungen in der Systole und der Diastole.

Angiokardiogramme wurden von GASUL und Mitarbeitern (1953) und von ABRAMS und KAPLAN (1956) bereits frühzeitig veröffentlicht. LINDE und Mitarbeiter (1958) finden als wesentliches angiokardiographisches Zeichen der Endokardfibroelastose die auffallende Starre und Größe des linken Ventrikels, der sich in der Systole und in der Diastole kaum in seinem Form verändert. McFALL und Mitarbeiter (1957) beschreiben dies ebenfalls. TAUSSIG (1960) weist darauf hin, daß das Kontrastmittel lange im linken Vorhof und linken Ventrikel verbleibt, wodurch die Angiokardiogramme in der Regel sehr kontrastreich werden. Die Höhle des linken Ventrikels erscheint vermehrt gerundet. TAUSSIG (1960) sieht in der Angiokardiographie eine Möglichkeit zur Unterscheidung zwischen Endokardfibroelastosen und dem Bland-White-Garland-Syndrom (s. Koronararterienanomalien, S. 40). Die in ihrem Buch enthaltenen Angiokardiogramme dieser beiden Mißbildungen sind sehr überzeugend. Bei der Endokardfibroelastose ist die Wand des linken Ventrikels dick und hypertrophiert, während sie beim Bland-White-Garland-Syndrom hauchdünn ist. Bei beiden Herzfehlern sieht man wenig Formveränderungen in der Systole und in der Diastole. Auch CASE und Mitarbeiter (1958) besprechen dieses differentialdiagnostische Zeichen des Bland-White-Garland-Syndroms.

Von besonderem Interesse sind die angiokardiographischen Beobachtungen bei Endokardfibroelastosen von LYNFIELD und Mitarbeitern (1960). Diese Autoren unterscheiden, wie EDWARDS (1960) pathologisch-anatomisch, auch angiokardiographisch zwischen dem dilatierten, hypertrophierten Typ der Endokardfibroelastose sowie einem konstriktiven Typ. Die Patienten des ersten Typs haben eine erhebliche Hypertrophie des linken Ventrikels, auch klinisch und elektrokardiographisch, während die Patienten des zweiten Typs einen kontraktionsfähigeren linken Ventrikel haben. Bei diesen steht auch angiokardiographisch und klinisch (LAMBERT und VLAD 1958) die pulmonale Hypertonie mit Rechtshypertrophie im Vordergrund. Ohne Zweifel ist dieser zweite Typ erheblich seltener als der erste. Wir haben auch angiokardiographisch den Eindruck, daß Beteiligungen der Mitralklappe in Form einer Stenose bei diesen Endokardfibroelastosen häufiger sind. In diesem Zusammenhang sei auf die Abbildung **87b** verwiesen, bei der es sich bei einer Hypoplasie des linken Ventrikels und der Aorta um eine Endokardfibroelastose des konstriktiven Typs gehandelt hat.

KÜNZLER und SCHAD (1960) haben ebenfalls Angiokardiogramme von Endokardfibroelastosen veröffentlicht. Auch diese Autoren weisen auf die Kontraktionsarmut des linken Ventrikels hin.

Aus der Tabelle 1 (S. 15) ist zu entnehmen, daß wir bei 14 Patienten mit dieser Mißbildung Angiokardiogramme durchgeführt haben. Die Abbildungen **91a** bis **94** zeigen einen Ausschnitt davon. Die Abbildungen **91a** und **b** sind in der Ventrikelsystole beziehungsweise in der Diastole aufgenommen. Die verminderte Kontraktionsfähigkeit des linken Ventrikels ist deutlich. Auch der linke Vorhof zeigt in der Systole (Abb. **91b**) nur eine geringe Formveränderung. Die Ventrikelhöhle ist sehr groß. Das Kontrastmittel benötigt eine lange Zeit, um das Herz vollständig zu verlassen. Auf der Abbildung **92a** sieht man die Verdrängung des rechten Ventrikels durch den hypertrophierten linken Ventrikel. Abbildung **92b** ist das Lävogramm des gleichen Kindes. Es kommt zu einer lange anhaltenden, kontrastreichen Darstellung des großen linken Vorhofs und des linken Ventrikels. Auch das linke Herzrohr bleibt lange mit Kontrastmittel gefüllt. Im seitlichen Strahlengang hebt sich der große linke Vorhof vom hypertrophierten linken Ventrikel deutlich ab, und man sieht in den beiden Herzphasen nur geringe Formveränderungen (Abb. **93a** und **b**). Bei der Abbildung **94** handelt es sich um eine Endokardfibroelastose des rechten Ventrikels mit Pulmonalstenose. Der operative Befund sprach dafür, daß es sich um eine primäre Endokardfibroelastose mit Ausdehnung auf die Pulmonalklappen handelte. Beachte die glatte Struktur des rechten Ventrikels, der sich normalerweise reich trabekuliert darstellt.

Es ist die Aufgabe der Angiokardiographie bei unklaren Endokardfibroelastosen die Diagnose zu sichern und eventuell operable Veränderungen an den Klappen nachzuweisen. Angiokardiographisch-diagnostische Kriterien sind die Darstellung des erheblich vergrößerten linken Vorhofs und des hypertrophierten linken Ventrikels mit großer Ventrikelhöhle (dilatierter Typ). Beide Herzhöhlen entleeren sich nur sehr langsam und zeigen nur geringe Formveränderungen in der Systole und in der Diastole. Die Aorta ist oft klein (Abb. **91a** und **b**). Im Dextrogramm erkennt man häufig einen verdrängten rechten Ventrikel. Der „konstriktive“ Typ läßt sich ebenfalls angiokardiographisch differenzieren (Abb. **87b**).

Zusammenfassend:

1. Dilatierter und konstriktiver Typ der Endokardfibroelastose sind im Angiokardiogramm zu erkennen. Der dilatierte Typ ist häufiger.
2. Die angiokardiographische Darstellung erlaubt die Diagnose zusätzlicher Stenosen an den Klappen.
3. Angiokardiographische Kriterien sind die lang anhaltende Füllung des großen linken Vorhofs und des großen, dickwandigen linken Ventrikels. Geringe Formveränderungen in den einzelnen Herzphasen.
4. Die seltene Endokardfibroelastose des rechten Ventrikels ist an der glatten, wenig trabekulierten Darstellung dieses Ventrikels zu erkennen.

9. Koronararterienanomalien

Zwei Koronararterienanomalien sind von klinischer Bedeutung: Der Ursprung der linken Arteria coronaria von der Arteria pulmonalis (Bland-White-Garland-Syndrom) und die koronare arterio-venöse Fistel. Außer diesen beiden Anomalien scheint das Vorkommen einer einzelnen Koronararterie (single coronary artery) extrem selten zu sein (SMITH 1950, FRIEDMAN et al. 1960, LONGENECKER et al. 1961).

Dabei hat ein Patient von SMITH (1950) ein Alter von 80 Jahren erreicht und ein zweiter ein Alter von 66 Jahren. LONGENECKER et al. (1961) weisen darauf hin, daß bei Patienten mit einer einzelnen Koronararterie zusätzlich zu korrekturfähigen Herzfehlern die Ventrikulotomie bei der Operation ein Problem sein kann. Ein weiterer Patient mit nur einem Koronarostium wurde von PLACHTA und SPEER (1954) mitgeteilt. Dieser ist ebenfalls 83 Jahre alt geworden. Ebenso selten ist der Ursprung der rechten Arteria coronaria aus der Arteria pulmonalis. Bis 1950 waren davon nur drei Fälle in der Literatur mitgeteilt worden (JORDAN et al. 1950).

STEINBERG und Mitarbeiter (1958) haben in der Literatur 21 Fälle eines koronaren arterio-venösen Aneurysmas gefunden und einen weiteren eigenen Fall hinzugefügt. Ein Angiokardiogramm dieses Patienten ist in der Arbeit von STEINBERG et al. (1958) reproduziert. Eine ausgezeichnete Darstellung eines koronaren arterio-venösen Aneurysmas ist in dem Buch von TAUSSIG (1960). UPSHAW (1962) fand in einer späteren Übersichtsarbeit 73 Fälle in der Literatur. Angiokardiographische Darstellungen sind in dieser Arbeit nicht enthalten. PORSTMANN und GEISSLER (1960) haben ebenfalls über arterio-venöse Fisteln der Koronararterien berichtet. Eine große Übersichtsarbeit über koronare arterio-venöse Aneurysmen wurde von GASUL und Mitarbeitern (1960) veröffentlicht.

Anormale Verbindungen von Koronararterien mit den Herzkammern sind von EDWARDS (1958), NEILL und MOUNSEY (1958), NEUFELD et al. (1961) und EDWARDS et al. (1965) beschrieben worden, ebenso Verbindungen der linken Koronararterie mit der Arteria pulmonalis (AMPLATZ et al. 1960).

Der Fehlabgang der linken Koronararterie von der Arteria pulmonalis nimmt unter diesen Anomalien die größte Bedeutung ein. ABRIKOSSOFF (1911) hat diesen Herzfehler zum erstenmal pathologisch-anatomisch beobachtet. Seit der Beschreibung des typischen Elektrokardiogramms durch BLAND und Mitarbeiter (1933) wird er als Bland-Withe-Garland-Syndrom bezeichnet.

Pathologie. Beim Bland-White-Garland-Syndrom entspringt die linke Koronararterie aus dem linken oder rechten Klappensinus der Arteria pulmonalis. Ihre weitere Verzweigung und Aufteilung ist normal. Die rechte Koronararterie entspringt an normaler Stelle in der Aorta. Sie ist dilatiert und geschlängelt und steht über mehr oder weniger stark ausgeprägte interkoronare Anastomosen mit der linken Koronararterie in Verbindung. Der linke Ventrikel ist durch die resultierende Unterdurchblutung dilatiert und dünnwandig, später deutlich infarziert.

Hämodynamik. Man hat lange angenommen, daß die anormale linke Arteria coronaria unter niedrigem Pulmonalarteriendruck mit venösem Blut aus der Arteria pulmonalis durchblutet wird (GASUL und LOEFFLER 1949). Erst EDWARDS (1954, 1958), CASE et al. (1958), SABISTON (1958) und SABISTON et al. (1960) haben auf die Bedeutung der Beobachtung von BROOKS (1886) verwiesen, der über zwei Fälle mit Fehlabgang der rechten Koronararterie von der Pulmonalis berichtet, und nach pathologisch-anatomischen Studien angenommen hatte, daß die anormale rechte Koronararterie von der normalen linken über Anastomosen durchblutet wird. Es findet also eine retrograde Durchblutung der anormalen Koronararterien in die Arteria pulmonalis statt, wodurch es zu einem links-rechts Shunt kommt. Dem linken Ventrikel wird dadurch ein großer Teil des arteriellen Blutes entzogen, bevor es die Kapillaren passiert hat. Voraussetzung für diese hämodynamische Situation ist das Vorhandensein ausreichender und funktionstüchtiger interkoronarer Anastomosen. Blutentnahmen und Druckmessungen in der anormalen linken Koronararterie bei Operationen haben die Richtigkeit dieser Annahme eindeutig bewiesen (SABISTON et al. 1960, BEUREN und HOFFMEISTER 1963).

AGUSTSSON und Mitarbeiter (1962) unterteilten das Bland-White-Garland-Syndrom in einen „infantilen" und „Erwachsenentyp". Nach dieser Klassifizierung gehören Patienten mit ausgedehnten interkoronaren Anastomosen und einer retrograden Perfusion der linken Koronararterie zum Erwachsenentyp. Beim „Erwachsenentyp" kommt es nicht zu einem weitgehend ungenutzten Abfluß arteriellen Blutes in die linke Koronararterie und in die Arteria pulmonalis, da das Blut der rechten Koronararterie ein ausgedehntes Netz von Anastomosen und Kapillaren passiert. Zum „infantilen" Typ gehören Patienten ohne funktionstüchtige Anastomosen.

EDWARDS (1964) und NADAS et al. (1964) haben kürzlich in einer erneuten Diskussion der Pathophysiologie dieser beiden Typen des Bland-White-Garland-Syndroms darauf hingewiesen, daß der sogenannte „Erwachsenentyp" und der „infantile" Typ keine fixierten Varianten der gleichen Mißbildung sind, sondern daß ein ganzes Spektrum von „Zwischentypen" existiert. Danach liegen zwischen den beiden extremen Formen die Fälle von Kleinkindern, bei denen eine Perfusion der linken Koronararterie zwar von der rechten Koronararterie über Anastomosen stattfindet, ein ausreichendes Netz von Kapillaren sich aber noch nicht entwickelt hat. Praktisch könnte sich jeder „infantile" Typ in einen „Erwachsenentyp" entwickeln, wenn ihm für die Ausbildung „funktionstüchtiger" Kapillaren genügend Zeit gegeben wird. Die folgenden Angiokardiogramme bestätigen diese Ansicht.

Über angiokardiographische Untersuchungen beim Bland-White-Garland-Syndrom ist von CASE et al. (1958), KEITH et al. (1958), KEITH (1959), TAUSSIG (1960), CUMMING und FERGUSON (1962), MASSIH et al. (1963), NADAS et al. (1964) und von EDWARDS et al. (1965) berichtet worden. Die älteren angiokardiographischen Untersuchungen zeigen meist nur indirekte Anhaltspunkte für den Fehlabgang der linken Koronararterie. Intravenöse Kontrastmittelinjektionen bringen im allgemeinen ein gutes Lävogramm, da kein großer links-rechts Shunt vorhanden ist. Es zeigt einen sehr großen, dünnwandigen linken Ventrikel, der sich in der Systole und Diastole kaum in seiner Form und Größe verändert (TAUSSIG 1960). Eine Füllung der linken Arteria coronaria aus der Arteria pulmonalis ist selten beobachtet worden. Auffallend ist der verdrängte, kleine rechte Ventrikel und der hoch nach hinten verlagerte linke Vorhof, beides aber Zeichen, die auch bei Endokardfibroelastosen des linken Ventrikels und bei Glykogenspeicherkrankheit des Herzens zu sehen sind. Die Dünnwandigkeit des linken Ventrikels gestattet eine Differenzierung von der Endokardfibroelastose. Die Ventrikelhöhle ist sehr groß.

Besser sind natürlich Aortogramme mit Kontrastmittelinjektion in den Sinus von Valsalva. Auch bei derartigen Untersuchungen kommt es oft nur zur Darstellung der rechten Koronararterie. Wenn aber ausreichende Anastomosen vorhanden sind, füllt sich die linke Arteria coronaria und man sieht den Abfluß einer kleinen Menge des Kontrastmittels in die Arteria pulmonalis.

Die Abbildungen **95a** bis **96d** sind von einem solchen Patienten. Es handelte sich um ein Kleinkind mit typischem Elektrokardiogramm. Bei der Operation (Unterbindung der linken Koronararteria an ihrer Ursprungsstelle) wurden ausgedehnte Infarkte über dem linken Ventrikel gesehen. Nach der Kontrastmittelinjektion in die aszendierende Aorta füllt sich die rechte Koronararterie (Abb. **95a** und **96a**). Die linke Klappentasche ist so kontrastreich dargestellt, daß sich eine linke Koronararterie sicher darstellen würde. Im weiteren Verlauf des Angiogramms sieht man die Füllung ausgedehnter interkoronarer Anastomosen (Abb. **95b** und **96b**). In **95c** und **96c** hat sich bereits die linke Koronararterie gefüllt und in **95d** und **96d** sieht man den Abfluß des Kontrastmittel in die Arteria pulmonalis. Hier ist die rechte Koronararterie bereits entleert. Es handelt sich um einen der „Zwischentypen" des Spektrums von NADAS et al. (1964) und EDWARDS (1964). Schwerste Infarzierungen des ganzen Myokards des linken Ventrikels trotz bereits vorhandener Anastomosen. Das Extrem auf der einen Seite des Spektrums stellt das von KEITH et al. (1958) abgebildete Angiogramm dar, auf dem sich die rechte Koronararterie kontrastreich darstellt, nicht aber die linke Arterie. Auf der anderen Seite des Spektrums liegt das von CUMMING und FERGUSON (1962) veröffentlichte Angiogramm eines symptomlosen siebenjährigen Mädchens mit kontrastreicher Darstellung der rechten Koronararterie, die über kräftige Anastomosen die anormale linke Arterie füllt. Eine ähnliche angiokardiographische Darstellung ist uns kürzlich bei einem zwölfjährigen asymptomatischen Kind gelungen.

Diese direkte Darstellung beider Koronararterien hat große Vorteile gegenüber der intravenösen Kontrastmittelinjektion, die nur indirekte Anhaltspunkte für das Vorliegen des Bland-White-Garland-Syndroms liefert. Die Darstellung der Größe und Ausdehnung der Anastomosen ist präoperativ wichtig. Die Diagnose selbst ist ohne Angiokardiogramm zu stellen.

Zusammenfassend:

1. Zwischen dem „infantilen" Typ und dem „Erwachsenentyp" des Bland-White-Garland-Syndroms liegt eine große Zahl von „Zwischentypen" mit mehr oder weniger stark ausgeprägten interkoronaren Anastomosen.
2. Eine retrograde Aortographie mit Kontrastmittelinjektion zeigt den Platz des betreffenden Falles in der großen Skala zwischen den beiden Extremtypen.
3. Die intravenöse Angiokardiographie liefert nur indirekte Anhaltspunkte für die Diagnose.
4. Für die Diagnose selbst ist die Angiokardiographie nicht notwendig, wohl aber für die Beurteilung der interkoronaren Anastomosen, und ob diese bei der Ligatur der linken Koronararterie an ihrer Ursprungsstelle für eine Durchblutung der linken Arterie ausreichen.

10. Das rupturierte Aneurysma des Sinus von Valsalva

THURNAM (1840) hat als erster ein Aneurysma des Sinus von Valsalva beschrieben. Seither sind etwa 150 Fälle in der Literatur mitgeteilt worden (SAKAKIBARA und KONNO 1962), davon die Mehrzahl in den letzten 10 Jahren. Der Herzfehler gilt als selten. MAGIDSON und KAY (1963) haben allerdings allein sieben Patienten in zwei Jahren operiert.

Pathologie. Aneurysmen des Sinus von Valsalva werden durch eine kongenitale Gewebsschwäche der Aortenbasis verursacht. EDWARDS und Mitarbeiter (1956) und EDWARDS und BURCHELL (1957) haben nachgewiesen, daß Aneurysmen des Sinus von Valsalva dadurch entstehen, daß die normale Verbindung der Aortenmedia mit dem Annulus fibrosus der Aortenklappe fehlt. Dadurch entsteht ein Locus minoris resistentiae. Früher hat man häufig bakterielle Endokarditiden und auch luetische Infektionen in Valsalvaaneurysmen angetroffen. Heute neigt man aber dazu, in jedem Fall eine kongenitale Schwäche der Aortenbasis als grundlegende Ursache anzunehmen. Aneurysmen des Sinus von Valsalva sind auch beim Marfan-Syndrom beobachtet worden (STEINBERG und FINBY 1956, 1957, STEINBERG et al. 1957, PACHALY und MARTINEZ 1961). TUCKER und Mitarbeiter (1963) haben ein nicht ruptiertes Valsalvaaneurysma beim Ehlers-Danlos-Syndrom beschrieben. KUCSKO (1953) betont die mechanische Belastung des Sinus, der sich in der Systole erheblich dehnt.

Aneurysmen treten im allgemeinen nur in einem Klappensinus auf. MICKS (1940) hat allerdings auch eine aneurysmatische Dilatation des gesamten Sinus von Valsalva beschrieben. Die Aneurysmen sind etwa kirschgroß und gehören in der Mehrzahl dem rechten Sinus an. Von den von SAWYERS und Mitarbeitern (1957) zusammengestellten 47 Fällen waren 45 autoptisch gesichert. Diese 45 Patienten hatten 49 Aneurysmen, davon 34 des rechten Sinus, 13 des posterioren Sinus und nur 2 des linken Sinus. ELIOT und Mitarbeiter (1963) fanden in der Literatur Angaben über vier Aneurysmen des linken Sinus von Valsalva und fügten einen eigenen Fall hinzu (WALCHER 1921, HIGGINS 1934, MICKS 1940, RAMAN und MENON 1949). Einer der sieben von MAGIDSON und KAY (1963) operierten Patienten hatte ebenfalls ein Aneurysma des linken Sinus (KAY et al. 1959). Auch eines der beiden von SPENCER und Mitarbeiter (1960) operierten Aneurysmen gehörte dem linken Sinus an. Bei Aneurysmen des rechten Sinus ist häufig ein Ventrikelseptumdefekt unmittelbar unter dem Aneurysma vorhanden. Nach EDWARDS und BURCHELL (1957) und LIPPSCHUTZ und WOOD (1960) sind Defekte oberhalb des Aortenklappenringes echte Valsalvaaneurysmen, während Defekte unterhalb des Klappenringes und unter der rechten Aortentasche als Ventrikelseptumdefekte imponieren. Diese Differenzierung erschwert sehr die angiokardiographische Differentialdiagnose.

Aneurysmen des Sinus von Valsalva sind intrakardiale Aneurysmen. Die Aneurysmen bohren sich in die Struktur des nächstgelegenen Herzabschnittes vor und hängen in diesen hinein. Aneurysmen des rechten Sinus treten so in den Ausflußtrakt des rechten Ventrikels dicht unter der Pulmonalklappe ein, oder auch in den rechten Ventrikel in der Nähe des Ansatzes des septalen Segels der Trikuspidalklappe. Gelegentlich brechen sie auch in den rechten Vorhof durch. Dies ist jedoch die bevorzugte Durchbruchsrichtung der Aneurysmen des posterioren Sinus. Die seltenen Aneurysmen des linken Sinus rupturieren in den rechten Vorhof (SPENCER et al. 1960), linken Vorhof (KAY et al. 1959), oder in den linken Ventrikel (RAMAN und MENON 1949). Durchbruch eines Aneurysmas des rechten Sinus in den linken Ventrikel ist ebenfalls beschrieben worden (MORGAN und MAZUR 1963).

Eine Überdehnung des Aortenklappenringes durch ein Valsalvaaneurysma verursacht unter Umständen ein Klaffen der Klappen und damit eine Schlußunfähigkeit. So entstandene Aorteninsuffizienzen bei nicht rupturierten Aneurysmen des Sinus von Valsalva sind von FALHOLT und THOMSEN (1953) und von LONDON und LONDON (1961) beschrieben worden. Wir haben ebenfalls in einigen Fällen nicht rupturierter Aneurysmen im Kindesalter bereits eine Aortenregurgitation beobachtet, was unter Umständen zu einem frühen operativen Vorgehen vor der Ruptur Anlaß gibt. Eine offenbar sehr seltene Komplikation ist die Kompression der linken Koronararterie durch ein Aneurysma des linken Sinus (CHIPPS 1941, MAGIDSON und KAY 1963, ELIOT et al. 1963). Bei einem erst einige Wochen alten Säugling haben wir dies ebenfalls beobachtet. Die Koronarinsuffizienz hat bei diesem Patienten zum frühen Tod geführt. Erst bei der Sektion wurden die Verhältnisse geklärt. Eine Ruptur bereits vor der Geburt ist von MORGAN und MAZUR (1963) berichtet worden.

Hämodynamik. Ein nicht rupturiertes Aneurysma kann durch Überdehnung des Aortenklappenringes eine unter Umständen erhebliche Aortenregurgitation verursachen. Nach der Ruptur kommt es zu einem Shunt arteriellen Blutes in den Herzabschnitt, in den die Ruptur erfolgte.

STEINBERG und FINBY (1956, 1957) haben bei zwanzig Patienten nicht rupturierte Valsalvaaneurysmen angiokardiographisch nachgewiesen. Die intravenöse Kontrastmittelinjektion oder selektive Injektionen in den rechten Ventrikel sind selten in der Lage, die Mißbildung eindeutig darzustellen. Die Methode der Wahl ist die retrograde Aortographie. Nach Kontrastmittelinjektionen in die aszendierende Aorta sieht man die Aneurysmen, ob rupturiert oder nicht rupturiert. Man erkennt meist, welchem Klappensinus sie angehören und in welche Herzhöhle sie rupturiert sind. Auch Aortenregurgitationen werden dargestellt. Außer von STEINBERG und FINBY (1956, 1957) wurden Angiokardiogramme von Valsalvaaneurysmen von FALHOLT und THOMSEN (1953), MORROW et al. (1957), DÜX et al. (1961), MAGIDSON und KAY (1963) SZWEDA und DRAKE (1962) und von SEGALL et al. (1963) publiziert.

Interessant ist die von BROFMAN und ELDER (1957) angewandte Technik zur Verbesserung von Darstellungsmöglichkeiten der Valsalvaaneurysmen. Die Autoren empfehlen eine zeitlich begrenzte Kreislaufblockade während der Kontrastmittelinjektion. Sie blockieren mit einem Ballonkatheter die untere Hohlvene und führen gleichzeitig eine bilaterale Kompression der Halsgefäße durch.

Nach unserer Erfahrung ist selbst mit der Angiokardiographie und auf guten Aortogrammen oft die Differenzierung zwischen Valsalvaaneurysmen und Ventrikelseptumdefekten mit Prolaps einer Aortentasche (meist der rechten) in den Defekt, und dadurch verursachte Aortenregurgitation äußerst schwierig. Außerdem sind bisher die seltenen Aorto-linker-Ventrikel-Tunnel (S. 43) alle als rupturierte Aneurysmen des Sinus von Valsalva auf Angiokardiogrammen fehlgedeutet worden.

Die Abbildungen **97a** bis **99** zeigen Angiogramme von Valsalvaaneurysmen. Man sieht auf diesen Bildern, daß auch die Kontrastmittelinjektion in den linken Ventrikel eine gute Darstellung bringen kann. Die retrograde Aortographie ist allerdings vorzuziehen. Die Abbildung **97a** zeigt ein in den rechten Vorhof rupturiertes Aneurysma. Im seitlichen Strahlengang sieht man die Füllung des rechten Ventrikels vom rechten Vorhof aus und das Aneurysma des rechten anterioren Sinus (Abb. **97b**). Die Abbildung **98** zeigt ein nicht rupturiertes Aneurysma des rechten anterioren Sinus, das eine Aortenregurgitation verursacht.

Auf der Abbildung **99** ist das Aneurysma in den rechten Ventrikel rupturiert und verursacht eine Aortenklappeninsuffizienz.

Bei allen Fällen des Verdachts auf ein Aneurysma des Sinus von Valsalva ist eine Angiokardiographie indiziert, vorzugsweise eine Aortographie. Sie zeigt den Sinus, dem das Aneurysma angehört, ob es rupturiert ist oder nicht, und in welche Herzhöhle es rupturiert ist. Außerdem ist eine Aortenregurgitation zu erkennen und auch quantitativ zu beurteilen. Eine Differentialdiagnose ist bei Ventrikelseptumdefekten mit prolabierter Aortenklappentasche oft außerordentlich schwierig.

Zusammenfassend:

1. Valsalvaaneurysmen sind am besten aortographisch darzustellen.
2. Größe, Ruptur und Rupturrichtung sowie die Lage des Aneurysmas sind zu erkennen.
3. Eine durch ein Aneurysma verursachte Aortenregurgitation stellt sich dar.
4. Die Differenzierung von Ventrikelseptumdefekten mit prolabierter Klappe von echten Valsalvaaneurysmen kann sehr schwierig sein.

11. Aorto-linker Ventrikel-Tunnel

Erst eine Veröffentlichung von Levy und Mitarbeitern (1963) hat die Aufmerksamkeit auf diese sicher sehr seltene Mißbildung gelenkt. Bei früher von Edwards (1961), Hart (1905), Warthen (1949) und Tasaka et al. (1960) mitgeteilten Fällen wurde die Richtigkeit der Interpretation von Cooley und Mitarbeitern (1965) bezweifelt. Weitere Berichte über diese Mißbildung gibt es nicht in der Literatur.

Pathologie. Levy et al. (1963) haben die Bezeichnung Aortico-linker Ventrikel-Tunnel eingeführt. Diese Autoren haben drei Patienten beobachtet, bei denen eine Aortographie eine Aorteninsuffizienz zeigte. Bei einem dieser Patienten war außerdem ein Aneurysma des Sinus von Valsalva diagnostiziert worden, bei dem zweiten war eine Fistel einer Koronararterie vermutet worden. Erst bei dem dritten Patienten wurde die Natur der Mißbildung bei der Operation und späteren Autopsie klar, worauf dann die beiden ersten Patienten erfolgreich operiert wurden. Levy und Mitarbeiter diskutieren die Möglichkeit eines erworbenen Herzfehlers und einer kongenitalen Mißbildung und entscheiden sich schließlich für das letztere. Wenn der Herzfehler erworben wäre, könnte es sich um eine Ruptur handeln, die zu einem Hämatom geführt hat, das schließlich durch das Ventrikelseptum in den linken Ventrikel durchgebrochen ist. Diese Version wird von Levy et al. (1963) vor allem deshalb diskutiert, weil der erste Patient dieser Autoren eine Aortenstenose hatte, bei der derartige poststenotische Rupturen der Aorta beschrieben worden sind. Wenn es sich aber um eine kongenitale Mißbildung handelt, so kommt nur eine anormale zusätzliche Koronararterie als Ursache für den Tunnel in Betracht. Der Fall von Edwards (1961), unter erworbenen Herzfehlern demonstriert, gehört wahrscheinlich nicht in diese Kategorie. Der Aorto-linker Ventrikel-Tunnel darf nicht mit einem rupturierten Aneurysma des Sinus von Valsalva verwechselt werden, da der Ursprung des Tunnels oberhalb der Koronarostien liegt. Echte Aortensinusaneurysmen liegen dagegen unter der Ebene der Koronarostien. Beim Aorto-linker Ventrikel-Tunnel ist die aszendierende Aorta dilatiert, was normalerweise bei Aorteninsuffizienzen nicht der Fall ist. Der meist oberhalb des rechten Koronarostiums abgehende Tunnel führt durch das Ventrikelseptum in die Höhle des linken Ventrikels. Cooley und Mitarbeiter (1965) haben über einen Patienten berichtet, den sie im Alter von drei Tagen erstmals untersucht haben. Die Autoren betonen die Verschiedenartigkeit des Tunnels im Vergleich zu rupturierten Valsalvaaneurysmen. Auf der anderen Seite stand bei ihrem Patienten der Kanal statt mit der aszendierenden Aorta mit einem Aneurysma des rechten Sinus von Valsalva in Verbindung, und der posteriore und der linke Sinus waren ebenfalls etwas aneurysmatisch erweitert.

Hämodynamik. Durch den Tunnel kommt es zu einer erheblichen, der Größe des Tunnels entsprechenden, freien Regurgitation von Blut in den linken Ventrikel.

Aortogramme wurden von Levy et al. (1963) und Cooley et al. (1965) veröffentlicht. Wenn schon die pathologisch-anatomische Diskussion darum geht, ob es sich um rupturierte Aneurysmen des Sinus von Valsalva handelt oder um eine davon verschiedene, sehr charakteristische Mißbildung, so ist es nicht verwunderlich, daß die Aortogramme im Sinne von Valsalvaaneurysmen gedeutet wurden. So ist es uns mit unserem Patienten ergangen. Die Untersuchungen, die die Abbildungen **100 a** bis **101 b** zeigen, fanden kurz nach der Veröffentlichung von Levy et al. (1963) statt. Die Aortogramme wurden als Aneurysma des Sinus von Valsalva mit Ruptur in den linken Ventrikel gedeutet. Es handelte sich um einen sechsjährigen Jungen. Bei der Operation konnte ein Valsalvaaneurysma nicht gefunden werden. Dagegen fand sich ein zusätzliches Gefäß, dessen Ursprung etwa 1 cm oberhalb der Ebene der Koronarostien lag und das durch das Ventrikelseptum zu einer freien Mündung im linken Ventrikel führte. Nach diesen Beobachtungen handelt es sich beim Aorto-linker Ventrikel-Tunnel eindeutig um eine akzessorische Koronararterie, die durch ihr großes Lumen eine beträchtliche Menge Blut in den linken Ventrikel regurgitieren läßt. Unser Patient wurde erfolgreich operiert (Koncz 1964). Der Tunnel wurde an der Öffnung in der Aorta und an seiner Mündung im linken Ventrikel verschlossen.

Die Abbildungen **100** bis **101** zeigen sowohl im frontalen wie im seitlichen Strahlengang eine erhebliche Regurgitation von Kontrastmittel in den linken Ventrikel. Der Katheter liegt dicht oberhalb der Klappenbasis. Die aszendierende Aorta ist erheblich dilatiert. Es ist auffallend, daß sich nicht die normalen Koronararterien füllen, was sonst bei Injektionen an dieser Stelle der Fall ist. Levy und Mitarbeiter (1963) haben betont, daß die Füllung der beiden Koronararterien und des Tunnels ein angiokardiographisches Unterscheidungsmerkmal ist. Bei unserem Patienten ist dies nicht der Fall. Wer jedoch die Mißbildung kennt und daran denkt, wird die Aortogramme von denen rupturierter Valsalvaaneurysmen unterscheiden können. Man sieht eine eigenartige, geschlängelte Doppelkontur besonders im seitlichen Strahlengang und den Ursprung des Tunnels oberhalb der Klappenbasis (Abb. **101 a** und **b**).

Eine Aortographie ist beim Aorto-linker Ventrikel-Tunnel immer indiziert. Sie erlaubt eine Differenzierung von rupturierten Aneurysmen des Sinus von Valsalva und eine Beurteilung der Größe der Regurgitation.

Zusammenfassend:

1. Beim Aorto-linker Ventrikel-Tunnel stellt sich auf Aortogrammen eine geschlängelte Doppelkontur dar, die in die freie Höhle des linken Ventrikels führt.
2. Der Ursprung des Tunnels liegt über der Ebene der Koronarostien.
3. Die aszendierende Aorta ist dilatiert.
4. Eine Differenzierung von rupturierten Valsalvaaneurysmen ist möglich.
5. Die Aortographie erlaubt eine Beurteilung des Ausmaßes der Regurgitation in den linken Ventrikel und damit der Belastung des Herzens.

12. Der offene Ductus arteriosus

Es ist nicht die Aufgabe der Angiokardiographie, einen einfachen komplikationslosen offenen Ductus nachzuweisen. Angiokardiographische Untersuchungen bleiben den Fällen vorbehalten, bei denen ein Ductus mit anderen Herzfehlern kombiniert auftritt, oder bei denen die Differentialdiagnose geklärt werden muß. Dazu gehören in erster Linie das aortopulmonale Fenster und andere Läsionen, die mit ähnlichem klinischem Bild einhergehen. Außerdem ist eine angiokardiographische Untersuchung beim offenen Ductus mit pulmonaler Hypertonie und weitgehend fixiertem Lungengefäßwiderstand angezeigt.

Seit der ersten operativen Behandlung durch Gross und Hubbard (1939) hat sich eine große Zahl von Veröffentlichungen mit der Klinik des offenen Ductus arteriosus befaßt. Hier kann nur auf die wichtigsten Arbeiten eingegangen werden. Auf die Gefahr, die ein großer offener Ductus für das Leben eines Kindes im ersten Lebensjahr bedeutet, kann nicht oft genug hingewiesen werden.

Pathologie. Der offene Ductus arteriosus verbindet die Aorta mit der linken Arteria pulmonalis. Die Aortenöffnung liegt dicht hinter dem Abgang der linken Arteria subclavia. Der offene Ductus kann von verschiedener Form, Größe und Länge sein. Am häufigsten ist eine zylindrische Form mit gleichbleibendem Kaliber zwischen den beiden großen Gefäßen. Operative Schwierigkeiten können besonders dann entstehen, wenn der Ductus kurz und fensterförmig ist. Mitunter findet sich ein offener Ductus auf der rechten Seite, zwischen der Aorta und der rechten Arteria pulmonalis. Auch beidseitiger Ductus ist beschrieben worden.

Bei reinem links-rechts Shunt und normalem Lungenarteriendruck und Widerstand ist nur die linke Herzkammer hypertrophiert, und die Ventrikelhöhle ist dilatiert. Der linke Vorhof ist dann groß. Wenn der offene Ductus sehr großlumig ist und sich der Aortendruck auf die Arteria pulmonalis ungehindert fortsetzt, oder bei erhöhtem Lungengefäßwiderstand, ist auch der rechte Ventrikel hypertrophiert.

Viel Aufmerksamkeit haben die Veränderungen in den Lungenarterien, ihr Wirkungsmechanismus und ihre Entstehungsart, gefunden (Heath und Whitaker 1955, 1956, Dammann und Ferencz 1956, Dammann et al. 1957, Rowe und James 1957, Heath et al. 1958, Heath und Edwards 1958, Dammann 1959).

Wie bei anderen Herzfehlern mit einem großen links-rechts Shunt und pulmonaler Hypertonie, entwickelt sich auch beim offenen Ductus arteriosus eine Mediahypertrophie der Lungenarteriolen. Später kommen Intimaproliferationen hinzu und es entsteht im Endstadium ein hoher, fixierter Lungengefäßwiderstand. Häufig sieht man aber auch Kinder, bei denen seit dem ersten Lebensjahr ein fixierter pulmonaler Gefäßwiderstand vorhanden war. Hier bleibt von Anfang an die fetale Struktur der kleinen Lungenarterien bestehen. P. Wood (1958) hat auch auf die Bedeutung vasokonstriktorischer Faktoren in diesem Zusammenhang hingewiesen.

Hämodynamik. Im Augenblick der Geburt macht die Lungenzirkulation grundlegende Veränderungen durch. Vor der Geburt übersteigt der Druck der Arteria pulmonalis den Aortendruck um einige mm Hg. (Dawes et al. 1953, Dawes 1959). Dadurch fließt etwa zwei Drittel des Minutenvolumens des rechten Ventrikels durch den Ductus in die Aorta ab. Dawes (1959) hat beim neugeborenen Lamm nachgewiesen, daß sehr schnell nach der Geburt der hohe Lungengefäßwiderstand absinkt und das Durchflußvolumen der Arteria pulmonalis ansteigt. Gleichzeitig wird der Druck in der Arteria pulmonalis normal. Da sich auch beim Lamm der Ductus nicht sofort schließt, kommt es durch das Absinken des Lungengefäßwiderstandes und des Pulmonalarteriendruckes zu einem Shunt von Blut aus der Aorta in die Arteria pulmonalis. Beim Lamm beginnt sich der Verschluß des Ductus arteriosus bereits kurz nach der Geburt durch Konstriktionen in dieser Gefäßverbindung abzuzeichnen. Ein entsprechendes Geräusch ist beim neugeborenen Lamm für etwa zwei Tage zu hören (Dawes 1959).

Beim Menschen ist die Situation grundsätzlich die gleiche, die Veränderungen der Lungenzirkulation verlaufen nur etwas langsamer. Rowe und James (1957) und Adams und Lind (1957) haben bei Katheterisierungen von Neugeborenen bis zu zehn Tagen nach der Geburt noch einen rechts-links Shunt durch den Ductus feststellen können. Normalerweise dürfte der Ductus beim Menschen spätestens in vier bis acht Wochen nach der Geburt verschlossen sein (Patten 1930, Christie 1930, Jager und Wollenman 1945). Mitchell (1957) fand bei 100 Sektionen Neugeborener, daß das Ductuslumen am Ende der ersten Lebenswoche nicht größer als 2 mm war. Bleibt der Ductus jedoch offen, so kommt es durch ihn, je nach seiner Größe und nach der Höhe des Lungengefäßwiderstandes, zu einem links-rechts Shunt von Blut. Ein Spätverschluß des Ductus im letzten Drittel des ersten Lebensjahres ist beobachtet worden und auch von uns in einigen Fällen nachgewiesen worden.

Bei fixiertem, hohem Lungengefäßwiderstand herrscht in der Arteria pulmonalis ein Druck, der dem der Aorta gleichkommt oder den Aortendruck sogar gering übersteigt. Dies führt zu einem rechts-links Shunt venösen Blutes aus der Arteria pulmonalis in die Aorta. Dammann und Mitarbeiter (1953) haben die ersten exakten Untersuchungen bei vier Patienten mit einem offenen Ductus und rechts-links Shunt mitgeteilt. Zwei dieser Patienten waren seit ihrer Geburt zyanotisch und die Autoren vermuteten, daß bei diesen Patienten der rechts-links Shunt nicht das Endresultat eines langständigen links-rechts Shunts mit entsprechenden sekundären Veränderungen der kleinen Lungenarterien war. Erheblich zyanotisch wurden diese Patienten allerdings erst im dritten Lebensjahr. Schließlich gibt es ein großes Spektrum von Fällen mit unterschiedlicher Hämodynamik, vom unkomplizierten links-rechts Shunt mit normalem Pulmonalarteriendruck, über den links-rechts Shunt mit teils hyperkinetisch, teils durch erhöhten Gefäßwiderstand bedingtem pulmonalem Hochdruck, bis zum sogenannten „atypischen Ductus" mit reinem rechts-links Shunt.

Die Angiokardiographie zeigt beide Extremtypen dieser hämodynamischen Skala. Der hämodynamischen Situation entsprechend, und wenn eine angiokardiographische Darstellung überhaupt indiziert ist, sollte man sich zur Kontrastmittelinjektion in der Richtung des überwiegenden Shunts entschließen. Angiokardiographische Untersuchungen wurden unter vielen anderen von Steinberg et al. 1943, Jönssen et al. 1951, Goetz 1951, Abrams 1958, Künzler und Schad 1959, 1960 veröffentlicht.

Dabei handelt es sich in der Mehrzahl um rechtsseitige Kontrastmittelinjektionen zur Darstellung eines links-rechts Shunts. In Ermangelung der Möglichkeiten linksseitiger Untersuchungen hat man einen Verdünnungseffekt in der Arteria pulmonalis als charakteristisches Zeichen angesehen. Keith et al. (1958) weisen bereits auf die Vorzüge linksseitiger Kontrastmittelinjektionen hin, falls es sich um einen reinen links-rechts Shunt handelt. Die Aortographie nach der Methode von Keith und Forsyth (1950) durch eine in der Arteria brachialis eingeführte Injektionskanüle, ist bei Kleinkindern mit einem Ventrikelseptumdefekt zum Ausschluß oder Nachweis eines zusätzlichen Ductus von sehr großem Wert. Außer bei diesen Patienten bevorzugen wir die transseptale Untersuchungsmethode mit Injektion in den linken Ventrikel. Abrams (1958) hat angiokardiographische Fälle von offenem Ductus arteriosus mit pulmonaler Hypertonie und rechts-links Shunt durch intravenöse Kontrastmittelinjektion nachgewiesen.

Die Abbildungen **102** bis **111** sind einige Beispiele angiokardiographischer Darstellungen des offenen Ductus arteriosus. Die Abbildung **102** ist ein Angiokardiogramm nach Kontrastmittelinjektion in den linken Ventrikel im frontalen Strahlengang. In diesem Strahlengang kann man den Ductus nicht direkt darstellen. Man sieht aber die sehr kräftige Auffüllung der Bifurkation der Arteria pulmonalis, während der Ausflußtrakt des rechten Ventrikels und der Hauptstamm der Arteria pulmonalis frei von Kontrastmittel bleiben. Im seitlichen Strahlengang (Abb. **103**) sieht man den Ductus direkt. Er füllt unter dem Aortenbogen die Bifurkation der Arteria pulmonalis. Die Kontrastmittelinjektion in den linken Ventrikel würde gleichzeitig einen zusätzlichen Ventrikelseptumdefekt oder eine Aortenstenose darstellen.

Abbildung **104** ist wieder ein Lävogramm im frontalen Strahlengang. Füllung der Bifurkation der Arteria pulmonalis durch den Ductus. Der darunter liegende Kontrastmittelschatten ist das linke Herzohr.

Ein retrogrades Aortogramm, bei dem der Katheter über die Arteria femoralis bis in den oberen Abschnitt der deszendierenden Aorta vorgeschoben wurde, zeigt die Abbildung **105**. Hier sieht man den Ductus direkt. Er füllt die Arteria pulmonalis fast bis zur Klappenbasis. Die Abbildung **106** ist der frontale Strahlengang des gleichen Aortogramms. Die Abbildungen **107** und **108** sind nochmals Aortogramme mit Injektion in den Aortenbogen. Es füllt sich die Aorta bis zur Aortenklappenbasis und die große Bifurkation der Arteria pulmonalis unter dem Aortenbogen. Bei einem aortopulmonalen Fenster würde der Stamm der Arteria pulmonalis anterior zur Aorta zu erkennen sein.

Der Patient, dessen Angiokardiogramm die Abbildung **109** zeigt, hatte eine pulmonale Hypertonie ohne nennenswerten Shunt in beiden Richtungen. Der Ductus war sehr groß. Die Kontrastmittelinjektion erfolgt hier wegen der pulmonalen Hypertonie in die Bifurkation der Arteria pulmonalis. Man erkennt den starren Pulmonalarterienbaum mit harten sklerosierten Lungenarterienästen. Dieser Patient liegt etwa in der Mitte der Skala von reinem links-rechts Shunt, über ausgeglichene Druckverhältnisse bis zum reinen rechts-links Shunt. Das zeigen die Abbildungen **110** und **111**. Nach der Kontrastmittelinjektion in den Stamm der Arteria pulmonalis oder den rechten Ventrikel stellt sich die große Pulmonalis dar. Beachte die Pulmonalsklerose. Das Kaliber der Lungenarterien verjüngt sich in der Hilusgegend beiderseits abrupt. Die peripheren kleinen Arterienäste sind als harte und starre Gefäße zu erkennen. Man sieht auch obstruktive Läsionen. Im Gegensatz dazu ist eine weiche Lungengefäßzeichnung bei niedrigem Gefäßwiderstand vor allem auf der Abbildung **107** zu erkennen. Über den Ductus füllt sich die deszendierende Aorta (Abb. **110** und **111**).

Eine Aortographie oder eine Kontrastmittelinjektion in den linken Ventrikel ist dann indiziert, wenn bei einem links-rechts Shunt Zweifel an der Diagnose bestehen. Differentialdiagnostisch ist dabei vor allem an das aortopulmonale Fenster, das rupturierte Aneurysma des Sinus von Valsalva, den aorto-linker Ventrikel-Tunnel und das koronare arterio-venöse Aneurysma zu denken. Alle diese Mißbildungen können durch linksseitige Injektionen nachgewiesen werden. Gute Angiokardiogramme sind dann auch so charakteristisch, daß weitere differentialdiagnostische Überlegungen nicht mehr nötig sind. Eine Angiokardiographie ist auch dann indiziert, wenn Zweifel darüber bestehen, ob es sich um einen Ductus oder um einen Truncus arteriosus mit vermehrter Lungendurchblutung handelt. Bei aortopulmonalen Fenstern sind oft links- und rechtsseitige Kontrastmittelinjektionen angebracht. Bei den Fällen mit pulmonaler Hypertonie zeigt die rechtsseitige Injektion die Füllung der deszendierenden Aorta und die Einzelheiten der sklerotischen Veränderungen in den kleinen Pulmonalarterien. Bei ausgeglichenen hämodynamischen Verhältnissen ohne nennenswerten Shunt in beiden Richtungen (Abb. **109**) erkennt man das Ausmaß der Pulmonalsklerose und keine Füllung der deszendierenden Aorta.

Zusammenfassend:

1. In der Regel ist eine Angiokardiographie beim unkomplizierten Ductus arteriosus nicht indiziert.
2. Bei Zweifeln an der Diagnose oder bei pulmonaler Hypertonie mit rechts-links Shunt ist eine Angiokardiographie angezeigt.
3. Linksseitige Kontrastmittelinjektionen lassen die differentialdiagnostisch in Frage kommenden Läsionen deutlich erkennen.
4. Rechtsseitige Kontrastmittelinjektionen zeigen das Ausmaß der Pulmonalsklerose und den rechts-links Shunt.
5. Eine direkte Darstellung des Ductus gelingt im seitlichen oder linken vorderen schrägen Durchmesser.

13. Das aorto-pulmonale Fenster

Das aorto-pulmonale Fenster ist relativ selten. Wir hatten Gelegenheit, bei 6 Patienten Angiokardiogramme durchzuführen (Tab. 1, S. 15). Es gibt wohl kaum ein Herzzentrum, an dem nicht einmal ein vermeintlicher Ductus ohne Katheterisierung oder Angiokardiographie zur Operation geschickt worden wäre und wo dann bei der Operation ein aorto-pulmonales Fenster festgestellt wurde. Diese Feststellung ist um so erstaunlicher, als MORROW und Mitarbeiter (1962) bei einer Literaturübersicht festgestellt haben, daß von 56 Patienten mit einem aorto-pulmonalen Fenster nur 9 ein kontinuierliches Geräusch hatten. Von diesen hatten nur vier der insgesamt operierten Patienten eine korrekte präoperative Diagnose. Diese Autoren empfehlen zur Differentialdiagnose die Anwendung von Indikatorverdünnungskurven (BRAUNWALD und CORNELL 1961), oder die Angiokardiographie.

Pathologie. EDWARDS (1960) nennt das aorto-pulmonale Fenster einen „partiellen Truncus arteriosus communis". Bei diesem Defekt sind jedoch beide Semilunarklappen normal ausgebildet, das Ventrikelseptum ist intakt, und der Defekt zwischen der Vorderwand der Aorta und der Arteria pulmonalis beginnt direkt über den Klappen. Die Größe des Defektes schwankt zwischen einigen Millimetern und mehreren Zentimetern.

Für die Veränderungen in den kleinen Lungenarterien und Arteriolen bei pulmonaler Hypertonie, gilt das, was oben bereits im Kapitel über den offenen Ductus arteriosus gesagt worden ist. Nach MORROW und Mitarbeiter (1962) sind alle in der Literatur mitgeteilten Patienten mit einem Fenster, das größer als 1 cm war, bis zum zwanzigsten Lebensjahr gestorben.

Hämodynamik. Bei kleinen aorto-pulmonalen Fenstern besteht ein links-rechts Shunt. Für die Entwicklung einer pulmonalen Hypertonie treffen die gleichen Gesichtspunkte zu wie bei einem offenen Ductus arteriosus. Das sind auch die Fälle, die klinisch mit dem offenen Ductus verwechselt werden. Bei der Mehrzahl der Patienten ist jedoch eine pulmonale Hypertonie vorhanden, der links-rechts Shunt überwiegt aber meistens den rechts-links Shunt.

Drei der von MORROW et al. (1962) untersuchten sechs Patienten hatten eine Pulmonalregurgitation. Dies ist ein Grund dafür, daß beim Fehlen eines kontinuierlichen Geräusches und in der Gegenwart eines erhöhten Lungengefäßwiderstandes ein Ventrikelseptumdefekt bei der Katheterisierung vermutet wird, da sich im Ausflußtrakt des rechten Ventrikels ein Sauerstoffanstieg findet. Bei vier der sechs Patienten von MORROW et al. (1962) war der diastolische Blutdruck anormal niedrig.

GIRAUD und Mitarbeiter (1955) und D'HEER und van NIEUWENHUIZEN (1956) haben den Gang des Katheters aus dem Stamm der Arteria pulmonalis in die Aorta, im Gegensatz zur Katheterlage beim Ductus arteriosus ausführlich beschrieben. Trotzdem ist auch nach der Ansicht anderer Autoren eine angiokardiographische Darstellung vorzuziehen. Die angiokardiographische Darstellung erfolgt am besten durch retrograde Aortographie mit einer Kontrastmittelinjektion in die aszendierende Aorta, in den linken Ventrikel, oder bei überwiegendem rechts-links Shunt in die Arteria pulmonalis oder in den rechten Ventrikel. GASUL und Mitarbeiter (1951) haben als erste auf den Wert der retrograden Aortographie für die Diagnose des aorto-pulmonalen Fensters hingewiesen. Angiokardiogramme aorto-pulmonaler Fenster wurden von MORROW et al. 1962, NEUFELD et al. 1962 und von BOSHER und McCUE 1962, veröffentlicht.

Die Abbildungen **112** bis **115** sind von einer Patientin mit einem aorto-pulmonalen Fenster, das bei der Operation als 9 cm lang festgestellt wurde. Es bestand pulmonale Hypertonie und ein gemischter Shunt. Der sehr große Defekt wirkt hier wie eine regelrechte „common mixing chamber", was bei kleineren Defekten nicht der Fall ist. Zur genauen Darstellung der Mischungs- und Shuntverhältnisse hielten wir eine Angiokardiographie mit Injektion in den rechten und in den linken Ventrikel für angebracht. Die Kontrastmittelinjektion in den rechten Ventrikel zeigen die Abbildungen **112** und **113**. Der rechte Ventrikel ist sehr groß. Aus dem rechten Ventrikel füllt sich die aszendierende Aorta zart auf. Im seitlichen Strahlengang (Abb. **113**) erkennt man die anteriore Lage der dilatierten Pulmonalklappe und die Füllung der „common mixing chamber" der großen Gefäße.

Nach der Kontrastmittelinjektion in den linken Ventrikel (Abb. **114** und **115**) füllt sich zunächst nicht der Ausflußtrakt des rechten Ventrikels. Man erkennt im frontalen Strahlengang deutlich die intakte Aortenklappenbasis und dicht darüber den Beginn des Defektes, der bis in den Aortenbogen hineinreicht. Ein kräftiger links-rechts Shunt füllt die Arteria pulmonalis. Im Vergleich zur Abbildung **112** überwiegt der links-rechts Shunt. Im seitlichen Strahlengang sieht man die posteriore Lage der Aortenklappe. Hier erkennt man einen geringen Kontrastmittelreflux aus der dilatierten Arteria pulmonalis in den Ausflußtrakt des rechten Ventrikels. Die Größe des aorto-pulmonalen Defektes ließ sich gut abschätzen. Ein weiteres aorto-pulmonales Fenster ist in dem Kapitel über den fehlenden Aortenbogen abgebildet.

Beim Verdacht auf ein aorto-pulmonales Fenster ist eine angiokardiographische Darstellung immer angezeigt. Wenn mehr Angiokardiogramme bei unklaren Fällen gemacht würden, würden Fehldiagnosen vermieden. Am besten ist eine retrograde Aortographie oder eine Injektion in den linken Ventrikel. Bei pulmonaler Hypertonie mit erhöhtem Lungengefäßwiderstand ist eine Kontrastmittelinjektion in den rechten Ventrikel vorzuziehen. Die Größe des Defektes ist zu erkennen.

Zusammenfassend:

1. Ein Aortogramm oder eine Injektion in den linken Ventrikel zeigt das aorto-pulmonale Fenster und seine Größe. Diese Untersuchungen sind beim reinen links-rechts Shunt die Methoden der Wahl zur Differentialdiagnose.
2. Bei rechts-links Shunts ist eine Injektion in den rechten Ventrikel oder in die Arteria pulmonalis angezeigt.

3. Die Ventrikelinjektion (links oder rechts) zeigt keinen Shunt auf Ventrikelebene. Die Klappe der Arteria pulmonalis ist meist dilatiert und erlaubt eine Regurgitation in den rechten Ventrikel. Diese ist ebenfalls angiokardiographisch darzustellen.
4. Die Angiokardiographie erlaubt eine Differenzierung vom offenen Ductus, rupturierten Aneurysma des Sinus von Valsalva, aorto-linker Ventrikel-Tunnel, koronaren arterio-venösen Aneurysma und vom Truncus arteriosus communis.

14. Der Ventrikelseptumdefekt

Bei der Mehrzahl der Patienten mit isoliertem und unkompliziertem Ventrikelseptumdefekt genügt der Nachweis des Defektes durch die Herzkatheterisierung (Bing et al. 1947, Dexter et al. 1947). Bis zur Entwicklung relativ leicht durchführbarer Methoden zur Kontrastmittelinjektion in den linken Ventrikel hat sich die Angiokardiographie darauf beschränkt, durch intravenöse Kontrastmittelinjektionen Füllungsdefekte im rechten Ventrikel, oder durch selektive Injektionen in den rechten Ventrikel oder in die Arteria pulmonalis, Ventrikelseptumdefekte durch eine Wiederauffüllung des rechten Herzens indirekt nachzuweisen. Der Drang zur Verfeinerung der diagnostischen Methoden hat unter anderem den Nachweis von Ventrikelseptumdefekten durch Indikatorverdünnungsmethoden ermöglicht. Keine dieser Methoden gestattet eine genaue Beurteilung der Größe, Lage und Zahl von Ventrikelseptumdefekten. Die direkte angiokardiographische Darstellung von Ventrikelseptumdefekten ist im Angiokardiogramm nach Kontrastmittelinjektionen in den linken Ventrikel jedoch möglich. Selbst mit den sehr empfindlichen Indikatorverdünnungsmethoden scheitert häufig der Nachweis sehr kleiner Defekte. Moncado und Mitarbeiter (1963) glauben, daß die direkte Angiokardiographie den Kathetermethoden zum Nachweis kleiner Defekte überlegen ist. Wir möchten noch weiter gehen und behaupten, daß es uns mit empfindlichen Indikatormethoden nach Injektion des Indikators in den linken Ventrikel mitunter nicht gelungen ist, kleine Defekte nachzuweisen, die sich angiokardiographisch deutlich dargestellt haben. Im allgemeinen geht es aber nicht um diese kleinen Defekte, sondern um die Lage und Größe signifikanter Ventrikelseptumdefekte und ihre Zahl. Die Einteilung dieses Kapitels soll unterstreichen, daß angiokardiographisch membranöse Defekte, solche mit Aorteninsuffizienz, muskuläre Defekte und Defekte mit Shunt vom linken Ventrikel in den rechten Vorhof, angiokardiographisch voneinander zu differenzieren sind. Moncado und Mitarbeiter (1963) unterscheiden angiokardiographisch sogar noch zwischen hohen und tiefen muskulären Ventrikelseptumdefekten. Die Pathologie, Klinik und Diagnose des Ventrikelseptumdefektes ist unter vielen anderen von Taussig (1947), Selzer und Laqueur (1951), Engle (1954), Blount et al. (1955), Zacharioudakis et al. (1957), Gasul et al. (1957), Edwards (1960), Dammann et al. (1960), Lynfield et al. (1961) und Lambert et al. (1963) ausführlich besprochen worden.

a) Membranöser Ventrikelseptumdefekt, einschließlich Eisenmenger Komplex und Ventrikelseptumdefekt mit Aorteninsuffizienz

Pathologie. Edwards (1960) unterscheidet vier Gruppen von Ventrikelseptumdefekten: 1. Defekte zwischen den Ausflußbahnen der beiden Ventrikel, 2. Defekte zwischen den Einflußbahnen der Ventrikel, 3. Defekte, die sowohl die Einfluß- als auch die Ausflußbahnen betreffen, und 4. Defekte zwischen dem linken Ventrikel und dem rechten Vorhof.

Die Defekte der Einflußbahnen der zweiten Gruppe dieser Einteilung sind reine muskuläre Ventrikelseptumdefekte und im Absatz b (S. 49) dieses Kapitels abgehandelt. Die Defekte der vierten Gruppe sind membranöse Ventrikelseptumdefekte mit einer Verbindung zwischen dem linken Ventrikel und dem rechten Vorhof. Sie sind im Absatz c (S. 49) besprochen.

Die Ausflußtraktdefekte unterteilt Edwards (1960) weiter in solche, die vom rechten Ventrikel aus gesehen oberhalb der Crista supraventricularis liegen und in Defekte unterhalb der Crista. Die unter der Crista liegenden Defekte sind die weitaus häufigsten. Es sind membranöse Ventrikelseptumdefekte, deren oberer Rand direkt an die Crista supraventricularis grenzt. Mitunter liegt der Defekt teilweise unter den Chordae tendineae der Trikuspidalklappe. Selten sind die über der Crista liegenden Defekte des Ventrikelseptums. Diese liegen direkt unter der Pulmonalklappe und unter der Aortenklappe. Durch die direkte subaortale Lage und die Angrenzung an die rechte Aortenklappentasche erscheint die Aorta wie dextroponiert, eine Bezeichnung, die nach Edwards (1960) für diese Defekte aber nicht angebracht ist. Bei diesen oberhalb der Crista liegenden Defekten handelt es sich eigentlich nicht um membranöse Defekte, sondern um einen Substanzverlust über dem membranösen Septum. Die Defekte in Edwards dritter Gruppe, die sich auf den Einfluß- und Ausflußtrakt beziehen, sind ebenfalls selten und liegen mehr unter dem septalen Segel der Trikuspidalklappe im Bereich des membranösen Septums. Es sind Defekte, die ihrer Lage entsprechend, mehr zum Canalis atrioventricularis communis gehören. Die Mitral- und Trikuspidalklappen sind allerdings intakt.

Taussig und Semans (1940) haben ein Herz autoptisch beschrieben, bei dem ein Ventrikelseptumdefekt mit einer Aorteninsuffizienz kombiniert war. Die rechte Aortenklappentasche lag tiefer als die beiden anderen Klappentaschen. Die Aorta war „dextroponiert". Die Autoren bezeichnen diese Mißbildung als einen Ventrikelseptumdefekt vom Eisenmengertyp mit Aorteninsuffizienz (EISENMENGER 1898). Der sogenannte „Eisenmenger-Komplex" ist durch einen hohen Lungengefäßwiderstand gekennzeichnet. Die Aorteninsuffizienz ist kein Charakteristikum des „Eisenmenger-Komplexes". Man neigt heute mehr dazu, dieses „Überreiten" der Aorta als eine rein pathologisch-anatomische Variante aufzufassen, bei der das „Überreiten" hämodynamisch von untergeordneter Bedeutung ist. Den sogenannten Eisenmenger-Komplex gibt es mit großer und mit kleiner Aorta. Der hohe Lungengefäßwiderstand des „Eisenmenger-Komplexes" wird heute vorzugsweise als „Eisenmenger-Reaktion" bezeichnet, da sich der hohe Lungengefäßwiderstand bei allen Herzfehlern mit großem links-rechts Shunt entwickeln kann. An der Beobachtung von TAUSSIG und SEMANS (1940) ist jedoch die zusätzliche Aorteninsuffizienz von Interesse.

Größere Gruppen von Patienten mit dieser Kombination wurden kürzlich von KECK und Mitarbeitern (1963) und von NADAS und Mitarbeitern (1964) beschrieben. Die Hälfte der 18 Patienten von KECK und Mitarbeitern (1963) hatte eine zusätzliche Infundibulumstenose des rechten Ventrikels. NADAS und Mitarbeiter (1964) haben 34 Patienten mit zusätzlicher Aorteninsuffizienz, die etwa 5% ihrens Gesamtkrankengutes mit Ventrikelseptumdefekt ausmachen. Die Autoren sind der Meinung, daß die Aorteninsuffizienz nicht von Geburt an besteht, sondern sich zwischen dem zweiten und zehnten Lebensjahr entwickelt. Es handelt sich um membranöse Defekte, die sich zum Teil auch in das muskuläre Ventrikelseptum ausdehnen. Nach NADAS und Mitarbeitern (1964) prolabiert meist die rechte Aortenklappentasche in den Defekt und kann dort eine Obstruktion des Ausflußtraktes verursachen. Wir haben dies ebenfalls bei einigen Patienten gesehen und einen erheblichen Druckgradienten zwischen rechtem Ventrikel und Arteria pulmonalis nachweisen können, ohne Anhalt für eine sonstige organische Infundibulumstenose.

Bei kleinen Defekten ist nur der linke Ventrikel hypertrophiert, bei großen Defekten sind beide Ventrikel hypertrophiert. Bei weitgehenden strukturellen Veränderungen der Lungenarterien, wie sie bei pulmonaler Hypertonie charakteristisch sind, überwiegt die Hypertrophie des rechten Ventrikels meist die des linken Ventrikels. Für diese strukturellen Schädigungen der kleinen Lungenarterien und Arteriolen gilt das gleiche, was bereits in dem Kapitel über den offenen Ductus arteriosus gesagt wurde. Im Vordergrund stehen die Mediahypertrophie der Gefäße und die Intimaproliferationen (HEATH und WHITAKER 1956, DAMMANN und FERENCZ 1956, DAMMANN et al. 1957, HEATH und EDWARDS 1958, HEATH et al. 1958).

Hämodynamik. Bei kleinen Defekten sind die Drucke in den beiden Ventrikeln normal. Es besteht also ein Druckgefälle zwischen dem linken und rechten Ventrikel, wodurch es zu einem links-rechts Shunt kommt. Die kurzgeschlossene Blutmenge ist relativ gering, so daß eine volumenbedingte, hyperkinetische Druckerhöhung im rechten Herzen nicht entsteht. Bei großen Defekten setzt sich der hohe Druck des linken Ventrikels ungehindert auf den rechten Ventrikel fort. Bei vielen dieser Patienten ist der Lungengefäßwiderstand für lange Zeit niedrig, und es kommt zu einem sehr großen links-rechts Shunt mit hyperkinetischer, volumenbedingter pulmonaler Hypertonie. Wenn der Lungengefäßwiderstand von vornherein hoch bleibt oder sich im Laufe der Jahre die oben genannten strukturellen Veränderungen der Lungenarterien entwickeln, ist der links-rechts Shunt klein, bis unter Umständen sogar ein gemischter Shunt oder überwiegender rechts-links Shunt entsteht.

Angiokardiographische Darstellungen von Ventrikelseptumdefekten wurden von CASTELLANOS (1938), STEINBERG et al. (1943), DOTTER und STEINBERG (1950), GASUL et al. (1953), FIGLEY et al. (1956), ROBB und STEINBERG (1953) und KÜNZLER und SCHAD (1960) veröffentlicht. Diese Autoren benutzen überwiegend noch rechtsseitige Injektionen zur mehr indirekten Darstellung. Direkte linksseitige Angiokardiogramme haben LEHMAN et al. (1957), KJELLBERG et al. (1959), TORI und GASURI (1960), DOTTER (1960), BROCKENBROUGH und BRAUNWALD (1960), AMPLATZ et al. (1961), KJELLBERG et al. (1961), MONCADO et al. (1963), BARON et al. (1963) und BEUREN und APITZ (1963) durchgeführt.

Membranöse Ventrikelseptumdefekte zeigen die Abbildungen **116** bis **131**. Die Abbildung **116** soll lediglich zeigen, daß im frontalen Strahlengang, dem Verlauf des Ventrikelseptums entsprechend, eine direkte Darstellung des Defektes nicht zu erwarten ist. Man sieht jedoch den großen links-rechts Shunt durch die Auffüllung des Ausflußtraktes des rechten Ventrikels und der dilatierten Arteria pulmonalis. Im linken vorderen schrägen Durchmesser ist dagegen das Ventrikelseptum orthograd getroffen. Man erkennt daher die Lage und Größe des Ventrikelseptumdefektes (Abb. **117**). Da bei den modernen Blattfilmwechslern die beiden Ebenen im Winkel von 90° zueinander stehen, erhält man dann gleichzeitig Aufnahmen im rechten vorderen schrägen Durchmesser (Abb. **118**). In diesem Strahlengang ist die Mitralklappe gut zu erkennen. Auch die Abbildungen **119** und **120** zeigen große, membranöse Ventrikelseptumdefekte. Im Vergleich dazu sieht man ein kleines Shuntvolumen durch einen membranösen Defekt auf der Abbildung **121**. Auf der Abbildung **122** ist der Defekt noch kleiner. Die Abbildung **123** zeigt den Defekt im membranösen Septum dicht unter der Aortenklappe. Die Größe dieser Defekte läßt sich leicht beurteilen, wenn man als Anhaltspunkt die Größe des Herzkatheters benutzt, wie er sich auf dem Angiokardiogramm darstellt. Ein kleiner Defekt läßt nur eine Teilfüllung des rechten Ventrikels zu (Abb. **124**), während sich durch einen großen Defekt der ganze Ventrikel mit Kontrastmittel füllt (Abb. **125**).

Die Abbildung **126a** ist von einem Patienten mit einem großen, membranösen Ventrikelseptumdefekt mit Aorteninsuffizienz und rechtem Aortenbogen. Der linke Ventrikel ist erheblich dilatiert. Die Kontrastmittelinjektion in den linken Ventrikel läßt die Aorteninsuffizienz weder im frontalen noch im seitlichen Strahlengang erkennen. Erst die retrograde Aortographie zeigt bei dem gleichen Patienten das Ausmaß der Aortenregurgitation und die prolabierte Aortenklappentasche (Abb. **126b**).

Im Angiokardiogramm lassen sich ebenfalls strukturelle Veränderungen der kleinen Lungenarterien mit erhöhtem Lungengefäßwiderstand von normalen Lungenarterien unterscheiden. Der Patient der Abbildung **127** hatte einen normalen Lungengefäßwiderstand. Nach der Kontrastmittelinjektion in den rechten Ventrikel füllt sich nicht frühzeitig die Aorta. Beachte die diffus bis in die Peripherie beider Lungenfelder vermehrte Gefäßzeichnung. Im Gegensatz dazu hatte der Patient der Abbildung **128** einen erhöhten Lungengefäßwiderstand (Eisenmenger-Reaktion). Hier kommt es daher nach der Kontrastmittelinjektion in den rechten Ventrikel zu einer frühen Füllung der Aorta. Die plötzliche Verjüngung des Kalibers der Lungenarterienäste in der Hilusgegend beiderseits ist auffallend. Die weiteren Verzweigungen stellen sich nur noch als dünne, harte Gefäßstrenge bis in die Peripherie der Lungenfelder dar. Dieser Patient hatte eine erhebliche Rechtshypertrophie, wodurch das Ventrikelseptum für die direkte Darstellung im seitlichen Strahlengang in eine etwas günstigere Ebene gerät. Daher erkennt man auf der Abbildung **129** den großen Ventrikelseptumdefekt direkt. Durch den hohen Lungengefäßwiderstand füllt sich nach rechtsseitiger Injektion der linke Ventrikel durch den Defekt. Eine linksseitige Injektion hätte in diesem Fall den Defekt nicht oder nicht so deutlich dargestellt. Auch bei dem Patienten der Abbildung **130 a** handelte es sich um einen membranösen Defekt mit hohem Lungengefäßwiderstand (Eisenmenger) und großem rechts-links Shunt. Beachte die frühe Füllung der Aorta nach der Injektion in den rechten Ventrikel und die Pulmonalsklerose. Der seitliche Strahlengang läßt wieder den Defekt und die nicht stenosierte Pulmonalklappe erkennen (Abb. **130 b**). Auch die Abbildung **131** zeigt nach der Kontrastmittelinjektion in den rechten Ventrikel die Füllung beider großen Gefäße beim Eisenmenger-Komplex.

b) Muskulärer Ventrikelseptumdefekt

Die Defekte des muskulären Ventrikelseptums können in jedem Abschnitt des muskulären Septums vorkommen. Häufig findet man sie unter dem septalen Segel der Trikuspidalklappe, oder auch in der Spitzenregion des Septums. Multiple muskuläre Ventrikelseptumdefekte sind nicht selten.

Hämodynamisch bestehen keine wesentlichen Unterschiede zum membranösen Septumdefekt. Die hämodynamischen Auswirkungen richten sich allein nach der Größe des Defektes und nach dem Verhalten des Lungenkreislaufes. Muskuläre Ventrikelseptumdefekte können groß oder klein sein. Die früher vorherrschende Meinung, daß muskuläre Defekte immer klein sind und membranöse Defekte immer groß sind, ist nicht zutreffend.

Moncado und Mitarbeiter (1963) haben auch angiokardiographisch zwischen hohen, meist im Ausflußtrakt sitzenden Defekten und tiefen muskulären Defekten unterschieden. Auf den Abbildungen **132** bis **134** sind muskuläre Ventrikelseptumdefekte dargestellt. Auf der Abbildung **132** liegt der Defekt im Ausflußtrakt des rechten Ventrikels. Man erkennt darüber das intakte membranöse Septum. Der seitliche Strahlengang (Abb. **133**) läßt den Defekt in der Spitzenregion des muskulären Septums gut erkennen, ebenso der frontale Strahlengang (Abb. **134**). Die Abbildung 132 zeigt nur ein kleines Shuntvolumen; die Abbildungen 133 und 134 lassen dagegen eine beträchtliche Menge Kontrastmittel im rechten Ventrikel erkennen. Der Defekt auf der Abbildung 134 ist sogar größer als die meisten membranösen Defekte.

c) Ventrikelseptumdefekt mit Shunt vom linken Ventrikel in den rechten Vorhof

Pathologie. Es gibt Defekte des membranösen Ventrikelseptums, die oberhalb des Ansatzes des septalen Segels der Trikuspidalklappe in den Boden des rechten Vorhofs führen. Bei dieser Form ist die Trikuspidalklappe intakt. Bei anderen Defekten ist eine Unterbrechung des septalen Segels der Trikuspidalklappe in der Form eines doppelten Trikuspidalorifiziums vorhanden. Wenn die beiden Teile des Trikuspidalklappensegels mit den freien Rändern des Septumdefektes verwachsen sind, führt der Defekt direkt vom linken Ventrikel in den rechten Vorhof. Bei einer weiteren Form dieser Defekte besteht eine Verbindung zwischen dem linken und dem rechten Ventrikel und durch einen Spalt im Trikuspidalklappensegel auch mit dem rechten Vorhof. Über diese Defekte wurde ausführlich von Perry et al. (1949), Stahlman et al. (1955), Ferencz (1957), Braunwald und Morrow (1960) und Levy und Lillehei (1962) berichtet.

Die *hämodynamische* Störung liegt in einem links-rechts Shunt vom linken Ventrikel in den rechten Vorhof, oder in den rechten Ventrikel und in den rechten Vorhof. Bei einem Teil der Patienten ist das Shuntvolumen nur gering, andere haben aber auch große Defekte mit großem Shuntvolumen. Der Lungengefäßwiderstand war bei den bisher mitgeteilten Fällen normal.

Septumdefekte zwischen dem linken Ventrikel und dem rechten Vorhof wurden angiokardiographisch von Braunwald und Morrow (1960) diagnostiziert. Wir haben bei sechs Patienten (Tab. 1, S. 15) angiokardiographische Untersuchungen durchgeführt. Die Abbildungen **135** bis **137** zeigen solche Angiokardiogramme. Die Defekte werden am besten im seitlichen Strahlengang nach Injektion in den linken Ventrikel dargestellt. Man sieht dann meistens einen scharfen, relativ dünnen Kontrastmittelstrahl aus dem linken Ventrikel in den rechten Vorhof (Abb. **135** und **136**). Im frontalen Strahlengang (Abb. **137**) erkennt man den Defekt nicht direkt, sieht aber die kontrastreiche Darstellung des großen rechten Vorhofs, wenn es sich um einen größeren Shunt handelt. Es ist uns nicht gelungen, Einzelheiten der Trikuspidalklappe darzustellen.

Die angiokardiographische Darstellung von Ventrikelseptumdefekten ist mit Kontrastmittelinjektionen in den linken Ventrikel sehr lohnend. Sie bietet in vielen Fällen eine zusätzliche Sicherheit für die Diagnostik. Eine indirekte Darstellung durch rechtsseitige Kontrastmittelinjektionen ist nicht empfehlenswert. Rechtsseitige Injektionen sind nur noch bei pulmonaler Hypertonie mit hohem Lungengefäßwiderstand angezeigt. Direkte Darstellungen der

Defekte erlauben eine genaue Bestimmung der Lage und Größe der Defekte und eine Beurteilung des Shuntvolumens. Multiple Defekte können dargestellt werden. Die Lagerung des Patienten erfolgt am besten in den linken vorderen schrägen Durchmesser. Für den Nachweis von Defekten mit Aorteninsuffizienz ist die retrograde Aortographie besonders geeignet.

Auch muskuläre Ventrikelseptumdefekte sind gut von membranösen Defekten zu unterscheiden. Für den Nachweis kleiner Defekte mit sonst schwer faßbarem Shunt ist die Angiokardiographie nach Injektionen in den linken Ventrikel die ideale Methode. Wir haben in keinem Fall Ventrikelseptumdefekte mit empfindlichen Indikatormethoden nachgewiesen und diese dann nicht angiokardiographisch erkennen können, wenn beide Untersuchungsmethoden angewandt wurden. Umgekehrt war dies jedoch wiederholt der Fall.

Septumdefekte mit Shunt vom linken Ventrikel in den rechten Vorhof werden mit der Herzkatheterisierung allein oft als Vorhofseptumdefekte fehlgedeutet. Angiokardiographisch ist ihr Nachweis eindeutig.

Zusammenfassend:

1. Die Angiokardiographie mit Kontrastmittelinjektion in den linken Ventrikel erlaubt eine genaue Differenzierung zwischen membranösen, muskulären und multiplen Ventrikelseptumdefekten und von Defekten mit Shunt vom linken Ventrikel in den rechten Vorhof.
2. Lage und Größe der Defekte und das Shuntvolumen können beurteilt werden.
3. Bei erhöhtem Lungengefäßwiderstand mit überwiegendem rechts-links Shunt erfolgt die Kontrastmitteldarstellung am besten in den rechten Ventrikel. Eine Beurteilung des Ausmaßes der Pulmonalgefäßveränderungen ist dann möglich.
4. Ventrikelseptumdefekte mit Aorteninsuffizienz werden am besten durch Aortographie nachgewiesen. Das Ausmaß der Aortenregurgitation kann so am besten beurteilt werden. Seitlicher Strahlengang.
5. Defekte mit Shunt vom linken Ventrikel in den rechten Vorhof werden am besten im seitlichen Strahlengang dargestellt. Für die anderen Defekte ist der linke vordere schräge Durchmesser der beste Strahlengang.

15. Der Canalis atrio-ventricularis communis persistens

Für den Canalis atrio-ventricularis communis gilt seit der Einführung linksseitiger Kontrastmittelinjektionen das gleiche wie für die Ventrikelseptumdefekte. Auch hier haben sich durch die direkte Angiokardiographie die Differenzierungsmöglichkeiten erheblich verbessert. Früher galt für intravenöse Kontrastmittelinjektionen oder für solche in die Arteria pulmonalis, eine sofortige diffuse Füllung aller Herzabschnitte als indirektes Zeichen für einen Canalis atrio-ventricularis communis.

Pathologie. Beim persistierenden Canalis atrio-ventricularis communis handelt es sich um einen Defekt des Vorhofseptums vom Ostium primum-Typ und um einen Defekt im Endokardkissengebiet. Der Defekt im Vorhofseptum liegt im untersten Teil des Septums, unter der Fossa ovalis. Der untere Rand des Defektes liegt an den mehr oder weniger mißgebildeten atrio-ventrikulären Klappen. Außerdem ist unter den atrio-ventrikulären Klappen noch ein Defekt im Ventrikelseptum vorhanden. Wakai und Edwards (1956) unterteilen den persistierenden Canalis atrio-ventricularis communis in drei Formen: 1. komplette Form, 2. inkomplette Form, 3. Übergangsformen. Die komplette Form ist durch eine weitgehende Mißbildung der Mitral- und Trikuspidalklappe charakterisiert. Das anteriore Segel der Mitralklappe und das septale Segel der Trikuspidalklappe sind in zwei Teile gespalten. Im Grunde handelt es sich um eine gemeinsame Atrioventrikularklappe. Zum Teil sind die Chordae tendineae verkürzt. Außer dem Defekt im unteren Teil des Vorhofseptums ist ein Defekt im muskulären Ventrikelseptum vorhanden, der direkt unter dem freien Rand des anterioren und posterioren Segels der gemeinsamen Atrioventrikularklappe liegt. Das membranöse Ventrikelseptum fehlt unter Umständen völlig.

Bei der partiellen Form des Canalis atrio-ventricularis communis ist ein Ventrikelseptumdefekt nicht vorhanden. Es findet sich ein großer Vorhofseptumdefekt vom Ostium primum-Typ und ein Spalt im anterioren Segel der Mitralklappe, der eine Schlußunfähigkeit dieser Klappe verursacht. Die Trikuspidalklappe ist intakt.

Bei den Übergangsformen ist auch das septale Segel der Trikuspidalklappe mehr oder weniger tief gespaltet. Auch Campbell und Missen (1957) weisen auf diese Übergangsformen hin.

Lungengefäßveränderungen mit Mediahypertrophie und schließlich auch Intimaproliferationen entstehen beim Canalis atrio-ventricularis communis unter den gleichen Gesichtspunkten wie bei den anderen Herzfehlern mit großem links-rechts Shunt.

Hämodynamik. Shuntrichtung und Größe hängen von der Größe der Defektanteile im Vorhof- und Ventrikelseptum ab. Durch den Vorhofseptumdefekt kommt es zu einem links-rechts Shunt. Eine Mitralregurgitation ist immer vorhanden, bei gespaltenem Trikuspidalsegel auch eine Trikuspidalinsuffizienz. Ein links-rechts Shunt auf Ventrikelebene kann auch durch die Mitralinsuffizienz entstehen, selbst wenn das Ventrikelseptum eigentlich intakt ist. Ebenso besteht ein links-rechts Shunt aus dem linken Ventrikel in den rechten Vorhof.

Einfache klinische Methoden, wie die Elektrokardiographie (Burchell et al. 1960) und die Vektorkardiographie (Liebman und Nadas 1960, Stoermer und Beuren 1964) sowie die Herzkatheterisierung erlauben zwar die grundsätzliche Diagnose Ostium primum-Defekt – Canalis atrio-ventricularis communis, nicht aber eine exakte Feststellung des Schweregrades der Mißbildung. So kann zum Beispiel der größte Teil des links-rechts Shunts auf Vorhof- oder auf Ventrikelebene liegen. Eine Differenzierung ist angiokardiographisch möglich, was unter Umständen beim Kleinkind über die Anlage einer Muller-

Dammann-Bandage entscheidet (MULLER und DAMMANN 1952). Diese Operation ist bei einem Shunt proximal zur Atrioventrikularebene kontraindiziert.

Direkte Darstellungen von Endokardkissendefekten nach linksseitigen Kontrastmittelinjektionen sind von BRAUNWALD et al. (1959), KJELLBERG et al. (1959), BARON et al. (1964) und von THURN et al. (1964) veröffentlicht worden. In diesen Arbeiten zeigen BRAUNWALD et al. (1959), daß sich nach einer Injektion in den linken Ventrikel bei einem unkomplizierten Vorhofseptumdefekt nicht der linke Vorhof füllt. Bei einem inkompletten Canalis atrio-ventricularis communis dagegen sieht man die Mitralregurgitation und den Spalt im anterioren Segel der Mitralklappe. Bei der inkompletten Form kommt es auch zu einer Kontrastmittelfüllung des rechten Vorhofs aus dem linken Vorhof. Die komplette Form ist durch einen direkten Kontrastmittelübertritt in den rechten Ventrikel und die Mitralregurgitation zu erkennen. Ein getrennter Vorhof- und Ventrikelseptumdefekt sind dadurch zu differenzieren, daß sich nach Injektion in den linken Ventrikel nur der rechte Ventrikel füllt, nicht der rechte Vorhof, und daß die Mitralklappe intakt ist. BARON und Mitarbeiter (1964) zeigen ebenfalls die inkomplette und komplette Form im Angiokardiogramm. Wir können diese Beobachtungen bestätigen. Nach unserer Erfahrung bestehen für die genaue angiokardiographische Differenzierung aber auch Schwierigkeiten: Der günstigste Strahlengang für die Darstellung des Mitralklappenspaltes ist der frontale Strahlengang. In diesem ist es oft aber nicht zu erkennen, ob sich der rechte Ventrikel direkt auffüllt oder über den rechten Vorhof. Wenn man den Ventrikelseptumdefekt darstellen will, muß der Patient in den linken vorderen schrägen Durchmesser gelagert werden. In diesem gehen aber wieder Einzelheiten der Darstellung der Mitralklappe verloren. In einem Fall haben wir im linken vorderen schrägen Durchmesser einen breiten Defekt direkt dargestellt und auch wegen des Elektrokardiogramms angenommen, daß es sich um einen Canalis atrio-ventricularis handelt. Bei der Operation wurde jedoch nur ein membranöser Ventrikelseptumdefekt der üblichen Form gefunden. Es ist also Vorsicht bei der Interpretation dieser Angiokardiogramme geboten. Je nach dem, was man für die angiokardiographische Darstellung für wichtiger hält, die Mitralklappe oder den Ventrikelseptumdefekt, sollte der Patient in den frontalen oder schrägen Durchmesser gelagert werden. Wenn man die schrägen Durchmesser wählt, so hat man mitunter den Vorteil, daß der linke schräge Durchmesser das Ventrikelseptum orthograd trifft und die Mitralklappe im rechten schrägen Durchmesser gut zu beurteilen ist. Dies ist jedoch nicht unbedingt der Fall. Wenn es trotz Vorhofseptumdefekt nicht gelingt, den Angiokardiographiekatheter in den linken Ventrikel einzuführen und dort zu halten, empfiehlt sich die Einführung des transseptalen Katheters mit der entsprechenden Punktionsnadel, wenn auch meist eine direkte Punktion nicht notwendig ist. Die Abbildungen **138** bis **144** zeigen Darstellungen von Endokardkissendefekten.

Für die Abbildung **138** wurde der frontale Strahlengang gewählt. Es handelt sich um einen kompletten Canalis atrio-ventricularis communis. Man sieht den tiefen Spalt im anterioren Mitralklappensegel und eine direkte Füllung des rechten Vorhofs aus dem linken Ventrikel. Der Ventrikelseptumdefekt ist in diesem Strahlengang nicht direkt dargestellt, man sieht aber eine sehr frühe Füllung der Arteria pulmonalis, noch bevor das Kontrastmittel aus dem rechten Vorhof dort sein kann. Bei dem Patienten der Abbildung **139** handelte es sich um einen inkompletten Canalis atrio-ventricularis communis. Deutlich ist der Spalt im Mitralklappensegel und seine unregelmäßige Begrenzung. Auf der Abbildung **140a** sieht man bei der inkompletten Form des Canalis das mißgebildete Mitralsegel und zunächst eine Füllung des linken Vorhofs und dann auch des rechten Vorhofs. Der seitliche Strahlengang (Abb. **140b**) zeigt dagegen keine Einzelheiten der Mißbildung. Die Abbildung **141** ist wieder von einem Patienten mit einem inkompletten Canalis atrio-ventricularis communis. Der Spalt im Mitralklappensegel ist auch hier deutlich dargestellt. Aus dem linken Ventrikel kommt es nur zu einer Mitralregurgitation. Der rechte Vorhof füllt sich dann erst aus dem linken Vorhof auf. Im rechten vorderen schrägen Durchmesser (Abb. **142**) erkennt man die Mißbildung der Mitralklappe nur teilweise. Komplette Formen sind wieder auf den Abbildungen **143a** bis **144** abgebildet. Im linken vorderen schrägen Durchmesser ist das Ventrikelseptum orthograd getroffen und man sieht, daß der Defekt im membranösen und im muskulären Septum liegt. Es füllen sich der rechte Vorhof und der rechte Ventrikel gleichzeitig mit Kontrastmittel. Im rechten vorderen schrägen Durchmesser (Abb. **144**) sieht man die Mitralregurgitation und den sehr schnell auftretenden Kontrastmittelschatten im rechten Ventrikel. Das Mitralklappensegel ist unregelmäßig begrenzt.

Die Aufnahmen zeigen, daß die direkte Angiokardiographie sehr viel zur genauen Differentialdiagnose des Canalis atrio-ventricularis communis beitragen kann. Keine andere Untersuchungsmethode gestattet so viel Einblick in die anatomische Struktur und in den Schweregrad der Mißbildung.

Zusammenfassend:

1. Im direkten Angiokardiogramm ist die komplette von der inkompletten Form des Canalis atrio-ventricularis communis zu unterscheiden.
2. Im frontalen Strahlengang kann die Tiefe des Spaltes im anterioren Segel der Mitralklappe deutlich beurteilt werden.
3. Außer dem Spalt erkennt man häufig eine sehr unregelmäßige Begrenzung des Mitralklappensegels.
4. Im frontalen Strahlengang erkennt man, ob sich der rechte Vorhof direkt aus dem linken Ventrikel oder erst über den linken Vorhof füllt.
5. Der Ventrikelseptumdefekt ist im linken vorderen schrägen Durchmesser am besten darzustellen. Man sieht dann, daß er im muskulären und membranösen Teil des Septums liegt.
6. Im frontalen Strahlengang ist das Vorhandensein eines Ventrikelseptumdefektes nur daran zu erkennen, daß sich die Arteria pulmonalis gleichzeitig mit dem rechten Vorhof füllt.
7. Der rechte vordere schräge Durchmesser zeigt ebenfalls mitunter Einzelheiten der Mitralklappenmißbildung und eine frühe Füllung des Ausflußtraktes des rechten Ventrikels durch den Ventrikelseptumdefekt. Mitralregurgitation ist hier gut zu erkennen.

16. Das Aneurysma des Ventrikelseptums

Aneurysmen des Ventrikelseptums sind sehr selten. LEV und SAPHIR (1938) fanden in der Literatur Berichte über 70 Patienten, STEINBERG (1957) später etwa 80 Patienten. LEV und SAPHIR (1938) sind der Meinung, daß es sich um eine kongenitale Mißbildung handelt. Pathologisch-anatomische und zum Teil klinische Berichte stammen von CANNELL (1930), RAE (1936), LEV und SAPHIR (1938), LECKERT und STERNBERG (1950), ROGERS et al. (1952), CLARK und WHITE (1952), STEINBERG (1957), SHUMACKER und GLOVER (1963) und von DAS et al. (1964). Angiokardiogramme enthalten die Arbeiten von STEINBERG (1957) und von SHUMACKER und GLOVER (1963).

Pathologie. Aneurysmen des Ventrikelseptums sind im membranösen Ventrikelseptum beschrieben worden. Sie liegen dicht unter der Aortenklappe und wölben sich entweder in den Ausflußtrakt des rechten Ventrikels oder in den rechten Vorhof oberhalb des septalen Segels der Trikuspidalklappe vor. Nach MALL (1912) handelt es sich um die Folge einer anormalen Position der Aorta im Sinne einer Dextroposition und um eine Verlagerung des muskulären Ventrikelseptums nach links, wodurch das membranöse Septum in eine mehr horizontale Lage gerät. Diese Theorie muß nicht unbedingt für jedes Aneurysma des membranösen Septums zutreffen.

Die 39 Jahre alt gewordene Patientin von LECKERT und STERNBERG (1950) hatte zusätzlich eine Fenestrierung der rechten Aortenklappentasche. Bei einem der beiden Patienten von ROGERS und Mitarbeitern (1952) lag das Aneurysma im oberen Drittel des Septums an der Grenze zwischen dem muskulären und membranösen Septum. Beim zweiten Patienten dieser Autoren lag das Aneurysma unter dem posterioren Teil der rechten Aortenklappentasche und wölbte das Septum in den rechten Vorhof vor. Der Patient von CLARK und WHITE (1952) hatte einen atrio-ventrikulären Block. DAS und Mitarbeiter (1964) berichten über einen Patienten, bei dem das Aneurysma eine Infundibulumstenose des rechten Ventrikels vorgetäuscht hat.

Aneurysmen des Ventrikelseptums können zusammen mit anderen Mißbildungen vorkommen. Die Patienten sind häufig asymptomatisch. STEINBERG (1957) zeigt ein frontales Angiokardiogramm seines Patienten. In diesem Angiokardiogramm fällt auf, daß das Aneurysma ungewöhnlich tief liegt. SHUMACKER und GLOVER (1963) zeigen ein nicht sehr kontrastreiches Angiokardiogramm im linken vorderen schrägen Durchmesser. Es liegt eindeutig im membranösen Septum und wölbt sich in den rechten Ventrikel vor. An seiner Spitze ist es rupturiert und läßt einen kleinen links-rechts Shunt zu.

Hämodynamik. Funktionelle Konsequenzen scheinen durch Aneurysmen des Ventrikelseptums nicht unbedingt zu entstehen. Wenn sie allerdings rupturieren, führen sie zu einem plötzlichen, wahrscheinlich sehr voluminösen links-rechts Shunt, entweder in den rechten Ventrikel oder in den rechten Vorhof. Arrhythmien sind beschrieben worden, ebenso in zwei Fällen eine Obstruktion des Ausflußtraktes des rechten Ventrikels.

Bei unserem Patienten kam es einige Monate nach der Angiokardiographie zur Ruptur und zum Exitus, während das Kind auf der Warteliste für die Operation stand. Die Abbildungen 145a und b zeigen die Angiokardiogramme dieses Kindes. Man erkennt das dicht unter der Aortenklappe liegende Aneurysma des membranösen Ventrikelseptums deutlich. Es bildet einen erheblichen aneurysmatischen Sack, der in den Ausflußtrakt des rechten Ventrikels hängt. Ein Druckgradient war im rechten Ventrikel nicht vorhanden. Das Aneurysma hat einen oberen größeren und einen unteren kleineren Teil. Beide füllen sich in der Systole stärker und zeigen deutliche Formveränderungen in Systole und Diastole. Es ist eine geringgradige Mitralinsuffizienz vorhanden, die durch den transseptalen Katheter erzeugt wird.

Zusammenfassend:

1. Aneurysmen des Ventrikelseptums sind durch Kontrastmittelinjektion in den linken Ventrikel am besten im seitlichen Strahlengang nachzuweisen.
2. Sie liegen im membranösen Septum und wölben dieses in den rechten Vorhof oder rechten Ventrikel vor.
3. Die Angiokardiographie erlaubt eine Beurteilung der Lage und Größe des Aneurysmas und zeigt gegebenenfalls auch eine Ruptur.

17. Der Vorhofseptumdefekt

Für die Diagnose des Vorhofseptumdefektes vom Sekundum-Typ genügt die Herzkatheterisierung. Auch für die präoperative Beurteilung ist in der Regel eine Angiokardiographie nicht notwendig. Der Vorhofseptumdefekt vom Primum-Typ ist im Kapitel über den Canalis atrioventricularis enthalten. Den Vorhofseptumdefekt vom sogenannten Sinus Venosus-Typ haben wir angiokardiographisch nicht dargestellt. Auch bei diesem genügt die Herzkatheterisierung. Angiokardiographien sind unter Umständen indiziert, wenn zusätzliche fehlmündende Lungenvenen vermutet werden. Die Kontrastmittelinjektion erfolgt am besten in den linken Vorhof. Früher sind häufig nach intravenösen Injektionen Vorhofseptumdefekte durch Verdünnungseffekte nachgewiesen worden.

Pathologie. Beim Vorhofseptumdefekt vom „Sekundum-Typ“ handelt es sich um einen Defekt in der Gegend des Foramen ovale etwa in der Mitte zwischen der Trikuspidalklappenebene und der oberen Hohlvene. Die Größe dieser Defekte variiert sehr, zwischen kleinen Defekten mit einem Durchmesser unter einem Zentimeter und großen Defekten mit einem Durchmesser von vier Zentimetern und mehr. Mitunter sind multiple Defekte vorhanden, oder der Defekt ist von einem Netzwerk restlichen Gewebes bedeckt. Bei etwa 10 bis 15% der Patienten mit Vorhofseptumdefekten sind partielle Lungenvenenfehlmündungen vorhanden.

Eine Sonderform ist der sogenannte gemeinsame Vorhof. Hier fehlt das Vorhofseptum völlig. Es sind aber zwei Herzohren vorhanden. Die Mißbildung wird auch als Cor triloculare biventricularis bezeichnet und findet hier Erwähnung, da sie angiokardiographisch diagnostiziert werden kann. Beim gemeinsamen Vorhof findet man mitunter einen Spalt im aortalen Segel der Mitralklappe.

Hämodynamik. Durch einen Vorhofseptumdefekt kommt es zu einem links-rechts Shunt, der der Größe des Defektes und dem Lungengefäßwiderstand entspricht. Pulmonale Hypertonie ist jedoch selten. Wenn das Vorhofseptum vollkommen fehlt, findet in dem gemeinsamen Vorhof eine weitgehende Mischung arteriellen und venösen Blutes statt.

Lind und Wegelius (1953) betonen in einer Studie der Angiokardiographie des Vorhofseptumdefektes, daß nach der Einführung der Angiokardiographie zunächst die Erwartungen in bezug auf die diagnostischen Möglichkeiten beim Vorhofseptumdefekt enttäuscht wurden. Steinberg et al. (1943) waren bei ihren frühen angiokardiographischen Untersuchungen nur bei einem kleinen Prozentsatz der Vorhofseptumdefekte in der Lage, diese angiokardiographisch nachzuweisen. Auch Cosby und Griffith (1949), Bing (1949), Brown (1950) und de Groot (1951) hielten die Angiokardiographie des Vorhofseptumdefektes nicht für besonders wertvoll. Eine Verbesserung der Angiokardiographie des Vorhofseptumdefektes wurde durch die Technik von Lind und Wegelius (1953) erzielt, die die Patienten in die schrägen Durchmesser drehten. Unter vielen anderen haben in jüngster Zeit Coelho und Mitarbeiter (1961) den Wert der angiokardiographischen Darstellung von Vorhofseptumdefekten nochmals betont. Diese Autoren weisen besonders auf die Möglichkeit der Unterscheidung von Sekundum- und Primumdefekten hin sowie auf die Beurteilung der Größe des Defektes und des Shuntvolumens.

Die Abbildungen **146** bis **151** sind einige Beispiele von Angiokardiogrammen von Vorhofseptumdefekten und von gemeinsamem Vorhof. Zur Orientierung zeigt die Abbildung **146** ein intaktes Vorhofseptum. (Dieser Fall ist selbstverständlich nicht autoptisch oder operativ bestätigt.) In der Abbildung **147** sieht man ein intravenöses Angiokardiogramm bei einem „Sekundumdefekt", der an dem Verdünnungseffekt zu erkennen ist. Der frontale Strahlengang des gleichen Patienten zeigt in der Abbildung **148** ebenfalls den Verdünnungseffekt. Im Angiokardiogramm der Abbildung **149** erfolgte die Injektion in den linken Vorhof, beziehungsweise direkt an der Mündungsstelle einer Lungenvene in den linken Vorhof. Im linken schrägen Durchmesser ist der Defekt direkt dargestellt und seine Größe ist zu beurteilen. Auf der Abbildung **150 a** ist nach intravenöser Injektion des Kontrastmittels wieder ein Verdünnungseffekt zu erkennen. Die Abbildung **150 b** stammt von einem Patienten mit einem gemeinsamen Vorhof (common atrium). Nach der Kontrastmittelinjektion in den „rechten" Vorhof füllt sich sofort gleichmäßig der anteriore und der posteriore „linke" Teil des gemeinsamen Vorhofs. Ein Septum ist überhaupt nicht zu erkennen. Der Operationsbefund hat diese Deutung bestätigt. Abschließend zeigt die Abbildung **151** noch ein Angiokardiogramm eines Vorhofseptumdefektes mit partieller Lungenvenenfehlmündung in die obere Hohlvene an deren Mündungsstelle in den rechten Vorhof. Bei diesen Fällen erfolgt die Kontrastmittelinjektion am besten in die Arteria pulmonalis oder in den rechten Ventrikel. Man erkennt dann nach der Lungenpassage eine Auffüllung der oberen Hohlvene. Über die Zahl der hier mündenden Lungenvenen kann aber in den meisten Fällen nichts absolut Zuverlässiges ausgesagt werden.

Zusammenfassend:

1. Bei Vorhofseptumdefekten ist eine Angiokardiographie selten angezeigt.
2. Die genaue Größe des Defektes läßt sich nach Kontrastmittelinjektion in den linken Vorhof im linken schrägen Durchmesser erkennen.
3. Nach intravenösen Injektionen ist ein Vorhofseptumdefekt am Verdünnungseffekt zu erkennen.
4. Für die Diagnose des gemeinsamen Vorhofs ist die Angiokardiographie geeignet.
5. Partielle Fehlmündungen der Lungenvenen bei Vorhofseptumdefekt sind nach Kontrastmittelinjektionen in die Arteria pulmonalis meist gut zu erkennen.

18. Die kongenitale Mitralinsuffizienz

Die kongenitale Mitralinsuffizienz ist ein seltener Herzfehler. Die Tabelle 1 (S. 15) zeigt, daß wir bei 18 Patienten mit einer Mitralinsuffizienz Angiokardiographien durchgeführt haben. Nur bei etwa 10 dieser Patienten möchten wir beim Fehlen einer rheumatischen Vorgeschichte, und da das Herzgeräusch vor dem Ende des zweiten Lebensjahres erstmals beschrieben worden war, eine kongenitale Mitralinsuffizienz annehmen. Die Literatur über die kongenitale Mitralinsuffizienz ist nicht sehr umfangreich. Die angiokardiographische Literatur, die sich mit der Darstellung von Mitralinsuffizienzen befaßt, bezieht sich auf kongenitale und erworbene Mitralinsuffizienzen.

Pathologie. Verschiedenartige Mißbildungen verursachen eine isolierte kongenitale Mitralinsuffizienz:

1. Die Fusion fixierter und verdickter Klappensegel in einer Position, in der das Orifizium weit offen gehalten wird. Oft ist dabei auch eine Verkürzung und ein Fehlansatz der Chordae tendineae vorhanden (Prior 1953).

2. Ungenügende Gewerbsentwicklung eines oder beider Klappensegel: Spalt im anterioren Segel der Mitralis bei intaktem Vorhof- und Ventrikelseptum (Edwards et al. 1954, Edwards und Burchell 1958). Perforierte Klappensegel und doppeltes Mitralostium (Hartmann 1937, Wimsatt und Lewis 1948, Schraft und Lisa 1950, Bowman und Forry 1953, Tremblay und Simard 1955,

Wakai und Edwards 1958). Beim doppelten Mitralostium handelt es sich um einen großen Defekt im anterioren Segel, an dessen Rändern Chordae tendineae ansetzen. Nach Edwards (1960) kann der Defekt auch schlußfähig sein.

3. Verkürzung der Chordae tendineae oder der Papillarmuskel oder falscher Ansatz der Chordae (Talner et al. 1961, Carney et al. 1962).

4. Dilatation des Mitralklappenringes beim Marfan-Syndrom. (In unserem Krankengut einmal beobachtet. S. Tab. 1, S. 15.)

Außer diesen isolierten Mitralinsuffizienzen gibt es pathologische Veränderungen des Mitralklappenapparates mit Mitralregurgitation bei einigen komplexen Herzmißbildungen:

1. Die Mitralinsuffizienz beim Canalis atrio-ventricularis ist in dem betreffenden Kapitel bereits besprochen worden. Brockenbrough et al. (1962) weisen besonders darauf hin, daß bei einem partiellen Canalis atrio-ventricularis communis der Septumdefekt so klein sein kann, daß eine isolierte Mitralinsuffizienz vorgetäuscht wird.

2. Die korrigierte Transposition der großen Gefäße. Die Atrioventrikularklappen sind bei der korrigierten Transposition invertiert. Die „Mitralklappe" ist also die anatomische Trikuspidalklappe. Die Inversion der Atrioventrikularklappen geht selten ohne schwere Mißbildung der Klappen vor sich. Nach Keith (1962) ist bei 20% der korrigierten Transpositionen eine „Mitral"-Regurgitation vorhanden. Nach unserer Erfahrung ist dies noch wesentlich häufiger der Fall (Beuren et al. 1963). Bei einem Teil der Fälle handelt es sich um eine Ebstein-artige Mißbildung der linken Atrioventrikularklappe (Becu et al. 1955, Helmholz et al. 1956, Beuren et al. 1963, Dekker et al. 1965), bei anderen um einen anormalen Ansatz verkürzter Chordae.

3. Die Endokardfibroelastose. Bei der Endokardfibroelastose sind die Mitralklappensegel häufig verdickt, die Chordae tendineae und Papillarmuskel ebenfalls fibrotisch verändert und verkürzt. Der gesamte Mitralklappenapparat wird dadurch starr und schwer beweglich, wodurch ebenfalls eine Mitralregurgitation entsteht. Häufig ist auch eine geringe stenotische Komponente vorhanden (Anderson und Kelly 1956, Moller et al. 1964).

4. Die fibröse Subaortenstenose, die funktionelle hypertrophische Subaortenstenose, die Aortenisthmusstenose und seltener der offene Ductus arteriosus. Patienten mit diesen Herzfehlern haben ebenfalls relativ häufig eine signifikante Mitralregurgitation. Beim offenen Ductus arteriosus wurde über Mitralinsuffizienz im Zusammenhang mit pulmonaler Hypertonie berichtet (Linde und Adams 1959). Es handelt sich bei diesen Fällen wohl meistens um endokardfibrotische Veränderungen im linken Ventrikel und an den Chordae tendineae. Creech und Mitarbeiter (1962) haben über eine Mitralinsuffizienz mit einem Spalt im posterioren Blatt der Mitralis bei einem Patienten mit supravalvulärer Aortenstenose berichtet.

Hämodynamik. Die Schlußunfähigkeit der Mitralklappe erlaubt einen Reflux von Blut in den linken Vorhof während der Ventrikelsystole. Dadurch wird die Füllung des linken Vorhofs vermehrt und als Folge davon vergrößert sich auch die diastolische Füllung des linken Ventrikels. Der linke Ventrikel ist diastolisch überlastet. Mit der vermehrten diastolischen Füllung des linken Ventrikels erhöht sich das Schlagvolumen, während das vorwärtsgerichtete Schlagvolumen jedoch niedriger als normal ist.

Angiokardiographische Untersuchungen sind unter anderen von folgenden Autoren veröffentlicht worden: Nordenström et al. 1957, Uricchio et al. 1959, Lehman 1959, Björk und Lodin 1959, Björk et al. 1960, Starobin et al. 1961, Carney et al. 1962, Brockenbrough et al. 1962, Amplatz 1962, Keith 1962, Gray et al. 1963, Beuren und Apitz 1963, Moller et al. 1964 und Husson et al. 1964.

Das Ziel dieser Untersuchungen war vor allem eine quantitative Beurteilung der Regurgitation zu ermöglichen und die Größe des linken Vorhofs darzustellen. Die genannten Autoren finden dabei eine gute Übereinstimmung des angiokardiographisch festgestellten Grades der Regurgitation mit dem operativ festgestellten Schweregrad der Mitralinsuffizienz. Björk et al. (1960) beurteilen den Schweregrad der Regurgitation danach, wie weit sich die Aorta mit Kontrastmittel gefüllt hat, bis es zu einer völligen Füllung des linken Vorhofs gekommen ist. Wenn eine Operation vorgesehen ist, ist eine angiokardiographische Darstellung in jedem Fall angezeigt.

Die Abbildungen **152** bis **157** sind von Patienten mit kongenitaler Mitralinsuffizienz. Mit Ausnahme der Abbildung **157** handelt es sich bei allen Fällen um isolierte Mitralinsuffizienzen. Die Abbildung **152a** zeigt den sehr großen, dilatierten linken Ventrikel nach transseptaler Kontrastmittelinjektion. Man erkennt noch die Kontrastmittelfüllung des linken Vorhofs aus der vorausgegangenen Herzphase. In der dann folgenden Systole (Abb. **152b**) sieht man, daß das Kontrastmittel etwa zur Hälfte in den Vorhof regurtiert und nur zu einem Teil in die Aorta ausgeworfen wird. Der linke Vorhof ist erheblich vergrößert. Einzelheiten der Struktur der Mitralklappe sind nicht zu erkennen. Im seitlichen Strahlengang erkennt man auf der nächsten Aufnahme (Abb. **153a**) bei einem anderen Patienten wieder den sehr dilatierten linken Ventrikel und in der Systole (Abb. **153b**) wieder den Kontrastmittelreflux in den großen linken Vorhof. Einzelheiten der anatomischen Struktur der Mitralklappe kann man auch im seitlichen Strahlengang nicht erkennen. Auf der Abbildung **154a** ist wieder im frontalen Strahlengang der erheblich dilatierte Ventrikel dargestellt. Der Mitralklappendom ist relativ glatt begrenzt und es ist nicht zu erkennen, welche der obengenannten anatomischen Veränderungen zu der Mitralregurgitation führt. Der Mitralklappenring scheint überdehnt zu sein. Weder die Aorta noch der linke Vorhof sind in dieser Anfangsphase des Angiokardiogramms gefüllt. In der folgenden Systole (Abb. **154b**) sieht man die Auffüllung des großen linken Vorhofs und auch der Aorta. Ähnliche Angiokardiogramme zeigen die Abbildungen **155a** und **b**. Hier erfolgte die Katheterisierung des linken Ventrikels retrograd über die Aorta. Dies hat bei Mitralinsuffizienzen ohne Zweifel seine Vorteile. Die Angiokardiogramme der Abbildungen **156a** und **b** wurden nach transseptaler Katheterisierung des linken Herzens durchgeführt. Der Kontrastmittelreflux füllt immer auch das große linke

Herzohr. Die Abbildung 157 zeigt das Angiokardiogramm eines Patienten mit hypertrophischer Subaortenstenose, die alle eine deutliche Mitralregurgitation haben (S. 27).

Außer vielleicht bei den Endokardfibroelastosen mit Mitralregurgitation ist es kaum möglich, im Angiokardiogramm die der Mitralinsuffizienz zugrunde liegende anatomische Veränderung mit Sicherheit zu bestimmen. Die Angiokardiographie nach Kontrastmittelinjektion in den linken Ventrikel zeigt aber deutlich die Quantität der Mitralregurgitation und die Größe des linken Vorhofs. Zur präoperativen Beurteilung ist sie daher angezeigt.

Zusammenfassend:
1. Angiokardiographische Untersuchungen nach Kontrastmittelinjektion in den linken Ventrikel bei Mitralinsuffizienz erlauben eine Beurteilung des Ausmaßes der Mitralregurgitation, der Größe des linken Vorhofs und des Ausmaßes der Dilatation des linken Ventrikels.
2. Zusätzliche Mißbildungen können erkannt werden.
3. Die Angiokardiographie erlaubt meistens nicht eine genaue Beurteilung der verschiedenen anatomischen Veränderungen, die zur Mitralinsuffizienz geführt haben.

19. Die kongenitale Mitralstenose

Die kongenitale Mitralstenose ist eine sehr seltene Herzmißbildung. Ferencz et al. (1954) fanden in der Literatur bis zum Jahre 1954 nur 34 Fälle, bei denen die Mißbildung in isolierter Form nur in 8 Fällen vorlag, während 26 Patienten zusätzliche Herzfehler hatten. Diese Autoren berichteten über 9 eigene Patienten. Seither wurde über weitere Fälle von Maxwell und Young (1954), Hilbish und Cooley (1956), Braudo et al. (1957), Bernstein et al. (1958), Starkey (1959), Mata et al. (1960), Daoud et al. (1963), Shone et al. (1963) und Young und Robinson (1964) berichtet.

Pathologie. Anatomisch ähnelt die kongenitale Mitralstenose sehr der auf rheumatischer Grundlage entstandenen Stenose (Edwards 1960). Die Chordae tendineae der deformierten Klappe sind kurz, dick und zum Teil miteinander verwachsen. Dadurch entsteht eine trichter- oder schornsteinförmige Öffnung. Der Mitralklappenring kann normal groß oder eng sein. Der linke Vorhof ist groß, seine Wand ist hypertrophiert und das Endokard ist verdickt. Eine Endokardfibrose des linken Vorhofs ist praktisch immer vorhanden, im linken Ventrikel häufig nicht. Mitunter ist die Mitralstenose aber auch ein Teil primärer Endokardfibroelastose des linken Ventrikels. Ferencz et al. (1954) berichten über eine Zunahme der fibrotischen Veränderungen des Endokards des linken Vorhofs mit fortschreitendem Alter und glauben, daß die Endokardfibroelastose des linken Ventrikels als sekundär aufzufassen ist. Kongenitale Mitralstenosen werden häufiger mit fibrösen Subaortenstenosen, Isthmusstenosen der Aorta und offenem Ductus arteriosus gefunden.

Eine fallschirmförmig mißbildete stenotische Mitralklappe wurde erstmals von Schiebler und Mitarbeitern (1961) im Zusammenhang mit korrigierter Transposition der großen Gefäße beschrieben. Shone und Mitarbeiter (1963) haben über eine Tendenz zum gleichzeitigen Vorkommen von vier stenotischen Läsionen des linken Herzens und der Aorta berichtet: 1. Fallschirmförmige, stenotische Mitralklappe, 2. ein supravalvulärer Ring, der den linken Vorhof zusätzlich einengt, 3. fibröse Subaortenstenose, 4. Aortenisthmusstenose. Bei der Fallschirmklappe setzen die Chordae an einem Papillarmuskel an, wodurch es zu der charakteristischen Deformierung kommt. Edwards und Mitarbeiter (1965) haben eine derartige Mitralstenose auch angiokardiographisch dargestellt.

Hämodynamik. Die hämodynamische Störung ist bei den isolierten kongenitalen Mitralstenosen die gleiche wie bei den erworbenen. Durch die Schwierigkeit des linken Vorhofs, den linken Ventrikel zu füllen, steigt der Druck im linken Vorhof, den Lungenvenen und Lungenkapillaren und schließlich auch in der Arteria pulmonalis und im rechten Ventrikel erheblich an.

Eine selektive Angiokardiographie erfolgt am besten mit einer Kontrastmittelinjektion in den linken Vorhof, in die Arteria pulmonalis oder in den rechten Ventrikel. Man sieht den erheblich vergrößerten linken Vorhof, der sich nur schwer entleert. Allerdings ist dies auch bei reinen Endokardfibroelastosen der Fall und darf nicht zu Fehlbeurteilungen führen. Die Veränderungen an den Mitralklappensegeln stellen sich unter Umständen am besten nach Kontrastmittelinjektion in den linken Ventrikel dar. Die Funktionsfähigkeit des linken Ventrikels bei begleitender Endokardfibroelastose läßt sich nach einer Injektion in den linken Ventrikel besser beurteilen, wenn man den Schweregrad der Stenose bereits durch direkte Druckmessung im linken Vorhof kennt. Eine Kontrastmitteldarstellung ist in jedem Fall angezeigt. Die Abbildung 158 ist von einem Kleinkind mit kongenitaler, hochgradiger Mitralstenose und einem Vorhofseptumdefekt. Man erkennt die Füllung des rechten Vorhofs aus dem linken Vorhof und die Darstellung des relativ kleinen linken Ventrikels. Einzelheiten sind an der Mitralis nicht zu erkennen. Bei dem Patienten der Abbildung 159a und b handelte es sich um eine kongenitale Mitralstenose mit fibröser Subaortenstenose. Man sieht die unregelmäßig verdickte Mitralklappe und deren trichterförmige Öffnung, die erheblich fixiert ist und sich in den verschiedenen Phasen des Herzens nur wenig in ihrer Gestalt verändert. Im allgemeinen ist der linke Vorhof nicht so groß wie bei den reinen Mitralinsuffizienzen. Mitunter erkennt man im seitlichen Strahlengang in der Vorhofsystole einen Kontrastmittelstrahl durch die stenotische Klappe in den kleinen linken Ventrikel.

Zusammenfassend:
1. Verschiedenartige Mißbildungen der Mitralklappe führen zu einer kongenitalen Stenose.
2. Die kongenitale Mitralstenose wird selten als isolierte Mißbildung angetroffen.

3. Eine Kontrastmittelinjektion in den linken Vorhof läßt eine sehr erschwerte, verlangsamte Entleerung erkennen.
4. Die Mitralklappe fällt durch ihre starre, unbewegliche Haltung in den einzelnen Herzphasen auf.
5. Eine Kontrastmittelinjektion in den linken Ventrikel zeigt Einzelheiten der Mißbildung der Mitralis unter Umständen besser als eine Injektion in den linken Vorhof.
6. Die häufigen Begleitmißbildungen sind angiokardiographisch zu diagnostizieren.
7. Der seitliche Strahlengang läßt einen Kontrastmittelstrahl durch die stenotische Klappe erkennen.

20. Die kongenitale Aorteninsuffizienz

Sir William Osler (zitiert bei Frahm et al. 1961) hat im Jahre 1886 bei der Beschreibung bikuspidaler Aortenklappen bereits darauf hingewiesen, daß solche Klappen kongenital insuffizient sein können. In Kombination mit anderen Herzmißbildungen, so bei valvulären oder subvalvulären Aortenstenosen, beim Prolops einer Aortenklappentasche in einen Ventrikelseptumdefekt, bei Isthmusstenosen der Aorta, beim Aneurysma des Sinus von Valsalva und beim Marfansyndrom, ist eine Aortenregurgitation nicht selten. Vereinzelt sind Fenestrierungen sonst intakter Klappen beschrieben worden. In jüngster Zeit haben mehrere Autoren über isolierte kongenitale Aorteninsuffizienzen berichtet (Levine und Harvey 1959, Frahm et al. 1961, Nadas 1963) und solche auch angiokardiographisch nachgewiesen (Frahm et al. 1961).

Levine und Harvey (1959) hatten einen 17jährigen Patienten, bei dem seit der Geburt eine Aorteninsuffizienz vermutet worden war. Der Operationsbefund dieses Patienten läßt annehmen, daß diese Mißbildung pathoanatomisch den Aneurysmen des Sinus von Valsalva nahe stand, da auch hier sicher eine kongenitale Schwäche des Gewebes der Aortenbasis oder des Klappenringes vorgelegen hat.

Aorteninsuffizienzen sind angiokardiographisch am besten durch retrograde Aortographie nachzuweisen. Man kann meist Einzelheiten der Klappendeformierung im seitlichen Strahlengang erkennen. Die aszendierende Aorta ist im allgemeinen nur etwas dilatiert. Das Ausmaß der Regurgitation läßt sich an der Menge Kontrastmittel beurteilen, die im linken Ventrikel erscheint.

Die Abbildungen **160** und **161** stammen von zwei Kindern mit isolierter Aorteninsuffizienz ohne rheumatische Vorgeschichte. Die Herzgeräusche waren im ersten Lebensjahr festgestellt worden. Man sieht in beiden Strahlengängen die erhebliche Kontrastmittelregurgitation in den sehr großen linken Ventrikel. Auf der Abbildung **161** ist eine bikuspidale Aortenklappe zu erkennen. Die aszendierende Aorta ist gering dilatiert.

Zusammenfassend:
1. Aorteninsuffizienzen werden am besten durch retrograde Aortographie nachgewiesen.
2. Das Ausmaß der Regurgitation ist an der Menge Kontrastmittel, die im linken Ventrikel erscheint, zu beurteilen.
3. Einzelheiten der Anatomie der Aortenklappen sind mitunter zu erkennen.
4. Die aszendierende Aorta ist nicht oder nur gering dilatiert.

21. Das arterio-venöse Aneurysma des großen Kreislaufs

Arterio-venöse Aneurysmen des großen Kreislaufs können kongenital und erworben sein. Die von uns durchgeführten Untersuchungen beziehen sich nur auf kongenitale Aneurysmen. Kongenitale arterio-venöse Aneurysmen des großen Kreislaufs sind selten. Sie können praktisch in jedem Organ angetroffen werden. Taussig (1960) betont die relative Häufigkeit zerebraler arteriovenöser Aneurysmen bei anderen kongenitalen Herzfehlern. Arterio-venöse Aneurysmen sind auch als Telangiektasien bezeichnet worden. Über einen mehr oder weniger ausgedehnten Gefäßplexus stehen die Arterien in direkter Verbindung mit den Venen. Das Blut passiert keine Kapillaren und strömt dem Druckgefälle entsprechend kontinuierlich aus den Arterien in das venöse Niederdruckgebiet. Der Größe des anormalen Gefäßplexus entsprechend ist das links-rechts-Shuntvolumen, das das Herz ebenso belastet wie ein entsprechender intrakardialer Shunt. Das Minutenvolumen ist erhöht. Eine Reihe von Arbeiten beschäftigen sich mit den hämodynamischen Auswirkungen solcher Aneurysmen (Schreiner et al. 1953, Muenster et al. 1959, Binak et al. 1960, Spurny und Pierce 1961, Steinberg et al. 1961, Rowe et al. 1962, Holmes 1964, Walker et al. 1964, Samet et al. 1964). Walker et al. (1964) haben die Befunde eines Kleinkindes veröffentlicht, bei dem ein sehr großes arterio-venöses Aneurysma zur frühzeitigen Dekompensation geführt hat. Auffallend war, daß der Patient zyanotisch war. Nach diesen Autoren entsteht ein rechts-links Shunt durch das offene Foramen ovale, das durch einen hohen Druck im rechten Vorhof offen gehalten wird.

Die meisten kongenitalen arterio-venösen Aneurysmen sind relativ klein und führen nur im Laufe von Jahren zu einer bedeutenden Herzvergrößerung und Dekompensation. Steinberg und Mitarbeiter (1963) haben über 14 Patienten mit verschiedenen arterio-venösen Aneurysmen des großen Kreislaufs berichtet, die angiokardiographisch untersucht worden waren. Die Autoren haben zufriedenstellende Darstellungen durch intravenöse Kontrastmittelinjektionen erhalten, betonen aber die Überlegenheit gezielter Injektionen.

Wir hatten in den letzten Jahren Gelegenheit, drei Patienten mit arterio-venösen Aneurysmen des großen Kreislaufs angiokardiographisch zu untersuchen. Zwei davon waren große Aneurysmen im Bereich der Interkostalarterien mit großen Shuntvolumen. Die einfache klinische Untersuchung erlaubt leicht eine Verdachtsdiagnose und dementsprechend die gezielte Kontrastmittelinjektion. Die Abbildungen **162** bis **166** zeigen ein solches Aneurysma. Die Kontrastmittelinjektion erfolgte in die aszendierende Aorta. Es füllt sich sehr schnell aus dem arteriellen Teil des Aneurysmas der venöse Abschnitt mit dem Abfluß des Kontrastmittels über die Vena azygos in das rechte Herz (Abb. **162** bis **164**). Auch der seitliche Strahlengang läßt besonders den arteriellen Anteil des Gefäßkomplexes sehr gut erkennen (Abb. **165**). Die Abbildung **166** demonstriert die beträchtliche Größe des Shuntvolumens. Das rechte Herz ist durch das Kontrastmittel kontrastreich dargestellt.

Zusammenfassend:

1. Arterio-venöse Aneurysmen des großen Kreislaufs sind durch gezielte Kontrastmittelinjektion (meist Aortographie) gut darzustellen.
2. Die Angiokardiographie erlaubt die genaue Bestimmung der Lage und Größe des Aneurysmas und die Art des venösen Abflusses.
3. Die Größe des Shuntvolumens läßt sich ebenfalls beurteilen.

C. Die Angiokardiographie des rechten Herzens

I. Die Pulmonalstenosen

a) Valvuläre Pulmonalstenose

Der Wandel, der sich in den letzten zwei Jahrzehnten in der Diagnostik und Therapie angeborener Herzfehler vollzogen hat, wird am Beispiel der Pulmonalstenosen besonders deutlich. GREENE und Mitarbeiter (1949) fanden im Jahre 1949 nur 68 autoptisch gesicherte Fälle in der Literatur. ENGLE und TAUSSIG (1950) haben das charakteristische klinische Bild beschrieben. Seit der Einführung operativer Behandlungsmethoden (BROCK 1948, SWAN et al. 1959) ist die Zahl der in der Literatur berichteten Fälle sprunghaft gestiegen und eine große Zahl von Veröffentlichungen über diesen Herzfehler erschienen (MARAIST et al. 1951, JÖNNSON et al. 1953, CAMPBELL 1954, BING et al. 1954, BLOUNT et al. 1954, LANDTMAN 1954, HOSIER et al. 1956, ENGLE et al. 1958, GROSSE-BROCKHOFF und LOOGEN 1959, LOOGEN 1959, VOGELPOEL und SCHRIRE 1960). Die isolierte valvuläre Pulmonalstenose mit intaktem Ventrikelseptum steht heute in der Häufigkeit unter den kongenitalen Herzfehlern mit 7% an sechster Stelle (KEITH et al. 1958). GROSSE-BROCKHOFF und LOOGEN (1959) teilen eine Häufigkeit von 10% mit. Die Bedeutung der Angiokardiographie für die Beurteilung der Pulmonalstenosen wird durch die Zahl von 119 Untersuchungen (Tab. 1, S. 15) unter den hier verwerteten Angiokardiogrammen unterstrichen. COELHO und Mitarbeiter (1962) haben über die angiokardiographische Darstellung von Pulmonalstenosen zusammenfassend berichtet.

Pathologie. Nach EDWARDS (1960) ist selten ein Herzfehler von so weitgehender pathologisch-anatomischer Einheitlichkeit wie die valvuläre Pulmonalstenose. Die Blätter der meist dreizipfligen Pulmonalklappe sind miteinander verwachsen und bilden eine domförmige Struktur mit kleiner zentraler Öffnung. Die eigentlichen Kommissuren sind als Raphen zu erkennen, die sich von der zentralen Öffnung bis zur Basis der Arteria pulmonalis verfolgen lassen. Der Pulmonalklappenring ist im allgemeinen von normaler Größe. Gewöhnlich ist der Hauptstamm der Arteria pulmonalis poststenotisch dilatiert. Fälle mit einem engen Klappenring und mit hypoplastischer Arteria pulmonalis sind jedoch keine Seltenheit. Der rechte Ventrikel ist konzentrisch hypertrophiert. Die Wandverdickung des rechten Ventrikels ist oft erheblich. Die Höhle des rechten Ventrikels ist besonders im Ausflußtrakt eher enger als normal. Oft findet sich eine durch die Hypertrophie des rechten Ventrikels verursachte Einengung des Ausflußtraktes dicht unter der Pulmonalklappenbasis. Die stenotische Klappe selbst ist oft fibrös verdickt, besonders an den Rändern der verbliebenen Öffnung. Das Vorhofseptum ist meist intakt, das Foramen ovale aber in der Mehrzahl der Fälle offen. Mitunter findet sich auch ein echter Vorhofseptumdefekt vom Sekundumtyp.

Hämodynamik. Das venöse Blut muß bei der isolierten Pulmonalstenose im Gegensatz zur FALLOTschen Tetralogie ausschließlich durch die stenotische Pulmonalklappe in die Arteria pulmonalis ausgeworfen werden. Je enger die Stenose, desto höher der Druck, den der rechte Ventrikel dazu aufwenden muß. Es besteht ein oft erheblicher systolischer Gradient zwischen dem rechten Ventrikel und der Arteria pulmonalis. Bei geschlossenem Foramen ovale ist ein rechts-links Shunt nicht möglich. Ist ein Vorhofseptumdefekt vorhanden, so kommt es bei milden Stenosen ohne körperliche Belastung sogar zu einem links-rechts Shunt, bei erheblichen Stenosen jedoch zu einem rechts-links Shunt durch den Vorhofseptumdefekt. Ebenso kann ein offenes Foramen ovale bei insuffizientem rechten Ventrikel und einer Druckerhöhung im rechten Vorhof, einen rechts-links Shunt zulassen.

COELHO und Mitarbeiter (1962) haben die erwähnte, von Pathologen vertretene Uniformität der Struktur der stenotischen Pulmonalklappe bezweifelt. Die Autoren stützen sich dabei auf angiokardiographische Beobachtungen der Struktur und des funktionellen Verhaltens der stenotischen Klappe. Sie unterscheiden vier verschiedene Formen valvulärer Pulmonalstenose, wie sie sich angiokardiographisch darstellen: 1. die übliche domförmige Stenose mit guter Bewegungsfähigkeit der Klappen, 2. eine mehr diaphragmaförmige stenosierte Klappe mit geringer Bewegungsfähigkeit, die sich in der Systole nicht in die Arteria pulmonalis vorwölbt, 3. eine Stenose mit weitgehender Deformierung der Klappe und irregulärer Fusion der Klappenblätter, 4. unvollständige Öffnung der Klappen in der Systole. Bei der vierten Form handelt es sich um milde Pulmonalstenosen. Wir können diese angiokardiographische Unterteilung weitgehend bestätigen. Von 28 Fällen, die COELHO et al. (1962) angiokardiographisch untersucht haben, fallen 12 Patienten in die erste Gruppe, 4 Patienten in die zweite Gruppe, 5 Patienten in die dritte und 6 Patienten in die vierte Gruppe. Die übrigen Patienten hatten subvalvuläre Stenosen.

Unter vielen anderen liegen weitere angiokardiographische Untersuchungen isolierter valvulärer Pulmonalstenosen von CARSON et al. (1948), JÖNSSON et al. (1953), KJELLBERG et al. (1959) und KÜNZLER und SCHAD (1960) vor. Selektive Angiokardiographien mit Kontrastmittelinjektion in den rechten Ventrikel sind intravenösen Injektionen vorzuziehen. Bei intravenösen Injektionen verdeckt die Füllung des rechten Vorhofs den Ausflußtrakt des rechten Ventrikels und die Pulmonalklappe im seitlichen Strahlengang.

Die Abbildungen **167 a** bis **181** zeigen Beispiele von Angiokardiogrammen valvulärer Pulmonalstenosen bei intaktem Ventrikelseptum. Die Drucke im rechten Ventrikel sind in den Legenden unter den Abbildungen jeweils angegeben, um eine Beurteilung des Schweregrades der Stenose und der entsprechenden angiokardiographischen Darstellung zu ermöglichen. Bei der Beurteilung selektiver Angiokardiogramme von Pulmonalstenosen sollte man in folgender Reihenfolge vorgehen: Suche nach einer eventuellen frühen Füllung der Aorta, die bei intaktem Ventrikelseptum selbstverständlich ausbleibt. Beurteilung der Größe des rechten Ventrikels und der Form des Ausflußtraktes, Beurteilung der Klappenbasis und der Form der Stenose sowie des Grades der Klappendeformierung. Beurteilung der Arteria pulmonalis. Im dann folgenden Lävogramm ist noch eine eventuelle Wiederauffüllung des rechten Vorhofs durch einen Vorhofseptumdefekt interessant, sowie die Größe des linken Ventrikels und der Aorta, die bei hochgradigen Pulmonalstenosen mitunter hypoplastisch sind.

Die Abbildungen **167 a** bis **c** zeigen eine sehr hochgradige valvuläre Pulmonalstenose. Der rechte Ventrikel ist grob trabekuliert, und man erkennt schon im frontalen Strahlengang die Domstellung der Klappe in der Systole und die systolische Einschnürung des Ausflußtraktes des rechten Ventrikels. Noch deutlicher ist die Domstellung im seitlichen Strahlengang zu erkennen. Die Hypertrophie des rechten Ventrikels verursacht eine konzentrische Einschnürung des Ausflußtraktes, die auf der Höhe der Systole (Abb. **167 c**) fast vollständig ist. Es ist eine erhebliche poststenotische Dilatation der Pulmonalis vorhanden. Der Kontrastmittelstrahl durch die Klappe ist deutlich.

Auf der Abbildung **168** handelt es sich ebenfalls um eine hochgradige Stenose mit mäßig engem Klappenring. Auch hier glatt begrenzte Domstellung. Die systolische Einschnürung des Ausflußtraktes ist mehr korkenzieherförmig. Die Abbildung **169** zeigt wiederum eine klassische Domstellung mit zentralem Kontrastmittelstrahl in die Arteria pulmonalis. Der Dom ist hochgewölbt. Man erkennt genau die Richtung des Kontrastmittelstrahls und seine Wirkung auf die Deformierung der Arteria pulmonalis. Wie bei den valvulären Aortenstenosen sieht man meist eine ungleichmäßige Kontrastmittelverteilung im Stamm der Arteria pulmonalis. Auf der Abbildung **170 a** handelt es sich ebenfalls um eine hochgradige Stenose. Die Klappe ist jedoch weniger mobil als bei den vorausgegangenen Fällen, obwohl eine Domstellung noch erkennbar ist. Die Fusion der Kommissuren führt zu einer mehr exzentrischen Öffnung. Die systolische Einengung des Ausflußtraktes ist nicht sehr hochgradig (Abb. **170 b**). Bei dem Patienten der Abbildung **171 a** bis **c** war die Stenose mittelschwer. Eine glatte Domstellung ist nicht vorhanden. In der Systole (Abbildung **171 c**) stellt sich die Klappe mit drei deutlich voneinander zu unterscheidenden Klappenblättern dar, die kleeblattförmig in die Arteria pulmonalis hineinragen. Dadurch erscheint der Dom in drei Teile getrennt und unregelmäßig begrenzt. Die Abbildungen **172 a** und **b** zeigen die typische irreguläre Stenose mit weitgehend deformierten Klappenblättern. Es kommt im ganzen Verlauf des Angiokardiogramms nie zu einer Domstellung. Die Bewegungsfähigkeit der Klappe ist erheblich vermindert. Der Klappenring ist eng. Die systolische Einschnürung (Abb. **172 a**) ist hochgradig, löst sich aber in der Diastole vollkommen. Der Patient der Abbildung **173** hat wieder eine Domstellung, aber mit erheblich eingeschränkter Mobilität. Die Kuppel des Domes ist abgeflacht, so daß fast eine diaphragmaartige Konfiguration entsteht.

Die Abbildung **174 a** zeigt das Angiokardiogramm eines Patienten mit valvulärer Pulmonalstenose und links-rechts Shunt durch einen Vorhofseptumdefekt. Hier ist nur das späte Lävogramm abgebildet. Es kommt zu einer kräftigen Füllung des rechten Vorhofs. Die Abbildung **175 a** soll den Unterschied der Lungengefäßzeichnung bei valvulärer Pulmonalstenose im Gegensatz zum Normalen zeigen. Die valvuläre Stenose ist auch im frontalen Strahlengang zu erkennen. Der Klappenring ist eng. In der Hilusgegend beiderseits verjüngen sich die Äste der Pulmonalis sehr schnell. Sie sind durch den niedrigen Pulmonalarteriendruck nur unvollständig geöffnet. Vorsicht ist bei der Interpretation dieser Lungengefäßzeichnung geboten, wenn eine Pulmonalstenose nicht eindeutig dargestellt ist und der Druck in der Arteria pulmonalis nicht bekannt ist. Dies ist bei mäßigen Infundibulumstenosen mitunter der Fall. Die kleinen Lungenarterien sind dann von der Hilusgegend bis zur Peripherie der Lungenfelder oft schwer von der Lungengefäßzeichnung der Pulmonalsklerose mit pulmonaler Hypertonie zu unterscheiden. Die Abbildungen **175 b** und **c** zeigen den seitlichen Strahlengang des gleichen Patienten. Keine Domstellung, sondern wieder die unregelmäßige, sehr hochgradige Verkrüppelung der Klappenblätter mit engem Klappenring. Die Klappen sind bizarr verunstaltet und haben nur eine sehr geringe Bewegungsfähigkeit. In der Diastole erkennt man nur eine geringe Formveränderung der Klappe. Zu einer Domstellung kommt es nie.

In dem Angiokardiogramm der Abbildung **176** kam es ebenfalls nie zu der typischen, hoch gewölbten Domstellung. Die Klappenbasis erscheint eher in der Form eines verdickten, schwer beweglichen Diaphragmas. Eine große poststenotische Dilatation sieht man auf der Abbildung **177**. Der Klappenring ist weit. Beachte die ausgeprägte Trabekulierung und die Muskelformationen im rechten Ventrikel. Vom gleichen Patienten ist die Abbildung **178**. Kräftige konzentrische Einschnürung des Ausflußtraktes. Die Abbildungen **179 a** und **b** sind von einem Kind mit kombinierter valvulärer Pulmonalstenose und valvulärer Aortenstenose. Beide Klappenringe sind eng. Die Domstellung ist vom etwas abgeflachten Typ. Die hochgradige valvuläre Aortenstenose dieses Patienten ist auf der Abbildung **179b** abgebildet. Auch hier ist der Klappenring eng. Außer bei den supravalvulären Aortenstenosen sind kombinierte kongenitale Pulmonal- und Aortenstenosen sehr selten. Beard et al. (1957) haben erstmals über diese Kombination berichtet. Bei dem Patienten dieser Autoren handelte es sich um eine fibröse Subaortenstenose und um eine Infundibulumstenose des rechten Ventrikels. Wir haben diese Kombination ebenfalls wiederholt beobachtet. Neufeld et al. (1960) haben über die Kombination hypertrophischer Subaortenstenose und hypertrophischer Infundibulumstenose des rechten Ventrikels berichtet (s. Kap.: Funktionelle hypertrophische Subaortenstenose, S. 23), als auch über einen Patienten mit valvulärer Pulmonalstenose, infundibulärer Pulmonalstenose und nicht näher nachgewiesener Form von Aortenstenose (Neufeld et al. 1960).

Auf der Abbildung **180a** sieht man bei einer hochgradigen Stenose wieder eine Domstellung mit unregelmäßig begrenztem und gezacktem Dom. Auch die Aufnahme im frontalen Strahlengang (Abb. **180b**) zeigt dies deutlich. Die Abbildung **181** zeigt nochmal einen glatt begrenzten Dom mit scharfem, aber relativ breitem Kontrastmittelstrahl in die Arteria pulmonalis. Beachte die wolkenartige unregelmäßige Verteilung des Kontrastmittels in der Arteria pulmonalis.

Die Angiokardiographie ist ein wertvolles Hilfsmittel zur Demonstration anatomischer Einzelheiten valvulärer Pulmonalstenosen. Verschiedene Formen mit domförmiger, diaphragmaartiger oder mehr unregelmäßiger Fusion der Klappenblätter lassen sich angiokardiographisch unterscheiden. Die angiokardiographische Darstellung ermöglicht eine Beobachtung der Funktion der stenotischen Klappe und erlaubt ganz offensichtlich eine differenziertere und feinere Beurteilung der Art der Stenose, als die autoptische Untersuchung, da bei dieser die funktionellen Einblicke weitgehend fortfallen.

Angiokardiographische Untersuchungen sind bei Pulmonalstenosen besonders dann angebracht, wenn die Operation in Hypothermie und nicht an der Herz-Lungen-Maschine durchgeführt werden soll. Bei einer Reihe von Patienten wird die Hypothermie wegen eines engen Klappenringes nicht ausreichen, da dieser nur bei Operationen an der Herz-Lungen-Maschine gesprengt werden kann. Außerdem erlaubt die Angiokardiographie eine weitgehende Beurteilung der Größe des bevorstehenden operativen Eingriffs. Zur Diagnose der valvulären Pulmonalstenose ist die Angiokardiographie grundsätzlich nicht notwendig. Mitunter wird es aber doch Fälle geben, bei denen eine sichere Differenzierung valvulärer Stenosen von Infundibulumstenosen ohne Angiokardiographie nicht möglich ist.

Zusammenfassend:

1. Die selektive Angiokardiographie erlaubt eine genaue Beurteilung anatomischer Einzelheiten valvulärer Pulmonalstenosen.
2. Der seitliche Strahlengang ist besonders geeignet.
3. Eine frühe Füllung der Aorta erfolgt nicht.
4. Angiokardiographisch lassen sich verschiedene Formen der valvulären Pulmonalstenose unterscheiden.
5. Die domförmige Stenose mit glatt begrenztem Dom, der sich weit in die Basis der Pulmonalis vorwölbt, ist am häufigsten. Mitunter ist der Dom abgeflacht und schwer beweglich. Bei milderen Stenosen ist er oft dreiteilig und kleeblattförmig. Seltener fehlt eine Domstellung völlig. Man sieht dann schwer verunstaltete Klappen ohne erkennbare trikuspidale Struktur, die fast keine Bewegungsfähigkeit zeigen. Die Größe des Klappenringes kann sehr unterschiedlich sein.
6. Die zu erwartenden operativen Ergebnisse sind unterschiedlich bei den einzelnen Formen und am schlechtesten bei den unregelmäßig miteinander verwachsenen Formen, die meist auch einen engen Klappenring haben.
7. Die angiokardiographisch zu beurteilende Bewegungsfähigkeit der Klappen erlaubt Rückschlüsse auf die nach der Operation zu erwartende Mobilität und Funktionstüchtigkeit der Klappen.
8. Wenn klinisch Zweifel bestehen, ob es sich um eine valvuläre oder isolierte Infundibulumstenose handelt, ist eine Angiokardiographie immer angezeigt.

b) Isolierte Infundibulumstenose des rechten Ventrikels

Die isolierte Infundibulumstenose ist wesentlich seltener als die valvuläre Pulmonalstenose. Blount und Mitarbeiter (1959) glauben, daß etwa 3% der Pulmonalstenosen mit intaktem Ventrikelseptum Infundibulumstenosen sind. Wir haben bei 11 isolierten Infundibulumstenosen Angiokardiographien durchgeführt (Tab. 1, S. 15). Das ist ein etwas höherer Prozentsatz als der von Blount et al. (1959) angegebene.

Pathologie. Bei der Infundibulumstenose des rechten Ventrikels mit intaktem Ventrikelseptum handelt es sich um eine Art „dritte Kammer", ähnlich wie bei der Fallotschen Tetralogie. Diese „Kammer" ist meist weiter als bei der Tetralogie. In sie führt das enge Ostium infundibulum tief im Ausflußtrakt des rechten Ventrikels. Die Pulmonalklappe ist gewöhnlich normal. Die Trabekulatur des rechten Ventrikels ist verdickt. Die Wand des unteren Teiles des rechten Ventrikels ist hypertrophiert, die der Infundibulumkammer ist eher dünn (Carr und Levi 1939, Coelho und de Oliveira 1951, Theilen und January 1951, Abrahams und Wood 1951, Kjellberg et al. 1959, Swan et al. 1959). Das Endokard des rechten Ventrikels ist häufig fibrotisch verdickt.

Hämodynamik. Der systolische Gradient ist bei der isolierten Infundibulumstenose zwischen dem unteren Teil des Ausflußtraktes und der „dritten Kammer" zu finden. Zwischen der Infundibulumkammer und der Arteria pulmonalis besteht bei intakter Pulmonalklappe kein Gradient. Entsprechend der Enge des Ostium infundibulum ist der Druck im rechten Ventrikel mittel bis erheblich erhöht. Die isolierte Infundibulumstenose ist meist eine hochgradige Läsion.

Die Angiokardiographie ist eine zuverlässige Methode zur Diagnose der Infundibulumstenose. Differentialdiagnostisch steht unter Umständen eine azyanotische

Fallotsche Tetralogie, ein Ventrikelseptumdefekt mit hypertrophierter Crista supraventricularis (Gasul et al. 1957) oder auch eine valvuläre Pulmonalstenose zur Diskussion. Wir halten eine Angiokardiographie immer für indiziert, wenn eine isolierte Infundibulumstenose vermutet wird.

Die Abbildungen **182** bis **186** sind Beispiele von Angiokardiogrammen isolierter Infundibulumstenosen. Auch hier ist bei der Betrachtung der Angiokardiogramme zunächst auf eine eventuelle frühe Füllung der Aorta zu achten. Die Abbildung **182** zeigt eine relativ kurze, aber weit gestellte Infundibulumkammer, deren Weite am besten im seitlichen Strahlengang zu beurteilen ist (Abb. **182c**), während der frontale Strahlengang besser das enge Ostium infundibulum zeigt. Der sehr große rechte Ventrikel ist dilatiert und hypertrophiert und auffallend glatt konturiert (Fibrose). Das Pulmonalklappenostium ist normal weit. Man sieht einen geringen Reflux von Kontrastmittel in den rechten Vorhof (Abb. **182a**). Die Abbildungen **183a** und **b** zeigen eine ganz hochgradige Infundibulumstenose. Das Ostium infundibulum ist sehr eng und die Infundibulumkammer relativ weit gestellt. Die Darstellung auf der Abbildung **184** entspricht den milderen Formen der isolierten Infundibulumstenose. Man erkennt aber auch hier deutlich das Ostium infundibulum und die trichterförmig nach oben verlaufende Infundibulumkammer. Im Gegensatz zu sekundären hypertrophischen Einengungen des Ausflußtraktes des rechten Ventrikels bleibt das Ostium infundibulum in der Systole und in der Diastole annähernd gleich eng. Auch die Stenose auf den Abbildungen **185** ist mäßig und ähnelt sehr vor allem im seitlichen Strahlengang der Darstellung in Abbildung 184. Bei dem Patienten der Abbildung **186** war die Stenose wieder hochgradig, die Infundibulumkammer auch weit gestellt. Hier ist die fibrotische Verdickung des Endokards des rechten Ventrikels nicht so ausgeprägt.

Außer im Nachweis der Diagnose liegt der Wert der Angiokardiographie bei der isolierten Infundibulumstenose in der Möglichkeit zur Beurteilung der anatomischen Einzelheiten, wie der Enge und Lage des Ostium infundibulum, in der Weite und Länge der Infundibulumkammer und der Größe des Pulmonalklappenringes. Da es bei Infundibulumstenosen oft nicht gelingt, mit dem Katheter das Ostium infundibulum zu passieren, ist die Angiokardiographie für die Diagnose besonders wertvoll. Aus dem gleichen Grund können im allgemeinen bei der Katheterisierung auch keine zusätzlichen valvulären Pulmonalstenosen nachgewiesen werden, die angiokardiographisch jedoch zu erkennen sind. Sie sind allerdings selten. Durch die Angiokardiographie läßt sich präoperativ beurteilen, ob eine Ausflußbahnplastik überhaupt notwendig ist, und ob eine solche eventuell bis in die Arteria pulmonalis geführt werden muß. Bei den hier abgebildeten Fällen war ein Plastik bis zur Klappenbasis bei den Abbildungen 182a bis 183b notwendig, bei den anderen Patienten war keine Plastik nötig.

Zusammenfassend:

1. Für die Diagnose der isolierten Infundibulumstenose ist die Angiokardiographie sehr wertvoll.
2. Die Angiokardiographie zeigt den Schweregrad der Stenose, die Weite der Infundibulumkammer und des Pulmonalklappenringes.
3. Eine Beurteilung der Ausdehnung der begleitenden Fibrose des Endokards ist für die Voraussage des von der Operation zu erwartenden Ergebnisses sehr wichtig.
4. Die Angiokardiographie erlaubt eine Beurteilung der Größe des bevorstehenden operativen Eingriffs.

c) Periphere Pulmonalstenosen

Stenosen in den Ästen der Pulmonalarterie, meist multipel und bilateral, sind erst spät beschrieben worden (Söndergaard 1954, Arvidsson et al. 1955). Die Zahl der bisher in der Literatur mitgeteilten Patienten ist gering. Seit der ersten Beschreibung multipler peripherer Pulmonalstenosen sind jedoch wiederholt Berichte darüber erschienen (Coles und Walker 1956, Williams et al. 1957, Eldridge et al. 1957, Gyllenswärd et al. 1957, Vermillon et al. 1958, Shafter und Bliss 1959, Luan et al. 1960, Löhr et al. 1961, Dean et al. 1962).

Pathologie. Pheriphere Pulmonalstenosen können als isolierte Läsion oder im Zusammenhang mit anderen Herzfehlern vorkommen. Es kann sich um einzelne Stenosen handeln. Wie jede kongenitale Mißbildung kann ihr Schweregrad sehr unterschiedlich sein. Periphere Pulmonalstenosen können auch als Kaliberschwankungen der Pulmonalarterienäste mit mehr oder weniger ausgeprägtem stenotischem Effekt aufgefaßt werden. In hochgradigen Fällen ist die gesamte Arteria pulmonalis klein und hypoplastisch. In anderen Fällen wiederum ist sie normal groß oder sogar dilatiert. Die Stenosen sind mitunter bereits in den Stämmen der linken und rechten Lungenarterie anzutreffen, mitunter aber auch erst ab der Hilusgegend mehr peripher. Oft sieht man hinter den Verengungen kleine poststenotische Dilatationen.

Hämodynamik. In einem hohen Prozentsatz der in der Literatur mitgeteilten Fälle war der Druck im Hauptstamm der Arteria pulmonalis normal oder nur gering erhöht. Riley et al. (1948) haben die hohe Reservekapazität des Pulmonalarteriensystems demonstriert. Periphere Pulmonalstenosen müssen daher in erheblichem Schweregrad vorhanden sein, ehe es ohne körperliche Belastung zu einer Druckerhöhung vor den Stenosen kommt. Die Druckkurve im Hauptstamm der Arteria pulmonalis ist durch einen niedrigen diastolischen Druck und einen schnellen, steilen Anstieg der Druckkurve gekennzeichnet (Beuren et al. 1964).

Klinisch diagnostiziert wurden multiple pheriphere Pulmonalstenosen erst seit der Einführung der selektiven Angiokardiographie (Arvidsson et al. 1955). Die Abbildungen **187** bis **191** zeigen einige Beispiele. Außerdem wird auf die Darstellung multipler peripherer Pulmonalstenosen im Kapitel über die supravalvulären Aortenstenosen (S. 25) verwiesen. Auf der Abbildung **187** erkennt man erhebliche multiple periphere Pulmonalstenosen in beiden Ästen der Lungenarterie. Es handelte sich um eine isolierte Mißbildung. Der Druck im Stamm der Arteria pulmonalis betrug $75/_{10}$. Ein Gradient von systolisch 45 mm Hg konnte an mehreren Stellen nachgewiesen werden. Man sieht deutliche Kaliberschwankungen in den Ästen der Lungenarterie. Bei dem Patienten der Abbildung **188** fanden sich ebenfalls deutliche Druckgradienten in der Peripherie der Lungenarterien. Auch der seitliche Strahlengang stellt die Stenosen gut dar (Abb. **189**). Bei dem Patienten der Abbildung **190a** bestand außerdem eine valvuläre Pulmonalstenose, eine Infundibulumstenose und ein Ventrikelseptumdefekt. Die Aorta füllt sich frühzeitig. Vor den Stenosen ist die Arteria pulmonalis erheblich dilatiert. Dann erkennt man signifikante Einengungen der Lungenarterien, vor allem rechts. Zum Teil erweitern sich die Äste der Lungenarterie nach den Stenosen wieder. Bei dem gleichen Patienten sieht man im seitlichen Strahlengang (Abb. **190b**) eine Stenose der Arteria pulmonalis dicht über der Pulmonalklappe. Die Abbildung **191** zeigt die multiplen Stenosen, die auf die Äste der rechten Lungenarterie begrenzt sind. Außer der Abbildung **190a** und **b** sind diese Fälle operativ nicht belegt, da diese Patienten nicht operiert wurden. Die Bilder und die Rückzugsdruckkurven sind jedoch eindeutig.

Zusammenfassend:

1. Periphere Pulmonalstenosen sind am besten angiokardiographisch zu diagnostizieren, da Druckkurven oft zu Fehlinterpretationen Anlaß geben oder die Drucke normal sind.
2. Die peripheren Pulmonalstenosen sind als deutliche Kaliberschwankungen einzeln oder in beiden Ästen der Arterie zu erkennen.
3. Mitunter ist die gesamte Arteria pulmonalis hypoplastisch.
4. Begleitmißbildungen können ebenfalls angiokardiographisch nachgewiesen werden.
5. Vor operativen Eingriffen wegen zusätzlicher Herzfehler ist die Kenntnis vom Vorhandensein peripherer Pulmonalstenosen wichtig.

2. Die *Fallot*sche Tetralogie

Die Fallotsche Tetralogie ist die klassische und die häufigste mit Zyanose einhergehende Herzmißbildung. In dem Krankengut von Keith et al. (1958) ist sie mit 11% aller Herzfehler die dritthäufigste nach dem Ventrikelseptumdefekt und dem offenen Ductus arteriosus. Eine große Zahl von Veröffentlichungen hat sich mit diesem Herzfehler befaßt (Abbott 1927, Blalock und Taussig 1945, Taussig 1947, Bing et al. 1947, Taussig 1948, Blalock 1948, Cooley et al. 1949, Donzelot et al. 1949, Ulfsparre 1949, Soulié et al. 1951, Brinton und Campbell 1953, Baffes et al. 1953, Lowe 1953, Rudolph et al. 1954, Kjellberg et al. 1955, Rowe et al. 1955, Lillehei et al. 1955, Seppälä et al. 1956, McCord et al. 1957, Kirklin et al. 1959, Criley und Neill 1961, Coelho et al. 1961, Lev et al. 1961, Stoermer 1961, Bender et al. 1961, Klinner 1962, Beuren 1964). Zur Diagnose der Fallotschen Tetralogie ist die Angiokardiographie nicht unbedingt notwendig. Die Angiokardiographie der Fallotschen Tetralogie hat jedoch durch die Einführung der Blalock-Taussig-Operation (Blalock und Taussig 1945) und durch die Möglichkeit einer operativen Korrektur (Lillehei et al. 1955, Kirklin et al. 1959) erheblich an Bedeutung gewonnen. Gasul et al. (1949), Baffes et al. (1953), Rudolph et al. (1954), Rowe et al. (1955), Gasul et al. (1957), McCord et al. (1957) und Scott et al. (1962) haben unter anderem das sehr unterschiedliche anatomische, pathophysiologische und klinische Bild der Fallotschen Tetralogie betont. Dieser großen Variationsbreite entspricht auch die sehr verschiedene Darstellung der Fallotschen Tetralogien im Angiokardiogramm.

Pathologie. Die Tetralogie verdankt ihren Namen der Kombination folgender vier Mißbildungen: Einengung des Ausflußtraktes des rechten Ventrikels, meist in der Form einer Infundibulumstenose mit oder ohne valvuläre Pulmonalstenose, Ventrikelseptumdefekt, Hypertrophie des rechten Ventrikels und Dextroposition der Aorta. Das anatomische wie das klinische Bild der Fallotschen Tetralogie kann jedoch sehr unterschiedlich sein, entsprechend dem Überwiegen der einen oder der anderen Komponente der Tetralogie. Da die Hypertrophie des rechten Ventrikels als sekundäres unspezifisches Phänomen aufzufassen ist und der Dextroposition der Aorta heute eine geringere Bedeutung für die Hämodynamik der Tetralogie zugesprochen wird, bleiben der Ventrikelseptumdefekt und die Pulmonalstenose als die bestimmenden Elemente der Fallotschen Tetralogie.

Die Crista supraventricularis des rechten Ventrikels verläuft bei der Fallotschen Tetralogie mehr vertikal als normal und steht nicht im Zusammenhang mit dem Trikuspidalklappenring, sondern mit der Vorderwand des rechten Ventrikels (Edwards 1960). Der Ausflußtrakt des rechten Ventrikels ist hypoplastisch, meist mit einem engen Infundibulumkanal, der mitunter aber auch weit gestellt wie eine Art dritte Kammer imponiert. In diese führt ein enges Ostium infundibulum. Oft zeigt die Innenfläche der Infundibulumkammer Endokardverdickungen. Nach oben wird der Infundibulumkanal mitunter weiter. Wenn er nur in seinem unteren Anteil sehr eng ist und sich nach oben erweitert, dann ist der Pulmonalklappenring normal weit. Die Arteria pulmonalis hat dann ein normales Kaliber. Bei der Mehrzahl der Tetralogien ist der Infundibulumkanal aber eng bis zur Pulmonalklappenbasis. Die Pulmonalklappe ist dann ebenfalls stenosiert und die Arteria pulmonalis hypoplastisch bis zur Bifurkation. Eine völlige Atresie der Arteria pulmonalis ist relativ selten. Das Blut nimmt dann durch einen offenen Ductus oder durch Bronchialarterien seinen Weg in die Lunge. Funktionell unterscheidet sich die Fallotsche Tetralogie mit Pulmonalatresie nur wenig vom „Pseudotruncus arteriosus". Eine Unterscheidung ist aber auch in therapeutischer Beziehung von Bedeutung, da eine FALLOTsche Tetralogie mit Pulmonalatresie unter Umständen operativ korrigiert werden kann, ein Pseudotruncus jedoch nicht. Bei der FALLOTschen Tetralogie ist oft nur das Pulmonalostium oder der Stamm der Arteria pulmonalis atretisch, während die Pulmonalarterien ab der Bifurkation offen sind. Dann kann unter Umständen korrigiert werden. Beim „Pseudotruncus" reicht die Atresie der Arteria pulmonalis meist jedoch bis in die Lungenwurzel. Zu den dann die Lunge durchblutenden Bronchialarterien kann operativ keine Verbindung aus dem rechten Ventrikel hergestellt werden.

Mitunter ist nur eine valvuläre Pulmonalstenose vorhanden, die der isolierten valvulären Pulmonalstenose ähnlich ist. Periphere Pulmonalstenosen sind ebenfalls bei der Tetralogie beschrieben worden. Sie sind aber selten. Ebenso können einmal die Pulmonalklappen völlig fehlen. Die Agenesie oder Hypoplasie der linken Arteria pulmonalis mit Pulmonalstenose ist in dem entsprechenden Kapitel (S. 65) besprochen. Der Ventrikelseptumdefekt ist bei der FALLOTschen Tetralogie meist groß und liegt hoch im membranösen Septum. Nach EDWARDS (1960) kann das membranöse Septum auch intakt sein. Der Ventrikelseptumdefekt ist dann als ein freier Raum über dem Ventrikelseptum und unter dem biventrikulären Ursprung der Aorta anzusehen. Der Ventrikelseptumdefekt liegt posterior zur Crista supraventricularis und etwas mehr superior als der übliche isolierte Ventrikelseptumdefekt.

Bei der klassischen Tetralogie ist die Aorta groß und die Arteria pulmonalis ist klein. Durch die Dextroposition reitet die Aorta mehr oder weniger über dem Ventrikelseptumdefekt. Ein Überreiten von 10–50% ist häufig, extremes Überreiten dagegen selten. Der rechte Ventrikel ist hypertrophiert. Der linke Ventrikel ist bei hochgradigen Tetralogien meist klein. Von der typischen Tetralogie sind die Fälle abzugrenzen, bei denen ein Ventrikelseptumdefekt und eine Pulmonalstenose, ohne Überreiten der Aorta, das gleiche funktionelle Bild hervorrufen. Bei diesen Patienten steht die Aorta an normaler Stelle und ist unter Umständen kleiner als die Arteria pulmonalis. Ein rechter Aortenbogen ist bei der FALLOTschen Tetralogie in 20–30% der Fälle vorhanden. Bei zusätzlichem Vorhofseptumdefekt hat man die Mißbildung auch FALLOTsche Pentalogie genannt.

Hämodynamik. Die Kombination von Pulmonalstenose und Ventrikelseptumdefekt ist in erster Linie für die funktionelle Störung verantwortlich. Das Überreiten der Aorta tritt dagegen in den Hintergrund. Der Platz des jeweiligen Falles im großen Spektrum der Tetralogie wird von der Größe des Ventrikelseptumdefektes und dem Schweregrad der Pulmonalstenose bestimmt. Bei der extremen Tetralogie mit sehr enger Pulmonalstenose oder gar Atresie sowie bei den klassischen Fällen mit großem Ventrikelseptumdefekt und enger Infundibulumstenose ist der Druck im rechten Ventrikel immer gleich dem des linken Ventrikels. Bei mäßiger Pulmonalstenose und relativ kleinem Ventrikelseptumdefekt ist der Druck im rechten Ventrikel unter Umständen einmal niedriger als im linken Ventrikel. Bei dominierendem Ventrikelseptumdefekt und milder Stenose nähert sich der Druck des rechten Ventrikels meist wieder dem Systemdruck. Bei kleinem Ventrikelseptumdefekt und dominierender Stenose ist der Druck im rechten Ventrikel unter Umständen höher als im linken Ventrikel. Dem Schweregrad der Stenose und der Größe des Defektes entsprechen auch die Mischungsverhältnisse arteriellen und venösen Blutes durch den Defekt und das Volumen der Lungendurchblutung. Bei der klassischen Tetralogie mit enger Stenose und großem Defekt entsteht ein reiner rechts-links Shunt auf Ventrikelebene. Bei großem Ventrikelseptumdefekt und mäßiger Pulmonalstenose kommt es zu einem gemischten Shunt, unter Umständen zu einem überwiegenden links-rechts Shunt. Ein großer Ventrikelseptumdefekt und eine milde Pulmonalstenose haben oft nur einen reinen links-rechts Shunt, während bei einer erheblichen Stenose mit kleinem Ventrikelseptumdefekt die Pulmonalstenose im Vordergrund steht und kein nennenswerter Shunt zustande kommt. Bei der FALLOTschen Tetralogie mit Pulmonalatresie erfolgt die Lungendurchblutung nur über den offenen Ductus und später über Bronchialarterien. Dem geschilderten anatomischen und funktionellen Überwiegen der einen oder anderen Komponente der Tetralogie entspricht auch das Auftreten und der Schweregrad der Zyanose, oder das Fehlen sichtbarer Zyanose.

Angiokardiographisch läßt sich unter den einzelnen geschilderten Formen der FALLOTschen Tetralogie ebenfalls unterscheiden. Die ersten angiokardiographischen Untersuchungen FALLOTscher Tetralogien mit intravenösen Kontrastmittelinjektionen fallen in die Zeit der Einführung der Anastomosenoperationen (BLALOCK und TAUSSIG 1945, POTTS et al. 1946). Hierbei hat es sich auch meist noch um Angiokardiogramme in einem Strahlengang gehandelt (COOLEY et al. 1949). Die selektive Angiokardiographie in zwei Ebenen, mit Kontrastmittelinjektion in den rechten Ventrikel, ist der intravenösen Darstellung erheblich überlegen. Bei notwendiger operativer Behandlung hat die Angiokardiographie heute vor allem folgende Aufgaben:

1. Die Darstellung der anatomischen und funktionellen Verschiedenheiten der FALLOTschen Tetralogie. Die Angiokardiographie erlaubt eine Beurteilung des Schweregrades der Pulmonalstenose sowie eine Differenzierung zwischen Infundibulumstenosen und valvulären Stenosen oder den Nachweis kombinierter Stenosen. Sie zeigt auch die Größe des Ventrikelseptumdefektes und den Grad des Überreitens der Aorta. Wichtig ist die Kenntnis der Größe der Pulmonalklappenbasis und der Arteria pulmonalis. Bei einer Hypoplasie der Arteria pulmonalis ist der operative Eingriff größer. Eine hypoplastische Pulmonalklappenbasis erfordert bei korrektiven Operationen eine Sprengung. Bei älteren Personen ist das Ausmaß der Bronchialanastomosen zu beurteilen. Die Kontrastmitteldichte in der Arteria pulmonalis und in der Aorta gestattet auch einen Einblick in die Shuntverhältnisse.
2. Vor Anastomosenoperationen ist häufig eine angiokardiographische Darstellung der zur Anastomosierung geeigneten Arterien erforderlich.
3. Die Differenzierung FALLOTscher Tetralogien vom Ursprung beider Gefäße aus dem rechten Ventrikel mit Pulmonalstenose (S. 79). Dabei handelt es sich um eine Mißbildung, die häufig mit Tetralogien verwechselt wird.

4. Die Differenzierung FALLOTscher Tetralogien mit Pulmonalatresie vom sogenannten „Pseudotruncus“ (S. 72). Diese Differentialdiagnose ist unter Umständen auch angiokardiographisch sehr schwer oder sogar unmöglich. Dieses Problem ist aber von klinischer Bedeutung, da eine Pulmonalatresie nicht unbedingt eine chirurgische Korrektur ausschließt.
5. Die Darstellung der Größe des linken Ventrikels. Hierzu ist unter Umständen eine zweite angiokardiographische Untersuchung nötig, falls es nach der Lungenpassage des Kontrastmittels nicht zu einem genügend kontrastreichen Lävogramm kommt. Nach operativen Eingriffen, sowohl nach einer Anastomosenoperation als auch nach Korrekturoperationen, kann ein hypoplastischer linker Ventrikel unter Umständen erhebliche Schwierigkeiten verursachen.
6. Zum Nachweis der Diagnose überhaupt. Streng genommen ist eine FALLOTsche Tetralogie durch Herzkatheterisierung erst dann nachgewiesen, wenn durch eine Rückzugsdruckkurve eine Pulmonalstenose erwiesen ist und wenn es gelingt, den Katheter durch den Ventrikelseptumdefekt in die Aorta vorzuschieben. Beides ist oft nicht möglich.

Die Abbildungen **192** bis **212** zeigen Beispiele verschiedenartiger Tetralogien und demonstrieren die Bedeutung, die die Angiokardiographie für die Beurteilung der Tetralogie hat. Die in den vorausgegangenen 6 Punkten aufgestellten Aufgaben sind durch eine gute selektive Angiokardiographie alle zu erfüllen. Der rechte Ventrikel ist bei allen Tetralogien groß und stellt sich reich trabekuliert dar. Der Infundibulumkanal ist dagegen immer glatt konturiert (Abb. **192**). Wichtig ist die Darstellung der frühen Füllung der Aorta. Die Abbildung **192** zeigt ein enges Ostium infundibulum, das in einen nach oben weiter werdenden Infundibulumkanal führt. Die Arteria pulmonalis hat bereits im Hauptstamm eine gute Größe. Charakteristisch ist jedoch die deutliche, fast abrupte Verjüngung der Pulmonalarterien in der Hilusgegend. Diese ist anders als bei pulmonalen Hypertonien. Hier läßt sich deutlich erkennen, daß die peripheren Arterien nicht ausreichend geöffnet sind, während sie sich bei pulmonaler Hypertonie als harte Gefäßstränge darstellen. Besonders wichtig für die Beurteilung ist auch, ob sich am Anfang des Angiokardiogramms, gleich nach der Kontrastmittelinjektion in den rechten Ventrikel, zuerst die Aorta oder die Arteria pulmonalis füllt, oder ob die Füllung der großen Gefäße gleichzeitig erfolgt. Auf der Abbildung 192 ist die Pulmonalis sogar etwas kräftiger dargestellt als die Aorta. Dies läßt auf eine relativ gute Lugendurchblutung schließen. Die Infundibulumkammer ist kurz und die Pulmonalklappen sind intakt. Der seitliche Strahlengang eines anderen Patienten läßt genau den Ventrikelseptumdefekt und den Grad des Überreitens der Aorta erkennen (Abb. **193**). Auch hier hat die Pulmonalis eine gute Größe. Auf der Abbildung **194** ist der Infundibulumkanal sehr eng. Selbstverständlich ist hier auch die Pulmonalklappenbasis eng. Dies erfordert eine in die Pulmonalis reichende operative Plastik, während der Patient der Abbildung 192 eine solche nicht benötigt. Beachte auch, wie spärlich die Lungengefäßzeichnung bei der hochgradigen Tetralogie der Abbildung **194a** im Gegensatz zur Abbildung 192 bleibt. Im seitlichen Strahlengang (Abb. **194b**) füllen sich beide Ventrikel. Deutlich ist der große Ventrikelseptumdefekt und das hier mäßige Überreiten der Aorta dargestellt. Der Infundibulumkanal auf der Abbildung **195a** ist ebenfalls eng und kurz und führt zu einer sehr hypoplastischen Arteria pulmonalis. Beachte die spärlichen Lungenarterien rechts. Im seitlichen Strahlengang (Abb. **195b**) fällt der Größenunterschied zwischen dem rechten und dem linken Ventrikel besonders auf. Der Ventrikelseptumdefekt ist dargestellt. Die Dextroposition der Aorta ist deutlich, sie reitet etwa zu 50% über dem Defekt. Die Tetralogie der Abbildung **196a** entspricht der in der Abbildnug **192**. Enges Ostium infundibulum und eine Art dritte Kammer, die sich nach oben etwas erweitert. Der Stamm der Pulmonalis ist groß und die Füllung der Pulmonalis ist kräftiger als die der Aorta. Auch im seitlichen Strahlengang erkennt man die Konfiguration der Infundibulumkammer und die Füllung der Aortenbasis (Abb. **196b**). Die Abbildung **197a** zeigt eine hochgradige Tetralogie mit rechtem Aortenbogen. Enger langgestreckter Infundibulumkanal. Auch die Pulmonalklappenbasis ist eng und hypoplastisch. Im seitlichen Strahlengang (Abb. **197b**) sieht man anterior den engen Infundibulumkanal, der fast wie eine Koronararterie imponiert. Zur Unterscheidung ist ein Vergleich der einzelnen Füllungsphasen in beiden Strahlengängen notwendig. Einen fast gleichmäßig weiten und langgestreckten Infundibulumkanal zeigt die Abbildung **198a**. Hoher rechter Aortenbogen. Im seitlichen Strahlengang füllt sich wieder der relativ kleine linke Ventrikel im Vergleich zum rechten Ventrikel (Abb. **198b**). Nach der selektiven Kontrastmittelinjektion in den rechten Ventrikel füllt sich bei erheblichen Infundibulumstenosen meist deutlich auch der linke Ventrikel mit Kontrastmittel. Nicht alles Kontrastmittel fließt sofort über die Aorta ab. Die Abbildung **199** läßt auch im frontalen Strahlengang bereits die Dextroposition der Aorta erkennen. Hier sieht man auch eine zusätzliche valvuläre Pulmonalstenose. Ebenso auf der Abbildung **200**. Die Pulmonalklappenbasis hat hier eine relativ gute Größe. Im seitlichen Strahlengang (Abb. **201**) eines weiteren Patienten erkennt man, daß die valvuläre Pulmonalstenose im Vergleich mit dem Schweregrad der Infundibulumstenose sicher im Vordergrund steht. Eine ungewöhnliche Deformierung der rechten Arteria pulmonalis ist auf der Abbildung **202** dargestellt. Es handelte sich um eine Infundibulumstenose und um eine valvuläre Stenose, die im Vordergrund stand. Die Bifurkation und die rechte Arteria pulmonalis sind erheblich dilatiert. Auch auf den Abbildungen **203a** und **b** sieht man den direkten Auswurf des Kontrastmittels in die Aorta, die jedoch nicht extrem dextroponiert ist. Mäßig dextroponiert ist die Aorta auf der Abbildung **204**. Hier sieht man ein enges Ostium infundibulum und eine langgestreckte, gleichförmige dritte Kammer. Um eine reine valvuläre Pulmonalstenose mit Ventrikelseptumdefekt handelt es sich auf der Abbildung **205**. Das Infundibulum ist nur sekundär hypertrophisch eingeengt. Zur Beurteilung dieser Infundibulumeinengung ist die genaue Betrachtung verschiedener Phasen des Angiokardiogramms notwendig.

Eine korrekturfähige FALLOTsche Tetralogie mit Pulmonalatresie, rechtem Aortenbogen und linkem offenem Ductus arteriosus, ist auf den Abbildungen **206** und **207** dargestellt. Nach der Kontrastmittelinjektion in den rechten Ventrikel füllt sich nur die Aorta. Vor allem im seitlichen Strahlengang (Abb. **206 b**) erkennt man, daß eine Füllung der Arteria pulmonalis aus dem rechten Ventrikel nicht zustande kommt. Hier sieht das Angiokardiogramm dem Truncus arteriosus communis ähnlich. Über den Ductus füllt sich nicht nur die Bifurkation der Arteria pulmonalis, sondern auch noch der Hauptstamm retrograd bis zur atretischen Pulmonalklappenbasis. Ganz sicher kann man dies nochmals durch eine retrograde Aortographie darstellen (Abb. **207**). Auch die Abbildungen **208a** und **b** zeigen eine Tetralogie mit Pulmonalatresie. Hier ist der Ductus verschlossen und die Lungendurchblutung funktioniert nur über Bronchialarterien, die allerdings in sehr hypoplastische linke und rechte Lungenarterien führen. Man erkennt im Ausflußtrakt des rechten Ventrikels einen kurzen Infundibulumkanal, an dessen Ende es zu einem völligen Kontrastmittelstop kommt (Abb. **208 a**). Nach der Passage des Kontrastmittels durch den hohen rechten Aortenbogen füllt sich die Arteria pulmonalis nicht über einen Ductus, sondern über Bronchialarterien. Der frontale Strahlengang zeigt rechts deutlich ein Hiluskomma. Die Verhältnisse sind bei diesem Patienten zwar ungünstiger als bei dem der Abbildungen 206 und 207, da sich dort der offene Stamm der Pulmonalis retrograd füllt, während hier der ganze Stamm der Pulmonalis atretisch ist. Auf diese Unterschiede, auch im Vergleich zum Pseudotruncus, kann nicht eindringlich genug hingewiesen werden. Der Patient der Abbildungen 208 a und b war an anderer Stelle als „Pseudotruncus" diagnostiziert worden. Er wurde bei uns total korrigiert, da wir davon überzeugt waren, daß ab der Bifurkation brauchbare, wenn auch kleine Pulmonalarterien vorhanden waren.

Die Abbildung **209** zeigt eine azyanotische Tetralogie, bei der der Ventrikelseptumdefekt mit einem links-rechts Shunt im Vordergrund stand. Die Infundibulumkammer ist weit, ebenso die Pulmonalis. Der Ventrikelseptumdefekt ist direkt dargestellt. Auf der Abbildung **210** erkennt man links noch eine Blalock-Taussig Anastomose, während auf der Abbildung **211** eine Pottssche Anastomose durch retrograde Aortographie dargestellt ist. Es handelt sich um Untersuchungen vor der operativen Korrektur, einige Jahre nach der Anastomosenoperation. Zum Schluß ist auf die Abbildung **212** noch eine Ausflußbahnplastik nach operativer Korrektur dargestellt. Die Plastik ist sehr groß und liegt der Brustwand an. Der Ventrikelseptumdefekt ist geschlossen.

Eine selektive Angiokardiographie mit Kontrastmittelinjektion in den rechten Ventrikel halten wir bei Fallotschen Tetralogien dann für angezeigt, wenn die Diagnose unklar ist, zur Darstellung der anatomischen Details vor korrektiven Operationen, und zum Nachweis operabler Tetralogien mit Pulmonalatresie und deren Abgrenzung vom Pseudotruncus. Bei Kleinkindern kommt unter Umständen eine intravenöse Angiokardiographie in Betracht, wenn andere zyanotische Mißbildungen vor Anastomosenoperationen ausgeschlossen werden sollen.

Zusammenfassend:

1. Die Angiokardiographie der Fallotschen Tetralogie zeigt, wie sehr verschieden die Anatomie und damit das hämodynamische und klinische Bild dieser Mißbildung sein kann.
2. Sie erlaubt die Unterscheidung von anderen differentialdiagnostisch in Frage kommenden Herzfehlern. Unter diesen sind besonders wichtig der Ursprung beider großen Gefäße aus dem rechten Ventrikel mit Pulmonalstenose sowie die Unterscheidung zwischen korrekturfähigen Fallots mit Pulmonalatresie vom „Pseudotruncus".
3. Die Angiokardiographie gibt einen Überblick über die bei der Korrektur zu erwartenden anatomischen Verhältnisse. Davon sind besonders wichtig die Größe der Arteria pulmonalis und ihre Klappenbasis, der Schweregrad und die Art der Pulmonal- oder Infundibulumstenose und der Grad des Überreitens der Aorta.
4. Vor Anastomosenoperationen kann die Angiokardiographie die am besten zur Anastomosierung geeigneten Gefäße darstellen.
5. Im frontalen Strahlengang ist der rechte Ventrikel, die Anatomie des Ausflußtraktes und die Größe der Pulmonalis am besten dargestellt. Im seitlichen Strahlengang wird durch die Hypertrophie des rechten Ventrikels das Septum meist orthograd getroffen und dadurch der Ventrikelseptumdefekt direkt dargestellt. Hier ist auch das Ausmaß des Überreitens der Aorta und die Größe des linken Ventrikels am besten zu beurteilen.
6. Vor Korrekturoperationen ermöglicht die Angiokardiographie eine Aussage über die Größe des Eingriffs und das zu erwartende Ergebnis der Operation.

3. Die einseitige Agenesie der Arteria pulmonalis

Unterschiedliche Bezeichnungen sind für das einseitige Fehlen einer Lungenarterie verwendet worden: Agenesie, Aplasie, Hypoplasie oder einseitiges Fehlen einer Arteria pulmonalis. Pool und Mitarbeiter (1962) hatten wegen dieser unterschiedlichen Terminologie Schwierigkeiten bei einer Literaturübersicht. Sie schlagen daher vor, daß die Bezeichnung „Fehlen" in Zukunft nur für das völlige Fehlen einer Lungenarterie benutzt wird, und daß das Wort „Aplasie" da verwendet wird, wo ein obliterierter Strang der Arterie vorhanden ist.

Da das Fehlen der linken oder rechten Lungenarterie meist mit zyanotischen Herzmißbildungen oder mit Herzfehlern mit pulmonaler Hypertonie kombiniert ist, ist eine differenzierte Diagnose außerordentlich wichtig. Das einseitige Fehlen einer Lungenarterie kann eine sonst grundsätzlich korrekturfähige Herzmißbildung erheblich komplizieren. Pool und Mitarbeiter (1962) fanden in der Literatur bis zum Jahre 1962 insgesamt 98 Fälle, von denen genaue Angaben aber nur bei 81 Fällen verwertbar waren. Da über die größte Zahl der genannten Patienten in der Literatur erst seit dem Jahre 1950 berichtet wurde, ist es wahrscheinlich, daß die Mißbildung häufiger vorkommt, als früher angenommen wurde.

Wir haben 14 Patienten mit fehlender linker Arteria pulmonalis angiokardiographisch untersucht (Tab. 1, S. 15) und nur einen Patienten mit einer fehlenden rechten Arteria pulmonalis beobachtet. Dieser Patient ist in dem Kapitel über den Hemitruncus beschrieben. Der sogenannte „Hemitruncus" (TAUSSIG 1960) kann als eine Variante der einseitigen Agenesie der Arteria pulmonalis aufgefaßt werden. Beim „Hemitruncus" führt jedoch eine große Arterie aus der Aorta in die betroffene Lunge, während bei der hier zu besprechenden Mißbildung ein Kollateralkreislauf zur Lunge über viele kleine Bronchialarterien zustande kommt.

Bei unseren Patienten war auf der betroffenen Seite eine Lunge vorhanden. POOL et al. (1962) haben ebenfalls Fälle mit völlig fehlender Lunge ausgeschlossen. Übersichtsarbeiten wurden von HEINTZEN und TESKE (1960), POOL et al. (1962) und OAKLEY et al. (1963) veröffentlicht. HEINTZEN und TESKE (1960) und POOL et al. (1962) diskutieren auch die Embryologie der einseitigen Agenesie der Lungenarterie.

Pathologie. Vom embryologischen Standpunkt betrachtet, ist selbstverständlich eine Agenesie von einer Hypoplasie mit einseitig obliterierter Arteria pulmonalis zu trennen. Klinisch und angiokardiographisch ist diese Unterscheidung oft nicht möglich. Aus der Arbeit von POOL und Mitarbeitern (1962) geht hervor, daß bei etwa der Hälfte der in der Literatur berichteten Patienten die linke Arteria pulmonalis fehlte und bei den anderen die rechte Arterie. Bei etwa einem Drittel der bisher beschriebenen Patienten waren keine intrakardialen Mißbildungen vorhanden. Die übrigen hatten FALLOTsche Tetralogien, einen offenen Ductus arteriosus, Septumdefekte und kombinierte Läsionen.

Kombinationen mit Dextrokardie und mit aorto-pulmonalem Fenster sind ebenfalls beschrieben worden. Auffallend ist, daß mit Ausnahme von einem Fall bei FALLOTschen Tetralogien die linke Arteria pulmonalis fehlte.

Bei vielen in der Literatur beschriebenen Fällen ist eine Blutzufuhr zur befallenen Lunge aus der aszendierenden Aorta beschrieben worden. POOL und Mitarbeiter (1962) meinen, daß unter diesen bei vielen Patienten ein Gefäß aus dem Truncus brachiocephalicus in die betreffende Lunge führt. Ein aus der aszendierenden Aorta in die Lunge führendes Gefäß scheint es nur bei der Agenesie der rechten Lungen zu geben. Eine Ausnahme wurde nur von SIKL (1952) mitgeteilt. Bei den übrigen Fällen fehlender rechter Lungenarterie und bei den fehlenden linken Arterien wurde die Lunge über Bronchialarterien oder über Arterien durchblutet, die im Aortenbogen ihren Ursprung nahmen. POOL und Mitarbeiter (1962) nennen diese Gefäße „ductale" Gefäße.

Fehlende linke Arteria pulmonalis mit rechtem Aortenbogen und rechtsseitigem offenem Ductus arteriosus mit rechts-links Shunt wurden von POOL und Mitarbeitern (1962) und von WU und Mitarbeitern (1964) mitgeteilt.

Hämodynamik. Die Ligatur einer Arteria pulmonalis, oder eine Pneumonektomie kann für viele Jahre ohne eine Druckerhöhung der Arteria pulmonalis toleriert werden (COURNAND et al. 1947, 1950, HARRISON et al. 1956, 1957). Bei einer FALLOTschen Tetralogie mit unilateraler Agenesie der linken Arteria pulmonalis droht diese Komplikation ohnehin nicht. Anders bei einem offenen Ductus oder bei einem intrakardialen Septumdefekt mit links-rechts Shunt. Hier scheint das normale Blutvolumen plus Shuntvolumen in der einen Arteria pulmonalis und ihren Verzweigungen doch relativ bald zu irreversiblen Gefäßschäden zu führen. So fanden POOL und Mitarbeiter (1962) bei den meisten Patienten mit einem Ductus oder einem Septumdefekt einen hohen Lungengefäßwiderstand. Auch bei einigen Patienten mit einseitiger Agenesie einer Lungenarterie ohne Herzfehler wurde eine pulmonale Hypertonie festgestellt. Bei den Läsionen mit Pulmonalstenose (FALLOTS) wird die Hämodynamik weitgehend von dieser bestimmt.

Eine exakte Diagnose dieser Mißbildung ist nur angiokardiographisch möglich. Man kann auf Röntgenleeraufnahmen einen Seitenunterschied der Lungengefäßzeichnung feststellen und die Agenesie der Pulmonalis auf der betreffenden Seite vermuten. MADOFF et al. (1952) haben die einseitige Agenesie einer Arteria pulmonalis erstmals angiokardiographisch diagnostiziert. Seitdem sind weitere angiokardiographisch nachgewiesene Fälle und auch pathologisch diagnostizierte Fälle unter anderen von STEINBERG et al. (1953), NADAS et al. (1953), JOB et al. (1955), STEINBERG (1955), ALEXANDER et al. (1955), EMANUEL und PATTINSON (1956), CARO et al. (1957), ELDER et al. (1958), von FLEMING (1958) und KJELLBERG et al. (1959) veröffentlicht worden.

Bei der angiokardiographischen Beurteilung erscheint uns ein Problem besonders wichtig: Das ist die Differenzierung echter FALLOTscher Tetralogien mit einseitiger Pulmonalisagenesie von solchen Patienten mit ursprünglich isoliertem Ventrikelseptumdefekt, die im Laufe der Jahre wegen eines erhöhten Lungengefäßwiderstandes eine hypertrophische Infundibulumstenose entwickelt haben. Bei beiden ist meist eine Katheterisierung der Arteria pulmonalis nicht möglich und auch eine angiokardiographische Unterscheidung oft ausgeschlossen. Eine weitere, oft auch angiokardiographisch schwer zu beurteilende Frage ist die, ob es sich um eine Agenesie oder extreme Hypoplasie handelt. Dies ist vor allem dann schwer zu entscheiden, wenn ausgedehnte Bronchialkollaterale vorhanden sind. Späte Aufnahmen im Lävogramm oder eine retrograde Aortographie zeigen diese dann. Wie eingangs bereits erwähnt, ist eine exakte präoperative Beurteilung jedoch notwendig und eine Angiokardiographie immer angezeigt.

Die Abbildungen **213** bis **217** sind entsprechende Beispiele. Dabei handelt es sich mit einer Ausnahme um FALLOTsche Tetralogien, die operativ oder autoptisch geprüft sind. Nur der Patient, dessen Angiokardiogramm die Abbildung **215** zeigt, hatte eine pulmonale Hypertonie mit sekundärer, hypertrophischer Einengung des Ausflußtraktes des rechten Ventrikels. Bei diesem Kind war dies vermutet worden. Bei der Sektion fanden sich der irreversiblen pulmonalen Hypertonie entsprechende Veränderungen an den kleinen Pulmonalarterien rechts. Im frontalen Strahlengang erkennt man meist an der Bifurkation der Pulmonalis einen zipfelförmigen Kontrastmittelschatten, hinter dem es zu einem absoluten Kontrastmittelstop kommt (Abb. **213** und **214**). Auf der Abbildung **213** sieht man eine Infundibulumstenose, Dextroposition der Aorta und einen linken Aortenbogen. Auffallend ist auch die Minderdurchblutung der rechten Lunge. Die linke Lunge bleibt bei diesen beiden Patienten völlig ohne Gefäßzeichnung, auch nach der Füllung des Aortenbogens. Dagegen erkennt man auf der Abbildung 215 die harte Gefäßzeichnung der rechten Lunge (pulmonale Hypertonie). Auch dieser Patient hatte einen rechten Aortenbogen und eine überreitende Aorta. Auf den Abbildungen 216a bis c ist wieder eine Agenesie der linken Arteria pulmonalis mit einer FALLOTschen Tetralogie kombiniert. Die Infundibulumstenose ist erheblich. Die linke Arteria pulmonalis fehlt völlig. Auch ein kleiner Ansatz ist nicht vorhanden. Nach der Füllung der deszendierenden Aorta kommt es zur Darstellung eines ganz erheblichen Kollateralkreislaufs über Bronchialarterien (Abb. 216c). Einen ähnlichen Fall mit linkem Aortenbogen und ohne ausgedehnten Kollateralkreislauf zeigt nochmal die Abbildung 217.

Zusammenfassend:

1. Die einseitige Agenesie einer Arteria pulmonalis kann auf Röntgenleeraufnahmen vermutet werden. Ihr Nachweis ist nur angiokardiographisch möglich.
2. An zusätzlichen Herzfehlern kommen vor allem FALLOTsche Tetralogie, Ventrikelseptumdefekt und offener Ductus arteriosus mit pulmonaler Hypertonie vor.
3. Bei diesen begleitenden Herzfehlern ist vor geplanten chirurgischen Eingriffen die Kenntnis vom Vorhandensein einseitiger Lungenarterienagenesien unbedingt notwendig.
4. Schwierig ist unter Umständen die Unterscheidung FALLOTscher Tetralogien von Ventrikelseptumdefekten mit pulmonaler Hypertonie und sekundärer funktioneller Einengung des Ausflußtraktes des rechten Ventrikels in der Systole.
5. Charakteristisch ist ein Kontrastmittelstop an der Bifurkation, mitunter in der Form einer kurzen zipfelförmigen Darstellung.
6. Bei der Beurteilung der auf der anderen Seite vorhandenen Pulmonalarterie muß man die Zeichen eventueller Unterdurchblutung oder auf die der pulmonalen Hypertonie achten.
7. Mitunter ist ein ausgeprägter Kollateralkreislauf über Bronchialarterien vorhanden, der sich im späten Angiokardiogramm darstellt.
8. Eine angiokardiographische Darstellung ist auch wichtig, wenn eine Blalock-Taussig Anastomose geplant ist, da an der betreffenden Seite eine Anastomosenoperation meist nicht möglich ist.

4. Der hypoplastische rechte Ventrikel bei intaktem Ventrikelseptum

Ein hypoplastischer rechter Ventrikel bei intaktem Ventrikelseptum und normaler Trikuspidal- und Pulmonalklappe ist außerordentlich selten. Familiäres Vorkommen ist berichtet worden (MEDD et al. 1961, SACKNER et al. 1961). Diese Autoren fanden in einer Familie drei Erkrankte in zwei Generationen. Die Gesamtzahl der bisher mitgeteilten Fälle ist sehr niedrig. Die Mißbildung ist in ihrer isolierten Form von einer Unterentwicklung des rechten Ventrikels im Zusammenhang mit anderen Herzfehlern zu unterscheiden, vor allem von der Trikuspidalatresie und der Pulmonalatresie mit intaktem Ventrikelseptum.

Pathologie. Der rechte Ventrikel ist schmal und klein und die Trikuspidal- und Pulmonalklappenblätter sind normal ausgebildet. Das Ventrikelseptum ist intakt. Das Myokard des rechten Ventrikels ist dünn, histologisch aber normal. Mitunter ist der Trikuspidalklappenring etwas eng, er kann aber auch funktionell dilatiert sein. TAUSSIG (1960) beschreibt den Herzfehler auch mit hypoplastischer Pulmonalklappe, mit dünnen, aber normal geformten Klappenblättern oder mit valvulärer Pulmonalstenose. Eine Verbindung zwischen dem rechten Vorhof und dem linken Vorhof besteht über einen Vorhofseptumdefekt oder ein funktionell offenes Foramen ovale. Die Vorhöfe sind dilatiert und hypertrophiert.

Hämodynamik. Von der geringen Zahl der bisher bekanntgewordenen Patienten mit hypoplastischem rechtem Ventrikel bei intaktem Ventrikelseptum und normaler Trikuspidal- und Pulmonalklappe liegen hämodynamische Daten nur von vier Patienten vor (GASUL et al. 1959, SACKNER et al. 1961). Die Hauptschwierigkeit besteht in dem Unvermögen des rechten Ventrikels, ein normales Blutvolumen in die Lunge zu befördern. Der rechte Ventrikel ist zwar in der Lage, einen normalen Druck zu entwickeln, eine Behinderung der Füllung des rechten Ventrikels ist aber früh durch eine prominente a-Welle der Druckkurve des rechten Vorhofs gekennzeichnet. Grundsätzlich würde ja durch den Vorhofseptumdefekt ein links-rechts Shunt entstehen. Da der rechte Ventrikel aber noch nicht einmal in der Lage ist, den Körpervenenrückfluß zu bewältigen, kommt es schließlich zu einem rechts-links Shunt auf Vorhofebene. Die Patienten sind zyanotisch. Die hämodynamische Situation ist ähnlich wie bei der EBSTEINschen Mißbildung der Trikuspidalklappe, bei der ja auch die dünne, für die Funktion verbliebene Resthöhle des rechten Ventrikels ein normales Blutvolumen kaum bewältigen kann. Pathologisch-anatomisch ist die isolierte Hypoplasie des rechten Ventrikels natürlich sehr verschieden von der EBSTEINschen Mißbildung.

TAUSSIG (1960) hat betont, daß bei der Hypoplasie des rechten Ventrikels, wie bei allen anderen kongenitalen Herzfehlern, erhebliche Unterschiede im Schweregrad vorkommen. Der Patient von GASUL et al. (1959) war vier Jahre alt. Zwei Monate alt wurde ein Kind, das in dem Bericht von SACKNER et al. (1961) enthalten ist, während die drei anderen Patienten dieser Autoren 13 Jahre, 22 und 30 Jahre alt geworden sind.

Der Herzfehler wurde erstmals von COOLEY und Mitarbeitern (1950) angiokardiographisch diagnostiziert. Die Diagnose wurde bei dem Patienten von GASUL et al. (1959)

durch Thorakotomie geklärt. Außer von COOLEY et al. (1950) liegen Angiokardiogramme nur noch von SACKNER et al. (1961) vor. Die isolierte Hypoplasie des rechten Ventrikels ist so selten, daß man kaum Gelegenheit haben wird, eine große Erfahrung in der Interpretation von entsprechenden Angiokardiogrammen zu sammeln. Auf der anderen Seite sind die Angiokardiogramme aber so charakteristisch, daß man den Herzfehler angiokardiographisch diagnostizieren kann. SACKNER et al. (1961) weisen allerdings auf die Schwierigkeiten bei der Interpretation der Angiokardiogramme hin.

Wir haben einen Patienten beobachtet, bei dem ein intravenöses Angiokardiogramm keine eindeutige Klärung brachte. Der Verdacht, daß es sich um eine isolierte Hypoplasie des rechten Ventrikels handeln könnte, wurde danach aber bereits geäußert. Ein Jahr später brachte eine selektive Angiokardiographie mit Kontrastmittelinjektion in den rechten Vorhof eine eindeutige Klärung. Der Junge starb nach der Anlage einer Cava-pulmonalis-Anastomose. Die Diagnose wurde autoptisch bestätigt. STOERMER und APITZ (1965) haben über diesen Patienten ausführlich berichtet. Seine Angiokardiogramme zeigen die Abbildungen **218 a** und **b**. Der seitliche Strahlengang ist aufschlußreicher als der frontale Strahlengang. Der rechte Vorhof ist relativ groß. Es füllt sich fast gleichzeitig der kleine, hypoplastische rechte Ventrikel und der linke Vorhof. Man erkennt auch die gleichzeitige Füllung der normalen Aorta und der etwas kleineren Arteria pulmonalis. Die Höhle des rechten Ventrikels hat hier allenfalls ein Drittel der normalen Größe. Der rechte Ventrikel ist dünn. Die mangelhafte Funktion des Ventrikels erkennt man gut, wenn man die Systole und die Diastole miteinander vergleicht. (Abb. 218 a und b).

Zusammenfassend:
1. Die isolierte Hypoplasie des rechten Ventrikels ist am besten angiokardiographisch zu diagnostizieren.
2. Vor allem im seitlichen Strahlengang erkennt man nach der Kontrastmittelinjektion in den rechten Vorhof den großen rechten Vorhof und die gleichzeitige Füllung des linken Vorhofs und des rechten Ventrikels.
3. Der rechte Ventrikel ist als eine an normaler Stelle liegende, kleine muskelschwache Resthöhle zu erkennen.
4. Die beiden großen Gefäße füllen sich fast gleichzeitig. Eine Dextroposition der Aorta ist nicht vorhanden.
5. Die mäßige Funktionsfähigkeit des rechten Ventrikels ist beim Vergleich von Systole und Diastole gut zu beurteilen.

5. Die Trikuspidalatresie einschließlich der Hypoplasie der Trikuspidalklappe mit Pulmonalatresie

Das typische Elektrokardiogramm in der Gegenwart von Zyanose ermöglicht bereits beim Kleinkind die Diagnose der Trikuspidalatresie (TAUSSIG 1936, BRINK und NEILL 1955, NEILL und BRINK 1955). In der Regel ist die Trikuspidalatresie jedoch mit sehr verschiedenen Herzmißbildungen kombiniert, so daß eine genauere diagnostische Klärung mit Hilfe der Angiokardiographie notwendig ist. Die Herzkatheterisierung bringt nicht viel Informationen über die Begleitmißbildungen. Obwohl es bis heute keine korrektive Operation für die Trikuspidalatresie gibt, haben sich die früheren operativen Möglichkeiten (BLALOCK-TAUSSIG-Anastomose, POTTSCHE Anastomose) durch die Einführung der Anastomose zwischen der oberen Hohlvene und der rechten Arteria pulmonalis (GLENN 1958) etwas verbessert. Eine angiokardiographische Klärung ist daher immer dann notwendig, wenn der Zustand des Patienten bedrohlich und eine operative Behandlung in Erwägung gezogen wird. Gewöhnlich wird dies bereits im frühen Kindesalter der Fall sein. Aus der Tabelle 1 (S. 15) geht hervor, daß wir bei 19 Patienten Angiokardiogramme durchgeführt haben.

Pathologie. Verschiedene Klassifizierungen der Trikuspidalatresie werden benutzt (EDWARDS 1960, KEITH et al. 1958, TAUSSIG 1960). Die Einteilung von TAUSSIG (1960) wird den klinischen Anforderungen gerecht, obwohl sie die Hypoplasie der Trikuspidalklappe mit Pulmonalatresie und intaktem Ventrikelseptum einschließt. Bei KEITH und Mitarbeitern (1958) ist diese Form als isolierte Pulmonalatresie mit normaler Aortenwurzel dargestellt, was pathologisch-anatomisch ohne Zweifel korrekter ist, klinisch aber nur so lange von Bedeutung ist, so lange der Druck im rechten Ventrikel hoch ist. Oft findet sich sehr bald bei dieser Form ein den rechten Ventrikel völlig ausfüllendes Blutgerinsel, so daß von einer Funktion des rechten Ventrikels keine Rede mehr sein kann. Diese Form ist in der folgenden TAUSSIGschen Einteilung an den Schluß gesetzt:

1. Trikuspidalatresie mit Vorhofseptumdefekt, Pulmonalatresie, intaktes Ventrikelseptum, offener Ductus arteriosus.

2. Trikuspidalatresie mit Vorhofseptumdefekt, Ventrikelseptumdefekt und Infundibulumstenose des rechten Ventrikels.

3. Trikuspidalatresie mit Vorhofseptumdefekt, intaktem Ventrikelseptum, Transposition der großen Gefäße mit Aortenatresie und offenem Ductus arteriosus.

4. Trikuspidalatresie mit Vorhofseptumdefekt, Ventrikelseptumdefekt und Transposition der großen Gefäße.

5. Hypoplastisches, mehr oder weniger stenotisches Trikuspidalostium mit Pulmonalatresie bei intaktem Ventrikelseptum.

Bei den Gruppen 1 bis 4 dieser Klassifizierung fehlt das Trikuspidalorifizium völlig und Klappengewebe ist überhaupt nicht vorhanden. Nach EDWARDS (1960) ist ein offenes Foramen ovale häufiger als ein echter Vorhofseptumdefekt. Angiokardiographisch ist dies von Bedeutung, da man bei den Fällen mit offenem Foramen ovale eine weit größere Dilatation des rechten Vorhofs sieht, als bei großen Vorhofseptumdefekten. Der Mitralklappenring ist überdehnt, ebenso ist der linke Vorhof vergrößert. Der linke Ventrikel ist sehr groß, da er den Körpervenen- und den Lungenvenenrückfluß erhält. Bei intaktem Ventrikelseptum (Gruppe 1, 3 und 5) ist der rechte Ventrikel eine dickwandige, enge Kammer ohne Funktion. Auch bei den Gruppen 2 und 4 mit Ventrikelseptumdefekt erscheint der rechte Ventrikel mehr als ein Anhängsel des linken Ventrikels. Die Pulmonalatresie bezieht sich meist nur auf die Pulmonalklappe, während der Stamm der Arteria pulmonalis zwar hypoplastisch, aber doch durchgängig ist.

Die Stellung der großen Gefäße und ihre Größe variiert oft erheblich, vor allem natürlich bei den Fällen mit einer Transposition der großen Gefäße. Bei intaktem Ventrikelseptum ist der Ductus der einzige Weg für das Blut in die Lunge.

Bei den Patienten mit isolierter Pulmonalatresie sind die verwachsenen Klappenblätter der Pulmonalklappe meist erkennbar. Die Trikuspidalklappe kann normal ausgebildet sein, in der Regel ist sie aber erheblich hypoplastisch und hat einen stenotischen Effekt (Keith et al. 1958, Mangiardi et al. 1963).

Hämodynamik. Zunächst sind alle Formen durch einen rechts-links Shunt auf Vorhofebene gekennzeichnet. Bei intaktem Ventrikelseptum und Pulmonalatresie ist eine Lungendurchblutung nur über den offenen Ductus arteriosus möglich. Das Ausmaß der Lungendurchblutung richtet sich also nach der Größe des Ductus. Mit Ausnahme der Fälle mit zusätzlicher Transposition der großen Gefäße ist die Lungendurchblutung praktisch immer vermindert. Der große linke Ventrikel ist als ein funktioneller gemeinsamer Ventrikel aufzufassen, praktisch auch dann, wenn ein Ventrikelseptumdefekt vorhanden ist und das Pulmonalostium nicht atretisch ist.

Funktionell ist eine Transposition der großen Gefäße zunächst einmal nicht von Bedeutung, da im linken Ventrikel eine vollständige Mischung arteriellen und venösen Blutes stattfindet. Die relative Größe der beiden Gefäße kann jedoch volumenmäßig eine unterschiedliche Durchblutung der beiden Kreisläufe bedingen. Bei der Transposition mit Aortenatresie und intaktem Ventrikelseptum wird die aszendierende Aorta retrograd aus der Arteria pulmonalis über den offenen Ductus arteriosus durchblutet.

Die Aufgabe der Angiokardiographie liegt im Nachweis der Atresie der Trikuspidalklappe, in der Darstellung der Lungendurchblutung und ihres Ursprungs sowie im Nachweis zusätzlicher Transposition der großen Gefäße. Eine intravenöse Injektion ist gewöhnlich der selektiven Injektion in den rechten Vorhof vorzuziehen, da es sich meist um kleine Kinder handelt. Der Nachweis der Trikuspidalatresie gelingt im frontalen Strahlengang praktisch immer. Hier sieht man eine keilförmige Kontrastmittelaussparung der Trikuspidalklappenebene. Die Deutung des Ursprungs der Lungendurchblutung ist im Angiokardiogramm schon schwieriger, wenn auch das Ausmaß der Lungendurchblutung immer beurteilt werden kann. Eine Transposition der großen Gefäße ist auch bei einer Minderdurchblutung eines der beiden Gefäße, und damit natürlich schlechter Kontrastmittelfüllung dieses Gefäßes, immer an der anormalen Lage der anderen Arterie zu erkennen. Mitunter stellt sich ein offener Ductus deutlich dar, oder man erkennt die sehr späte Füllung der Bifurkation der Arteria pulmonalis über einen Ductus, unter Aussparung des Stammes der Arteria pulmonalis. Mitunter ist zur Beurteilung dieser anatomischen Verhältnisse, der Lage der großen Arterien und des Vorhandenseins eines Ventrikelseptumdefektes noch ein Angiokardiogramm mit Kontrastmittelinjektion in den linken Ventrikel notwendig. Für die operative Therapie kann dies jedoch von untergeordneter Bedeutung sein, da sich die zu anastomosierenden Gefäße intravenös meist gut darstellen lassen. Wichtig, leider aber oft unmöglich, ist eine Beurteilung der Frage, ob die Größe der rechten Arteria pulmonalis der Größe der Vena cava superior entspricht, da sonst eine Cava-pulmonalis-Anastomose nicht möglich ist.

Typische Angiokardiogramme wurden bereits von Cooley et al. (1950), Campbell und Hills (1950) und Janker und Hallerbach (1951), später von Marder et al. (1953) und Kjellberg et al. (1955, 1959) veröffentlicht. Alle diese Autoren haben auf die typische Füllungsfolge hingewiesen: rechter Vorhof, linker Vorhof, linker Ventrikel, große Gefäße. Selten ist etwas Definitives über die Größe des Vorhofseptumdefektes auszusagen. Es ist jedoch unser Eindruck, daß die Größe des Vorhofseptumdefektes die Größe des rechten Vorhofs beeinflußt. Wir finden es ebenfalls schwierig, angiokardiographisch mit Sicherheit die Fälle mit hypoplastischer Trikuspidalis und Pulmonalatresie (Gruppe 5) von echter Trikuspidalatresie abzugrenzen.

Die Abbildungen **219** bis **222 b** sind Angiokardiogramme von Trikuspidalatresien. Bei dem Patienten, dessen Angiokardiogramm die Abbildung **219 a** zeigt, war das Ventrikelseptum intakt. In der ersten Phase des Angiokardiogramms sieht man nach der Füllung des rechten Vorhof die Kontrastmittelaussparung des rechten Ventrikels und den Kontrastmittelstop an der Trikuspidalis. Es füllt sich der linke Vorhof einschließlich des linken Herzohres. Beginnende Füllung des linken Ventrikels. Der Patient hatte einen großen Vorhofseptumdefekt. Folglich ist der rechte Vorhof nicht übermäßig groß. Die Abbildung **219 b** zeigt im weiteren Verlauf des Angiokardiogramms die Füllung der Aorta und erst danach die Bifurkation der Arteria pulmonalis. Bei dem Patienten der Abbildungen **220 a** bis **c** war zusätzlich eine Transposition der großen Gefäße, ein Vorhofseptumdefekt und ein Ventrikelseptumdefekt vorhanden. Auch hier ist wieder der rechte Vorhof nicht wesentlich vergrößert. In der Trikuspidalgegend sieht man die typische keilförmige Kontrastmittelaussparung. Auf der Abbildung **220 b** stellt sich mit relativ kräftiger Füllung die Aorta und die Arteria pulmonalis dar. Die Aorta liegt links im Gefäßband, die Arteria pulmonalis rechts davon. Die Arteria pulmonalis ist größer als die Aorta. Diese Gefäßstellung, Aorta links, Arteria pulmonalis rechts, wie bei den korrigierten Transpositionen, sieht man mitunter bei Trikuspidalatresien. Der seitliche Strahlengang (Abb. **220 c**) läßt die Aorta anterior erkennen.

Der Patient der Abbildungen **221 a** bis **b** hatte ebenfalls eine Transposition der großen Gefäße sowie einen Vorhof- und Ventrikelseptumdefekt. Beachte wieder die keilförmige Aussparung der Trikuspidalgegend. Auch hier liegt die Aorta links im Gefäßschatten, die Arteria pulmonalis rechts davon. Der seitliche Strahlengang läßt die kleine Höhle des rechten Ventrikels erkennen, die sich über den Ventrikelseptumdefekt füllt und aus der die

Aorta anterior ihren Ursprung nimmt. Posterior erkennt man die größere Arteria pulmonalis. Die Abbildungen 222a und b zeigen, daß die Verhältnisse bei der Hypoplasie der Trikuspidalis mit Pulmonalatresie nicht unbedingt von der vollständigen Trikuspidalatresie zu unterscheiden sind. Der Patient hatte keinen Vorhofseptumdefekt, sondern nur ein offenes Foramen ovale. Beachte die dadurch bedingte enorme Vergrößerung des rechten Vorhofs. Der Keil an der Trikuspidalklappe ist nicht so hoch hinaufreichend wie bei den völligen Atresien. Eine Füllung des rechten Ventrikels ist jedoch mit Sicherheit nicht zu erkennen. Die Bifurkation der Pulmonalis stellt sich erst spät nach der Füllung des Aortenbogens dar. Der seitliche Strahlengang läßt jegliche Füllung des Stammes der Arteria pulmonalis vermissen (Abb. 222b). Die Arteria pulmonalis ist an der Bifurkation noch klein.

Zusammenfassend:

1. Die Trikuspidalatresie ist angiokardiographisch leicht an der keilförmigen Aussparung der Trikuspidalgegend zu erkennen.
2. Die Reihenfolge der Kontrastmittelfüllung der einzelnen Herzabschnitte ist charakteristisch: rechter Vorhof, linker Vorhof, linker Ventrikel, große Gefäße.
3. Eine Füllung des rechten Ventrikels ist beim Vorhandensein eines Ventrikelseptumdefektes am besten im seitlichen Strahlengang zu erkennen.
4. Die Angiokardiographie zeigt die Lage der großen Gefäße und ihre relative Größe. Für die Beurteilung der Möglichkeit zur Anlage einer Cava-pulmonalis-Anastomose ist dies wichtig.
5. Bei intaktem Ventrikelseptum ist die Füllung der Bifurkation der Arteria pulmonalis über einen Ductus gewöhnlich zu erkennen.
6. Die Größe des rechten Vorhofs gibt einen Hinweis auf das Vorhandensein eines Vorhofseptumdefektes oder eines offenen Foramen ovale.
7. Angiokardiographisch ist nicht mit Sicherheit die Hypoplasie der Trikuspidalis mit Pulmonalatresie von vollständigen Trikuspidalatresien zu unterscheiden.

6. Der Truncus arteriosus communis

Für die Differentialdiagnose der verschiedenen Truncusformen, des Pseudotruncus und der FALLOTschen Tetralogie mit Pulmonalatresie (S. 62) ist die angiokardiographische Untersuchung von besonderer Bedeutung. Eine exakte Differentialdiagnose ist oft ohne Angiokardiographie überhaupt nicht möglich und selbst mit dieser unter Umständen äußerst schwierig. Die selektive Angiokardiographie mit Kontrastmittelinjektion in den rechten Ventrikel erlaubt praktisch immer die grundsätzliche Diagnose des echten Truncus arteriosus. Zur genauen Darstellung des Ursprungs der Lungenzirkulation und ihres Ausmaßes ist aber meist zusätzlich noch eine retrograde Aortographie notwendig. Der Truncus arteriosus ist bis heute keine korrekturfähige Mißbildung. Bei verminderter Lungendurchblutung kann eine Anastomosenoperation aber lohnend sein, während bei vermehrter Lungendurchblutung Operationen im Sinne einer Muller-Dammann-Bandage durchgeführt worden sind. Der Wert der Angiokardiographie und der retrograden Aortographie liegt vor allem in der Darstellung zur Anastomosierung geeigneter Gefäße und in der Differenzierung korrekturfähiger Mißbildungen.

a) Echter Truncus

Pathologie. Beim persistierenden Truncus arteriosus ist die Teilung des Truncus in die Aorta und Arteria pulmonalis ausgeblieben. Aus beiden Ventrikeln entspringt also nur ein gemeinsames arterielles Gefäß. Beim echten Truncus arteriosus persistens ist auch mikroskopisch ein atretischer Pulmonalarterienstamm nicht zu finden. Der Truncus reitet im allgemeinen über einem Ventrikelseptumdefekt, ein mehr oder weniger dominierender Ursprung aus einem der beiden Ventrikel ist jedoch beschrieben worden. Häufig wird auch heute noch als morphologisches Kriterium für einen echten Truncus das Vorhandensein von vier Klappentaschen angesehen. (HUMPHREYS 1932). Bei der Mehrzahl der Fälle sind aber auch beim echten Truncus arteriosus nur drei Klappentaschen vorhanden. Eine Insuffizienz dieser Klappen ist beschrieben worden (DEELY et al. 1963). Der Ventrikelseptumdefekt ist im allgemeinen ein membranöser Defekt, mitunter fehlt jedoch das Septum völlig (TAUSSIG 1947, SIDDOWAY und CHERNISH 1952). Ein rechter Aortenbogen findet sich bei etwa 20% der Patienten. Nach EDWARDS (1960) ist der Ursprung von zwei Lungenarterien aus einem offenen Ductus arteriosus nicht mit der embryologisch korrekten Diagnose eines Truncus arteriosus persistens vereinbar. In diesem Fall ist es unmöglich festzustellen, ob sich der sechste embryonale Aortenbogen aus dem Truncus arteriosus oder aus dem Stamm der Arteria pulmonalis nach der Teilung des Truncus entwickelt hat.

Auch für klinische Zwecke ist die von COLLETT und EDWARDS (1949) vorgeschlagene Klassifizierung geeignet. Die Einteilung ist später wiederholt modifiziert worden (ANDERSON et al. 1957, CAMPBELL und DEUCHAR 1961, TANDON et al. 1963), ohne daß sich dadurch besondere neue Gesichtspunkte ergeben haben. Die Klassifizierung umfaßt vier Typen entsprechend ihres unterschiedlichen Ursprungs der Lungendurchblutung:

1. Der gemeinsame Truncus teilt sich im aszendierenden Teil in die Aorta und in einen Pulmonalarterienstamm, der in die linke und rechte Lunge führende Arterien abgibt.

2. Von der Hinterwand des aszendierenden Truncus entspringen getrennt oder gemeinsam in beide Lungen führende Arterien.

3. Die beiden Lungenarterien entspringen getrennt seitlich am aszendierenden Truncus.

4. Die Lungenarterien fehlen vollkommen und Blut gelangt nur über Bronchialarterien in die Lungen.

Hämodynamik. Der gemeinsame Truncus arteriosus erhält das gesamte Blut des rechten und linken Ventrikels. Er versorgt den großen und den kleinen Kreislauf mit diesem Mischblut. Im rechten Ventrikel herrscht Systemdruck. Das relative Verhalten der beiden Kreisläufe zueinander hängt vor allem von der Größe der in die Lungen führenden Arterien ab. Sind die Pulmonalarterien groß, so ist der Lungendurchfluß zunächst vermehrt, da der Lungengefäßwiderstand niedrig ist. In das Herz kehrt mehr arterielles als venöses Blut zurück, so daß sichtbare Zyanose oft nicht vorhanden ist. Diesen Patienten droht im Kleinkindesalter die Linksdekompensation, ähnlich wie bei den isolierten großen Ventrikelseptumdefekten mit niedrigem Lungengefäßwiderstand. Da die Lungenarterien mit Systemdruck durchblutet werden, führen später Intimaproliferationen und Mediahypertrophie der kleinen Lungenarterien zu einem erhöhten Lungengefäßwiderstand und damit zu einer Abnahme der Lungendurchblutung.

Sind die Lungenarterien klein, dann ist die Lungendurchblutung trotz niedrigen Lungengefäßwiderstandes vermindert. Das in das Herz zurückkehrende venöse Blut überwiegt das arterielle Blut, und die Zyanose ist oft erheblich.

Relativ günstige Verhältnisse liegen dann vor, wenn die Lungenarterien von mittlerer Größe sind, so daß ein etwa ausgeglichenes Körper- und Lungenkreislaufvolumen vorhanden ist. Es besteht dann sichtbare, aber mäßige Zyanose, und die Gefahr des Auftretens einer Linksdekompensation oder der Entwicklung eines hohen pulmonalen Gefäßwiderstandes ist gering.

Beim Typ 1 der Einteilung von Collett und Edwards (1949) sind die Pulmonalarterien in der Regel immer groß. Die Größe der Lungenarterien bei den Typen 2 und 3 ist unterschiedlich. Entsprechend ist die hämodynamische Situation. Beim Typ 4 ist die Lungendurchblutung meistens vermindert.

Angiokardiographische Untersuchungen wurden unter anderen von DeGroot (1951), Rowe und Vlad (1953), Keith (1954), Kjellberg et al. (1955), Singleton et al. (1955), Abrams und Kaplan (1956) und Campbell und Deuchar (1961) veröffentlicht. Wie eingangs bereits erwähnt, liegt der Wert der angiokardiographischen Untersuchungen einmal in der Bestätigung der grundsätzlichen Diagnose, zweitens in der Darstellung der Anatomie der aus der Aorta abgehenden Gefäße und weiter in der Notwendigkeit, mit anderen Mitteln oft nicht zu differenzierende korrekturfähige Mißbildungen darzustellen. Dabei steht im Vordergrund die Unterscheidung des echten Truncus arteriosus und des Pseudotruncus arteriosus von der Fallotschen Tetralogie mit Pulmonalatresie. Letztere ist in vielen Fällen korrekturfähig. Beim echten Truncus erkennt man im Ausflußtrakt des rechten Ventrikels nie eine Pulmonalatresie, während dies beim Pseudotruncus häufig und bei der Tetralogie mit Pulmonalatresie immer der Fall ist. Trotzdem kann es beim Typ 4 des Truncus, bei dem sich bei der retrograden Aortographie nur Bronchialarterien als einzige Blutzufuhr zur Lunge darstellen, äußerst schwierig sein, einen echten Truncus vom Pseudotruncus zu unterscheiden. Die retrograde Aortographie erlaubt die Differenzierung der vier verschiedenen Typen (Collett und Edwards 1949). Bei der Beurteilung selektiver Angiokardiogramme nach Kontrastmittelinjektion in den rechten Ventrikel ist es sehr wichtig festzustellen, ob sich die Lungenzirkulation frühzeitig oder erst nach der Passage des Kontrastmittels durch den Aortenbogen füllt. Beim Truncus füllen sich Lungenarterien nie aus dem rechten Ventrikel. Wenn die Lungenzirkulation ihren Ursprung in der aszendierenden Aorta nimmt, ist dies selbst auf guten Angiokardiogrammen oft nicht eindeutig zu erkennen. Eine Hilfe ist dann mitunter das vorsichtige Betrachten der Bilder in den verschiedenen Phasen des Angiokardiogramms und selbstverständlich eine retrograde Aortographie.

Die Abbildungen **223a** bis **229** sind von Patienten mit echtem Truncus arteriosus. Bei der Abbildung **223a** handelt es sich um den Typ 1 nach Collett und Edwards (1949). Die retrograde Aortographie zeigt im frontalen Strahlengang am besten den Abgang der Arteria pulmonalis aus dem aszendierenden Truncus. Die Ursprungsstelle der Arteria pulmonalis ist groß, so daß in beiden Gefäßsystemen der gleiche Druck herrscht. Auch der seitliche Strahlengang läßt den Typ 1 erkennen. Bei einer Kontrastmittelinjektion in den rechten Ventrikel waren bei diesem Patienten die anatomischen Verhältnisse des Ursprungs der Lungendurchblutung nicht so eindeutig dargestellt. Bei der Abbildung **224** handelt es sich um einen Truncus mit rechtem Aortenbogen und einer mäßigen Lungendurchblutung über Bronchialarterien (Typ 4). Es stellt sich im rechten Ventrikel keine Pulmonalatresie dar. Die Abbildung **225** zeigt einen gemeinsamen Ventrikel mit Truncus und Lungendurchblutung über Bronchialarterien. Im seitlichen Strahlengang ist beim Truncus sonst das Ventrikelseptum und der Defekt zu erkennen. Hier fehlt es völlig. Die Abbildung **226a** zeigt im frontalen Strahlengang einen Truncus mit Ursprung der Lungendurchblutung aus der deszendierenden Aorta. Im rechten Ventrikel ist auch hier keine Pulmonalatresie zu erkennen. Im seitlichen Strahlengang des gleichen Patienten (Abb. **226b**) sind der reitende Truncus, der Ventrikelseptumdefekt und die Bronchialarterien deutlich zu erkennen. Die Lungendurchblutung ist vermindert. Auf der Abbildung **227** sind durch Aortographie die in die Lunge führenden Bronchialarterien dargestellt. Der Aortenbogen liegt rechts. Auf der Abbildung **228a** ist die Lungendurchblutung relativ kräftig. Im seitlichen Strahlengang (Abb. **228b**) erkennt man, daß es sich um relativ große Bronchialarterien handelt. Auch bei dem Patienten der Abbildung **229** war die Lungendurchblutung aus der deszendierenden Aorta vermehrt. Beachte, daß der Truncus im allgemeinen größer ist als die dextroponierte Aorta bei den Fallotschen Tetralogien.

b) Pseudotruncus

Die Klassifizierung des Pseudotruncus wird in der Literatur unterschiedlich gehandhabt. Einige Autoren fassen den Pseudotruncus arteriosus als eine reine Variante der FALLOTschen Tetralogie mit Pulmonalatresie auf (EDWARDS et al. 1965), während andere zwischen dem Pseudotruncus und der FALLOTschen Tetralogie mit Pulmonalatresie streng unterscheiden (TAUSSIG 1960). Nach EDWARDS und Mitarbeitern (1965) entspricht die Anatomie des rechten Ventrikels ganz der der FALLOTschen Tetralogie einschließlich der Infundibulumkammer. Das Pulmonalostium ist atretisch. Der Stamm der Arteria pulmonalis, die Bifurkation und die linke und rechte Lungenarterie sind jedoch offen, wenn auch hypoplastisch. Die Lungendurchblutung erfolgt über Bronchialarterien, die eine Verbindung mit den Stämmen der linken und rechten Lungenarterie herstellen. Diese Mißbildung ist wie die übrigen FALLOTschen Tetralogien grundsätzlich korrekturfähig. Nicht nur deshalb bevorzugen wir aus klinischen Gründen die Klassifizierung von TAUSSIG (1960). Danach ist die von EDWARDS und Mitarbeitern (1965) als Pseudotruncus beschriebene Mißbildung eine FALLOTsche Tetralogie mit Pulmonalatresie (S. 62) und der Pseudotruncus eine nicht korrekturfähige Mißbildung, bei der zwar der Ausflußtrakt des rechten Ventrikels dem der FALLOTschen Tetralogie entspricht, aber nicht nur das Pulmonalostium atretisch ist, sondern auch der Stamm der Arteria pulmonalis und auch noch die linke und rechte Lungenarterie bis in die Lungenwurzel. Die Durchblutung der Lunge erfolgt lediglich über Bronchialarterien wie beim Typ 4 des echten Truncus. Diese Definition des Pseudotruncus kommt den klinischen Gesichtspunkten am nächsten, da sie funktionell und in bezug auf die Korrekturfähigkeit dem echten Truncus gleichkommt. Die operative Rekonstruktion einer funktionsfähigen, an ihrem Ostium aber atretischen Arteria pulmonalis, ist bis zur Bifurkation der Pulmonalis möglich (FALLOTsche Tetralogie mit Pulmonalatresie). Wenn die Lungenarterie in ihren Ästen auch hinter der Bifurkation atretisch ist, so ist eine operative Korrektur jedoch ausgeschlossen (Pseudotruncus).

Bei beiden zur Diskussion stehenden Mißbildungen ist die Hämodynamik die gleiche wie beim echten Truncus. Der echte Truncus, der Pseudotruncus und die Aorta bei der FALLOTschen Tetralogie mit Pulmonalatresie erhalten das gesamte Blut der beiden Ventrikel und die Lungen erhalten aus dem Truncus oder aus der Aorta lediglich das Mischblut, das ihnen durch verschiedenartig abgehende Pulmonalarterien oder Bronchialarterien zugeführt wird. Schwierig kann die angiokardiographische Diagnose dann werden, wenn sich bei der hier übernommenen Definition bei der FALLOTschen Tetralogie mit Pulmonalatresie der offene Ductus schließt. Dann tritt eine Situation ein, bei der unter Umständen eine Differenzierung vom Pseudotruncus nicht mehr möglich ist. Die folgenden Gesichtspunkte sind für die angiokardiographische Unterscheidung der drei zur Diskussion stehenden Mißbildungen wichtig:

Bei der FALLOTschen Tetralogie mit Pulmonalatresie sieht man im rechten Ventrikel nach selektiver Kontrastmittelinjektion immer eine Infundibulumkammer mit einem Stop des Kontrastmittels an der atretischen Pulmonalis. Bei der retrograden Aortographie stellt sich in der Regel ein offener Ductus dar, der Kontrastmittel in beide Pulmonalarterien führt. Wenn der Ductus geschlossen ist, führen Bronchialarterien in die offene linke und rechte Lungenarterie, die oft deutlich zu erkennen sind, mitunter aber nur durch die röntgenologische Darstellung eines Hiluskommas vermutet werden können (s. unter FALLOTschen Tetralogie, S. 62).

Beim Pseudotruncus arteriosus der hier gebrauchten Definition sieht man gewöhnlich ebenfalls eine Infundibulumkammer im Ausflußtrakt des rechten Ventrikels und eine Pulmonalatresie. Die retrograde Aortographie zeigt Bronchialarterien, die direkt und an verschiedenen Stellen in die Lungen führen und keine linke und rechte Pulmonalarterie auffüllen. Beim echten Truncus arteriosus sieht man keine Infundibulumkammer und keine Pulmonalatresie im selektiven Angiokardiogramm des rechten Ventrikels.

Die Abbildungen **230** bis **231 c** zeigen Beispiele von Pseudotruncus arteriosus. Auf diesen Angiokardiogrammen ist im frontalen Strahlengang nach der Injektion des Kontrastmittels in den rechten Ventrikel immer eine Pulmonalatresie dargestellt (Abb. **230 a** und **231 a**). Auch im seitlichen Strahlengang erkennt man mitunter die oft äußerst kleine, strichförmig dargestellte, blind endende Infundibulumkammer (Abb. **230 b**). Die an mehreren Stellen in die Lunge führenden Bronchialarterien füllen nie einen linken oder rechten Pulmonalarterienstamm. Dies ist vor allem auf den Aortogrammen zu erkennen (Abb. **230 c, d** und **e**). Auch wird nie eine Bifurkation der Arteria pulmonalis gefüllt. Das Hiluskomma fehlt immer. Besonders eindeutig zeigt dies die Abbildung **231 c**. Die Vielzahl der in die Lunge führenden Bronchialarterien ist besonders auf den späteren Aufnahmen retrograder Aortographien zu sehen, wenn sich die aszendierende Aorta bereits wieder entleert hat (Abb. **230 e**). Die Aufnahmen zeigen deutlich, daß der Pseudotruncus arteriosus etwas anderes ist als die FALLOTsche Tetralogie mit Pulmonalatresie (S. 62) und daß er auch vom echten Truncus Typ 4 durch die Darstellung der Pulmonalatresie im Ausflußtrakt des rechten Ventrikels zu unterscheiden ist.

c) Hemitruncus

Beim sogenannten Hemitruncus arteriosus führt die Arteria pulmonalis aus dem rechten Ventrikel nur in eine Lunge. Die andere Lunge wird wie beim Truncus aus der Aorta durchblutet. Die Mißbildung kommt isoliert und in Verbindung mit anderen Herzfehlern vor. Sie wird von einigen Autoren mit zu den verschiedenen Formen der einseitigen Agenesie der Arteria pulmonalis gerechnet (S. 65). Im vorliegenden Fall wurde eine Trennung dieser Mißbildungen bevorzugt, weil die unter der Überschrift „einseitige Agenesie der Arteria pulmonalis" beschriebenen Angiokardiogramme hämodynamisch und klinisch den Fallotschen Tetralogien oder dem Ventrikelseptumdefekt mit pulmonaler Hypertonie näher stehen, während der in den Abbildungen 232 a bis c beschriebene Fall klinisch und hämodynamisch dem Truncus ähnlicher ist. Es handelte sich bei diesem Patienten um eine in die linke Lunge führende, aus dem rechten Ventrikel kommende, hypoplastische Arteria pulmonalis. Gleichzeitig war ein Ventrikelseptumdefekt vorhanden und die Aorta war dextroponiert. Die rechte Lunge erhielt Blut aus einer einzelnen, großen Bronchialarterie. Da die linke Lunge wegen der hypoplastischen Arteria pulmonalis unterdurchblutet war, waren hier ebenfalls kleinere Bronchialkollaterale vorhanden. Die Kontrastmittelinjektion in den rechten Ventrikel (Abb. 232 a) zeigt die gleichzeitige Darstellung des „Hemitruncus" und der kleinen, in die linke Lunge führenden Arteria pulmonalis. Erst auf den späteren Aufnahmen kommt es zu einer kräftigen und diffusen Füllung der rechten Lunge, ohne Darstellung eines rechten Pulmonalarterienstammes. Die retrograde Aortographie (Abb. 232 c) zeigt dann die große, in die rechte Lunge führende Arterie, die aus der Aorta abgeht.

Zusammenfassend:

1. Zur Differentialdiagnose des Truncus arteriosus, des Pseudotruncus arteriosus und des sogenannten Hemitruncus ist eine selektive Angiokardiographie mit Kontrastmittelinjektion in den rechten Ventrikel immer indiziert.
2. Häufig ist eine zusätzliche retrograde Aortographie zur Darstellung der Art und Größe des Ursprungs der Lungendurchblutung notwendig.
3. Durch retrograde Aortographie gelingt immer eine Differenzierung der verschiedenen Formen des echten Truncus arteriosus.
4. Beim echten Truncus stellt sich im Ausflußtrakt des rechten Ventrikels nie eine Infundibulumstenose oder eine Pulmonalatresie dar.
5. Beim Pseudotruncus arteriosus (Pulmonalatresie bis in die Lungenwurzeln) sieht man im Ausflußtrakt des rechten Ventrikels gewöhnlich eine enge Infundibulumkammer und eine Pulmonalatresie. Bronchialarterien führen Kontrastmittel in die Lungen, nicht aber in die Stämme der linken und rechten Lungenarterie, die atretisch sind.
6. Der echte Truncus (Typ 4) ist vom Pseudotruncus nur durch die Pulmonalatresie und Infundibulumstenose zu unterscheiden.
7. Truncus und Pseudotruncus sind von der Fallotschen Tetralogie zu differenzieren, da letztere korrekturfähig ist. Bei dieser sieht man ebenfalls eine Pulmonalatresie, aber einen offenen Ductus arteriosus, der die Lungenarterien durchblutet. Wenn sich der Ductus arteriosus bei der Tetralogie mit Pulmonalatresie geschlossen hat, kann es unter Umständen schwer oder unmöglich sein, diese Mißbildungen vom Pseudotruncus zu unterscheiden. Mitunter bleibt dann als letztes Kriterium die Füllung der linken und rechten Pulmonalarterienstämme über Bronchialkollaterale.
8. Der Hemitruncus arteriosus ist an der einseitigen Lungenarterienfüllung zu erkennen, während die andere Lunge von einer großen, aus der Aorta abgehenden Arterie versorgt wird.
9. Der Wert der retrograden Aortographie liegt außer in der möglichen Differentialdiagnose in der Darstellung zu einer Anastomosierung geeigneter Gefäße bei verminderter Lungendurchblutung.

7. Die Transposition der großen Gefäße

Die Transpositionen der großen Gefäße gehören zu den häufigsten Herzfehlern, die im ersten Lebensjahr bereits klinischer Behandlung bedürfen (Apitz und Beuren 1963). Etwa 70% unserer im Säuglingsalter erfaßten Patienten mit dieser Mißbildung starben im ersten Lebensjahr. Die klinische Diagnose der Transposition der großen Gefäße mit einfachen Mitteln ist in den meisten Fällen relativ einfach, die Differentialdiagnose der einzelnen Transpositionsformen und der Nachweis der Begleitmißbildungen des Herzens ist dagegen unter Umständen sehr schwierig. In den letzten 15 Jahren hat man sich häufig mit der einfachen Diagnose der Transposition der großen Gefäße zufriedengegeben, ohne die zusätzlichen Herzfehler exakt nachzuweisen, da es außer der Anlage eines künstlichen Vorhofseptumdefekts oder der Vergrößerung eines vorhandenen Vorhofseptumdefektes (Blalock und Hanlon 1950) keine wirkungsvolle operative Behandlung gab. Die Einführung „funktionell korrigierender" Operationen (Senning 1959, Mustard 1964) zwingt heute jedoch zu einem genauen Nachweis der einzelnen Transpositionsformen sowie der Begleitmißbildungen. Die Bedeutung angiokardiographischer Untersuchungen ist dadurch erheblich gestiegen. Wenn man heute bei diesen Patienten möglichst frühzeitig im Säuglingsalter einen künstlichen Vorhofseptumdefekt anlegt, so ist einige Jahre danach vor geplanten Korrektiveingriffen nach unserer Erfahrung bei der Mehrzahl der Patienten eine Angiokardiographie des rechten und des linken Herzens notwendig.

Pathologie. Transpositionen der großen Gefäße finden sich häufig beim „gemeinsamen Ventrikel" und bei der Trikuspidalatresie. Diese Formen sind unter den entsprechenden Kapiteln abgehandelt, da bei ihnen der „gemeinsame Ventrikel" oder die Trikuspidalatresie hämodynamisch im Vordergrund steht. Im vorliegenden Abschnitt handelt es sich nur um die „kompletten" und „inkompletten" Transpositionen, eine Bezeichnung, die in der Literatur bisher allerdings zu einiger Verwirrung und zu Mißverständnissen Anlaß gegeben hat.

Eine Transposition der großen Gefäße ist eine Mißbildung, die durch eine anormale Stellung der Gefäße zueinander und durch den Ursprung einer oder beider großen Arterien aus einem falschen Ventrikel gekennzeichnet ist. Diese beiden Kriterien sind bei den verschiedenen Formen der Transpositionen zu einem sehr unterschiedlichen Grad vorhanden. Selbst unter den sogenannten „kompletten" Transpositionen erfüllt nur die kompletteste Form beide Kriterien vollständig. Bei ihr steht die Aorta direkt anterior zur Arteria pulmonalis und entspringt ganz aus dem rechten Ventrikel. Die normale Umschlingung der großen Gefäße fehlt bei den Transpositionen. Weiter sind die Transpositionen dadurch gekennzeichnet, daß die Aortenbasis hoch steht, etwa in der normalen Höhe der Arteria pulmonalis, und daß die Pulmonalklappen niedrig stehen, etwa in der Höhe der normalen Lage der Aortenbasis.

Der Venenzufluß zum Herzen und die Lage der beiden Vorhöfe ist in der Regel normal. Ebenso sind die beiden atrioventrikulären Klappen normal. Nach Lev und Saphir (1937) ist das Ventrikelseptum meist ein rein muskuläres Ventrikelseptum. Nach Hanlon und Blalock (1948) ist bei etwa einem Drittel der Patienten ein Ventrikelseptumdefekt vorhanden. Häufig ist ebenfalls eine Pulmonalstenose, meist in der Form einer valvulären Stenose.

Da die Bezeichnung „komplette" oder „inkomplette" Transposition von einigen Autoren nur auf den vollständigen oder unvollständigen Ursprung der Gefäße aus dem falschen Ventrikel und von anderen wieder vorwiegend auf die komplette oder inkomplette Transpositionsstellung der Gefäße zueinander angewandt worden ist (Beuren 1960), erscheint es ratsam, diese Bezeichnung überhaupt fallen zu lassen oder den Beinamen „komplett" nur dann zu verwenden, wenn eine „komplette" Transposition in Bezug auf beide genannte Kriterien vorliegt. Die folgende Einteilung der Transpositionen der großen Gefäße erscheint sowohl von klinischen Gesichtspunkten als auch vom pathologisch-anatomischen Standpunkt aus zweckmäßig (s. Skizze 1):

A: Zur Orientierung zeigt die Skizze 1 in A die normale Stellung der Aortenbasis und der Pulmonalarterienbasis sowie den Verlauf des Ventrikelseptums und die Lage der beiden Ventrikel.

B–E: In dieser Reihe sind Transpositionsformen aufgeführt, bei denen ein großes Gefäß oder beide Arterien über einem Ventrikelseptumdefekt reiten. Dabei kann die Lage der großen Gefäße zueinander sehr unterschiedlich sein.

B: Bei der Taussig-Bing-Transposition (Taussig und Bing 1949, Beuren 1960) liegen beide Gefäße Seite an Seite und die Arteria pulmonalis reitet an annähernd normaler Stelle über einem großen Ventrikelseptumdefekt. Die Arteria pulmonalis ist sehr groß und dilatiert. Die Aorta entspringt völlig aus dem rechten Ventrikel. Obwohl die Arteria pulmonalis an annähernd normaler Stelle liegt, reitet sie über dem Ventrikelseptumdefekt, da der superiore Teil des Ventrikelseptums nach rechts anterior verläuft. Es ist also die anormale Lage des oberen Teiles des Ventrikelseptums, die das Überreiten der Arteria pulmonalis verursacht. Eine breite Muskelleiste trennt bei der Taussig-Bing-Transposition den Ursprung der Aorta und der Arteria pulmonalis. Die Taussig-Bing-Transposition ist eine sehr ausführlich beschriebene, klar umrissene Transpositionsform, so daß diese Bezeichnung nur für die mit dem Originalfall identischen Transpositionsformen angewandt werden sollte, was bisher nicht immer geschehen ist. Eine Stellung der großen Gefäße wie bei der Taussig-Bing-Transposition kommt auch häufig beim „gemeinsamen Ventrikel" vor. Es ist daher Vorsicht bei der Diagnosestellung geboten.

C: Dies ist eine Transpositionsform, bei der, wie bei der Taussig-Bing-Transposition, die Aorta völlig aus dem rechten Ventrikel entspringt und die Arteria pulmonalis über einem Ventrikelseptumdefekt reitet. Im Gegensatz zu dieser liegt die Aorta aber weit anterior vor der Arteria pulmonalis, während die Arteria pulmonalis direkt dahinter liegt. Die Arteria pulmonalis ist bei dieser Form gewöhnlich noch größer und noch mehr dilatiert als bei der Taussig-Bing-Transposition. Daher überragt die Pulmonalis die Aorta meist zu beiden Seiten, wenn man die Gefäßstellung von vorne betrachtet. Diese Form der Transpositionen ist häufiger als die Taussig-Bing-Transposition und ist mit dieser in der Literatur häufig verwechselt worden (Chiechi 1957). Hier handelt es sich um ein typisches Beispiel „kompletter" Transposition in bezug auf die Gefäßstellung und „inkompletter" Transposition bezüglich des Ursprungs der beiden Arterien aus dem falschen Ventrikel.

D: Bei dieser Gefäßstellung liegt die Aorta anterior und reitet über einem Ventrikelseptumdefekt, während die Arteria pulmonalis posterior ganz aus dem linken Ventrikel entspringt. Diese Transpositionsform ist relativ selten.

E: Hier überreiten beide Gefäße fast Seite an Seite einen großen Ventrikelseptumdefekt. Die Arteria pulmonalis liegt links, die Aorta rechts im Gefäßschatten. Diese extrem seltene Form der Transposition ist von Mehrizi und Taussig (1963) bei zwei Patienten als „azyanotische Transposition" beschrieben worden.

F–G: In dieser Reihe stehen die „kompletten" Transpositionen. Da bei ihnen der Ursprung der beiden Arterien vollständig im falschen Ventrikel liegt, die Stellung der Gefäße je nach dem Grad ihrer Rotation aber sehr unterschiedlich sein kann, sind hier zwei verschiedene Formen gewählt worden.

F: In F liegt die Arteria pulmonalis etwas seitlich rechts hinter der Aorta.

G: In G liegt die Arteria pulmonalis vollständig hinter der Aorta.

H–J: In der Reihe H–J sind drei Formen aufgeführt, die von vielen Autoren nicht zu den Transpositionen gerechnet werden. Bei ihnen entspringen beide großen Gefäße in verschiedener Stellung zueinander aus dem rechten oder aus dem linken Ventrikel.

H: Hier liegt der Ursprung beider Arterien im rechten Ventrikel, die Arteria pulmonalis etwas anterior zur Aorta und links im Gefäßband, während die Aorta rechts dahinter steht. Die Mißbildung tritt häufiger mit einer Pulmonalstenose als ohne eine solche auf. Der linke Ventrikel steht mit der Aorta nur durch einen mehr oder weniger großen Ventrikelseptumdefekt in Verbindung.

I: Diese Form unterscheidet sich von H nur durch die seitenvertauschte Lage der Aorta und der Arteria pulmonalis.

Eine Pulmonalstenose ist jedoch auch hier häufig. Die Aorta liegt anterior zur Pulmonalis und links im Gefäßschatten.

J: Diese Form ist äußerst selten. Beide großen Gefäße entspringen aus dem linken Ventrikel. Die Aorta liegt anterior zur Arteria pulmonalis. Nach EDWARDS (1960) führt hinter dem Ursprung der transponierten Aorta ein stenotischer muskulärer Kanal vom linken Ventrikel zum Stamm der Arteria pulmonalis. Ein Ventrikelseptumdefekt ist immer vorhanden.

Hämodynamik. Die Pathophysiologie der Transposition ist durch die Trennung der beiden Kreisläufe gekennzeichnet. Bei den „kompletten" Formen gelangt das venöse Blut wieder in die Aorta und das arterielle Blut wieder in die Pulmonalis. Ein Austausch oder eine Mischung arteriellen und venösen Blutes ist nur durch zusätzliche Septumdefekte möglich. Am Ende des ersten Lebensjahres ist ein offener Ductus arteriosus, der ebenfalls eine Mischung arteriellen und venösen Blutes ermöglicht, sehr selten. Nach unserer Erfahrung ist die hämodynamische Situation am günstigsten, wenn ein großer Vorhofseptumdefekt und kein Ventrikelseptumdefekt vorhanden ist. Im linken Ventrikel ist dann der Druck nur mäßig erhöht und es besteht eine „relative" volumenbedingte Pulmonalstenose wie beim isolierten Vorhofseptumdefekt. Bei einem zusätzlichen Ventrikelseptumdefekt mit Pulmonalstenose ist die Hämodynamik der FALLOTschen Tetralogie ähnlich. Patienten mit Ventrikelseptumdefekt ohne Pulmonalstenose haben gewöhnlich eine pulmonale Hypertonie. Der Druck im rechten Ventrikel ist immer auf der Höhe des Systemdruckes.

Die in der Skizze 1 (S. 75) dargestellte Einteilung der Transpositionen der großen Gefäße erleichtert vor allem die einfache röntgenologische wie auch die angiokardio-

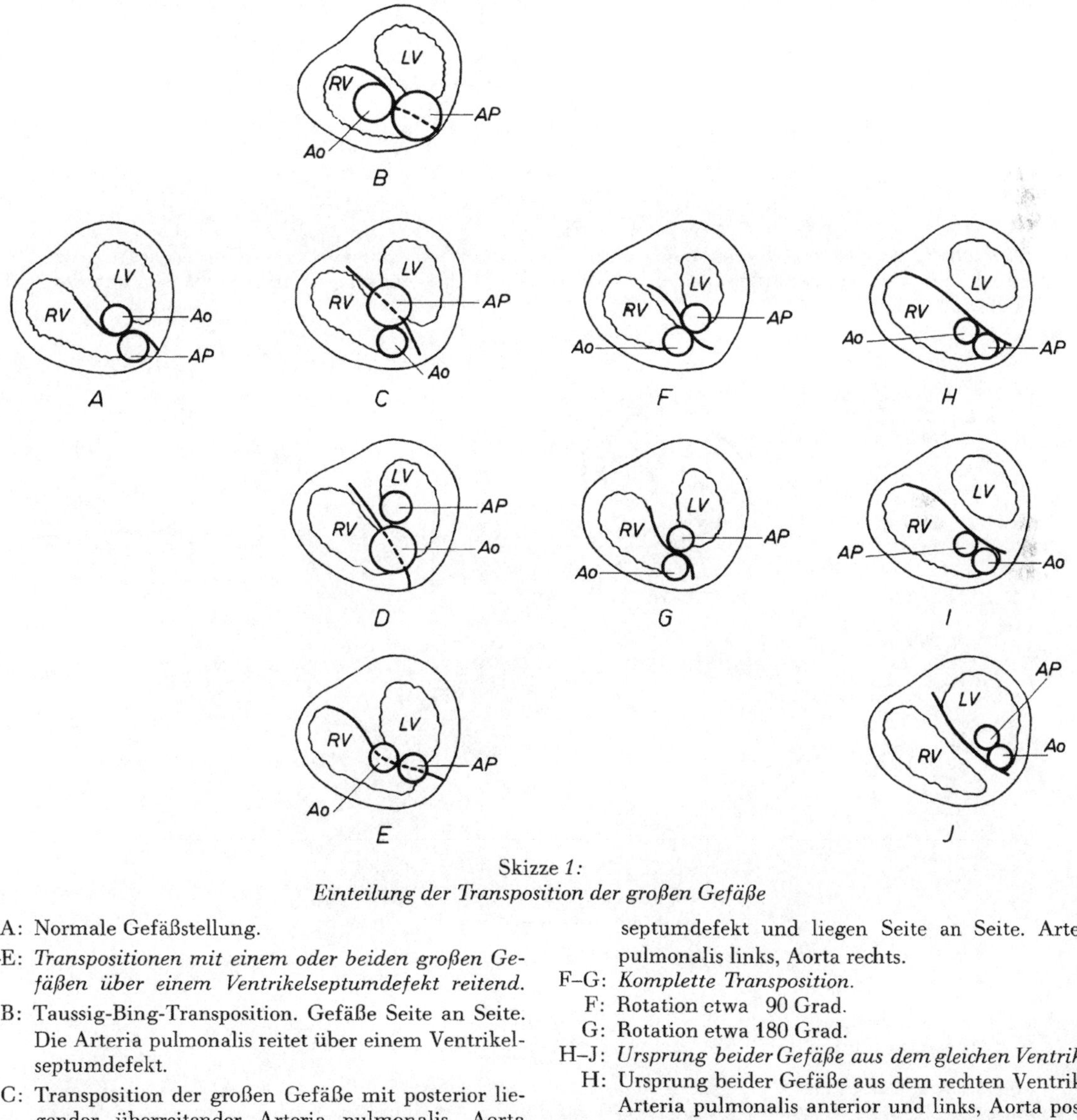

Skizze *1:*
Einteilung der Transposition der großen Gefäße

A: Normale Gefäßstellung.

B–E: *Transpositionen mit einem oder beiden großen Gefäßen über einem Ventrikelseptumdefekt reitend.*

B: Taussig-Bing-Transposition. Gefäße Seite an Seite. Die Arteria pulmonalis reitet über einem Ventrikelseptumdefekt.

C: Transposition der großen Gefäße mit posterior liegender überreitender Arteria pulmonalis. Aorta anterior.

D: Transposition der großen Gefäße, Aorta anterior und einen Ventrikelseptumdefekt überreitend.

E: Beide großen Gefäße überreiten einen Ventrikelseptumdefekt und liegen Seite an Seite. Arteria pulmonalis links, Aorta rechts.

F–G: *Komplette Transposition.*

F: Rotation etwa 90 Grad.

G: Rotation etwa 180 Grad.

H–J: *Ursprung beider Gefäße aus dem gleichen Ventrikel.*

H: Ursprung beider Gefäße aus dem rechten Ventrikel, Arteria pulmonalis anterior und links, Aorta posterior und rechts.

I: Ursprung beider Gefäße aus dem rechten Ventrikel, Aorta anterior, Arteria pulmonalis posterior.

J: Ursprung beider Gefäße aus dem linken Ventrikel, Aorta anterior, Arteria pulmonalis posterior.

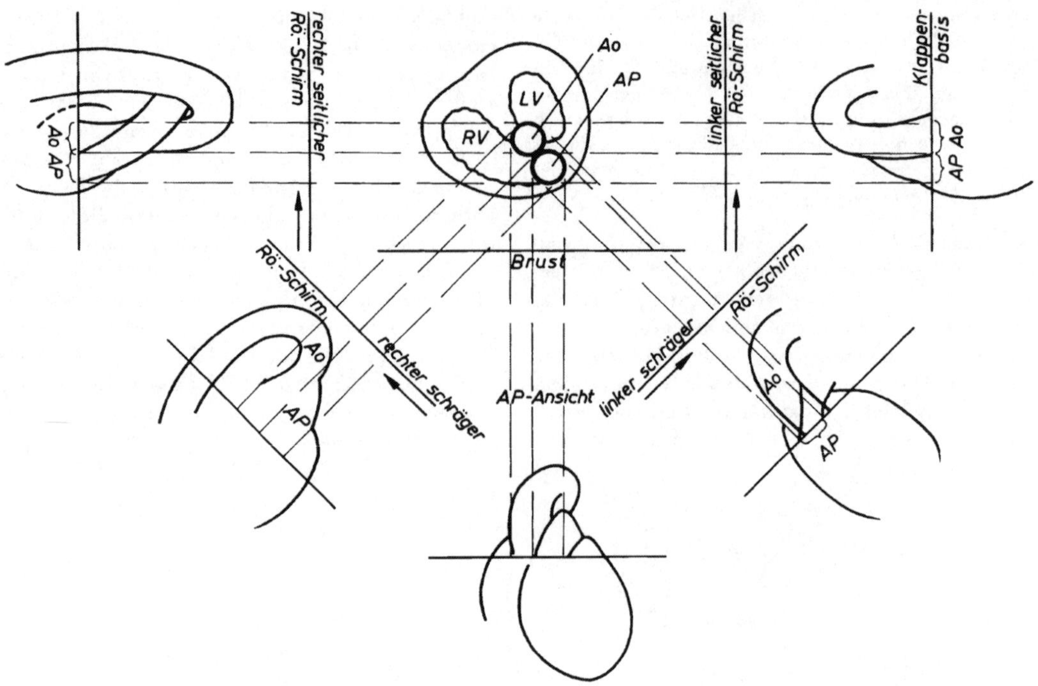

Skizze 2:
Schematische Darstellung der normalen Lage der Klappenbasis der großen Gefäße. Projektion der Gefäße auf den Röntgenschirm in den verschiedenen Strahlengängen. Arteria pulmonalis anterior, Aorta posterior.

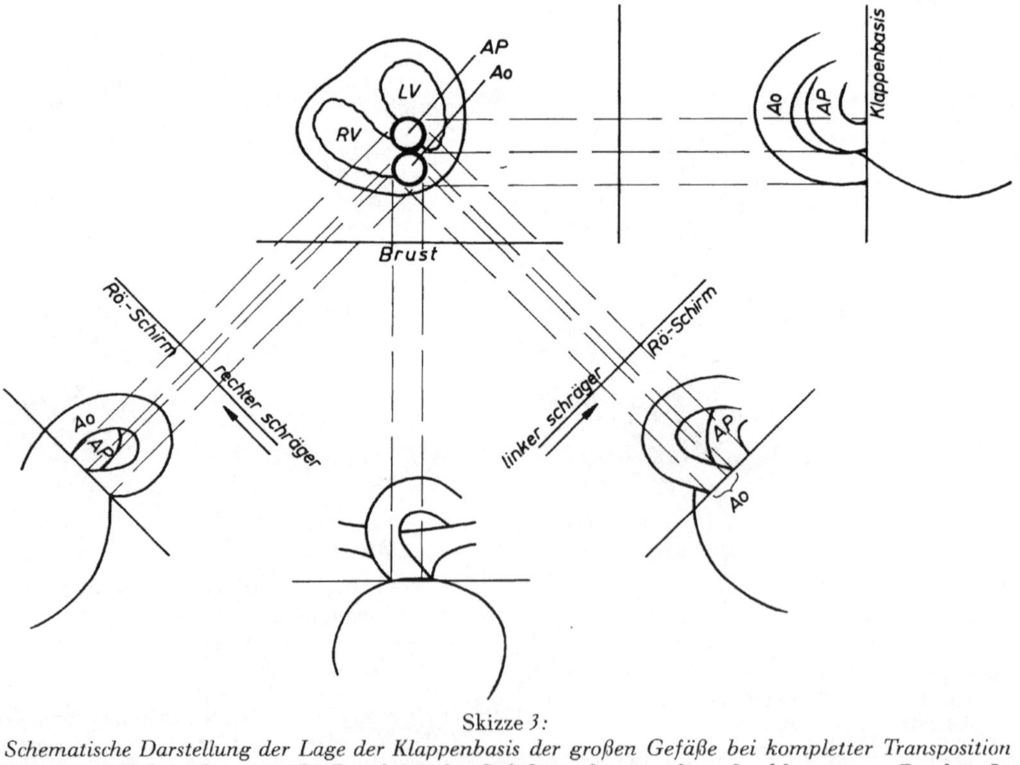

Skizze 3:
Schematische Darstellung der Lage der Klappenbasis der großen Gefäße bei kompletter Transposition mit etwa 180 Grad Rotation (G). Projektion der Gefäße in den einzelnen Strahlengängen. Beachte: In beiden schrägen Durchmessern ist die Aorta anterior.

(Skizze 2, 4 und 5 aus: A. J. Beuren: Differential diagnosis of the Taussig-Bing heart from complete transposition of the great vessels with a posteriorly overriding pulmonary artery. Circulation 21:1071 [1960] mit Erlaubnis der American Heart Association.)

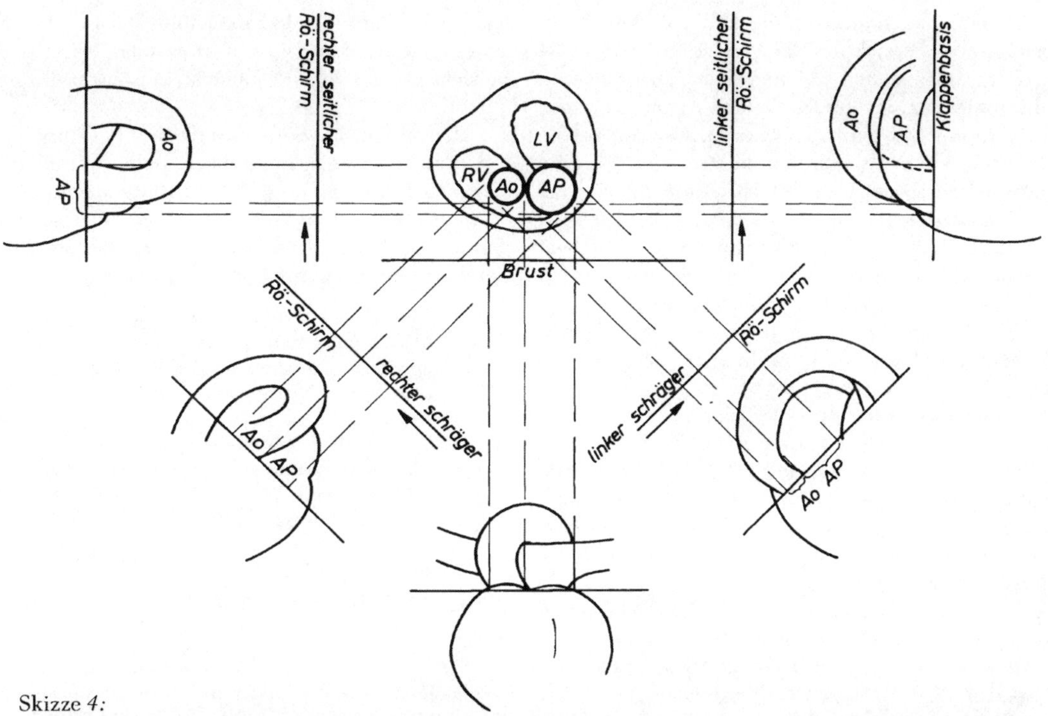

Skizze 4:
Schematische Darstellung der Lage der Klappenbasis der großen Gefäße bei der Taussig-Bing-Transposition (B). Projektion der Gefäße auf den Röntgenschirm in den einzelnen Strahlengängen. Große Arteria pulmonalis links im Gefäßschatten über einem Ventrikelseptumdefekt reitend, Aorta rechts im Gefäßschatten, ganz aus dem rechten Ventrikel entspringend. Im a.p.-Strahlengang breites Gefäßband, im linken vorderen schrägen Durchmesser Aorta anterior, im rechten vorderen schrägen Durchmesser Arteria pulmonalis anterior.

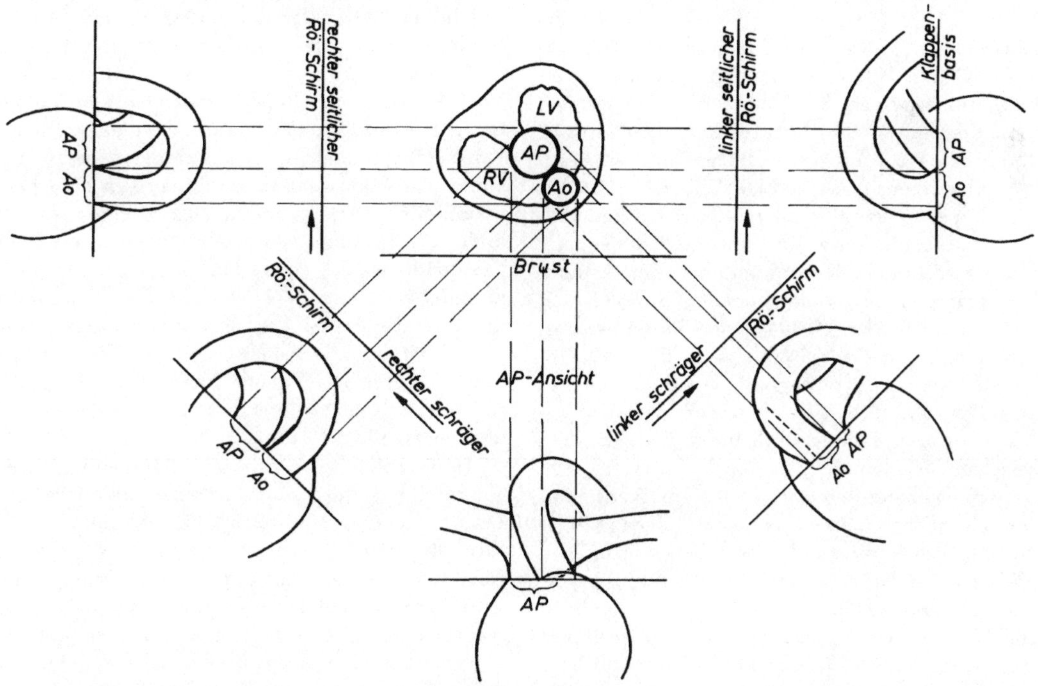

Skizze 5:
Schematische Darstellung der Lage der Klappenbasis der großen Gefäße bei der Transposition mit posterior liegender überreitender Arteria pulmonalis (C). Projektion der Gefäße auf den Röntgenschirm in den einzelnen Strahlengängen. Aorta weit anterior und ganz aus dem rechten Ventrikel entspringend. Arteria pulmonalis sehr groß und posterior, einen Ventrikelseptumdefekt überreitend. Beachte: Im Gegensatz zur Taussig-Bing-Transposition liegt hier die Aorta in den beiden schrägen Durchmessern immer anterior.

graphische Differentialdiagnose, da sich aus den Zeichnungen leicht die Projektion der großen Gefäße in den einzelnen Strahlengängen ableiten läßt. Die Skizze 2 zeigt die Projektion der großen Gefäße in den einzelnen Strahlengängen beim normalen Herzen. In der Skizze 3 ist diese Projektion bei der kompletten Transposition (Typ G) wiedergegeben. Im frontalen Strahlengang muß das Gefäßband schmal sein, während es in den schrägen Durchmessern immer breiter erscheint. Die Aorta liegt immer anterior. Bei der Taussig-Bing-Transposition ist das Gefäßband im frontalen Strahlengang sehr breit und die Pulmonalis prominent. Im linken schrägen Durchmesser liegt die Aorta vorn, im rechten schrägen die Arteria pulmonalis (Beuren 1960). In den seitlichen Strahlengängen verdecken sich die beiden Gefäße, da sie hier hintereinander liegen (Skizze 4). Beim Gegenstück zur Taussig-Bing-Transposition (Typ C) ist das Gefäßband im frontalen Strahlengang ebenfalls breit. Hier liegt aber die Aorta in beiden schrägen Durchmessern anterior. Auch in den lateralen Strahlengängen liegt die Aorta weit anterior (Skizze 5).

Die Entwicklung der Diagnostik der Transpositionen der großen Gefäße reicht von den frühen pathologisch-anatomischen Beschreibungen (Peacock 1866, Rokitansky 1875, Lochte 1898, Spitzer 1923, Pernkopf 1926) über die ersten Diagnosen mit einfachen klinischen Mitteln (Fanconi 1932, Taussig 1938) und die ersten hämodynamischen Studien (Campbell et al. 1949) bis zu angiokardiographischen Untersuchungen bald nach Einführung der Angiokardiographie (Kreutzer et al. 1950, Abrams et al. 1951, Cooley und Sloan 1952, Keith et al. 1953, Gasul et al. 1957). Die Angiokardiographie bietet die Möglichkeit zum Nachweis der Diagnose der Transposition der großen Gefäße und zur Erkennung der einzelnen Transpositionsformen. Bei Kleinkindern genügen oft intravenöse Kontrastmittelinjektionen. Charakteristisch ist die Füllung der Aorta aus dem rechten Ventrikel. Nach selektiven Injektionen in den rechten Ventrikel füllt sich bei intaktem Ventrikelseptum oder bei zusätzlichen Pulmonalstenosen nur die Aorta. Im frontalen Strahlengang ist nicht zu erkennen, ob die Aorta anterior oder posterior liegt. Die Transposition ist im frontalen Strahlengang meist aber schon an der Hochlage der Aortenbasis zu diagnostizieren. Der seitliche Strahlengang läßt natürlich keine Zweifel mehr an der Diagnose. Bei Injektionen in den linken Ventrikel füllt sich oft nur die Arteria pulmonalis und die Aorta gewöhnlich nur bei zusätzlichen Ventrikelseptumdefekten.

Im Zusammenhang mit den heute zur Verfügung stehenden „Korrektiv"-Operationen sind folgende Aufgaben für die Angiokardiographie besonders wichtig:

1. Nachweis der Diagnose und Feststellung der vorliegenden Transpositionsform.

2. Die Diagnose des „gemeinsamen" Ventrikels mit Transposition, da diese Mißbildung nicht korrekturfähig ist und häufig mit einer Transposition der großen Gefäße einhergeht.

3. Nachweis eines zusätzlichen Ventrikelseptumdefektes.

4. Nachweis einer zusätzlichen Pulmonalstenose.

5. Beim Fehlen einer zusätzlichen Pulmonalstenose, Darstellung der kleinen Lungenarterien, da bei der Katheterisierung die Arteria pulmonalis oft nicht erreicht wird. Zur Beurteilung der Korrekturfähigkeit ist der Nachweis eines erhöhten Lungengefäßwiderstands wichtig, da eine Korrektivoperation mit hohem Lungengefäßwiderstand zwecklos ist.

Die vorliegende Serie umfaßt 66 Angiokardiogramme von Transpositionen der großen Gefäße (Tab. 1, S. 15). Eine Zusammenstellung von 95 Patienten unseres Krankengutes mit Transpositionen zeigt die folgende Verteilung auf die einzelnen Transpositionsformen entsprechend der Einteilung in Skizze 1 (S. 75):

Typ B: Taussig-Bing = 6 Patienten.
Typ C: Arteria pulmonalis posterior und einen Ventrikelseptumdefekt überreitend = 3 Patienten.
Typ D: Über einem Ventrikelseptumdefekt reitende Aorta = 1 Patient.
Typ E: Beide Gefäße überreitend = kein Patient.
Typ F: „Komplette" Transposition = 69 Patienten.
Typ H: Beide großen Gefäße aus dem rechten Ventrikel, Arteria pulmonalis anterior = 7 Patienten.
Typ I: Beide großen Gefäße aus dem rechten Ventrikel, Aorta anterior = 3 Patienten.
Typ J: Beide großen Gefäße aus dem linken Ventrikel = kein Patient.

Die Abbildungen **233 a** bis **241 e** zeigen einige Beispiele dieser Angiokardiogramme. Das Angiokardiogramm der Abbildung **233 a** wurde nach retrograder Katheterisierung des rechten Ventrikels von der Aorta aus durchgeführt. Man sieht die Hochlage der Aortenklappe. Die Aorta kommt ganz aus dem rechten Ventrikel. Durch einen Ventrikelseptumdefekt füllt sich die Arteria pulmonalis. Die Lungengefäßzeichnung ist vermehrt. Die Abbildung **233 b** zeigt den seitlichen Strahlengang. Der Ventrikelseptumdefekt ist deutlich zu erkennen. Beachte die Hochlage der Aorta, die anterior aus dem rechten Ventrikel entspringt. Bei dem Patienten der Abbildung **234** handelte es sich um eine zusätzliche Pulmonalstenose mit Ventrikelseptumdefekt. Der Defekt ist selbst nicht zu sehen. Die Pulmonalstenose ist an der Hypoplasie des Stammes der Arteria pulmonalis zu erkennen. Die Abbildung **235** stammt von einem Patienten mit kompletter Transposition nach einer „korrigierenden" Mustard-Operation. Man sieht die Umleitung des Körpervenenrückflusses in den linken Ventrikel und von dort die Füllung der Arteria pulmonalis. Die Mündung des Lungenvenenrückflusses bleibt in dieser Phase noch ausgespart und füllt sich erst später. Sie führt in den rechten Ventrikel und von dort in die Aorta.

Die Abbildungen **236** und **237** zeigen wieder die anteriore Lage der Aorta und die posteriore Lage der Arteria pulmonalis. In **238 b** erkennt man deutlich die valvuläre Pulmonalstenose. Ebenso sieht man auf der Abbildung **239** die valvuläre Pulmonalstenose und den Ventrikelseptumdefekt. Die Abbildung **240 a** zeigt den typischen frontalen Strahlengang bei einer Taussig-Bing-Transposition. Die Arteria pulmonalis ist sehr groß und dilatiert. In diesem Strahlengang ist die Taussig-Bing-Transposition (Typ B) jedoch nicht von der Transposition mit posterior liegender, ebenfalls überreitender Arteria pulmonalis zu unterscheiden (Typ C). Im seitlichen Strahlengang (Abb. **240 b**) sieht man, daß die Projektion der Gefäße der Skizze 4 entspricht. Die beiden Arterien liegen von vorne gesehen nebeneinander, hier also hintereinander. Die Pulmonalis überragt die Aorta etwas nach anterior und reitet über einen Ventrikelseptumdefekt. Der Typ C der Transpositionen ist in den Abbildungen **241 a** bis **e** dargestellt. Bei diesem Patienten haben wir zur genauen Differenzierung vom Taussig-Bing-Typ Angiokardiogramme mit Injektion in den rechten und in den linken Ventrikel durchgeführt. In **241 a** ist die Mißbildung nicht von der Taussig-Bing-Transposition (Abb. 240 a) zu unterscheiden. Auch hier ist die Pulmonalis sehr groß. Im seitlichen Strahlengang sieht man aber, daß die Aorta weit anterior steht (Abb. **241 b**). Man erkennt auch den Ventrikelseptumdefekt. Beim gleichen Patienten erfolgte in **241 c** die Kontrastmittelinjektion in den linken Ventrikel nach transseptaler Punktion. Es füllt sich aus dem linken Ventrikel vornehmlich die Pulmonalis. Die Abbildung **241 d** zeigt im seitlichen Strahlengang, daß die große Pulmonalis hinten liegt und über dem Septumdefekt reitet. Der Defekt ist deutlich dargestellt. Über ihn gelangt auch etwas Kontrastmittel in den Ausflußtrakt des rechten Ventrikels (Abb. **241 e**).

Zusammenfassend:

1. Angiokardiographisch gelingt immer der Nachweis der Transposition der großen Gefäße und die Differenzierung der einzelnen Transpositionsformen.
2. Zum Nachweis zusätzlicher Ventrikelseptumdefekte und von Pulmonalstenosen sind oft links- und rechtsseitige Angiokardiogramme notwendig. Dies ist vor allem vor „Korrektiv“-Operationen angezeigt.
3. Charakteristisch ist die anteriore Hochlage der Aorta und die posteriore Lage der Arteria pulmonalis.
4. Wichtig ist die Unterscheidung des gemeinsamen Ventrikels mit Transposition (S. 88) und des Ursprungs beider Gefäße aus dem rechten Ventrikel (S. 79), da bei letzterem das operative Vorgehen ein grundsätzlich anderes ist.

8. Ursprung beider großen Gefäße aus dem rechten Ventrikel

Diese Mißbildung wurde in der Literatur als „partieller Transpositionskomplex“, „rechter Ventrikel mit doppeltem Ausflußtrakt“ (Witham 1957) und „Ursprung beider Gefäße aus dem rechten Ventrikel mit oder ohne Pulmonalstenose“ bezeichnet. Arbeiten von Neufeld und Mitarbeiter (1961, 1961, 1962) haben das Interesse an diesem Herzfehler erheblich gesteigert, zumal er korrekturfähig ist. Ohne Zweifel ist die Klassifizierung dieses Herzfehlers schwierig, wenn man allen pathologisch-anatomischen und klinischen Gesichtspunkten gerecht werden will. Die Skizze 1 zählt den Ursprung beider Gefäße aus dem rechten Ventrikel zu den Transpositionen. Auch in der Einteilung von Grosse-Brockhoff et al. (1954) findet sie sich bei den Transpositionen der großen Gefäße. Neufeld et al. (1962) gehen auf der anderen Seite so weit, die Taussig-Bing-Transposition als einen Typ des Ursprungs beider Gefäße aus dem rechten Ventrikel ohne Pulmonalstenose zu bezeichnen. Dies ist eine Einteilung, der wir nicht zustimmen können, da bei der Taussig-Bing-Transposition (Typ B der Transpositionen) wie auch bei der Transposition mit posterior liegender, überreitender Arteria pulmonalis (Typ C), der Ursprung der Arteria pulmonalis eindeutig biventrikulär ist und sich diese Transpositionsformen auch klinisch ganz erheblich vom Ursprung beider Gefäße aus dem rechten Ventrikel unterscheiden.

Der Ursprung beider großen Gefäße aus dem rechten Ventrikel, vor allem mit Pulmonalstenose, ist häufiger, als bisher angenommen wurde. Wenn auch einfache klinische Kriterien für die Vermutungsdiagnose angegeben worden sind (Mirowski et al. 1963), so ist doch die Angiokardiographie für die Diagnose von besonderer Bedeutung. Ohne Angiokardiographie können beide Formen, mit und ohne Pulmonalstenose, zuverlässig überhaupt nicht nachgewiesen werden. Da bei diesem Herzfehler beide Semilunarklappen auf etwa der gleichen Höhe liegen, ist von Neufeld et al. (1961) angegeben worden, daß man die Diagnose stellen kann, wenn man diese anormale Position der Pulmonalklappe beim Rückzug des Katheters aus der Arteria pulmonalis in den rechten Ventrikel erkennt. Nach unserer Erfahrung ist dieses Zeichen in der Mehrzahl der Fälle unzuverlässig, weil den meisten Untersuchern diese geringgradig veränderte Lage der Pulmonalklappenbasis einfach nicht auffällt. Der Ursprung der beiden großen Gefäße gehört zu den am meisten fehldiagnostizierten Herzfehlern, und zwar werden die Fälle ohne Pulmonalstenose als reine Ventrikelseptumdefekte diagnostiziert und die Fälle mit Pulmonalstenose als Fallotsche Tetralogien. Da die Anlage einer Blalock-Taussig-Anastomose bei den Fällen mit Pulmonalstenose kontraindiziert ist und auch das Vorgehen bei korrektiven Operationen, sowie deren Risiko ein völlig anderes ist, ist eine exakte Diagnose der Mißbildung unbedingt notwendig.

Pathologie. Zunächst sind die Formen mit und ohne Pulmonalstenose zu unterscheiden. Die Aorta entspringt völlig aus dem rechten Ventrikel. Der linke Ventrikel steht mit der Aorta nur durch einen Ventrikelseptumdefekt in Verbindung. Wenn der Septumdefekt klein ist oder das Lungendurchflußvolumen relativ groß ist, ist der linke Ventrikel eher groß, andernfalls ist er klein oder sogar hypoplastisch. Die Aortenklappenbasis liegt höher als normal. In der Regel liegt der Ventrikelseptumdefekt bei den Fällen ohne Pulmonalstenose posterior-inferior zur Crista supraventricularis. Die Fälle, bei denen der Defekt superior zur Crista in der Nähe der Pulmonalklappenbasis liegt, rechnen Neufeld et al. (1962) zu den Taussig-Bing-Transpositionen. Beim Ursprung beider Gefäße aus dem rechten Ventrikel mit Pulmonalstenose liegt der Ventrikelseptumdefekt immer inferior zur Crista supraventricularis. Der Ursprung der Aorta aus dem rechten Ventrikel liegt direkt über dem Ventrikelseptumdefekt. Es besteht keine Verbindung zwischen der Mitralis- und Aortenklappe wie in normalen Herzen. Die Crista supraventricularis liegt direkt zwischen der Aorten- und Pulmonalklappenbasis und verursacht die Einengung des in die Pulmonalis führenden Ausflußtraktes in der Form einer Infundibulumstenose. Ein enges Ostium infundibulum wie bei den isolierten Infundibulumstenosen ist jedoch nicht vorhanden.

Von „extremer" FALLOTscher Tetralogie mit fast vollständiger Dextroposition der Aorta ist der Ursprung beider großen Gefäße aus dem rechten Ventrikel nicht zu unterscheiden. Bei dieser Form der FALLOTschen Tetralogie steht allerdings das Gewebe der Mitralis in Verbindung mit der Aortenklappe, was EDWARDS et al. (1965) als pathologisch-anatomisches Kriterium für die Differenzierung der beiden Mißbildungen angeben.

Nach TAUSSIG (1960) liegt die Arteria pulmonalis gelegentlich posterior zur Aorta (Typ I in Skizze 1, S. 75). In der Regel ist jedoch das normale Verhältnis der beiden Gefäße zueinander, das heißt ihre Umschlingung, erhalten geblieben.

Hämodynamik. Ohne Pulmonalstenose ist die Pathophysiologie der des großen isolierten Ventrikelseptumdefektes ähnlich, wenn der Ventrikelseptumdefekt groß ist. Mit Pulmonalstenose entspricht die Hämodynamik der der FALLOTschen Tetralogie. Dies erklärt auch die Tatsache, daß die beiden Formen des Ursprungs der großen Gefäße bei der Herzkatheterisierung meist mit dem isolierten Ventrikelseptumdefekt oder mit der FALLOTschen Tetralogie verwechselt werden. Die Belastung des rechten Ventrikels entspricht der der FALLOTschen Tetralogie, obwohl die Hypertrophiezeichen in den rechtsthorakalen Ableitungen des Elektrokardiogramms meist stärker ausgeprägt sind als bei den Fallots. Die Belastung des linken Ventrikels entspricht ganz der Größe des Septumdefektes und dem Lungenkreislaufvolumen. Wenn der Defekt klein ist, hypertrophiert der linke Ventrikel, vor allem bei einem relativ großen Lungendurchflußvolumen. Der linke Ventrikel hat dann Schwierigkeiten, sein Blut durch den Defekt in die Aorta auszuwerfen (LAUER et al. 1960). Die periphere Sauerstoffsättigung ist bei den Fällen mit Pulmonalstenose immer erniedrigt. Der rechte Ventrikel hat immer Systemdruck.

Nur sehr wenig Angiokardiogramme dieser Mißbildung sind bisher veröffentlicht worden. Der exakte Nachweis beider Formen ist nur angiokardiographisch möglich. Es ist gut, bei vermuteten FALLOTschen Tetralogien vor der geplanten Korrektur immer eine Angiokardiographie durchzuführen, da diese die Differentialdiagnose klärt. In der Regel füllt sich nach der selektiven Kontrastmittelinjektion in den rechten Ventrikel durch den Ventrikelseptumdefekt sozusagen retrograd der linke Ventrikel, dessen Größe dann meist gut zu beurteilen ist. Es findet sich keine Spur von Überreiten der Aorta, die ganz aus dem rechten Ventrikel entspringt. Die zwischen dem Ursprung der großen Gefäße liegende dicke Crista ist immer gut zu erkennen und ein charakteristisches Zeichen. Die Basis beider Semilunarklappen liegt etwa in gleicher Ebene. Wichtig für die angiokardiographische Diagnose ist noch die Differenzierung vom „gemeinsamen Ventrikel", vor allem von den Formen mit posterior liegender rudimentärer Auswurfkammer, da der linke Ventrikel unter Umständen wie eine solche imponiert, wenn er klein ist. Diese Gefahr ist immer größer, wenn die Aorta anterior liegt. Eine Korrektur ist bei diesen Fällen unmöglich.

Die Abbildungen **242a** bis **245b** zeigen Angiokardiogramme von Patienten mit Ursprung beider großen Gefäße aus dem rechten Ventrikel mit Pulmonalstenose. Bei den Abbildungen **242a** und **b** handelt es sich um einen operativ oder autoptisch nicht belegten Fall. Nach den Kriterien von EDWARDS und Mitarbeitern (1965) könnte es sich auch um eine extreme FALLOTsche Tetralogie handeln, da zwischen dem Ursprung der beiden großen Arterien aus dem rechten Ventrikel nicht die charakteristische Crista zu erkennen ist. Jedenfalls entspringt die Aorta vollständig aus dem rechten Ventrikel. Ebenso die stenosierte Arteria pulmonalis. Der seitliche Strahlengang zeigt dies deutlich. Typisch ist der in den Abbildungen **243a** bis **c** gezeigte Fall. Bei diesem Patienten wurde der Herzfehler operativ erfolgreich korrigiert. Hier sieht man im frontalen Strahlengang auch deutlich die beiden Ausflußbahnen des rechten Ventrikels mit dem dazwischen liegenden Muskelwulst. Der Zugang zur Arteria pulmonalis ist stenotisch. Beide Seminularklappen liegen in der gleichen Ebene. Auch der seitliche Strahlengang dieses Angiokardiogramms (Abb. **243b** und **c**) ist typisch. Das Ventrikelseptum ist dargestellt. Es füllt sich durch den Defekt der linke Ventrikel. Im seitlichen Strahlengang sieht man ebenfalls die Klappenebene beider Klappen auf gleicher Höhe. Bei dem Patienten der Abbildungen **244a** und **b** handelte es sich um den Ursprung beider Gefäße aus dem rechten Ventrikel in Transpositionsstellung mit valvulärer Pulmonalstenose. Im frontalen Strahlengang ist das Bild sehr verschieden von der Abbildung 243a. Im seitlichen Strahlengang (Abb. 244b) sieht man aber deutlich den Ursprung beider großen Gefäße aus dem rechten Ventrikel und auch die Pulmonalstenose. Das Ventrikelseptum ist ebenfalls zu erkennen. Ähnliche Verhältnisse zeigen die Abbildungen **244c** und **d**. Hier ist im frontalen Strahlengang die Pulmonalstenose gut zu sehen. Seitlich sieht man die Basis der großen Gefäße auf gleicher Höhe aus dem rechten Ventrikel kommend, die Aorta aber weit anterior. Es füllt sich auch der linke Ventrikel über den Septumdefekt. Die Abbildungen **245a** und **b** zeigen nochmals einen erfolgreich korrigierten Fall mit rechtem Aortenbogen. Der Stamm der Arteria pulmonalis ist auffallend groß und weit links aus dem rechten Ventrikel kommend, dann aber nach rechts oben hinüber ziehend.

Zusammenfassend:

1. Ein Ursprung beider großen Gefäße aus dem rechten Ventrikel ist nur mit Hilfe der Angiokardiographie sicher zu diagnostizieren.
2. In typischen Fällen sieht man zwischen der Basis der beiden großen Gefäße die breite, kräftige Crista supraventricularis.
3. Die Ebenen beider Klappen liegen auf gleicher Höhe.
4. Die Mißbildung ist von „extremen" FALLOTschen Tetralogien mit vollständiger Dextroposition der Aorta nicht mit Sicherheit zu unterscheiden.
5. Es gibt Fälle von Ursprung beider großen Gefäße aus dem rechten Ventrikel, bei denen die Aorta anterior liegt. Diese Patienten sind nicht korrekturfähig.
6. Im seitlichen Strahlengang sieht man mitunter die Füllung des linken Ventrikels durch den Ventrikelseptumdefekt.

9. Die korrigierte Transposition der großen Gefäße

Die korrigierte Transposition der großen Gefäße ist auch ohne angiokardiographische Untersuchung zu diagnostizieren. Trotzdem halten wir eine Angiokardiographie bei jedem Patienten für angezeigt, da nur dadurch ein genauer Einblick in die anatomischen Einzelheiten zu erhalten ist. Trotzdem sich seit der grundlegenden klinischen Arbeit von ANDERSON und Mitarbeitern (1957) eine große Zahl von Autoren mit dieser Mißbildung befaßt hat, bleibt die genaue Diagnostik und operative Therapie der Begleitmißbildungen nach wie vor problematisch. An zusätzlichen Herzfehlern stehen wohl der Ventrikelseptumdefekt und die Mißbildungen der arteriellen Atrioventrikularklappe im Vordergrund. Die Diagnostik der letzteren und die richtige Beurteilung ihrer Korrekturfähigkeit kann sehr schwierig sein. Chirurgen haben im allgemeinen keine große Neigung zur Operation dieser beiden Begleitmißbildungen, da der Verschluß von Ventrikelseptumdefekten bei der korrigierten Transposition in einem hohen Prozentsatz einen kompletten av-Block verursacht, und eine begleitende „Mitralinsuffizienz" zu einem ungünstigen operativen Ergebnis und zu postoperativen Schwierigkeiten führen kann, falls es nicht gelingt, sie wirkungsvoll zu korrigieren. Eine vollständige Katheterisierung des rechten und linken Herzens ist unbedingt notwendig, in der Mehrzahl der Fälle sogar eine rechts- und linksseitige Angiokardiographie.

Pathologie. Die korrigierte Transposition ist dadurch charakterisiert, daß trotz der Transpositionsstellung der großen Gefäße, diese aus dem ihrer normalen Funktion entsprechenden Ventrikel ihren Ursprung nehmen und die Vorhöfe normal liegen. Die Aorta entspringt anterior und links von der Arteria pulmonalis aus dem anatomischen rechten Ventrikel, der der funktionelle arterielle Ventrikel ist, und die Arteria pulmonalis entspringt posterior und rechts von der Aorta aus dem anatomischen linken Ventrikel, der der funktionelle venöse Ventrikel ist. Es handelt sich also um eine Transposition der Gefäße (vertauschte anterior-posteriore Lage der großen Gefäße zueinander) und um eine Inversion der großen Gefäße (seitenverkehrte Lage der Gefäße) sowie um eine Inversion der Ventrikel. Mit der Inversion der Ventrikel hat ebenfalls eine Inversion der Mitral- und Trikuspidalklappe stattgefunden.

Der Körper- und Lungenvenenzufluß in die an normaler Stelle liegenden Vorhöfe ist normal. Der rechte Vorhof ist normal strukturiert, und der linke Vorhof ist der normale linke Vorhof. Aus dem rechten Vorhof führt eine zweizipflige Atrioventrikularklappe, die die anatomische Mitralis ist, in den venösen Ventrikel, der mit seiner glatten, wenig trabekulierten Struktur, der anatomische linke Ventrikel ist. Die sonst für den rechten Ventrikel charakteristische Crista supraventricularis fehlt. Auch die Anordnung der Chordae tendineae der anatomischen Mitralklappe entspricht spiegelbildlich der normalen Mitralis. Auch die für den linken Ventrikel typische strukturelle Verbindung des anterioren Segels der „Mitralis" mit der posterioren Tasche der Aortenklappe, hier der Pulmonalklappe, ist im venösen Ventrikel vorhanden. Der funktionelle rechte Ventrikel liegt vor allem mit seinem Ausflußtrakt weiter dorsal als der normale rechte Ventrikel und von ventral betrachtet weiter rechts. Das Ventrikelseptum verläuft bei der korrigierten Transposition in einer anderen Ebene, ventral betrachtet steiler und weiter rechts zur Medianlinie. Es ist die anormale Lage des Ventrikelseptums, die der anterior liegenden Aorta den Ursprung aus dem arteriellen Ventrikel und der posterior liegenden Arteria pulmonalis den Ursprung aus dem venösen Ventrikel ermöglicht. Die Pulmonalklappe liegt tiefer als normal und medial und dorsal zur Aortenklappe. Die Arteria pulmonalis liegt rechts von der Aorta und hinter dieser und wird von der Aorta nicht in der üblichen Weise umschlungen. Aus dem linken Vorhof führt die arterielle Atrioventrikularklappe, die die dreizipfelige anatomische Trikuspidalis ist, in den funktionell arteriellen Ventrikel. Dieser ist der anatomisch rechte Ventrikel mit entsprechend grober Trabekulatur und einer Crista supraventricularis. Im Ausflußtrakt dieses Ventrikels ist ein regelrechtes Infundibulum vorhanden. Die Aortenklappe liegt höher als normal, anterior und links seitlich von der Pulmonalklappe. Die Aorta aszendiert von links auf den linken Wirbelsäulenrand zu und deszendiert mit linkem Aortenbogen links. Die Koronararterien sind ebenfalls invertiert und transponiert. Die rechte Koronararterie entspricht der eigentlichen linken und umgekehrt. Die normalerweise posterior liegende Aortenklappentasche, die keinen Koronararterienursprung enthält, liegt anterior.

Relativ häufig ist eine korrigierte Transposition bei der isolierten Dextrokardie vorhanden (ESPINO-VELA et al. 1959). Die Anatomie und Angiokardiographie dieser Kombination ist in dem Kapitel Dextrokardie geschildert. Sehr selten ist die korrigierte Transposition bei der Dextrokardie mit Situs inversus.

Unter den zusätzlichen Mißbildungen des Herzens stehen der Ventrikelseptumdefekt, Mißbildungen der Atrioventrikularklappen und die Pulmonalstenose im Vordergrund. Ein intaktes Ventrikelseptum ist bei korrigierten Transpositionen selten. Die Lage des Septumdefektes zur Pulmonalklappe ist ähnlich der Lage der Ventrikelseptumdefekte zur Aortenklappe bei Fällen ohne korrigierte Transposition. Vom linken Ventrikel aus gesehen (funktionell venöser Ventrikel) ist der Defekt oft durch die mißbildete linke Atrioventrikularklappe verdeckt.

Erst in jüngster Zeit ist auf die häufige Mißbildung vor allem der linken Atrioventrikularklappe (anatomische Trikuspidalis) hingewiesen worden (BECU et al. 1955, ANDERSON et al. 1957, SCHIEBLER et al. 1961, BEUREN et al. 1963). SCHIEBLER und Mitarbeiter (1961) betrachten diese als einen wesentlichen Teil der pathologischen Einheit „korrigierte Transposition". Am häufigsten, bisher aber nur selten klinisch diagnostiziert, ist offenbar eine Ebsteinartige Mißbildung der trikuspidalen „Mitralis" mit einer Verlagerung des septalen und dorsalen Segels dieser

Klappe in den funktionellen linken Ventrikel (anatomisch rechter Ventrikel), mit einer daraus resultierenden Atrialisierung des proximalen Ventrikelanteils (EDWARDS 1954). Ein an normaler Stelle liegender Annulus fibrosus bildet unter Umständen einen supravalvulären Ring mit stenotischem Effekt (SCHIEBLER et al. 1961). In anderen Fällen wiederum sind die Chordae tendineae verkürzt und verursachen dadurch eine Schlußunfähigkeit der Klappe (s. auch Kap. kongenitale Mitralinsuffizienz, S. 53).

Mißbildungen der zweizipfligen rechten Atrioventrikularklappe sind erheblich seltener. Auch hier sind anormale Chordae und „Trikuspidalatresie" beschrieben worden. Nach unserer Erfahrung geht die Inversion der Atrioventrikularklappen bei der korrigierten Transposition praktisch nie ohne eine Mißbildung dieser Klappen vor sich, besondern der arteriellen Klappe.

Erwähnung verdient die Kombination des „gemeinsamen Ventrikels" mit einer Transposition der großen Gefäße in der gleichen Stellung der Gefäße wie bei der korrigierten Transposition. Diese Mißbildung ist sogar relativ häufig, in unserem Krankengut mindestens ebenso häufig wie die korrigierte Transposition mit ausgebildetem Ventrikelseptum. SCHIEBLER und Mitarbeiter (1961) weisen darauf hin, daß sie klinisch keine Differenzierungsmöglichkeit zwischen dem gemeinsamen Ventrikel mit „korrigierter Transposition" und der korrigierten Transposition mit ausgebildetem Ventrikelseptum sehen. Wir haben dieser Meinung bereits 1963 widersprochen (BEUREN et al. 1963) und glauben, daß gerade die Angiokardiographie diese Unterscheidungsmöglichkeit definitiv bietet. Diese Differentialdiagnose ist sehr wichtig, da der gemeinsame Ventrikel (S. 88) inoperabel ist.

Bei Situs inversus mit Lävokardie und Vorhofinversion wird durch die Vorhofinversion eine gleichzeitig bestehende Transposition der großen Gefäße funktionell korrigiert. Diese Mißbildung wird von einigen Autoren ebenfalls als Form der korrigierten Transposition bezeichnet (HARRIS und FARBER 1939, CARDELL 1956, LEV und ROWLATT 1961). Hier ist die Transposition zwar funktionell korrigiert, pathologisch-anatomisch handelt es sich aber um eine andere Mißbildung (s. Lävokardie, S. 85). Auch FONTANA und EDWARDS (1962) betonen diesen Unterschied und klassifizieren diese Mißbildung nicht als korrigierte Transposition.

Hämodynamik. Ohne zusätzliche Mißbildung und bei schlußfähiger linksseitiger Atrioventrikularklappe kann die Hämodynamik bei korrigierten Transpositionen normal sein. Es ist über solche Patienten berichtet worden (GRAANBOOM 1891, WALMSLEY 1931, PLATZER 1955, SCHAEFER und RUDOLPH 1957, TAUSSIG 1960, GOODMAN und KUZMAN 1961, CUMMING 1962). Bei der Beurteilung funktionell normaler Herzen erhebt sich jedoch die Frage, wie lange der anatomische rechte Ventrikel in der Lage ist, den großen Kreislauf zu versorgen. Von SCHAEFER und RUDOLPH (1957) wurde auch ein Patient mitgeteilt, bei dem beim Fehlen zusätzlicher Herzfehler ein kompletter Herzblock im Alter von 36 Jahren zu fortschreitender Dekompensation und zum Tode geführt hat. WALKER und Mitarbeiter (1958) betrachten die korrigierte Transposition mit komplettem Herzblock und Ventrikelseptumdefekt direkt als eine klinische Einheit. Nach neueren Erfahrungen findet dabei die fast obligatorische Mißbildung der linken Atrioventrikularklappe sicher zu wenig Beachtung. GASUL und Mitarbeiter (1959), HELMHOLZ und Mitarbeiter (1956), KJELLBERG und Mitarbeiter (1959), MALERS und Mitarbeiter (1960) und BEUREN und Mitarbeiter (1963) haben über Patienten berichtet, bei denen die Mißbildung der „Mitralklappe" die einzige funktionelle Störung verursachte. Dabei steht eine mehr oder weniger ausgeprägte „Mitralregurgitation" hämodynamisch im Vordergrund.

Bei den übrigen Patienten bestimmt die Natur und der Schweregrad der zusätzlichen Herzfehler das hämodynamische Bild. Bei Ventrikelseptumdefekten trifft man wahrscheinlich häufiger als sonst bei isolierten Ventrikelseptumdefekten eine irreversible pulmonale Hypertonie an.

Das erste Angiokardiogramm einer korrigierten Transposition der großen Gefäße wurde in dem Buch von KJELLBERG und Mitarbeitern (1955) veröffentlicht, ohne daß die Autoren die Mißbildung erkannten. Erst ANDERSON und Mitarbeiter (1957) haben die ersten richtig gedeuteten Angiokardiogramme veröffentlicht und den besonderen Wert dieser Untersuchungsmethode betont. Die Aufgaben der Angiokardiographie liegen im Nachweis der Diagnose und in der Darstellung der zusätzlichen Herzfehler. Charakteristisch ist die Füllung der Arteria pulmonalis aus dem venösen Ventrikel in posteriorer Lage. Im frontalen Strahlengang liegt der venöse Ventrikel weiter rechts als der normale rechte Ventrikel. Er ist glatt konturiert (anatomisch linker Ventrikel). Aus ihm füllt sich die rechts im Gefäßband liegende Arteria pulmonalis mit tief liegender Klappe. Im Lävogramm zeigt sich dann die Linkslage der aszendierenden Aorta aus dem grob konturierten arteriellen Ventrikel (anatomisch rechter Ventrikel). Die Aortenklappe liegt hoch. Die Stellung der Gefäße zueinander (Aorta links, Arteria pulmonalis rechts) und die Form der Ventrikel sind so typisch, daß eine Fehldiagnose kaum möglich ist. Zusätzliche Ventrikelseptumdefekte erkennt man am besten nach Injektion des Kontrastmittels in den arteriellen Ventrikel und Ventrikelseptumdefekte mit Pulmonalstenose an der frühen Füllung der Aorta nach Injektion in den venösen Ventrikel.

Eine ganz wesentliche Aufgabe der Angiokardiographie ist die Darstellung der „Mitralregurgitation" und ihres Ausmaßes. Falls eine transseptale Katheterisierung des linken Ventrikels nicht möglich ist, ist eine retrograde Einführung des Katheters in den arteriellen Ventrikel notwendig. Bei intaktem Ventrikelseptum erhält man natürlich kontrastreiche Lävogramme auch nach rechtsseitigen Injektionen. Besonderen Wert sollte man auch auf die Differenzierung gemeinsamer Ventrikel mit „korrigierter Transposition" von korrigierten Transpositionen mit vorhandenem Ventrikelseptum legen, da der gemeinsame Ventrikel nicht korrekturfähig ist. Wir glauben, daß diese Differenzierung angiokardiographisch möglich ist.

Bei 19 Patienten mit korrigierter Transposition der großen Gefäße haben wir Angiokardiogramme durchgeführt. Die Abbildungen **246** bis **248f** sind einige Beispiele davon. Auf der Abbildung **246a** erkennt man den glatt konturierten venösen Ventrikel und die mittelständige Pulmonalis. Der venöse Ventrikel ist schwanzförmig konfiguriert. Im seitlichen Strahlengang

(Abb. 246 b) sieht man die posteriore Lage der Pulmonalis und die Tieflage der Pulmonalklappe. Auch hier ist die glatte Struktur des venösen Ventrikels deutlich. Bei der Abbildung 246 c handelt es sich um das selektive Lävogramm des gleichen Patienten. Beachte die gröbere Struktur des arteriellen Ventrikels und die links im Gefäßband aufsteigende Aorta. In dieser Phase deutet sich bereits die „Mitralregurgitation" an, die auf der Abbildung 246 d besonders deutlich wird. Die Abbildungen 246 e und f zeigen die gleichen Phasen des Lävogramms im seitlichen Strahlengang. Dieser Patient hatte ein intaktes Ventrikelseptum und eine erhebliche „Mitralregurgitation". Die Abbildungen 247 a und b zeigen das Dextrogramm eines Patienten mit korrigierter Transposition ohne zusätzliche Mißbildung (nicht autoptisch oder operativ belegt). Durch Katheterisierung des rechten und linken Herzens konnte ein zusätzlicher Herzfehler ausgeschlossen werden. Der venöse Ventrikel ist wieder glatt konturiert und schwanzförmig ausgezogen. Die Pulmonalis liegt rechts im Gefäßschatten und posterior. Im seitlichen Strahlengang erkennt man den „Mitralklappendom" in dem glatt konturierten venösen Ventrikel, der der anatomisch linke Ventrikel ist.

Auf den Abbildungen 248 a bis f sieht man das Dextro- und Lävogramm einer Patientin mit korrigierter Transposition, intaktem Ventrikelseptum und einer Ebstein-artigen Mißbildung der „Mitralis". Es handelt sich um den ersten und bisher einzigen angiokardiographisch diagnostizierten und in der Literatur mitgeteilten Patienten mit Ebstein-artiger Mißbildung der linken Atrioventrikularklappe bei korrigierter Transposition (Beuren et al. 1963). Das Dextrogramm ist charakteristisch für korrigierte Transposition. Im Lävogramm lassen sich deutlich in beiden Strahlengängen der linke Vorhof und der durch die Verlagerung der anatomischen Trikuspidalis atrialisierte Teil des arteriellen Ventrikels unterscheiden. Dieser kontrahiert sich mit dem Ventrikel in der Ventrikelsystole. Man sieht auch die Resthöhle des arteriellen Ventrikels. Die Verwandtschaft dieser Mißbildung der „Mitralis", also der anatomischen Trikuspidalis, mit der Ebsteinschen Mißbildung der Trikuspidalis ist unverkennbar. Diese Form der „Mitral"-Regurgitation durch Ebstein-artige Mißbildung der arteriellen Atrioventrikularklappe ist zu unterscheiden von der relativ einfachen „Mitral"-Regurgitation durch verkürzte oder falsch ansetzende Chordae tendineae (Abb. 246 c und d).

Zusammenfassend:

1. Die korrigierte Transposition ist angiokardiographisch leicht zu diagnostizieren. Zur Darstellung aller Einzelheiten sind oft links- und rechtsseitige Kontrastmittelinjektionen angebracht.
2. Besonders wichtig ist die Darstellung der „Mitralregurgitation" und ihre anatomische Grundlage, das heißt relativ einfache Mißbildung der linken Atrioventrikularklappe (mißbildete Chordae ohne Verlagerung der Segel) oder Ebstein-artige Mißbildung. Die Ebstein-artige Mißbildung der arteriellen Atrioventrikularklappe ist an der Atrialisierung des arteriellen Ventrikels und dessen kleiner Resthöhle zu erkennen. Sie ist dünnwandig wie beim echten Ebstein.
3. Die korrigierte Transposition mit ausgebildetem Ventrikelseptum ist vom gemeinsamen Ventrikel mit „korrigierter Transposition" zu unterscheiden (siehe Kap. gemeinsamer Ventrikel).
4. Der venöse Ventrikel ist glatt konturiert, mittelständig und oft schwanzförmig dargestellt. Die Pulmonalklappe liegt niedrig. Die Arteria pulmonalis liegt rechts im Gefäßschatten und posterior. Die Aorta liegt links im Gefäßschatten und anterior. Der arterielle Ventrikel ist grob konturiert.
5. Andere zusätzliche Herzfehler lassen sich durch links- oder rechtsseitige Kontrastmittelinjektion nachweisen.

10. Dextrokardie

Dextrokardie, Dextroversio oder auch Dextroposition des Herzens sind Begriffe, über deren Klassifizierung in der Literatur nie Einstimmigkeit erzielt worden ist. Nadas (1963) betont, daß die Literatur voll von widersprechenden und verwirrenden Feststellungen über die Dextrokardie ist. Vereinfacht, aber nicht in jeder Beziehung befriedigend, ist die Unterteilung in „Spiegelbilddextrokardie" und „Dextroversio". Mirowski und Mitarbeiter (1962, 1962) haben nachweisen können, daß die meist als Kriterium für das Vorliegen einer „Spiegelbilddextrokardie" angesehene negative P-Welle in der Ableitung I des Elektrokardiogramms nicht zuverlässig ist. Van Praagh und Mitarbeiter (1964, 1965) sind der Meinung, daß es die sogenannte „Dextroversio" überhaupt nicht gibt und bringen in einer neuen, embryologischen und klinischen Gesichtspunkten annähernd gerecht werdenden Einteilung der Dextrokardien mehr Klarheit in diese komplizierte Mißbildung. Die Diagnostik der zusätzlichen Herzfehler bei Dextrokardie gehört mit zu den schwierigsten Aufgaben der kardiologischen Diagnostik überhaupt. Der Angiokardiographie fällt dabei die Aufgabe der Identifizierung der Lage und der Struktur der einzelnen Herzhöhlen und der großen Gefäße zu. Bei der Untersuchung von Patienten mit Dextrokardie sollte daher nie auf eine Angiokardiographie verzichtet werden. Sie ist für die Diagnostik weit wichtiger als die Herzkatheterisierung.

Pathologie. Nützlich ist ohne Zweifel die Unterteilung in Dextrokardie mit Situs inversus und in isolierte Dextrokardie, das heißt Dextrokardie ohne Lageanomalie anderer Organe. Dazwischen liegt der sogenannte partielle oder subtotale Situs inversus, bei dem nur ein Teil der thorakalen und abdominalen Organe eine anormale Lage einnehmen. Die alte Klassifizierung nach Mandelstamm und Reinberg (1928), die bis heute mit einigen Modifizierungen noch vorwiegend verwendet wird, unterscheidet zwischen einer Dextrokardie mit Kammerinversion, wie sie vorwiegend bei totalem oder partiellem Situs inversus vorzukommen scheint, und zwischen einer isolierten Dextrokardie ohne Kammerinversion (sog. Dextroversio).

Bei der Dextrokardie mit Kammerinversion handelt es sich um eine spiegelbildliche Anordnung der Herzhöhlen im Vergleich zum normalen Herzen. Der linke Vorhof liegt rechts hinten, der rechte Ventrikel links vorn. Die Aorta deszendiert im allgemeinen rechts.

Bei der sogenannten „Dextroversio" ohne Kammerinversion liegt der linke Vorhof links anterior zum rechts und posterior liegenden rechten Vorhof. Der linke Ventrikel liegt links anterior, während der rechte Ventrikel rechts posterior liegt. Die Aorta deszendiert links.

Eine Dextrokardie mit oder ohne Situs inversus kommt sehr selten ohne zusätzliche Herzfehler vor. Es überwiegen die zyanotischen Herzmißbildungen. Eine Fallotsche Tetralogie ist bei einer Dextrokardie sehr selten. Unter den mit Zyanose einhergehenden Herzfehlern sind am häufigsten der Truncus arteriosus communis, die Transposition der großen Gefäße, der gemeinsame Ventrikel mit oder ohne Transposition der großen Gefäße, die Trikuspidalatresie und die totale Fehlmündung der Lungenvenen. Bei dem relativ kleinen, exakt untersuchten Krankengut ist es schwer zu entscheiden, ob unter den zyanotischen Herzfehlern der eine oder andere bei der Dextrokardie mit Situs inversus häufiger vorkommt als bei der isolierten Dextrokardie. Unter den azyanotischen Herzfehlern steht bei den Dextrokardien mit Situs inversus sicher der Ventrikelseptumdefekt, oft mit einem Vorhofseptumdefekt kombiniert, in der Häufigkeit an der Spitze, während die korrigierte Transposition der großen Gefäße bei der isolierten Dextrokardie mit Situs solitus wahrscheinlich die am häufigsten vorkommende zusätzliche Herzmißbildung ist.

Van Praagh und Mitarbeiter (1964, 1965) gehen bei ihrer Klassifizierung der Dextrokardien von der Annahme aus, daß die Lage der großen Arterien zueinander die Richtung der Bulbus-Ventrikelschleife anzeigt und damit auch die Lage des rechten und linken Ventrikels. Sie leiten daraus den Begriff der „Dextro-Transposition" („komplette" Transpositionen) und der „Lävo-Transposition" („korrigierte" Transpositionen) ab, entsprechend der Rechts- beziehungsweise Linkslage der transponierten Aortenbasis in Relation zur transponierten Pulmonalklappenbasis. Dementsprechend liegt bei einer Rechtsschleife des Bulbus cordis der rechte Ventrikel auf der rechten Seite und der linke Ventrikel links, und bei einer Linksschleife (korrigierte Transposition) der anatomisch rechte Ventrikel links und der anatomisch linke Ventrikel rechts. Angiokardiographisch ist das Verhältnis der großen Gefäße zueinander, Aorta links oder rechts von der Pulmonalis, leicht zu bestimmen und damit nach der Theorie von van Praagh und Mitarbeitern (1964, 1965) auch die Lage des rechten und linken Ventrikels. Die Autoren unterscheiden zwischen vier Typen von Gefäßstellungen auf der Höhe der Semilunarklappen:

1. Normale Gefäßstellung, Arteria pulmonalis links von der Aorta und anterior, 2. Dextrotransposition, Aorta rechts von der Arteria pulmonalis und anterior, 3. Lävo-Transposition, Aorta links von der Pulmonalis und anterior (korrigierte Transposition) und 4. die normale Gefäßstellung bei totalem Situs inversus, bei dem ebenfalls eine Linksdrehung der Bulbus-Ventrikelschleife stattgefunden hat und die Arteria pulmonalis rechts und anterior zur Aorta liegt. Eine Dextro-Transposition liegt im allgemeinen bei der „kompletten" Transposition vor, während die Lävo-Transposition gewöhnlich eine „korrigierte" Transposition ist. Dies schließt jedoch nicht aus, daß nicht einmal beide Formen hämodynamisch „komplette" oder „korrigierte" Transpositionen sein können. Es bleibt abzuwarten, ob sich die Klassifizierung von van Praagh und Mitarbeitern (1964, 1965) durchsetzen wird, da zwischen den einzelnen Formen fließende Übergänge bestehen. Außerdem berücksichtigt die Theorie vorwiegend die Richtung der Bulbus-Ventrikelschleife und nicht ihre Drehung.

Bei der isolierten Dextrokardie mit korrigierter Transposition der großen Gefäße liegen die beiden Vorhöfe an annähernd normaler Stelle, der rechte Vorhof über und rechts vom rechten Wirbelsäulenrand und der linke Vorhof über der Wirbelsäule links vom rechten Vorhof. Vom rechten Vorhof führt eine zweizipflige Klappe (anatomische Mitralis) in den anatomischen linken Ventrikel, aus dem die Arteria pulmonalis posterior und rechts von der Aorta entspringt. Dieser funktionelle venöse Ventrikel liegt am rechten Herzrand, rechts und anterior vom rechten Vorhof. Die Pulmonalis liegt direkt über der Wirbelsäule, rechts von der Aorta. Der linke Vorhof führt durch die anatomische Trikuspidalis in den anatomischen rechten Ventrikel. Dieser liegt anterior zum venösen Ventrikel und über dem linken Wirbelsäulenrand. Die Aorta aszendiert links von der Pulmonalis und deszendiert mit linkem Aortenbogen. Für die übrigen zusätzlichen Herzfehler gilt das gleiche wie für deren Vorkommen in isolierter Form.

Äußerst selten ist die korrigierte Transposition der großen Gefäße bei der Dextrokardie mit Situs inversus. Es handelt sich dann um einen der seltenen Fälle von Dextro-Transposition bei korrigierter Transposition. Die untere Hohlvene liegt dann links von der Wirbelsäule, ebenso der venöse Vorhof. Er führt in den ebenfalls links liegenden venösen Ventrikel, der der anatomisch linke Ventrikel ist. Der arterielle Vorhof liegt rechts vom venösen Vorhof und führt in den arteriellen Ventrikel, der der anatomisch rechte Ventrikel ist. Dieser bildet den rechten Herzrand. Die Arteria pulmonalis kommt aus dem venösen Ventrikel posterior und links von der Aorta, die Aorta aus dem arteriellen Ventrikel anterior und rechts von der Pulmonalis. Wir haben lediglich einen derartigen Fall angiokardiographisch dargestellt, dessen Angiokardiogramme hier nicht wiedergegeben sind.

Hämodynamik. Die funktionelle Störung hängt bei den Dextrokardien von den zusätzlichen Herzfehlern ab. Bei den mit Zyanose einhergehenden Herzfehlern ist der Druck im rechten Ventrikel ebenso hoch wie der Druck im linken Ventrikel. Zusätzliche Stenosen sind durch die Katheterisierung allein schwer nachzuweisen, da es oft nicht gelingt, die großen Gefäße zu katheterisieren.

Die Angiokardiographie erlaubt eine Beurteilung der Lage der Herzhöhlen und der großen Gefäße sowie eine Beurteilung der Lungendurchblutung. Wenn man sich über die Lage der Vorhöfe nicht im klaren ist, ist eine Kontrastmittelinjektion in den rechten Vorhof angebracht, andernfalls in den venösen Ventrikel. Angiokardiogramme in einer Ebene sind zwecklos. Nur die gleichzeitige Betrachtung der Füllungsfolge in beiden Ebenen erlaubt eine ausreichende Beurteilung.

Die Abbildungen 249 bis 256c sind Angiokardiogramme von Patienten mit Dextrokardie. Die Abbildungen 249a und b zeigen eine Dextrokardie bei Situs solitus mit korrigierter Transposition und Ventrikelseptumdefekt. Die Arteria pulmonalis liegt rechts im Gefäßschatten, die Aorta links davon. Durch die pulmonale Hypertonie kommt es zu einem rechts-links Shunt. Es füllen sich die Arteria pulmonalis und die Aorta fast gleichzeitig. Im seitlichen Strahlengang sieht man die posteriore Lage der Pulmonalis (Abb. 249b). Der venöse Ventrikel ist glatt konturiert.

Auf den Abbildungen 250a und b sieht man wieder die gleiche Gefäßstellung (korrigierte Transposition). Beachte die glatte Kontur des venösen Ventrikels und die posteriore Rechtslage der Pulmonalis. Der venöse Ventrikel (anatomisch linke Ventrikel) bildet den rechten Herzrand.

Bei den Abbildungen 251a bis c handelt es sich um ein intravenöses Angiokardiogramm bei Dextrokardie mit Situs solitus, Vorhof- und Ventrikelseptumdefekt. Aus dem rechten Vorhof füllt sich der linke Vorhof. Der Ursprung der Pulmonalis liegt weit rechts, aber anterior. Die Aorta füllt sich nicht, da ein reiner links-rechts Shunt bestand. Die Kontrastmittelfüllung des linken Vorhofs bleibt flüchtig, da sie nur durch den Injektionsdruck zustande kommt.

Der Patient, dessen Angiokardiogramme die Abbildungen 252a bis c zeigen, hatte eine Dextrokardie bei Situs inversus und eine Transposition der großen Gefäße mit Pulmonalstenose. Die untere Hohlvene liegt links von der Wirbelsäule. Aus dem rechten Ventrikel füllt sich die Aorta, die anterior liegt (Abb. 252c). Es kommt nie zu einer kontrastreichen Darstellung der Pulmonalis.

Die Abbildungen 253a und b zeigen eine Dextrokardie bei Situs inversus mit Truncus arteriosus communis. Über Bronchialarterien kommt es zu einer spärlichen Lungendurchblutung. Bei den Abbildungen 254 handelt es sich um eine isolierte Dextrokardie mit Ventrikelseptumdefekt und gemischtem Shunt. Die Abbildung 254a zeigt keine frühe Füllung der Aorta. Die Arteria pulmonalis liegt anterior und füllt sich aus dem rechten Ventrikel. Im Lävogramm kommt es zur Darstellung des großen linken Vorhofs. Der Verlauf des Angiokardiogramms bietet nur einen indirekten Anhalt für einen Ventrikelseptumdefekt, der direkt bei Dextrokardien nur sehr schwer darzustellen ist. Das gleiche ist auf den Abbildungen 255a und b der Fall. Die Arteria pulmonalis ist hier erheblich dilatiert, während die Aorta sehr klein, eher hypoplastisch wirkt. Dies spricht immer für einen großen links-rechts Shunt oder für eine pulmonale Hypertonie. Die Art der Lungengefäßzeichnung gibt dann weiteren Aufschluß. Selbstverständlich ist immer bei einer frühen Füllung der Aorta ein rechts-links Shunt vorhanden. Eine kleine Pulmonalis und eine große Aorta sprechen für eine Pulmonalstenose mit Ventrikelseptumdefekt. So ist man doch gerade bei den Dextrokardien bezüglich der Diagnose der Begleitmißbildungen oft auf indirekte Zeichen angewiesen. Die letzten Abbildungen zeigen nochmals eine Dextrokardie mit korrigierter Transposition. Abbildung 256a ist das Dextrogramm im frontalen Strahlengang, 256c das Lävogramm. Im seitlichen Strahlengang (Abb. 256b) liegt die Pulmonalis posterior. Der venöse Ventrikel ist glatt konstruiert. Beachte die typische Gefäßeinstellung, Aorta links, Pulmonalis rechts im Gefäßschatten.

Zusammenfassend:

1. Eine Angiokardiographie ist bei Dextrokardien immer indiziert.
2. Die Angiokardiographie erlaubt die Bestimmung der Lage der einzelnen Herzhöhlen und der großen Gefäße.
3. Die zusätzlichen Herzfehler, sowohl der zyanotischen als auch der azyanotischen Gruppe, sind oft nur an indirekten Zeichen zu erkennen.
4. Wichtig ist die Beurteilung der relativen Größe der großen Gefäße, eine frühe Füllung der Aorta aus dem rechten Ventrikel und eine Wiederauffüllung der Pulmonalis nach der Lungenpassage des Kontrastmittels.
5. Die Dextrokardien mit Situs solitus und korrigierter Transposition geben ein ganz charakteristisches Bild: Füllung der posterior liegenden Pulmonalis rechts im Gefäßband und der anterior liegenden Aorta links im Gefäßband. Glatt konturierter venöser Ventrikel.
6. Auch mit kontrastreichen Angiokardiogrammen ist es oft nicht möglich, die intrakardiale Mißbildung eindeutig nachzuweisen.

11. Situs inversus und Lävokardie

Die Literatur über die Lävokardie ist ebenso voll von unterschiedlicher Terminologie und widersprechenden Feststellungen, wie dies bei der Dextrokardie der Fall ist. Der Mangel an einer allgemein akzeptierten Terminologie, vor allem in bezug auf die Bezeichnung der einzelnen Herzabschnitte, veranlaßte Rosenbaum und Mitarbeiter (1962) zu der Forderung, eine Kommission der American Heart Association solle sich um eine einheitliche Nomenklatur bemühen. Verwirrung kommt vor allem dadurch zustande, daß Bezeichnungen wie „linker“ oder „rechter“ Ventrikel sich auf die reine Seitenlage der Ventrikel beziehen, dann wieder auf die anatomische Beschaffenheit oder nur auf die Funktion des Ventrikels. Die einfache Bezeichnung „linker“ oder „rechter“ Ventrikel sollte nur für die anatomische Struktur verwendet werden, während die Funktion durch den Zusatz „funktionell“ zu kennzeichnen ist, und die reine Seitenlage eines Herzabschnittes ebenfalls durch einen entsprechenden Zusatz kenntlich gemacht werden kann. Für den Zweck der vorliegenden Abhandlung genügt zunächst die Feststellung, daß bei einer Lävokardie mit Situs inversus ursprünglich alle thorakalen und abdominalen Organe seitenverkehrt und spiegelbildlich zum normalen Situs angeordnet waren, und daß die „normale“ Linkslage des Herzens durch eine

Rotation des Herzens nach links zustande gekommen ist, während alle übrigen Organe in der seitenverkehrten Lage geblieben sind. Es gibt Fälle von Situs inversus mit Lävokardie, bei denen eine Transposition der großen Gefäße durch eine Vorhofinversion „korrigiert" ist. LEV und ROWLATT (1961) bezeichnen diese Mißbildung ebenfalls als korrigierte Transposition (S. 81) und fassen diese und die Lävokardie mit Vorhofinversion und Transposition der großen Gefäße unter dem Begriff „gemischte Lävokardie" zusammen. Diese Klassifizierung hat sich allgemein nicht durchsetzen können.

Ein Situs inversus mit Lävokardie ist sehr selten und es sind nur wenig klinisch einwandfrei diagnostizierte Fälle bekannt worden (KEIZER 1951, YOUNG und GRISWOLD 1951, CAMPBELL und REYNOLDS 1952, CAMPBELL und FORGACZ 1953). Auch die Zahl der autoptisch nachgewiesenen Fälle ist gering. Die Differentialdiagnose der begleitenden Herzfehler ist sehr schwierig. In der Literatur finden sich nur einige, die Natur des Herzfehlers zeigende Angiokardiogramme. Erfolgreiche korrektive Operationen wurden bisher nicht mitgeteilt. YOUNG und GRISWOLD (1951) haben aber über acht Patienten mit einer Blalock-Taussig-Operation berichtet. Wir haben die Befunde von vier Patienten veröffentlicht (BEUREN et al. 1963) und seither weitere acht Patienten beobachtet. Bei insgesamt zehn Kindern mit Lävokardie haben wir angiokardiographische Untersuchungen durchgeführt. Bei vier unserer Patienten mit Lävokardie und verminderter Lungendurchblutung wurden Blalock-Taussig-Anastomosen mit sehr gutem Erfolg angelegt. Eine differenzierte Diagnostik ist daher lohnend und notwendig.

Pathologie. Beim Situs inversus mit Lävokardie handelt es sich um eine Inversion aller Organe mit einer Rotation des Herzens nach links. Die untere Hohlvene liegt daher links von der Wirbelsäule. Häufig sind zwei obere Hohlvenen vorhanden. Die linke obere Hohlvene ist jedoch die „normale". Infolgedessen ist auch die Lage des rechten Vorhofs links von der Wirbelsäule mit Verbindung zu den links liegenden Hohlvenen „normal". Der linke Vorhof liegt rechts und anterior zum rechten Vorhof. TAUSSIG (1960) hat darauf hingewiesen, daß die Herzschleife an ihren arteriellen und venösen Enden fixiert ist, und daß durch die Inversion der Organe bei der Rotation des Herzens nach links die Tendenz der großen Gefäße für eine Transposition verständlich ist. Der rechte Ventrikel entwickelt sich anterior und der linke Ventrikel posterior. Bei einer zusätzlichen Transposition der großen Gefäße entspringt also die Aorta anterior aus dem rechten Ventrikel und rechts von der Arteria pulmonalis, und die Arteria pulmonalis nimmt ihren Ursprung aus dem linken Ventrikel posterior und links von der Aorta. Der Aortenbogen liegt rechts. Der „rechte" venöse Vorhof steht über eine anatomische „Mitralklappe" mit dem anatomischen linken Ventrikel in Verbindung, während der „linke" arterielle Vorhof über eine anatomische „Trikuspidalis" mit dem anatomischen rechten Ventrikel kommuniziert. Ohne zusätzliche Mißbildung würde die Aorta dadurch arterielles Blut aus dem „pulmonalen" Vorhof über den anatomischen rechten Ventrikel und die Arteria pulmonalis venöses Blut aus dem venösen Vorhof über den anatomischen Ventrikel erhalten. Häufig finden sich jedoch nur ein rudimentäres Ventrikelseptum und eine gemeinsame, kaum in der einen oder anderen Richtung zu identifizierende Atrioventrikularklappe.

Die pathologische Anatomie der Lävokardie mit Transposition ist jedoch nicht immer so einheitlich wie geschildert. Es ist möglich, daß die normale Mündung der unteren Hohlvene fehlt und das Blut der unteren Körperhälfte über die Vena azygos in den normal liegenden rechten Vorhof mündet (LEACHMAN und SLOVIS 1964). Wir haben dies bei einem Patienten beobachtet. Die obere Hohlvene liegt dann rechts. Mitunter kreuzt auch die links liegende untere Hohlvene durch das Zwerchfell nach rechts hinüber und es besteht dann ebenfalls keine Vorhofinversion. KEITH und Mitarbeiter (1958) haben die Lävokardie in solche mit und ohne Vorhofinversion unterteilt. In dieser Klassifizierung entspricht jedoch die Lage des anatomischen linken Ventrikels und des anatomischen rechten Ventrikels immer der des dazugehörenden anatomischen Vorhof. Die Klassifizierung kennt daher keine Vorhofinversion ohne Kammerinversion und wird deshalb offenbar nicht allen vorkommenden Fällen gerecht.

KEITH und Mitarbeiter (1958) haben nach einer Literaturübersicht auch die zusätzlichen Herzmißbildungen entsprechend ihrer Häufigkeit bei Fällen mit und ohne Vorhofinversion unterteilt. Danach fehlt ein Ventrikelseptumdefekt nur selten bei Patienten mit Vorhofinversion. Eine Transposition der großen Gefäße war ebenfalls in beiden Gruppen in der Mehrzahl der Fälle vorhanden. Ebenso ist eine Pulmonalstenose in beiden Gruppen sehr häufig. Ein singulärer Ventrikel oder ein großer Canalis atrioventrikularis communis soll besonders bei den Patienten mit Vorhofinversion häufig sein, während fehlmündende Lungenvenen bei Fällen ohne Vorhofinversion angetroffen werden und mit Vorhofinversion offenbar selten sind.

Über funktionell normale Herzen bei Lävokardie ist in der Literatur in sehr wenigen Fällen berichtet worden. KEITH und Mitarbeiter (1958) nehmen an, daß bei diesen Patienten eine Kammerinversion nicht vorhanden ist. Die Autoren bezweifeln auch, daß ein funktionell normales Herz bei der Lävokardie mit Vorhofinversion ohne Transposition der großen Gefäße möglich ist. In diesem Zusammenhang und in bezug auf die Frage, wie das „normale" Herz bei der Lävokardie mit Situs inversus gestaltet ist, sind die Befunde eines von uns untersuchten Kindes interessant. Ein zusätzlicher Herzfehler konnte bei diesem Patienten durch Katheterisierung des Herzens und durch Farbstoffverdünnungsuntersuchung mit Sicherheit ausgeschlossen werden. Der Patient ist azyanotisch, beschwerdefrei und voll leistungsfähig. Die anatomische Situation ist in der Skizze 6 dargestellt, das Angiokardiogramm zeigen die Abbildungen 257a bis f. Der rechte Vorhof liegt links, der linke Vorhof liegt rechts. Der venöse Ventrikel bildet den linken Herzrand, der arterielle Ventrikel liegt rechts davon. Die Aorta entspringt posterior aus dem arteriellen Ventrikel, die Pulmonalis anterior aus dem venösen Ventrikel. In der seitlichen Ansicht liegt der rechte Vorhof posterior, der linke Vorhof anterior und etwas höher. Der venöse Ventrikel liegt posterior, der arterielle Ventrikel liegt anterior. Die Aorta steigt hinter der Arteria pulmonalis auf und deszendiert mit rechtem Aortenbogen rechts. Wir glauben, daß es sich um den Prototyp des „normalen Herzens" bei der Lävokardie handelt. Die folgende Deutung ist einleuchtend: Es hat sich bei diesem

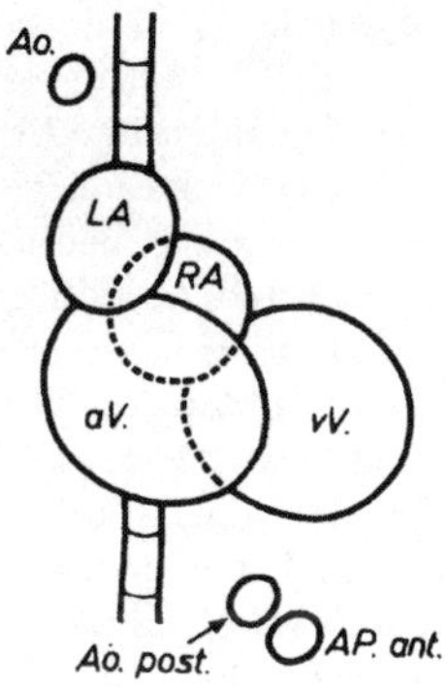

a

Skizze *6:*

Lage der Herzhöhlen bei der in Abb. 257 a bis f gezeigten Lävokardie. Funktionell normales Herz bei Lävokardie ohne Transposition der großen Gefäße.

a: A.p.-Ansicht. Rechter Vorhof links, linker Vorhof rechts. Der venöse Ventrikel bildet den linken Herzrand, der arterielle Ventrikel liegt rechts davon. Aorta posterior, Arteria pulmonalis anterior.

b: Seitliche Ansicht. Rechter Vorhof posterior, linker Vorhof anterior. Der venöse Ventrikel liegt posterior, der arterielle Ventrikel liegt anterior. Trotzdem liegt die Arteria pulmonalis anterior und die Aorta posterior. Möglicherweise entsteht diese Form der Lävokardie durch Rotation des Herzens nach links bei ursprünglicher Dextrokardie mit Kammerinversion (s. Abb. 257).

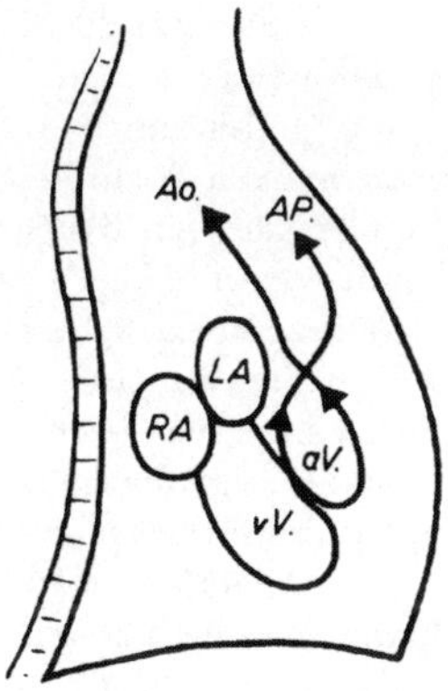

b

Fall ursprünglich wahrscheinlich um einen kompletten Situs inversus mit Dextrokardie und Kammerinversion gehandelt. Dabei liegt der linke Vorhof rechts hinten, der rechte Vorhof links vorn. Der linke Ventrikel liegt rechts hinten und bildet den rechten Herzrand, der rechte Ventrikel lingt links vorn und bildet den linken Herzrand: Spiegelbilddextrokardie. Durch die Rotation des ganzen Herzens nach links kommt die in der Skizze 6 dargestellte Lage der Herzhöhlen zustande, was auch die angiokardiographisch dargestellte Drehung der großen Gefäße erklärt. Diese Deutung ist selbstverständlich nicht operativ oder autoptisch belegt. Er ist aber anzunehmen, daß der posterior liegende Ventrikel, dessen Auflußtrakt nach anterior gerichtet ist, und aus dem die Pulmonalis anterior entspringt, der anatomische rechte Ventrikel ist. Er ist grob trabekuliert dargestellt. Der davor liegende arterielle Ventrikel ist glatter konturiert und wahrscheinlich der anatomische linke Ventrikel. Sein Ausflußtrakt ist nach hinten gerichtet. Aus ihm nimmt die Aorta eindeutig posterior ihren Ursprung.

Die Mehrzahl der bisher in der Literatur berichteten Fälle hatte eine Agenesie der Milz (Aguilar et al. 1956, Shah et al. 1964 u. a.). Für die Diagnose der Agenesie der Milz ist der Nachweis Heinzscher Innenkörper der Erythrozyten von Bedeutung. Neuerdings wendet man Untersuchungen mit radioaktiven Erythrozyten zum Nachweis der Agenesie der Milz an (Shah et al. 1964).

Hämodynamik. Die funktionelle Störung bei der Lävokardie wird durch die zusätzlichen Herzfehler bestimmt. Sie sind meist erheblich und schwerwiegend. Normale, verminderte oder vermehrte Lungengefäßzeichnung ist gewöhnlich leicht feststellbar.

Die angiokardiographische Untersuchung soll die Lage der einzelnen Herzhöhlen, der Hohlvenen und der großen Gefäße zeigen. Es ist immer besser vom Bein aus einzugehen. Es gelingt nicht immer mit Sicherheit, die ana-

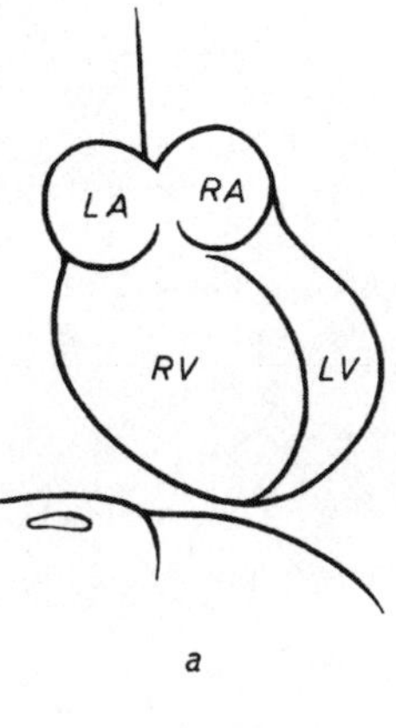

a

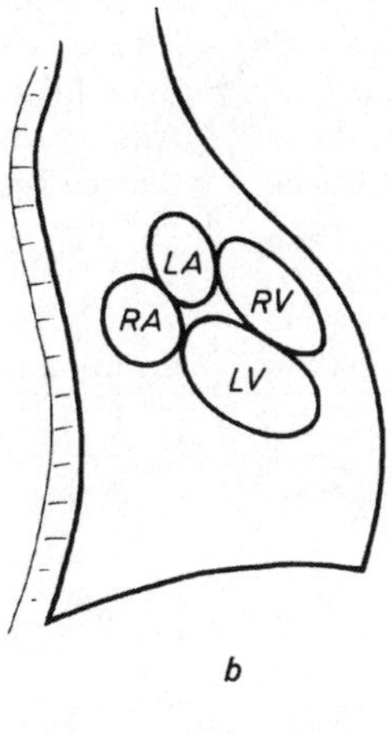

b

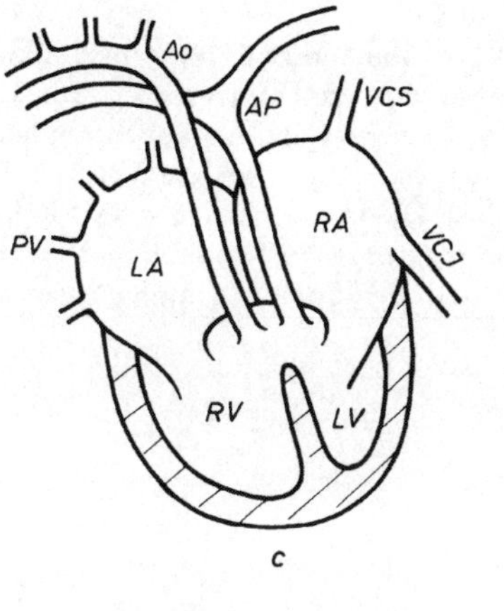

c

Skizze 7*:*

Lage der Herzhöhlen bei Lävokardie mit Vorhofinversion und Transposition der großen Gefäße. Die Vorhofinversion korrigiert die Transposition der großen Gefäße.

a: A.p.-Ansicht. b: Seitliche Ansicht. c: Vorhofinversion korrigiert Transposition der großen Gefäße (s. Abb. 260).

(Aus A. J. Beuren und Mitarbeiter: „Situs inversus mit Lävokardie." Archiv für Kreislaufforschung, Band 42, Seiten 29 bis 45, 1963.)

tomische Struktur der Ventrikel zu differenzieren. Naturgemäß ist dies besonders schwierig oder meist unmöglich, wenn es sich um einen gemeinsamen oder funktionell gemeinsamen Ventrikel handelt. Die Lage der großen Gefäße oder ein Truncus arteriosus können immer erkannt werden. Unter Umständen ist noch eine zusätzliche Aortographie nötig, wenn eine Anastomosenoperation geplant ist. Wir sehen in der Klärung der Gefäßverhältnisse einen besonderen Wert der Angiokardiographie. Die Skizze 7 zeigt die Lage der Herzhöhlen bei Lävokardie mit Vorhofinversion und Transposition der großen Gefäße.

Die Abbildungen **257** bis **261** sind Beispiele der Angiokardiogramme unserer Patienten mit Lävokardie. Die Abbildungen **257a** bis **f** sind von dem oben bereits besprochenen Patienten mit einem funktionell normalen Herzen (Skizze 6, S. 87). Auf der Abbildung **257a** erkennt man in der Füllung des venösen Vorhofs bereits die ausgesparte Kontur des arteriellen Vorhofs. Der venöse Ventrikel bildet den linken Herzrand. Der Ursprung der Pulmonalis liegt weit links. Die Arteria pulmonalis zieht dann nach medial und liegt mit ihrer Bifurkation über der Mitte der Wirbelsäule. Die Kontrastmittelkonzentration bleibt kräftig, da keine Verdünnung durch einen links-rechts Shunt und kein Verlust durch einen rechts-links-Shunt entsteht. In dieser Phase ist über die Struktur des venösen Ventrikels im frontalen Strahlengang nichts Definitives auszusagen. Die Abbildung **257b** zeigt das Lävogramm. Man erkennt die Füllung des linken Vorhofs etwas über und rechts vom rechten Vorhof. Der arterielle Ventrikel bildet nicht den linken Herzrand. Die Aortenbasis liegt rechts von der Pulmonalis. Die gleichen Verhältnisse zeigt die Abbildung **257c** nochmals in der Ventrikeldiastole. In den seitlichen Strahlengängen ist die Struktur der Ventrikel besser zu beurteilen (Abb. **257d** und **e**). Der venöse Ventrikel liegt hinten und ist trabekuliert. Der arterielle Ventrikel liegt anterior und ist glattwandig dargestellt. Die Basis der Pulmonalis liegt trotz der posterioren Lage des venösen Ventrikels anterior und die Aorta entspringt posterior aus dem arteriellen Ventrikel.

Die Abbildungen **258** stammen von einem Kind mit Lävokardie, Vorhofinversion, Truncus arteriosus, Ventrikelseptumdefekt, Vorhofseptumdefekt und rechtem Aortenbogen (erfolgreiche Blalock-Taussig-Anastomose rechts). Die untere Hohlvene liegt links, ebenso der rechte Vorhof. Der venöse Ventrikel bildet den rechten Herzrand. Im seitlichen Strahlengang kann ein gemeinsamer Truncus bereits vermutet werden (Abb. **258b**). Den Ursprung relativ kräftiger Lungenarterien aus der deszendierenden Aorta zeigt das Aortogramm (Abb. **258c**).

Eine Vorhofinversion war bei den Patienten der Abbildungen **259a** und **b** nicht vorhanden. Der Katheter gelangt durch die links liegende untere Hohlvene in den an normaler Stelle liegenden rechten Vorhof. Die Aorta liegt weit anterior. Eine Lävokardie mit Vorhofinversion und Transposition der großen Gefäße zeigt dagegen die Abbildung **260**. Ein Truncus arteriosus war wieder bei dem Patienten der Abbildung **261** vorhanden, dazu Vorhofinversion und ein gemeinsamer Ventrikel. Bei einer diffusen Kontrastmittelverteilung im ganzen Herzschatten ist es praktisch ausgeschlossen, zwischen einem großen Canalis atrio-ventricularis communis und einem gemeinsamen Ventrikel zu unterscheiden. Für die Beurteilung der operativen Möglichkeiten ist jedoch die Darstellung der großen Gefäße wichtiger.

Zusammenfassend:

1. Beim Situs inversus mit Lävokardie ist eine Angiokardiographie immer indiziert.
2. An der Katheterlage (vom Bein aus eingehend!) erkennt man die Lage der unteren Hohlvene und ob eine Vorhofinversion vorliegt. Ohne Vorhofinversion kreuzt die untere Hohlvene durch das Zwerchfell nach rechts in den normal liegenden rechten Vorhof.
3. Mitunter fehlt die Mündung der unteren Hohlvene in den rechten Vorhof. Das Blut der unteren Hohlvene mündet dann über die Vena azygos in den an normaler Stelle liegenden rechten Vorhof.
4. Bei vorhandenem Ventrikelseptum ist die Lage der Ventrikel immer genau zu erkennen. Ihre anatomische Struktur ist in manchen Fällen deutlich dargestellt, dies ist aber nicht immer der Fall. Beim Fehlen eines Ventrikelseptums (gemeinsamer Ventrikel) oder bei einem großen Canalis atrio-ventricularis sieht man eine diffuse Kontrastmittelverteilung im ganzen Herzschatten. Beide Herzfehler sind dann nicht voneinander zu unterscheiden.
5. Es gelingt immer, die Lage und Größe der großen Arterien darzustellen. Dies ist für eine eventuelle Blalock-Taussig-Operation wichtig.
6. Der vermutliche Prototyp des „normalen“ Herzens bei der Lävokardie ist in den Abbildungen 257a bis f dargestellt. Es kommt durch eine Rotation nach links bei ursprünglicher Spiegelbilddextrokardie zustande.

12. Der gemeinsame Ventrikel

Mißbildete Herzen mit einem gemeinsamen Ventrikel sind unter verschiedenen Bezeichnungen in die Literatur eingegangen: Cor triloculare biatriatum (getrennte Vorhöfe), Cor biloculare (gemeinsamer Vorhof und gemeinsamer Ventrikel), single Ventrikel („einfacher“ Ventrikel) mit oder ohne rudimentäre Auswurfkammer, oder auch „common“ ventricle (gemeinsamer Ventrikel). Dabei sind die Bezeichnungen „single“ und „common“ wechselweise für die gleichen Mißbildungen verwandt worden, was zur allgemeinen Konfusion in der Terminologie noch beigetragen hat (Abbott 1936, Taussig 1939, 1960, Rogers und Edwards 1951, Edwards 1960). Da der gemeinsame Ventrikel keineswegs eine ganz bestimmte pathologisch-anatomische Einheit darstellt und in sehr verschiedenartigen Formen vorkommt, ist eine einheitliche, klinisch und pathologisch befriedigende Klassifizierung sehr schwierig. Fälle von Trikuspidalatresie oder Mitralatresie werden mitunter als „funktionell gemeinsame Ventrikel" bezeichnet, da das venöse und arterielle Blut zunächst nur in einen Ventrikel fließt. Die Diagnose Trikuspidal- oder Mitralatresie schließt jedoch einen gemeinsamen Ventrikel aus, wenn man diesen folgendermaßen definiert: Ein gemeinsamer (single oder common auswechselbar) Ventrikel steht über eine Trikuspidalklappe und über eine Mitralklappe, oder über eine gemeinsame Atrioventrikularklappe mit beiden Vorhöfen, oder mit einem gemeinsamen Vorhof in Verbindung.

Nach unserer Erfahrung wird der gemeinsame Ventrikel häufig fehldiagnostiziert, das heißt, er wird oft nicht erkannt. Es ist sehr davor zu warnen, solche Patienten einer explorativen Thorakotomie zu unterziehen, eine Empfehlung, die mitunter gegeben wird, da die äußerliche Betrachtung des Herzens auf dem Operationstisch keine einwandfreie Beurteilung erlaubt und eine Ventrikulotomie mit Sicherheit zum Exitus letalis führt. Am häufigsten wird der gemeinsame Ventrikel selbst nach vollständiger Herzkatheterisierung mit isolierten Ventrikelseptumdefekten oder mit dem Canalis atrio-ventricularis communis verwechselt, wenn eine Pulmonalstenose nicht vorhanden ist. Mit zusätzlicher Pulmonalstenose scheint eine Differenzierung von FALLOTscher Tetralogie oder von Transpositionen der großen Gefäße mit Pulmonalstenose schwierig zu sein. Sehr wichtig ist auch die Unterscheidung korrigierter Transpositionen mit ausgebildetem Ventrikelseptum vom gemeinsamen Ventrikel mit gleicher Gefäßstellung wie bei der korrigierten Transposition.

Pathologie. Beim Cor triloculare biatriatum sind beide Atriventrikularklappen normal ausgebildet. Beide Klappen führen getrennt in den gemeinsamen Ventrikel. Die Architektur des gemeinsamen Ventrikels ist kompliziert und es ist unter Umständen auch autoptisch schwer, die Struktur des gemeinsamen Ventrikels in seinen verschiedenen Abschnitten als anatomisch linker oder rechter Ventrikel zu unterscheiden. In der Mehrzahl der Fälle ist die Mißbildung durch eine rudimentäre Ausflußkammer gekennzeichnet und mit einer Transposition der großen Gefäße kombiniert. VAN PRAAGH und Mitarbeiter (1964) fanden unter 60 autoptisch untersuchten Herzen in 78% eine rudimentäre Ausflußkammer und in 85% der Fälle eine Transposition der großen Gefäße. Nach VAN PRAAGH und Mitarbeitern (1964) ist der gemeinsame Ventrikel mit einer rudimentären Auswurfkammer in der Mehrzahl der Fälle morphologisch ein großer linker Ventrikel. Die Auswurfkammer ist dann das Infundibulum des rechten Ventrikels, während der Einflußtrakt des rechten Ventrikels fehlt. Die zusätzlichen Transpositionen der großen Gefäße sind sehr verschiedenartig und häufig finden sich fließende Übergänge von einem Typ in den anderen, mindestens in bezug auf die Stellung und den Verlauf der beiden großen Gefäße zueinander, weniger in bezug auf ihren Ursprung.

EDWARDS (1960) unterscheidet zwei Typen: Beim Typ I ist keine Pulmonalstenose vorhanden. Die Aorta steht weiter anterior als normal und fast parallel zur Arteria pulmonalis. Die Arteria pulmonalis ist groß. Gewöhnlich ist ein großer posteriorer subpulmonaler Anteil des gemeinsamen Ventrikels vorhanden und ein enger anteriorer Subaortenanteil. Dieser kann ein Auswurfbahnhindernis im Sinne einer Subaortenstenose darstellen. Bei diesem Typ ist die Stellung der großen Gefäße häufig wie bei der korrigierten Transposition. Der Typ II nach EDWARDS (1960) hat eine Pulmonalstenose. Die Gefäße stehen ähnlich wie bei der FALLOTschen Tetralogie. Die Aorta liegt rechts von der Arteria pulmonalis. Der Ausflußtrakt ist in einen posterioren, engen Subaortenteil und einen anterioren subpulmonalen Teil getrennt. Ein enger Kanal führt dann zur Pulmonalklappe. Mitunter ist auch eine valvuläre Pulmonalstenose vorhanden. Ein Truncus arteriosus communis bei gemeinsamem Ventrikel ist ebenfalls eine bekannte, jedoch seltene Kombination von Herzmißbildungen.

Das Cor biloculare hat einen gemeinsamen Vorhof und einen gemeinsamen Ventrikel, in den eine gemeinsame Atrioventrikularklappe führt. Gewöhnlich ist zusätzlich eine hochgradige infundibuläre Pulmonalstenose und eine Transposition der großen Gefäße vorhanden.

VAN PRAAGH und Mitarbeiter (1964) bemühen sich um eine exakte embryologische und morphologische Klassifizierung der gemeinsamen Ventrikel. Die Autoren unterscheiden vier Typen: A: Fehlen des rechten Ventrikelsinus (47 Fälle = 78%). Rudimentäre Auswurfkammer. B: Fehlen des linken Ventrikelsinus (3 Fälle = 5%). C: Fehlen oder rudimentäre Ausbildung des Ventrikelseptums (4 Fälle = 7%). D: Fehlen beider Ventrikelsinus und des Ventrikelseptums (6 Fälle = 10%). Diese Autoren klassifizieren die Stellung der großen Gefäße in vier Typen, wobei sie bei den Transpositionen die Richtung der embryonalen Bulbusschleife aus der Gefäßstellung bestimmen, wie sie es auch bei den Dextrokardien bereits getan haben: I: Normale Gefäßstellung (9 Fälle = 15%). II: Dextro-Transposition (Bulbusschleife rechts) Aorta anterior und rechts von der Arteria pulmonalis (25 Fälle = 42%). III: Lävo-Transposition (Bulbusschleife links, wie korrigierte Transposition), Aorta links von der Pulmonalis und anterior (26 Fälle = 43%). IV: Inversus-Gefäßstellung, Arteria pulmonalis rechts anterior, Aorta links posterior (kein Fall).

TAUSSIG (1960) unterscheidet die verschiedenen Formen des gemeinsamen Ventrikels je nach dem Ursprung der großen Gefäße aus der rudimentären Auswurfkammer (Mehrzahl der Fälle). Dem entspricht ein charakteristisches klinisches Bild. Einmal entspringen beide großen Arterien in der rudimentären Kammer (Pulmonalis anterior, Aorta posterior), dann die Aorta aus der rudimentären Kammer in Transpositionsstellung (Lävo-Transposition), dann die Pulmonalis aus der rudimentären Kammer (ohne Transposition), und schließlich das von LAMBERT (1951) beschriebene Herz, bei dem die transponierte Aorta in Dextro-Transpositionsstellung aus der rudimentären Auswurfkammer ihren Ursprung nimmt.

Hämodynamik. Das funktionelle Verhalten des gemeinsamen Ventrikels ist sehr verschieden bei den oben beschriebenen einzelnen anatomischen Formen. Es hängt weitgehend davon ab, welche große Arterie aus der rudimentären Auswurfkammer entspringt und ob diese einen stenotischen Effekt hat. Dies bestimmt meist auch die relative Größe der beiden Gefäße, da die Arterie, die aus der rudimentären Kammer kommt, im allgemeinen klein ist. Diese Tatsache bietet bereits ein gutes angiokardiographisches Kriterium. Wenn keine Pulmonalstenose vorhanden ist, wird die Hämodynamik weitgehend vom Verhalten des Lungengefäßwiderstandes bestimmt. Dieser ist in der Regel für viele Jahre niedrig, folglich die Lungendurchblutung vermehrt. Zudem ist die Aorta dann meist etwas hypoplastisch. Es mischt sich dann eine große Menge arteriellen Blutes mit einer relativ kleinen Menge venösen Blutes, so daß sichtbare Zyanose fehlt. Mit dem Ansteigen des Lungengefäßwiderstandes wird das Mischungsverhältnis wieder ungünstiger, da die Lungendurchblutung dann abnimmt. Das klinische Bild ist so zunächst oft dem großen Ventrikelseptum oder dem Canalis atrio-ventricularis communis ähnlich. Die Sauerstoffsättigung in beiden großen Gefäßen ist oft gleich hoch. Bei mäßigem stenotischem Effekt der rudimentären Kammer mit Ursprung der Pulmonalis aus dieser Kammer ist die Hämodynamik der azyanotischen FALLOTschen Tetralogie ähnlich, bei erheblicher Pulmonalstenose der zyanotischen Tetralogie.

Eine ganze Reihe einfacher klinischer Kriterien sind für die Diagnostik des gemeinsamen Ventrikels angegeben worden, auch für die Differenzierung der einzelnen Formen (ROGERS und EDWARDS 1951, FREIREICH und NICOLSON 1952, CAMPBELL et al. 1953, KEITH et al. 1958, ELLIOT et al. 1963, MANDEL und HIRSCH 1963, SHAHER 1963, VAN MIEROP et al. 1964, VAN PRAAGH et al. 1965). Diese Autoren haben vor allem nach eindeutigen elektrokardiographischen Zeichen gesucht. VAN PRAAGH und Mitarbeiter (1965) betonen jedoch, daß die elektrokardiographischen Kriterien so extrem variabel sind, weil der gemeinsame Ventrikel anatomisch keine spezifische Einheit ist. Für den Nachweis der Diagnose ist die Angiokardiographie die Methode der Wahl. Zu oft wird der gemeinsame Ventrikel mit der Herzkatheterisierung allein fehldiagnostiziert.

Angiokardiographische Untersuchungen sind mit intravenöser Kontrastmittelinjektion und mit selektiven Injektionen in den gemeinsamen Ventrikel, die rudimentäre Auswurfkammer oder in die Vorhöfe durchgeführt worden. Die Anatomie des Ventrikels und der großen Gefäße wird natürlich am deutlichsten nach Injektionen in den gemeinsamen Ventrikel dargestellt. Dabei ist aber zu berücksichtigen, daß häufig das aus der rudimentären Auswurfkammer entspringende Gefäß überhaupt nicht dargestellt wird, zumal dann, wenn die rudimentäre Ausflußkammer stenosierend wirkt. Wenn es sich dabei um die Aorta handelt, haben wir wiederholt durch eine zusätzliche retrograde Aortographie Klarheit erhalten. Injektionen in die rudimentäre Auswurfkammer zeigen häufig nur diese und das daraus entspringende Gefäß. Folglich sind unter Umständen, und wenn man sich absolut Klarheit über die gesamte Anatomie verschaffen will, mehrere selektive Angiokardiogramme mit Injektionen an verschiedenen Stellen notwendig. Jede Darstellung einer rudimentären Auswurfkammer ist auf gemeinsamen Ventrikel verdächtig.

Die Abbildungen **262** bis **270** sind Beispiele unserer 38 Angiokardiogramme von gemeinsamen Ventrikeln. Die Abbildung **262** zeigt die Injektion in eine rudimentäre Auswurfkammer, aus der die Aorta in „Lävo"-Transpositionsstellung ihren Ursprung nimmt. Bei der Abbildung **263** handelt es sich um einen gemeinsamen Ventrikel mit Truncus arteriosus. Eine Pulmonalis war hier nicht vorhanden. Wieder eine „Lävo"-Transposition ist auf der Abbildung **264** dargestellt. Hier erfolgte die Kontrastmittelinjektion in den gemeinsamen Ventrikel. Eine rudimentäre Auswurfkammer war bei diesem Patienten nicht vorhanden. Auch die Abbildungen **265 a** und **b** zeigen einen gemeinsamen Ventrikel mit „Lävo"-Transposition. Die Gefäßstellung ist hier genau so wie bei der korrigierten Transposition und deutlich anders wie bei den „Lävo"-Transpositionen auf den Abbildungen 262 und 264. Die seitliche Aufnahme (Abb. **265 b**) zeigt, daß die anterior liegende Aorta zum Teil aus der rudimentären Auswurfkammer kommt. Einen gemeinsamen Ventrikel mit „Dextro"-Transposition zeigen die Abbildungen **266 a** und **b**. Hier ist keine rudimentäre Auswurfkammer vorhanden. Die Gefäße liegen Seite an Seite und überlagern sich daher im seitlichen Strahlengang. Eine Gefäßstellung wie bei der korrigierten Transposition ist wieder auf der Abbildung **267 a** zu erkennen. Hier ist allerdings die Arteria pulmonalis überdurchblutet und dadurch groß. Sie überlagert deshalb die kleine Aorta nach beiden Seiten. Die „korrigierte" Transpositionsstellung ist aber über der Bifurkation der Pulmonalis an der Lage des Aortenbogens erkennbar. Der seitliche Strahlengang zeigt deutlich die posteriore Lage der großen Pulmonalis und die anteriore Lage der kleinen Aorta sowie den gemeinsamen Ventrikel. Die zarten Pulmonalklappen sind zu erkennen. Der Patient erhielt eine Muller-Dammann-Bandage der Arteria pulmonalis. Möglicherweise handelt es sich bei der keilförmigen Kontrastmittelaussparung am oberen vorderen Herzrand, anterior zur Aortenbasis, um eine kleine rudimentäre Auswurfkammer. Eine gemeinsame Ausflußbahn für beide großen Gefäße aus dem gemeinsamen Ventrikel zeigen die Abbildungen **268 a** und **b**. Auch hier ist im seitlichen Strahlengang die Aussparung durch die rudimentäre Auswurfkammer zu erkennen. In „Dextro"-Transpositionsstellung liegen die großen Gefäße bei dem Patienten, dessen Angiokardiogramm die Abbildung **269** und **270** zeigen (frontaler Strahlengang nicht reproduziert). Bei diesem Herzen kommt die relativ kleine Aorta aus einer rudimentären Auswurfkammer anterior zur großen Arteria pulmonalis. Der Unterschied bei diesem von LAMBERT (1951) beschriebenen gemeinsamen Ventrikels zu dem in der Abbildung 262 gezeigten Typ des gemeinsamen Ventrikels ist vor allem die „Dextro"-Transpositionsform, während auf der Abbildung 262 die transponierte Aorta in „Lävo"-Transpositionsstellung aus einer rudimentären Auswurfkammer entspringt. In einer zweiten Sitzung wurde bei dem gleichen Patient noch eine Injektion in die rudimentäre Kammer durchgeführt (Abb. **270**). Auf beiden Abbildungen ist leicht zu erkennen, daß es sich bei dem gemeinsamen Ventrikel um linke Ventrikelmuskulatur handelt und daß der rechte Ventrikelsinus (Einflußtrakt) fehlt. Vom rechten Ventrikel ist lediglich die rudimentäre Auswurfkammer erhalten.

Zusammenfassend:

1. Der gemeinsame Ventrikel ist eine häufig fehldiagnostizierte Mißbildung, die am besten angiokardiographisch nachzuweisen ist.
2. Der gemeinsame Ventrikel ist eine anatomisch sehr ver-

schiedenartige Mißbildung, meist mit rudimentärer Auswurfkammer und mit sehr verschiedenartigen Transpositionen der großen Gefäße verbunden.
3. Welche der vorliegenden Klassifizierungen der gemeinsamen Ventrikel man auch benutzt, eine Eingliederung ist nach guten Angiokardiogrammen immer möglich.
4. Vorzuziehen sind selektive Angiokardiogramme mit Injektion in den gemeinsamen Ventrikel oder in die rudimetäre Auswurfkammer. Die rudimentäre Auswurfkammer muß nicht immer eine stenotische Wirkung auf das aus ihr entspringende Gefäß haben.
5. Transpositionen mit einer Linkslage der Aorta sind relativ häufig. Sie sind nicht immer miteinander identisch. Ihre Differenzierung von korrigierten Transpositionen mit ausgebildetem Ventrikelseptum und zwei funktionsfähigen Kammern ist angiokardiographisch möglich.
6. Eine Aussage über die Morphologie der Ventrikelmuskulatur ist oft möglich, jedoch selbst auf guten Angiokardiogrammen keinesfalls absolut sicher.

13. Die *Ebstein*sche Mißbildung

Die von Ebstein (1866) beschriebene Mißbildung der Trikuspidalklappe ist erst im Jahre 1950 erstmals klinisch diagnostiziert worden (Engle et al. 1950, Reynolds 1950). Seither ist die Diagnose mit einfachen Mitteln durch viele Veröffentlichungen leicht geworden (Hueck 1950, Baker et al. 1950, Schaede 1951, Edwards 1953, Bayer und Rippert 1954, Michel et al. 1955, van Lingen und Bauersfeld 1955, Vogt 1956, Kilby 1956, Mayer et al. 1957, Blount et al. 1957, Schiebler et al. 1959). Zum Nachweis der Diagnose ist außer der Registrierung intrakardialer Elektrokardiogramme (Hernandez et al. 1957) jedoch die Angiokardiographie am besten geeignet. Die Angiokardiographie zeigt auch den Schweregrad des Herzfehlers, der sehr unterschiedlich sein kann. Allerdings steht der Schweregrad der Ebsteinschen Mißbildung in einem direkten Verhältnis zum Ausmaß der Herzvergrößerung. Ein operatives Vorgehen ist noch sehr problematisch (Klappenersatz, Shuntoperationen), erfordert aber einen genauen Einblick in die anatomische Situation. Dieser ist am besten durch Angiokardiographie zu erhalten.

Pathologie. Bei der Ebsteinschen Mißbildung sind ein oder zwei Segel der Trikuspidalklappe mit dem Endokard des rechten Ventrikels und des Ventrikelseptums über große Flächen verwachsen. Oft ist das anteriore Segel normal. Das posteriore Segel ist am meisten betroffen. Es ist in den Einflußtrakt des rechten Ventrikels verlagert, zum größten Teil mit dem Endokard fest verwachsen, während seine freien Ränder tief im Einflußtrakt des rechten Ventrikels netzförmig verwachsen sind. Das mediale Segel kann völlig fehlen. Eine weitgehend schlußfähige Klappe kann durch das posteriore Segel im rechten Ventrikel gebildet werden. An der normalen Stelle der Trikuspidalklappe befindet sich nie eine funktionsfähige Klappe. Der Einflußtrakt des rechten Ventrikels ist also atrialisiert, und nur die hinter dem verlagerten Trikuspidalklappensegel liegende Resthöhle steht für die Funktion des rechten Ventrikels zur Verfügung. Diese Resthöhle des rechten Ventrikels ist außerordentlich dünnwandig. In der Regel bleibt das Foramen ovale offen. Ein wirklicher Vorhofseptumdefekt ist selten.

Hämodynamik. Die verbliebene Resthöhle des rechten Ventrikels ist zu einer normalen Funktion nicht fähig. Die mißbildete, verlagerte Trikuspidalklappe kann sehr lange kompetent sein, so daß ein signifikanter rechts-links Shunt lange ausbleibt. Bei schweren Fällen besteht jedoch eine Insuffizienz der Trikuspidalis mit einer erheblichen Vergrößerung des rechten Vorhofs und einem signifikanten rechts-links Shunt auf Vorhofebene. Der Druck im rechten Ventrikel ist niedrig. Der atrialisierte Teil des Einflußtraktes des rechten Ventrikels gehört der Lage der Trikuspidalklappe entsprechend zum Vorhof. Seine Muskulatur ist aber Ventrikelmuskulatur, die mit dem rechten Ventrikel erregt wird. Der normale Teil des rechten Vorhofs befindet sich also in der Systole, wenn der atrialisierte Teil mit dem Ventrikel in der Diastole ist und umgekehrt. Dadurch kommt es zu einer Art von Pendeln des Blutes im rechten Vorhof. Die Füllung des rechten Ventrikels, dessen Resthöhle ohnehin nicht zur Aufnahme und Förderung eines normalen Volumens in der Lage ist, ist ungenügend. Die Folge ist eine venöse Stauung und ein rechts-links Shunt durch das offene Foramen ovale.

Wenn auch bei einigen Fällen hochgradiger Ebsteinscher Mißbildung frühzeitig der Exitus letalis eintritt, so ist doch bei der Mehrzahl der Patienten die relativ gute körperliche Leistungsfähigkeit trotz erheblicher Herzvergrößerung auffallend. Um so mehr ist die Diagnose und die Betreuung der Kinder mit dieser Mißbildung ein klinisches Problem.

Angiokardiogramme haben wir bei zehn Patienten durchgeführt. Da der rechte Vorhof und die Trikuspidalklappenebene dargestellt werden sollen, genügt eine intravenöse oder selektive Injektion in den rechten Vorhof. Bei der Kontrastmittelinjektion ist mit Arrhythmien zu rechnen. Man erkennt im frontalen Strahlengang am besten die Größe des rechten Vorhofs und den Grad der Verlagerung der Trikuspidalklappe. Die dünnwandige Resthöhle des rechten Ventrikels und der etwas nach oben und hinten geschobene Hauptstamm der Arteria pulmonalis sind im allgemeinen gut zu erkennen. Im seitlichen Strahlengang sieht man oft die mit dem Endokard verwachsene Trikuspidalis in der Nähe der Herzspitze in der Form einer netzartigen oder wolkenförmigen Darstellung. Diese ist für Ebsteinsche Mißbildung charakteristisch.

Die Abbildungen 271a bis 273 sind einige Beispiele. Im frontalen Strahlengang ist die Verlagerung der Trikuspidalis nach „links“ (ventrikelwärts) immer gut zu erkennen. Der rechte Vorhof ist riesig groß. Das Kontrastmittel verweilt lange im Herzen und hat selbst bei langsam laufenden Serien auf der letzten Aufnahme den

Vorhof noch nicht vollständig verlassen. Die typische wolkenförmige Darstellung des mit dem Endokard verwachsenen Trikuspidalklappensegels ist am besten auf der Abbildung 273 zu erkennen. Beachte die kleine nach hinten geschobene Arteria pulmonalis; diese Verlagerung ist für das typische Röntgenbild mit dem schmalen Gefäßband bei sehr großem übrigem Herzen verantwortlich. Eine Füllung des linken Herzens und der Aorta kommt im Angiokardiogramm im allgemeinen auch nur zögernd zustande.

Zusammenfassend:

1. Die Angiokardiographie mit intravenöser oder selektiver Kontrastmittelinjektion in den rechten Vorhof ist zum Nachweis der Diagnose und des Schweregrades der EBSTEINschen Mißbildung geeignet.
2. Im frontalen Strahlengang sieht man den großen rechten Vorhof und die in den rechten Ventrikel verlagerte Trikuspidalis sowie die dünne Resthöhle des rechten Ventrikels.
3. Im seitlichen Strahlengang ist die wolkenartige Darstellung der mit dem Endokard verwachsenen Trikuspidalklappe charakteristisch.
4. Es fällt die lange Verweildauer des Kontrastmittels im Herzen auf.
5. Der Stamm der Arteria pulmonalis ist nach hinten verlagert, was das schmale Gefäßband auf Herzaufnahmen verursacht.

14. Tumoren des Herzens

Tumoren des Herzens sind selten. Klinisch kann der Verdacht auf einen Herztumor auch im Kleinkindesalter ausgesprochen werden. Der angiokardiographischen Untersuchung kommt dann für den Nachweis der Diagnose eine besondere Bedeutung zu. Man unterscheidet zwischen Tumoren des Perikards und Tumoren des Endo- und Myokards. Als Perikardtumoren kommen vor allem Mesotheliome, Sarkome, Teratome und Hämangiome in Frage. Myxome, Fibrome, Angiome, Rhabdomyome, Fibrosarkome und maligne Hämangioendotheliome sind Tumoren des Herzens. Wir hatten in den letzten Jahren Gelegenheit, zwei Patienten zu beobachten. Bei dem einen handelte es sich um ein erfolgreich operiertes Teratom des Perikards (APITZ et al. 1965), und bei dem anderen um ein Kleinkind mit einem Hämangioendotheliom, das vom Perikard ausgehend das Myokard bis in die freie Höhle des rechten Ventrikels an mehreren Stellen durchwuchert hatte.

Eine angiokardiographische Darstellung sollte auf jeden Fall beim klinischen Verdacht auf einen Herztumor durchgeführt werden. Entzündliche Herzerkrankungen sind vorher natürlich auszuschließen. Intravenöse Kontrastmittelinjektionen sollten kontrastreiche Dextro- und Lävogramme bringen, da Shuntverbindungen im allgemeinen fehlen. Bei den Perikardtumoren fällt die geringe Größe der Herzhöhlen im Vergleich zum großen Gesamtschatten des Herzens auf. Die Abbildungen 274a und b zeigen das intravenöse Angiokardiogramm eines Kindes mit einem Teratom des Perikards. Beachte die kleinen Herzhöhlen und Gefäße im Vergleich zu dem großen Herzschatten. Der Tumor verdrängt die Herzhöhlen und wirkt raumbeengend. Bei Kleinkindern muß eine Thymushyperplasie ausgeschlossen werden.

Intrakavitäre Herztumoren sind durch Füllungsdefekte und unregelmäßige Begrenzung der Herzhöhlen charakterisiert (GOLDBERG et al. 1952, VAN BUCHEM und EERLAND 1957). Es ist jedoch auch möglich, daß sich intrakardiale Tumoren der Entdeckung durch die Angiokardiographie entziehen (DIFFERDING et al. 1961). Als angiokardiographische Kriterien gelten ähnliche Zeichen wie auch für die Darstellung großer intrakardialer Thromben (SOLOFF und ZATUCHNI 1956).

15. Die idiopathische Dilatation der Arteria pulmonalis mit Pulmonalinsuffizienz

Die sogenannte idiopathische Dilatation der Arteria pulmonalis und die isolierte kongenitale Pulmonalinsuffizienz werden in der Literatur im allgemeinen als getrennte Mißbildungen dargestellt, die beide sehr selten sind. Die Arteria pulmonalis ist in der Regel bei allen Herzfehlern dilatiert, die mit einem großen links-rechts Shunt einhergehen. Häufig scheint die „idiopathische Dilatation" der Pulmonalis eine Verlegenheitsdiagnose zu sein. Wenn derartige Fälle exakt untersucht wurden, fand sich meist eine Begleitmißbildung, die die Dilatation der Pulmonalis verursachte. KJELLBERG et al. (1959) sind daher der Meinung, daß die Zahl der Patienten mit „idiopathischer Dilatation" der Arteria pulmonalis um so kleiner ist, je gründlicher die Patienten untersucht wurden. Die kongenitale Pulmonalinsuffizienz, eine pathologisch nachweisbare Mißbildung der Pulmonalklappen, geht immer mit einer Dilatation der Arteria pulmonalis einher. Sicher haben viele Patienten mit einer „isolierten" Dilatation der Pulmonalis eine hämodynamisch wenig signifikante valvuläre Pulmonalstenose oder eine kongenitale Pulmonalinsuffizienz, oder beides. Es ist bekannt, daß bereits sehr geringgradige Stenosen eine erhebliche Dilatation der Pulmonalis verursachen können.

ITO und Mitarbeiter (1961) haben darauf hingewiesen, daß die isolierte Pulmonalinsuffizienz im frühen Kindesalter zu einer kardialen Dekompensation und zum Tode führen kann. Wie das möglich ist, während andere Patienten mit Pulmonalinsuffizienz ein normales Leben führen, und auch Patienten mit korrigierter FALLOTscher Tetralogie mit Pulmonalinsuffizienz offenbar nicht unter der Pulmonalregurgitation leiden, ist unbekannt.

In schweren Fällen kongenitaler Pulmonalinsuffizienz sind die Klappen völlig verkrüppelt und als solche nicht mehr zu bezeichnen. Sie sind mehr oder weniger unbeweglich und haben einen geringen stenotischen Effekt. Sie sind nicht schlußfähig. Sie bestehen aus rudimentären Zipfeln endothelialen Gewebes. Von klinischer Bedeutung ist es lediglich, die Kleinkinder rechtzeitig zu erfassen, die dekompensieren. Ein Klappenersatz mag lohnend sein. In der Mehrzahl der Fälle ist sowohl die sogenannte „idiopathische" Dilatation als auch die „isolierte" Pulmonalinsuffizienz klinisch von geringer Bedeutung.

Die Abbildungen **275a** bis **276b** stammen von Patienten mit kongenitaler Dilatation der Pulmonalis mit Pulmonalinsuffizienz. Kontrastmittelinjektionen in den rechten Ventrikel zeigen natürlich die dilatierte Arteria pulmonalis, nicht aber die Pulmonalregurgitation. Im seitlichen Strahlengang (Abb. **275b**) sieht man die mißbildete Pulmonalklappenbasis, ohne daß funktionsfähige Klappentaschen zu erkennen wären. Die Pulmonalis ist erheblich dilatiert. Auch der rechte Ventrikel ist etwas vergrößert. Keiner der hier abgebildeten Fälle hatte einen nennenswerten systolischen Gradienten zwischen rechtem Ventrikel und Arteria pulmonalis. Stenosen signifikanter Art sind also ausgeschlossen. Bei dem Patienten der Abbildungen 267a und b wurde die Kontrastmittelinjektion in die Arteria pulmonalis vorgenommen. Man erkennt dann deutlich die Pulmonalregurgitation und kann auch ihr Ausmaß beurteilen. Auch hier sieht man eine verkrüppelte, nicht funktionsfähige und unbewegliche Pulmonalklappe. Die Regurgitation ist beträchtlich (Abb. **276b**). Bei den in diesem Kapitel gezeigten Abbildungen handelt es sich um Fälle, die nicht operativ oder autoptisch belegt sind.

Zusammenfassend:

1. Je gründlicher Patienten mit sogenannter „idiopathischer" Dilatation der Arteria pulmonalis untersucht werden, um so häufiger finden sich Herzfehler, die die Dilatation verursachen. Meist handelt es sich um milde Stenosen oder um überwiegende Pulmonalinsuffizienzen.
2. Zur angiokardiographischen Untersuchung ist die Kontrastmittelinjektion in die Pulmonalis einer Injektion in den Ventrikel vorzuziehen, da sie die Regurgitation und ihr Ausmaß zeigt.
3. Mehr oder weniger verkrüppelte, unbewegliche Klappen, die sich in der Form eines dicken Diaphragmas darstellen, sind charakteristisch. Klappentaschen sind im einzelnen nicht zu erkennen.

16. Fehlmündende Lungenvenen

Unter fehlmündenden Lungenvenen versteht man die Mündung einer, mehrerer oder aller Lungenvenen in den rechten Vorhof oder in die in den rechten Vorhof mündenden Venen. Die sehr verschiedenartigen Mißbildungen sind in totale Fehlmündungen aller Lungenvenen und in partielle Fehlmündungen der Lungenvenen unterteilt worden. Entsprechend verschiedenartig ist das klinische Bild. Meist ist bei allen Formen ein kleiner Vorhofseptumdefekt vorhanden. Totale Fehlmündungen der Lungenvenen sind einer der Hauptgründe für eine früh einsetzende kardiale Dekompensation im Kleinkindesalter. Entsprechend der großen, durch das rechte Herz strömenden Blutmenge und dem relativ kleinen Körperkreislaufvolumen ist der linke Ventrikel oft hypoplastisch. Eine der Hauptaufgaben der Angiokardiographie ist daher einmal die Darstellung der fehlmündenden Lungenvenen und weiter die Darstellung des linken Ventrikels. Die Beurteilung der Größe des linken Ventrikels ist für die Aussichten einer korrektiven Operation bei totalen Fehlmündungen der Lungenvenen von großer Bedeutung.

Pathologie. Totale Fehlmündungen der Lungenvenen wurden von DARLING und Mitarbeitern (1957) je nach Art ihrer Verbindung zum rechten Herzen in vier Gruppen unterteilt: 1. suprakardiale Verbindungen, 2. direkte kardiale Verbindungen, 3. infrakardiale und 4. gemischte Verbindungen. Am häufigsten ist eine Sammlung aller vier Lungenvenen in der Form eines hinter dem linken Vorhof verlaufenden Kanals, der dann über die persistierende obere Hohlvene in die linke Vena anonyma und von dort in die rechte obere Hohlvene und den rechten Vorhof führt. EDWARDS (1960) hält es für besser, die Verbindung zwischen dem gemeinsamen Lungenvenenkanal und der linken Vena anonyma nicht „persistierende linke obere Hohlvene" zu nennen, sondern Vena verticalis. Embryologisch kann es sich um eine persistierende linke obere Hohlvene handeln, die ihre Verbindung zum Koronarsinus verloren hat, oder um einen persistierenden Venenkanal, der nicht mit der embryologischen linken anterioren Vena cardinalis, aus der sich der Koronarsinus und eine persistierende linke obere Hohlvene entwickeln, identisch ist. Ebenfalls zu den suprakardialen Verbindungen gehört der direkte Anschluß aller vier Lungenvenen an die rechte obere Hohlvene.

An zweiter Stelle in der Häufigkeit totaler Lungenvenenfehlmündungen stehen die direkten kardialen Verbindungen der Lungenvenen, entweder mit dem Koronarsinus oder direkt mit dem rechten Vorhof. Bei direkten Verbindungen mit dem rechten Vorhof handelt es sich um eine Art zusätzliche Kammer, die der Hinterwand des rechten Vorhofs anliegt und mit diesem in Verbindung steht. In diese „Kammer" münden alle Lungenvenen. Diese Mißbildung wird mitunter auch zum Cor triatriatum gerechnet. Es ist jedoch zweckmäßiger, als Cor triatriatum nur die Fälle zu bezeichnen, bei denen diese „Kammer" der Rückwand des linken Vorhofs anliegt und zwischen dem „dritten" Vorhof und dem linken Vorhof nur eine enge stenotische Verbindung besteht.

Es folgen dann die infrakardialen Verbindungen der Lungenvenen, entweder mit der Vena porta oder der Vena cava inferior. Diese sind als totale Fehlmündung der Lungenvenen sehr selten. Schließlich finden sich in der vierten Gruppe die totalen Fehlmündungen an zwei verschiedenen Stellen in den venösen Kreislauf. Es sind Kombinationen von Mündungen in den Koronarsinus und die linke Vena anonyma, die obere Hohlvene und den rechten Vorhof und in die untere Hohlvene und die linke Vena anonyma berichtet worden.

Partielle Lungenvenenfehlmündungen betreffen vor allem die rechte Lunge. In der Mehrzahl handelt es sich um Fehlmündungen in die Vena cava superior. Die restlichen Fälle verteilen sich auf anormale Verbindungen einzelner Lungenvenen mit dem rechten Vorhof, dem Koronarsinus oder der unteren Hohlvene. Die meisten Fehlmündungen einzelner linker Lungenvenen gehen über die linke Vena anonyma in die obere Hohlvene. Isolierte partielle Lungenvenenfehlmündungen bleiben oft lange unentdeckt. Wenn andere intrakardiale Herzfehler vorhanden sind, stehen diese oft im Vordergrund und eine oder zwei fehlmündende Lungenvenen werden bei der Diagnostik zusätzlich festgestellt. Meistens handelt es sich um einen Vorhofseptumdefekt vom Ostium sekundum-Typ und eine oder zwei Lungenvenen der rechten oberen Lunge, die in die obere Hohlvene münden (15% der Vorhofseptumdefekte). Partielle Fehlmündungen sind auch bei FALLOTscher Tetralogie, gemeinsamem Ventrikel, Trikuspidalatresie und beim Ventrikelseptumdefekt beschrieben worden. Dies sind jedoch Seltenheiten. In wenigen Fällen haben wir auch partielle Fehlmündungen der oberen rechten und linken Lungenvenen an einer oder an zwei verschiedenen Stellen in den venösen Kreislauf gesehen. Wenn dabei der größte Teil des Lungenvenenblutes in das rechte Herz gelangt und nur ein kleiner Teil in den linken Vorhof mündet, so nennt EDWARDS (1960) dieses eine „subtotale" Fehlverbindung der Lungenvenen.

Interessant und sehr selten ist noch eine Form der Lungenvenenanomalien, die als „Türkensäbel"- oder Scimitar-Syndrom bezeichnet wird (PARK 1912, McKUSICK und COOLEY 1955, HALASZ et al. 1956, STEINBERG 1957, TAUSSIG 1960). Es handelt sich um eine Hypoplasie der rechten Lunge mit einer Anomalie der Blutzufuhr zur rechten Lunge sowie der rechten Lungenvenen. In die hypoplastische rechte Lunge führt eine hypoplastische rechte Arteria pulmonalis. Außerdem führt eine anormale Arterie aus der deszendierenden Aorta Blut in die rechte Lunge. Aus der rechten Lunge führt eine anormale Lungenvene durch das Diaphragma in die untere Hohlvene. Dadurch ist das Herz etwas nach rechts verlagert und man erkennt bereits auf Röntgenaufnahmen den türkensäbelförmigen, um den rechten Vorhof verlaufenden Schatten der anormalen Lungenvene. Ähnliche Bilder findet man auch bei isolierten Fehlmündungen einer rechten Lungenvene in die untere Hohlvene, ohne die Hypoplasie der rechten Lunge und ohne die anormale Blutzufuhr zur rechten Lunge.

Der rechte Vorhof und der rechte Ventrikel sind besonders bei den totalen Fehlmündungen erheblich vergrößert. Ebenso ist die Arteria pulmonalis dilatiert. Der linke Vorhof und der linke Ventrikel sind klein.

Hämodynamik. Total fehlmündende Lungenvenen verursachen einen links-rechts Shunt arteriellen Blutes in den rechten Vorhof, und bei offenem Foramen ovale oder bei einem Vorhofseptumdefekt einen rechts-links Shunt des arteriell-venösen Mischblutes aus dem rechten Vorhof in den linken Vorhof. Das Lungenkreislaufvolumen ist vermehrt, das Körperkreislaufvolumen ist vermindert. Da sich eine große Menge arteriellen Blutes mit einer kleinen Menge venösen Blutes im rechten Vorhof mischt, verursacht der rechts-links Shunt im allgemeinen keine sichtbare Zyanose. Der Druck im rechten Ventrikel ist volumenbedingt erhöht. Diese Situation trifft zu, wenn der Lungengefäßwiderstand niedrig ist, was meist der Fall ist. Ist er jedoch erhöht, so besteht pulmonale Hypertonie und unter Umständen ein großer rechts-links Shunt auf Vorhofebene. Man kann ohne Zweifel bei Kleinkindern eine hämodynamische Situation antreffen, die durch ein Bestehenbleiben des hohen foetalen Lungengefäßwiderstandes gekennzeichnet ist, wie auch Fälle mit sehr niedrigem Lungengefäßwiderstand und einer Überflutung der Lungen mit Blut.

In einer Fülle von Veröffentlichungen sind in den letzten Jahren klinische Kriterien für die Diagnostik partieller und totaler Fehlmündungen der Lungenvenen angegeben worden (SNELLEN und ALBERS 1952, SWAN et al. 1957, COOLEY und COLLINS 1959, ROWE et al. 1961 u. a.). Von allen Autoren wird der Wert der Angiokardiographie als zusätzliche Untersuchungsmethode hervorgehoben. Bei totalen Fehlmündungen gelingt praktisch immer eine gute Darstellung der anatomischen Form und die für den Chirurgen wichtige genaue Bestimmung der Mündung der Lungenvenen. Das Kontrastmittel ist vorzugsweise in die Arteria pulmonalis zu injizieren. Kontrastmittelinjektionen in die vermutete Mündung der Lungenvenen führen im allgemeinen zu nichts, da das Kontrastmittel verdünnt wird und in den rechten Vorhof schnell abfließt. Nach der Füllung des rechten Vorhofs sieht man mitunter einen Kontrastmittelübertritt in den linken Vorhof und noch eine gute Darstellung des linken Ventrikels und der Aorta. In einigen Fällen haben wir aber auch zusätzliche Injektionen in den linken Vorhof durchgeführt, um die Größe des linken Ventrikels darzustellen.

Schwieriger ist die angiokardiographische Diagnose bei partiellen Fehlmündungen. In der Regel steht hier ein Vorhofseptumdefekt mit links-rechts Shunt im Vordergrund, und man sieht nach Kontrastmittelinjektionen in die Pulmonalis dann eine kräftige Auffüllung des rechten Vorhofs, ohne mit Sicherheit die zusätzliche Fehlbildung der Lungenvenen zu erkennen. Beim Vorhofseptumdefekt verzichten wir daher im allgemeinen auf Angiokardiogramme, auch wenn der Verdacht auf zusätzliche partielle Fehlmündungen von Lungenvenen besteht. Isolierte partielle Fehlmündungen ohne links-rechts Shunt durch einen Vorhofseptumdefekt sind leichter angiokardiographisch zu erkennen. Sehr schwierig wird die angiokardiographische Diagnostik unter Umständen bei den sogenannten subtotalen Fehlmündungen oder bei totalen Fehlmündungen mit zwei verschiedenen Mündungsstellen. Trotzdem sollte man sich unter allen Umständen vor geplanten Korrektivoperationen über die genaue Form der Fehlmündung orientieren, da ein langes Suchen nach der Mündungsstelle bei der Operation verheerende Folgen haben kann. Mitunter sind zur genauen Differenzierung Angiokardiogramme mit Kontrastmittelinjektionen in die linke und in die rechte Arteria pulmonalis notwendig.

Die Abbildungen 277a bis 281b sind Angiokardiogramme von Patienten mit partiellen und totalen Fehlmündungen verschiedener Formen. Die Abbildung 277a zeigt die totale Fehlmündung in der sogenannten „Schneemannform". Es füllen sich nach der Lungenpassage der Reihe nach die persistierende linke obere Hohlvene (oder auch Vena verticalis), die linke Vena anonyma und die rechte obere Hohlvene sowie der rechte Vorhof. Im seitlichen Strahlengang (Abb. 277b) ist die kontrastreiche Füllung der oberen Hohlvene charakteristisch. Die gleiche Mißbildung bei einem anderen Patienten zeigt die Abbildung 278. Beachte die Größe der Gefäßverbindung. Die Abbildung 279a zeigt eine jener schwer zu diagnostizierenden Fehlmündungen an zwei verschiedenen Stellen, zudem noch partiell, das heißt mit einer normalen Mündung der Venen der rechten und linken unteren Lunge. Die Vene der linken oberen Lunge hat eine Verbindung über die Vena verticalis und die Vena anonyma zur rechten oberen Hohlvene („partieller" Schneemann), während die Venen der rechten oberen und mittleren Lunge direkt in den rechten Vorhof oben in der Höhe eines Vorhofseptumdefektes vom Sinus venosus-Typ münden. Die Fehlmündung ist nicht zu erkennen, während sich der „partielle" Schneemann deutlich darstellt. Diese Form der typischen, sonst vor allem bei totalen Fehlmündungen vorkommenden Schneemann-Konfiguration darf nicht zu der Diagnose einer totalen Fehlmündung verleiten, wenn die Vena verticalis so klein ist wie in diesem Fall. Die relative Kleinheit der Vena verticalis spricht dagegen, daß sie alles Lungenvenenblut führt (vgl. Abb. 277a und 278).

Auch auf der Abbildung 279b handelt es sich um einen „partiellen" Schneemann. Alle Venen der rechten Lunge und die der linken unteren Lunge münden normal in den linken Vorhof. Die linke obere Lungenvene mündet über die Vena verticalis und die Anonyma in die rechte obere Hohlvene. Eine valvuläre Pulmonalstenose, die der Patient außerdem noch hatte, ist hier nicht dargestellt.

Die Abbildung 280a zeigt eine Fehlmündung aller rechten Lungenvenen in den rechten Vorhof an der Mündung der unteren Hohlvene (Türkensäbelform). Auch im seitlichen Strahlengang ist die Mündungsstelle zu erkennen (Abb. 280b). Es handelte sich bei diesem Patienten um ein echtes Scimitar-Syndrom mit den oben erwähnten zusätzlichen Mißbildungen.

Bei dem Patienten, dessen intravenöses Angiokardiogramm die Abbildungen 281a und b zeigen, handelte es sich um eine totale Fehlmündung der Lungenvenen an zwei verschiedenen Mündungsstellen. Nur die obere linke Lungenvene mündete als „partieller" Schneemann über die Vena verticalis und die Anonyma in die rechte obere Hohlvene, während alle übrigen Venen in eine Art „zusätzliche Kammer" hinter dem rechten Vorhof mündeten. Diese Kammer füllte sich nach der intravenösen Injektion vom rechten Bein aus retrograd (Abb. 281a). Man erkennt sie auch im seitlichen Strahlengang vor dem linken Ventrikel (Abb. 281b). Nach der Lungenpassage sah man lediglich den „partiellen" Schneemann der oberen linken Lunge, nicht aber die „zusätzliche Kammer". Diese verschwand in der massiven Wiederauffüllung des rechten Vorhofs. Die seitliche Aufnahme zeigt auch den kleinen, hypoplastischen linken Ventrikel, der nach der Korrektur nicht in der Lage war, eine normale Funktion zu übernehmen.

Zusammenfassend:

1. Totale Fehlmündungen der Lungenvenen an einer Mündungsstelle sind praktisch immer angiokardiographisch einwandfrei darzustellen und zu erkennen.
2. Totale Fehlmündungen der Lungenvenen mit zwei verschiedenen Mündungsstellen sind oft schwer zu differenzieren. Meist erkennt man einwandfrei nur eine der Mündungsstellen. Wenn Anhalt dafür vorhanden ist, daß eine totale Fehlmündung vorliegt, und man nur eine kleine Vena verticalis als Zeichen einer partiellen Fehlmündung in „Schneemann"-Form sieht, so sollte nach einer zweiten Mündungsstelle gesucht werden.
3. Partielle Fehlmündungen, vor allem der rechten oberen Lungenvene in die obere Hohlvene, sind bei Vorhofseptumdefekten mit großen links-rechts Shunts unter Umständen nur schwer zu erkennen.
4. Eine sogenannte „zusätzliche Kammer" an der Rückwand des rechten Vorhofs verschwindet leicht in der Kontrastmittelfüllung des rechten Vorhofs nach Injektionen in die Pulmonalarterie. Sie sind besser durch intravenöse Injektionen vom Bein aus darzustellen.
5. Eine angiokardiographische Beurteilung der Größe des linken Ventrikels, der bei totalen Fehlmündungen ohne Vorhofseptumdefekt oft hypoplastisch ist, ist für die Abschätzung der operativen Erfolgsaussichten wichtig.

17. Anomalien der Hohlvenen

Anomalien des Körpervenenrückflusses sind von untergeordneter Bedeutung, solange das Körpervenenblut trotzdem den rechten Vorhof erreicht. Ihre Kenntnis kann allerdings wichtig werden, wenn wegen anderer intrakardialer Mißbildungen eine Herzlungenmaschinenoperation notwendig wird. Wenn Körpervenenblut durch Anomalien in das linke Herz abfließt, ensteht meist ein substantieller rechts-links Shunt.

Die häufigste Körpervenenanomalie ist wohl die Persistenz der linken oberen Hohlvene. Wenn sie im Koronarsinus mündet, was meistens der Fall ist, so ist die persistierende obere Hohlvene ohne hämodynamische Auswirkungen. Beim Situs inversus mit Lävokardie ist eine Mündung der linken oberen Hohlvene in den linken Vorhof beschrieben worden. Die Mißbildung ist leicht durch intravenöse Angiokardiographie nachzuweisen. Äußerst selten ist eine Mündung beider Hohlvenen in den linken Vorhof (Taussig 1960). Ebenso selten scheint eine Mündung der unteren Hohlvene in den linken Vorhof zu sein.

Fehlende untere Hohlvene haben wir häufiger angetroffen. Trotzdem handelt es sich aber um eine seltene Anomalie. Bei diesen Fällen fließt meist das Lebervenenblut über mehrere kleine Gefäße direkt in den rechten Vorhof, während das gesamte übrige Blut der unteren Körperhälfte über die Vena azygos in die obere Hohlvene fließt. Begleitmißbildungen, wie Fallotsche Tetralogie, Pulmonalstenosen oder Pulmonalatresie, scheinen häufig zu sein.

Die Abbildung 282a zeigt ein intravenöses Angiokardiogramm von der rechten Vena saphena aus. Der weitaus größte Teil des Kontrastmittels fließt über die Vena hemiazygos in den Sinus coronarius und von dort in den rechten Vorhof. Auch im seitlichen Strahlengang ist die Mündung der Vena hemiazygos in den Koronarsinus kontrastreich dargestellt (Abb. 282b). Bei dem gleichen Patienten wurde ein intravenöses Angiokardiogramm vom rechten Arm aus gemacht. Es zeigt den Abfluß des Kontrastmittels über die linke Vena anonyma ebenfalls in den Koronarsinus an derselben Stelle, an der die Vena hemiazygos in den Koronarsinus, beziehungsweise in den unteren Teil einer persistierenden linken oberen Hohlvene mündet (Abb. 283a und b). Der seitliche Strahlengang läßt an der gemeinsamen Mündungsstelle noch einen Reflux in die Vena hemiazygos erkennen. Die Abbildungen 284a und b zeigen einen Abfluß des gesamten Blutes der unteren Körperhälfte über die Vena azygos in die obere Hohlvene, bei fehlender Vena cava inferior. Der Patient hatte außerdem eine Fallotsche Tetralogie, die im gleichen Angiokardiogramm noch dargestellt ist.

18. Das pulmonale arterio-venöse Aneurysma

Pulmonale arterio-venöse Aneurysmen sind Gefäßmißbildungen mit direkten arterio-venösen Verbindungen. Das venöse Pulmonalarterienblut fließt, ohne Kapillaren zu passieren, direkt in den venösen Teil des Aneurysmas und von dort in den linken Vorhof. Eine oft erhebliche Sauerstoffuntersättigung des peripheren arteriellen Blutes ist die Folge. Wegen ihrer anatomischen Beschaffenheit wurden pulmonale arterio-venöse Aneurysmen auch als Hämangiome der Lungen oder kavernöse Angiome bezeichnet. Ein Wachstum zeigen die arterio-venösen Lungenaneurysmen jedoch nicht. Sie kommen in allen Lungenabschnitten als kleine multiple Aneurysmen vor oder treten einzeln als große schwammartige Gebilde auf. Einzelne Aneurysmen können operativ entfernt werden. Die angiokardiographische Darstellung erfolgt am besten mit selektiver Angiokardiographie und Kontrastmittelinjektion in die Arteria pulmonalis. Die so erhaltenen Bilder sind eindeutig und lassen keine Fehldiagnose zu. Die Abbildungen 285a bis d stammen von einem Patienten mit einem großen arterio-venösen Aneurysma des rechten Unterlappens. Nach der Kontrastmittelinjektion in die Bifurkation der Arteria pulmonalis sieht man den großen arteriellen Zufluß in das schwammartige Aneurysma. Es folgt dann gleich der direkte venöse Abfluß in den linken Vorhof (Abb. 285b). Die übrige Lunge ist frei. In den seitlichen Strahlengängen sind die gleichen Phasen zu beobachten.

Zusammenfassend:

1. Pulmonale arterio-venöse Aneurysmen können, ob einzeln oder multipel, durch Kontrastmittelinjektion in die Arteria pulmonalis in ihrer ganzen Ausdehnung dargestellt werden.
2. Vor der operativen Entfernung dieser Aneurysmen ist eine Angiokardiographie auf jeden Fall ratsam.

Literatur

ABBOTT, M. E.: Congenital cardiac disease. In: W. Osler, Modern Medicine, Ed. 3, Vol. 4, Lea & Febiger, Philadelphia (1927).

ABBOTT, M. E.: Atlas of congenital cardiac disease. The American Heart Association, New York (1936).

ABRAHAMS, D. G., and P. WOOD: Pulmonary stenosis with normal aortic root. Brit. Heart J. *13*, 519 (1951).

ABRAMS, H. L., H. S. KAPLAN and A. PURDY: Diagnosis of complete transposition of the great vessels. Radiology *57*, 500 (1951).

ABRAMS, H. L., and H. S. KAPLAN: Angiocardiographic interpretation in congenital heart disease. Ch. C. Thomas, Springfield (1956).

ABRAMS, H. L.: Persistence of fetal ductus function after birth. Circulation *18*, 206 (1958).

ABRIKOSSOFF, A.: Aneurysma des linken Herzventrikels mit abnormer Abgangsstelle der linken Koronararterie von der Pulmonalis bei einem fünfmonatigen Kinde. Virchows Arch. path. Anat. *203*, 413 (1911).

ADAMS, F. H., and B. KATZ: Endocardial fibroelastosis; case reports with special emphasis on the clinical findings. J. Pediatr., St. Louis *41*, 141 (1952).

ADAMS, F. H., and J. LIND: Physiologic studies on the cardiovascular status of normal newborn infants (with special reference to the ductus arteriosus). Pediatrics *19*, 431 (1957).

AGUILA, M. J., H. B. STEPHANS and J. T. CRANE: Syndrome of congenital absence of the spleen with associated cardiovascular and gastroenteric anomalies. Circulation *14*, 520 (1956).

AGUSTSSON, M. H., B. M. GASUL, E. H. FELL, J. S. GRAETTINGER, J. P. BICOFF and D. F. WATERMAN: Anomalous origin of left coronary artery from pulmonary artery. Diagnosis and treatment of infantile and adult types. J. Amer. Med. Ass. *180*, 15 (1962).

AKER, U. T., M. J. FRIEDENBERG and B. M. PARKER: Retrograde ventricular cardiography and aortography. Circulation *29*, 34 (1964).

ALEXANDER, S. F., S. T. FIEGIEL and R. N. CLASS: Congenital absence of left pulmonary artery. Amer. Heart. J. *50*, 465 (1955).

ALLISON, P. R., and R. J. LINDEN: The bronchoscopic measurement of left auricular pressure. Circulation 7, 669 (1953).

AMPLATZ, K., J. AQUIRRE and C. W. LILLEHEI: Coronary arteriovenous fistula into main pulmonary artery: preoperative diagnosis by selective aortography. J. Amer. Med. Ass. *172*, 1384 (1960).

AMPLATZ, K., R. G. LESTER, R. ERNST and C. W. LILLEHEI: Retrograde left cardioangiography, its diagnostic valvue in acquired and congenital heart disease. Radiology *76*, 393 (1961).

AMPLATZ, K.: The roentgenographic diagnosis of mitral and aortic valvular disease. Amer. Heart J. *64*, 556 (1962).

ANDERSON, D. H., and J. KELLY: Endocardial fibroelastosis:
I. Endocardial fibroelastosis associated with congenital malformations of the heart.
II. A clinical and pathological investigation of those cases without associated cardiac malformations. Pediatrics *18*, 513 (1956).

ANDERSON, R. C., W. OBATA and C. W. LILLEHEI: Truncus arteriosus: clinical study of fourteen cases. Circulation *16*, 586 (1957).

ANDERSON, R. C., C. W. LILLEHEI and R. G. LESTER: Corrected transposition of the great vessels of the heart. A review of 17 cases. Pediatrics *20*, 626 (1957).

APITZ, J., und A. J. BEUREN: Angeborene Herzfehler im ersten Lebensjahr. Ein Überblick über 630 herzkranke Säuglinge. Arch. Kreislaufforsch. *42*, 264 (1963).

APITZ, J.: Die Endokardfibroelastose im Säuglings- und Kindesalter. Zschr. Kreisl.forsch. *53*, 598 (1964).

APITZ, J., K. STAPENHORST und J. STOERMER: Klinik und Pathologie des intraperikardialen Teratoms. Arch. Kinderhk., Stuttgart *172*, 25 (1965).

ARVIDSSON, H., J. KARNELL und T. MÖLLER: Multiple stenosis of the pulmonary arteries associated with pulmonary hypertension, diagnosed by selectice angiocardiography. Acta radiol., Stockholm *4*, 209 (1955).

AXÉN, O., and J. LIND: Electrocardiographic recording in angiocardiography with synchronous serial photography at right-angled planes. Cardiologia *16*, 61 (1950).

BAFFES, T. G., F. R. JOHNSON, W. J. POTTS and S. GIBSON: Anatomic variations in the tetralogy of Fallot. Amer. Heart. J. *46*, 657 (1953).

BAGGER, M., V. O. BJÖRK and G. MALMSTRÖM: Technique and sequelae of catheterization of the left side of the heart. Amer. Heart J. *53*, 91 (1957).

BAGGER, M., et. al.: On methods and complications in catheterization of heart and large vessels, with and without contrast injection. Amer. Heart J. *54*, 766 (1957).

BAHNSON, H. T., R. N. COOLEY and R. D. SLOAN: Coarctation of the aorta at unusual sites. Amer. Heart J. *38*, 905 (1949).

BAKER, C., W. D. BRINTON and G. D. CHANNELL: Ebstein's disease. Guy's Hosp. Rep., London *99*, 247 (1950).

BARON, M. G., B. S. WOLF, L. STEINFELD and A. J. GORDON: Left ventricular angiocardiography in the study of ventricular septal defects. Radiology *81*, 223 (1963).

BARON, M. G., B. S. WOLF, L. STEINFELD and L. H. S. VAN

MIEROP: Endocardial cushion defects. Specific diagnosis by angiocardiography. Amer. J. Cardiology *13*, 162 (1964).

BASSO, U., e E. DIPAOLO: Morte improvvisa in un caso di macrocardia con ipoplasia aortica. Arch. ital. anat. pat. *30*, 446 (1956).

BAYER, O., und W. RIPPERT: Klinische und physiologische Befunde beim Ebstein-Syndrom: Bericht über 3 Fälle. Zschr. Kreisl.forsch. *43*, 98 (1954).

BEARD, E. F., D. A. COOLEY und J. R. LATSON: Combined congenital subaortic stenosis and infundibular subpulmonic stenosis. Report of a case with successful surgical treatment. Arch. Int. Med., Chicago *100*, 647 (1957).

BECU, L. M., H. J. C. SWAN, J. W. DUSHANE and J. E. EDWARDS: Cardiac clinics: CXLIV. Ebstein malformation of the left atrioventricular valve in corrected transposition of the great vessels with ventricular septal defect. Proc. Staff Meet. Mayo Clinic *30*, 483 (1955).

BECU, L. M., W. N. TAUXE, J. W. DUSHANE and J. E. EDWARDS: A complex of congenital cardiac anomalies: ventricular septal defect, biventricular origin of the pulmonary trunk, and subaortic stenosis. Amer. Heart J. *50*, 901 (1955).

BENDER, S. R., L. S. DREIFUS and D. DOWNING: Anatomic and electrocardiographic correlation of Fallot's tetralogy. A study of 100 proved cases. Amer. J. Cardiology *8*, 475 (1961).

BERBERICH, J., und S. HIRSCH: Die röntgenologische Darstellung der Arterien und Venen am lebenden Menschen. Klin. Wschr. 2, 2226 (1923).

BERCU, B. A., G. A. DIETTERT, W. H. DANFORTH, E. E. PUND jr., R. C. AHLVIN and R. R. BELLIVEAU: Pseudoaortic stenosis produced by ventricular hypertrophy. Amer. J. Med. *25*, 814 (1958).

BERNHEIM, P. J.: De L'asystolie veineuse dans L'hypertrophie du coeur gauche par stenose concomitante du ventricule droit. Rev. médecine, Paris *30*, 785 (1910).

BERNSTEIN, A., F. WEISS and L. GILBERT: Uncomplicated congenital mitral stenosis. Amer. J. Cardiology 2, 102 (1958).

BETTE, L., G. HARBAUER und L. HORBACH: Ergebnisse der Herzkatheterisierung auf transseptalem Wege. Verh. Dtsch. Ges. Kreisl.forsch. *28*, 331 (1962).

BEUREN, A. J.: Differential diagnosis of the Taussig-Bing heart from complete transposition of the great vessels with a posteriorly overriding pulmonary artery. Circulation *21*, 1071 (1960).

BEUREN, A. J., J. KONCZ und K. KOCHSIEK: Funktionelle Subaortenstenose als Folge einer „Kardiomyopathie“ unbekannter Ursache. Zschr. Kreisl.forsch. *50*, 1162 (1961).

BEUREN, A. J., J. STOERMER, J. APITZ und H. E. HOFFMEISTER: Aortenstenose im Säuglings- und Kindesalter. Zschr. Kreisl.-forsch. *50*, 755 (1961).

BEUREN, A. J., J. APITZ und J. STOERMER: Transseptale Katheterisierung des linken Herzens. Zschr. Kreisl.forsch. *50*, 644 (1961).

BEUREN, A. J., J. APITZ und J. KONCZ: Die Diagnose und Beurteilung der verschiedenen Formen der supravalvulären Aortenstenose. Zschr. Kreisl.forsch. *51*, 829 (1962).

BEUREN, A. J., J. APITZ and D. HARMJANZ: Supravalvular aortic stenosis in association with mental retardation and a certain facial appearance. Circulation *26*, 1235 (1962).

BEUREN, A. J., und J. APITZ: Modifizierung der Technik der transseptalen Katheterisierung des linken Herzens. Möglichkeit zur gleichzeitigen linksseitigen intrakardialen Phonokardiographie. Zschr. Kreisl.forsch. *51*, 11 (1962).

BEUREN, A. J., und J. APITZ: Selektive transseptale Angiokardiographie des linken Vorhofs oder linken Ventrikels. Zschr. Kreisl.forsch. *51*, 20 (1962).

BEUREN, A. J., and J. APITZ: Left ventricular angiokardiography by transseptal puncture of the left atrium. Circulation *28*, 209 (1963).

BEUREN, A. J., J. STOERMER und J. APITZ: Die korrigierte Transposition der großen Gefäße bei Situs solitus. Bericht über 10 Patienten. Arch. Kreislaufforsch. *41*, 228 (1963).

BEUREN, A. J., J. STOERMER und J. APITZ: Situs inversus mit Lävokardie. Arch. Kreislaufforsch. *42*, 29 (1963).

BEUREN, A. J., und H. E. HOFFMEISTER: Diagnose, Hämodynamik und chirurgische Therapie des Fehlabganges der linken Koronararterie von der Arteria pulmonalis. Zschr. Kreisl.-forsch. *52* 1088 (1963).

BEUREN, A. J., und J. APITZ: Die transseptale Katheterisierung des linken Herzens. Erfahrungen bei 220 Punktionen. Zschr. Kreisl.forsch. *52*, 649 (1963).

BEUREN, A. J., und J. APITZ: Die selektive Angiokardiographie des linken Herzens nach transseptaler Punktion des linken Vorhofs. Bericht über 120 Angiokardiographien bei 220 Punktionen. Arch. Kreislaufforsch. *41*, 42 (1963).

BEUREN, A. J.: Die Fallot'sche Tetralogie und Trilogie: Pathologie, Pathophysiologie und Klinik. Ergebn. inn. Med. *21*, 1 (1964).

BEUREN, A. J.: Ein neues Syndrom: Supravalvuläre Aortenstenose, multiple periphere Pulmonalstenosen, geistige Retardierung, ähnliche Gesichtszüge und identische Zahnmißbildungen. Mschr. Kinderhk. *112*, 218 (1964).

BEUREN, A. J., C. SCHULZE, P. EBERLE, D. HARMJANZ und J. APITZ: The syndrome of supravalvular aortic stenosis, peripheral pulmonary stenosis, mental retardation and similar facial appearance. Amer. J. Cardiology *13*, 471 (1964).

BEUREN, A. J., J. STOERMER und J. APITZ: Prä- und postoperative Befunde bei 66 Patienten mit kongenitaler Aortenstenose. Verh. Dtsch. Ges. Kreisl.forsch. *30*, 370 (1964).

BEUREN, A. J.: Fehlbildungen der Aorta und des Ausflußtraktes des linken Ventrikels. In: Handbuch der Kinderheilk. Bd. VII, S. 586. Springer-Verlag, Berlin–Heidelberg–New York (1966).

BINACK, K., T. J. REGAN, R. C. CHRISTENSEN and H. K. HELLEMS: Arteriovenous fistula: hemodynamic effects of occlusion and exercise. Amer. Heart J. *60*, 495 (1960).

BING, R. J., L. D. VANDAM and F. D. GRAY jr.: Physiological studies in congenital heart disease. I. Procedures. Bull. Johns Hopkins Hosp. *80*, 107 (1947).

BING, R. J., L. D. VANDAM and F. D. GRAY jr.: Physiological studies in congenital heart disease; results of preoperative studies in patients with tetralogy of Fallot. Bull. Johns Hopkins Hosp. *80*, 121 (1947).

BING, R. J., L. D. VANDAM and F. D. GRAY jr.: Physiological studies in congenital heart disease. III. Results obtained in five cases of Eisenmengers complex. Bull. Johns Hopkins Hosp. *80*, 323 (1947).

BING, R. J., M. M. HAMMOND, J. C. HANDELSMAN, S. R. POWERS, F. C. SPENCER, J. E. ECKENHOFF, W. T. GOODALE, J. H. HAFKENSCHIEL and S. S. KETY: The measurement of coronary blood flow, oxygen consumption and efficiency of the left ventricle in man. Amer. Heart J. *38*, 1 (1949).

BING, R. J.: The physiology of congenital heart disease. Nelson's Loose Leaf Med., New York (1949).

BING, R. J., W. REBER, J. E. SPARKS, F. A. BALBONI, A. G. VITALE and M. HANLON: Congenital pulmonary stenosis. J. Amer. Med. Ass. *154*, 127 (1954).

BJÖRK, V. O., G. MALMSTRÖM and L. G. UGGLA: Left auricular pressure measurement in man. Ann. Surg. *138*, 718 (1953).

BJÖRK, V. O.: Direct pressure measurement in the left atrium, the left ventricle and the aorta. Acta chir. Scand. *107*, 466 (1954).

BJÖRK, V. O., W. S. BLAKEMORE and G. MALMSTRÖM: Left ventricular pressure measurement in man. Amer. Heart J. *48*, 197 (1954).

BJÖRK, V. O., and G. MALMSTRÖM: Left heart catheterization. Circulation Res. 2, 424 (1954).

Björk, V. O., B. Jonsson and B. Nordenström: Subaortic stenosis. Thorax, London *13*, 201 (1958).

Björk, V. O., and H. Lodin: Left heart catheterization with selective left atrial and ventricular angiocardiography in the diagnosis of mitral and aortic valvular disease. Progr. cardiovasc. Dis. *2*, 116 (1959).

Björk, V. O., H. Lodin and E. Malers: The evaluation of the degree of mitral insufficiency by selective left ventricular angiocardiography. Amer Heart J. *60*, 691 (1960).

Björk, V. O., I. Cullhed and H. Ludin: Aortic stenosis. Correlation between pressure gradient and left ventricular angiocardiography. Circulation *23*, 509 (1961).

Björk, V. O., J. Cullhed, A. Hallén, H. Lodin and E. Malers: Sequelae of left ventricular puncture with angiocardiography. Circulation *24*, 204 (1961).

Björk, V. O., G. Hultquist and H. Lodin: Subaortic stenosis produced by an abnormally placed anterior mitral leaflet. J. Thorac. cardiovasc. Surg. *41*, 659 (1961).

Björk, V. O.: Discussion in G. E. W. Wolstenholme and M. O'Connor: Cardiomyopathies. Ciba Foundation Symposium. Churchill, London (1964).

Black, J. A., and R. E. Bonham-Carter: Association between aortic stenosis and facies of severe infantile hypercalcaemia. Lancet, London *2*, 745 (1963).

Blakemore, A. H.: Angiography – an evaluation of its usefulness. Surg. Clin. N. America *26*, 326 (1946).

Blalock, A., and H. B. Taussig: The surgical treatment of malformations of the heart in which there is pulmonary stenosis or pulmonary atresia. J. Amer. Med. Ass. *128*, 189 (1945).

Blalock, A.: Surgical procedures employed and anatomical variations encountered in the treatment of congenital pulmonic stenosis. Surg. Gyn. Obstetr. *87*, 385 (1948).

Blalock, A., and C. R. Hanlon: The surgical treatment of complete transposition of the aorta and the pulmonary artery. Surg. Gyn. Obstetr. *90*, 1 (1950).

Bland, E. F., P. D. White and J. Garland: Congenital anomalies of the coronary arteries; report of an unusual case associated with cardiac hypertrophy. Amer. Heart J. *8*, 787 (1933).

Blount jr., S. G., M. C. McCord, H. Mueller and H. Swan: Isolated valvular pulmonic stenosis; clinical and physiologic response to open valvuloplasty. Circulation *10*, 161 (1954).

Blount jr., S. G., H. Mueller and M. C. McCord: Ventricular septal defect. Clinical and hemodynamic patterns. Amer. J. Med. *18*, 871 (1955).

Blount jr., S. G., M. C. McCord and I. J. Gelb: Ebstein's anomaly. Circulation *15*, 210 (1957).

Blount jr., S. G., P. S. Vigoda and H. Swan: Isolated infundibular stenosis. Amer. Heart J. *57*, 684 (1959).

Blumberg, R. W., and R. A. Lyon: Endocardial sclerosis. Amer. J. Dis. Child. *84*, 291 (1952).

Blumenthal, S., and D. B. Davis: Coarctation of the aorta in childhood; report of cases in which diagnosis was confirmed by intravenous injections of diodrast. Amer. J. Dis. Child. *62*, 1224 (1941).

Bonnet, L. M.: Sur la lésion dite sténose congénitale de l'aorte dans la région de l'isthme. Rev. médecine, Paris *23*, 108, 255, 335, 418, 481 (1903).

Bosher, L. H., and C. Moore McCue: Diagnosis and surgical treatment of aortopulmonary fenestration. Circulation *25*, 456 (1962).

Botham, R. J., G. G. Rowe and W. P. Young: Pericardial tamponade following percutaneaous left ventricular puncture. Circulation *19*, 741 (1959).

Bourassa, M. G., and L. Campeau: Combined supravalvular aortic und pulmonic stenosis. Circulation *28*, 572 (1963).

Bowman, H. E., and F. F. Forry: Duplication of the mitral valve. Laborat Invest. *2*, 454 (1963).

Brachfeld, N., and R. Gorlin: Subaortic stenosis: a revised concept of the disease. Medicine Baltimore *38*, 415 (1959).

Braudo, J. L., S. N. Javett, D. I. Adler and I. Kessel: Isolated congenital mitral stenosis. Report of two cases with mitral valvotomy in one. Circulation *15*, 358 (1957).

Braunwald, E., A. G. Morrow and T. Cooper: Left ventricular angiocardiography in the diagnosis of persistent atrioventricular canal and related anomalis. Amer. J. Cardiology *4*, 802 (1959).

Braunwald, E., and A. G. Morrow: Left ventriculo-right atrial communication. Diagnosis by clinical, hemodynamic and angiographic methods. Amer. J. Med. *28*, 913 (1960).

Braunwald, E., A. G. Morrow, W. P. Cornell, M. M. Aygen and T. F. Hilbish: Idiopathic hypertrophic subaortic stenosis: Clinical, hemodynamic and angiographic manifestations. Amer. J. Med. *29*, 924 (1960).

Braunwald, E., E. C. Brockenbrough, J. L. Talbert, J. R. Folse and S. D. Rockoff: Selective left heart angiocardiography by the transseptal route. Amer. J. Med. *33*, 213 (1962).

Braunwald, E., and W. P. Cornell: A simplified technic for the detection of patent ductus arteriosus and of other left-to-right shunts originating from the aorta. Circulation *23*, 279 (1961).

Braunwald, E., and P. A. Ebert: Hemodynamic alterations in idiopathic hypertrophic subaortic stenosis induced by sympathomimetic drugs. Amer. J. Cardiology *10*, 489 (1962).

Braunwald, E., A. Goldblatt, M. M. Aygen, S. D. Rockoff and A. G. Morrow: Congenital aortic stenosis. I. Clinical and hemodynamic findings in 100 patients. Circulation *27*, 426 (1963).

Braunwald, E., C. T. Lambrew, S. D. Rockoff, J. Ross jr., and A. G. Morrow: Idiopathic hypertrophic subaortic stenosis: I. A description of the disease based upon an analysis of 64 patients. Circulation *30*, Suppl. IV, 3 (1964).

Brink, A. J., and C. A. Neill: The electrocardiogram in congenital heart disease. With special reference to left axis deviation. Circulation *12*, 604 (1955).

Brinton, W. D., and M. Campbell: Necropsis in some congenital disease of the heart, mainly Fallot' tetralogy. Brit. Heart. J. *15*, 335 (1953).

Bristow, J. D.: Recognition of left ventricular outflow tract obstruction. Circulation *31*, 600 (1965).

Brock, R. C.: Pulmonary valvulotomy for the relief of congenital pulmonary stenosis; report of 3 cases. Brit. Med. J. *1*, 1121 (1948).

Brock, R. C., B. B. Milstein and N. Ross: Percutaneous left ventricular puncture in the assessment of aortic stenosis. Thorax, London *11*, 163 (1956).

Brock, R. C.: Functional obstruction of the left ventricle (acquired aortic subvalvar stenosis). Guy's Hosp. Rep. *106*, 221 (1957).

Brockenbrough, E. C., and E. Braunwald: A new technic for left ventricular angiocardiography and transseptal left heart catheterization. Amer. J. Cardiology *6*, 1062 (1960).

Brockenbrough, E. C., E. Braunwald and A. G. Morrow: A hemodynamic technic for the detection of hypertrophic subaortic stenosis. Circulation *23*, 189 (1961).

Brockenbrough, E. C., E. Braunwald and J. Ross jr.: Transseptal left heart catheterization. A review of 450 studies and description of an improved technic. Circulation *25*, 15 (1962).

Brockenbrough, E. C., E. Braunwald, W. C. Roberts and A. G. Morrow: Partial persistent atrioventricular canal simulating pure mitral regurgitation. Amer. Heart J. *63*, 9 (1962).

Brockenbrough, E. C., E. Braunwald, J. Ross jr., and A. G. Morrow: Left heart catheterization in infants and children. Pediatrics *30*, 253 (1962).

Brodén, B., H. E. Hanson and J. Karnell: Thoracic aortography, preliminary report. Acta radiol., Stockholm *29*, 181 (1948).

Brodén, B., G. Jönsson and J. Karnell: Thoracic aortography. Observation on technical problems connected with the method and various risks involved in its use. Acta radiol., Stockholm *32*, 498 (1949).

Brofman, B. L., and J. C. Elder: Cardio aortic fistula. Temporary circulatory occlusion as an aid in diagnosis. Circulation *16*, 77 (1957).

Brooks, B.: Intra-arterial injection of Sodium iodid, preliminary report. J. Amer. Med. Ass. *82*, 1016 (1924).

Brooks, H. St. J.: Two cases of an abnormal coronary artery of the heart arising from the pulmonary artery; with some remarks upon the effect of this anomaly in producing cirsoid dilatation of the vessels. J. Anat., London *20*, 26 (1886).

Brown, J. W.: Congenital heart disease. Ed. 2 Staples Press, London (1950).

Buchs, S., und F. Wyler: Supravalvuläre Aortenstenose als Einzelanomalie sowie als Bestandteil eines Syndroms bei debilen Dysplastikern. Cardiologia *45*, 121 (1963).

Bulgarelli, R.: Le moderne tecniche di diagnostica cardiologica nello studio di un rarissimo caso di ipoplasia della polmonare e dell'aorta. Minerva pediatr., Torino *8*, 1373 (1956).

Burchell, H. B., J. W. DuShane and R. O. Brandenburg: Electrocardiogram of patients with atrioventricular cushion defects (defects of atrioventricular canal). Amer. J. Cardiology *6*, 578 (1960).

Burgemeister, G., H. Westerkamp und H. Feller: Ein Beitrag zur Angiokardiographie bei angeborenen Herzfehlern. Fortschr. Röntgenstr. *86*, 25 (1957).

Burgemeister, G., und W. Porstmann: Direkte Angiokardiographie und retrograde Aortographie mit dem Elema-Gerät bei angeborenen Herzfehlern. Fortschr. Röntgenstr. *88*, 145 (1958).

Cannell, D. E.: Congenital aneurysm of interventricular septum; report of 2 cases. Amer. J. Path. *6*, 477 (1930).

Campbell, J. A., R. J. Bing, J. C. Handelsman, H. E. Griswold and M. Hammond: Physiological studies in congenital heart disease. VIII. The physiological findings in two patients with complete transposition of the great vessels. Bull. Johns Hopkins Hosp. *84*, 269 (1949).

Campbell, M., and T. H. Hills: Angiocardiography in cyanotic congenital heart disease. Brit. Heart J. *12*, 65 (1950).

Campbell, M., and G. Reynolds: The significance of the P wave in dextrocardia and isolated levocardia. Brit. Heart J. *14*, 481 (1952).

Campbell, M., G. Reynolds and J. R. Trounce: Six cases of single ventricle with pulmonary stenosis. Guy's Hosp. Rep., London *102*, 99 (1953).

Campbell, M., and P. Forgacz: Laevocardia with transposition of the abdominal viscera. Brit. Heart J. *15*, 401 (1953).

Campbell, M.: Simple pulmonary stenosis; pulmonary valvular stenosis with a closed ventricular septum. Brit. Heart J. *16*, 273 (1954).

Campbell, M., and G. A. K. Missen: Endocardial cushion defects: Common atrioventricular canal and ostium primum. Brit. Heart J. *19*, 403 (1957).

Campbell, M., and D. C. Deuchar: Continuous murmurs in cyanotic congenital heart disease. Brit. Heart J. *23*, 173 (1961).

Cardell, B. S.: Corrected transposition of the great vessels. Brit. Heart J. *18*, 186 (1956).

Cardelle, G., B. Sanchez-Santiago, A. Castellanos et R. Pereiras: Tronco-arterial común persistente; su diagnóstico intra-vitam por la angiocardiografia. Bol. Soc. cubana pediatr. *10*, 247 (1938).

Carney, E. K., E. Braunwald, W. C. Roberts, M. Aygen and A. G. Morrow: Congenital mitral regurgitation. Amer. J. Med. *33*, 223 (1962).

Caro, C., V. C. Lermanda and H. A. Lyons: Aortic origin of the right pulmonary artery. Brit. Heart J. *19*, 345 (1957).

Carson, M. J., T. H. Burford, W. G. Scott and J. Goodfriend: Diagnosis of pulmonary stenosis by angiocardiography. J. Pediatr., St. Louis *33*, 525 (1948).

Carr, F. B., and H. Levi: Pulmonary conus stenosis with closed fetal passages; report of case. Amer. Heart J. *17*, 243 (1939).

Case, R. B., A. G. Morrow, W. Stainsby and J. O. Nestor: Anomalous origin of the feft coronary artery. The physiologic defect and suggested surgical treatment. Circulation *17*, 1062 (1958).

Castellanos, A., R. Pereiras et A. Garcia: La angiocardiografia radioopaca. Arch. Soc. clin. Habana *31*, 523 (1937).

Castellanos, A., R. Pereiras, A. Garcia and A. Vasquez-Paussa: On the factors intervening in the obtention of perfect angiocardiograms. Bol. Soc. cubana pediatr. *10*, 217 (1938).

Castellanos, A., R. Pereiras et A. Garcia: L'angiocardiographie chez l'enfant. Presse méd. Paris *46*, 1474 (1938).

Castellanos, A., R. Pereiras et A. Garcia: La angiocardiografia. Rev. cienc. méd. Habana *1*, 1 (1938).

Castellanos, A.: Sobre el diagnóstico angiocardiográfico de la communicación interventricular. Arch. lat.-amer. cardiol., México *8*, 1 (1938).

Castellanos, A., R. Pereiras and A. Garcia: Angio-cardiographies in newborn. Bol. Soc. cubana pediatr. *10*, 225 (1938).

Castellanos, A., O. Garcia and E. Gonzales: Complete interruption of the aortic arch with transposition of the great vessels. (Report of a case diagnosed in vivo). Cardiologia *34*, 53 (1959).

Celoria, G. C., and R. B. Patton: Congenital absence of the aortic arch. Amer. Heart J. *58*, 407 (1959).

Chavez, I., N. Dornbecker and A. Celis: Direct intracardiac angiocardiography: its diagnostic value. Amer. Heart J. *33*, 560 (1947).

Chiechi, M. A.: Incomplete transposition of the great vessels with biventricular origin of the pulmonary artery (Taussig-Bing complex). Amer. J. Med. *22*, 234 (1957).

Chipps, H. D.: Aneurysm of the sinus of Valsalva causing coronary occlusion. Arch. Path., Chicago *31*, 627 (1941).

Christie, A.: Normal closing time of the foramen ovale and the ductus arteriosus, an anatomic and statistical study. Amer. J. Dis. Child. *40*, 323 (1930).

Clark, R. J., and P. D. White: Congenital aneurysmal defect of the membranous portion of the ventricular septum associated with heart block, ventricular flutter, Adams-Stockes Syndrome and death. Circulation *5*, 725 (1952).

Coelho, E., and A. de Oliveira: Stenosis of pulmonary infundibulum with intact ventricular septum; case report with anatomic confirmation. Clin. contemp., Lisboa *5*, 57 (1951).

Coelho, E., E. de Paiva, F. de Pádua, A. Nunes, S. Amram, Bordalo e Sá and S. Luis: Tetralogy of Fallot. Angiocardiographic, electrocardiographic, vectorcardiographic and hemodynamic studies of the Fallot-type complex. Amer. J. Cardiology 7, 538 (1961).

Coelho, E., E. de Paiva and A. Nunes: Selective angiocardiography in the diagnosis of atrial septal defect (ostium secundum type). Amer. J. Cardiology 7, 167 (1961).

Coelho, E., E. de Paiva, A. Nunes and V. Tavares: Angiocardiographic studies of valvular malformations in pulmonary stenosis. Relationship to physiologic alterations. Amer. J. Cardiology *10*, 634 (1962).

Coelho, E., and J. C. Pimentel: Diffuse endomyocardial fibrosis. Amer. J. Med. *35*, 569 (1963).

Cohen, J., H. Effat, J. F. Goodwin, C. M. Oakley and R. E. Steiner: Hypertrophic obstructive cardiomyopathy. Brit. Heart J. *26*, 16 (1964).

Coles, J. E., and J. W. Walker: Coarctation of the pulmonary artery. Amer. Heart J. *52*, 469 (1956).

Collett, R. W., and J. E. Edwards: Persistent truncus arteriosus: a classification according to anatomic types. Surg. Clin. N. America *29*, 1245 (1949).

Conte, E., and A. Costa: Angiopneumography. Radiology *21*, 461 (1933).

Cooley, D. A., and H. A. Collins: Anomalous drainage of entire pulmonary venous system into left innominate vein: Clinical and surgical considerations. Circulation *19*, 486 (1959).

Cooley, R. N., H. T. Bahnson and C. R. Hanlon: Angiocardiography in congenital heart disease of cyanotic type with pulmonic stenosis or atresia. I. Observations on the tetralogy of Fallot and "pseudo"-truncus arteriosus. Radiology *52*, 329 (1949).

Cooley, R. N., R. D. Loan, E. R. Hanlon and H. T. Bahnson: Angiocardiography in congenital heart disease of cyanotic type. II. Observations on tricuspid stenosis or atresia with hypoplasia of right ventricle. Radiology *54*, 848 (1950).

Cooley, R. N., and R. D. Sloan: Angiocardiography in congenital heart disease of cyanotic type. III. Observations on complete transposition of the great vessels. Radiology *58*, 481 (1952).

Cooley, R. N., L. C. Harris and A. E. Rodin: Abnormal communication between the aorta and the left ventricle. Aortico-left ventricular tunnel. Circulation *31*, 564 (1965).

Cope, C.: Technique for transseptal catheterization of the left atrium. Perliminary report. J. Thorac. Surg., St. Louis *37*, 482 (1959).

Cosby, R. S., and G. C. Griffith: Interatrial septal defect. Amer. Heart J. *38*, 80 (1949).

Cournand, A., A. Himmelstein, R. L. Riley and C. W. Lester: A follow-up study of the cardiopulmonary function in four young individuals after pneumonectomy. J. Thorac. Surg., St. Louis *16*, 30 (1947).

Cournand, A., R. L. Riley, A. Himmelstein and R. Austrian: Pulmonary circulation and alveolar ventilation-perfusion relationships after pneumonectomy. J. Thorac. Surg., St. Louis *19*, 80 (1950).

Cournand, A., R. J. Bing, L. Dexter, Ch. Dotter, L. N. Katz, J. V. Warren and E. Wood: Report of committee on cardiac catheterization and angiocardiography of the American Heart Association. Circulation 7, 769 (1953).

Creech jr., O., M. K. Ledbetter and K. Reemtsma: Congenital mitral insufficiency with cleft posterior leaflet. Circulation *25*, 390 (1962).

Cregg, H. A., P. W. Smith, C. W. Wilson and J. W. Bull: Cardioangiography. Radiology *65*, 268 (1955).

Criley, J. M., and C. A. Neill: Cine-angiocardiography in the differential diagnosis of tetralogy of Fallot. Circulation *24*, 911 (1961).

Cullhed, I.: Aortic stenosis. Almqvist & Wiksell, Stockholm (1964).

Cumming, G. R., and C. C. Ferguson: Anomalous origin of the left coronary artery from the pulmonary artery, functioning as a coronary arteriovenous fistula. Amer. Heart J. *64*, 690 (1962).

Cumming, G. R.: Congenital corrected transposition of the great vessels without associated intracardiac anomalies. A clinical, hemodynamic and angiographic study. Amer. J. Cardiology *10*, 605 (1962).

D'Abreu, A. L., C. G. Rob und J. F. Vollmar: Die coarctatio aortae abdominalis. Langenbeck's Arch. klin. Chir. *290*, 52 (1959).

Dammann jr., J. Fr., M. Berthrong and R. J. Bing: Reverse Ductus. A presentation of the syndrome of patency of the ductus arteriosus with pulmonary hypertension and a shunting of blood from pulmonary artery to aorta. Bull. Johns Hopkins Hosp. *92*, 128 (1953).

Dammann jr., J. Fr., and Ch. Ferencz: The significance of the pulmonary vascular bed in congenital heart disease. III. Defects between the ventricles or great vessels in which both increased pressure and blood flow may act upon the lungs and in which there ist a common ejectile force. Amer. Heart J. *52*, 210 (1956).

Dammann jr., J. Fr., J. P. Baker and W. M. Muller jr.: Pulmonary vascular changes induced by experimentally produced pulmonary arterial hypertension. Surg. Gyn. Obstetr. *105*, 16 (1957).

Dammann jr., J. Fr.: The relationship of flow to pressure in various types of congenital heart disease, particularly those associated with pulmonary hypertension. In: Pulmonary Circulation. Int. Symposium. Chicago 1958. Grune & Stratton, New York (1959).

Dammann jr., J. Fr., W. M. Thompson, O. Sosa and D. Christlieb: Anatomy, physiology and natural history of simple ventricular septal defects. Amer. J. Cardiology *5*, 136 (1960).

Daoud, G., S. Kaplan, E. V. Perrin, J. P. Dorst and F. K. Edwards: Congenital mitral stenosis. Circulation 27, 185 (1963).

Darling, R. C., W. B. Rothney and J. M. Craig: Total pulmonary venous drainage into the right side of the heart; report of 17 autopsied cases not associated with other major cardiovascular anomalies. Laborat. Invest. *6*, 44 (1957).

Das, S. K., E. J. Jahnke and W. J. Walker: Aneurysm of the membraneous septum with interventricular septal defect producing right ventricular outflow obstruction. Circulation *30*, 429 (1964).

Davies, L. G.: A familial heart disease. Brit. Heart J. *14*, 206 (1952).

Davis, L. A., L. Leight and E. L. Pirkey: High speed biplane selective angiocardiography. Amer. J. Dis. Child. *95*, 292 (1958).

Dawes, G. S., J. C. Mott, J. G. Widdicombe and D. G. Wyatt: Changes in the lungs of the newborn lamb. J. Physiol. *121*, 141 (1953).

Dawes, G. S.: The pulmonary circulation after birth. Pulm. Circ. Int. Symposium. Chicago 1958. Grune & Stratton, New York (1959).

Dean, D. C., P. Vlad, E. C. Lambert, J. L. Bunnell and D. G. Greene: Physiologic studies in patients with multiple supravalvular pulmonary artery stenosis. Circulation *26*, 706 (1962).

Deely, W. J., J. W. C. Hagstrom and M. A. Engle: Truncus insufficiency: common truncus arteriosus with regurgitant truncus valve. Report of four cases. Amer. Heart J. *65*, 542 (1963).

De Groot, J. W. C.: Angiocardiography as a diagnostic aid in congenital heart disease. Keesing, Amsterdam (1951).

Dekker, A., A. Mehrizi and A. S. Vengsarkar: Corrected transposition of the great vessels with Ebstein malformation of the left atrio-ventricular valve. An embryologic analysis and two case reports. Circulation *31*, 119 (1965).

Del Campo, G. C., and J. M. Hoyos: Angiography of the aorta. Amer. Heart J. *33*, 729 (1947).

Del Campo, G. C., and J. M. Hoyos: Angiography of the thoracic aorta and coronary vessels. Radiology *50*, 211 (1948).

Denie, J. J., and A. P. Verheugt: Supravalvular aortic stenosis. Circulation *18*, 902 (1958).

Dexter, L., F. W. Haynes, C. S. Burwell, E. C. Eppinger, M. C. Sosman and J. M. Evans: Studies of congenital heart disease. III. Venous catheterization as a diagnostic aid in patent ductus arteriosus, tetralogy of Fallot, ventricular septal defect, and auricular septal defect. J. Clin. Invest. *26*, 561 (1947).

D'Heer, H. A. H., and C. L. C. van Nieuwenhuizen: Diagnosis of congenital aortic septal defects. Description of two cases and special emphasis on a new method which allows an accurate diagnosis by means of cardiac catheterization. Circulation *13*, 58 (1956).

Differding, J. T., R. E. Gardner and B. B. Roe: Intracardiac myxomas with report of two unusual cases of successful removal. Circulation *23*, 929 (1961).

Donzelot, E., A. M. Emam-Zade, R. Heim de Balsac, J. E. Escalle et M. Antoine: L'Angiocardiographie dans les maladies congenitales: Technique et resultate obtenus dans 74 cas. Arch. mal. cœur, Paris *42*, 35 (1949).

Dos Santos, R., A. C. Lamas et J. P. Caldas: L'Artériographie des membres, de l'aorta et de ses branches abdominales. Bull. Soc. nat. Chir. *55*, 587 (1929).

Dos Santos, R., A. C. Lamas et J. P. Caldas: Artériographie des membres et de l'aorta abdominale. Masson & Cie, Paris (1931).

Doss, A. K.: Translumbar aortography – an apparatus for injecting the radiopaque media. Surgery, St. Louis *26*, 422 (1944).

Dotter, C. T., and I. Steinberg: The angiocardiographic measurement of the normal great vessels. Radiology *52*, 353 (1949).

Dotter, C. T., and I. Steinberg: Advances in angiocardiography. M. Clin. North America *34*, 745 (1950).

Dotter, C. T., and F. S. Jackson: Death following angiocardiography. Radiology *54*, 527 (1950).

Dotter, C. T., and I. Steinberg: Angiocardiography. Ann. Roentgenol. Vol. XX. Paul B. Hoeber Co. Inc., New York (1951).

Dotter, C. T.: Left ventricular and systemic arterial catheterization, a simple percutaneous method using a spring guide. Amer. J. Roentgenol. *83*, 969 (1960).

Dotter, C. T., and G. G. Gensini: Percutaneous retrograde catheterization of the left ventricle and systemic arteries of man. Radiology *75*, 171 (1960).

Dotter, C. T., J. D. Bristow, V. D. Menashe, A. Starr and H. E. Griswold: Stenosis of left ventricular outflow tract. Causes and contrast visualization. Circulation *23*, 823 (1961).

Douthell, U., und K. Kramer: Über die Differenzierung kreislaufregulierender Reflexe aus dem linken Herzen. Pflügers Arch. Physiol. *269*, 114 (1959).

Dow, J., and D. G. Taylor: Angiocardiographic technique in intracardiac shunts. Brit. J. Radiol. *35*, 241 (1962).

Düx, A., H. H. Hilger, A. Schaede und P. Thurn: Zur Koronarographie. Koronararterienbefunde im selektiven Aorto- und Lävekardiogramm bei angeborenen und erworbenen Herzfehlern. Fortschr. Röntgenstr. *95*, 1 (1961).

Düx, A., H. Hallerbach, H. H. Hilger, M. Ley, A. Schaede und P. Thurn: Supravalvuläre Aortenstenose. Fortschr. Röntgenstr. *95*, 649 (1961).

Ebstein, W.: Über einen sehr seltenen Fall von Insuffizienz der Valvula tricuspidalis, bedingt durch eine angeborene hochgradige Mißbildung derselben. Arch. Anat. Physiol. 238 (1866).

Edwards, J. E., N. A. Christensen, O. T. Clagett and J. R. McDonald: Pathologic considerations in coarctation of the aorta. Proc. Staff Meet. Mayo Clin. *23*, 324 (1948).

Edwards, J. E.: Pathologic features of Ebstein's malformation of the tricuspid valve. Proc. Staff Meet. Mayo Clin. *28*, 89 (1953).

Edwards, J. E.: Functional pathology of congenital cardiac disease. Pediatr. Clin. N. Amer. *1*, 13 (1954).

Edwards, J. E.: Differential diagnosis of mitral stenosis: A clinicopathologic review of simulating conditions. Laborat. Invest. *3*, 89 (1954).

Edwards, J. E., T. J. Dry, R. L. Parker, H. B. Burchell, E. H. Wood and A. H. Bulbulian: An atlas of congenital anomalies of the heart and great vessels. Ch. C. Thomas, Springfield, Ill. (1954).

Edwards, J. E., H. B. Burchell and N. A. Christensen: Specimen exhibiting the essential lesion in aneurysm of the aortic sinus. Proc. Staff Meet. Mayo Clin. *31*, 407 (1956).

Edwards, J. E., and H. B. Burchell: The pathological anatomy of deficiencies between the aortic root and the heart, including aortic sinus aneurysms. Thorax, London *12*, 125 (1957).

Edwards, J. E., and H. B. Burchell: Pathologic anatomy of mitral insufficiency. Proc. Staff Meet. Mayo Clin. *33*, 497 (1958).

Edwards, J. E.: Anomalous coronary arteries with special reference to arterio-venous-like communications. Circulation *17*, 1001 (1958).

Edwards, J. E.: In: S. E. Gould, Pathology of the heart, Ch. C. Thomas, Springfield, Ill. (1960).

Edwards, J. E.: Atlas of acquired diseases of the heart and great vessels. Vol. 3 p. 1142, W. B. Saunders, Philadelphia (1961).

Edwards, J. E.: The congenital bicuspid aortic valve. Circulation *23*, 485 (1961).

Edwards, J. E.: The direction of blood flow in coronary arteries arising from the pulmonary trunk. Circulation *29*, 163 (1964).

Edwards, J. E., L. S. Carey, H. N. Neufeld and R. G. Lester: Congenital heart disease. Correlation of pathologic anatomy and angiocardiography. Saunders, Philadelphia (1965).

Eisenberg, R., D. Young, B. Jacobsen and A. Boito: Familial supravalvular aortic stenosis. Amer. J. Dis. Child. *108*, 341 (1964).

Eisenmenger, V.: Ursprung der Aorta aus beiden Ventrikeln beim Defekt des Septums ventriculorum. Wien. klin. Wschr. *11*, 25 (1898).

Elder, J. C., B. L. Brofman, P. M. Kohn and B. L. Charms: Unilateral pulmonary artery absence or hypoplasia. Circulation *17*, 557 (1958).

Eldridge, F., A. Selzer and H. Hultgren: Stenosis of a branch of the pulmonary artery. Circulation *15*, 865 (1957).

Eliot, R. S., A. Wolbrink and J. E. Edwards: Congenital aneurysm of the left aortic sinus. A rare lesion and a rare cause of coronary insufficiency. Circulation *28*, 951 (1963).

Elliott, L. P., E. B. Best and G. L. Schiebler: Aortic atresia. A case report and a review. Amer. Heart J. *62*, 821 (1961).

Elliott, L. P., W. J. Taylor and G. L. Schiebler: Combined ventricular hypertrophy in infancy. Vectorcardiographic observations with special reference to the Katz-Wachtel phenomenon. Amer. J. Cardiology *11*, 164 (1963).

Emanuel, R. W., and J. N. Pattinson: Absence of the left pulmonary artery in Fallot's tetralogy. Brit. Heart J. *18*, 289 (1956).

Engle, M. A., and H. B. Taussig: Valvular pulmonic stenosis with intact ventricular septum and patent foramen ovale.

Report of illustrative cases and analysis of clinical syndrome. Circulation 2, 481 (1950).

Engle, M. A., T. P. B. Payne, C. Bruins and H. B. Taussig: Ebstein's anomaly of the tricuspid valve; report of 3 cases and analysis of clinical syndrome. Circulation *1*, 1246 (1950).

Engle, M. A.: Ventricular septal defect in infancy. Pediatrics *14*, 16 (1954).

Engle, M. A., G. R. Holswade, H. P. Goldberg, D. S. Lukas and F. Glenn: Regression after open valvotomy of infundibular stenosis accompanying severe valvular pulmonic stenosis. Circulation *17*, 862 (1958).

Espino-Vela, J., B. Protillo, G. Anselmi, M. V. De la Cruz and M. Reinhold: On a variety of the „corrected" type of transposition of the great vessels associated with dextrocardia. A study of two cases with autopsy report. Amer. Heart J. *58*, 250 (1959).

Evans, L. R., and P. D. White: Massive hypertrophy of the heart with special reference to Bernheim's syndrome. Amer. J. Med. Sc. *216*, 485 (1948).

Everts-Suarez, E. A., and C. P. Carson: The triad of congenital absence of aortic arch (isthmus aortae), patent ductus arteriosus and interventricular septal defect – a trilogy. Ann. Surg. *150*, 153 (1959).

Facquet, J., J. M. Lemoine, P. Alhomme et J. Lefèvre: La mesure de la pression auriculaire gauche par voie transbronchique. Arch. mal. cœur, Paris *45*, 741 (1952).

Falholt, W., and G. Thomsen: Congenital aneurysm of the right sinus of Valsalva, diagnosed by aortography. Circulation *8*, 549 (1953).

Fanconi, G.: Die Transposition der großen Gefäße (das charakteristische Röntgenbild). Arch. Kinderhk. *95*, 202 (1932).

Farinas, P. L.: A new technique for the arteriographic examination of the abdominal aorta and its branches. Amer. J. Roentgenol. *46*, 641 (1941).

Farinas, P. L.: Retrograde abdominal aortography. Amer. J. Roentgenol. *55*, 448 (1946).

Ferencz, Ch., A. L. Johnson and F. W. Wiglesworth: Congenital mitral stenosis. Circulation *9*, 161 (1954).

Ferencz, Ch.: Atrio-ventricular defect of membranous septum. Left ventricular-right atrial communication with malformed mitral valve simulating aortic stenosis. Report of a case. Bull. Johns Hopkins Hosp. *100*, 209 (1957).

Ferencz, Ch.: The pulmonary vascular bed in the tetralogy of Fallot; changes following a systemic-pulmonary arterial anastomosis. Bull. Johns Hopkins Hosp. *106*, 100 (1960).

Figley, M. M., B. Nordenström, A. Stern and H. Sloan: Angiocardiographic mixing defects as indicators of left to right shunts. Acta radiol., Stockholm *45*, 425 (1956).

Fleming, H. A., E. W. Hancock, B. B. Milstein and D. N. Ross: Percutaneous left ventricular puncture with catheterization of the aorta. Thorax, London *13*, 97 (1958).

Fleming, H. A.: Absent left pulmonary artery and right-sided aortic arch in Eisenmenger's complex. Thorax, London *13*, 272 (1958).

Fontana, R. S., and J. E. Edwards: Congenital Cardiac Disease. W. B. Saunders Comp. Philadelphia and London (1962).

Forssmann, W.: Die Sondierung des rechten Herzens. Klin. Wschr. *8*, 2085 (1929).

Forssmann, W.: Über die Kontrastdarstellung der Höhlen des lebenden rechten Herzens und der Lungenschlagader. Münch. med. Wschr. *1*, 489 (1931).

Frahm, Ch. J., E. Braunwald and A. G. Morrow: Congenital aortic regurgitation. Clinical and hemodynamic findings in four patients. Amer. J. Med. *31*, 63 (1961).

Freeman, N. E., and E. R. Miller: Retrograde arteriography in diagnosis of cardiovascular lesion. I. Visualization of aneurysm and peripheral arteries. Ann. Int. Med. *30*, 330 (1949).

Freireich, A. W., and G. B. Nicolson: A rare electrocardiographic finding occasionally seen in single ventricle hearts. Amer. Heart J. *43*, 526 (1952).

Friedman, S., R. Ash, D. Klein and J. Johnson: Anomalous single coronary artery complicating ventriculotomy in a child with cyanotic congenital heart disease. Amer. Heart J. *59*, 140 (1960).

Garcia, R. E., W. F. Friedman, M. M. Kaback and R. D. Rowe: Idiopathic hypercalcemia and supravalvular aortic stenosis. Documentation of a new syndrome. N. England, J. Med. *271*, 117 (1964).

Gasul, B. M., J. B. Richmond and C. A. Krakower: A case of tetralogy of Fallot with a patent foramen ovale (Pentalogy) showing a marked left ventricular hypertrophy and left axis deviation. J. Pediatr., St. Louis *35*, 413 (1949).

Gasul, B. M., and F. Loeffler: Anomalous origin of the left coronary from the pulmonary artery (Bland-White-Garland-syndrome); report of four cases. Pediatrics *4*, 498 (1949).

Gasul, B. M., H. Fell and R. Casas: Diagnosis of aortic septal defect by retrograde aortography. Circulation *4*, 251 (1951).

Gasul, B. M., H. Weiss, E. H. Fell, R. F. Dillon, D. L. Fisher und C. J. Marienfeld: Angiocardiography in congenital heart disease correlated with clinical and autopsy findings. Amer. J. Dis. Child. *85*, 404 (1953).

Gasul, B. M., G. Hait, R. F. Dillon and E. H. Fell: The salient points and the value of venous angiocardiography in the diagnosis of the cyanotic types of congenital malformations of the heart. Ch. C. Thomas, Springfield, Ill. (1957).

Gasul, B. M., R. F. Dillon, V. Vrla and G. Hait: Ventricular septal defects. Their natural transformation into those with infundibular stenosis or into the cyanotic or noncyanotic type of tetralogy of Fallot! J. Amer. Med. Ass. *164*, 847 (1957).

Gasul, B. M., M. Weinberg jr., L. L. Luan, E. H. Fell, J. Bicoff and Z. Steiger: Superior vena cava-right main pulmonary artery anastomosis; surgical correction for patient with Ebstein's anomaly and for congenital hypoplastic right ventricle. J. Amer. Med. Ass. *171*, 1797 (1959).

Gasul, B. M., J. S. Graettinger and G. Bucheleres: Corrected transposition of the great vessels. J. Pediatr., St. Louis *55*, 180 (1959).

Gasul, B. M., R. A. Arcilla, E. H. Fell, J. Lynfield, J. P. Bicoff and L. L. Luan: Congenital coronary arteriovenous fistula. Clinical, phonocardiographic, angiocardiographic and hemodynamic studies in five patients. Pediatrics *25*, 531 (1960).

Gensini, G. G.: A new Teflon catheter for percutaneous catheterization and contrast material injection. Radiology *81*, 939 (1963).

Gidlund, A.: Development of apparatus and methods for roentgen-studies in hemodynamics. Acta radiol., Stockholm Suppl. 130 (1956).

Gilman, R. A., J. S. Lehman, B. G. Musser and R. Russel: Mitral insufficiency – its quantitation by cardiac ventriculography. J. Amer. Med. Ass. *166*, 2124 (1958).

Giraud, G., J. Chaptal, H. Latour, P. Puech et R. Jean: Communication aorto-pulmonaire tronculaire congénitale son diagnostic par le cathetérisme de l'aorte à travers al communication. Arch. mal. cœur, Paris *48*, 567 (1955).

Glenn, W. W. L.: Circulatory by-pass of the rigth side of the heart: IV. Shunt between superior vena cava and distal pulmonary artery; report of clinical application. N. England J. Med. *259*, 117 (1958).

Goertller, K.: Die Mißbildungen des Herzens und der großen Gefäße. In: Das Herz des Menschen, Bd. I. Georg Thieme Verlag, Stuttgart (1963).

GOETZ, R. H.: A new angiocardiographic sign of a patent ductus arteriosus. Brit. Heart. J. *13*, 242 (1951).

GOLDBERG, H. P., F. GLENN, C. T. DOTTER and I. STEINBERG: Myxoma of the left atrium: diagnosis made during life with operative and postmorten findings. Circulation *6*, 762 (1952).

GOODMAN, A. H., and W. J. KUZMAN: Functionally corrected transposition of the great vessels without significant associated defects. Amer. Heart. J. *61*, 811 (1961).

GORLIN, R., N. KRASNOW, H. J. LEVINE, W. A. NEILL, R. J. WAGMAN and J. V. MESSER: A modification of the technic of transseptal left heart catheterization. Amer. J. Cardiology *7*, 580 (1961).

GRAANBOOM, J.: Ein Fall von Dextrocardie mit Transposition von allen großen Gefäßen. Zschr. klin. Med. *18*, 185 (1891).

GRAY, I. R., C. S. JOSHIPURA and J. MACKINNON: Retrograde left ventricular cardioangiography in the diagnosis of mitral regurgitation. Brit. Heart. J. *25*, 145 (1963).

GREENBERG, B. E., and F. H. KNOX: Faulty contrast medium injection in percutaneous ventricular puncture. Radiology *75*, 85 (1960).

GREENE, D. G., E. D. BALDWIN, J. S. BALDWIN, A. HIMMELSTEIN, C. E. ROH and A. COURNAND: Pure congenital pulmonary stenosis and idiopathic congenital dilatation of the pulmonary artery. Amer. J. Med. *6*, 24 (1949).

GREENE, D. G., J. T. SHARP, G. T. GRIFFITH, I. L. BUNNELL and J. E. MACMANUS: Surgical applications of anterior percutaneous left heart puncture. Surgery St. Louis *43*, 1 (1958).

GRISHMAN, A., M. F. STEINBERG and M. L. SUSSMAN: Contrast roentgen visualization of coarctation of the aorta. Amer. Heart J. *21*, 365 (1941).

GROSS, R. E., and J. P. HUBBARD: Surgical ligation of a patent ductus arteriosus, report of first successful case. J. Amer. Med. Ass. *112*, 729 (1939).

GROSS, R. E.: Surgical relief of tracheal obstruction from a vascular ring. N. England J. Med. *233*, 586 (1945).

GROSSE-BROCKHOFF, F., R. JANKER und A. SCHAEDE: Angiokardiographische Untersuchungen bei angeborenen Herzfehlern. Dtsch. med. Wschr. *74*, 1044 (1949).

GROSSE-BROCKHOFF, F., A. SCHAEDE und H. LOTZKES: Die Transpositionen der großen Gefäße. Dtsch. Arch. klin. Med. *201*, 305 (1954).

GROSSE-BROCKHOFF, F., und F. LOOGEN: Klinik und Hämodynamik der Pulmonalstenose ohne Ventrikelseptumdefekt. Dtsch. med. Wschr. *84*, 133 (1959).

GROSSE-BROCKHOFF, F., H. H. LÖHR, F. LOOGEN und H. VIETEN: Die Punktion des linken Ventrikels zur Kontrastmitteldarstellung seiner Ausflußbahn. Fortschr. Röntgenstr. *90*, 300 (1959).

GROSSE-BROCKHOFF, F., F. LOOGEN und A. SCHAEDE: Spezielle Untersuchungsmethoden bei angeborenen und erworbenen Herzfehlern. Handbuch Inn. Med. Band. IX/2, Springer-Verlag Berlin–Göttingen–Heidelberg (1960).

GRÜNDEMANN, A. M., G. A. C. BOSCH, E. J. M. SCHWANTJE, G. A. REIJNS and A. P. M. VERHEUGT: Retrograde catheterization of the left ventricle in aortic stenosis. Amer. J. Cardiology *6*, 915 (1960).

GYLLENSWÄRD, A., H. LODIN, A. LUNDBERG and T. MÖLLER: Congenital multiple peripheral stenosis of the pulmonary artery. Pediatrics *19*, 399 (1957).

HALASZ, N. A., K. H. HALLORAN and A. A. LIEBOW: Bronchial and arterial anomalies with drainage of the right lung into the inferior vena cava. Circulation *14*, 826 (1956).

HANLON, C. R., and A. BLALOCK: Complete transposition of the aorta and the pulmonary artery. Ann. Surg. *127*, 385 (1948).

HANSEN, A. T., P. F. HANSEN, E. SANDOE and K. WINKLER: Percutaneous diagnostic punctures of the heart and great vessels. Acta med. Scand. *169*, 273 (1961).

HANSEN, P. F., H. G. DAVIDSEN and J. FABRICIUS: Subvalvular aortic stenosis of muscular type. Acta med. Scand. *171*, 743 (1962).

HARRIS, J. S., and S. FARBER: Transposition of the great vessels: with special reference to the phylogenetic theory of Spitzer. Arch. Path., Chicago *28*, 427 (1939).

HARRISON, R. W., W. BUEHLER, R. G. THOMPSON, E. T. LONG, R. CARLSON, B. CHARBON and W. E. ADAMS: Cardiopulmonary reserve five to fifteen years following fifty percent or more reduction of lung volumes. Surg. Forum 7, 209 (1956).

HARRISON, R. W., W. E. ADAMS, W. BUEHLER and E. T. LONG: Effects of acute and chronic reduction of lung volumes on cardiopulmonary reserve. Arch. Surg., Chicago *75*, 546 (1957).

HART, K.: Über das Aneurysma des rechten Sinus Valsalvae der Aorta und seine Beziehungen zum oberen Ventrikelseptum. Arch. path. Anat., Berlin *182*, 167 (1905).

HARTMANN, B.: Zur Lehre der Verdoppelung des linken Atrioventrikularostiums. Arch. Kreislaufforsch. *1*, 286 (1937).

HATAM, K., U. RUDHE and G. WALLGREN: Left ventricular wall dimensions. An angiocardiographic study of the normal variation in children. Amer. J. Cardiology *15*, 815 (1965).

HATAM, K., U. RUDHE and G. WALLGREN: Left ventricular hypertrophy. An electrocardiographic and angiocardiographic study in children with systolic overload of the left ventricle. Amer. J. Cardiology *15*, 820 (1965).

HEATH, D., and W. WHITAKER: The pulmonary vessels in patent ductus arteriosus. J. Path. Bact. *70*, 285 (1955).

HEATH, D., and W. WHITAKER: Hypertensive pulmonary vascular disease. Circulation *14*, 323 (1956).

HEATH, D., and J. E. EDWARDS: The pathology of hypertensive pulmonary vascular disease. A description of six grades of structural changes in the pulmonary arteries with special reference to congenital cardiae defects. Circulation *18*, 533 (1958).

HEATH, D., H. F. HELMHOLZ jr., H. B. BURCHELL, J. W. DUSHANE und J. E. EDWARDS: Graded pulmonary vascular changes and hemodynamic findings in cases of atrial and ventricular septal defect and patent ductus arteriosus. Circulation *18*, 1155 (1958).

HEATH, D., H. F. HELMHOLZ jr., H. B. BURCHELL, J. W. DUSHANE, J. W. KIRKLIN and J. E. EDWARDS: Relation between structural changes in the small pulmonary arteries and immediate reversibility of pulmonary hypertension following closure of ventricular and atrial septal defects. Circulation *18*, 1167 (1958).

HEINTZEN, P., und I. TESKE: Die einseitige Agenesie der Lungenarterie. Arch. Kreislaufforsch. *32*, 263 (1960).

HELMHOLZ jr., H. F., G. W. DAUGHERTY and J. E. EDWARDS: Congenital „mitral" insufficiency in association with corrected transposition of the great vessels. Report of probable clinical case and review of six cases studied pathologically. Proc. Staff Meet. Mayo Clin. *31*, 82 (1956).

HELMSWORTH, J. A., J. MCGUIRE and B. FELSON: Arteriography of aorta and its branches by means of the polyethylene catheter. Amer. J. Roentgenol. *64*, 196 (1950).

HERNANDEZ, F. A., R. ROCHKIND and H. R. COOPER: The intracavity electrocardiogram in the diagnosis of Ebstein's anomaly. Amer. J. Cardiology *1*, 181 (1958).

HIGGINS, A. R.: Aneurysm of sinus of Valsalva with rupture into right auricle and death. Nav. Med. Bull., Wash. *32*, 47 (1934).

HILBISH, T. F., and R. N. COOLEY: Congenital mitral stenosis. Roentgen study of its manifestations. Amer. J. Roentgenol. *76*, 743 (1956).

HOFFMAN, J. I. E., A. M. RUDOLPH, A. S. NADAS and M. H. PAUL: Physiologic differentiation of pulmonic stenosis with and without an intact ventricular septum. Circulation *22*, 385 (1960).

Hoffman, J. I. E., A. M. Rudolph, A. S. Nadas and R. E. Gross: Pulmonic stenosis, ventricular septal defect and right ventricular pressure above systemic level. Circulation 22, 405 (1960).

Holmes jr., T. W.: Circulatory dynamics in the presence of carotid-jugular fistula. Effects of repair after twelve years' patency. Circulation *29*, 905 (1964).

Hooft, C., A. Vermassen and A. Blancquaert: Observations concerning the evolution of the chronic form of idiopathic hypercalcaemia in children. Helvet. paediatr. acta *18*, 138 (1963).

Hosier, D. M., J. L. Pitts and H. B. Taussig: Results of valvulotomy for valvular pulmonary stenosis with intact ventricular septum; analysis of 69 patients. Circulation *14*, 9 (1956).

Hueck, O.: Eine seltene Trikuspidalmißbildung. Arch. path. Anat., Berlin *319*, 247 (1950).

Humphreys, E. M.: Truncus arteriosus communis persistens; criteria for identification of the common arterial trunk. Arch. Path., Chicago *14*, 71 (1932).

Husson, G. S., M. S. Blackman, P. Riemenschneider and A. S. Berne: Isolated congenital mitral insufficiency. J. Pediatr., St. Louis *64*, 248 (1964).

Ito, T., M. A. Engle and G. R. Holswade: Congenital insufficiency of the pulmonic valve. A rare cause of neonatal heart failure. Pediatrics *28*, 712 (1961).

Janker, R.: Zur Röntenkinematographie. Fortschr. Röntgenstr. *44*, 658 (1931).

Janker, R.: Apparatur und Technik der Röntgenkinematographie zur Darstellung der Herzbinnenräume und der großen Gefäße. Fortschr. Röntgenstr. *75*, 513 (1950).

Janker, R., und H. Hallerbach: Die röntgenkinematographische Darstellung der Trikuspidalatresie. Fortschr. Röntgenstr. *75*, 393 (1951).

Janker, R.: Röntgenologische Funktionsdiagnostik mittels Serienaufnahmen und Kinematographie. W. Girardet, Wuppertal (1954).

Jager, B. V., and D. J. Wollenman jr.: An anatomical study of the closure of the ductus arteriosus. Amer. J. Path. *18*, 595 (1945).

Job, J. M., D. D. Ilha, P. S. Pastous and F. C. Campos: Dextrocardia and unsuspected absence of the right pulmonary artery in an adult demonstrated by angiocardiography. Amer. J. Roentgenol. *73*, 950 (1955).

Johansson. B. W., P. Hall, H. Krook, A. Malm, N. M. Ohlsson, L. Andrén and H. B. Wulff: Aortic anomaly with atypical coarctation. A report of three cases presenting coarctation between the origin of the left carotid and the left subclavian artery. Amer. J. Cardiology 7, 853 (1961).

Johnson, A. L., C. Ferencz, F. W. Wiglesworth and D. L. McRae: Coarctation of the aorta complicated by patency of the ductus arteriosus; physiologic considerations in classification of coarotation of aorta. Circulation *4*, 242 (1951).

Jönsson, G., B. Brodén, H. E. Hanson and J. Karnell: Visualization of patent ductus arteriosus Botalli by means of thoracic aortography. Acta radiol., Stockholm *30*, 81 (1948).

Jönsson, G., B. Brodén and J. Karnell: Selective angiocardiography. Acta radiol., Stockholm *32*, 486 (1949).

Jönsson, G.: Thoracic aortography by means of a canula inserted percutaneously into the common carotid artery. Acta radiol., Stockholm *31*, 376 (1949).

Jönsson, G., B. Brodén and J. Karnell: Thoracic aortography, with special reference to its value in patent ductus arteriosus and coarctation of the aorta. Acta radiol., Stockholm Suppl. 89 (1951).

Jönsson, G.: Selective visualization in angiocardiography. J. Fac. Radiol., Bristol *3*, 125 (1951).

Jönsson, G., B. Brodén and J. Karnell: Angiocardiographic demonstration of pulmonary stenosis. Acta radiol., Stockholm *40*, 547 (1953).

Jordan, R. A., J. Dry and J. E. Edwards: Anomalous origin of the right coronary artery from the pulmonary trunk. Proc. Staff Meet. Mayo Clin. *25*, 673 (1950).

Kay, J. H., R. M. Anderson, R. R. Lewis and M. Reinberg: Successful repair of sinus of Valsalva – left atrial fistula. Circulation *20*, 427 (1959).

Keck, E W. O., P. A. Ongley, O. W. Kincaid and H. J. C. Swan: Ventricular septal defect with aortic insufficiency. A clinical and hemodynamic study of 18 proved cases. Circulation *27*, 203 (1963).

Keith, J. D., and J. D. Munn: Angiokardiography in infants and children: new technique. Pediatrics *6*, 20 (1950).

Keith, J. D., and C. Forsyth: Aortography in infants. Circulation *2*, 907 (1950).

Keith, J. D., C. A. Neill, P. Vlad, R. D. Rowe and A. L. Chute: Transposition of the great vessels. Circulation *7*, 830 (1953).

Keith, J. D.: Angiocardiography in infants and children. Pediatr. Clin. North America, 731 (1954).

Keith, J. D., R. D. Rowe and P. Vlad: Heart disease in infancy and childhood. The MacMillan Comp. New York (1958).

Keith, J. D.: The anomalous origin of the left coronary artery from the pulmonary artery. Brit. Heart J. *21*, 149 (1959).

Keith, J. D.: Congenital mitral insufficiency. Prog. cardiovasc. Dis. *5*, 264 (1962).

Keizer, D. P. R.: Situs inversus with levocardia. Amer. J. Dis. Child. *82*, 456 (1951).

Kilby, R. A., J. W. DuShane, E. H. Wood and H. B. Burchell: Ebstein's malformation: A clinical and laboratory study. Medicine, Baltimore *35*, 161 (1956).

Kirklin, J. W., F. H. Ellis jr., D. C. McGoon, J. W. DuShane and H. J. C. Swan: Surgical treatment for the tetralogy of Fallot by open intracardiac repair. J. Thorac. Surg., St. Louis *37*, 22 (1959).

Kirklin, J. W., and F. H. Ellis: Surgical relief of diffuse subvalvular aortic stenosis. Circulation *25*, 739 (1961).

Kirstein, L., G. Jönsson, J. Karnell and J. Philipson: EEG after angiocardiography. Acta radiol., Stockholm *47*, 169 (1957).

Kjellberg, S. R., E. Mannheimer, U. Rudhe and B. Jonsson: Diagnosis of congenital heart disease. The Year Book Publishers Inc., Chicago (1955).

Kjellberg, S. R., E. Mannheimer, U. Rudhe and B. Jonsson: Diagnosis of congenital heart disease. Second edition. The Year Book Publishers, Inc., Chicago (1959).

Kjellberg, S. R., B. Nordenström, U. Rudhe, V. O. Björk and G. Malmstrom: Cardioangiographic studies of the mitral and aortic valves. Acta radiol., Stockholm Suppl. 204, 1 (1961).

Klein, M. D., F. J. Lane and R. Gorlin: Effect of left ventricular size and shape upon the hemodynamics of subaortic stenosis. Amer. J. Cardiology *15*, 773 (1965).

Kleinermann, J., W. Yang, D. Hackel and N. Kaufman: Absence of the transverse aortic arch. Arch. Path., Chicago *65*, 490 (1958).

Klinner, R.: Klinische und experimentelle Untersuchungen zur operativen Korrektur der Fallotschen Tetralogie. Erg. Chir. *44*, 58 (1962).

Koncz, J.: Chirurgische Behandlung und Ergebnisse bei verschiedenen Formen von Aortenvitien. Langenbecks Arch. klin. Chir. *304*, 508 (1963).

KONCZ, J.: Chirurgische Behandlung der Aortenklappenstenosen. Langenbecks Arch. klin. Chir. *308*, 659 (1964).

KONCZ, J.: Persönliche Mitteilungen (1964).

KREUTZER, R. O., J. A. CAPRILE and F. M. WESSELS: Angiocardiography in heart disease in children. Brit. Heart. J. *12*, 293 (1950).

KUCSKO, L.: Über die formale und kausale Genese der sogenannten „idiopathischen" Aneurysmen der Sinus von Valsalvae aortae. Wien. klin. Wschr. *65*, 826 (1953).

KÜNZLER, R., und N. SCHAD: Der angiokardiographische Nachweis des offenen Ductus Botalli. Fortschr. Röntenstr. *90*, 14 (1959).

KÜNZLER, R., und R. SCHAD: Atlas der Angiokardiographie angeborener Herzfehler. Georg Thieme Verlag, Stuttgart (1960).

LAMBERT, E. C.: Single ventricle with a rudimentary outlet chamber: Case report. Bull. Johns Hopkins Hosp. *88*, 231 (1951).

LAMBERT, E. C., C. N. SHUMWAY and K. TERPLAN: Clinical diagnosis of endocardial fibrosis; analysis of literatur with report of 4 new cases. Pediatrics *11*, 255 (1953).

LAMBERT, E. C., and P. VLAD: Primary endomyocardial disease. Pediatr. Clin. North American *5*, 1057 (1958).

LAMBERT, E. C., J. V. KELSCH and P. VLAD: Differential diagnosis of ventricular septal defect in infancy: a common problem. Amer. J. Cardiology *11*, 447 (1963).

LANDTMAN, B.: Postoperative changes in the electrocardiogram in congenital heart disease; pure pulmonary stenosis. Circulation *10*, 859 (1954).

LAUER, R. M., J. W. DUSHANE and J. E. EDWARDS: Obstruction of left ventricular outlet in association with ventricular septal defect. Circulation *22*, 110 (1960).

LEACHMAN, R. D., and A. J. SLOVIS: Relationship of the azygos venous system to normal atrial situs in levocardia. Circulation *29*, 901 (1964).

LECKERT, J. T., and S. S. STERNBERG: Congenital aneurysm of membranous interventricular septum with unique anomaly of pulmonary vessels. Amer. Heart J. *39*, 768 (1950).

LEGRAND, R., M. LINQUETTE, J. DESRUELLES, G. BONTE, A. GÉRARD et J. CARON: Opacification du ventricule gauche par cathétérisme rétrograde à partir de la fémorale. Archiv mal. cœur, Paris *51*, 1037 (1958).

LEHMAN, J. S., B. G. MUSSER and H. D. LYKENS: Cardiac ventriculography. Direct transthoracic needle puncture opacification of the left (or right) ventricle. Amer. J. Roentgenol. *77*, 207 (1957).

LEHMAN, J. S.: Cardiac ventriculography: practical considerations. Progr. cardiovasc. Dis. 2, 52 (1959).

LEV, M., and O. SAPHIR: Transposition of the large vessels. J. Techn. Meth., Toronto *17*, 78 (1937).

LEV, M., and O. SAPHIR: Congenital aneurysm of membranous septum. Arch. Path., Chicago *25*, 819 (1938).

LEV, M.: Pathologic anatomy and interrelationship of hypoplasia of the aortic tract complexes. Laborat. Invest. *1*, 61 (1952).

LEV, M.: Autopsy diagnosis of congenitally malformed hearts. Ch. C. Thomas, Springfield, Ill. (1953).

LEV, M., M. H. AGOSTSSON and R. ARCILLA: The pathologic anatomy of common atrioventricular orifice associated with tetralogy of Fallot. Amer. J. Clin. Path. *36*, 408 (1961).

LEV, M., and V. F. ROWLETT: The pathologic anatomy of mixed levocardia. A review of thirteen cases of atrial or ventricular inversion with or without corrected transposition. Amer. J. Cardiology *3*, 216 (1961).

LEVINE, N. D., S. D. ROCKOFF and E. BRAUNWALD: An angiocardiographic analysis of the thickness of the left ventricular wall and cavity in aortic stenosis and other valvular lesions: hemodynamic-angiographic correlations in patients with obstruction to left ventricular outflow. Circulation *28*, 339 (1963).

LEVINE, S. A., and P. W. HARVEY: Clinical ausculatation of the heart, 2 nd. ed. p. 453, W. B. Saunders, Philadelphia (1959).

LEVY, M., and C. W. LILLEHEI: Left ventricular-right atrial canal. Amer. J. Cardiology *10*, 623 (1962).

LEVY, M. J., C. W. LILLEHEI, R. C. ANDERSON, K. AMPLATZ and J. E. EDWARDS: Aortico-left ventricular tunnel. Circulation *27*, 841 (1963).

LIEBMAN, J., and A. S. NADAS: The vectorcardiogram in the differential diagnosis of atrial septal defect in children. Circulation 22, 956 (1960).

LILLEHEI, C. W., M. COHEN, H. E. WARDEN, R. C. READ, J. B. AUST, R. A. DE WALL and R. L. VARCO: Direct vision intracardiae surgical correction of the tetralogy of Fallot, pentalogy of Fallot, and pulmonary atresia defects; report of first 10 cases. Ann. Surg. *142*, 418 (1955).

LIND, J., C. WEGELIUS, G. FREDZELL and E. WASSER: Direct angiocardiography: experiences with 10 exposures per second. J. Fac. Radiol., Bristol *1*, 87 (1949).

LIND, J., and C. WEGELIUS: New trends in angiocardiography. Med. Illustr., London *4*, 135 (1950).

LIND, J., and C. WEGELIUS: Atrial septal defect in children. An angiocardiographic study. Circulation *7*, 819 (1953).

LINDE, L. M., F. H. ADAMS and B. J. O'LOUGHLIN: Endocardial fibroelastosis. Angiocardiographic studies. Circulation *17*, 40 (1958).

LINDE, L. M., and F. H. ADAMS: Mitral insufficiency and pulmonary hypertension accompanying patent ductus arteriosus. Amer. J. Cardiology *3*, 713 (1959).

LIPPSCHUTZ, E. J., and L. W. WOOD: Rupture of an aneurysm of the sinus of Valsalva. Amer. J. Med. *28*, 859 (1960).

LIVESAY, W. R., E. L. WAGNER and C. A. ARMBRUST jr.: Functional subaortic stenosis due to cardiomyopathy of unknown origin. Amer. Heart J. *60*, 955 (1960).

LOCHTE: Ein Fall von Situs viscerum irregularis nebst einem Beitrag zur Lehre von der Transposition der arteriellen großen Gefäßstämme des Herzens. Beitr. path. Anat., Jena *24*, 187 (1898).

LÖFFLER, L.: Die Kontrastdarstellung der Herzhöhlen und der Lungengefäße am lebenden Menschen. 65. Tag. Dtsch. Ges. Chir. 1943.

LÖFFLER, L.: Die Methode der Kontrastdarstellung der Arteria pulmonalis und des rechten Herzens am lebenden Menschen und ihr voraussichtliches Anwendungsgebiet. Dtsch. Ztsch. Chir. *259*, 342 (1944).

LONDON, S. B., and R. E. LONDON: Production of aortic regurgitation by unperforated aneurysm of the sinus of Valsalva. Circulation *24*, 1403 (1961).

LONGENECKER, CH. G., K. REEMTSMA and O. CREECH: Surgical implications of single coronary artery. A review and two case reports. Amer. Heart J. *61*, 382 (1961).

LOOGEN, F., und E. WETZELS: Stenose der absteigenden Aorta. Zschr. Kreisl.forsch. *47*, 1061 (1958).

LOOGEN, F.: Diagnostik der angeborenen Pulmonalstenose. Thoraxchir., Stuttgart 7, 212 (1959).

LOOGEN, F., und H. VIETEN: Die Diagnose der supravalvulären Aortenstenose. Zschr. Kreisl.forsch. *49*, 439 (1960).

LOOGEN, F., B. BOSTROEM und H. KREUZER: Erfahrungen und Beobachtungen bei der transkutanen Punktion des linken Ventrikels mit Kontrastmittelinjektion. Zschr. Kreisl.forsch. *52*, 17 (1963).

LOOGEN, F., B. BOSTROEM und H. KREUZER: Zur Klinik und Hämodynamik der idiopathischen hypertrophischen subaortalen Stenose. Zschr. Kreisl.forsch. *52*, 961 (1963).

LÖHR, H., F. LOOGEN und H. VIETEN: Periphere Pulmonalstenose. Fortschr. Röntgenstr. *94*, 285 (1961).

LÖHR, H.: Zum Problem der Nephrocalcinose. Mschr. Kinderhk. *106*, 188 (1958).

LOWE, J. B.: The angiocardiogram in Fallot's tetralogy. Brit. Heart J. *15*, 319 (1953).

LUAN, L. L., J. L. D'SILVA, B. M. GASUL and R. F. DILLON: Stenosis of the rigth main pulmonary artery. Circulation *21*, 1116 (1960).

LURIE, P. R., R. M. ARMER and E. C. KLATTE: An apical technic for catheterization of the left side of the heart applied to infants and children. N. England J. Med. *264*, 1182 (1961).

LYNFIELD, J., B. M. GASUL, L. L. LUAN and R. F. DILLON: Right and left heart catheterization and angiocardiographic findings in idiopathic cardiac hypertrophy with endocardial fibroelastosis. Circulation *21*, 386 (1960).

LYNFIELD, J., B. M. GASUL, R. ARCILLA and L. L. LUAN: The natural history of ventricular septal defects in infancy and childhood. Amer. J. Med. *30*, 357 (1961).

MADOFF, J. M., E. A. GAENSLER and J. W. STRIEDER: Congenital absence of the right pulmonary artery. Diagnosis by angiocardiography with cardiorespiratory studies. N. England J. Med. *247*, 149 (1952).

MAGIDSON, O., and J. H. KAY: Ruptured aortic sinus aneurysms. Clinical and surgical aspects of seven cases. Amer. Heart J. *65*, 597 (1963).

MALERS, E., V. O. BJÖRK, I. CULLHED and H. LODIN: Transposition functionally corrected associated with mitral insufficiency. Amer. Heart J. *59*, 816 (1950).

MALL, F. P.: Aneurysm of the membranous septum projecting into the right atrium. Anat. Rec., Philadelphia *6*, 291 (1912).

MANCHESTER, G. H.: Muscular subaortic stenosis. N. England J. Med. *269*, 300 (1963).

MANDEL, A., and V. HIRSCH: Cor tiloculare biatriatum. Report of a case with survival to the age of 29 years. Amer. Heart J. *66*, 104 (1963).

MANDELSTAMM, M., und S. REINBERG: Die Dextrokardie. Klinische, röntgenologische und elektrokardiographische Untersuchungen über ihre verschiedenen Typen. Erg. inn. Med. *34*, 154 (1928).

MANGIARDI, J. L., J. J. SULLIVAN jr., E. BIFULCO and L. LUKASH: Congenital tricuspid stenosis with pulmonary atresia. Report of six cases. Amer. J. Cardiology *11*, 726 (1963).

MARAIST, F., R. DALEY, A. DRAPER jr., R. HEIMBECKER, F. DAMMANN jr., R. KIEFER jr., J. T. KING, C. FERENCZ and R. J. BING: Physiological studies in congenital heart disease. X. The physiological findings in 34 patients with isolated pulmonary valvular stenosis. Bull. Johns Hopkins Hosp. *88*, 1 (1951).

MARDER, S. H., W. B. SEAMAN and W. G. SCOTT: Roentgenologic considerations in the diagnosis of congenital tricuspid atresia. Radiology *61*, 174 (1953).

MARK, H., B. JACOBSON and D. YOUNG: Coexistence of patent ductus arteriosus and congenital aortic valvular disease. Circulation *17*, 359 (1958).

MASSIH, N. A., J. LAWLER and M. VERMILLION: Myocardial ischemia after ligation of an anomalous left coronary artery arising from the pulmonary artery. N. England J. Med. *269*, 483 (1963).

MATA, L. A., G. ANSELMI, J. R. VELASCO, G. MONROY Y J. ESPINO-VELA: Estenosis mitral congenita: Studio de dos nuevos casos y revision de la literatura. Arch. Ist. cardiol., Mexico *30*, 318 (1960).

MAXWELL, G. M., and W. P. YOUNG: Isolated mitral stenosis in an infant of three month: Report of a case treated surgically. Amer. Heart J. *48*, 787 (1954).

MAYER, F. E., A. S. NADAS and P. A. ONGLEY: Ebstein's anomaly. Presentation of ten cases. Circulation *16*, 1057 (1957).

MCAFEE, J. G.: Angiocardiography and thoracic aortography in congenital cardiovascular lesions. Amer. J. Med. Sc. *229*, 549 (1955).

MCCAUGHAN, J. J., jr., and J. W. PATE: Aortography utilizing percutaneous left ventricular puncture. Arch. Surg. *75*, 746 (1957).

MCCORD, M. C., J. VAN ELK and S. G. BLOUNT jr.: Tetralogy of Fallot: Clinical and hemodynamic spectrum of combined pulmonary stenosis and ventricular septal defect. Circulation *16*, 736 (1957).

MCFALL, R. A., W. O. AUSTIN, F. H. ADAMS and B. J. O'LOUGHLIN: Selective angiocardiography in congenital heart disease. California Med. *86*, 162 (1957).

MCKUSICK, V. A., and R. N. COOLEY: Drainage of the right pulmonary veins into the inferior vena vava; report of a case, with radiologic analysis of the principal types of anomalous venous return from the lung. N. England J. Med. *252*, 291 (1955).

MEDD, W. E., H. N. NEUFELD, W. H. WEIDMAN and J. E. EDWARDS: Isolated hypoplasia of the right ventricle and tricuspid valve in siblings. Brit. Heart J. *23*, 25 (1961).

MEHRIZI, A., and H. F. MORRISH: Interruption of the aortic arch. Bull. Johns Hopkins Hosp. *111*, 127 (1962).

MEHRIZI, A., and H. B. TAUSSIG: Acyanotic transposition of the great vessels. Bull. Johns Hopkins Hosp. *112*, 239 (1963).

MELIN, K. A.: Elektroencephalographische Untersuchungen an angiokardiographierten Patienten. Zschr. Kinderhk. *71*, 301 (1952).

MENGES jr., H., R. O. BRANDENBURG and A. L. BROWN jr.: The clinical, hemodynamic, and pathologic diagnosis of muscular subvalvular aortic stenosis. Circulation *24*, 1126 (1961).

MENGES jr., H.: Muscular subvalvular aortic stenosis. Amer. Heart J. *64*, 137 (1962).

MERRILL, D. L., C. A. WEBSTER and P. C. SAMSON: Congenital absence of the aortic isthmus. J. Thoracic Surg., St. Louis *33*, 311 (1957).

MICHEL, D., G. GRUNER und M. HERBST: Zum elektrokardiographischen Bild des Ebstein-Syndroms. Zschr. Kreisl.forsch. *44*, 525 (1955).

MICKS, R. H.: Congenital anuerysms of all three sinusus of Valsalva. Brit. Heart J. *2*, 63 (1940).

MIROWSKI, M., C. A. NEILL, H. T. BAHNSON and H. B. TAUSSIG: Negative P waves in lead I in dextroversion: differential diagnosis from mirror-image dextrocardia. With a report of a successful closure of a ventricular septal defect in a patient with dextroversion associated with agenesis of the right lung. Circulation 26, 413 (1962).

MIROWSKI, M., C. A. NEILL and H. B. TAUSSIG: Left atrial ectopic rhythm in mirror-image dextrocardia. With a report of a successful closure of a ventricular septal defect in a patient with dextroversion associated with agenesis of the right lung. Circulation 26, 413 (1962).

MIROWSKI, M., A. MEHRIZI and H. B. TAUSSIG: The electrocardiogram in patients with both great vessels arising from the right ventricle combined with pulmonary stenosis. Analysis of 22 cases with special reference to the differential diagnosis from the tetralogy of Fallot. Circulation *28*, 1116 (1963).

MITCHELL, S.: The ductus arteriosus in the neonatal period. J. Pediatr., St. Louis *51*, 12 (1957).

MOLLER, J. H., R. V. LUCAS jr., P. ADAMS jr., R. C. ANDERSON, J. JORGENS and J. E. EDWARDS: Endocardial fibroelastosis. A clinical and anatomic study of 47 patients with emphasis on its relationship to mitral insufficiency. Circulation *30*, 759 (1964).

Moncado, R., J. P. Bicoff, R. A. Arcilla, M. H. Agustsson, B. L. Lendrum and B. M. Gasul: Retrograde left ventricular angiocardiography in ventricular septal defect. Amer. J. Cardiology *11*, 436 (1963).

Moniz, E., L. de Carvalho et A. Lima: Angiopneumographie. Presse méd. Paris *39*, 996 (1931).

Morgagni, G. B.: Zitiert bei Pyörälä et al. Amer. Heart J. *57*, 289 (1959).

Morgan, R. I., and J. H. Mazur: Congenital aneurysm of aortic root with fistula to left ventricle. A case report with autopsy findings. Circulation *28*, 589 (1963).

Morrow, A. G., R. R. Baker, H. E. Hanson and T. W. Mattingly: Successful surgical repair of ruptured aneurysm of the sinus of Valsalva. Circulation *16*, 533 (1957).

Morrow, A. G., E. H. Sharp and E. Braunwald: Congenital aortic stenosis. Clinical and hemodynamic findings, surgical technic, and results of operation. Circulation *18*, 1091 (1958).

Morrow, A. G., and E. Braunwald: Functional aortic stenosis: A malformation characterized by resistance to left ventricular outflow without anatomic obstruction. Circulation *20*, 181 (1959).

Morrow, A. G., J. A. Waldhausen, R. L. Peters, R. D. Bloodwell and E. Braunwald: Supravalvular aortic stenosis. Circulation *20*, 1003 (1959).

Morrow, A. G., E. Braunwald and J. Ross jr.: Left heart catheterization: An appraisal of techniques and their applications in cardiovascular diagnosis. Arch. Int. Med., Chicago *105*, 645 (1960).

Morrow, A. G., L. J. Greenfield and E. Braunwald: Congenital aortopulmonary septal defect. Clinical and hemodynamic findings, surgical technic, and results of operative correction. Circulation *25*, 463 (1962).

Morrow, A. G., L. Fort III, W. C. Roberts and E. Braunwald: Discrete subaortic stenosis complicated by aortic valvular regurgitation. Clinical, hemodynamic, and pathologic studies and the results of operative treatment. Circulation *31*, 163 (1965).

Muenster, J. J., J. S. Graettinger and J. A. Campbell: Correlation of clinical and hemodynamic findings in patients with systemic arterio-venous fistulas. Circulation *20*, 1079 (1959).

Muller, W. H., jr., and J. F. Dammann jr.: The treatment of certain congenital malformations of the heart by the creation of pulmonic stenosis to reduce pulmonary hypertension and excessive pulmonary blood flow. Surg. Gyn. Obstetr. *95*, 213 (1952).

Mustard, W. T.: Successful two-stage correction of transposition of the great vessels. Surgery. St. Louis *55*, 469 (1964).

Nadas, A. S., H. D. Rosenbaum, M. H. Wittenborg and A. M. Rudolph: Tetralogy of Fallot with unilateral pulmonary atresia. Circulation *8*, 328 (1953).

Nadas, A. S.: Pediatric Cardiology. W. B. Saunders, Philadelphia (1963).

Nadas, A. S., R. Gamboa and P. G. Hugenholtz: Anomalous left coronary artery originating from the pulmonary artery. Report of two surgically treated cases with a proposal of hemodynamic and therapeutic classification. Circulation *29*, 167 (1964).

Nadas, A. S., O. G. Thilenius, C. G. Latarge and A. J. Hauck: Ventricular septal defect with aortic regurgitation. Medical and pathologic aspects. Circulation *29*, 862 (1964).

Neill, C. A., and A. J. Brink: Left axis deviation in tricuspid atresia and single ventricle. The electrocardiogram in 36 autopsied cases. Circulation *12*, 612 (1955).

Neill, C., and P. Mounsey: Auscultation in patent ductus arteriosus. With a description of two fistulae simulating patent ductus. Brit. Heart J. *20*, 61 (1958).

Nelson, O. A.: Arteriography of abdominal organs by aortic injection, a preliminary report. Surg., Gyn. Obstetr. *74*, 655 (1942).

Neufeld, H. N., M. Hirsch and J. Pauzner: Combined congenital pulmonic and aortic stenosis. Amer. J. Cardiology *5*, 858 (1960).

Neufeld, H. N., P. A. Ongley and J. E. Edwards: Combined congenital subaortic stenosis and infundibular pulmonary stenosis. Brit. Heart J. *22*, 686 (1960).

Neufeld, H. N., J. W. DuShane, E. H. Wood, J. W. Kirklin and J. E. Edwards: Origin of borth great vessels from the right ventricle. I. Without pulmonary stenosis. Circulation *23*, 399 (1961).

Neufeld, H. N., J. W. DuShane and J. E. Edwards: Origin of both great vessels from the right ventricle. II. With pulmonary stenosis. Circulation *23*, 603 (1961).

Neufeld, H. N., R. G. Lester, P. Adams jr., R. C. Anderson, C. W. Lillehei and J. E. Edwards: Congenital communication of a coronary artery with a cardiac chamber or the pulmonary trunk (coronary artery fistula). Circulation *24*, 171 (1961).

Neufeld, H. N., P. A. Ongley, H. J. Swan, E. O. Burgert jr. and J. E. Edwards: Biventricular origin of the pulmonary trunk with subaortic stenosis above the ventricular septal defect. Amer. Heart J. *61*, 189 (1961).

Neufeld, H. N., C. A. Wagenvoort, P. A. Ongley and J. E. Edwards: Hypoplasia of ascending aorta. Amer. J. Cardiology *10*, 746 (1962).

Neufeld, H. N., P. Adams jr., J. E. Edwards and R. G. Lester: Diagnosis of aortic atresia by retrograde aortography. Circulation *25*, 278 (1962).

Neufeld, H. N., R. G. Lester, P. Adams jr., R. C. Anderson, C. W. Lillehei and J. E. Edwards: Aorticopulmonary septal defect. Amer. J. Cardiology *9*, 12 (1962).

Neufeld, H. N., R. V. Lucas jr., R. G. Lester, P. Adams jr., R. C. Anderson and J. E. Edwards: Origin of both great vessels from the right ventricle without pulmonary stenosis. Brit. Heart J. *24*, 393 (1962).

Newcombe, C. P., P. A. Ongley, J. E. Edwards and E. H. Wood: Clinical, pathologic, and hemodynamic considerations in coarctation of the aorta associated with ventricular septal defect. Circulation *24*, 1356 (1961).

Noonan, J. A., and A. S. Nadas: The hypoplastic left heart syndrome: an analysis of 101 cases. Pediatr. Clin. N. Amer. *5*, 1029 (1958).

Nordenström, B., M. Figley and H. Sloan: Controlled puncture and contrast injection into the left ventricle of the heart. Acta radiol., Stockholm *47*, 33 (1957).

Nordenström, B., J. P. Stamer, M. Figley and H. Sloan: Selective roentgenographic contrast examination and electrokymography of the left heart in experimental mitral insufficiency. Circulation *15*, 682 (1957).

Nordenström, B., and C. Ovenfors: Septal defect between the left ventricle and the right atrium diagnosed by cardioangiography. Acta radiol., Stockholm *56*, 393 (1960).

Nordenström, B., and C. Ovenfors: Low subvalvular aortic and pulmonic stenosis with hypertrophy and abnormal arrangement of the muscle bundles of the myocardium. Acta radiol., Stockholm *57*, 321 (1962).

Nuñez, V. B., and E. R. Ponsdomenech: Heart puncture. II. Cardioangiography: clinical and electrocardiographic results. Amer. Heart J. *41*, 855 (1951).

Nuvoli, I.: Arteriografia dell 'aorta toracica mediante punctura dell 'aorta ascendente o del ventriculo s. Policlinico, *43*, 227 (1936).

Oakley, C., G. Glick and R. M. McCredie: Congenital absence of a pulmonary artery. Report of a case, with special reference to the bronchial circulation and review of the literature. Amer. J. Med. *34*, 264 (1963).

Ödman, P.: Thoracic aortography by means of radiopaque polythene catheter inserted percutaneously. Acta radiol., Stockholm *45*, 117 (1956).

Ödman, P.: Percutaneous selective angiography of coeliac artery. Acta radiol., Stockholm Suppl. 159 (1958).

Ödman, P., and J. Philipson: Aortic valvular diseases studied by percutaneous thoracic aortography. Acta radiol., Stockholm Suppl. 172 (1958).

Ongley, P. A., A. S. Nadas, M. H. Paul, A. M. Rudolph and G. W. B. Starkey: Aortic stenosis in infants and children. Pediatrics *21*, 207 (1958).

Pachaly, L., und C. Martinez: Über angeborene Aortensinusaneurysmen. Eine Revision von 43 Fällen, darunter zwei eigene, davon einer mit engen Beziehungen zum Marfansyndrom. Zbl. allg. Path. *102*, 321 (1961).

Park, E. A.: Defective development of the right lung, due to anomalous development of the right pulmonary artera and vein, accompanied by dislocation of the heart simulating dextrocardia. Proc. N. Y. Path. Soc. *12*, 88 (1912).

Patten, B. M.: The changes in circulation following birth. Amer. Heart J. *6*, 192 (1930).

Peacock, T.: On malformations of the human heart. Ed. 2. J. Churchill & Sons Ltd., London (1866).

Peirce, E. C.: Percutaneous femoral artery catheterization in man with special reference to aortography. Surg. Gyn. Obstetr. *93*, 56 (1951).

Pendergrass, E. P., G. W. Chamberlin, E. W. Goodfrey and E. D. Burdick: Survey of death and unfavorable sequelae following the administration of contrast media. Amer. J. Roentgenol. *48*, 741 (1942).

Pernkopf, E.: Der partielle Situs inversus der Eingeweide beim Menschen. Zschr. Anat. Entw.Gesch. *79*, 577 (1926).

Perry, E. L., H. B. Burchell and J. E. Edwards: Congenital communication between the left ventricle and the right atrium; coexisting ventricular septal defect and double tricuspid orifice. Proc. Staff Meet. Mayo Clin. *24*, 198 (1949).

Pillsbury, R. C., R. R. Lower and N. E. Shumway: Atresia of the aortic arch. Circulation *30*, 749 (1964).

Plachta, A., and F. D. Speer: Congenital absence of right coronary artery. Report of case associated with adherent pericardium and augmented pericardial vascularity. Amer. J. Clin. Path. *24*, 1035 (1954).

Platzer, W.: Zwei Fälle von Transpositionen mit funktioneller Korrektur. Virchows Arch. path. Anat. *327*, 400 (1955).

Ponsdomenech, E. R., and V. B. Nuñez: Heart puncture in man for diodrast visualization of the ventricular chambers and great arteries. I. Its experimental and anatomo-physiological bases and technique. Amer. Heart J. *41*, 643 (1951).

Pool, P. E., J. H. K. Vogel and S. G. Blount jr.: Congenital unilateral absence of a pulmonary artery. The importance of flow in pulmonary hypertension. Amer. J. Cardiology *10*, 706 (1962).

Porstmann, W., W. Geissler und W. Wolf: Die retrograde Lävokardiographie in Verbindung mit der intrakardialen Druckmessung. Fortschr. Röntgenstr. *89*, 397 (1958).

Porstmann, W., und W. Geissler: Die retrograde Katheterisierung des linken Ventrikels von der Arteria femoralis und der Arteria carotis communis dextra. Zwei sich ergänzende Methoden, ihre Indikation und Ergebnisse. Fortschr. Röntgenstr. *91*, 14 (1959).

Porstmann, W., und W. Geissler: Über die arteriovenösen Fisteln der Koronararterien. Fortschr. Röntgenstr. *93*, 143 (1960).

Potts, W. J., S. Smith and S. Gibson: Anastomosis of the aorta to a pulmonary artery. J. Amer. Med. Ass. *132*, 627 (1946).

Priest, J. H., and D. M. Lang: Aortic stenosis and hypercalcaemia. Lancet, London *1*, 1335 (1965).

Prior, J. T.: Congenital anomalies of the mitral valve. Two cases associated with long survival. Amer. Heart J. *46*, 649 (1953).

Prioton, J. B., A. Thévenet, M. Pélissier, P. Puech, H. Latour et J. Pourquier: Cardiographie ventriculaire gauche par cathétérisme retrograde percutané fémoral. Technique et premiers résultats. Presse méd., Paris *65*, 1948 (1957).

Pyörälä, K., P. E. Heikel and P. J. Halonen: Hypoplasia of the aorta. Report of a case. Amer. Heart J. *57*, 289 (1959).

Pyörälä, K., O. Heinonen, P. Koskelo and P. E. Heikel: Coarctation of the abdominal aorta. Review of twenty-seven cases. Amer. J. Cardiology *6*, 650 (1960).

Radner, S.: Thoracal aortography by catheterization from radial artery. Acta radiol., Stockholm *29*, 178 (1948).

Radner, S.: Technical equipment for vasal catheterization. Acta radiol., Stockholm *31*, 152 (1949).

Radner, S.: Suprasternal puncture of the left atrium for flow studies. Acta med. Scand. *148*, 57 (1954).

Rae, M. V.: Congenital aneurysm of interventricular septum complicated by subaortic stenosis. J. Techn. Meth., Toronto *15*, 136 (1936).

Raman, T. K., and T. B. Menon: Aneurysms of the sinuses of Valsalva. Indian Heart J. *1*, 1 (1949).

Ravina, A.: L'exploration radiologique des vaisseaux pulmonaires par l'injection de substances de contraste. Prog. méd., *3*, 1701 (1934).

Reboul, H., et M. Racine: La ventriculographie cardiaque expérimentale. Presse méd., *41*, 763 (1933).

Reynolds, G.: Ebstein's disease – a case diagnosed clinically. Guy's Hosp. Rep., London *99*, 276 (1950).

Robb, G. P., and I. Steinberg: A practical method of visualization of chambers of the heart, the pulmonary circulation, and the great blood vessels in man. J. Clin. Invest. *17*, 507 (1938).

Robb, G. P., and I. Steinberg: Visualization of chambers of the heart, pulmonary circulation and great vessels, summary of method and results. J. Amer. Med. Ass. *114*, 474 (1940).

Roberts, W. C., A. G. Morrow and E. Braunwald: Complete Interruption of the aortic arch. Circulation *26*, 39 (1962).

Rogers, H. M., and J. E. Edwards: Cor triloculare biatriatum: An analysis of the clinical and pathologic features of nine cases. Amer. Heart J. *41*, 299 (1951).

Rogers, M. H., I. C. Evans and L. H. Domeier: Congenital aneurysm of the membranous portion of the ventricular septum: report of two cases. Amer. Heart J. *43*, 781 (1952).

Rokitansky, C. von: Die Defekte der Scheidewände des Herzens. Braumüller, Wien (1875).

Rosenbaum, H. D., E. D. Pellegrino and L. J. Treciokas: Acyanotic levocardia. Circulation *26*, 60 (1962).

Ross jr., J.: Transseptal left heart catheterization. A new method of left atrial puncture. Ann. Surg. *149*, 395 (1959).

Ross jr., J., E. Braunwald and A. G. Morrow: Transseptal left atrial puncture. A new technique for the measurement of left atrial pressure in man. Amer. J. Cardiology *3*, 653 (1959).

Ross jr., J., E. Braunwald and A. G. Morrow: Transseptal left heart catheterization: a new diagnostic method. Progr. cardiovasc. Dis. *2*, 315 (1960).

Ross jr., J., E. Braunwald and A. G. Morrow: Left heart catheterization by the transseptal route. A description of the technic and its applications. Circulation *22*, 927 (1960).

Rossi, E., et A. Prader: L'angiocardiographie dans les affections cardiaques congénitales. J. suisse méd. *43*, 1054 (1948).

ROWE, G. G., J. H. HUSTON, H. TUCHMAN, G. M. MAXWELL, A. B. WEINSTEIN and C. W. CRUMPTON: The physiologic effect of contrast media used for angiocardiography. Circulation *13*, 896 (1956).

ROWE, G. G., C. A. CASTILLO, S. AFONSO and W. CRUMPTON: The systemic and coronary hemodynamic effects of arteriovenous fistulas. Amer. Heart J. *64*, 44 (1962).

ROWE, R. D., P. VLAD and J. D. KEITH: Atypical tetralogy of Fallot: A noncyanotic form with increased lung vascularity. Circulation *12*, 230 (1955).

ROWE, R. D., and L. S. JAMES: The normal pulmonary arterial pressure during the first year of life. J. Pediatr., St. Louis *51*, 1 (1957).

ROWE, R. D., I. H. GLASS and J. D. KEITH: Total anomalous pulmonary venous drainage at cardiac level. Angiocardiographic diffentiation. Circulation *23*, 77 (1961).

RUDOLPH, A. M., A. S. NADAS and W. T. GOODALE: Intracardiac left-to-right shunt with pulmonaic stenosis. Amer. Heart J. *48*, 808 (1954).

RUSSEK, H. J., and B. L. ZOHMAN: The syndrome of Bernheim as a clinical entity. Circulation *1*, 759 (1950).

SABISTON jr., D. C.: Persönliche Mitteilung (1958).

SABISTON jr., D. C., C. A. NEILL and H. B. TAUSSIG: The direction of blood flow in anomalous left coronary artery. Circulation *22*, 591 (1960).

SACKNER, M. A., M. J. ROBINSON, W. L. JAMISON and D. H. LEWIS: Isolated right ventricular hypoplasia with atrial septal defect or patent foramen ovale. Circulation *24*, 1388 (1961).

SAKAKIBARA, S., and S. KONNO: Congenital aneurysm of the Sinus of Valsalva, anatomy and classification. Amer. Heart J. *63*, 405 (1962).

SALÉN, E. F., and T. WIKLUND: Angiocardiography in coarctation of the aorta. Acta radiol., Stockholm *30*, 299 (1948).

SAMET, P., W. H. BERNSTEIN, W. JACOBS and J. FOMAN: Indicator dilution curves in systemic arteriovenous fistulas. Amer. J. Cardiology *13*, 176 (1964).

SANCHEZ-CASCOS, A., and L. CHIVA: Aortic atresia. Rev. clin. españ. *75*, 326 (1959).

SAWYERS, J. L., J. E. ADAMS and H. W. SCOTT jr.: Surgical treatment for aneurysm of the aortic sinuses with aorticoatrial fistula. Surgery, St. Louis *41*, 26 (1957).

SCHAEDE, A.: Zur Diagnostik des Ebstein-Syndroms. Dtsch. Arch. klin. Med. *198*, 619 (1951).

SCHAEFER, J. A., and L. A. RUDOLPH: Corrected transposition of great vessels. Amer. Heart J. *54*, 610 (1957).

SCHIEBLER, G. L., P. ADAMS jr., R. C. ANDERSON, K. AMPLATZ and R. G. LESTER: Clinical study of 23 cases of Ebstein's anomaly of the tricuspid valve. Circulation *19*, 165 (1959).

SCHIEBLER, G. L., J. E. EDWARDS, H. B. BURCHELL, J. W. DUSHANE, P. A. ONGLEY and E. H. WOOD: Congenital corrected transposition of the great vessels. A study of 33 cases. Pediatrics (Suppl). *27*, 851 (1961).

SCHMINCKE, A.: Über linksseitige muskuläre Conusstenosen. Dtsch. med. Wschr. *33*, 2082 (1907).

SCHRAFT jr., W. C., and J. R. LISA: Duplication of the mitral valve. Case report and review of the literature. Amer. Heart J. *39*, 136 (1950).

SCHREINER, G. E., N. FREINKEL, J. W. ATHENS and W. STONE III: Cardiac output, central volume and dye injection curves in traumatic arterio-venous fistulas in man. Circulation *7*, 718 (1953).

SCOTT, L. P., A. J. HAUCK and A. S. NADAS: Endocardial cushion defect with pulmonic stenosis. Circulation *25*, 653 (1962).

SCOTT, N. G.: The development of angiocardiography and aortography. Radiology *56*, 485 (1951).

SEGAL, B. L., W. LIKOFF and P. NOVACK: Rupture of a sinus of Valsalva aneurysm. Amer. J. Cardiology *12*, 544 (1963).

SELDINGER, S. I.: Catheter replacement of the needle in percutaneous arteriography. A new technique. Acta radiol., Stockholm *39*, 368 (1953).

SELZER, A., and G. L. LAQUEUR: The Eisenmenger complex and its relation to the uncomplicated defect of the ventricular septum. Review of thirty-five autopsied cases of Eisenmenger's complex, including two new cases. Arch. Int. Med., Chicago *87*, 218 (1951).

SELZER, A., H. W. BRADLEY and E. M. WILLETT: A critical appraisal of the concept of Bernheim's syndrome. Amer. J. Med. *18*, 567 (1955).

SENNING, A.: Surgical treatment of right ventricular outflow tract stenosis combined with ventricular septal defect and right-left shunt (Fallot's tetralogy). Acta chir. Scand. *117*, 73 (1959).

SENNING, A.: Surgical correction of transposition of the great vessels. Surgery, St. Louis *45*, 966 (1959).

SEPPÄLÄ, F., F. E. HEIKEL, K. E. J. KYLLÖNEN und W. SIPILÄ: Pulmonalatresie bei Fallotscher Tetralogie. Zschr. Kreisl.-forsch. *45*, 409 (1956).

SHAFTER, H. A., and H. A. BLISS: Pulmonary artery stenosis. Amer. J. Med. *26*, 517 (1959).

SHAH, K. D., C. A. NEILL, H. N. WAGNER jr. and H. B. TAUSSIG: Radioisotope scanning of the liver and spleen in dextrocardia and in situs inversus with levocardia. Circulation *29*, 231 (1964).

SHAHER, R. M.: The electrocardiogram in single ventricle. Brit. Heart J. *25*, 465 (1963).

SHAPIRO, M. J.: Coarctation of the abdominal aorta. Amer. J. Cardiology *4*, 547 (1959).

SHONE, J. D., R. D. SELLERS, R. C. ANDERSON, P. ADAMS, C. W. LILLEHEI and J. E. EDWARDS: The developmental complex of "parachute mitral valve", supravalvular ring of left atrium, subaortic stenosis, and coarctation of aorta. Amer. J. Cardiology *11*, 714 (1963).

SHUMACKER, H. B., and J. GLOVER: Congenital aneursym of the ventricular septum. Amer. Heart J. *66*, 405 (1963).

SICARD, J. A., et G. FORESTIER: Méthode générale d'exploration radiologique par l'huile iodée. Bull. Soc. méd. Hôp., Paris *46*, 463 (1922).

SICARD, J. A., et G. FORESTIER: Injections intravasculaires d'huile iodée sous contrôle radiologique. Compt. rend. Soc. biol., Paris *88*, 1200 (1923).

SIDDOWAY jr., J. L., and S. M. CHERNISH: Truncus arteriosus associated with a single ventricle. Amer. J. Dis. Child. *84*, 706 (1952).

SIKL, H.: Neobvyklá malformace arteriosniho trunku: odstup jedné klavni větve plicnice z aorty. Čas. lék česk. *91*, 1366 (1952).

SINGLETON, E. B., D. G. MCNAMARA and D. A. COOLEY: Retrograde aortography in the diagnosis of congenital heart disease in infants. J. Pediatr., St. Louis *47*, 720 (1955).

SMITH, J. CH.: Review of single coronary artery with report of 2 cases. Circulation *1*, 1168 (1950).

SMITH, P. W., C. W. WILSON, H. A. CREGG and K. P. KLASSEN: Cardioangiography. J. Thorac. Surg., St. Louis *28*, 273 (1954).

SMITH, P. W., H. A. CREGG and K. P. KLASSEN: Diagnosis of mitral regurgitation by cardioangiography. Circulation *14*, 847 (1956).

SNELLEN, H. A., and F. H. ALBERS: The clinical diagnosis of anomalous pulmonary venous drainage. Circulation *6*, 801 (1952).

SOLOFF, L. A., and J. ZATUCHNI: The angiocardiographic diagnosis of left atrial thrombosis. Circulation *14*, 25 (1956).

SÖNDERGAARD, T.: Coarctation of the pulmonary artery. Dansk Med. Bull. *1*, 46 (1954).

SOULIÉ, P., F. JOLY, J. CARLOTTI et J. R. SICOT: Étude comparee de l'hémodynamique dans les tetralogies et dans les trilogies de Fallot. Arch. mal. cœur, Paris *44*, 577 (1951).

Soulié, P., F. Joly et J. Carlotti: Les stenoses idiopathiques de la chambre de chasse du ventricule gauche. Acta card., Bruxelles *17*, 335 (1962).

Sousa, J. E. M. R., E. de J. Zerbini, A. D. Jatene, V. F. Fontes, H. M. Magalhaes and C. M. C. Filho: Transaortic infundibulectomy for hypertrophic subaortic stenosis. Amer. J. Cardiology *15*, 801 (1965).

Spencer, F. C., C. A. Neill and H. T. Bahnson: The treatment of congenital aortic stenosis with valvotomy during cardiopulmonary bypass. Surgery, St. Louis *44*, 109 (1958).

Spencer, F. C., H. A. Blake and H. T. Bahnson: Surgical repair of ruptured aneurysm of sinus of Valsalva in two patients. Ann. Surg. *152*, 963 (1960).

Spitzer, A.: Über den Bauplan des normalen und mißbildeten Herzens (Versuch einer phylogenetischen Theorie). Virchows Arch. path. Anat. *243*, 81 (1923).

Spurny, O. M., and J. A. Pierce: Cardiac output in systemic arterio-venous fistulas complicated by heart failure. Amer. Heart J. *61*, 21 (1961).

Stahlman, M., S. Kaplan, J. A. Helmsworth, L. C. Clark and H. W. Scott jr.: Syndrome of left ventricular-right atrial shunt resulting from high interventricular septal defect associated with defective septal leaftet of the tricuspid valve. Circulation *12*, 813 (1955).

Stampach, V. O., und A. Senn: Die idiopathische hypertrophische Subaortenstenose. Schweiz. med. Wschr. *92*, 125 (1962).

Starkey, B. W. G.: Surgical experiences in the treatment of congenital mitral stenosis and mitral insufficiency. J. Thorac. cardiovasc. Surg. *38*, 336 (1959).

Starobin, O. E., D. Littman, Ch. A. Sanders and J. D. Turner: Retrograde catheterization of the left ventricle and angiography in the diagnosis of mitral-valve disease. N. England J. Med. *265*, 462 (1961).

Steinberg, I., C. T. Dotter and D. S. Lukas: Congenital absence of a main branch of the pulmonary artery. J. Amer. Med. Ass. *152*, 1216 (1953).

Steinberg, I.: Angiocardiography in pulmonary disease. Amer. J. Surg. *89*, 215 (1955).

Steinberg, I., and N. Finby: Clinical manifestations of unperforated aortic sinus aneurysm. Circulation *14*, 115 (1956).

Steinberg, I.: Anomalous pulmonary venous drainage of right lung into inferior vena cava with malrotation of the heart. Ann. Int. Med. *47*, 227 (1957).

Steinberg, I., J. L. Mangiardi and W. J. Noble: Aneurysmal dilatation of the aortic sinuses in Marfan's syndrome. Angiocardiographic and cardiac catheterization studies in identical twins. Circulation *16*, 368 (1957).

Steinberg, I., and N. Finby: Roentgen manifestations of unperforated aortic sinus aneurysmas. Amer. J. Roentgenol. *77*, 263 (1957).

Steinberg, I.: Diagnosis of congenital aneurysm of the ventricular septum during life. Brit. Heart J. *19*, 8 (1957).

Steinberg, I., J. S. Baldwin and C. T. Dotter: Coronary arterio venous fistula. Circulation *17*, 372 (1958).

Steinberg, I., F. Glenn, S. T. Carver and D. S. Lukas: Angiographic and hemodynamic studies of a postlaminectomy iliac arterial inferior vena cava fistula. Amer. J. Cardiology *31*, 310 (1961).

Steinberg, I., P. M. Tillotson and M. Halpern: Roentgenography of systemic (congenital and traumatic) arteriovenous fistulas. Amer. J. Roentgenol. *89*, 343 (1963).

Steinberg, M. F., A. Grishman and M. L. Sussman: Angiocardiography in congenital heart disease. I. Dextrocardia. Amer. J. Roentgenol. *48*, 141 (1942).

Steinberg, M. F., A. Grishman and M. L. Sussman: Angiocardiography in congenital heart disease. II. Intracardiac shunts. Amer. J. Roentgenol. *49*, 766 (1943).

Steinberg, M. F., A. Grishman and M. L. Sussman: Angiocardiography in congenital heart disease. III. Patent ductus arteriosus. Amer. J. Roentgenol. *50*, 306 (1943).

Steinberg, M. F., A. Grishman and M. L. Sussman: Angiocardiography in congenital heart disease. Amer. J. Dis. Child. *56*, 922 (1943).

Steinfeld, L., A. Grishman and M. G. Baron: Retrograde left ventriculography in ventricular septal defects. Memorias des IV Congresso mundial de Cardiologia, I–B. p. 62, Mexico City (1962).

Steinhart, L., und J. Endrys: Die transseptale Laevographie. Fortschr. Röntgenstr. *93*, 753 (1960).

Stewart, W. H., G. W. Breimer and H. C. Maier: Ciné-roentgenographic diagnosis of congenital and acquired heart disease. Amer. J. Roentgenol. *46*, 636 (1941).

Stoermer, J.: Das EKG als Ausdruck der verschiedenartigen Hypertrophie des rechten Ventrikels beim Fallot und bei der Pulmonalstenose. Arch. Kinderhk. *164*, 105 (1961).

Stoermer, J., und A. J. Beuren: Elektrokardiographische und vektorkardiographische Untersuchungen zur Differentialdiagnose des überdrehten Linkstyps bei angeborenen Herzfehlern. Arch. Kinderhk. *170*, 125 (1964).

Stoermer, J., und J. Apitz: Der sogenannte isolierte hypoplastische rechte Ventrikel mit Vorhofseptumdefekt oder offenem foramen ovale. Med. Klin. *60*, 1777 (1965).

Sussman, M. L., M. F. Steinberg and A. Grishman: Multiple exposure technique in contrast visualization of the cardiac chambers and great vessels. Amer. J. Roentgenol. *46*, 745 (1941).

Sussman, M. L.: The cardiovascular system. In Pillmore, G. U.: (1946).

Sussman, M. L., and A. Grishman: A discussion of angiocardiography and angiography. In: Advances in Internal Medicine, Vol. II. p. 102. Interscience Publishers, Inc., New York (1947).

Swan, H. J. C., J. W. Kirklin, L. M. Becu and E. H. Wood: Anomalous connection of right pulmonary veins to superior vena cava with interatrial communications. Hemodynamic Clinical Radiology, Vol. I. F. A. Davis Co., Philadelphia data in eight cases. Circulation *16*, 54 (1957).

Swan, H., R. H. Wilkonson and S. G. Blount jr.: Visual repair of congenital aortic stenosis during hypothermia. J. Thorac. Surg., St. Louis *35*, 139 (1958).

Swan, H., W. P. Hederman, P. S. Wigoda and S. G. Blount jr.: The surgical treatment of isolated infundibular stenosis. J. thorac. cardiovasc. Surg. *38*, 319 (1959).

Szweda, J. A., and E. H. Drake: Ruptured congenital aneurysms of the sinuses of Valsalva. A report of two cases treated surgically. Circulation *25*, 559 (1962).

Talner, N. S., A. M. Stern and H. E. Sloan jr.: Congenital mitral insufficiency. Circulation *23*, 339 (1961).

Tandon, R., A. J. Hauck and A. S. Nadas: Persistent truncus arteriosus. A clinical, hemodynamic, and autopsy study of nineteen cases. Circulation *28*, 1050 (1963).

Tasaka, S., Y. Yoshitoshi, K. Seki, K. Koide, E. Ogata and K. Nakamura: Congenital aneurysm of the right coronary sinus of Valsalva with rupture into the left ventricle. Jap. Heart. J. *1*, 106 (1960).

Taussig, H. B.: Clinical and pathological findings in congenital malformations of the heart due to defective development of the right ventricle associated with tricuspid atresia or hypoplasia. Bull. Johns Hopkins Hosp. *59*, 435 (1936).

Taussig, H. B.: Complete transposition of the great vessels. Clinical and pathological features. Amer. Heart. J. *16*, 728 (1938).

TAUSSIG, H. B.: Cardiovascular anomalies: A single ventricle with a diminutive outlet chamber. J. Techn. Meth., Toronto *19*, 120 (1939).

TAUSSIG, H. B., and J. H. SEMANS: Severe aortic insufficiency in association with a congenital malformation of the heart of the Eisenmenger type. Bull. Johns Hopkins Hosp. *66*, 156 (1940).

TAUSSIG, H. B.: Congenital malformations of the heart. The Commonwealth Fund, New York (1947).

TAUSSIG, H. B.: Tetralogy of Fallot. Especially the care of the cyanotic infant and child. Pediatrics *1*, 307 (1948).

TAUSSIG, H. B.: Analysis of malformations of the heart amenable to a Blalock-Taussig operation. Amer. Heart J. *36*, 321 (1948).

TAUSSIG, H. B., and R. J. BING: Complete transposition of the aorta and a levoposition of the pulmonary artery. Amer. Heart. J. *37*, 551 (1949).

TAUSSIG, H. B.: Congenital malformations of the heart. The Commonwealth Fund, Harvard Univers. Press, Cambridge (1960).

TAYLOR, H. K., and I. SHUHMAN: Cardioangiography. Radiology *39*, 323 (1942).

TAYLOR, H. K., and T. MCGOVERN: Evaluation of angiocardiography. J. Amer. Med. Ass. *121*, 1270 (1943).

TAYLOR, H. K., and T. MCGOVERN: Angiocardiography: anatomy of the heart in health and disease. Radiology *43*, 364 (1944).

TEARE, D.: Asymmetrical hypertrophy of the heart in young adults. Brit. Heart J. *20*, 1 (1958).

THEILEN, E. O., and L. E. JANUARY: Stenosis of pulmonary conus without associated defects; case report. J. Iowa Med. Soc. *41*, 88 (1951).

THURN, P., A. SCHAEDE, H. H. HILGER and A. DÜX: Zur perkutanen, retrograden, thorakalen Aorto- und Laevokardiographie. Fortschr. Röntgenstr. *93*, 393 (1960).

THURN, P., A. SCHAEDE, H. H. HILGER and A. DÜX: Der Ventrikelseptumdefekt im selektiven Laevokardiogramm. Fortschr. Röntgenstr. *94*, 305 (1961).

THURN, P., A. DÜX, A. SCHAEDE und H. H. HILGER: Selektive Lävokardiographie. Ergebn. d. med. Strahlenforsch. N. F. *1*, 1 (1964).

THURNAM, J.: On aneurysms, and especially spontaneous aneurysms of the ascending aorta and sinus of Valsalva. Med.-Chir. Transact., London *23*, 323 (1840).

TORI, G., and G. F. GASURI: Retrograde left ventriculography by means of percutaneous femoral artery catheterization. Radiol. med. *46*, 801 (1860).

TREMBLAY, J. P., and L. C. SIMARD: Duplication of the mitral valve. Canad. Med. Ass. J. 72, 850 (1955).

TSAKIRIS, A., A. BÜHLMANN und F. SCHAUB: Elektrokardiographische Veränderungen bei der perkutanen Punktion des linken Ventrikels. Cardiologia *37*, 386 (1960).

TUCKER, D. M., D. E. MILLER and W. J. JACOBY jr.: Ehlers-Danlos syndrome with a sinus of Valsalva aneurysm and aortic insufficiency simulating rheumatic heart disease. Amer. J. Med. *35*, 715 (1963).

ULFSPARRE, F.: Angiocardiography. In: Mannheimer, E.: Morbus Caeruleus. S. Karger, Basel (1949).

UPSHAW, C. B.: Congenital coronary arteriovenous fistula. Report of a case with an analysis of seventy-three reported cases. Amer. Heart J. *63*, 399 (1962).

URICCHIO, J. F., J. S. LEHMAN, W. M. LEMMON, R. A. BOYER and W. LIKOFF: Cardiac ventriculography in the selection of patients for mitral valve surgery. Amer. J. Cardiology *3*, 22 (1959).

URICCHIO, J. F., J. S. LEHMAN, W. M. LEMMON, E. A. FITCH, R. A. BOYER and W. LIKOFF: Newer technics helpful in the study of regurgitant lesions of the cardiac valves. Amer. J. Cardiology *4*, 686 (1959).

VAN BUCHEM, F. S. P., and L. D. EERLAND: Myxoma cordis. Diagnosis established preoperatively; surgical removal of the tumor. Dis. Chest *31*, 61 (1957).

VAN LINGEN, B., and S. R. BAUERSFELD: The electrocardiogram in Ebstein's anomaly of the tricuspid valve. Amer. Heart J. *50*, 13 (1955).

VAN MIEROP, L. H. S., P. R. PATTERSON and R. W. REYNOLDS: Two cases of congenital asplenia with isomerism of the cardiac atria and the sinoatrial nodes. Amer. J. Cardiology *13*, 407 (1964).

VAN PRAAGH, R., P. A. ONGLEY and H. J. C. SWAN: Anatomic types of single or common ventricle in man. Morphologic and geometric aspects of 60 necropsied cases. Amer. J. Cardiology *13*, 367 (1964).

VAN PRAAGH, R., S. VAN PRAAGH, P. VLAD and J. D. KEITH: Anatomic types of congenital dextrocardia. Diagnostic and embryologic implications. Amer. J. Cardiology *13*, 510 (1964).

VAN PRAAGH, R., S. VAN PRAAGH, P. VLAD and J. D. KEITH: Diagnosis of anatomic types on congenital dextrocardia. Amer. J. Cardiology *15*, 234 (1965).

VAN PRAAGH, R., S. VAN PRAAGH, P. VLAD and J. D. KEITH: Diagnosis of the anatomic types of single or common ventricle. Amer. J. Cardiology *15*, 345 (1965).

VERMILLON, M. B., L. LEIGHT and L. A. DAVIES: Pulmonary artery stenosis. Circulation *17*, 55 (1958).

VLAD, P., F. LEGNAMI, N. B. THOMSON and E. C. LAMBERT: Congenital aortic stenosis studied by retrograde arterial catheterization: Correlation of electrocardiographic findings, symptoms, and severity of obstruction. Circulation *24*, 1062 (1961).

VLAD, P., A. HOHN and E. C. LAMBERT: Retrograde arterial catheterization of the left heart. Experiences with 500 infants and children. Circulation *29*, 787 (1964).

VOGEL, J. K., and S. G. BLOUNT jr.: Clinical evaluation in localizing level of obstruction to outflow from left ventricle. Amer. J. Cardiology *15*, 782 (1965).

VOGELPOEL, L., and V. SCHRIRE: Auscultatory and phonocardiographic assessment of pulmonary stenosis with intact ventricular septum. Circulation 22, 55 (1960).

VOGT, A.: Maladie d'Ebstein avec syndrome de Wolff-Parkinson-White. Ann. paediatr., Basel *187*, 286 (1956).

WAKAI, C. S., and J. E. EDWARDS: Developmental and pathologic considerations in persistent common atrioventricular canal. Proc. Staff. Meet. Mayo Clin. *31*, 487 (1956).

WAKAI, C. S., and J. E. EDWARDS: Pathologic study of persistent common atrioventricular canal. Amer. Heart J. *56*, 779 (1958).

WALCHER, K.: Ein Fall von zweiteiligen Aortenklappen mit Aneurysma beider Sinus Valsalvae. Virchows Arch. path. Anat. *234*, 73 (1921).

WALKER, W. J., D. A. COOLEY, D. G. MCNAMARA and R. H. MOSER: Corrected transposition of the great vessels, atrioventricular heartblock, and ventricular septal defect. Circulation *17*, 249 (1958).

WALKER, W. J., C. E. MULLINS and G. C. KNOVICK: Cyanosis, cardiomegaly, and weak pulses. A manifestation of massive congenital systemic arteriovenous fistula. Circulation *29*, 777 (1964).

WALLGREN, G., K. HATAM and U. RUDHE: Left ventricular hypertrophy and its relation to hemodynamic findings in children with aortic valvular stenosis. Amer. J. Cardiology *15*, 827 (1965).

WALMSLEY, T.: Transposition of the ventricles and arterial stems. J. Anat., London *65*, 529 (1931).

Warthen, R. O.: Congenital aneurysm of right anterior sinus of Valsalva (interventricular aneurysm) with spontaneous rupture into the left ventricle. Amer. Heart J. *37*, 975 (1949).

Watson, H.: Severe pulmonary hypertensive episodes following angiocardiography with sodium metrizoate. Lancet, London *3*, 732 (1964).

Wegelius, C., and J. Lind: The dynamics of the heart: observations by angiocardiography. J. Fac. Radiol., Bristol *3*, 193 (1952).

Wegelius, C., and J. Lind: The role of the exposure rate in angiocardiography. Acta radiol., Stockholm *39*, 177 (1953).

Weinberg, T., and A. J. Himmelfarb: Endocardial fibroelastosis (so called fetal endocarditis). Bull. Johns Hopkins Hosp. 72, 299 (1943).

Wiggers, C. J.: Physiology in health and disease. Lea & Febiger, Philadelphia (1934).

Wigle, E. D., R. O. Heimbecker and R. W. Gunton: Idiopathic ventricular septal hypertrophy causing muscular subaortic stenosis. Circulation *26*, 325 (1962).

Wilder, R. J., H. L. Moscowitz and M. M. Ravitsch: Roentgen contrast diagnosis of experimental mitral and aortic insufficiency in dogs by transventricular injection and retrograde catheterization. J. Thorac. Surg., St. Louis *33*, 147 (1957).

Williams, C. B., R. L. Lange and H. H. Hecht: Postvalvular stenosis of the pulmonary artery. Circulation *16*, 195 (1957).

Williams, J. C. P., B. G. Barratt-Boyes and J. B. Lowe: Supravalvular aortic stenosis. Circulation *24*, 1311 (1961).

Wimsatt, W. A., and F. T. Lewis: Dulication of the mitral valve and a rare apical interventricular foramen in the heart of a yak calf. Amer. J. Anat. *83*, 67 (1948).

Witham, A. C.: Double outlet right ventricle: A partial transposition complex. Amer. Heart J. *53*, 928 (1957).

Wolstenholme, G. E. W., and M. O'Connor: Cardiomyopathies. Ciba Foundation Symposium. Churchill, London (1964).

Wood, P.: Pulmonary hypertension with special reference to the vasoconstrictive factor. Brit. Heart J. *20*, 557 (1958).

Wu, C., R. Balcon, R. S. Kurtzman and V. E. Wendt: Absent left pulmonary artery, right-sided aortic arch and patent ductus arteriosus with right to left shunt. Amer. J. Cardiology *14*, 702 (1964).

Young, D., and G. Robinson: Successful valve replacement in an infant with congenital mitral stenosis. N. England. J. Med. *270*, 660 (1964).

Young, M. D., and H. E. Griswold: Situs inversus of the abdominal viscera with levocardia. Report of eight cases submitted to the Blalock-Taussig operation. Circulation *3*, 202 (1951).

Yu, P. N., F. W. Lovejoy jr., B. F. Schreiner, R. H. Leahy, C. A. Stanfield and H. Walther: Direct left ventricular puncture in the evaluation of aortic and mitral stenosis. Amer. Heart J. *55*, 926 (1958).

Zacharioudakis, S., K. Terplan and E. C. Lambert: Ventricular septal defects in the infant age group. Circulation *16*, 374 (1957).

Zimmerman, H. A., R. W. Scott and N. O. Becker: Catheterization of the left side of the heart in man. Circulation *1*, 357 (1950).

Bildteil

Die Abbildungen 1 bis 4 befinden sich auf den Seiten:

1 – S. 8
2 – S. 9 u. 10
3 – S. 12
4 – S. 12

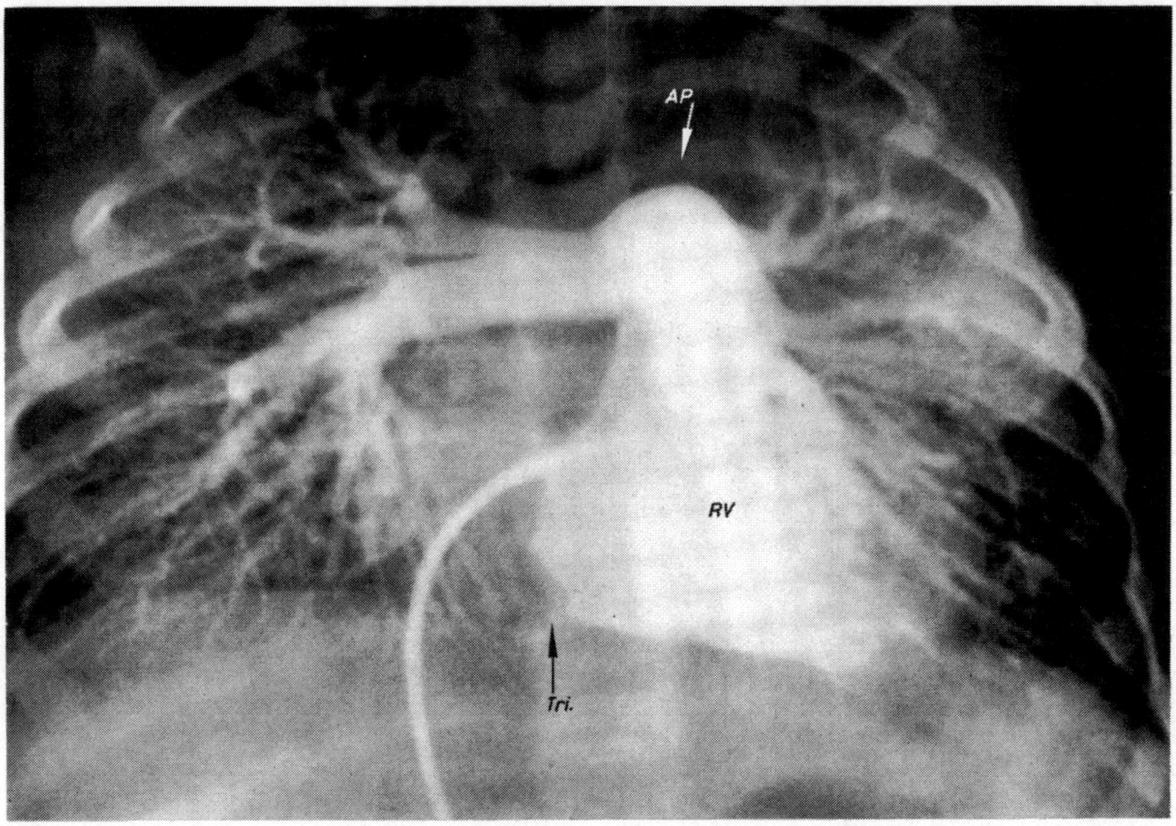

Abb. 5: *Normales selektives Angiokardiogramm des rechten Ventrikels.* A.p.-Strahlengang. Der Katheter ist über den rechten Vorhof durch die Trikuspidalklappe in den rechten Ventrikel eingeführt worden. Beachte normale Größe und Lage des rechten Ventrikels, der Arteria pulmonalis und der kleinen Lungenarterien.

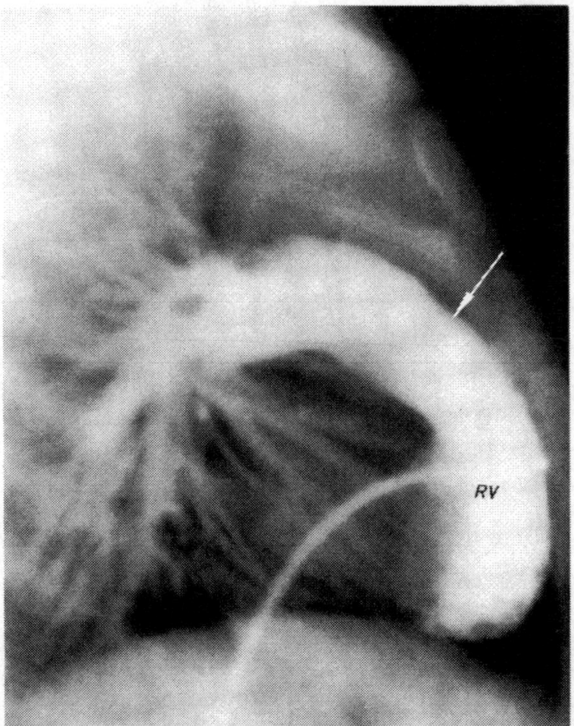

Abb. 6: *Normales selektives Angiokardiogramm des rechten Ventrikels.* Seitlicher Strahlengang. Gleicher Patient und gleiche Phase wie in Abb. 5. Der Pfeil deutet auf die normale Pulmonalklappenbasis.

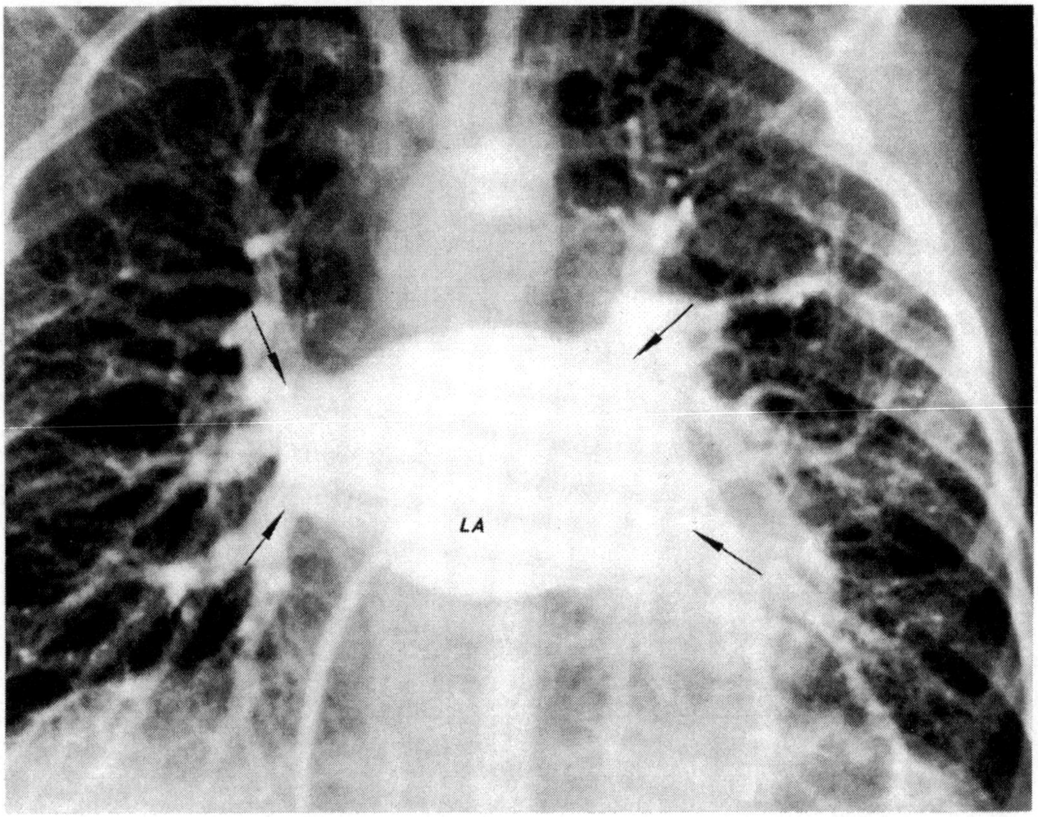

Abb. 7: *Normales Angiokardiogramm.* Lävogramm. A.p.-Strahlengang. Vorhofdiastole. Das über die Lungenvenen zurückfließende Blut füllt den normal großen linken Vorhof. Aorta bereits gefüllt.

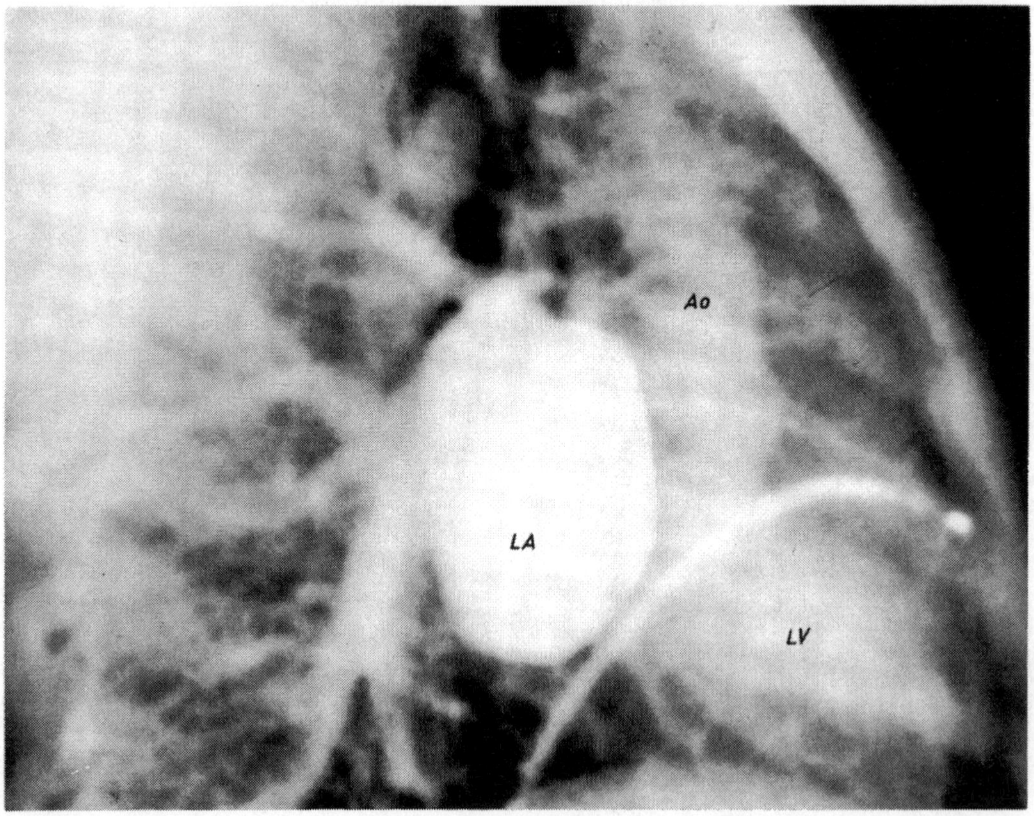

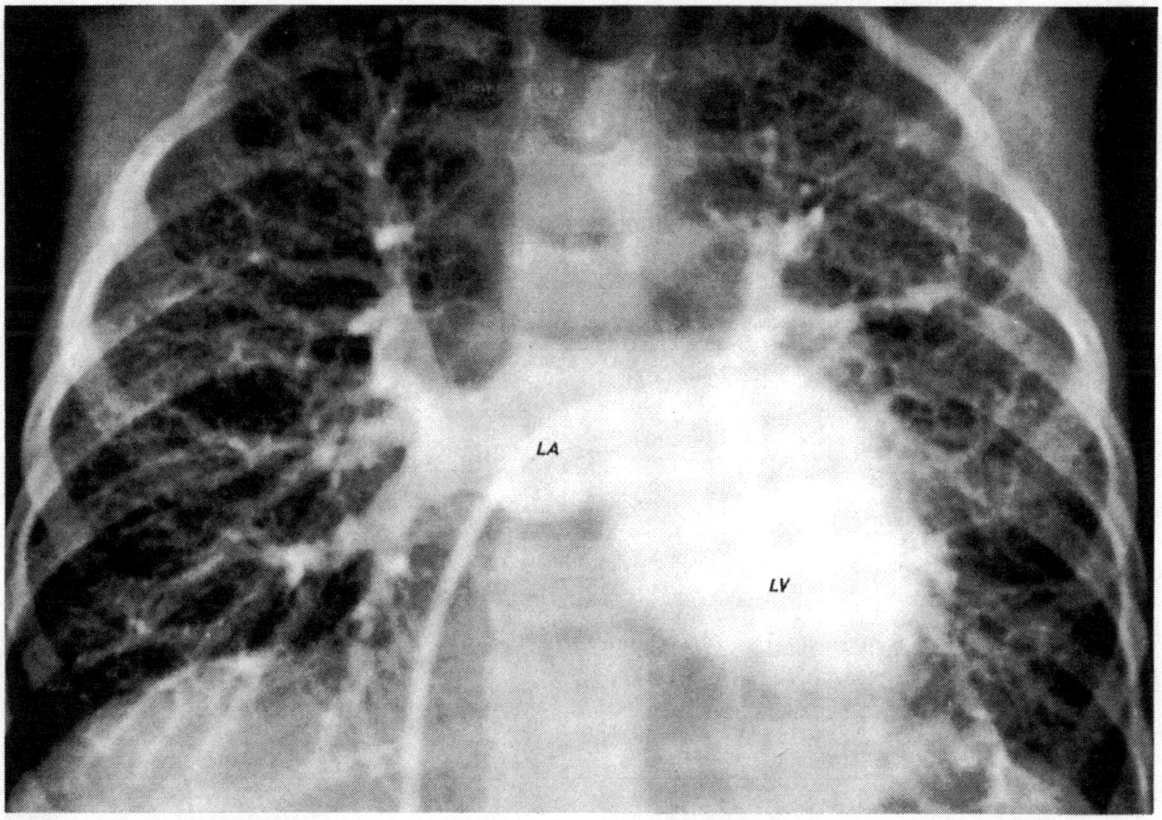

Abb. 9: *Normales Lävogramm.* A.p.-Strahlengang. Vorhofsystole, Ventrikeldiastole. Normaler Lungenvenenrückfluß. Keine Wiederauffüllung des rechten Herzens.

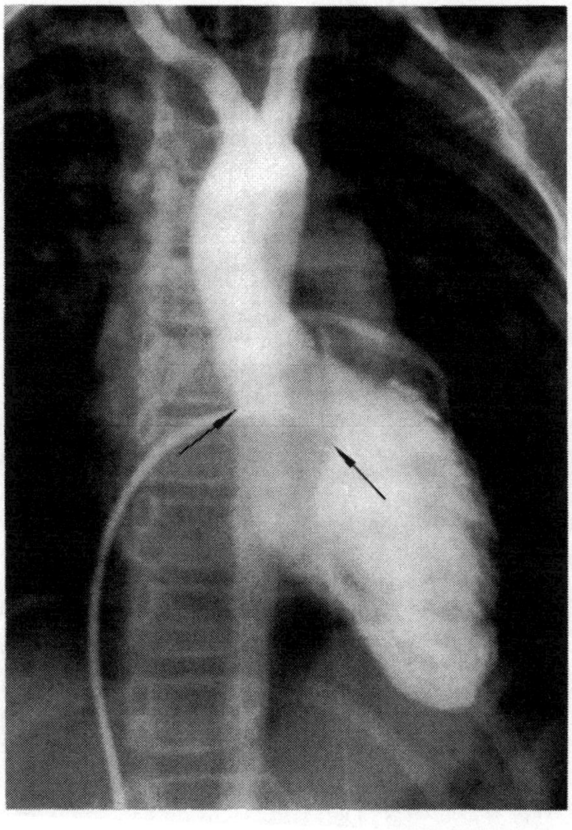

Seite 118 unten

Abb. 8: *Normales Lävogramm.* Seitlicher Strahlengang. Nach der Kontrastmittelinjektion in den rechten Ventrikel und nach der Lungenpassage, Füllung des normal großen linken Vorhofs, des linken Ventrikels und der Aorta. Beachte normale Größe und Lage des linken Vorhofs. Keine Wiederauffüllung des rechten Herzens.

Abb. 10: *Normales selektives Angiokardiogramm des linken Ventrikels nach transseptaler Punktion des linken Vorhofs.* A.p.-Strahlengang. Beachte normale Lage und Größe des linken Ventrikels und der aszendierenden und deszendierenden Aorta. Der linke Pfeil deutet auf die Aortenklappe, der rechte Pfeil auf die Mitralklappe. Die Mitralklappe stellt sich in Form eines in den linken Ventrikel hineinragenden Domes dar. Darstellung der Koronararterien.

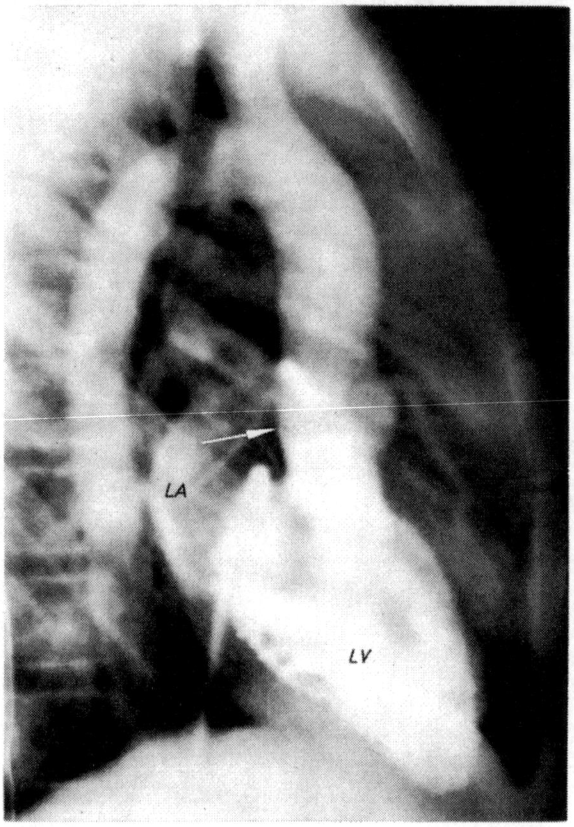

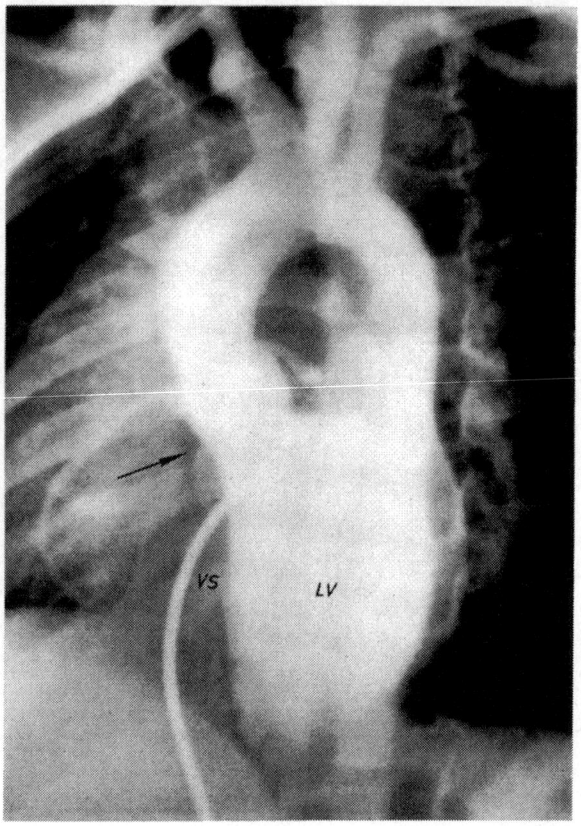

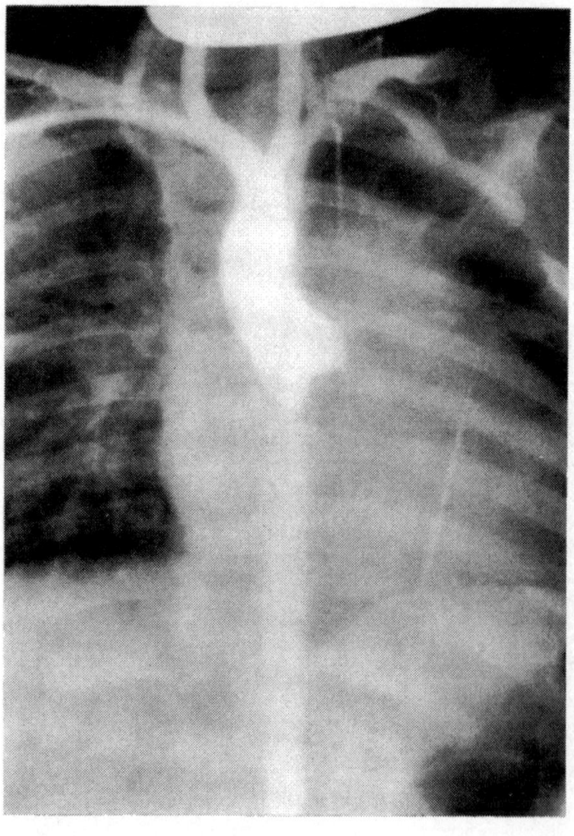

oben links

Abb. 11: *Normales selektives Angiokardiogramm des linken Ventrikels nach transseptaler Punktion des linken Vorhofs.* Seitlicher Strahlengang. Der in der Mitralklappe liegende Katheter verursacht einen geringgradigen Reflux von Kontrastmittel in den normalen linken Vorhof. Beachte zarte und glatt begrenzte Aortenklappen. Normale aszendierende und deszendierende Aorta.

oben rechts

Abb. 12: *Normales Angiokardiogramm des linken Ventrikels nach transseptaler Punktion des linken Vorhofs.* Linker vorderer schräger Durchmesser. In diesem Strahlengang wird das Ventrikelseptum direkt dargestellt. Der Pfeil deutet auf die Aortenklappe. Beachte die normale Größe und Lage der dargestellten Herzabschnitte und der Aorta.

Abb. 13: *Normales retrogrades Aortogramm.* A.p.-Strahlengang. Der Katheter liegt bei der Kontrastmittelinjektion in der aszendierenden Aorta. Kontrastmittelfüllung bis zur glatt begrenzten Aortenklappenbasis.

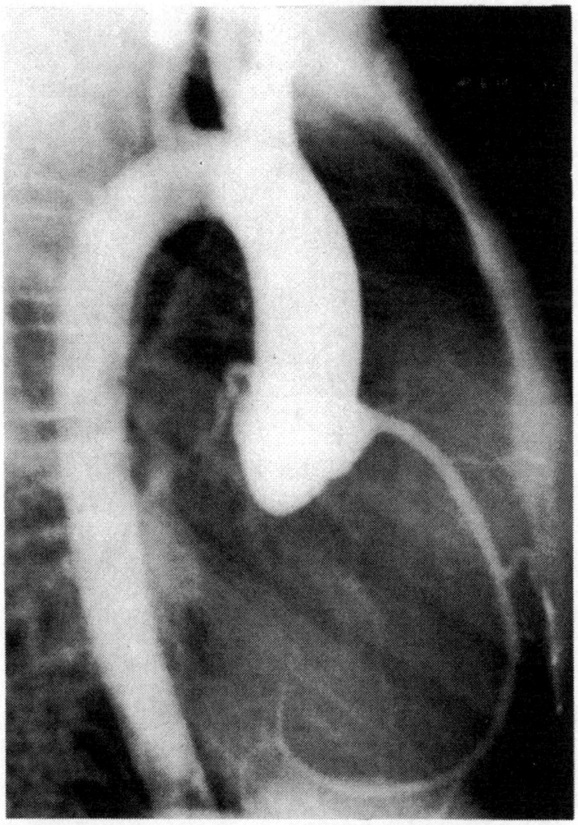

Abb. 14: *Normales retrogrades Aortogramm.* Seitlicher Strahlengang. Füllung bis zur Aortenklappenbasis und Darstellung des Sinus von Valsalva und der normalen Koronararterien. Bei intakter Aortenklappe kommt es zu keinem Kontrastmittelreflux in den linken Ventrikel.

unten links

Abb. 15a: *Valvuläre Aortenstenose.* Transseptales Lävogramm. A.p.-Strahlengang. Der obere Pfeil deutet auf die stenosierte Klappe, der untere Pfeil auf den Mitralklappendom. Die mißbildeten Klappen sind dick und unbeweglich. Der Aortenklappenring ist normal groß. Mäßige poststenotische Dilatation der aszendierenden Aorta. Druck: LV $220/_0$. Systolischer Gradient 120 mm Hg.

unten rechts

Abb. 15b: Gleicher Patient wie in Abb. 15a. Seitlicher Strahlengang. Domstellung der stenosierten Aortenklappe (Pfeile) beim Beginn der Systole. Geringer Reflux in den linken Vorhof, hervorgerufen durch den in der Mitralklappe liegenden Katheter. Mäßige poststenotische Dilatation der aszendierenden Aorta. Beachte die ungleichmäßige Verteilung des Kontrastmittels in der aszendierenden Aorta.

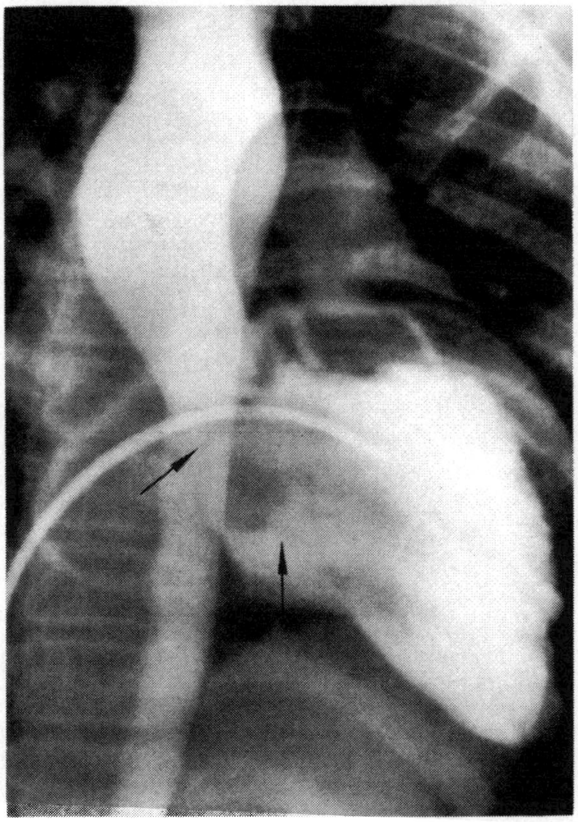

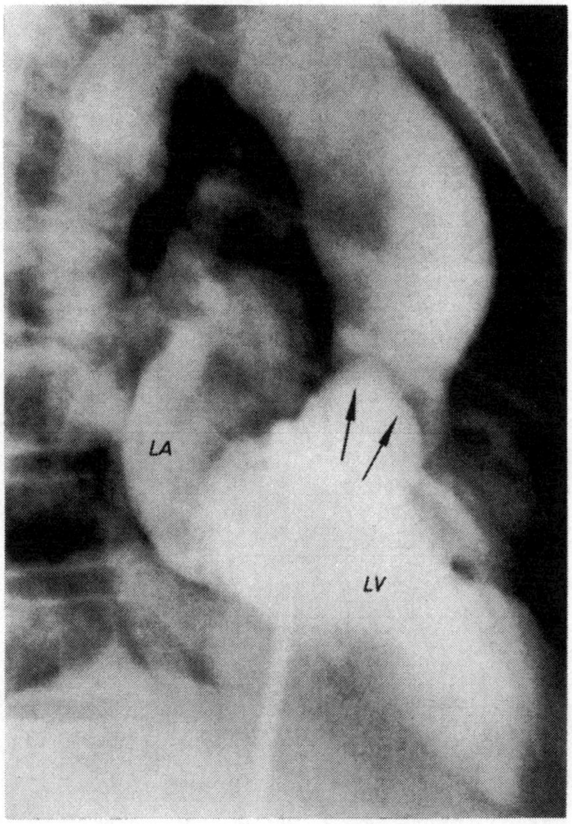

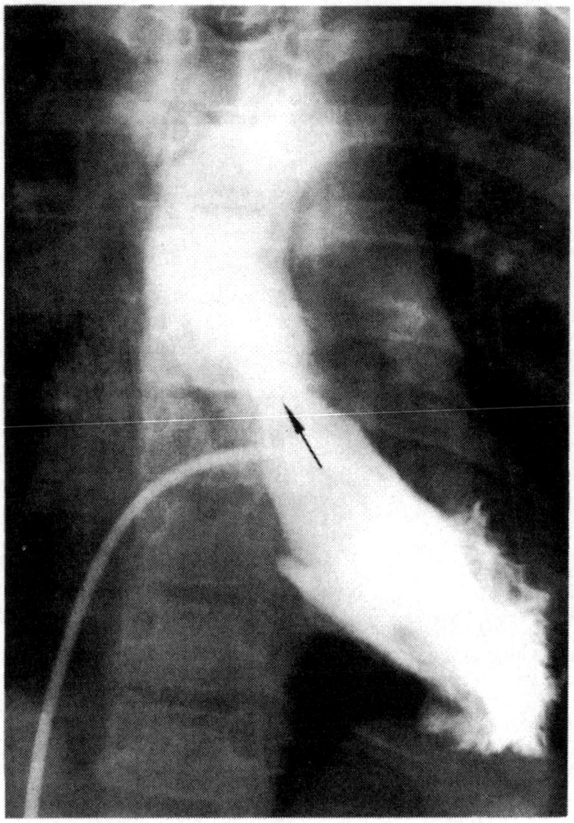

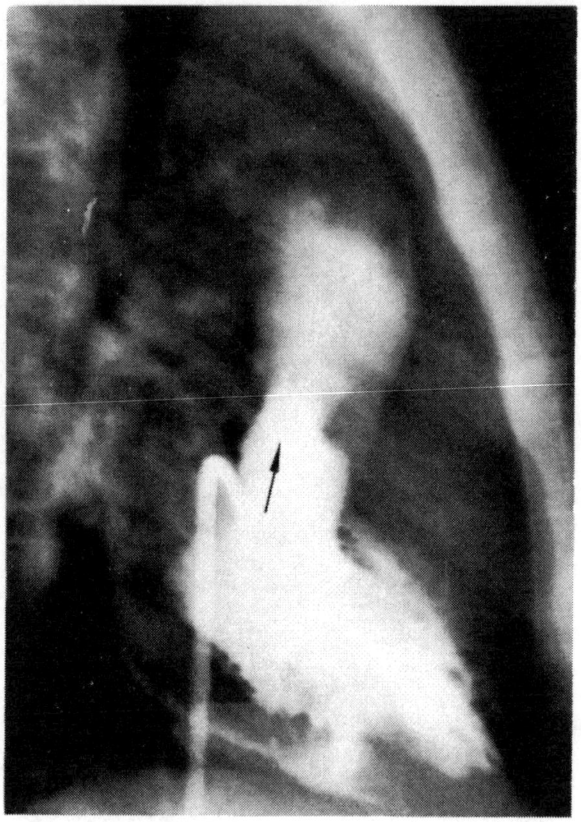

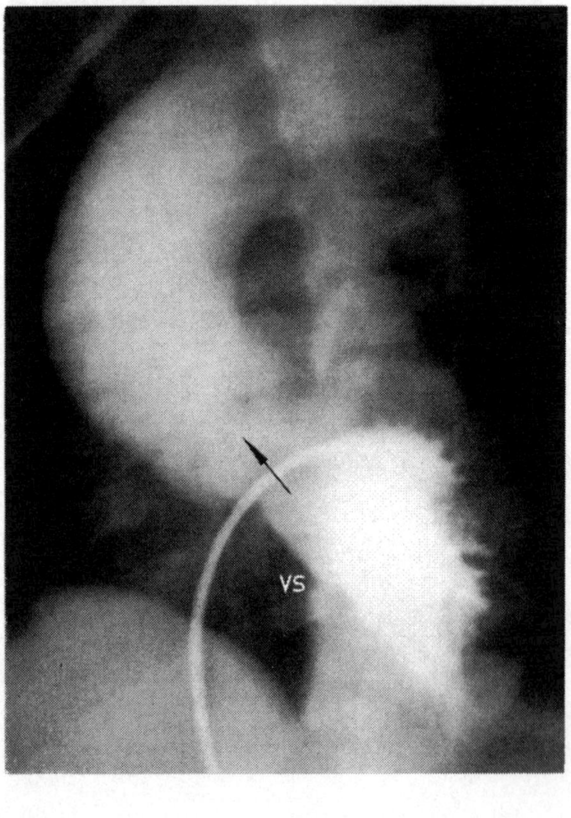

oben links

Abb. 16a: *Valvuläre Aortenstenose.* Transseptales Lävogramm. A.p.-Strahlengang. Domstellung der stenosierten Aortenklappe mit Kontrastmittelstrahl in die aszendierende Aorta. Geringe poststenotische Dilatation der aszendierenden Aorta. Kein Kontrastmittelübertritt in den rechten Ventrikel. Druck: LV $195/_0$. Systolischer Gradient 80 mm Hg.

oben rechts

Abb. 16b: Gleicher Patient wie in Abb. 16a. Seitlicher Strahlengang. Kontrastmittelstrahl durch die verdickte und stenosierte Aortenklappe.

Abb. 17: *Valvuläre Aortenstenose.* Transseptales Lävogramm. Linker vorderer schräger Durchmesser. Verdickte, unregelmäßig begrenzte Klappen in Domstellung. Poststenotische Dilatation. Ungleichmäßige Verteilung des Kontrastmittels in der Aorta. Ventrikelseptum orthograd getroffen. Großer Klappenring. Der Patient hatte auch eine geringgradige Aorteninsuffizienz, so daß bei der Operation die Klappen durch eine Starr-Edwards-Klappe ersetzt werden mußten. Druck: LV $170/_{15}$.

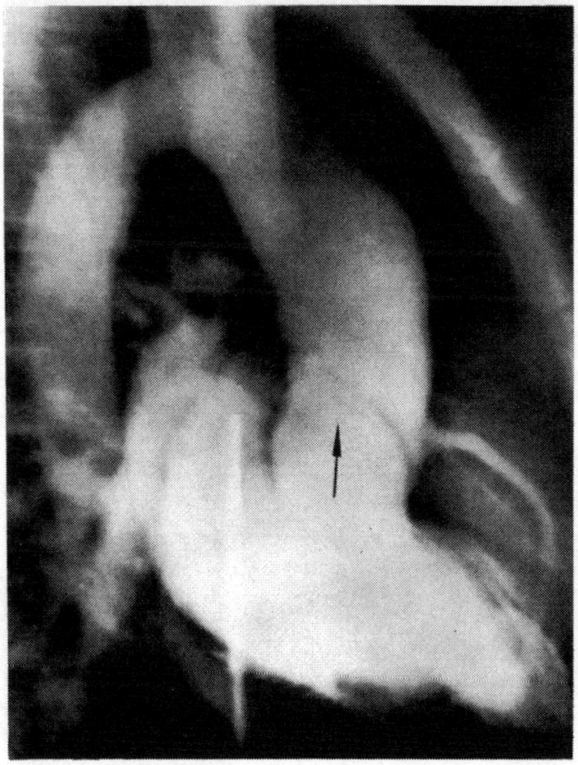

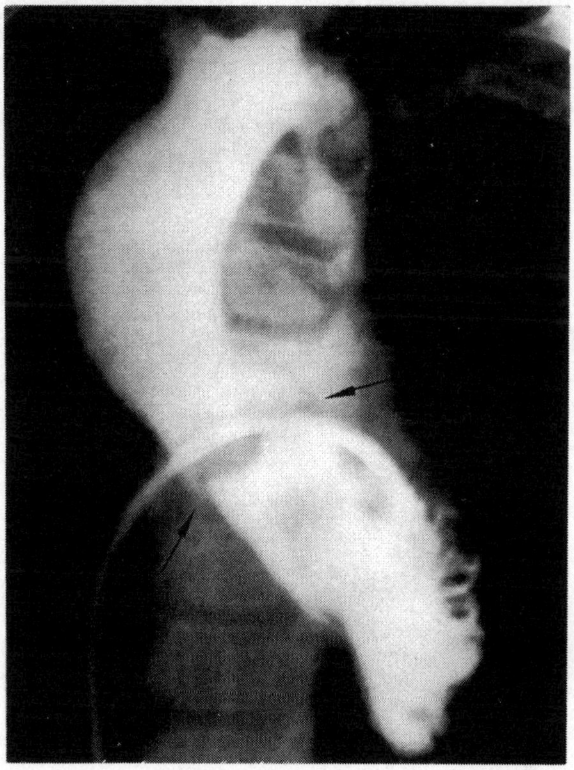

oben links

Abb. **18**: *Valvuläre Aortenstenose.* Transseptales Lävogramm. Seitlicher Strahlengang. Artifizieller Reflux in den linken Vorhof. Domstellung der Aortenklappe. Geringe poststenotische Dilatation. Unregelmäßige Verteilung des Kontrastmittels in der aszendierenden Aorta. Druck: LV $120/_0$. Systolischer Gradient 20 mm Hg.

oben rechts

Abb. **19**: *Valvuläre Aortenstenose.* Transseptales Lävogramm. A.p.-Strahlengang. Erheblich verdickte Aortenklappen. Ende der Systole. Poststenotische Dilatation. Druck: LV $160/_0$. Systolischer Gradient 50 mm Hg.

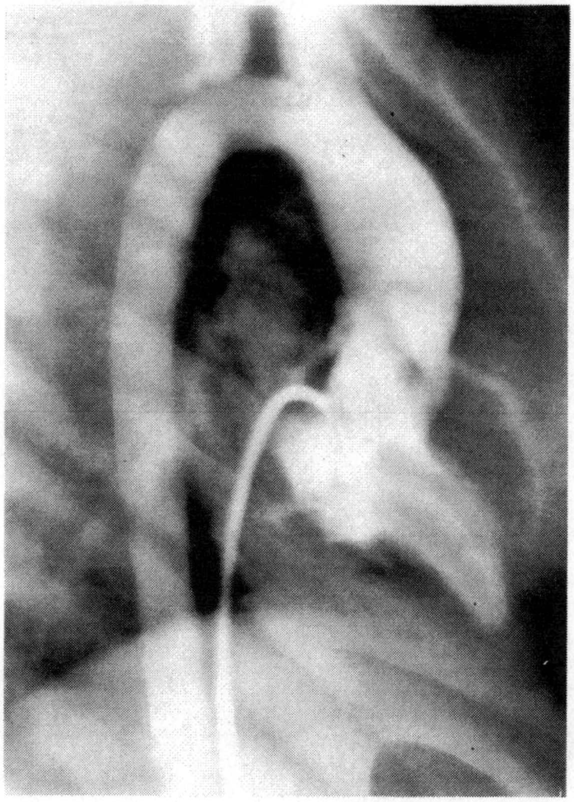

Abb. **20**: *Valvuläre Aortenstenose.* Transseptales Lävogramm. Seitlicher Strahlengang. Unregelmäßig verdickte Aortenklappen und Domstellung. Normal großer Klappenring. Geringe poststenotische Dilatation. Druck: LV $160/_0$. Systolischer Gradient 70 mm Hg.

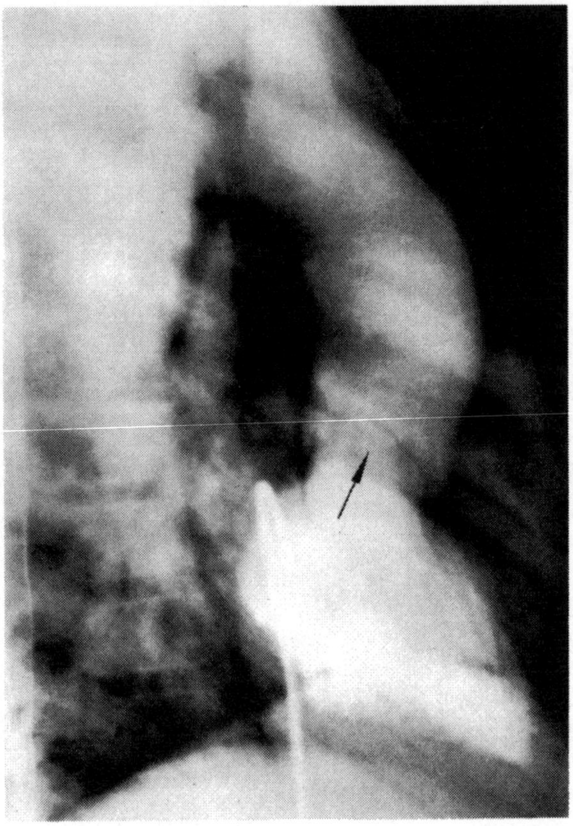

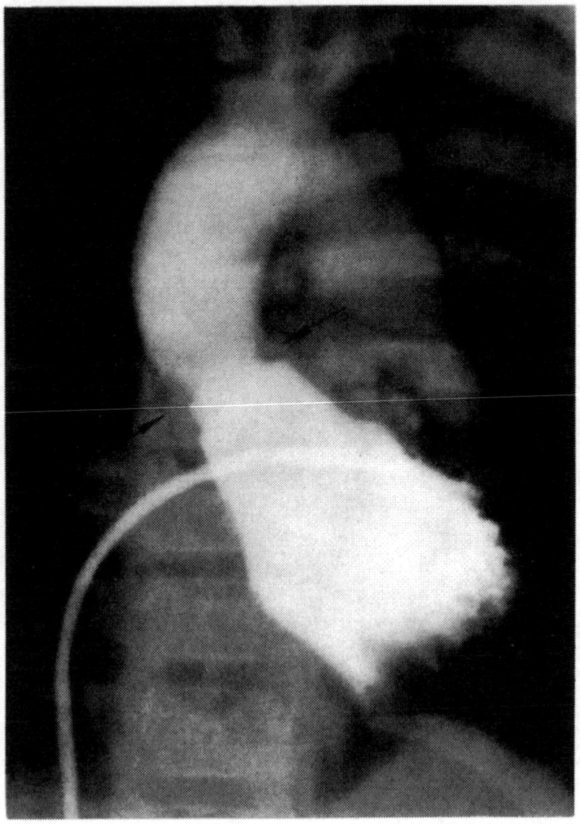

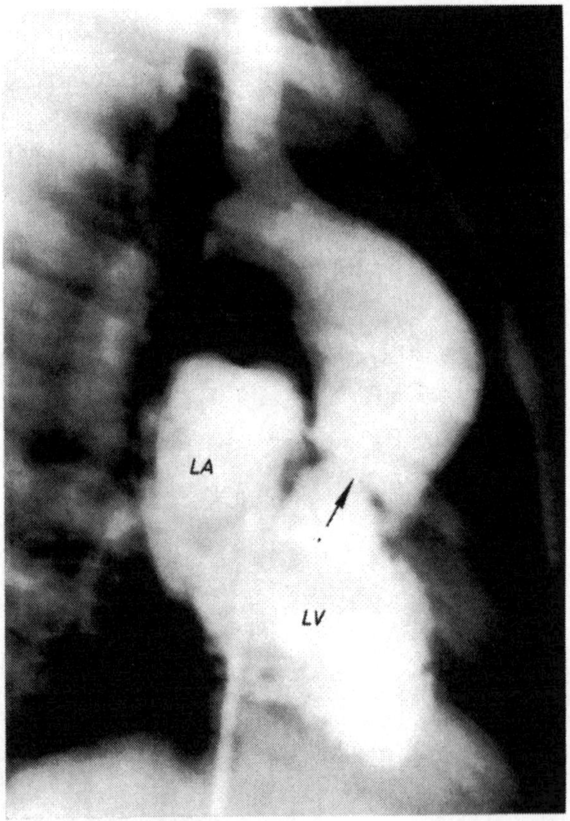

oben links

Abb. 21: *Valvuläre Aortenstenose.* Transseptales Lävogramm. Seitlicher Strahlengang. Domstellung. Großer Aortenklappenring. Poststenotische Dilatation und unregelmäßige Verteilung des Kontrastmittels in der aszendierenden Aorta. Druck: LV 150/$_0$. Systolischer Gradient 40 mm Hg.

oben rechts

Abb. 22: *Valvuläre Aortenstenose.* Transseptales Lävogramm. A.p.-Strahlengang. Verdickte Klappe und Domstellung. Normal großer Klappenring. Druck: LV 140/$_0$. Systolischer Gradient 30 mm Hg.

Abb. 23: *Valvuläre Aortenstenose.* Transseptales Lävogramm. Seitlicher Strahlengang. Artifizieller Reflux in den linken Vorhof. Sehr verdickte Klappe und Domstellung mit erheblicher poststenotischer Dilatation der aszendierenden Aorta. Druck: LV 160/$_0$. Systolischer Gradient 70 mm Hg.

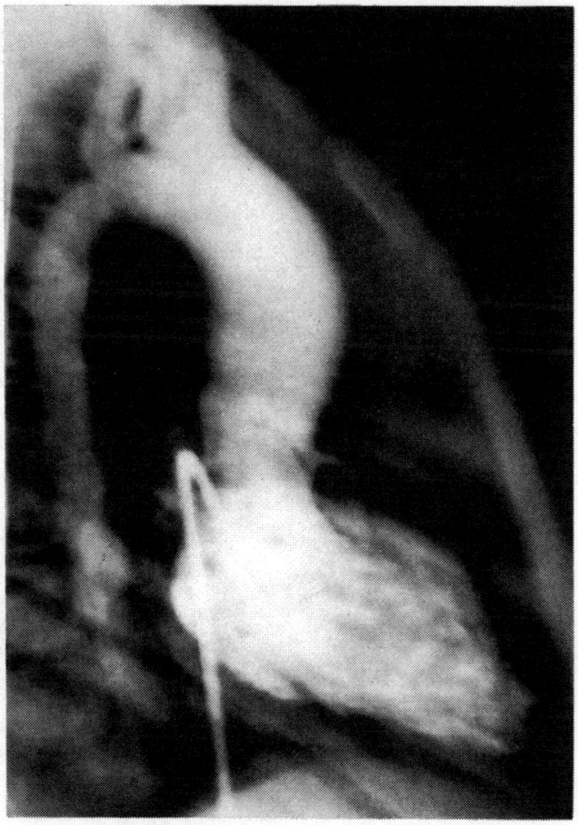

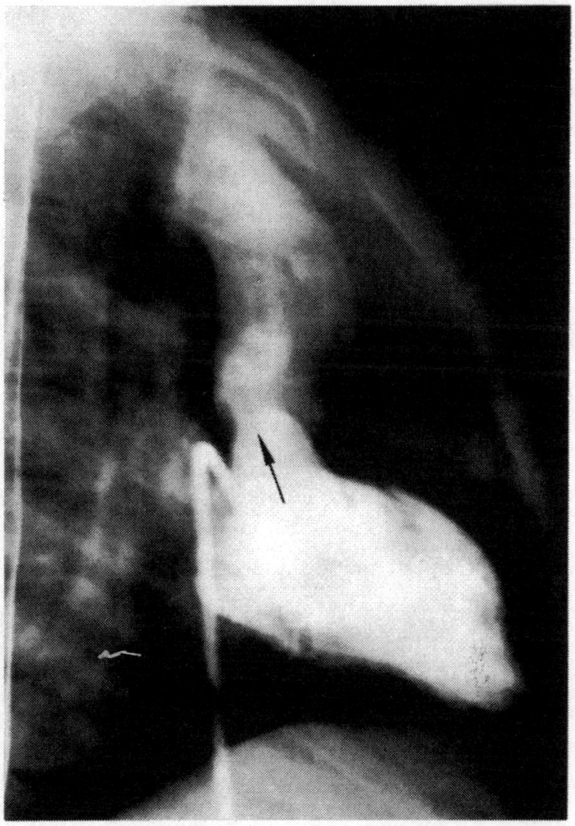

oben links

Abb. 24a: *Valvuläre Aortenstenose.* Transseptales Lävogramm. Seitlicher Strahlengang. Typische Domstellung. Die Aortenklappe ist hier jedoch glatt begrenzt und nicht erheblich verdickt. Normal großer Klappenring. Druck: LV $130/_0$. Systolischer Gradient 30 mm Hg.

oben rechts

Abb. 24b: Gleicher Patient wie in Abb. 24a. Seitlicher Strahlengang. Domstellung in der frühen Systole und glatte, kaum verdickte Klappen. Normal weiter Klappenring. Unregelmäßige Kontrastmittelverteilung in der aszendierenden Aorta mit mäßiger poststenotischer Dilatation.

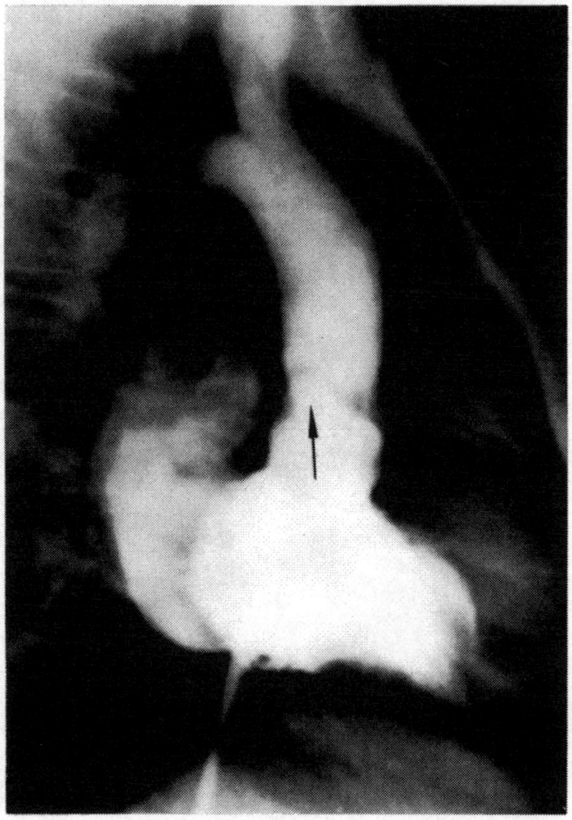

Abb. 25: *Valvuläre Aortenstenose.* Transseptales Lävogramm. Seitlicher Strahlengang. Artifizieller Reflux in den linken Vorhof. Hochgradig verdickte und unbewegliche Klappe. Keine poststenotische Dilatation. Etwas enger Klappenring. Druck: LV $180/_0$. Systolischer Gradient 75 mm Hg.

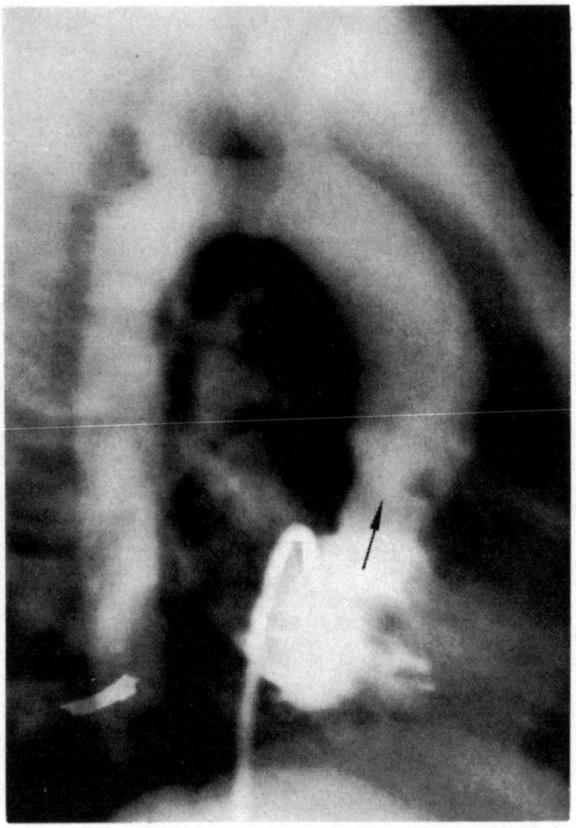

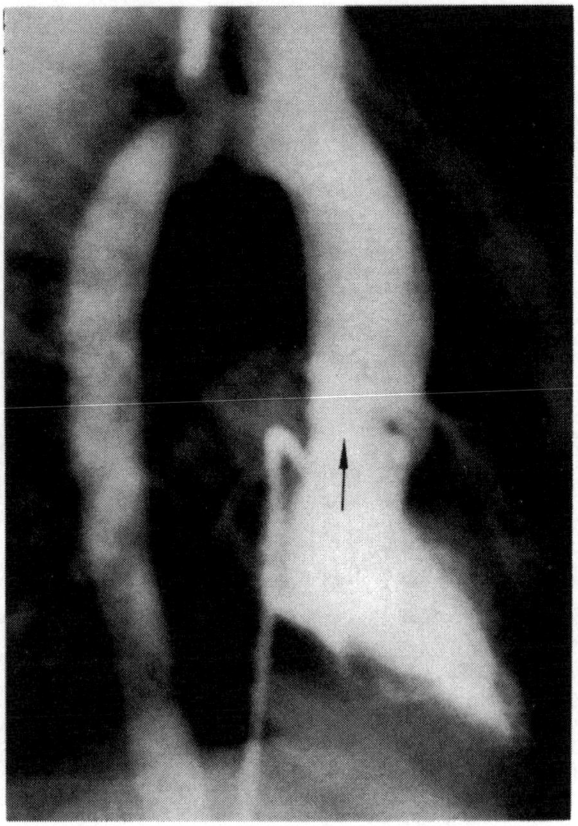

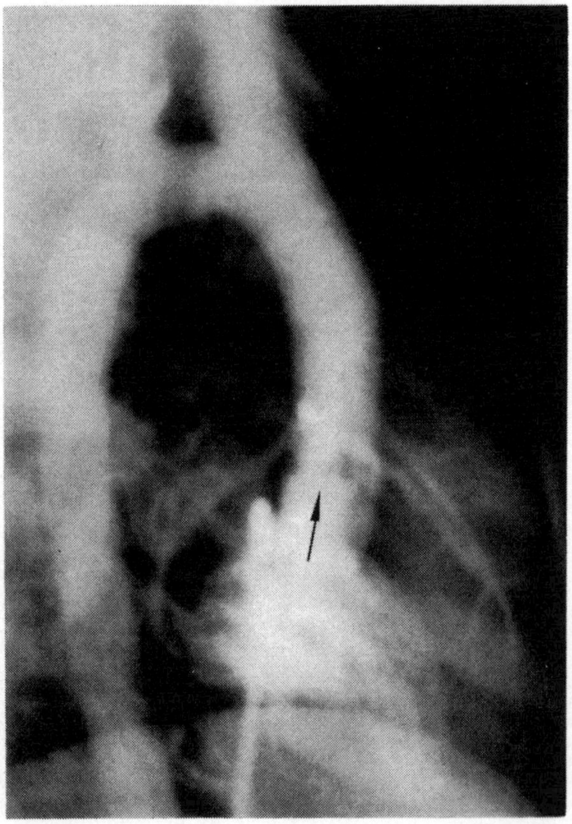

oben links

Abb. 26: *Valvuläre Aortenstenose.* Transseptales Lävogramm. Seitlicher Strahlengang. Erheblich verdickte Aortenklappe mit engem hypoplastischem Klappenring. Nur geringe poststenotische Dilatation. Druck: LV $170/_0$. Systolischer Gradient 70 mm Hg.

oben rechts

Abb. 27: *Valvuläre Aortenstenose.* Transseptales Lävogramm. Seitlicher Strahlengang. Unregelmäßig verdickte Aortenklappe bei engem Klappenring ohne poststenotische Dilatation. Druck: LV $160/_0$ Systolischer Gradient 60 mm Hg.

Abb. 28: *Valvuläre Aortenstenose.* Transseptales Lävogramm. Seitlicher Strahlengang. Hochgradig stenosierte und unregelmäßig verdickte Aortenklappe mit engem Klappenring und ohne poststenotische Dilatation. Unregelmäßige Kontrastmittelverteilung in der aszendierenden Aorta. Druck: LV $150/_0$. Systolischer Gradient 60 mm Hg.

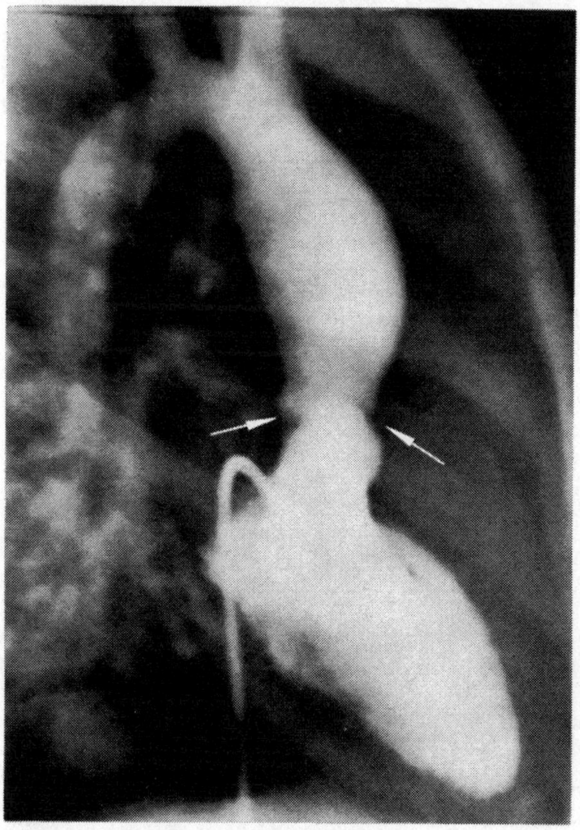

Abb. 29a: *Valvuläre Aortenstenose.* Transseptales Lävogramm. Seitlicher Strahlengang. Domstellung. Klappen etwas verdickt, aber regelmäßig begrenzt. Enger Aortenklappenring. Mäßige poststenotische Dilatation. Druck: LV $200/_0$. Systolischer Gradient 90 mm Hg.

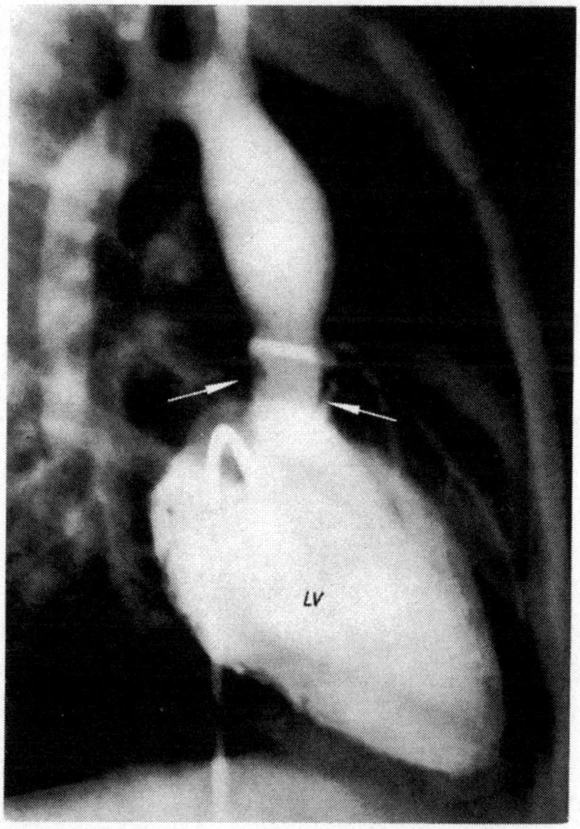

Abb. 29b: Gleicher Patient wie in Abb. 29a. Seitlicher Strahlengang. Diastole. Hypoplastische Aortenklappenbasis, die in der Diastole noch deutlicher zu erkennen ist als in der Systole (vergleiche Abb. 29a).

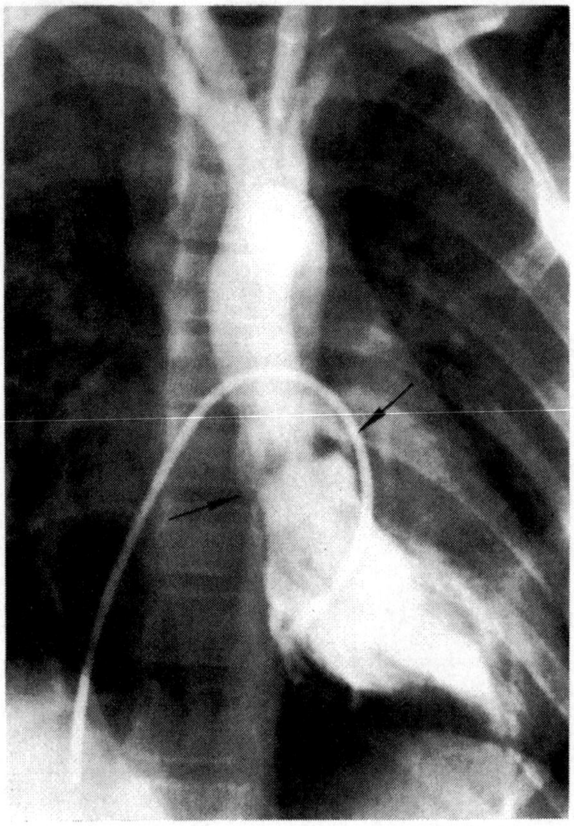

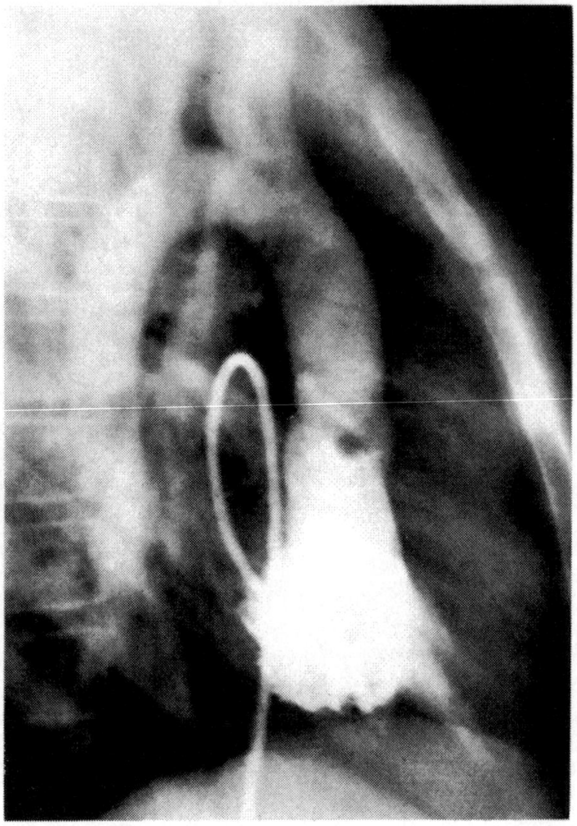

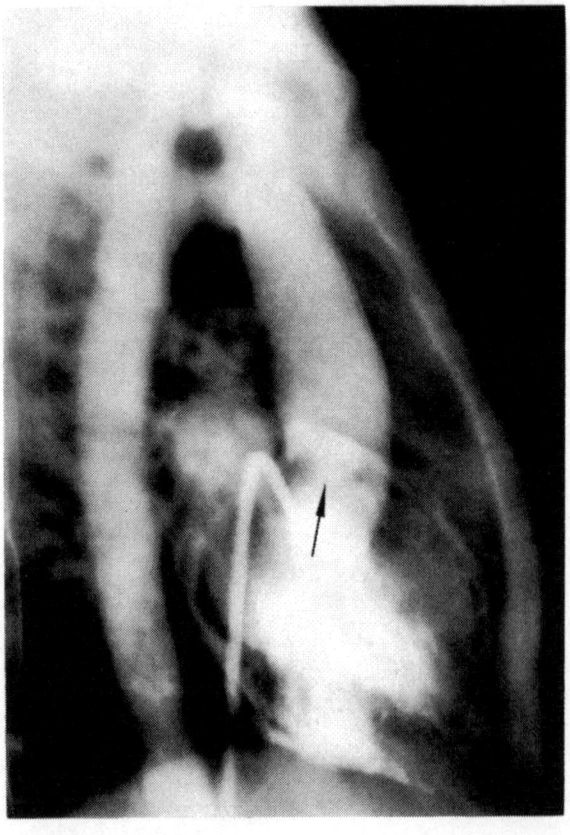

oben links

Abb. 30a: *Valvuläre Aortenstenose.* Transseptales Lävogramm. A.p.-Strahlengang. Erheblich verdickte und stenosierte Klappe. Keine poststenotische Dilatation. Druck: LV $145/_0$. Systolischer Gradient 40 mm Hg.

oben rechts

Abb. 30b: Gleicher Patient wie in Abb. 30a. Seitlicher Strahlengang. Verdickte, unregelmäßig begrenzte Aortenklappen mit etwas engem Klappenring. Keine poststenotische Dilatation.

Abb. 31: *Valvuläre Aortenstenose.* Transseptales Lävogramm. Seitlicher Strahlengang. Unregelmäßig verdickte Aortenklappen mit etwas engem Klappenring. Druck: LV $160/_0$. Systolischer Gradient 55 mm Hg.

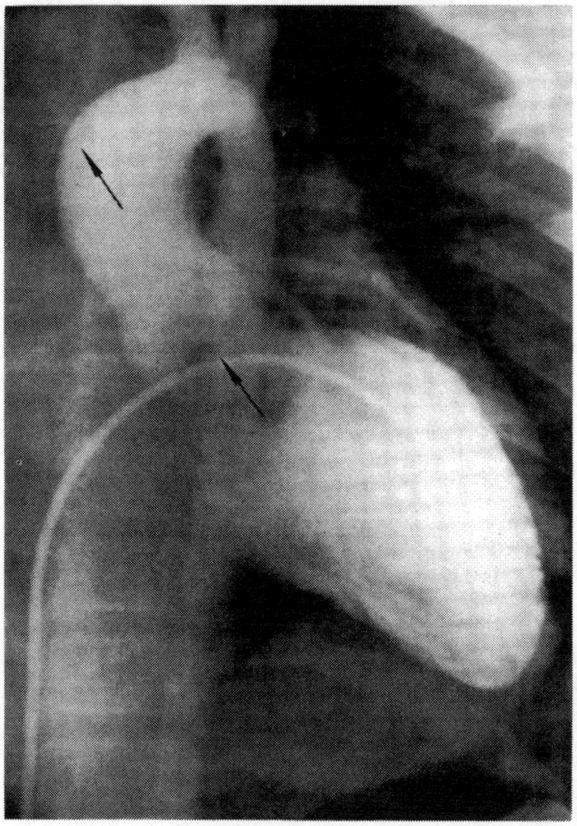

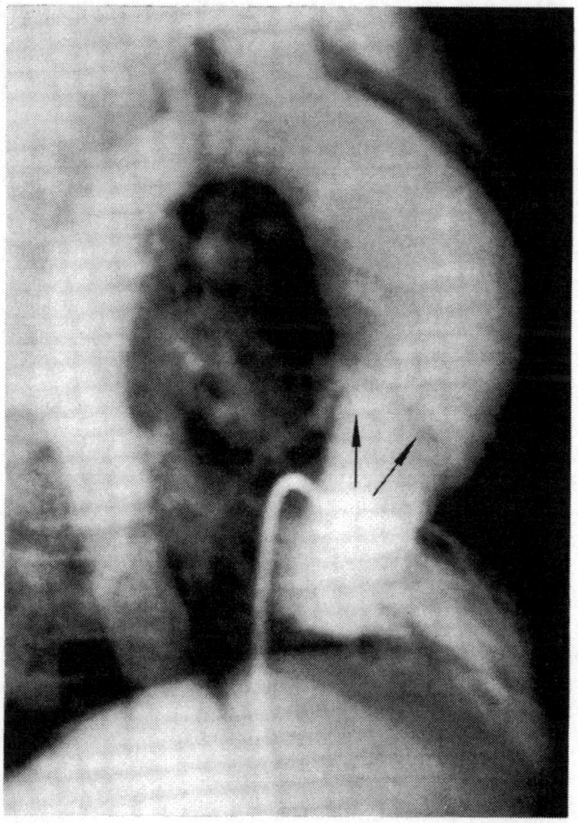

oben links

Abb. 32a: *Valvuläre Aortenstenose.* Transseptales Lävogramm. A.p.-Strahlengang. Unregelmäßig verdickte Aortenklappen mit großem Aortenklappenring. Poststenotische Dilatation. Druck: LV $160/_0$. Systolischer Gradient 45 mm Hg.

oben rechts

Abb 32b: Gleicher Patient wie in Abb. 32a. Seitlicher Strahlengang. Domstellung der Aortenklappe mit großem Aortenklappenring und erheblicher poststenotischer Dilatation. Ungleichmäßige Kontrastmittelverteilung in der aszendierenden Aorta.

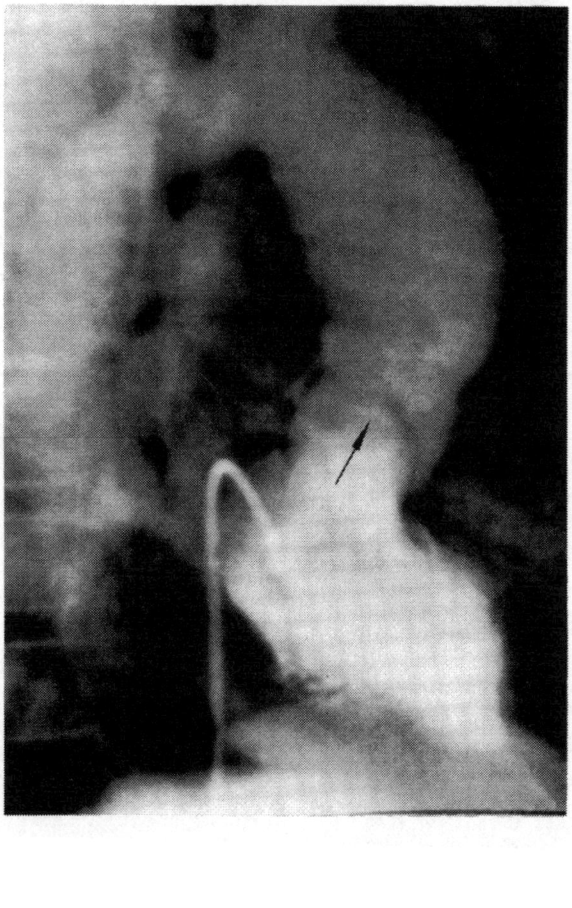

Abb. 33: *Valvuläre Aortenstenose.* Transseptales Lävogramm. Seitlicher Strahlengang. Verdickte Klappe in Domstellung. Weiter Klappenring. Poststenotische Dilatation. Druck: LV $160/_0$. Systolischer Gradient 45 mm Hg.

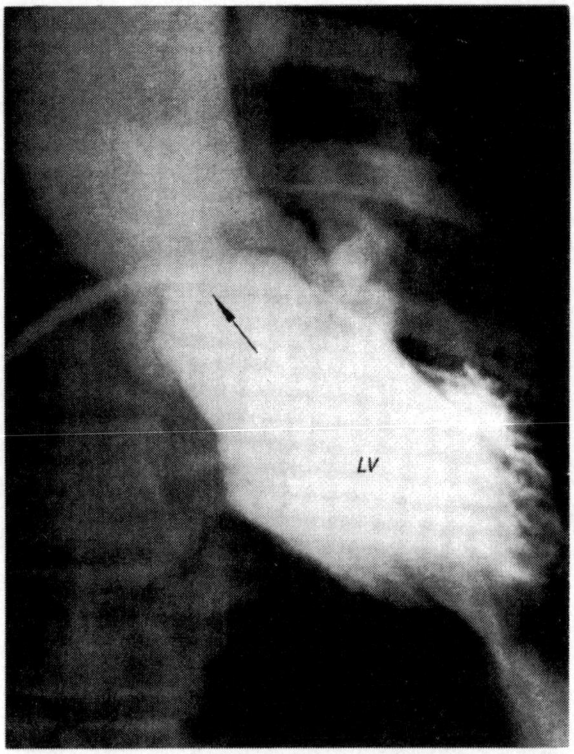

Abb. 34: *Valvuläre Aortenstenose.* Transseptales Lävogramm. A.p.-Strahlengang. Domstellung der verdickten Klappe und Kontrastmittelstrahl in die aszendierende Aorta. Sehr großer Aortenklappenring. Druck: LV 165/$_0$. Systolischer Gradient 45 mm Hg.

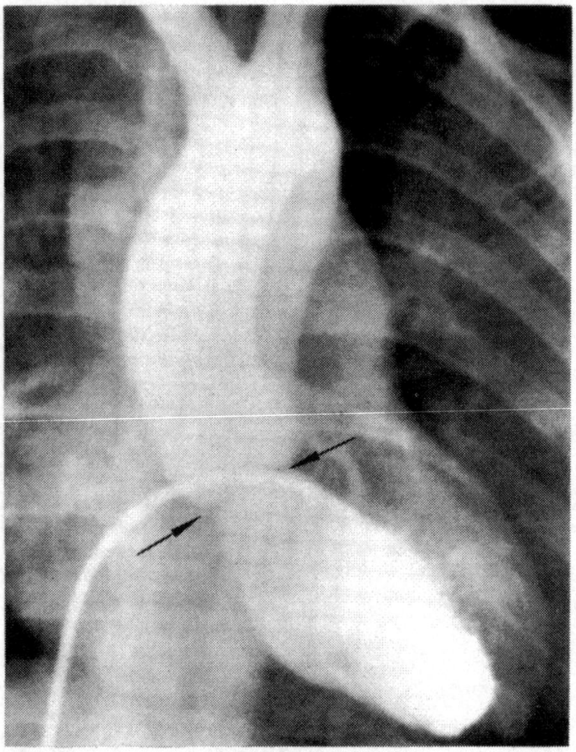

Abb. 35: *Subaortenstenose.* Transseptales Lävogramm. A.p.-Strahlengang. Ringleistenstenose, die den Ausflußtrakt des linken Ventrikels dicht unter den zarten Aortenklappen einschnürt. Druck: LV 160/$_0$. Systolischer Gradient 60 mm Hg.

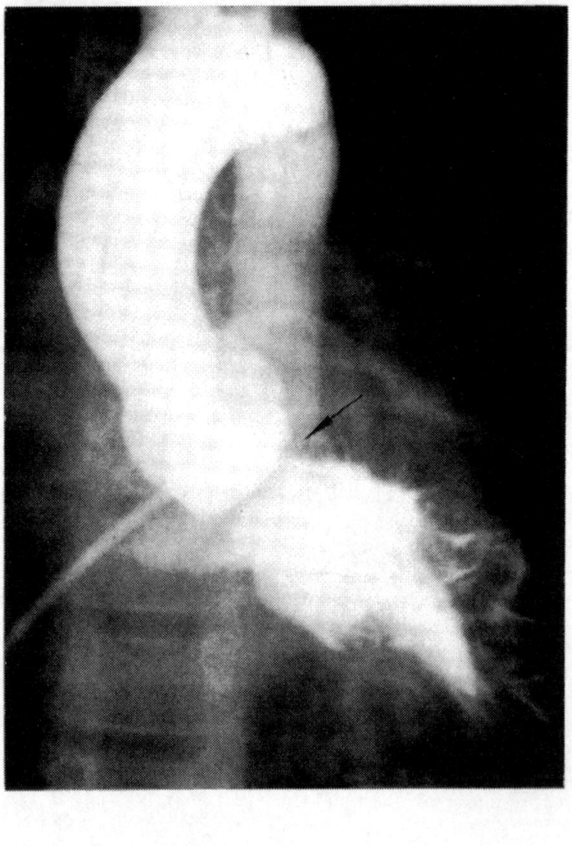

Abb. 36 a: *Subaortenstenose.* Transseptales Lävogramm. A.p.-Strahlengang. Ringleistenstenose etwa 1 cm unterhalb der intakten Aortenklappenbasis im Ausflußtrakt des linken Ventrikels. Druck: LV 160/$_0$. Systolischer Gradient 70 mm Hg.

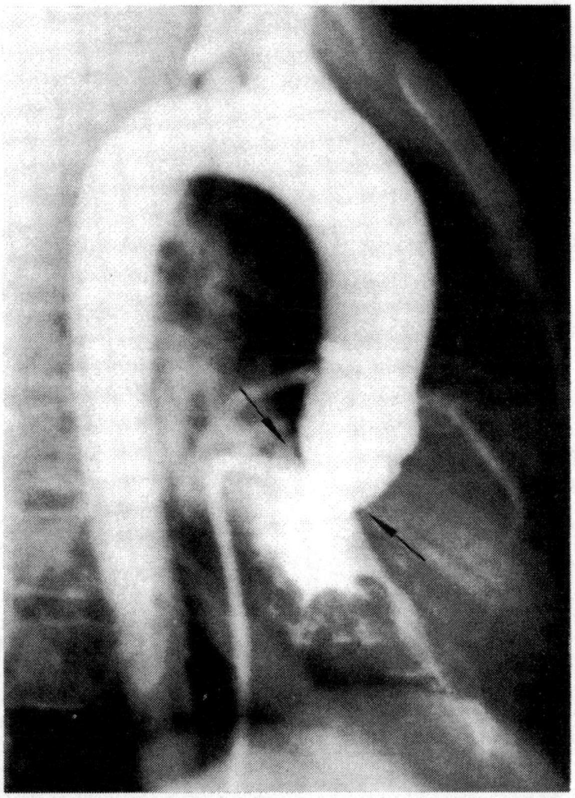

Abb. 36b: Gleicher Patient wie in Abb. 36a. Seitlicher Strahlengang. Hochgradige Einschnürung des Ausflußtraktes des linken Ventrikels. Aortenklappen zart und glatt begrenzt. Gleichmäßige Kontrastmittelverteilung in der aszendierenden Aorta.

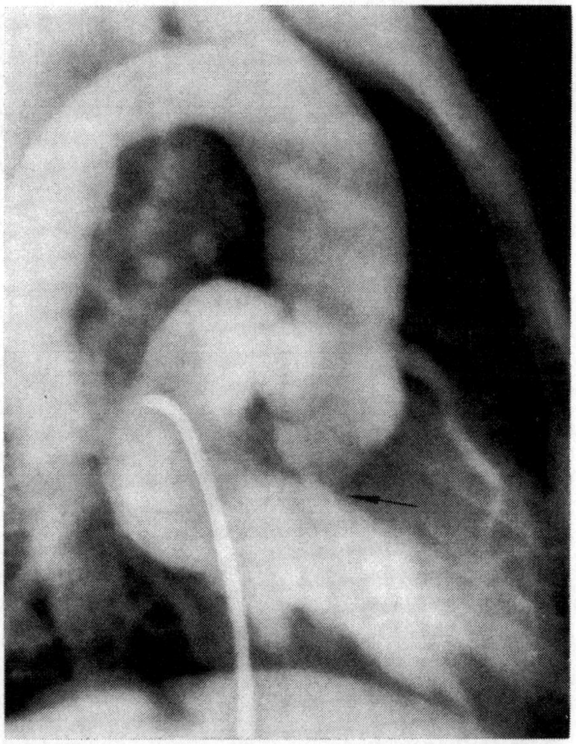

Abb. 37: *Subaortenstenose.* Transseptales Lävogramm. Seitlicher Strahlengang. Hochgradige und konzentrische Einschnürung des Ausflußtraktes des linken Ventrikels etwa 1 cm unter der Aortenklappenbasis. Glatt begrenzte zarte Aortenklappen. Mäßige zusätzliche Mitralinsuffizienz mit Kontrastmittelreflux in den linken Vorhof. Der Katheter ist in den linken Vorhof zurückgeschleudert worden. Druck: LV $225/_0$. Systolischer Gradient 110 mm Hg.

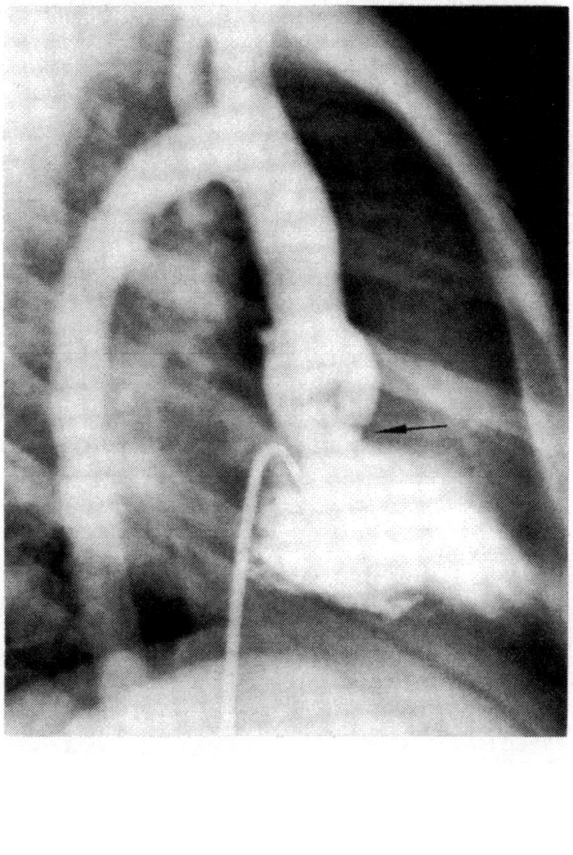

Abb. 38: *Subaortenstenose.* Transseptales Lävogramm. Seitlicher Strahlengang. Unregelmäßige Einschnürung des Ausflußtraktes des linken Ventrikels dicht unter der Aortenklappenbasis. Die Subaortenstenose erscheint hier mehr wie ein in die Aortenbasis hineingeschobener Pfropfen oder kragenförmig. Druck: LV $180/_0$. Systolischer Gradient 65 mm Hg.

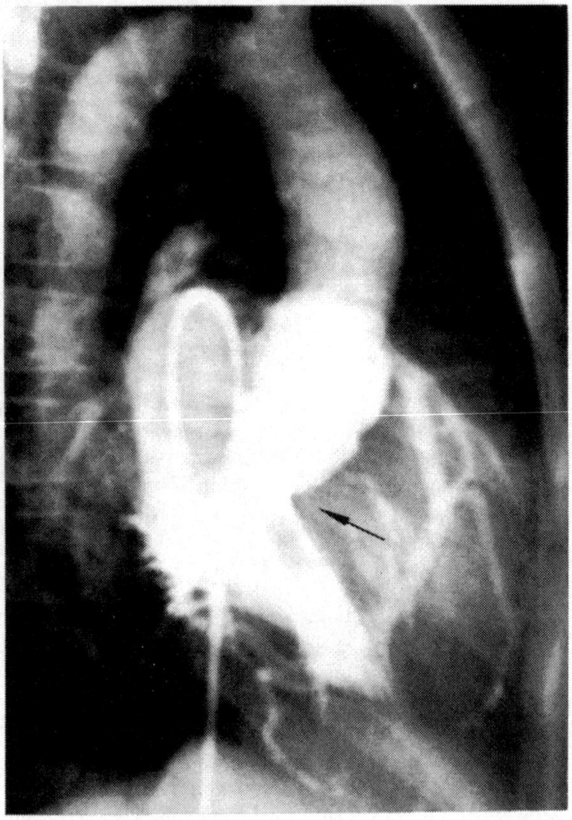

Abb. **39a**: *Subaortenstenose mit Bernheim-Syndrom:* Transseptales Lävogramm. Seitlicher Strahlengang. Der Pfeil deutet auf die Stenosierung des Ausflußtraktes durch die fibröse Subaortenstenose (Pfeil). Deformierung der Ventrikelhöhle ähnlich wie bei einer funktionellen hypertrophischen Subaortenstenose. Reflux in den linken Vorhof. Dilatierte Koronararterien. Drucke: LV $200/_0$, RV $60/_0$, AP $36/_{12}$.

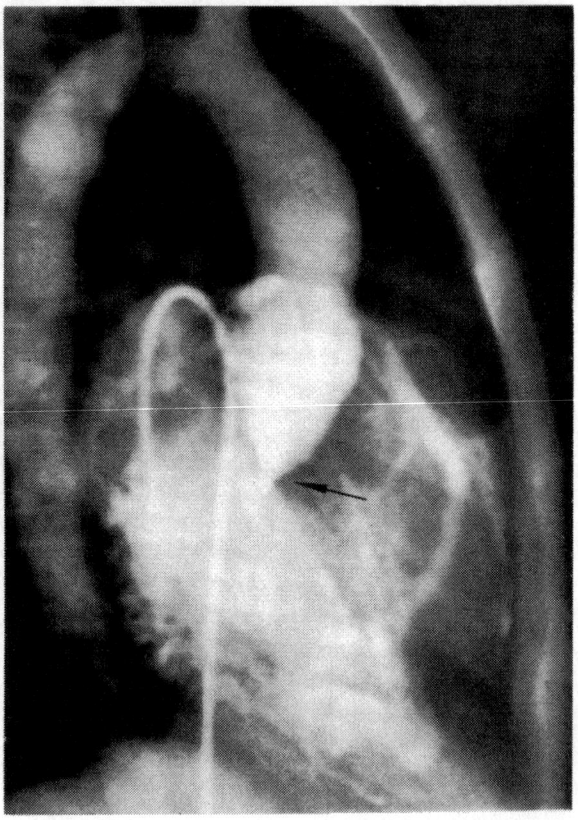

Abb. **39b**: Gleicher Patient wie in Abb. 39a. Seitlicher Strahlengang. Auf dem Höhepunkt der Systole des Ausflußtraktes schnürt sich die Stenose funktionell noch weiter ein (Pfeil), so daß man eine funktionelle, hypertrophische Aortenstenose vermuten könnte.

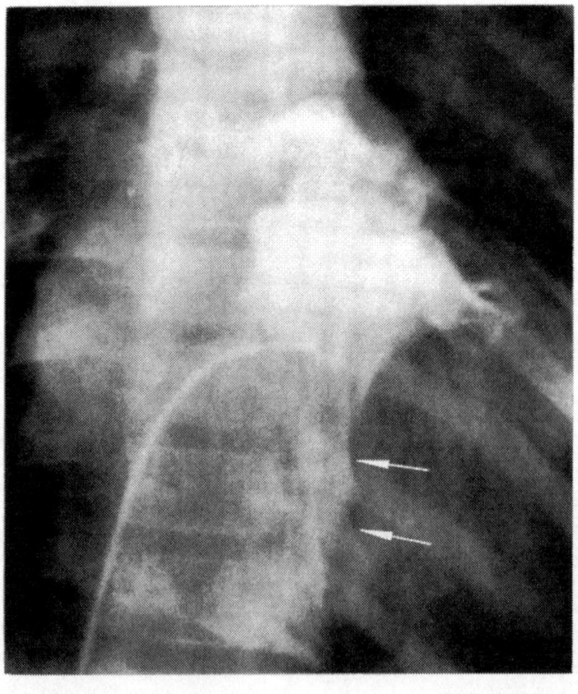

Abb. **39c**: Gleicher Patient wie in Abb. 39a und b. Selektives Angiokardiogramm mit Kontrastmittelinjektion in den rechten Ventrikel. A.p.-Strahlengang. Funktionelle Stenosierung des rechten Ventrikels (Bernheim). Drucke: RV $60/_0$, AP $36/_{12}$.

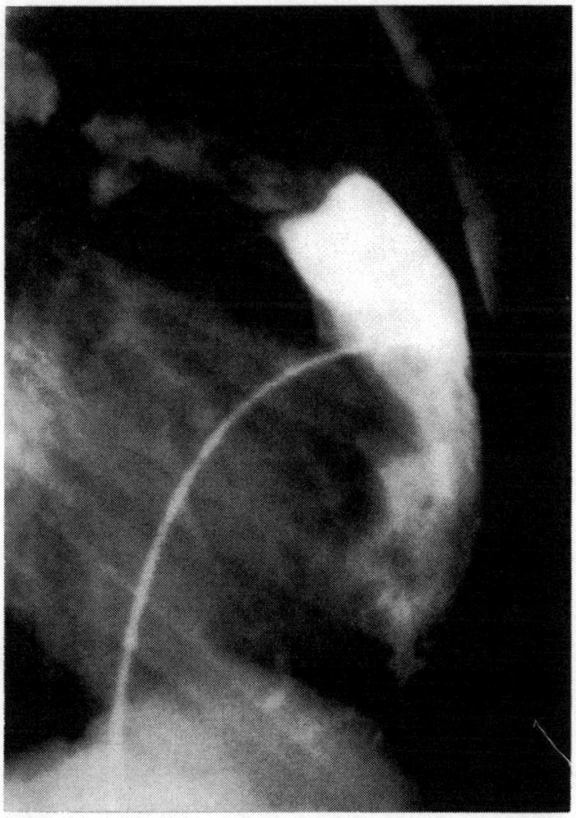

Abb. 39 d: Gleicher Patient wie in Abb. 39 a–c. Rechter Ventrikel. Seitlicher Strahlengang. Diastole.

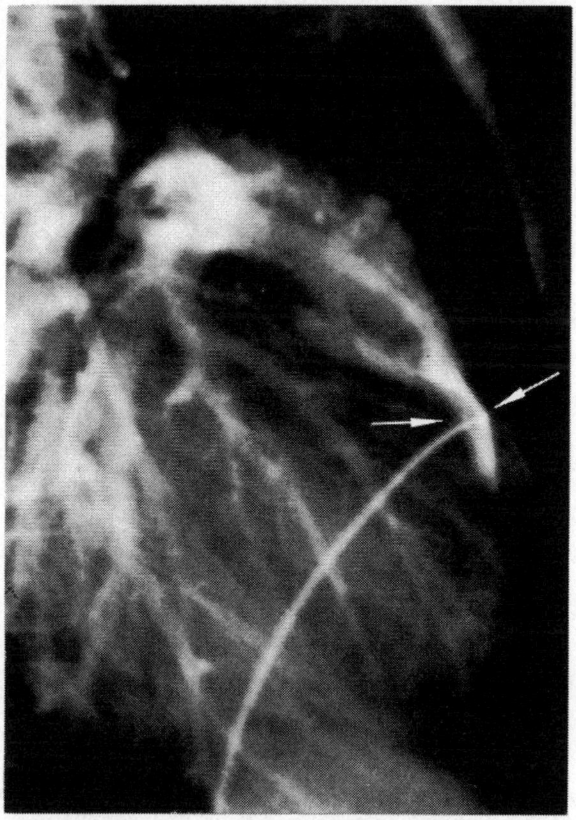

Abb. 39 e: Gleicher Patient wie in Abb. 39 a–d. Rechter Ventrikel. Seitlicher Strahlengang. Systole. Erhebliche funktionelle Stenosierung des Ausflußtraktes (Bernheim).

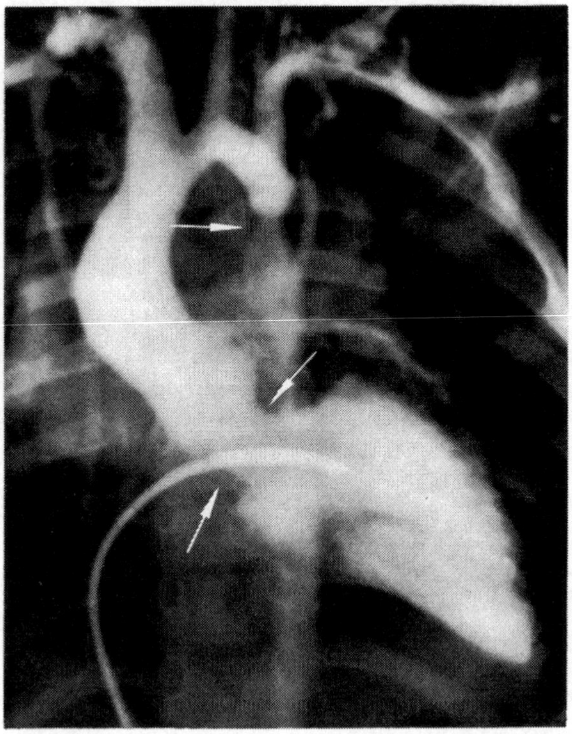

Abb. 40 a: *Subaortenstenose und Aortenisthmusstenose.* Transseptales Lävogramm. A.p.-Strahlengang. Auch hier erscheint die hochgradige Einschnürung des Ausflußtraktes des linken Ventrikels kragenförmig dicht unter den zarten Aortenklappen. Poststenotische Dilatation. Gleichmäßige Kontrastmittelverteilung in der aszendierenden Aorta. Isthmusstenose an typischer Stelle. Druck: LV $200/_0$.

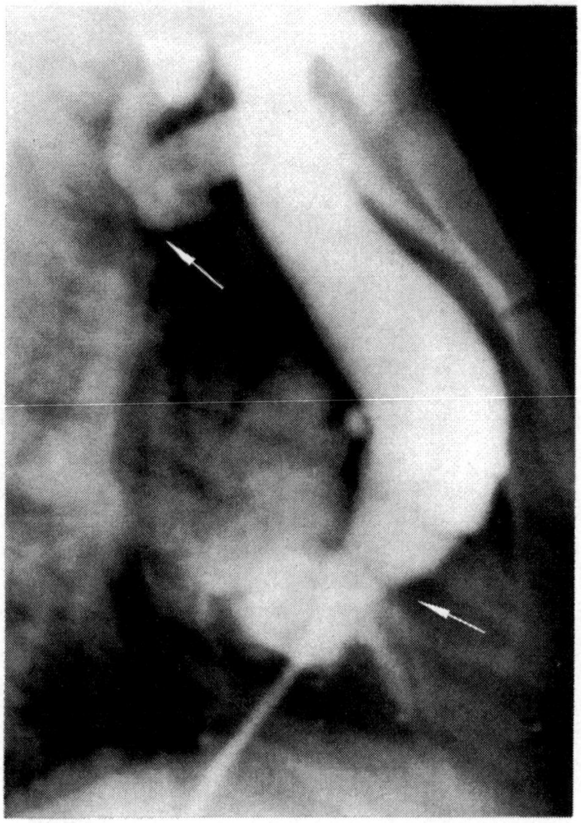

Abb. 40 b: Gleicher Patient wie in Abb. 40 a. Seitlicher Strahlengang. Einschnürung des Ausflußtraktes des linken Ventrikels. Zarte Aortenklappen. Poststenotische Dilatation. Gleichmäßige Kontrastmittelfüllung der aszendierenden Aorta. Oberer Pfeil deutet auf Aortenisthmusstenose.

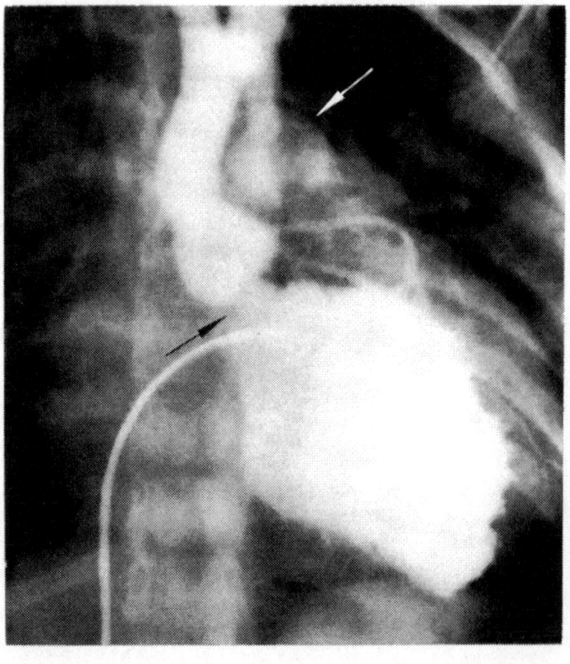

Abb. 41 a: *Subaortenstenose, Aortenisthmusstenose und offener Ductus arteriosus.* Transseptales Lävogramm. A.p.-Strahlengang. Kragenförmige Einschnürung im Ausflußtrakt des linken Ventrikels dicht unter der Klappenbasis. Keine poststenotische Dilatation. Aortenisthmusstenose und zarte Auffüllung der Bifurkation der Arteria pulmonalis durch offenen Ductus arteriosus (oberer Pfeil). Druck: LV $155/_0$. Aorta descendens $65/_{50}$.

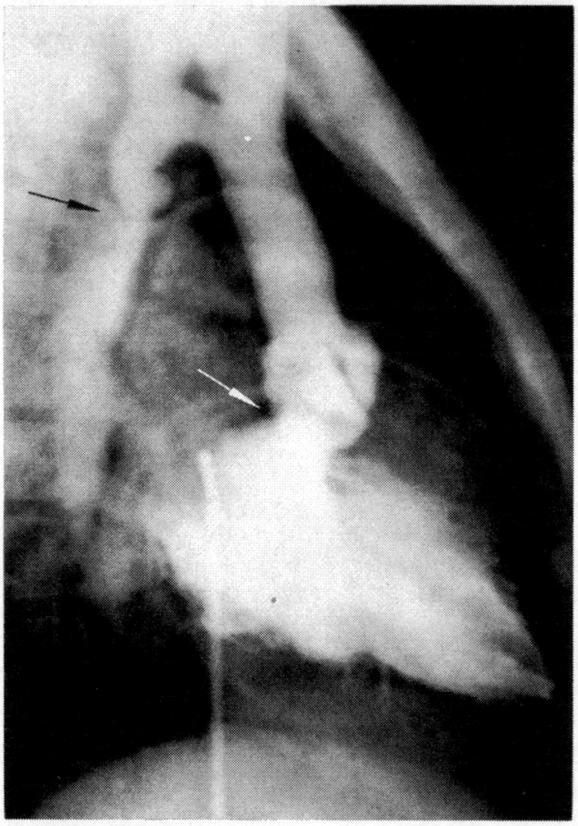

Abb. 41 b: Gleicher Patient wie in Abb. 41 a. Seitlicher Strahlengang. Kragenförmige Einschnürung des Ausflußtraktes des linken Ventrikels. Gute Öffnung der Aortenklappe am Anfang der Systole.

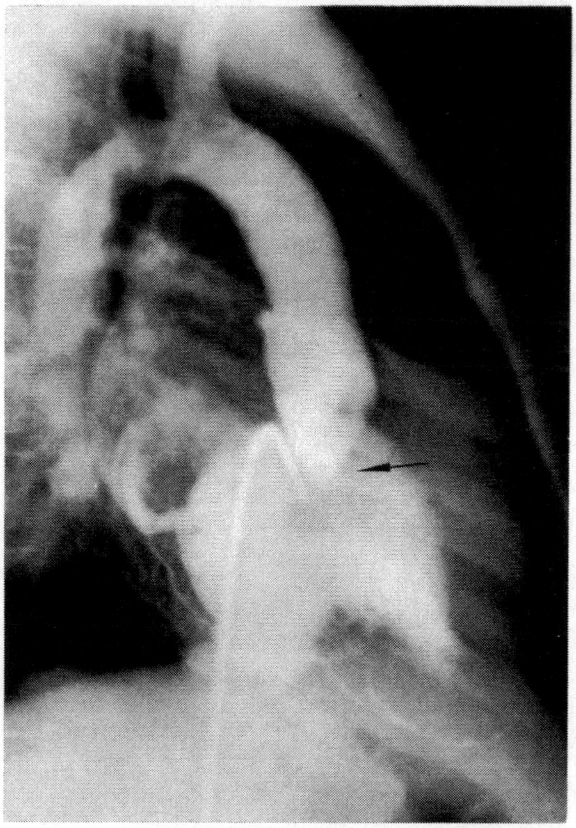

Abb. 42: *Subaortenstenose.* Transseptales Lävogramm. Seitlicher Strahlengang. Konzentrische Einschnürung des Ausflußtraktes des linken Ventrikels. Intakte Aortenklappe. Zart begrenzte Klappenblätter. Keine poststenotische Dilatation. Gleichmäßige Kontrastmittelverteilung in der aszendierenden Aorta. Druck: LV 175/$_0$. Systolischer Gradient 60 mm Hg.

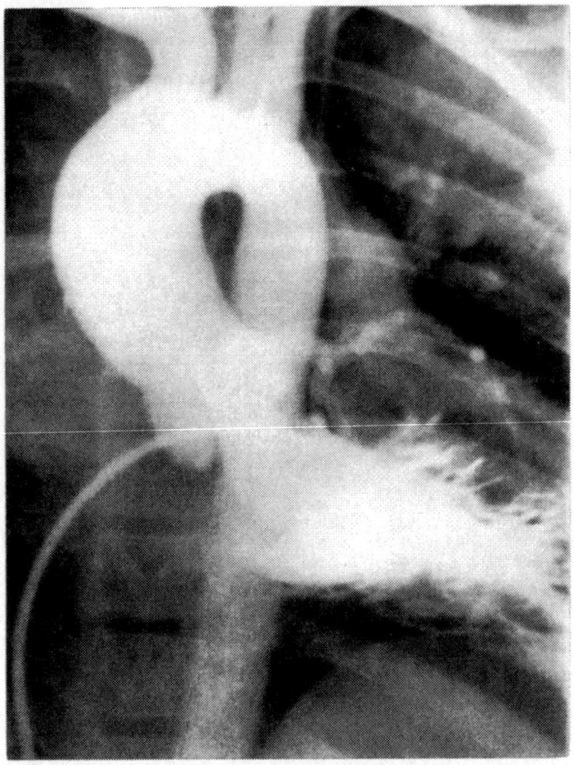

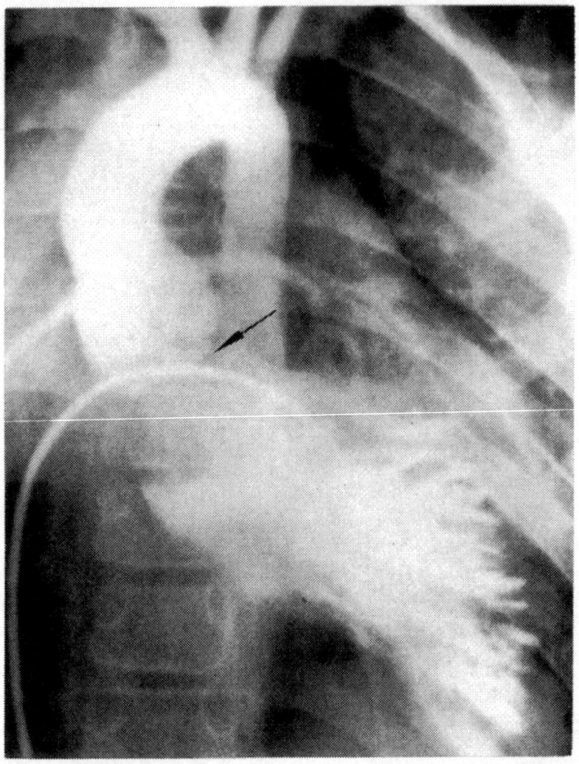

Abb. 44 a: *Subaortenstenose und Mitralinsuffizienz.* Transseptales Lävogramm. A.p.-Strahlengang. Ringleistenstenose dicht unterhalb der Aortenklappenbasis. Zarte, glatt begrenzte Aortenklappen. Gleichmäßige Verteilung des Kontrastmittels in der aszendierenden Aorta. Der Reflux in den linken Vorhof ist hier nicht deutlich dargestellt. Druck: LV $265/_0$. Systolischer Gradient 145 mm Hg.

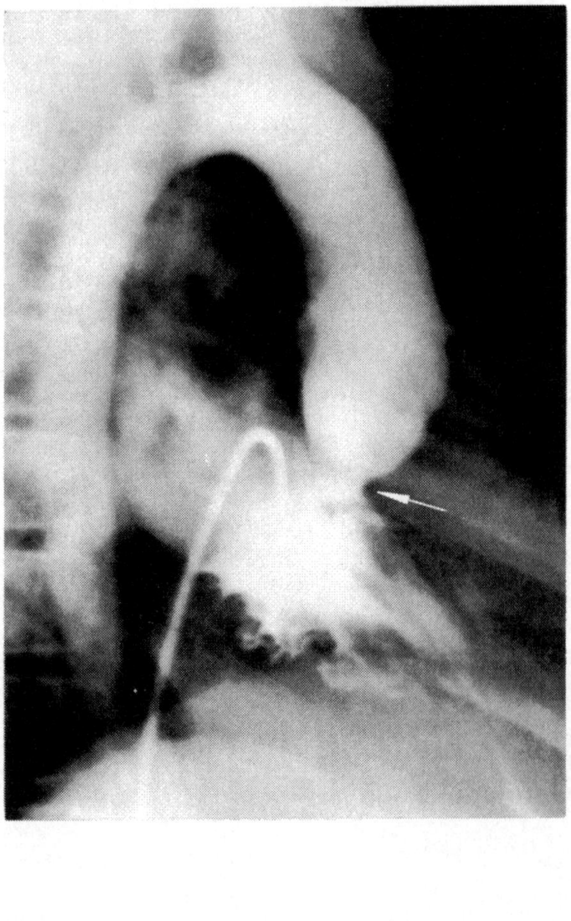

oben links

Abb. 43: *Subaortenstenose.* Transseptales Lävogramm. A.p.-Strahlengang. Kragenförmige bis in die Aortenklappenbasis hineinreichende Einschnürung des Ausflußtraktes des linken Ventrikels. Poststenotische Dilatation und gleichmäßige Kontrastmittelverteilung in der aszendierenden Aorta. Druck: LV $220/_0$. Systolischer Gradient 90 mm Hg.

Abb. 44 b: Gleicher Patient wie in Abb. 44 a. Seitlicher Strahlengang. Konzentrische Einschnürung etwa 1 cm unterhalb der Aortenklappenbasis. Reflux in den linken Vorhof.

Abb. 44c: Gleicher Patient wie in Abb. 44a und b. Seitlicher Strahlengang. Höhepunkt der Systole. Trotz der erheblichen Formveränderung des Ausflußtraktes des linken Ventrikels auf dem Höhepunkt der Systole, bleibt der Schweregrad der Einschnürung im Vergleich zu den anderen Herzphasen praktisch unverändert.

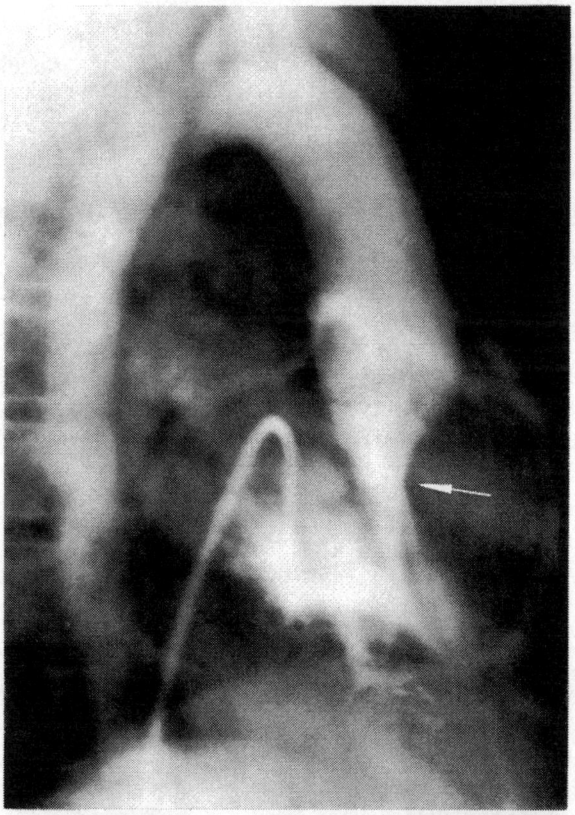

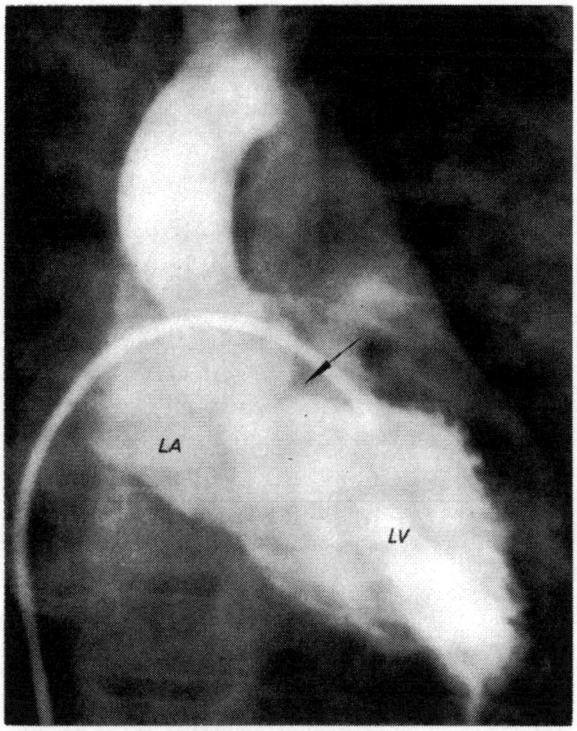

Abb. 45: *Subaortenstenose und Mitralinsuffizienz.* Transseptales Lävogramm. A.p.-Strahlengang. Stenose dicht unter der Aortenklappenbasis. Zarte Klappen. Deutlicher Reflux in den linken Vorhof. Gleichmäßige Kontrastmittelverteilung in der aszendierenden Aorta. Druck: LV $190/_0$. Systolischer Gradient 85 mm Hg.

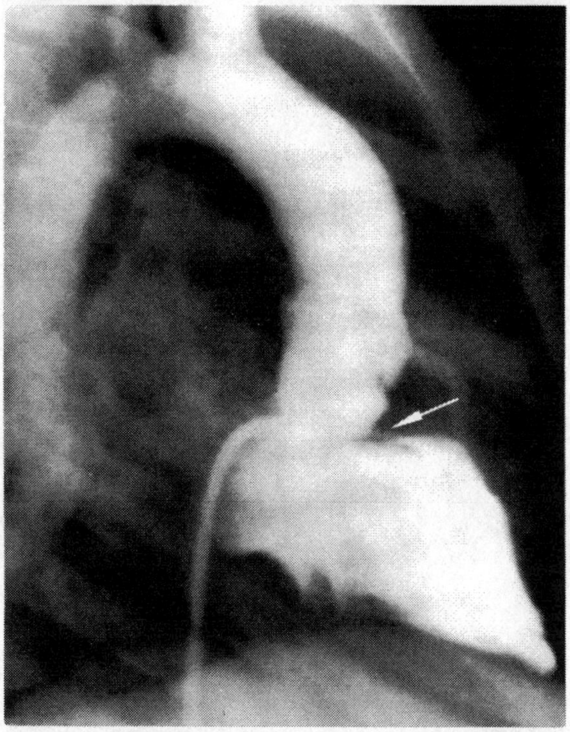

Abb. 46: *Subaortenstenose.* Transseptales Lävogramm. Seitlicher Strahlengang. Keilförmige konzentrische Einschnürung des Ausflußtraktes. Druck: LV $150/_0$. Systolischer Gradient 40 mm Hg.

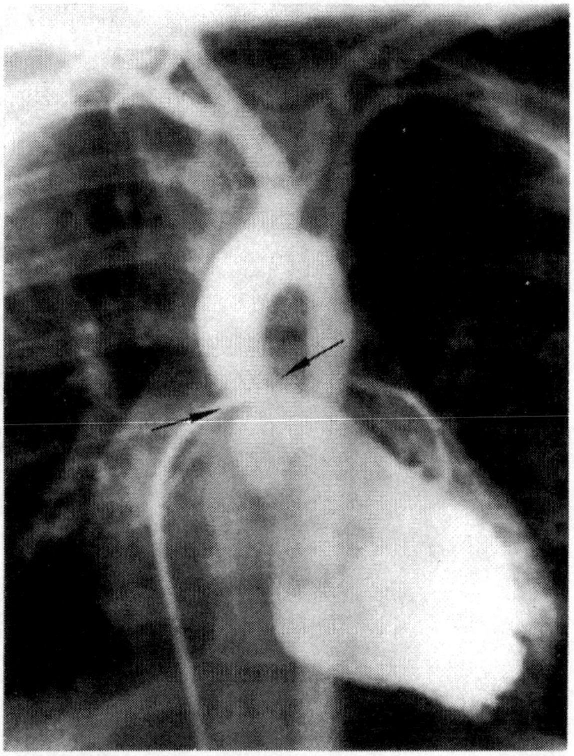

Abb. 47a: *Supravalvuläre Aortenstenose.* Transseptales Lävogramm. A.p.-Strahlengang. Erhebliche Stenosierung der aszendierenden Aorta am oberen Rand des Sinus von Valsalva. Druck: LV 135/$_0$.

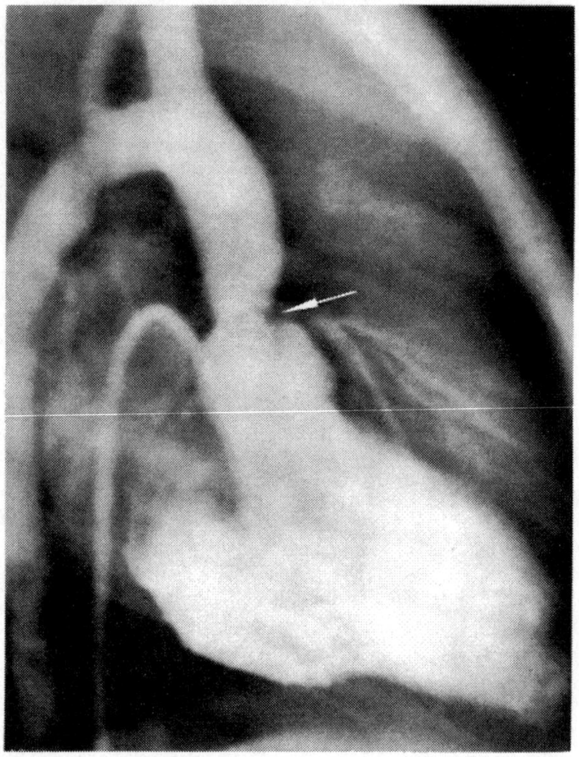

Abb. 47b: Gleicher Patient wie in Abb. 47 a. Seitlicher Strahlengang. Erhebliche Stenosierung am oberen Rand des Sinus von Valsalva. Nach etwa 1 cm erreicht die aszendierende Aorta ein annähernd normales Kaliber. Zarte Aortenklappen, von denen jedoch mindestens eine in direktem Zusammenhang mit dem stenotischen Bezirk steht.

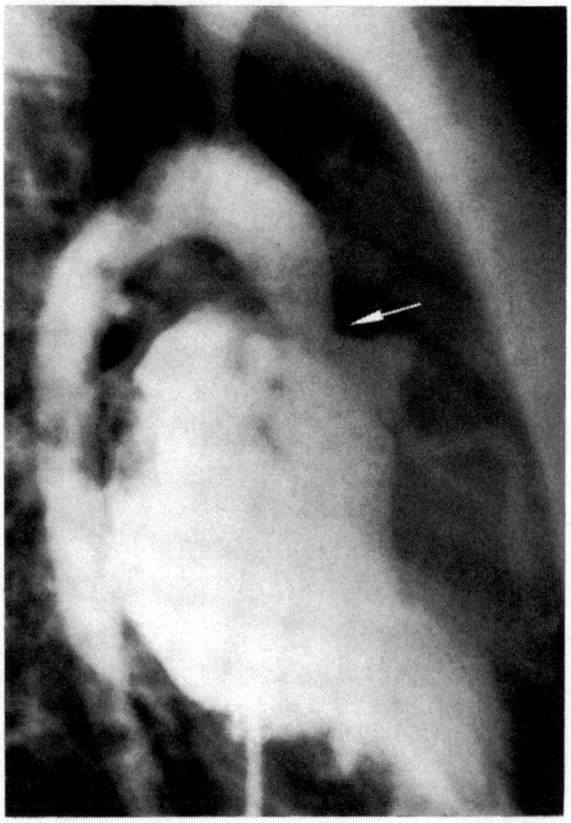

Abb. 48: *Supravalvuläre Aortenstenose.* Transseptales Lävogramm. Seitlicher Strahlengang. Der Katheter ist bei der Kontrastmittelinjektion in den linken Vorhof zurückgeschleudert worden. Hochgradige Stenose am oberen Rand des Sinus von Valsalva. Druck: LV 190/$_0$.

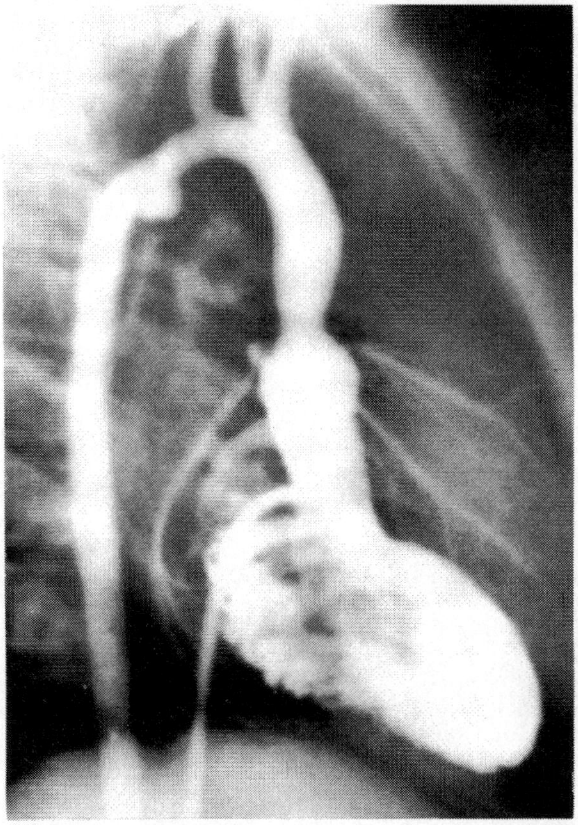

Abb. **49 a**: *Supravalvuläre Aortenstenose.* Transseptales Lävogramm. Seitlicher Strahlengang. Hochgradige Stenose am oberen Rand des Sinus von Valsalva. Hinter dem stenotischen Bezirk bleibt die Aorta etwas hypoplastisch. Auch hier ist eine Verbindung der Aortenklappen mit dem stenotischen Bezirk angedeutet. Auffallende Ausbuchtung der Aorta an der Stelle des obliterierten Ductus arteriosus. Druck: LV $160/_0$.

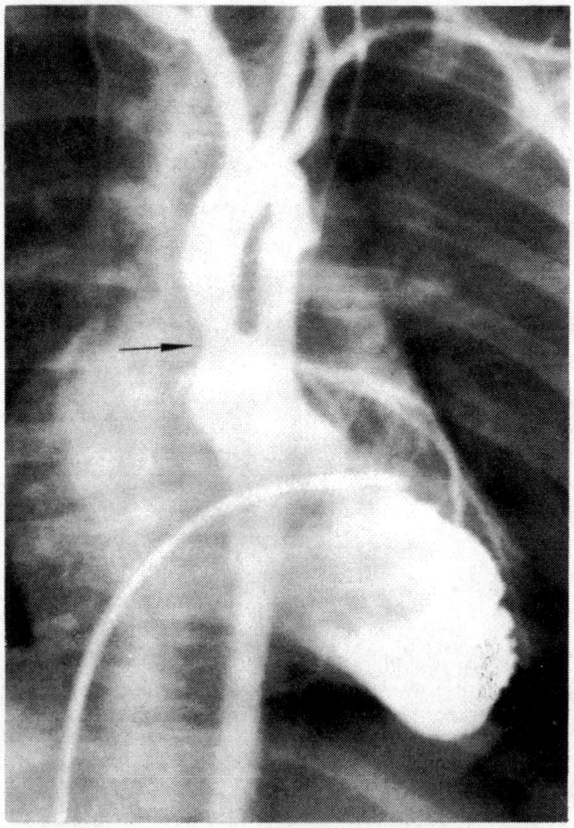

Abb. **49 b**: Gleicher Patient wie in Abb. 49 a. A.p.-Strahlengang.

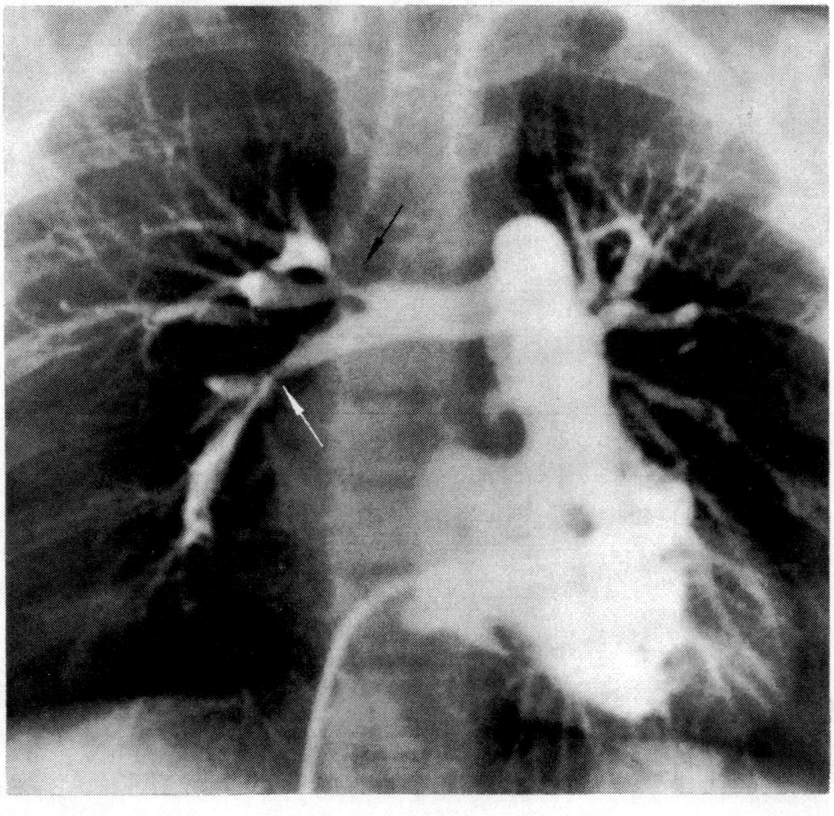

Abb. **50**: *Multiple periphere Pulmonalstenosen bei supravalvulärer Aortenstenose.* Kontrastmittelinjektion in den rechten Ventrikel. A.p.-Strahlengang. Gleicher Patient wie in Abb. 49a und b. Intakte Pulmonalklappe. Erhebliche multiple Stenosen in allen Ästen der Arteria pulmonalis. Drucke: RV $95/_0$, AP $90/_{20}$, LV $160/_0$.

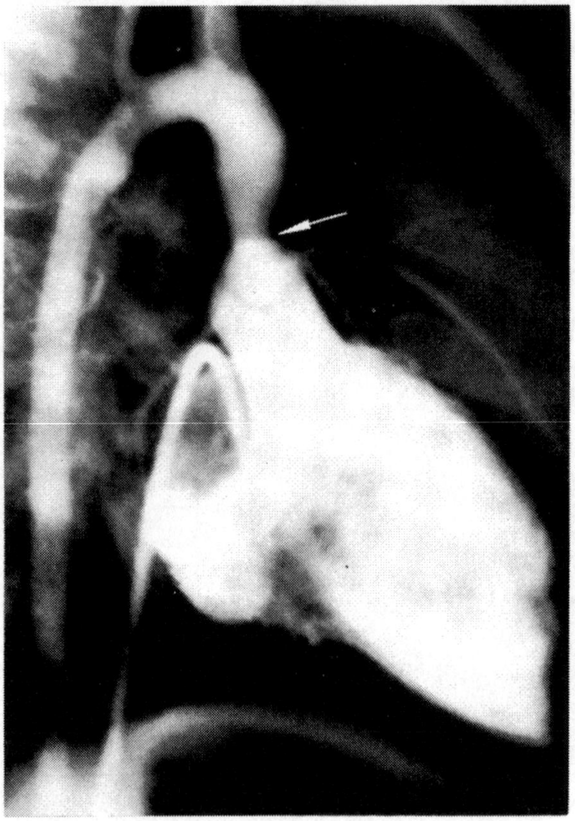

Abb. 51: *Supravalvuläre Aortenstenose.* Transseptales Lävogramm. Seitlicher Strahlengang. Typische Einschnürung des Lumens der aszendierenden Aorta am oberen Rand des Sinus von Valsalva. Drucke: LV $135/_{0}$, RV $100/_{0}$, AP $100/_{40}$.

unten

Abb. 52: *Multiple periphere Pulmonalstenosen bei supravalvulärer Aortenstenose.* Kontrastmittelinjektion in den Hauptstamm der Arteria pulmonalis. A.p.-Strahlengang. Multiple Stenosen in allen Ästen der Arteria pulmonalis. Drucke: RV $45/_{0}$, AP $45/_{16}$.

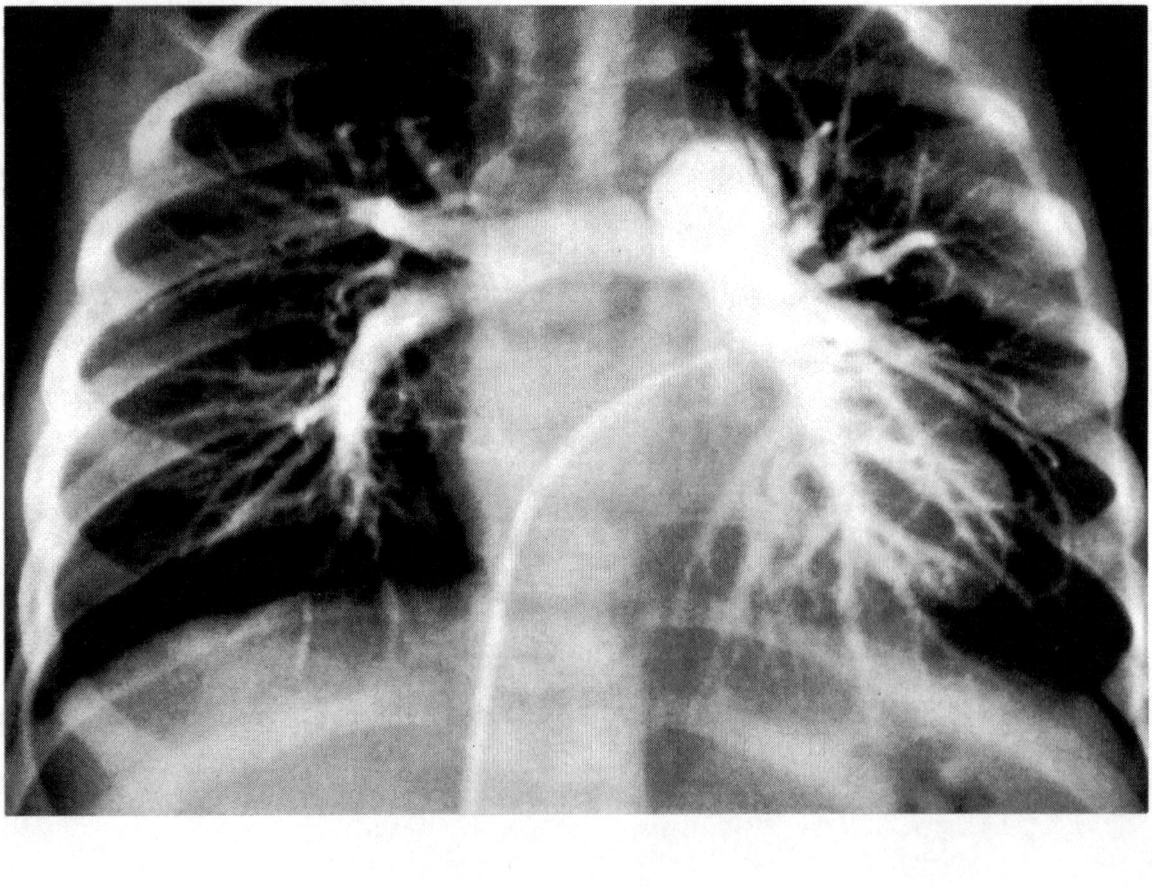

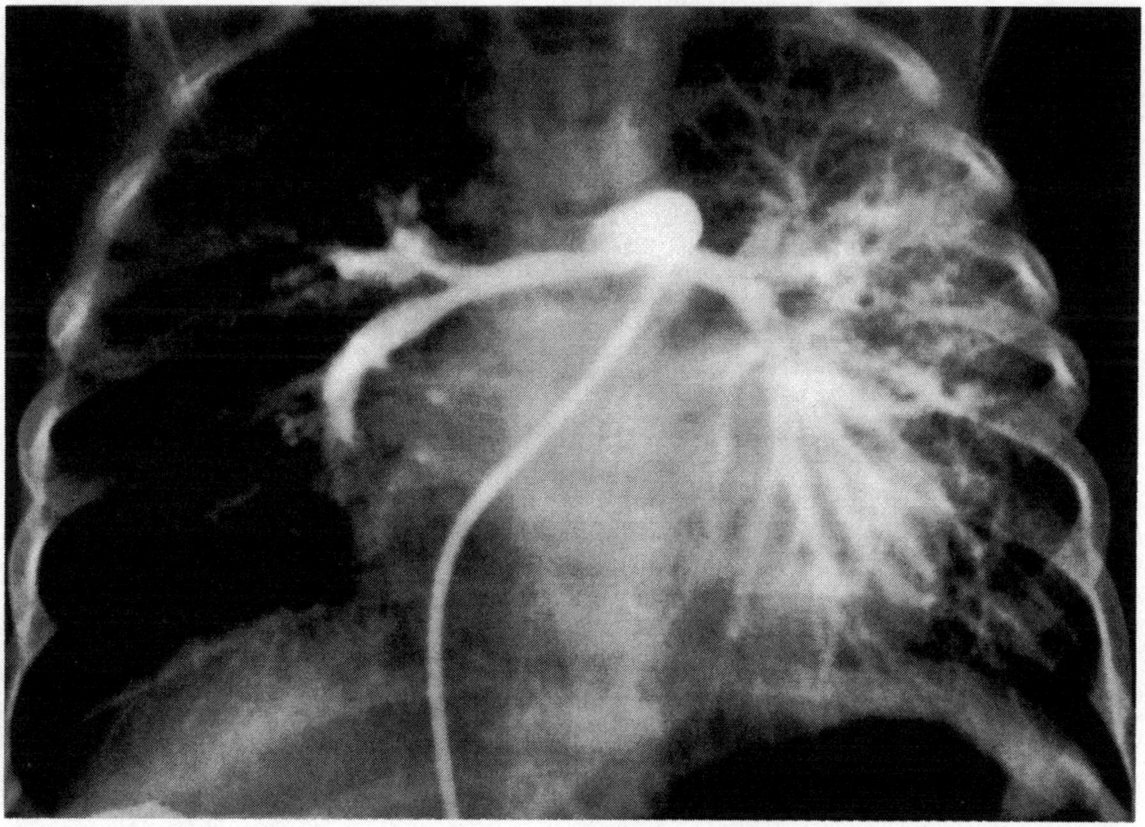

Abb. 53: *Multiple periphere Pulmonalstenosen bei supravalvulärer Aortenstenose.* Kontrastmittelinjektion in die Arteria pulmonalis. A.p.-Strahlengang. Beide Lungenarterienäste sind erheblich hypoplastisch und weisen multiple Stenosen auf. Drucke: RV $75/_0$, AP $70/_{10}$, LV $170/_0$.

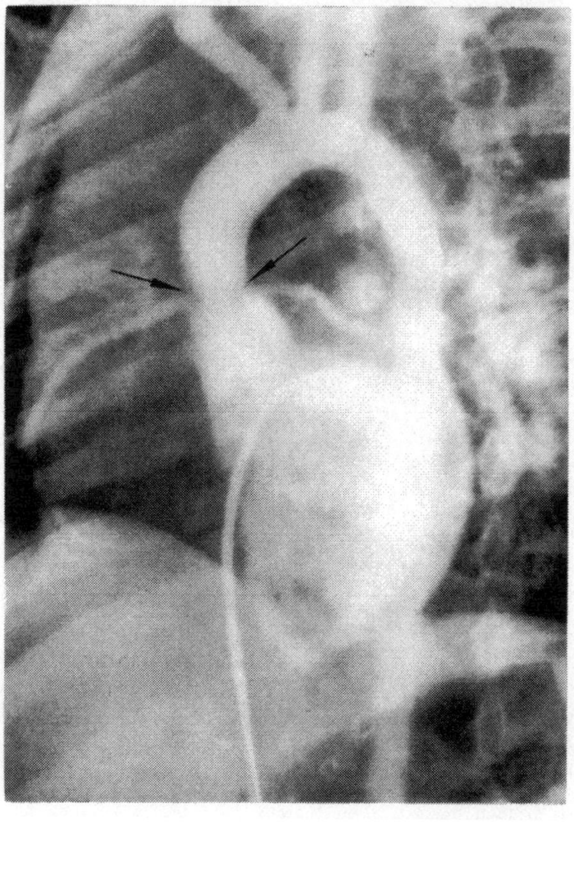

Abb. 54: *Supravalvuläre Aortenstenose.* Transseptales Lävogramm. Linker vorderer schräger Durchmesser. Deutliche Einschnürung des Lumens der aszendierenden Aorta unmittelbar am oberen Rand des Sinus von Valsalva. Druck: LV $150/_0$.

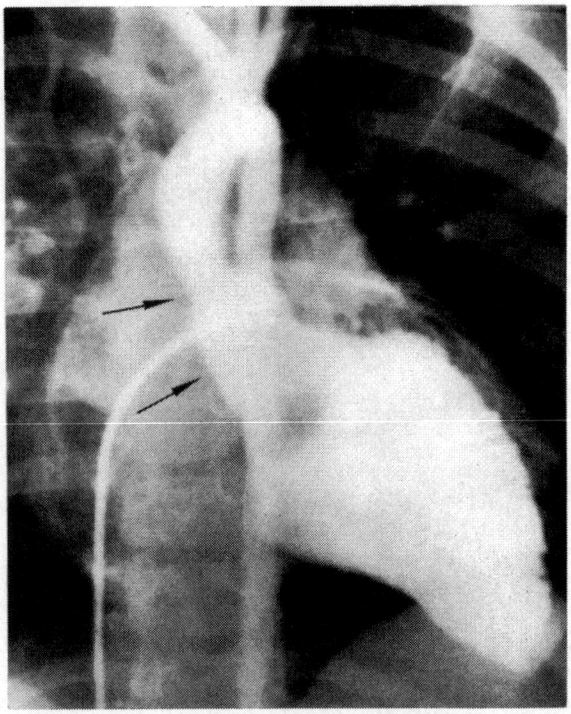

Abb. 55 a: *Supravalvuläre Aortenstenose.* Transseptales Lävogramm. A.p.-Strahlengang. Außer der Stenose an typischer Stelle (oberer Pfeil) erkennt man hier deutlich die intakten Aortenklappen (unterer Pfeil), die offenbar nicht mit dem stenotischen Bezirk verwachsen sind. Druck: LV $150/_0$.

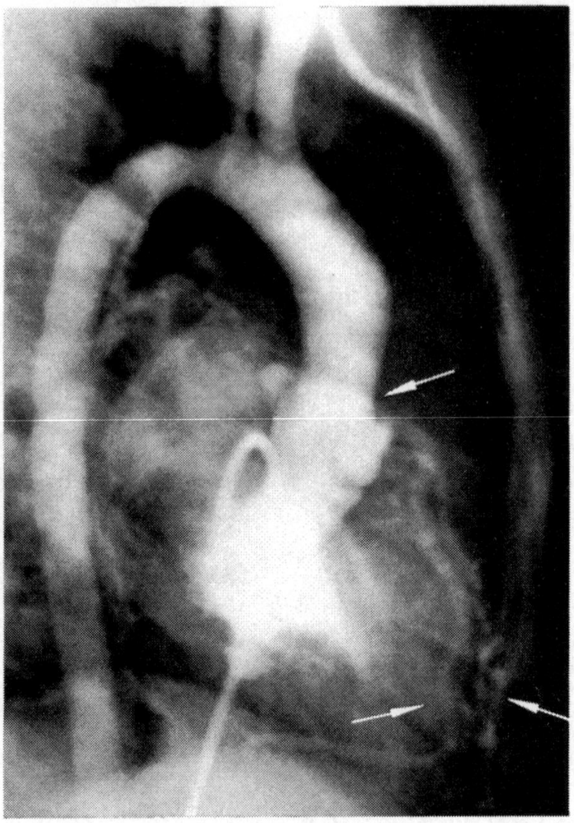

Abb. 55 b: Gleicher Patient wie in Abb. 55 a. Seitlicher Strahlengang. Auf der Höhe der Systole wird der stenotische Bezirk am oberen Rand des Sinus von Valsalva deutlich gedehnt. Intakte Aortenklappen, die nicht mit dem stenotischen Bezirk verwachsen sind. Die Ostien der Koronararterien sind dadurch nicht verdeckt, so daß es zu einer guten Darstellung erheblich dilatierter Koronararterien kommt. Extrakoronare Anastomosen.

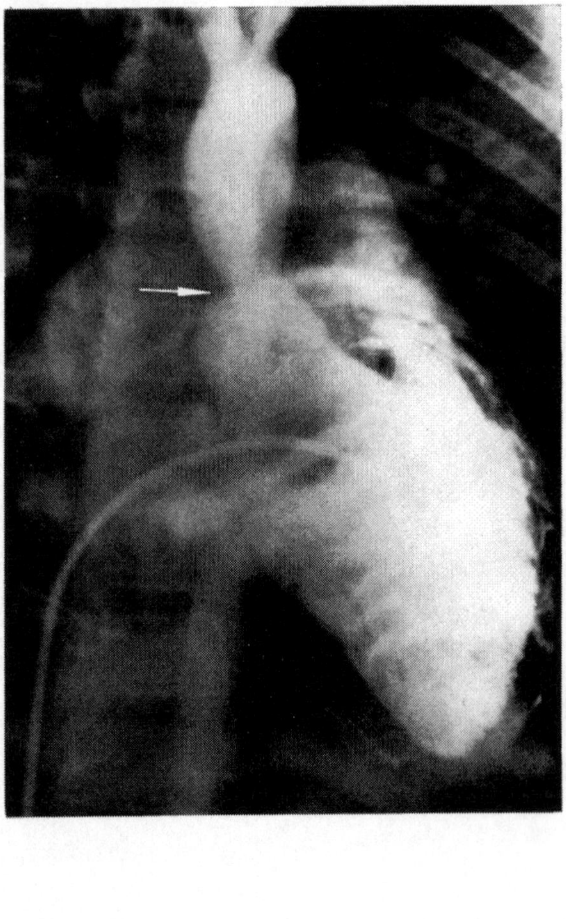

Abb. 56: *Supravalvuläre Aortenstenose.* Transseptales Lävogramm. A.p.-Strahlengang. Hochgradige Stenose am oberen Rand des Sinus von Valsalva. Keine Verbindung der intakten Aortenklappen mit dem stenotischen Bezirk. Druck: LV $260/_0$.

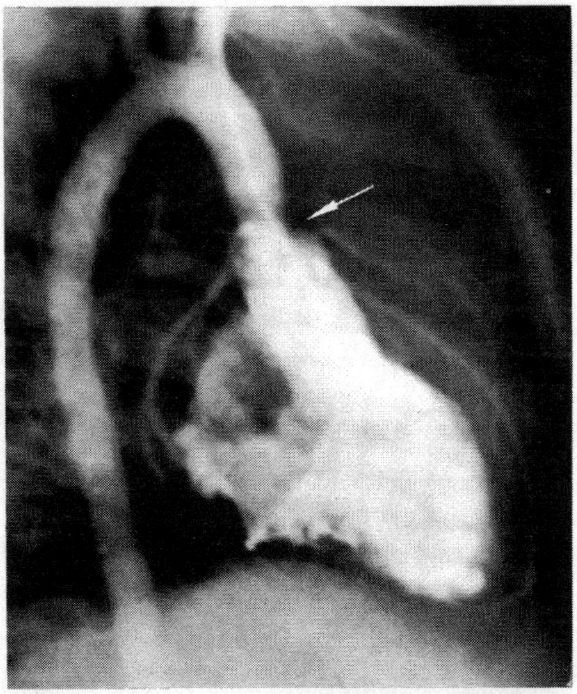

Abb. 57: *Supravalvuläre Aortenstenose.* Kontrastmittelinjektion in den linken Ventrikel nach retrograder Katheterisierung der aszendierenden Aorta und des linken Ventrikels. Seitlicher Strahlengang. Stenose an typischer Stelle. Verbindung der Klappenblätter mit dem stenotischen Bezirk. Druck: LV 180/$_0$.

unten links

Abb. **58 a**: *Funktionelle hypertrophische Subaortenstenose.* Transseptales Lävogramm. Seitlicher Strahlengang. Deformierung der Höhle des linken Ventrikels, die wie in zwei Teile getrennt erscheint. Unregelmäßige Auszackung der Kontrastmittelfüllung des Ventrikels durch hypertrophierten Muskel. Septumwulst (Pfeil). Zungenförmige Konfiguration der Ventrikelhöhle durch die Hypertrophie der rechten unteren Ventrikelwand (rechter unterer Bildrand). Beginnende systolische Einschnürung des Ausflußtraktes. Reflux in den großen linken Vorhof. Systolischer Gradient 110 mm Hg.

unten rechts

Abb. **58 b**: Gleicher Patient wie in Abb. 58 a. Seitlicher Strahlengang. Höhepunkt der Systole im Ausflußtrakt mit hochgradiger Einschnürung der Ventrikelhöhle. Intakte Aortenklappen. Regurgitation von Kontrastmittel in den großen linken Vorhof. Am unteren Bildrand erkennt man die konkave Deformierung der rechten unteren Ventrikelwand durch den hypertrophierten Muskel.

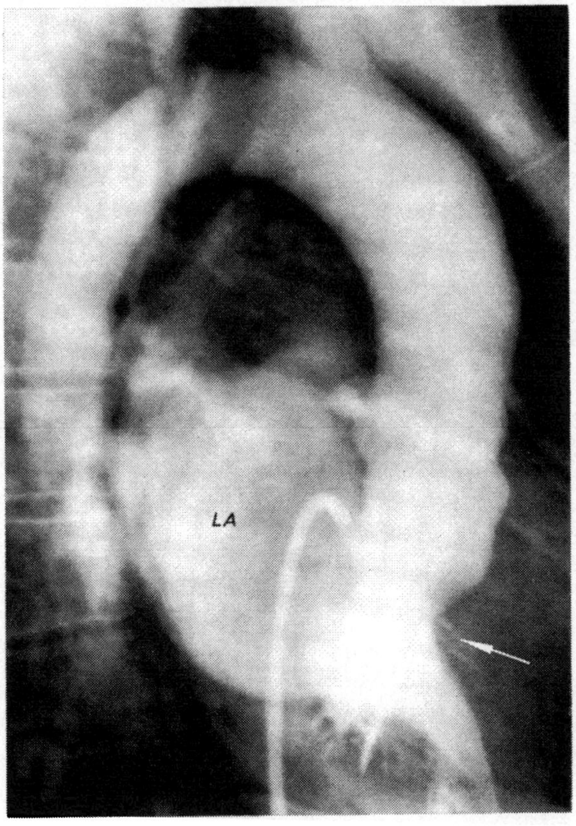

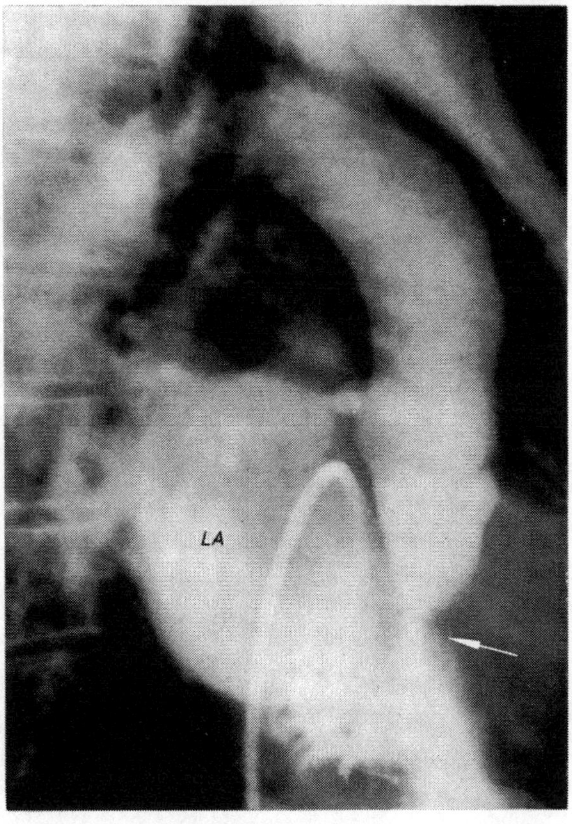

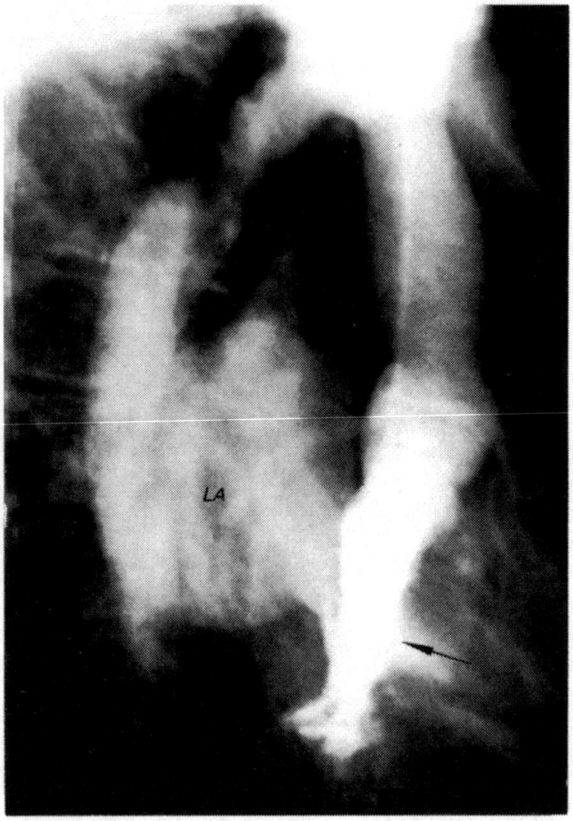

Abb. 59a: *Funktionelle hypertrophische Subaortenstenose.* Retrograde Kontrastmittelinjektion in den linken Ventrikel. Seitlicher Strahlengang. Erheblich verkleinerte und unregelmäßig begrenzte Ventrikelhöhle. Füllungsdefekte durch hypertrophierte Papillarmuskel und unregelmäßig in die Ventrikelhöhle hineinragende Muskelwülste. Mitralregurgitation. Die Stenosierung des Ausflußtraktes ist noch nicht vollständig. Druck: LV $160/_0$. Systolischer Gradient 65 mm Hg.

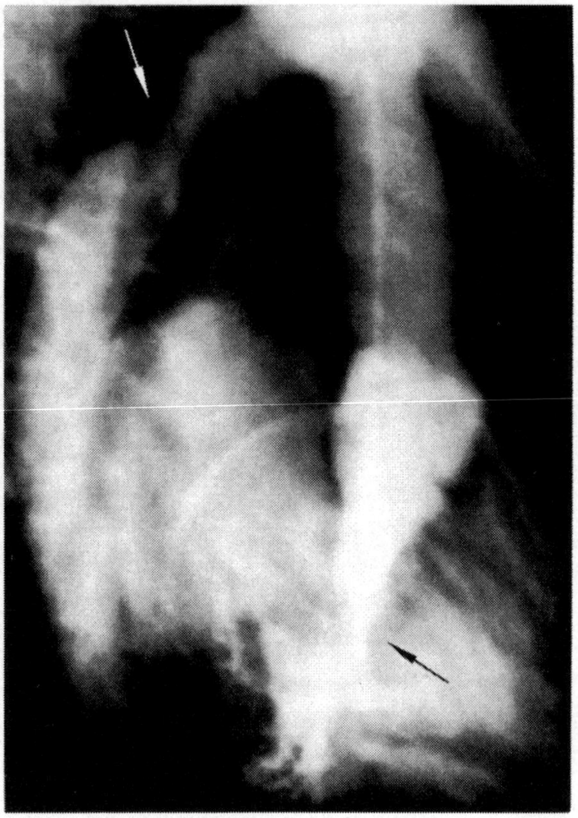

Abb. 59b: Gleicher Patient wie in Abb. 59a. Seitlicher Strahlengang. Hochgradige systolische Einschnürung in der Tiefe des Ausflußtraktes des linken Ventrikels (Pfeil). Unregelmäßige Deformierung der Ventrikelhöhle durch hypertrophierten Muskel.

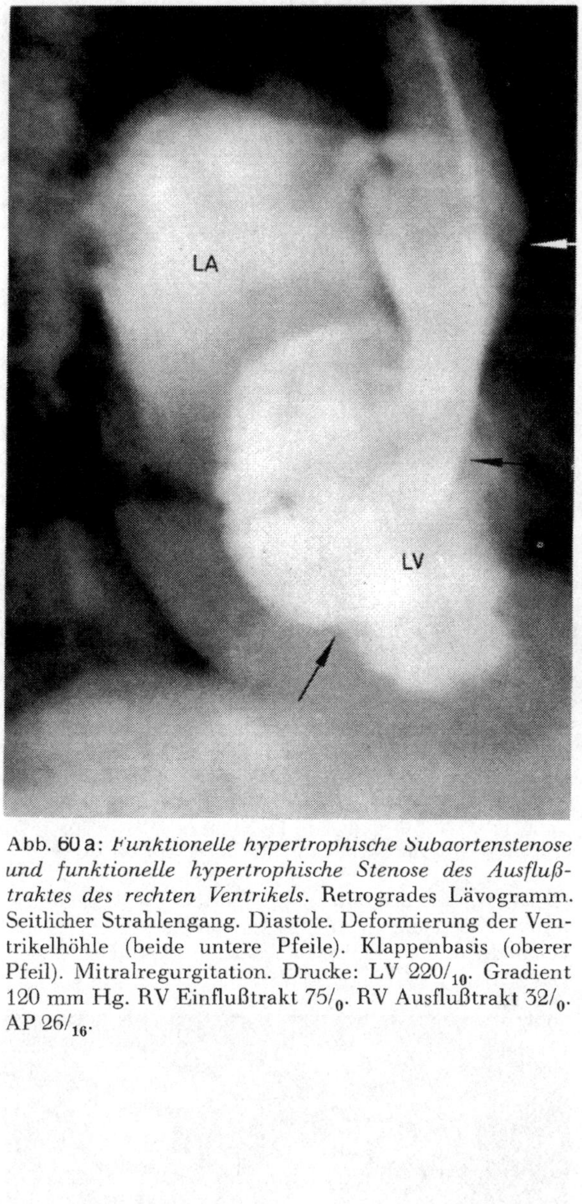

Abb. 60 a: *Funktionelle hypertrophische Subaortenstenose und funktionelle hypertrophische Stenose des Ausflußtraktes des rechten Ventrikels.* Retrogrades Lävogramm. Seitlicher Strahlengang. Diastole. Deformierung der Ventrikelhöhle (beide untere Pfeile). Klappenbasis (oberer Pfeil). Mitralregurgitation. Drucke: LV $220/_{10}$. Gradient 120 mm Hg. RV Einflußtrakt $75/_{0}$. RV Ausflußtrakt $32/_{0}$. AP $26/_{16}$.

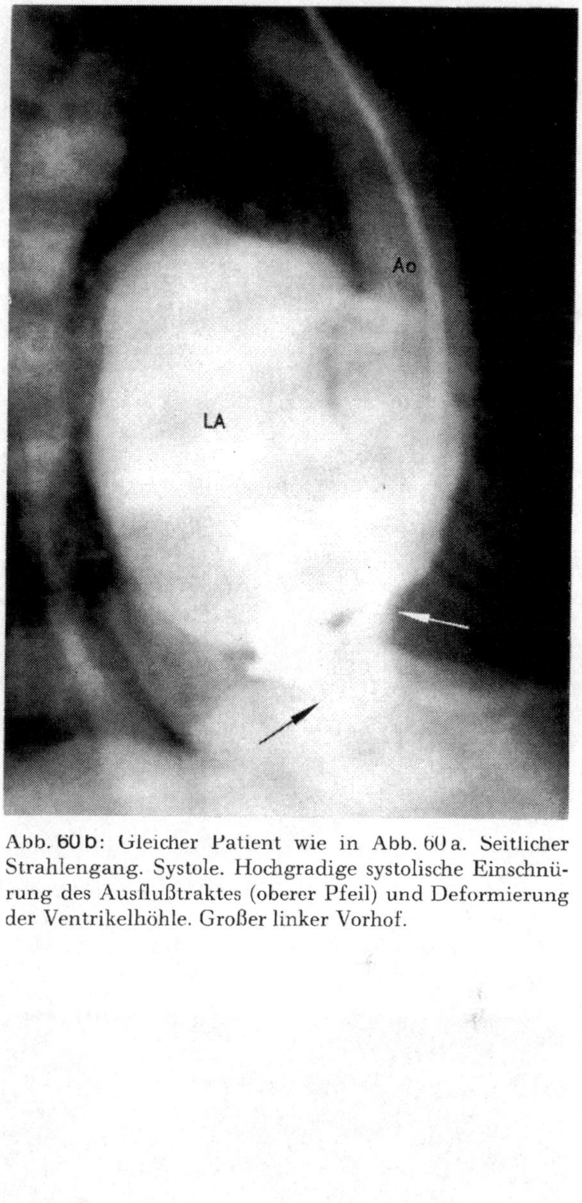

Abb. 60 b: Gleicher Patient wie in Abb. 60 a. Seitlicher Strahlengang. Systole. Hochgradige systolische Einschnürung des Ausflußtraktes (oberer Pfeil) und Deformierung der Ventrikelhöhle. Großer linker Vorhof.

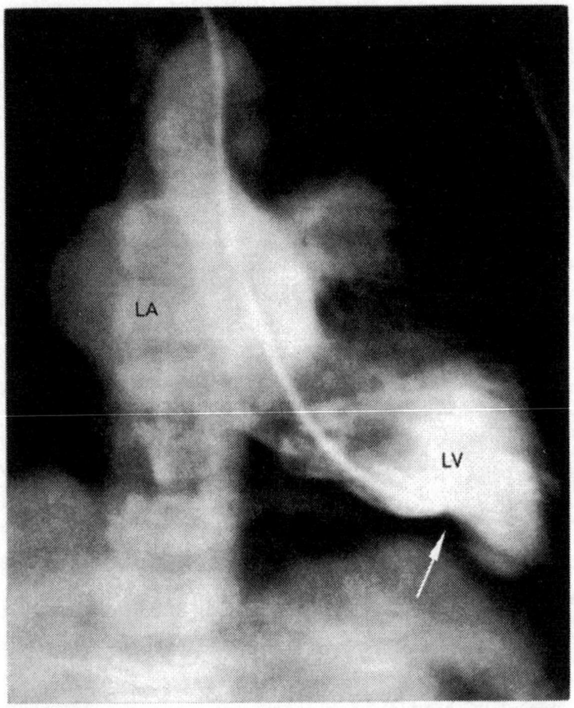

Abb. **61 a**: Gleicher Patient wie in Abb. 60 a und b. A.p.-Strahlengang. Diastole. Unregelmäßige Deformierung der Ventrikelhöhle.

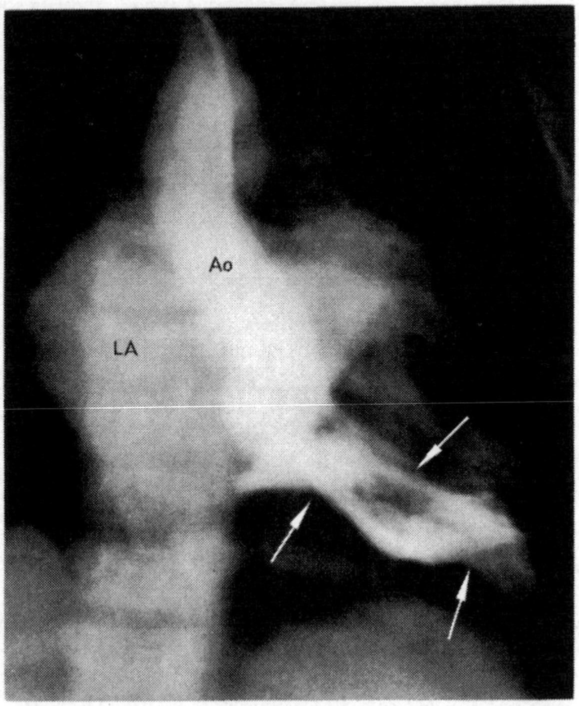

Abb. **61 b**: Gleicher Patient wie in Abb. 60 a und b und 61 a. A.p.-Strahlengang. Systole. Systolische Einschnürung der deformierten Ventrikelhöhle.

Abb. **62 a**: Gleicher Patient wie in Abb. 60 und 61. Kontrastmittelinjektion in den rechten Ventrikel. A.p.-Strahlengang. Diastole. Deformierung der Ventrikelhöhle.

Abb. **62 b**: Gleicher Patient wie in Abb. 60, 61 und 62 a. A.p.-Strahlengang. Systole. Funktionelle Stenose in der Höhle des rechten Ventrikels (beide untere Pfeile). Oberer Pfeil Art. pul.

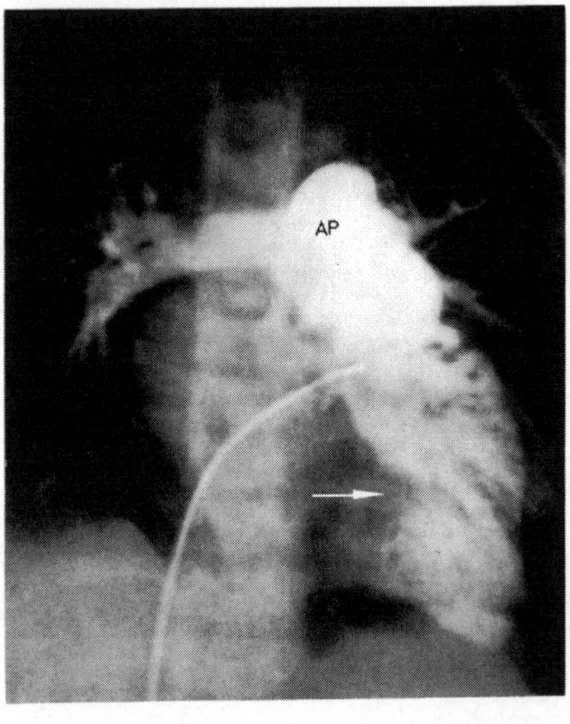

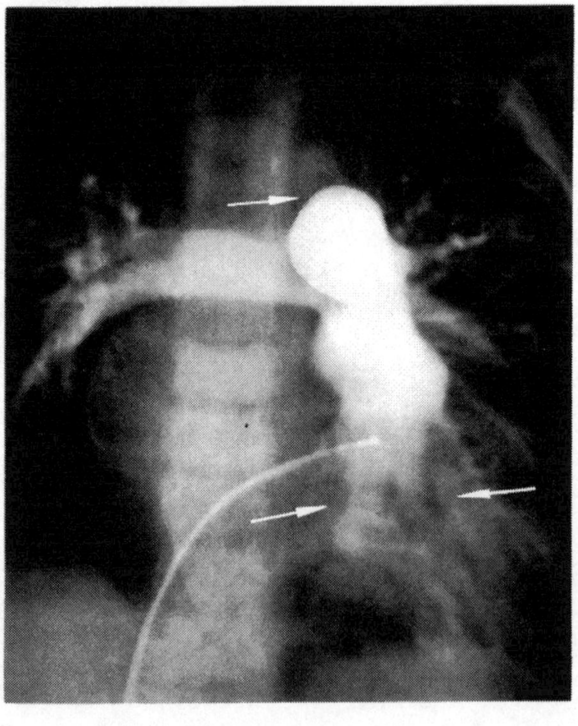

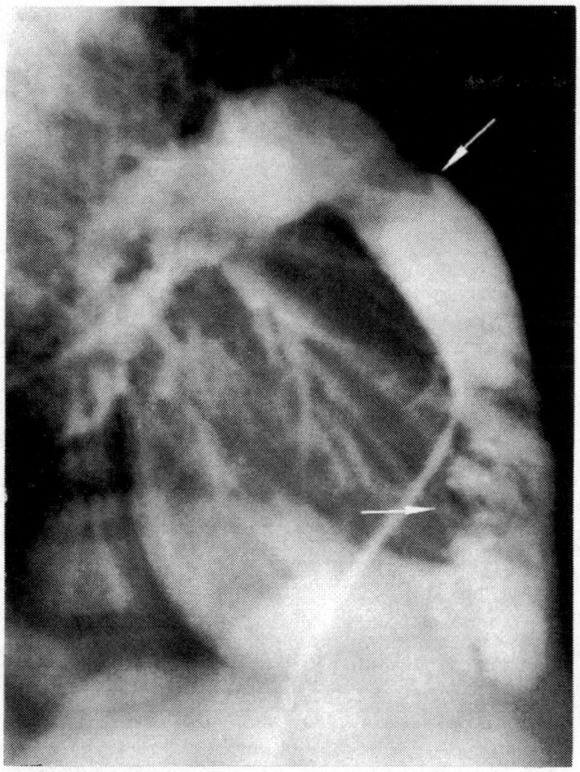

Abb. 63a: Gleicher Patient wie in Abb. 60, 61 und 62. Kontrastmittelinjektion in den rechten Ventrikel. Seitlicher Strahlengang. Diastole. Unregelmäßig begrenzte Ventrikelhöhle (unterer Pfeil). Intakte Klappe (oberer Pfeil).

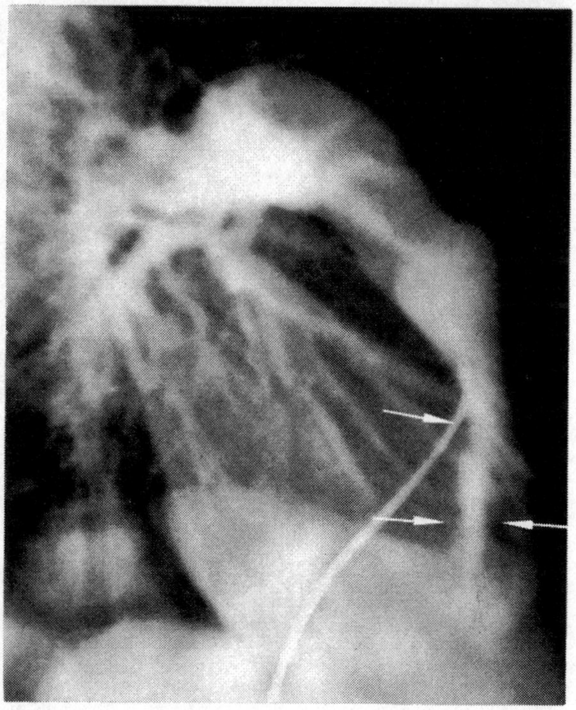

Abb. 63b: Gleicher Patient wie in Abb. 60, 61, 62 und 63a. Kontrastmittelinjektion in den rechten Ventrikel. Seitlicher Strahlengang. Hochgradige Einschnürung des Ausflußtraktes des rechten Ventrikels in der Systole.

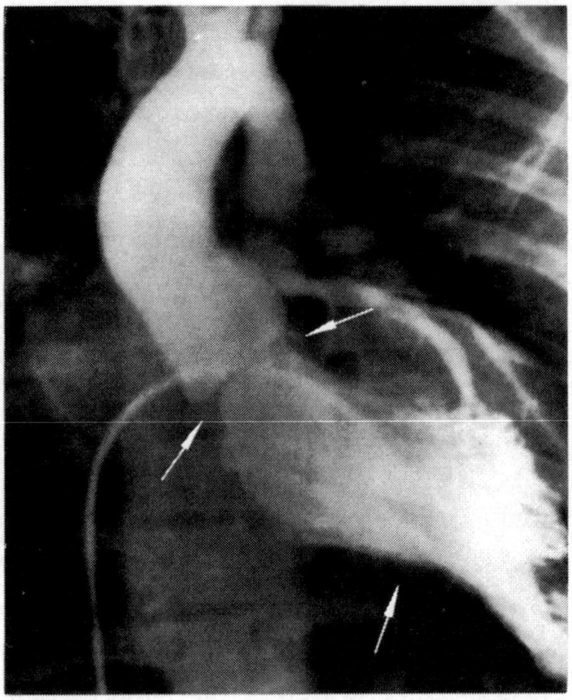

Abb. 64a: *Fibröse Subaortenstenose und funktionelle hypertrophische Subaortenstenose.* Transseptales Lävogramm. A.p.-Strahlengang. Dicht unter der Aortenklappenbasis erkennt man die fibröse Subaortenstenose, die in allen Phasen des Kontraktionsablaufs unverändert bleibt. In der Diastole ist die Ventrikelhöhle nicht stenotisch eingeschnürt. Drucke: LV Einflußtrakt $260/_5$, LV Mitte $200/_5$, LV Ausflußtrakt $90/_5$, Aorta $90/_{60}$.

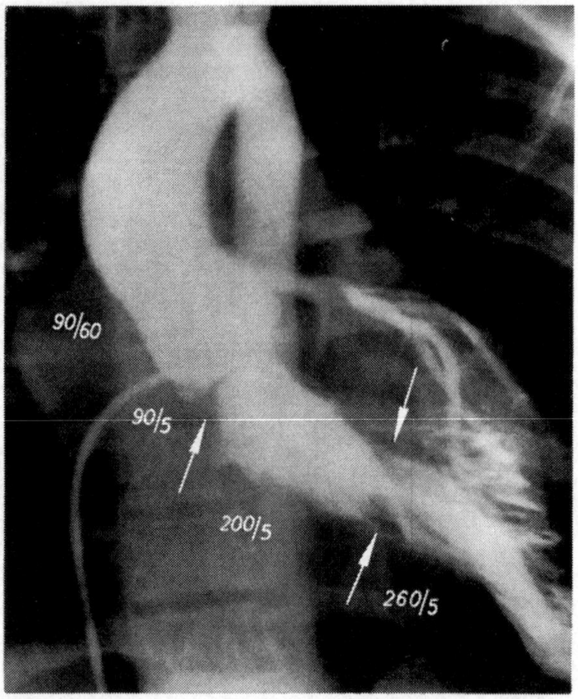

Abb. 64b: Gleicher Patient wie in Abb. 64a. A.p.-Strahlengang. Die fibröse Subaortenstenose dicht unter der Aortenklappenbasis ist hier unverändert, während sich in der Systole die Ventrikelhöhle stenotisch einschnürt.

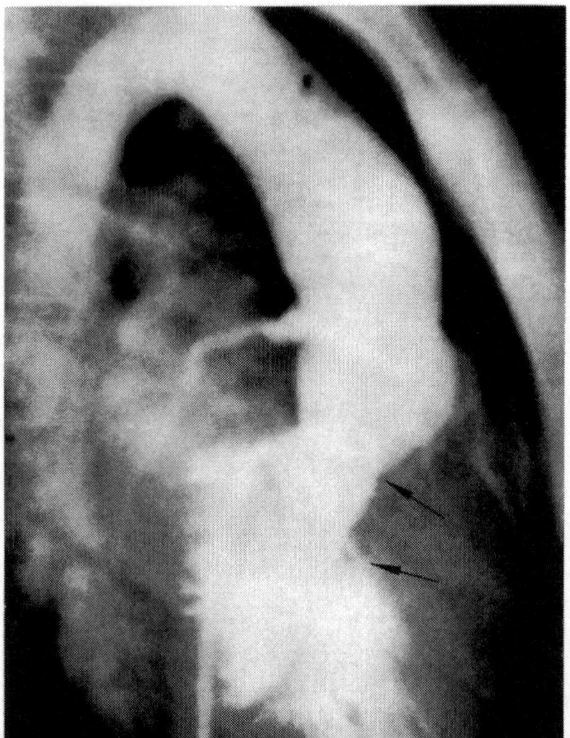

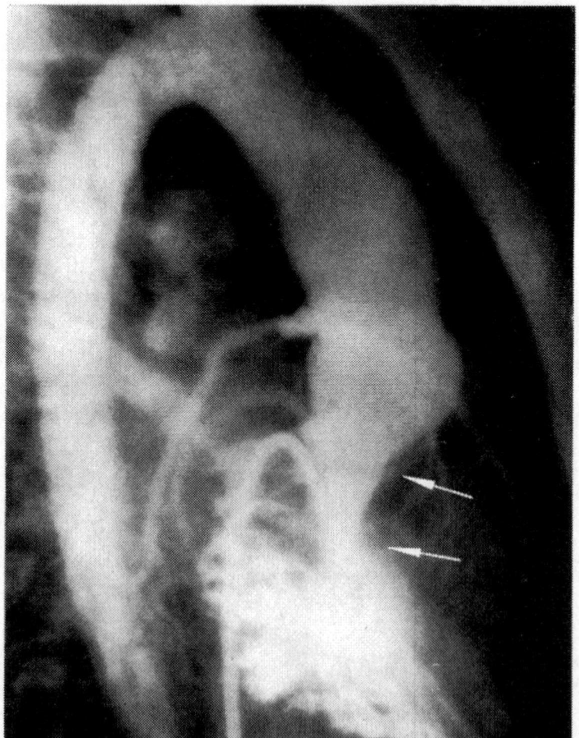

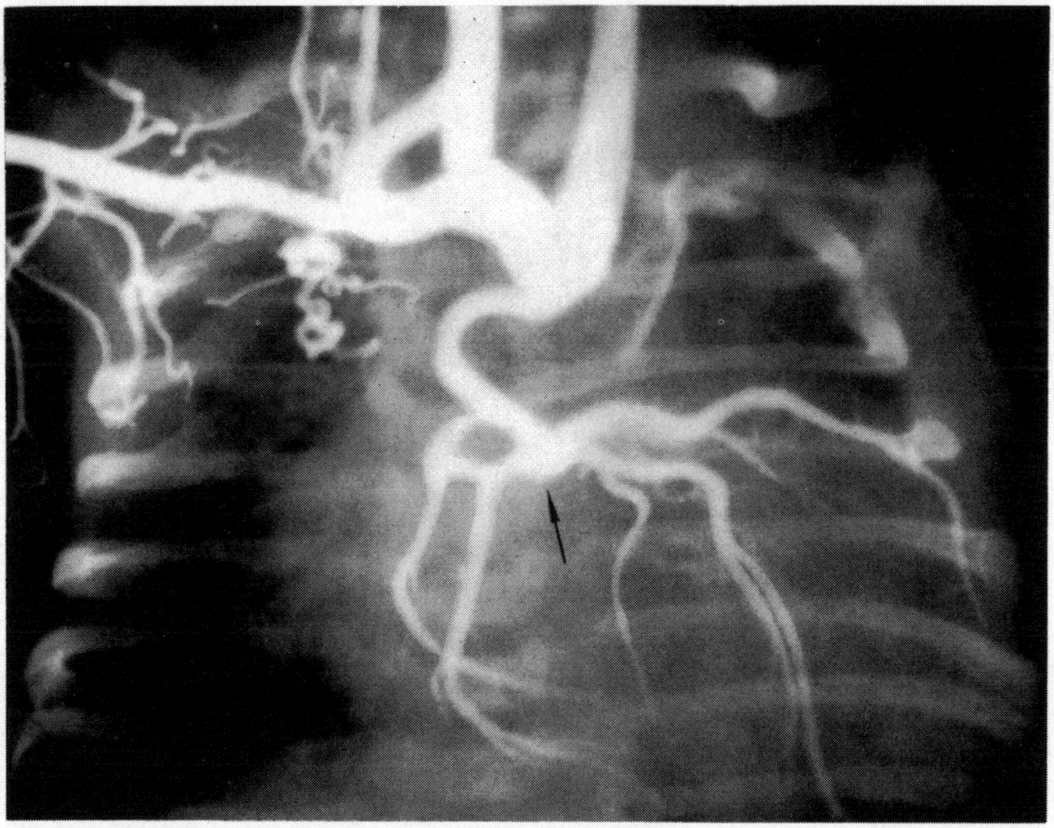

Abb. **66**: *Aortenatresie*. Retrogrades Aortogramm. A.p.- Strahlengang. Retrograde Füllung der hypoplastischen aszendierenden Aorta bis zur atretischen Aortenklappe (Pfeil). Kontrastreiche Füllung der dilatierten Koronararterien.

Seite 148 unten links

Abb. **65 a**: Gleicher Patient wie in Abb. 64 a und b. Seitlicher Strahlengang. Man erkennt hier ebenfalls die in der Systole und in der Diastole gleichbleibende fibröse Subaortenstenose und den für die funktionelle Subaortenstenose charakteristischen hypertrophischen Septumwulst, der die Ventrikelhöhle in der Diastole nur wenig einengt.

Seite 148 unten rechts

Abb. **65 b**: Gleicher Patient wie in Abb. 64 und 65 a. Seitlicher Strahlengang. Beachte die gleichbleibende fibröse Subaortenstenose und die jetzt in der Systole erhebliche funktionelle Einschnürung der Ventrikelhöhle proximal zur Subaortenstenose. Durch diese Kombination entstehen zwei systolische Gradienten.

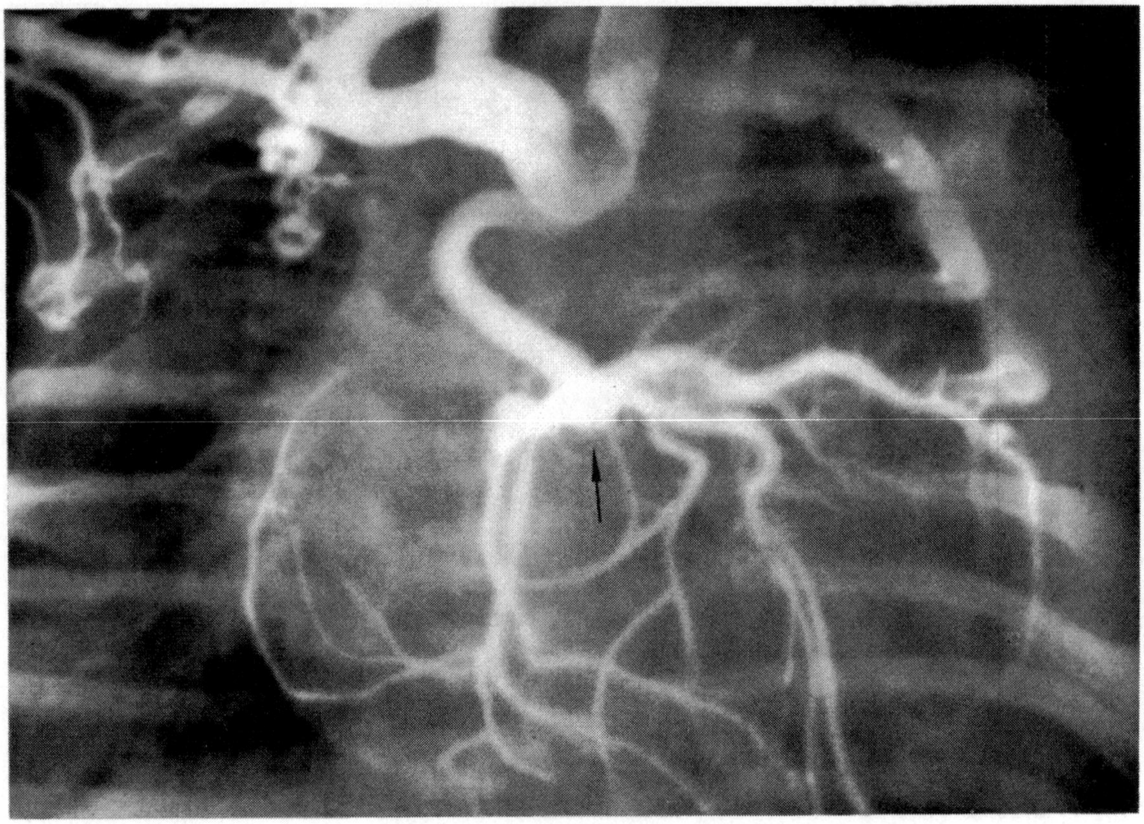

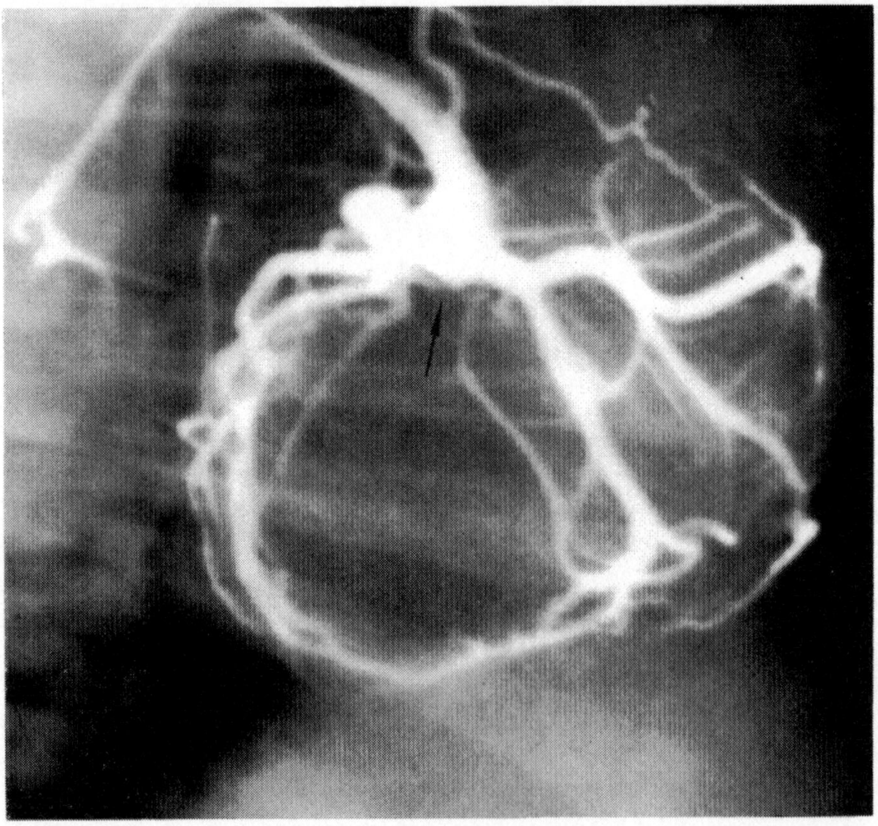

Abb. 67: *Aortenatresie.* Gleicher Patient wie in Abb. 66. A.p.-Strahlengang. Retrograde Auswaschung des Kontrastmittels aus der aszendierenden Aorta.

Abb. 68: *Aortenatresie.* Gleicher Patient wie in Abb. 66 und 67. Seitlicher Strahlengang. Füllung der aszendierenden Aorta bis zur atretischen Klappe und kräftige Dilatation der Koronararterien.

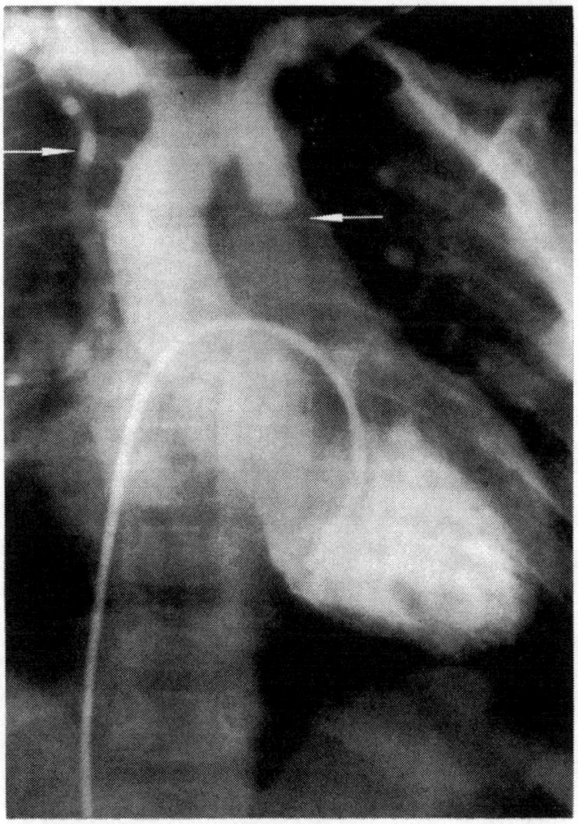

Abb. 69: *Aortenisthmusstenose*. Transseptales Lävogramm. A.p.-Strahlengang. Sanduhrförmige Stenose im oberen Teil der deszendierenden Aorta (rechter Pfeil). Beginnende Ausbildung eines Kollateralkreislaufs über die Arteria mammaria interna.

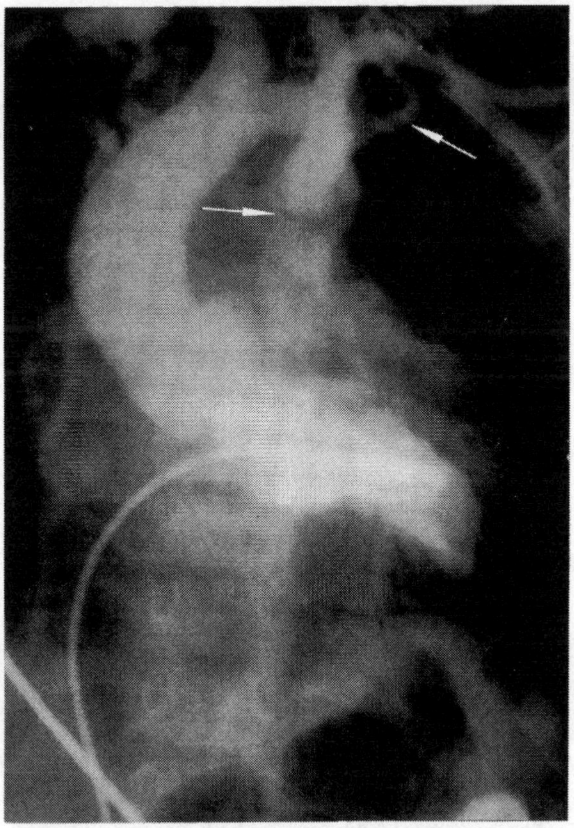

Abb. 70: *Aortenisthmusstenose*. Transseptales Lävogramm. A.p.-Strahlengang. Hochgradige Aortenisthmusstenose an typischer Stelle. Kollateralkreislauf (rechter Pfeil).

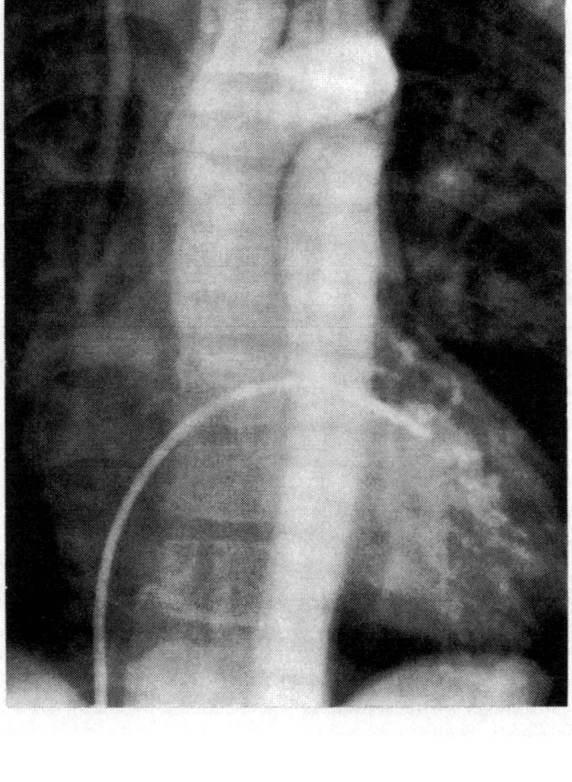

Abb. 71: *Aortenisthmusstenose*. Transseptales Lävogramm. A.p.-Strahlengang. Kurze Isthmusstenose an typischer Stelle.

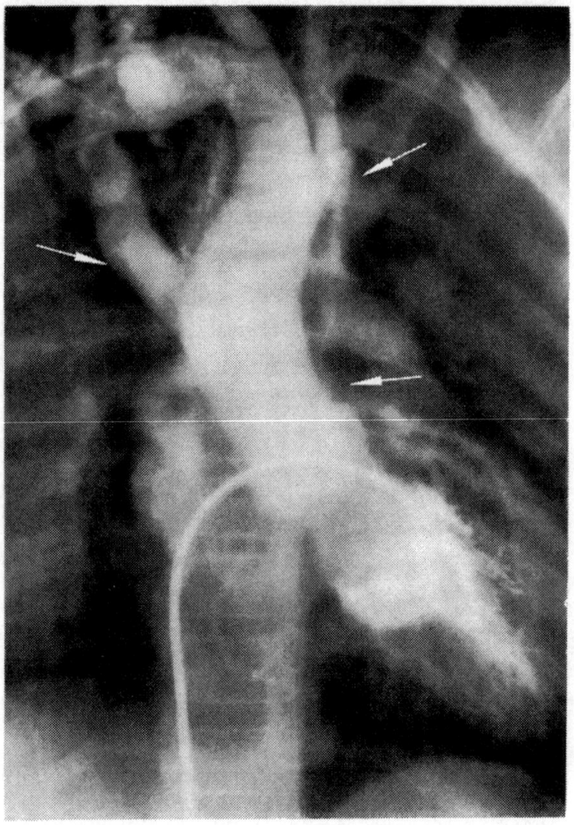

Abb. 72: *Aortenisthmusstenose*. Transseptales Lävogramm. A.p.-Strahlengang. Ungewöhnlich lange Isthmusstenose, die im Aortenbogen beginnt und etwa 5 cm lang ist. Beträchtlicher Kollateralkreislauf über die rechte Arteria mammaria interna (linker Pfeil).

unten links

Abb. 73a: *Aortenisthmusstenose*. Transseptales Lävogramm. A.p.-Strahlengang. Hochgradige kurze Stenose an typischer Stelle. Kräftige Arteria mammaria interna beiderseits. In dieser Phase ist die distale Aorta nur zart dargestellt.

unten rechts

Abb. 73b: Gleicher Patient wie in Abb. 73a. A.p.-Strahlengang. Ausgedehnter Kollateralkreislauf. Die Füllung der distalen Aorta wird jetzt kräftiger.

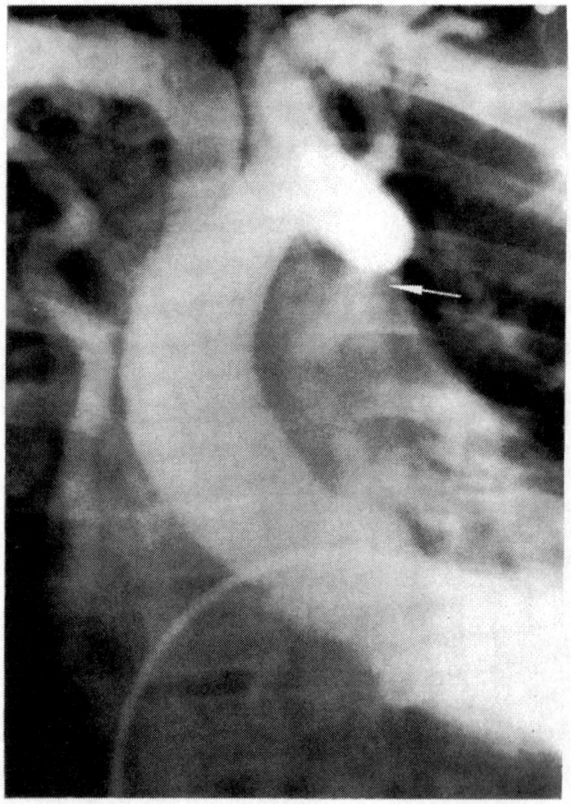

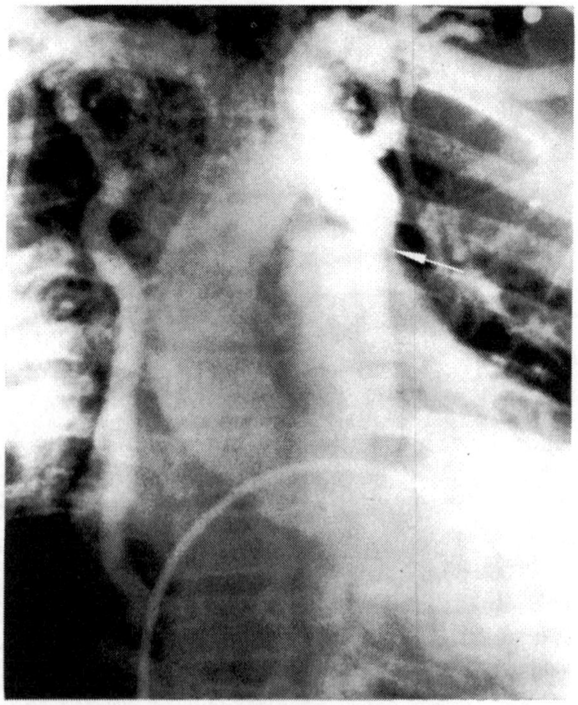

Abb. 74: *Aortenisthmusstenose, valvuläre Aortenstenose und Ventrikelseptumdefekt.* Transseptales Lävogramm. Seitlicher Strahlengang. Beachte die Domstellung der Aortenklappe und den Kontrastmittelübertritt in den rechten Ventrikel.

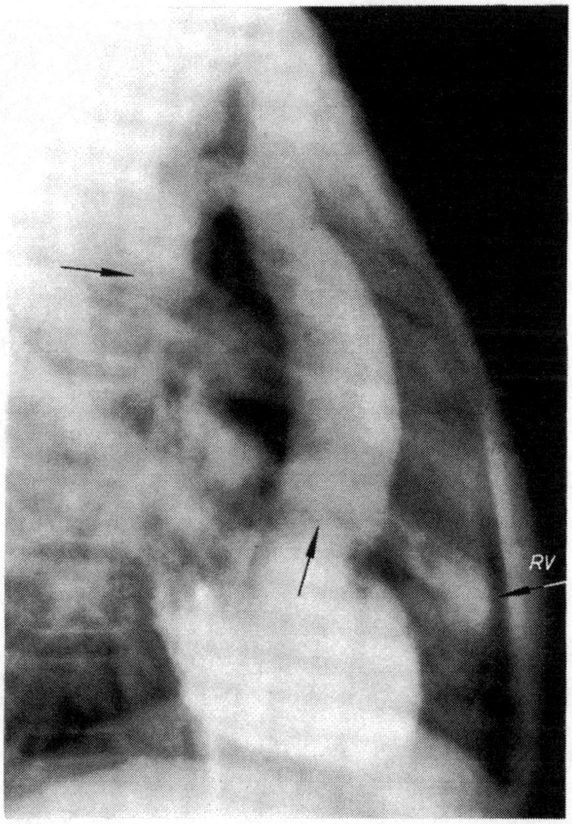

unten links

Abb. 75a: *Aortenisthmusstenose mit poststenotischem Aneurysma und Ventrikelseptumdefekt.* Transseptales Lävogramm. A.p.-Strahlengang. Darstellung der Aortenisthmusstenose an typischer Stelle. Auffüllung des Hauptstammes der Arteria pulmonalis aus dem rechten Ventrikel. Unter der Isthmusstenose (Pfeil) sieht man eine Doppelkontur, die durch die Überlagerung des poststenotischen Aneurysmas mit der Bifurkation der Arteria pulmonalis zustande kommt.

unten rechts

Abb. 75b: Gleicher Patient wie in Abb. 75a. Seitlicher Strahlengang. Erst im seitlichen Strahlengang erkennt man das poststenotische Aneurysma dicht unter der Aortenisthmusstenose (unterer Pfeil).

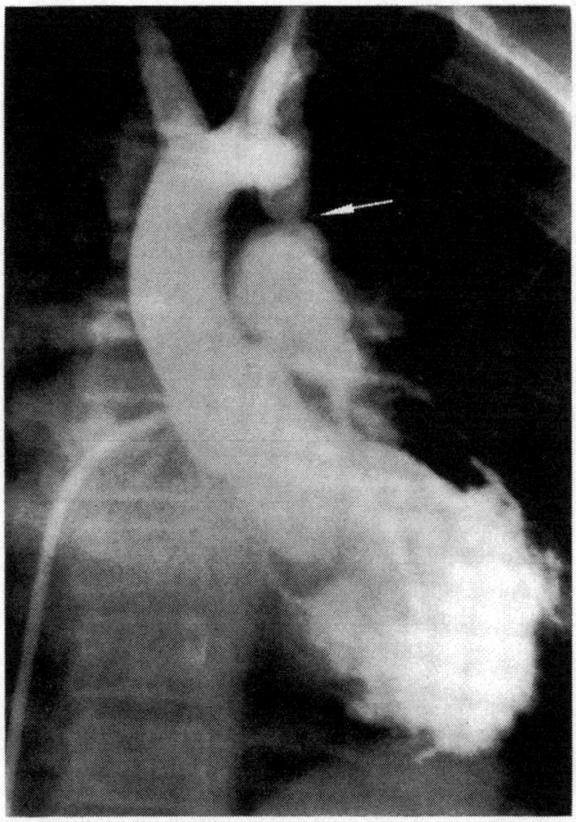

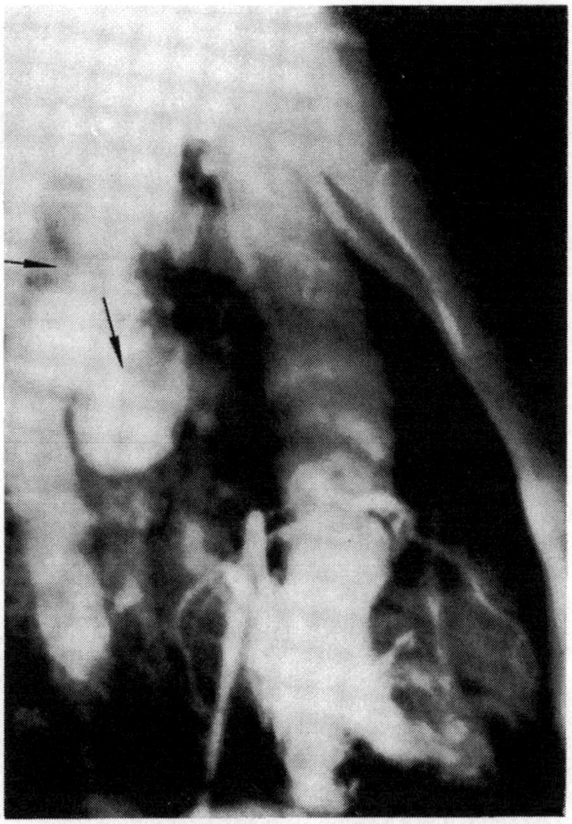

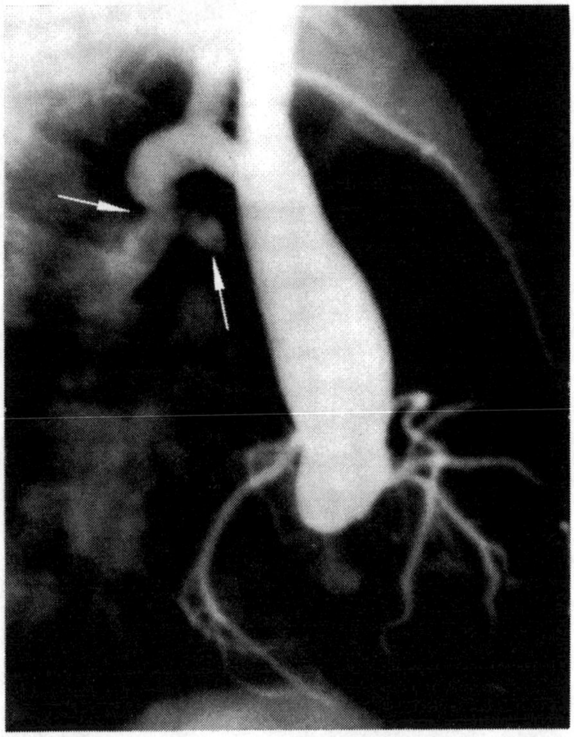

Abb. **76a**: *Praeductale Aortenistmusstenose mit offenem Ductus arteriosus.* Retrogrades Aortogramm. Seitlicher Strahlengang. Füllung der aszendierenden Aorta bis zur Aortenklappenbasis. Darstellung der praeductalen Aortenisthmusstenose und beginnende Füllung der deszendierenden Aorta. Zarte retrograde Füllung der Mündung des offenen Ductus arteriosus (rechter Pfeil).

Abb. **76b**: Gleicher Patient wie in Abb. 76a. A.p.-Strahlengang. Beachte die Verdünnung des Kontrastmittels in der linken Arteria subclavia und in der deszendierenden Aorta durch das aus der Arteria pulmonalis über den offenen Ductus arteriosus kommende venöse Blut. Dies erklärt die Cyanose des linken Armes und der unteren Körperhälfte.

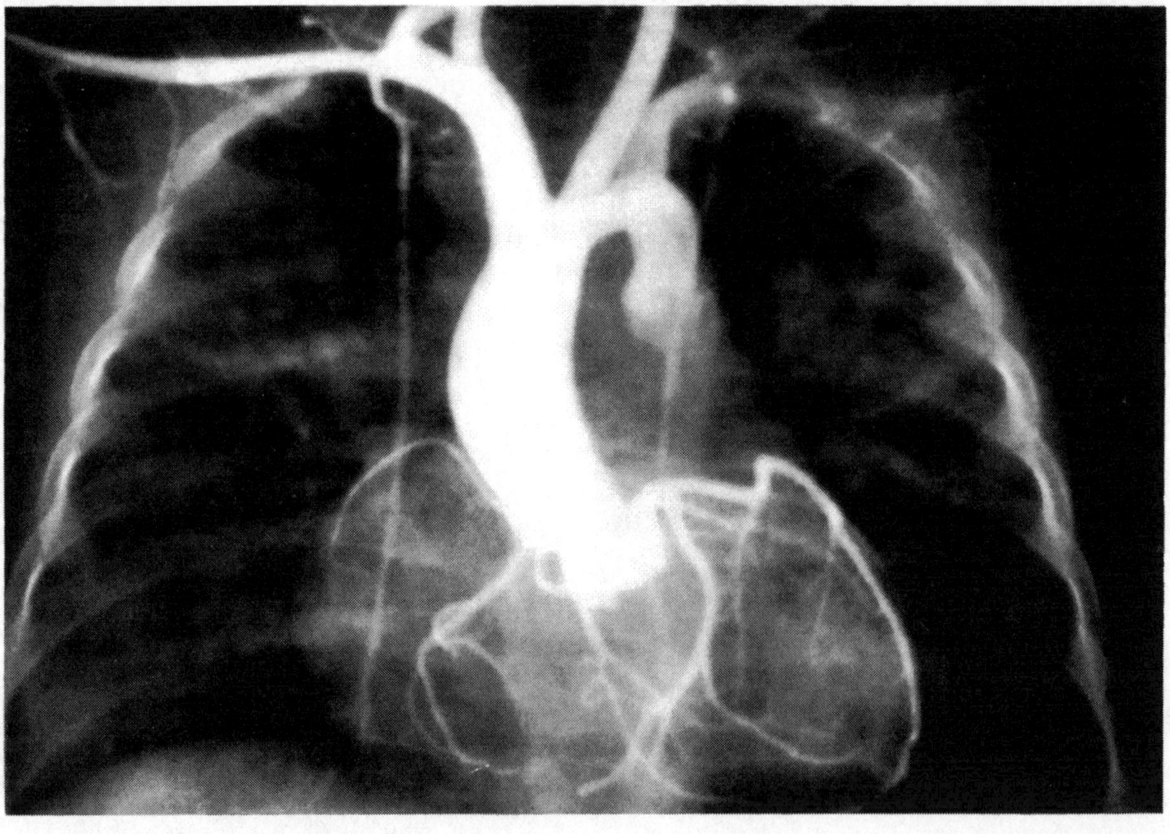

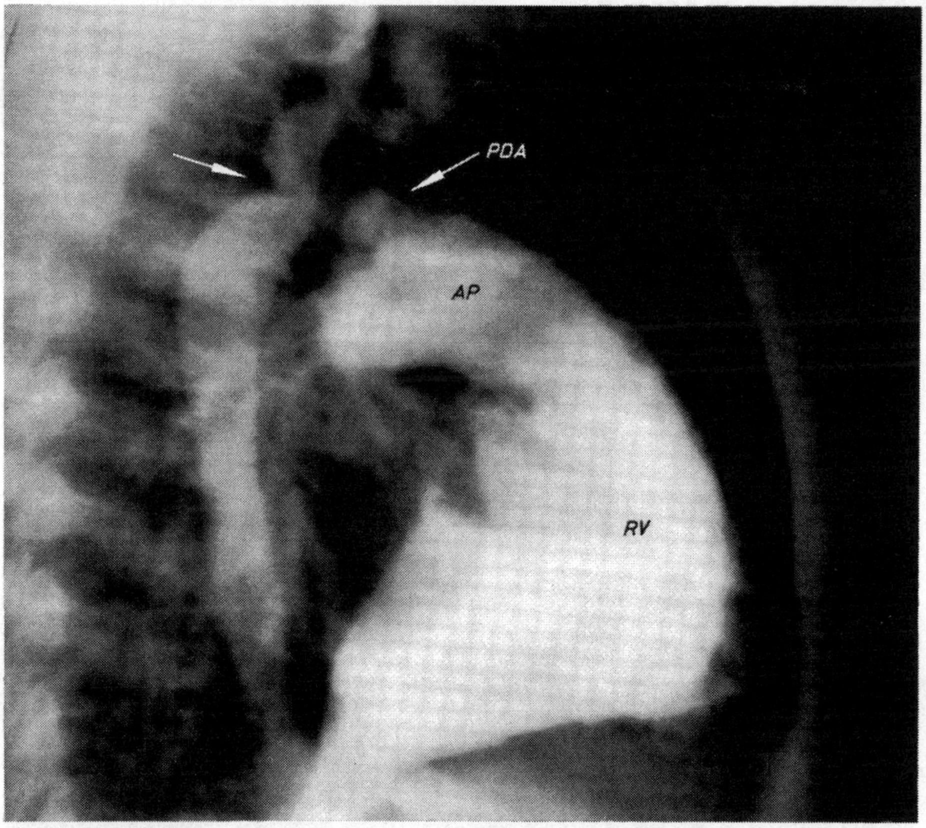

Abb. 76c: Gleicher Patient wie in Abb. 76a und b. Intravenöses Angiokardiogramm. Seitlicher Strahlengang. Füllung des rechten Ventrikels und des Hauptstammes der Arteria pulmonalis. Kontrastmittelübertritt durch den offenen Ductus arteriosus in die deszendierende Aorta und zarte Füllung des stenotischen Bezirks.

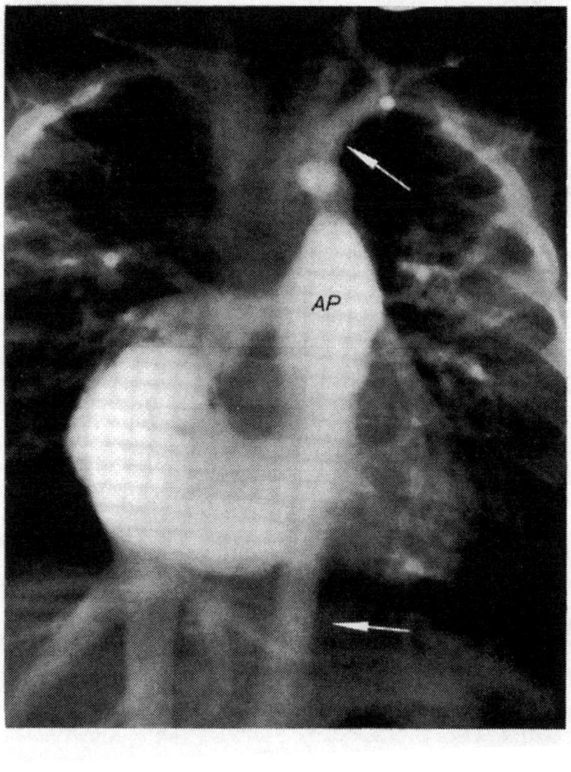

Abb. 76d: Gleicher Patient wie in Abb. 76a bis c. Intravenöses Angiokardiogramm. A.p.-Strahlengang. Nach der intravenösen Füllung des rechten Vorhofes und rechten Ventrikels Darstellung des Hauptstammes der Arteria pulmonalis bis zur Bifurkation. Kontrastmittelübertritt durch den offenen Ductus arteriosus in die deszendierende Aorta und in die linke Arteria subclavia.

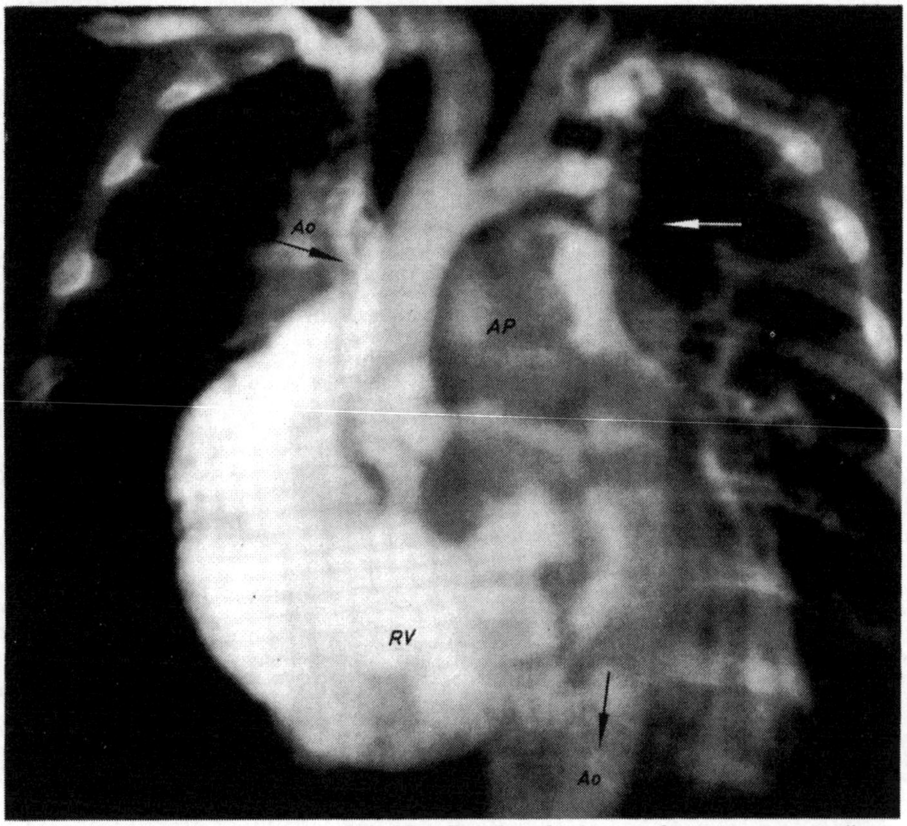

Abb. 77 a: *Praeductale Aortenisthmusstenose mit offenem Ductus arteriosus bei kompletter Transposition der großen Gefäße und hypoplastischer aszendierender Aorta.* Intravenöses Angiokardiogramm. A.p.-Strahlengang. Füllung der hypoplastischen aszendierenden Aorta aus dem rechten Ventrikel. Ein Teil dieses Kontrastmittels gelangt über die Isthmusstenose in die deszendierende Aorta, die auch aus dem linken Ventrikel über die Arteria pulmonalis und den offenen Ductus arteriosus durchblutet wird.

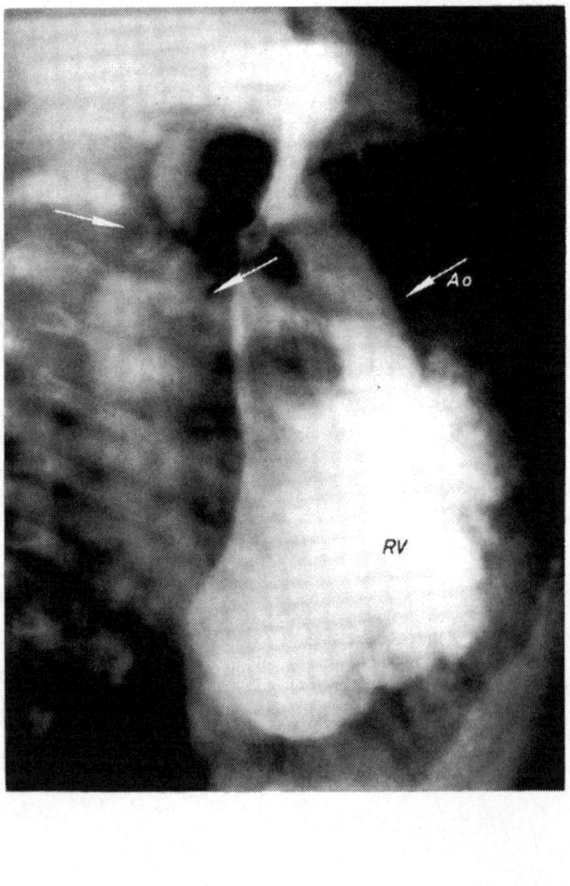

Abb. 77b: Gleicher Patient wie in Abb. 77 a. Seitlicher Strahlengang. Füllung der aszendierenden Aorta aus dem rechten Ventrikel. Darstellung der praeductalen Isthmusstenose (linker oberer Pfeil). Das aus dem linken Ventrikel in die Arteria pulmonalis gelangende Kontrastmittel tritt durch den offenen Ductus in die deszendierende Aorta über (mittlerer Pfeil).

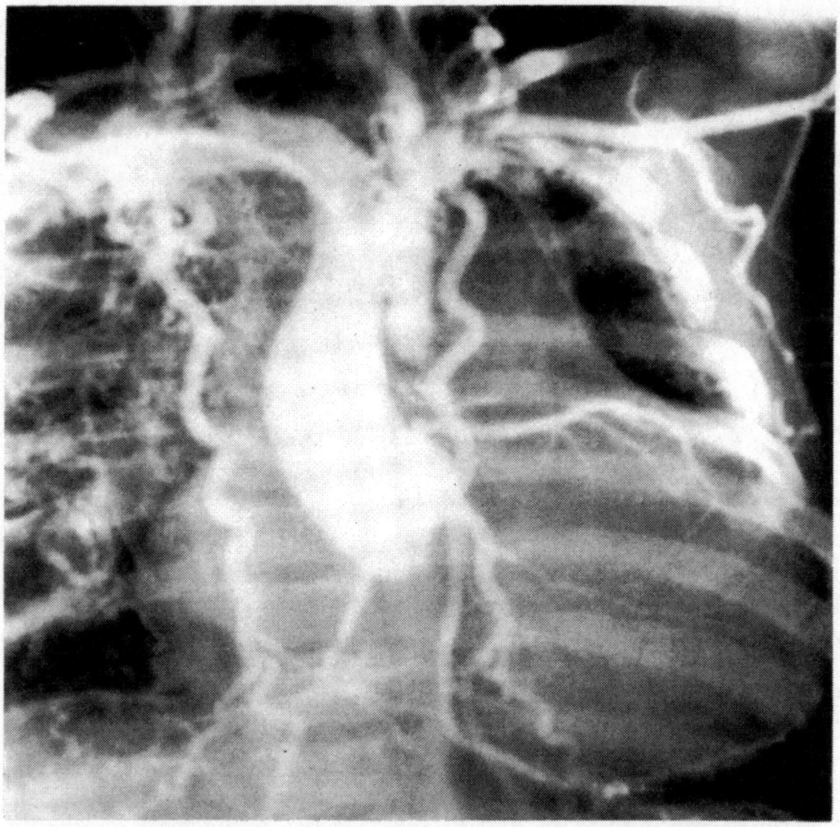

Abb. 78a: *Praeductale Obliteration des Aortenisthmus mit offenem Ductus arteriosus.* Retrogrades Aortogramm. A.p.-Strahlengang. Darstellung der aszendierenden Aorta und des Aortenbogens. Es füllt sich dann der bei dem Säugling bereits ungewöhnlich kräftig ausgebildete Kollateralkreislauf.

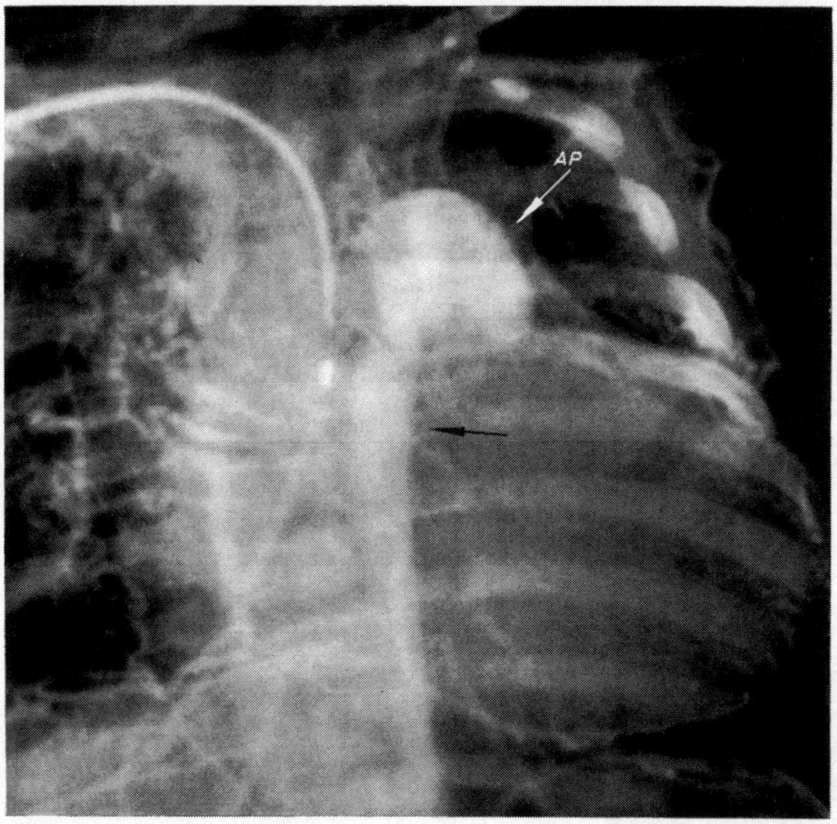

Abb. 78b: Gleicher Patient wie in Abb. 78a. A.p.-Strahlengang. Die deszendierende Aorta hat sich ausschließlich über den Kollateralkreislauf gefüllt. Von der deszendierenden Aorta aus kommt es auch noch zur zarten Darstellung der Bifurkation der Arteria pulmonalis durch den offenen Ductus.

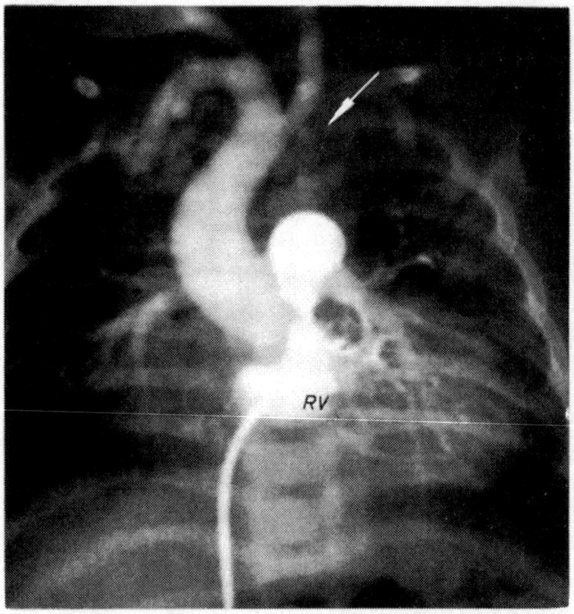

Abb. **79a**: *Fehlender Aortenbogen, Ventrikelseptumdefekt, valvuläre Pulmonalstenose und offener Ductus arteriosus.* Selektives Angiokardiogramm mit Kontrastmittelinjektion in den rechten Ventrikel. A.p.-Strahlengang. Darstellung der valvulären Pulmonalstenose. Kontrastmittelübertritt in die aszendierende Aorta durch den Ventrikelseptumdefekt. Die aszendierende Aorta durchblutet nur die obere Körperhälfte mit Ausnahme des linken Armes, da die linke Arteria subclavia von der deszendierenden Aorta entspringt. Der Aortenbogen fehlt völlig.

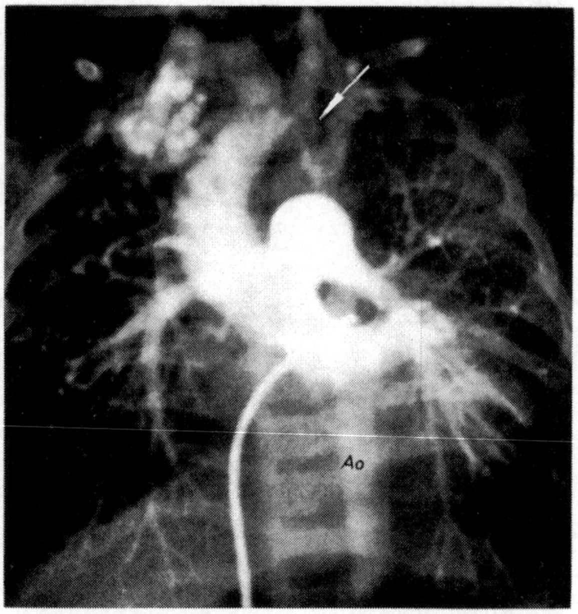

Abb. **79b**: Gleicher Patient wie in Abb. 79a. A.p.-Strahlengang. Kontrastmittelübertritt aus der Arteria pulmonalis durch den offenen Ductus arteriosus in die deszendierende Aorta. Aneurysmatisch erweiterte Kollaterale im Bereich der Arteria mammaria interna rechts.

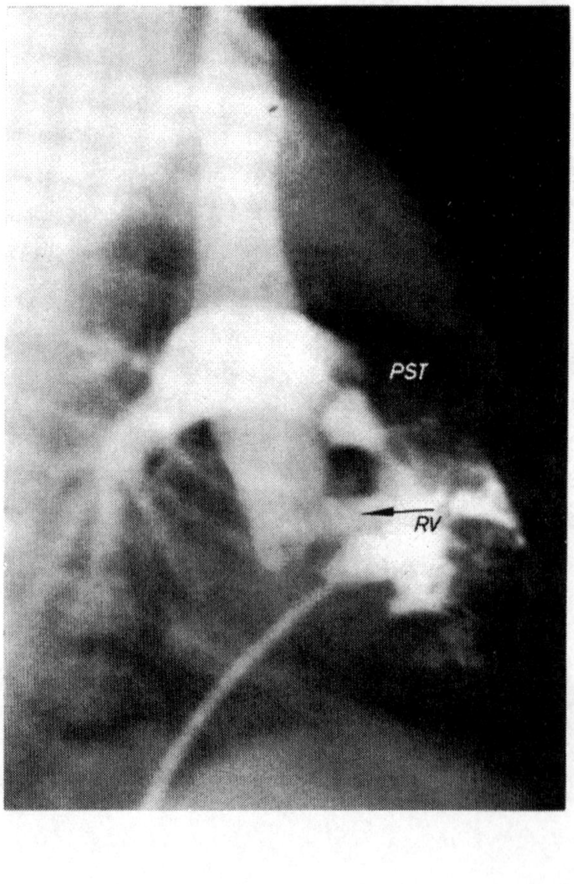

Abb. **79c**: Gleicher Patient wie in Abb. 79a und b. Seitlicher Strahlengang. Darstellung der valvulären Pulmonalstenose und des Ventrikelseptumdefektes, über den die aszendierende Aorta gefüllt wird.

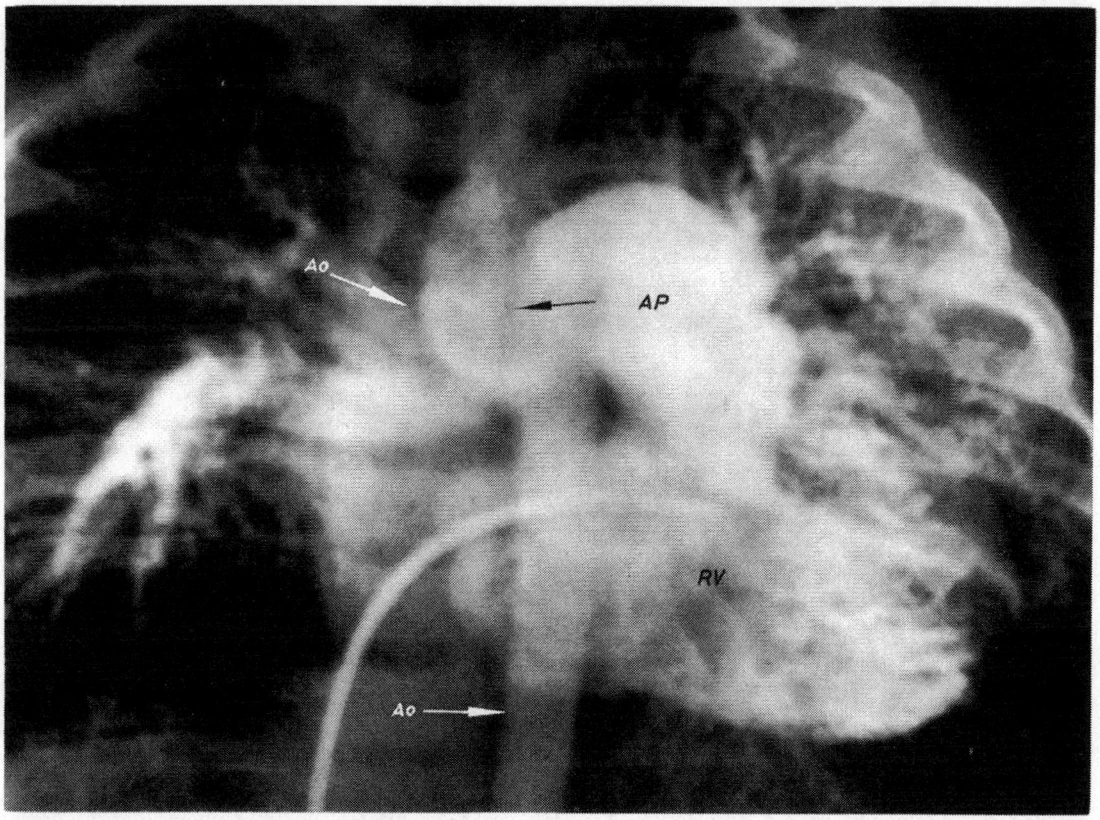

Abb. **80 a**: *Fehlender Aortenbogen, aortopulmonales Fenster und offener Ductus arteriosus.* Selektives Angiokardiogramm mit Kontrastmittelinjektion in den rechten Ventrikel. A.p.-Strahlengang. Darstellung des rechten Ventrikels und des Hauptstammes der Arteria pulmonalis. Von hier Füllung der aszendierenden Aorta durch ein aortopulmonales Fenster sowie Füllung der deszendierenden Aorta durch einen offenen Ductus arteriosus.

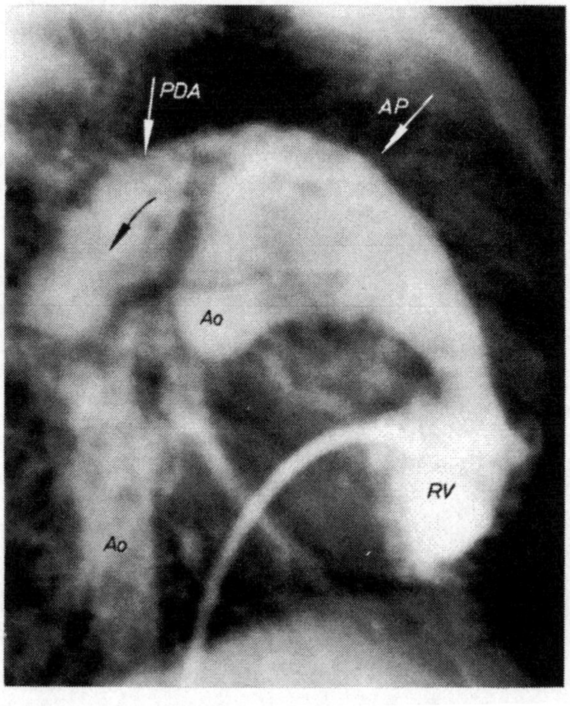

Abb. **80 b**: Gleicher Patient wie in Abb. 80 a. Seitlicher Strahlengang. Darstellung des Hauptstammes der Arteria pulmonalis und der deszendierenden Aorta durch den offenen Ductus. Man erkennt ebenfalls die sehr flüchtige Füllung eines Teiles der aszendierenden Aorta durch das aortopulmonale Fenster.

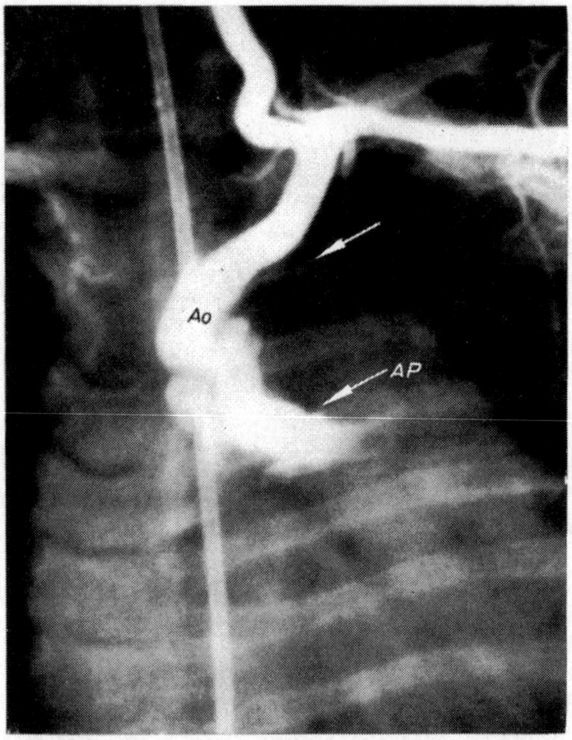

Abb. 80 c: Gleicher Patient wie in Abb. 80 a und b. Retrogrades Aortogramm vom linken Arm aus. A.p.-Strahlengang. Zur Orientierung ist ein Katheter in den Ösophagus eingeführt. Das Kontrastmittel gelangt von der linken Arteria subclavia retrograd in die aszendierende Aorta und durch das aortopulmonale Fenster in die Arteria pulmonalis, vor allem links. Der obere Pfeil bezeichnet die Stelle, an der der Aortenbogen fehlt.

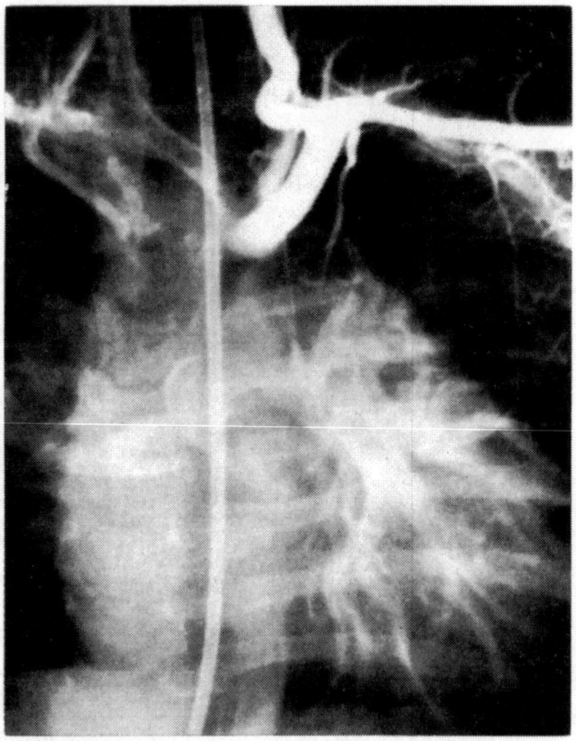

Abb. 80 d: Gleicher Patient wie in Abb. 80 a bis c. Retrogrades Aortogramm vom linken Arm aus. A.p.-Strahlengang. Die aszendierende Aorta entleert sich bereits wieder und man sieht den Kontrastmittelübertritt in beide Lungenarterien durch das aortopulmonale Fenster.

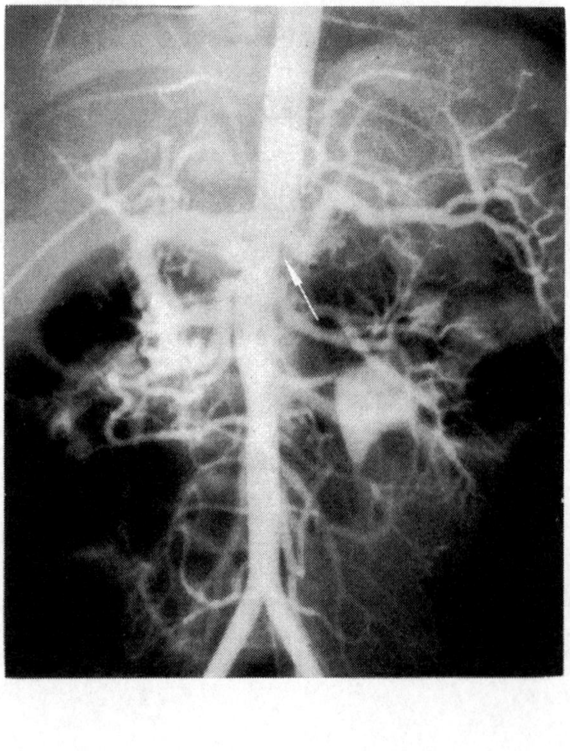

Abb. 81: *Stenose im Bereich der Aorta abdominalis.* Retrogrades Aortogramm. A.p.-Strahlengang. Erhebliche Stenose der Aorta zwischen dem Ursprung der Arteria mesenterica superior und der linken und rechten Arteria renalis. Hypertonie.

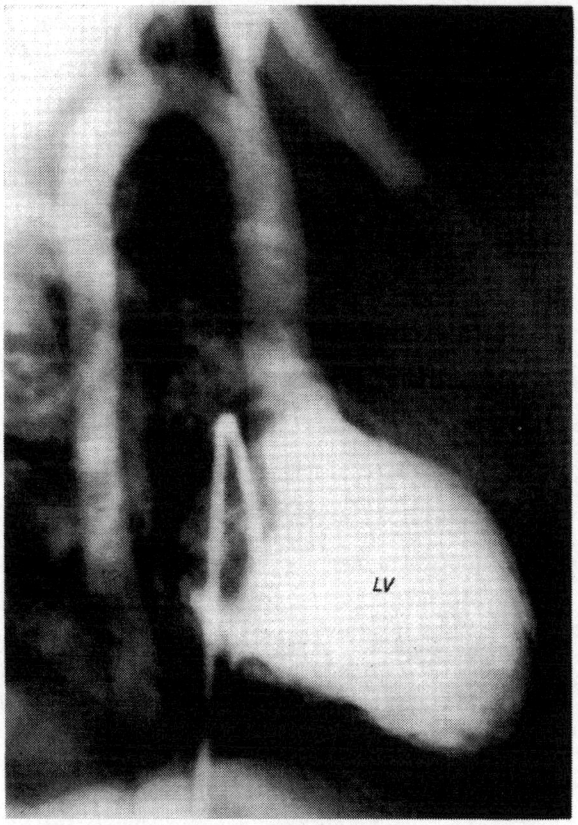

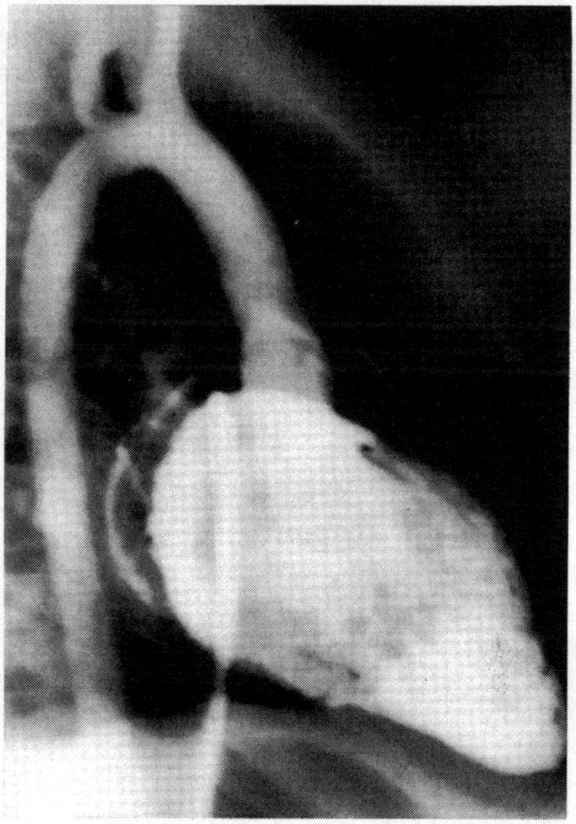

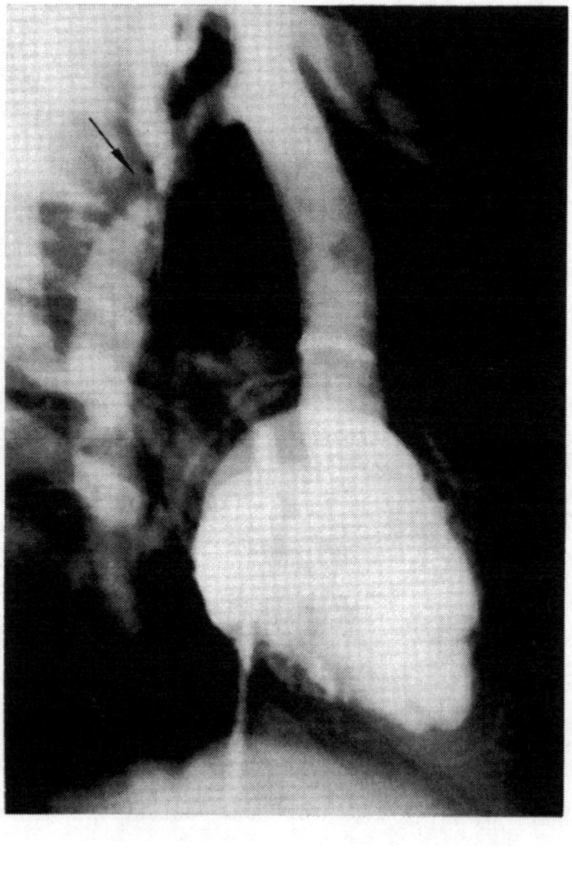

oben links

Abb. 82: *Hypoplasie der Aorta.* Transseptales Lävogramm. Seitlicher Strahlengang. Großer linker Ventrikel, hypoplastische Aortenbasis und Aorta.

oben rechts

Abb. 83: *Hypoplasie der Aorta.* Transseptales Lävogramm. Seitlicher Strahlengang. Großer linker Ventrikel und hypoplastische Aorta.

Abb. 84: *Hypoplastische Aorta und Aortenisthmusstenose.* Transseptales Lävogramm. Seitlicher Strahlengang. Großer linker Ventrikel und hypoplastische Aorta.

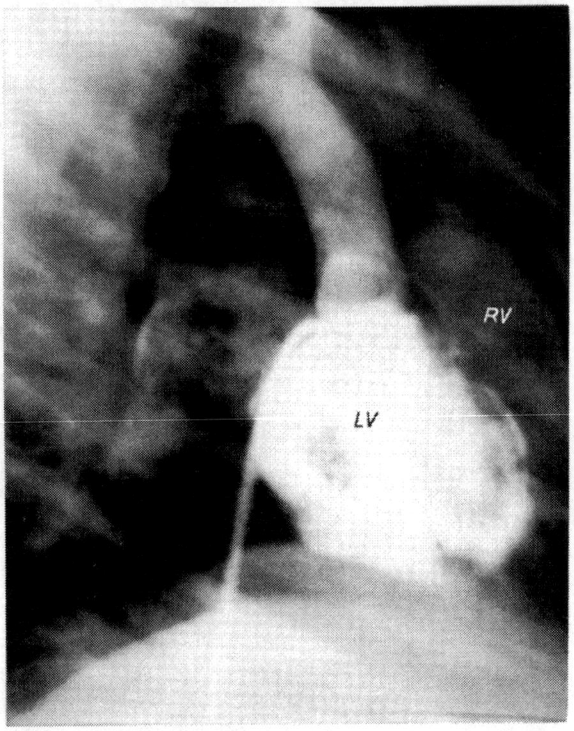

Abb. **85**: *Hypoplastische Aorta und kleiner Ventrikelseptumdefekt.* Transseptales Lävogramm. Seitlicher Strahlengang. Geringer Kontrastmittelübertritt in den rechten Ventrikel durch den Ventrikelseptumdefekt. Hypoplastische Aortenbasis und hypoplastische Aorta.

Abb. **86**: *Hypoplasie des linken Ventrikels und der Aorta.* Lävogramm nach Kontrastmittelinjektion in die Arteria pulmonalis. Seitlicher Strahlengang. Großer linker Vorhof, kleiner linker Ventrikel und hypoplastische Aorta.

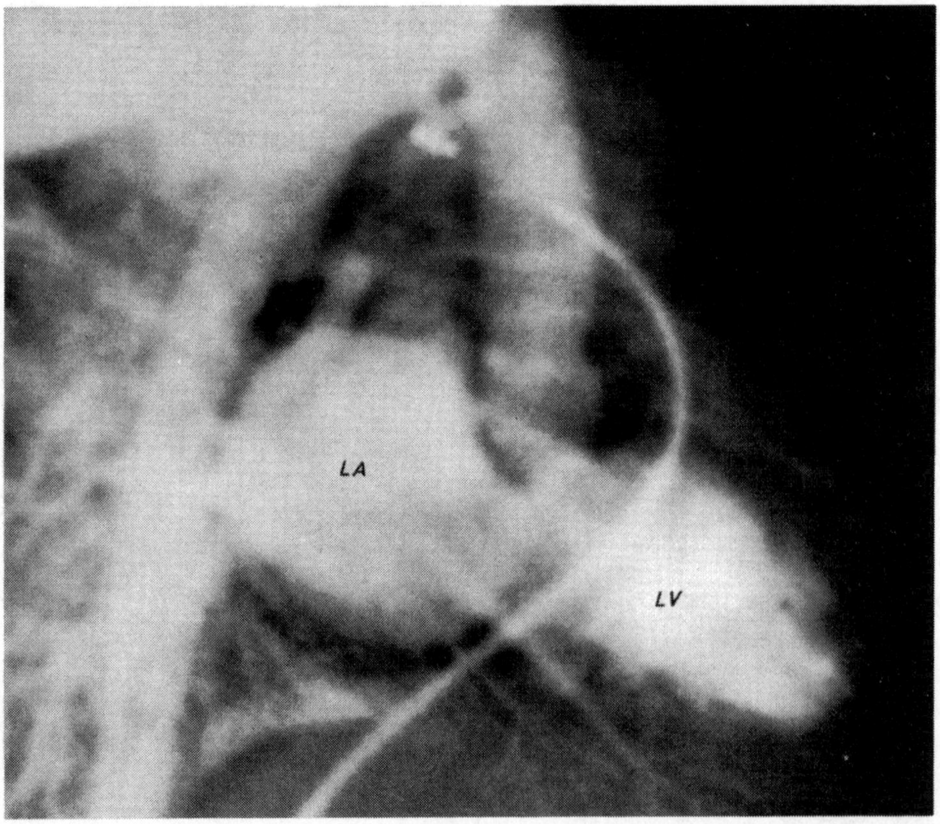

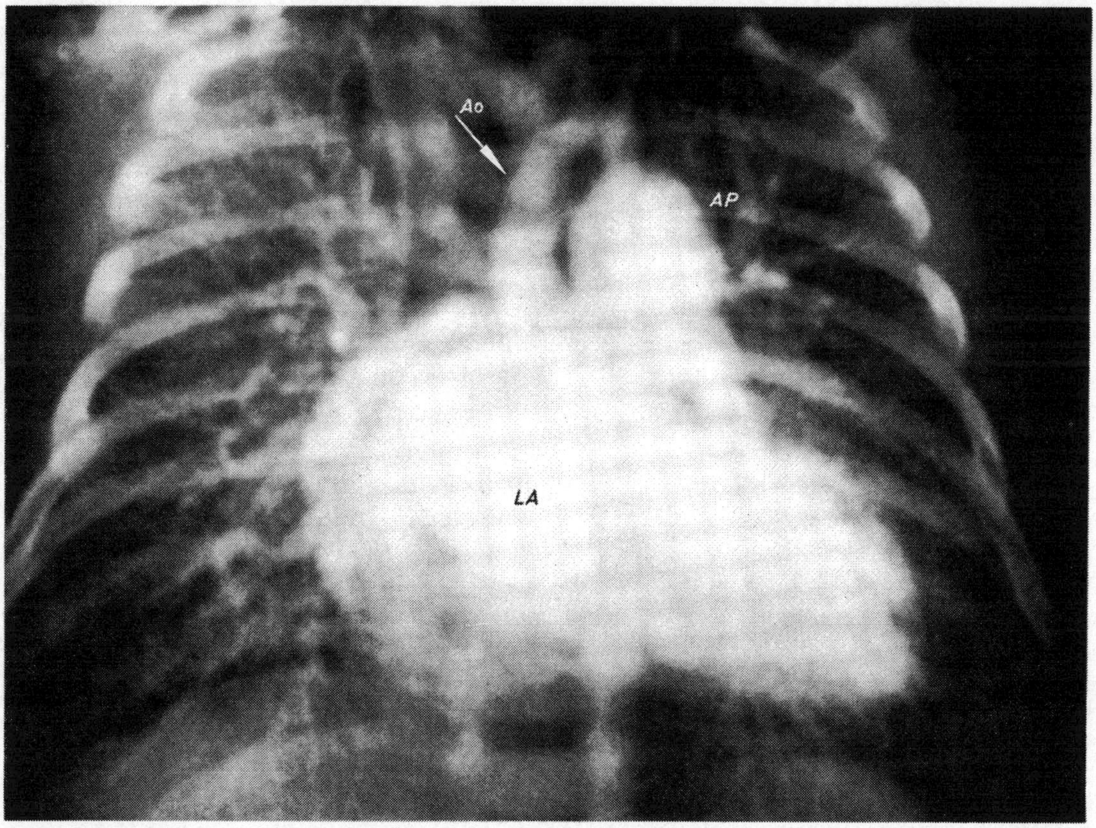

Abb. 87 a: *Hypoplasie des linken Ventrikels und der Aorta.* Lävogramm nach intravenösem Angiokardiogramm. A.p.-Strahlengang. Großer linker Vorhof, hypoplastischer linker Ventrikel und hypoplastische Aorta.

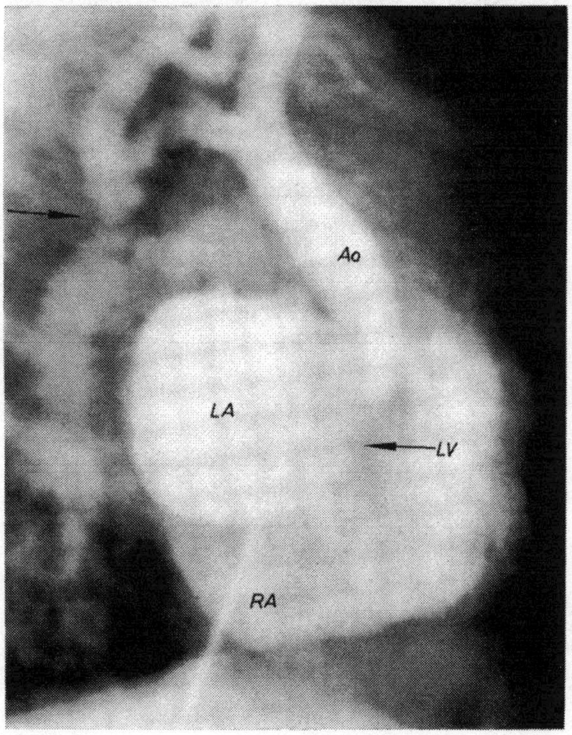

Abb. 87 b: *Hypoplasie des linken Ventrikels, der Aorta und Aortenisthmusstenose, Vorhofseptumdefekt.* Selektives Angiokardiogramm mit Kontrastmittelinjektion in den linken Vorhof. Seitlicher Strahlengang. Großer linker Vorhof. Durch einen Vorhofseptumdefekt Kontrastmittelübertritt in den rechten Vorhof. Sehr hypoplastischer linker Ventrikel und Hypoplasie der Aorta.

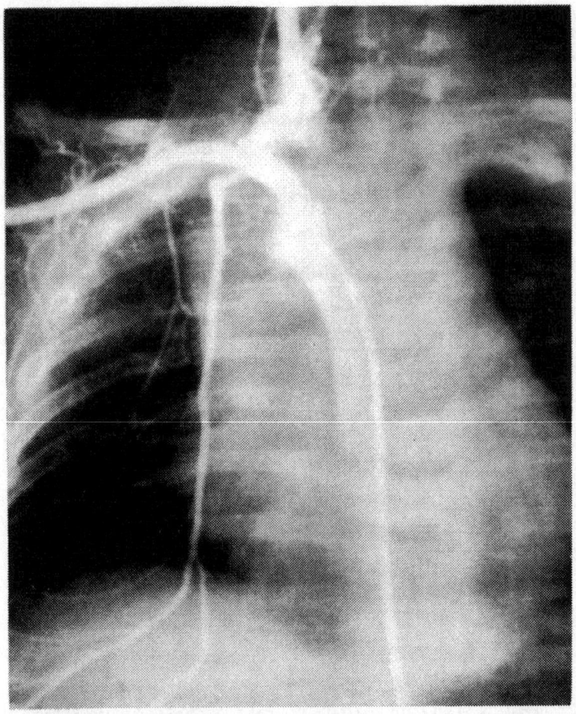

Abb. 88a: *Gefäßring durch linken Aortenbogen und rechts deszendierende Aorta.* Retrogrades Aortogramm mit Kontrastmittelinjektion in den oberen Teil der deszendierenden Aorta. A.p.-Strahlengang. Füllung des Truncus brachiocephalicus und der rechts deszendierenden Aorta.

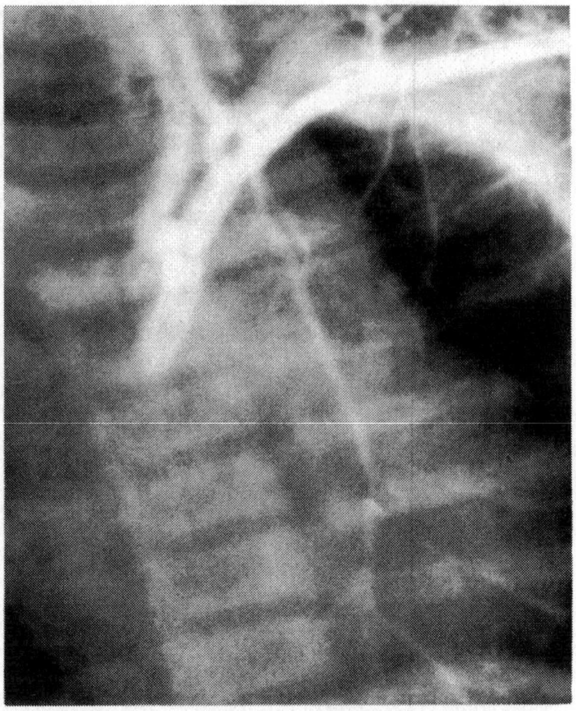

Abb. 88b: Gleicher Patient wie in Abb. 88a. Retrogrades Aortogramm vom linken Arm aus. A.p.-Strahlengang. Füllung der aszendierenden Aorta und des linken Aortenbogens.

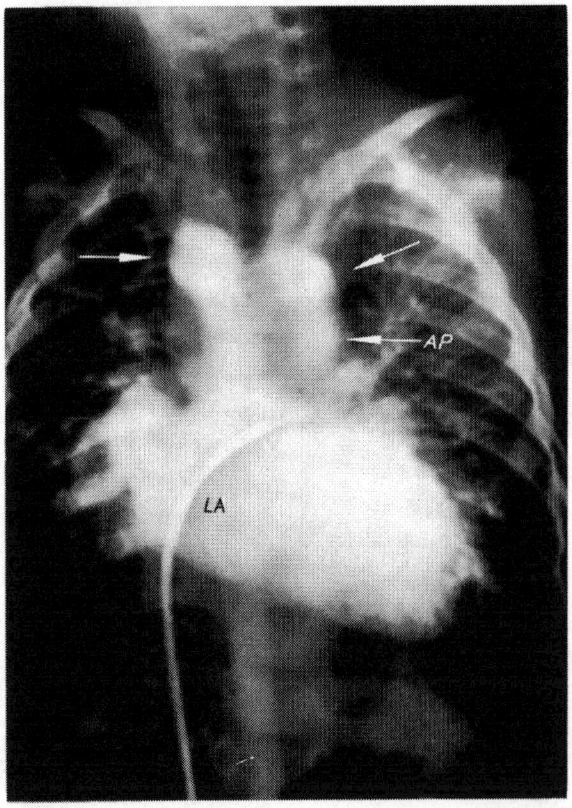

Abb. 89: *Gefäßring durch doppelten Aortenbogen und offenen Ductus arteriosus.* Lävogramm nach Kontrastmittelinjektion in die Arteria pulmonalis. A.p.-Strahlengang. Großer linker Vorhof und linker Ventrikel. Linker und rechter Aortenbogen, die rechts deszendieren. Wiederauffüllung der Arteria pulmonalis durch einen linksseitigen offenen Ductus arteriosus.

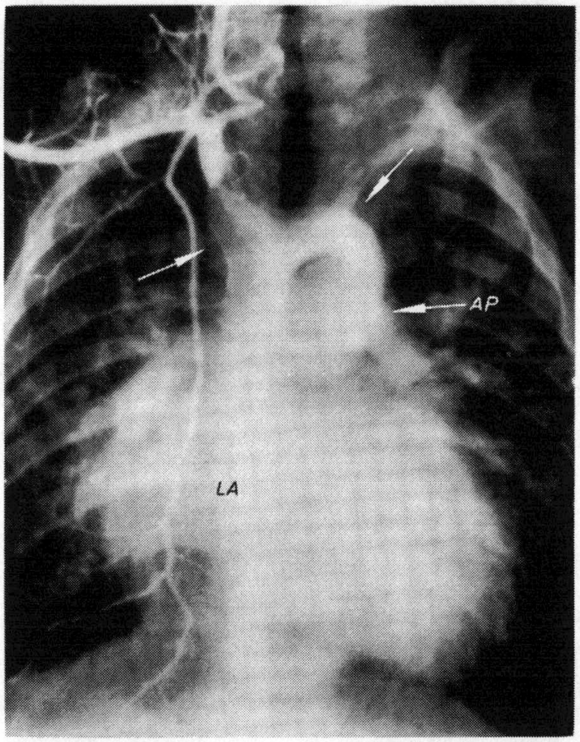

Abb. **90 a**: Gleicher Patient wie in Abb. 89. Retrogrades Aortogramm. A.p.-Strahlengang. Darstellung des rechten und linken Aortenbogens und kräftige Auffüllung der linken und rechten Arteria pulmonalis durch den linken offenen Ductus arteriosus.

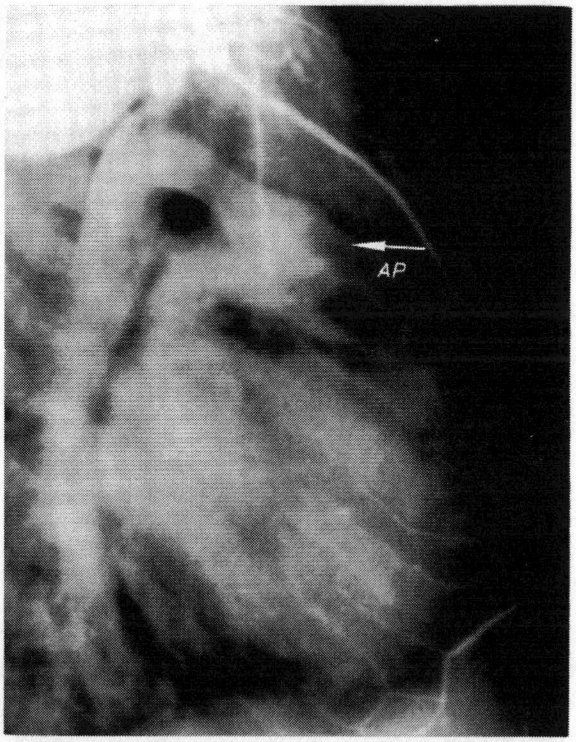

Abb. **90 b**: Gleicher Patient wie in Abb. 89 und 90 a. Retrogrades Aortogramm. Seitlicher Strahlengang. Füllung der deszendierenden Aorta und der Arteria pulmonalis durch den großen Ductus.

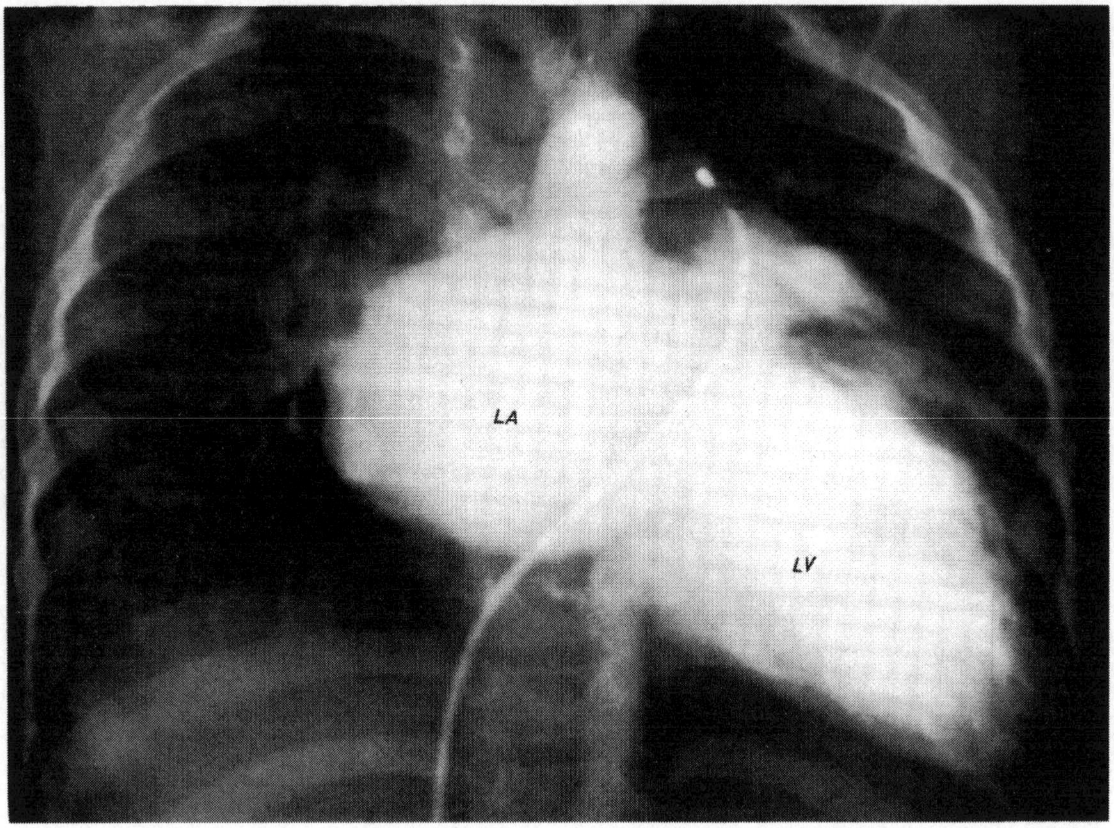
LA
LV

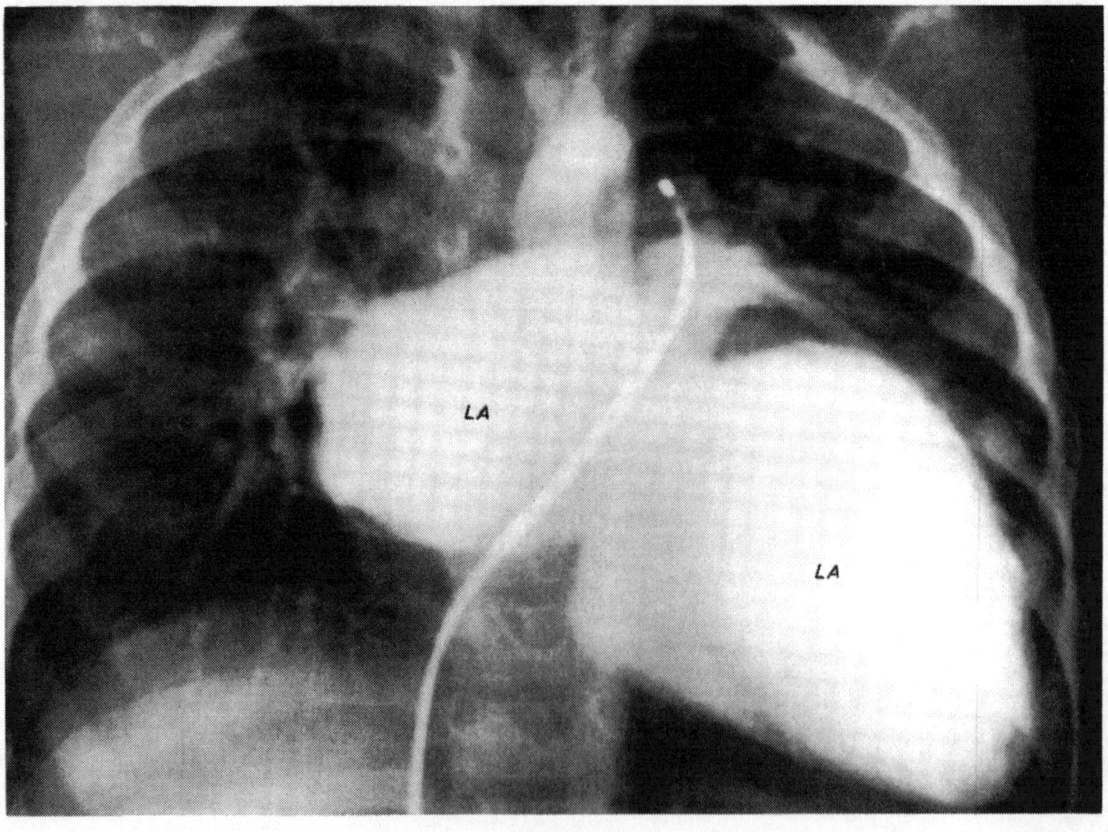
LA
LA

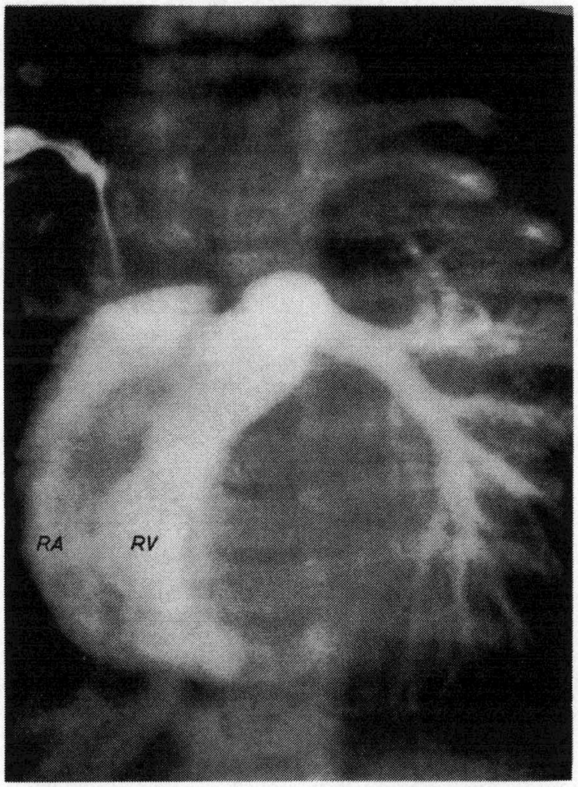

Abb. 92a: *Endokardfibroelastose des linken Herzens.* Intravenöses Angiokardiogramm. A.p.-Strahlengang. Der sehr große linke Ventrikel drängt den rechten Ventrikel weit nach rechts.

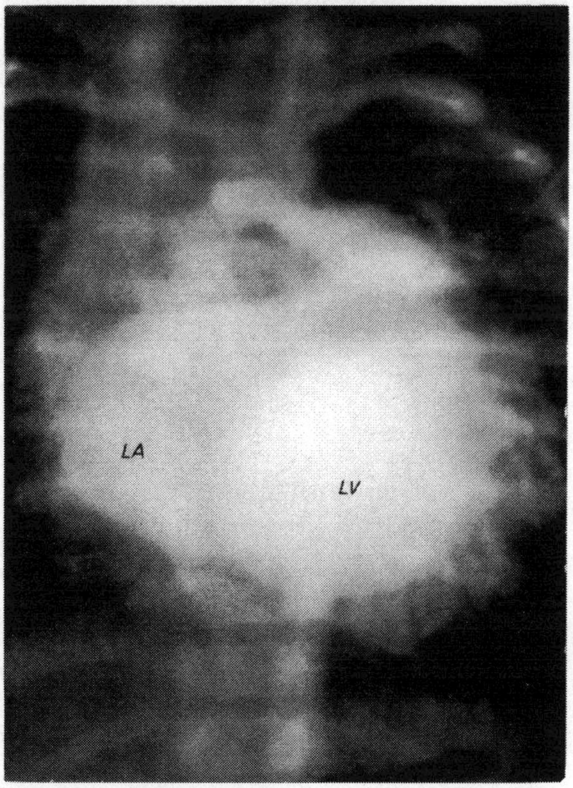

Abb. 92b: Gleicher Patient wie in Abb. 92a. Lävogramm nach intravenösem Angiokardiogramm. A.p.-Strahlengang. Großer und starr erscheinender linker Vorhof und linker Ventrikel.

Seite 166 oben

Abb. 91a: *Endokardfibroelastose des linken Herzens.* Lävogramm nach Kontrastmittelinjektion in die Arteria pulmonalis. A.p.-Strahlengang. Vorhofdiastole, Ventrikelsystole. Sehr großer linker Vorhof und linker Ventrikel, die nur wenig Formveränderung in der Systole und in der Diastole zeigen.

Seite 166 unten

Abb. 91b: Gleicher Patient wie in Abb. 91a. A.p.-Strahlengang. Vorhofsystole, Ventrikeldiastole. Geringe Formveränderung während der Kontraktion.

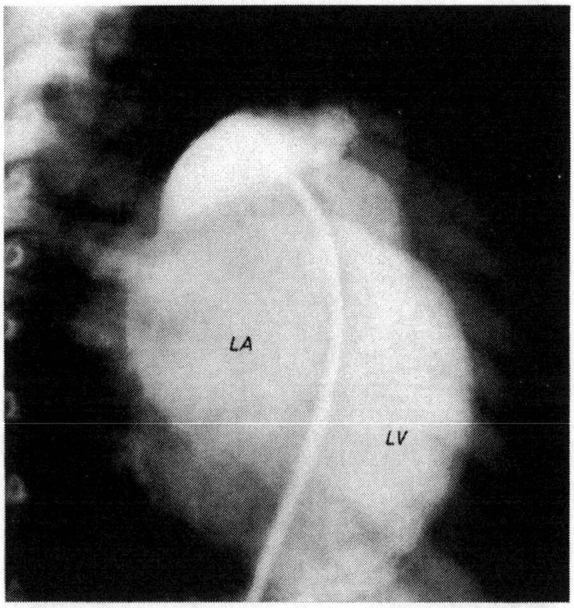

Abb. 93a: *Endokardfibroelastose des linken Herzens.* Kontrastmittelinjektion in den linken Vorhof. Seitlicher Strahlengang. Großer linker Vorhof und linker Ventrikel in der Ventrikelsystole. Geringe Kontraktionskraft.

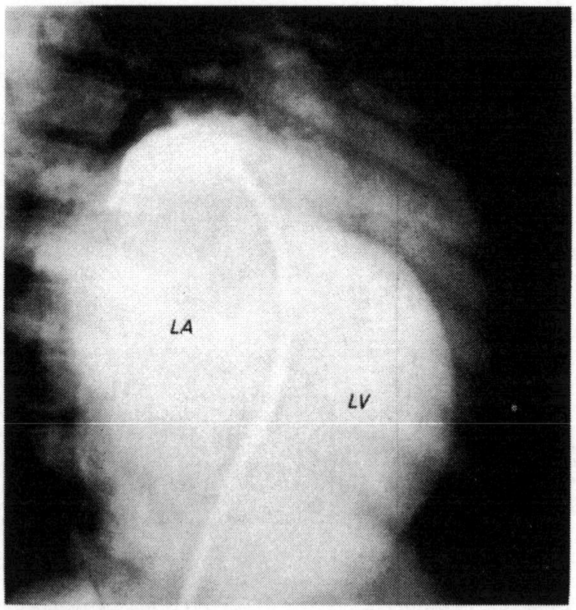

Abb. 93b: Gleicher Patient wie in Abb. 93a. Seitlicher Strahlengang. Ventrikeldiastole. Auch der linke Vorhof zeigt wenig Formveränderung in der Systole und Diastole.

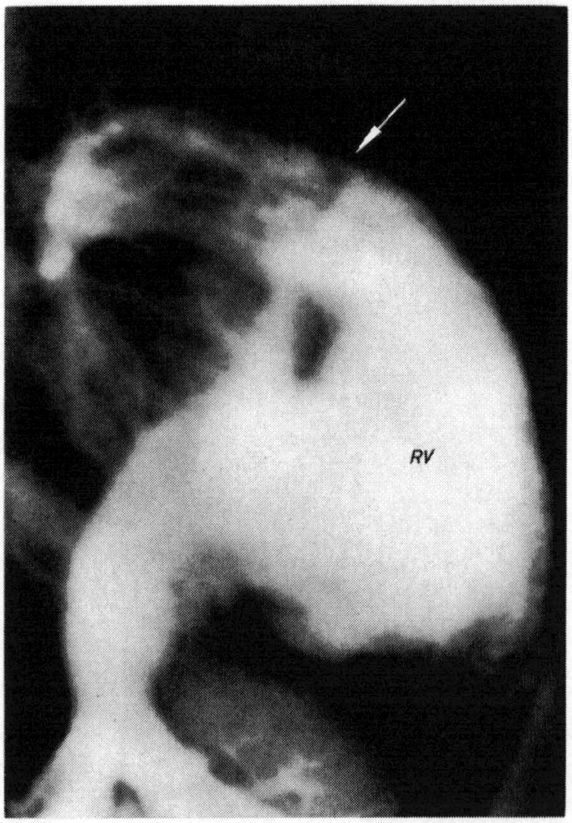

Abb. 94: *Endokardfibroelastose des rechten Ventrikels, die sich auf die Pulmonalklappen fortsetzt.* Intravenöses Angiokardiogramm. Seitlicher Strahlengang. Glatt konturierter rechter Ventrikel mit geringen Formveränderungen in Systole und Diastole. Schwer bewegliche Pulmonalklappen.

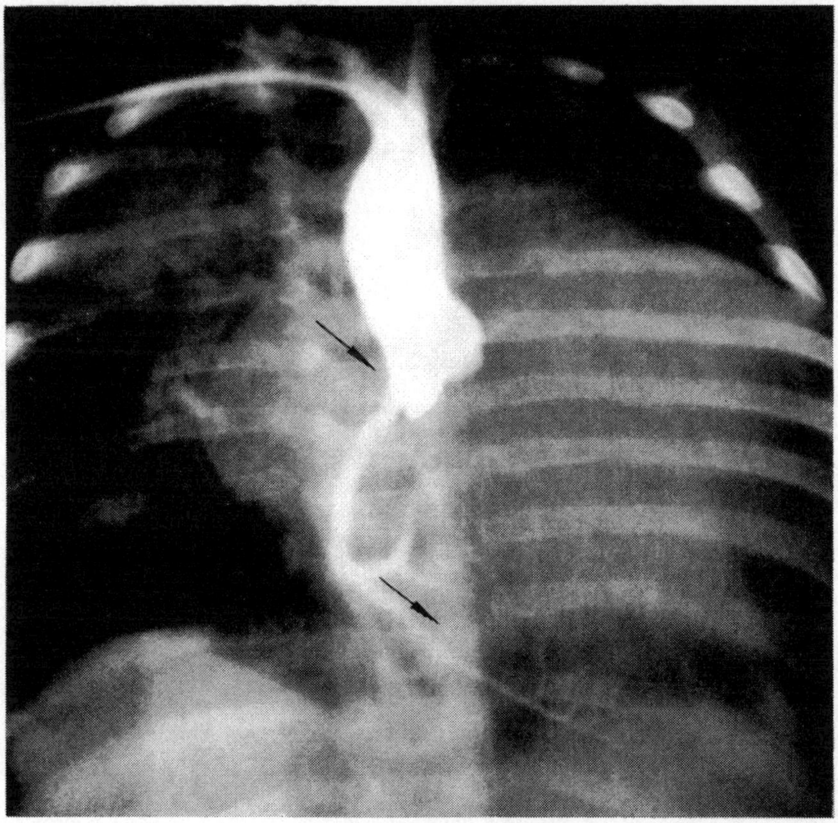

Abb. **95 a**: *Fehlabgang der linken Arteria coronaria aus der Arteria pulmonalis mit retrograder Durchblutung über Anastomosen aus der rechten Arteria coronaria.* Retrogrades Aortogramm. A.p.-Strahlengang. Darstellung der aszendierenden Aorta und kräftige Füllung der großen rechten Koronararterie. Die linke Koronararterie füllt sich nicht aus der Aorta. (Bland-White-Garland Syndrom.)

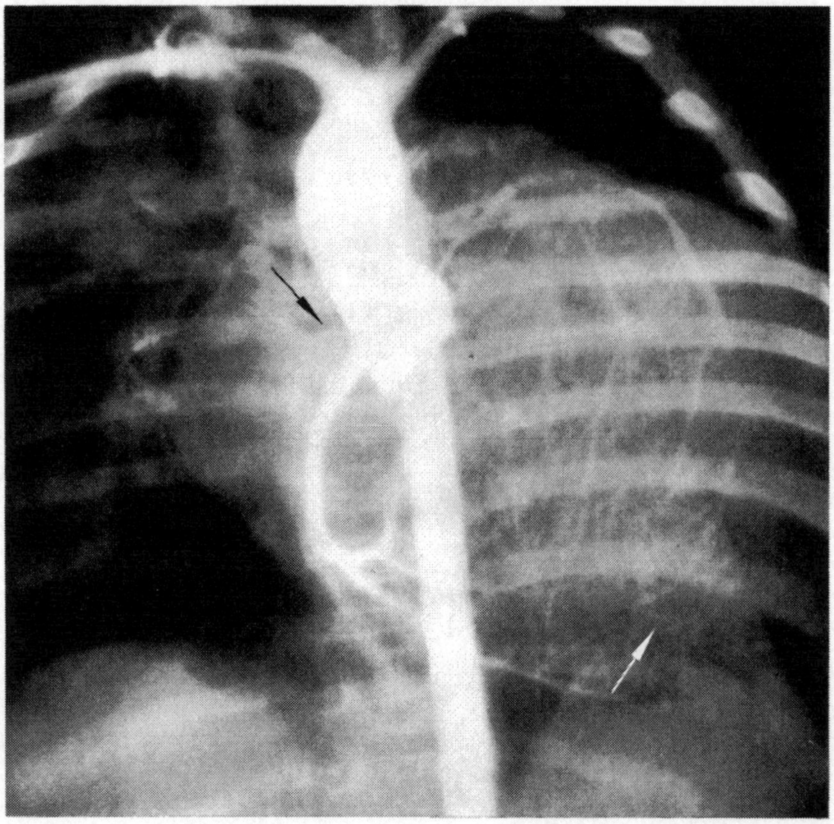

Abb. **95 b**: Gleicher Patient wie in Abb. 95 a. A.p.-Strahlengang. Nach der Füllung der rechten Koronararterie Darstellung interkoronarer Anastomosen und beginnende retrograde Füllung der linken Koronararterie.

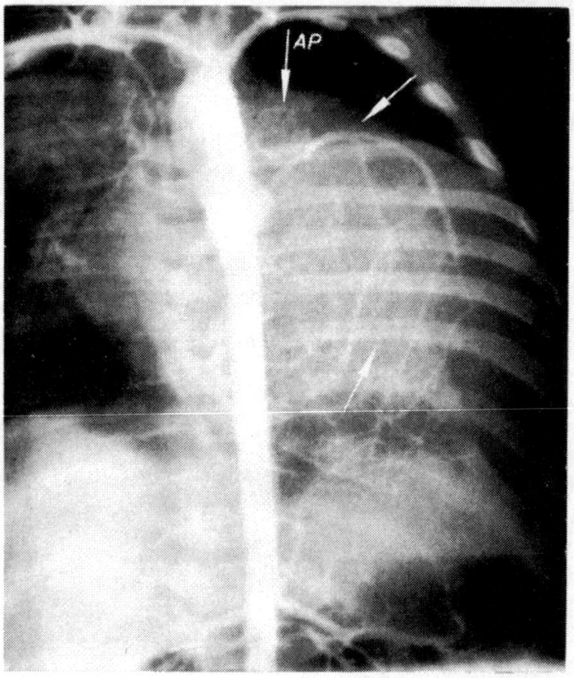

Abb. 95c: Gleicher Patient wie in Abb. 95a und b. A.p.-Strahlengang. Nachlassende Füllung der rechten Koronararterie. Kräftige Füllung der Anastomosen und der linken Koronararterie. Beginnende Füllung der Basis der Arteria pulmonalis, aus der die linke Koronararterie ihren Ursprung nimmt.

Abb. 95d: Gleicher Patient wie in Abb. 95a bis c. A.p.-Strahlengang. Die rechte Koronararterie ist jetzt leer, während die linke Koronararterie kräftig gefüllt ist. Das Kontrastmittel fließt über den anormalen Ursprung der linken Koronararterie in die Arteria pulmonalis (oberer Pfeil).

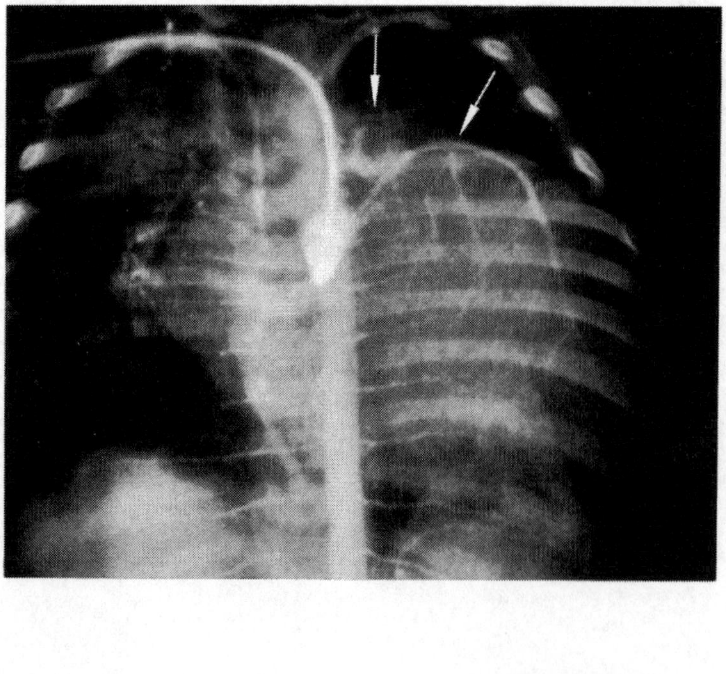

Abb. **96 a**: Gleicher Patient wie in Abb. 95 a bis d. Seitlicher Strahlengang. Kräftige retrograde Füllung der aszendierenden Aorta und der rechten Koronararterie. Fehlende linke Koronararterie.

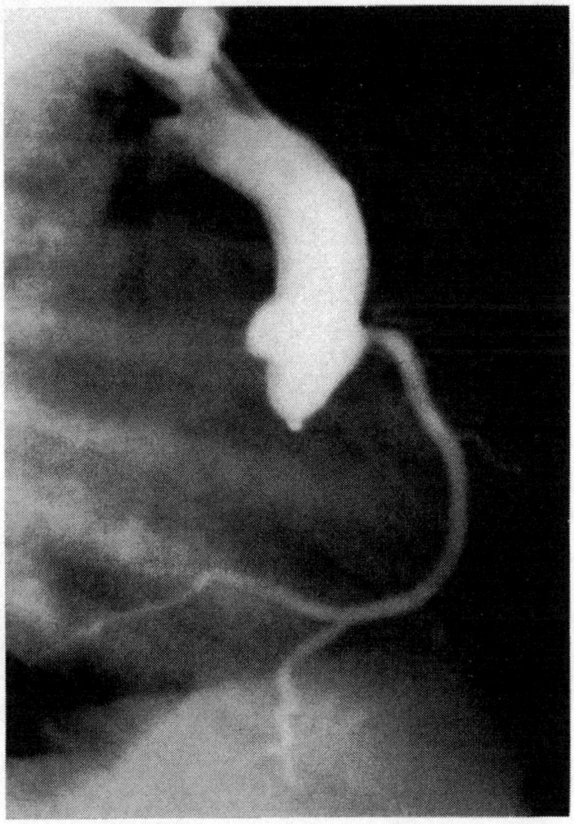

Abb. **96 b**: Gleicher Patient wie in Abb. 95 a bis d und Abb. 96 a. Seitlicher Strahlengang. Beginnende Füllung der interkoronaren Anastomosen von der rechten Koronararterie aus.

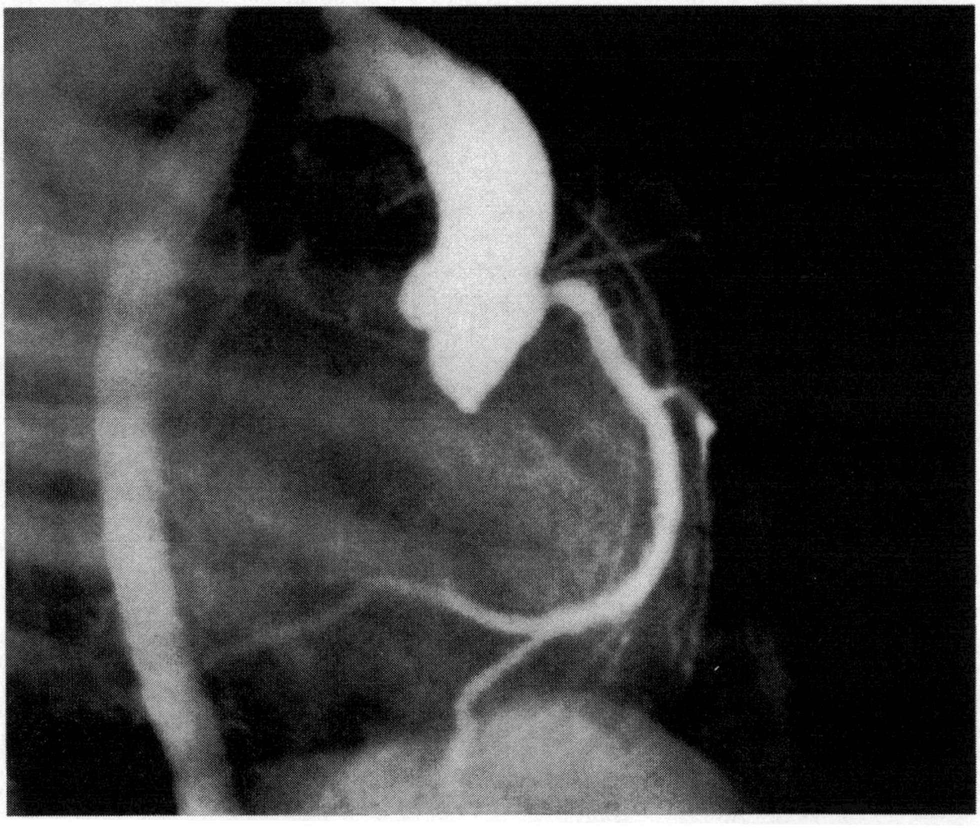

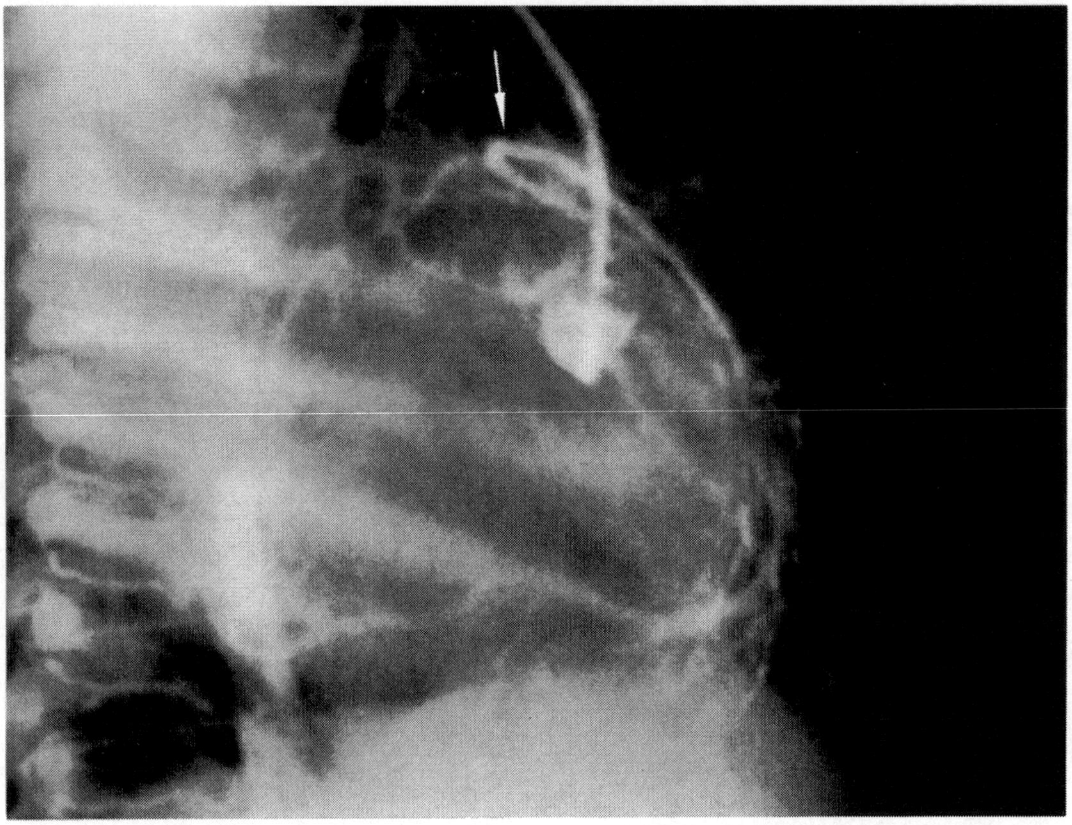

Abb. **96c**: Gleicher Patient wie in Abb. 95a bis d und Abb. 96a und b. Seitlicher Strahlengang. Die rechte Koronararterie hat sich entleert und das Kontrastmittel füllt jetzt deutlich die linke Koronararterie auf retrogradem Wege. Der Ursprung der anormalen linken Koronararterie liegt in der Arteria pulmonalis etwas höher als normalerweise. Beginnende Füllung der Pulmonalarterienbasis.

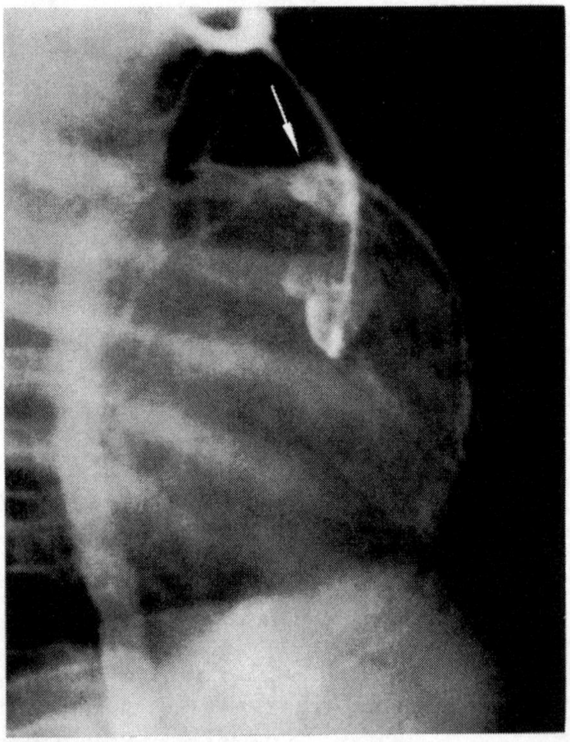

Abb. **96d**: Gleicher Patient wie in Abb. 95a bis d und Abb. 96a bis c. Seitlicher Strahlengang. Auch die linke Koronararterie hat sich jetzt fast völlig entleert. Das abfließende Kontrastmittel stellt die Basis der Arteria pulmonalis dar (Pfeil).

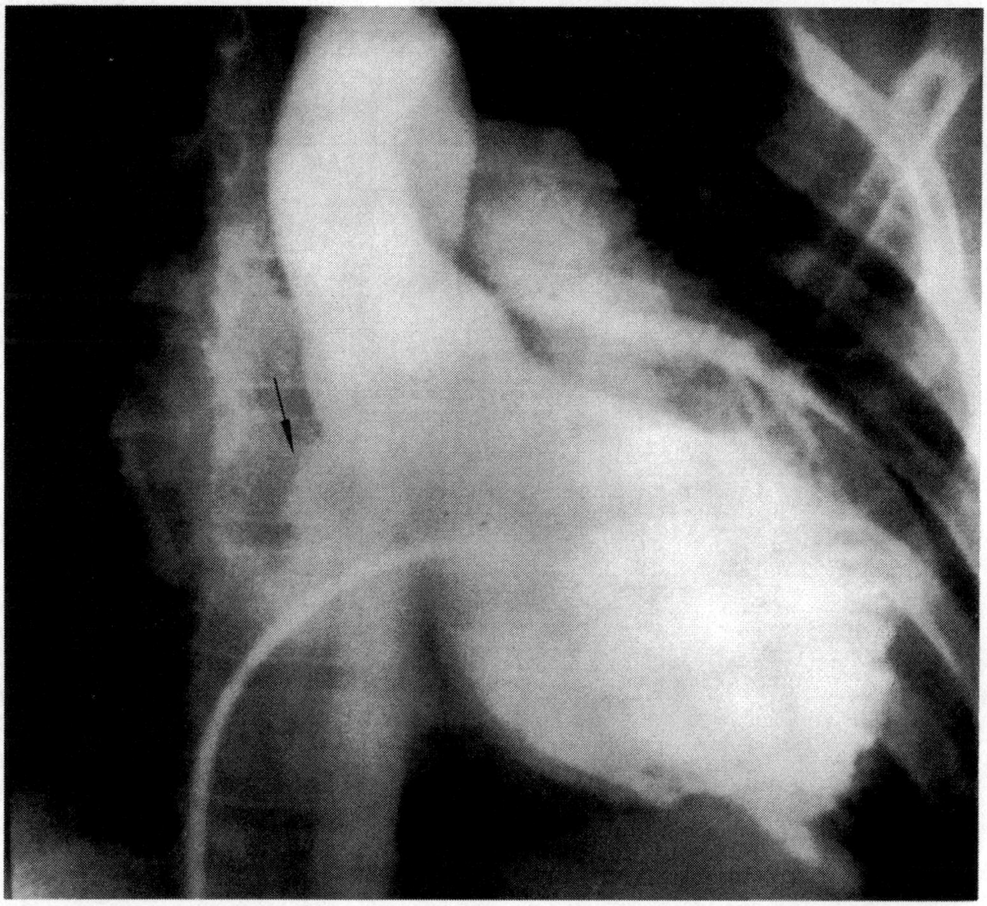

Abb. 97 a: *Rupturiertes Aneurysma des Sinus von Valsalva.* Transseptales Lävogramm. A.p.-Strahlengang. Nach Darstellung des linken Ventrikels füllt sich die aszendierende und deszendierende Aorta. Der Pfeil deutet auf das durch das rupturierte Aneurysma in den rechten Vorhof abfließende Kontrastmittel.

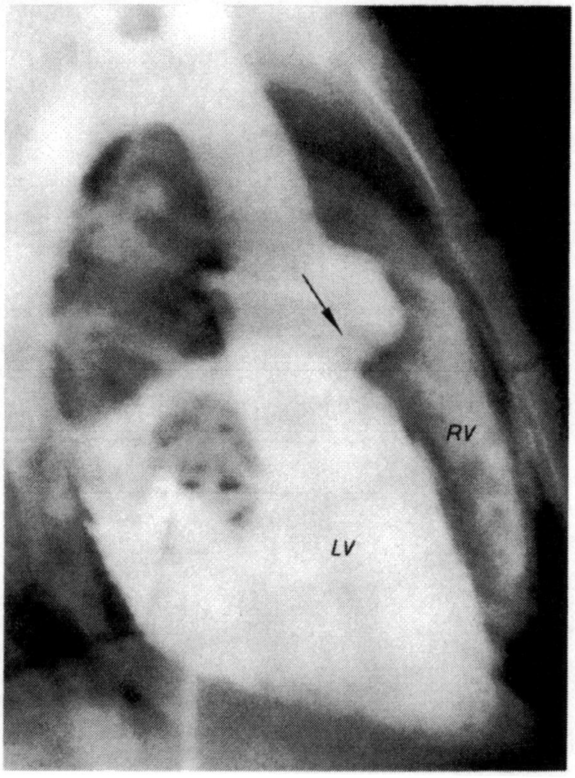

Abb. 97 b: Gleicher Patient wie in Abb. 97 a. Seitlicher Strahlengang. Füllung des rechten Ventrikels aus dem rechten Vorhof.

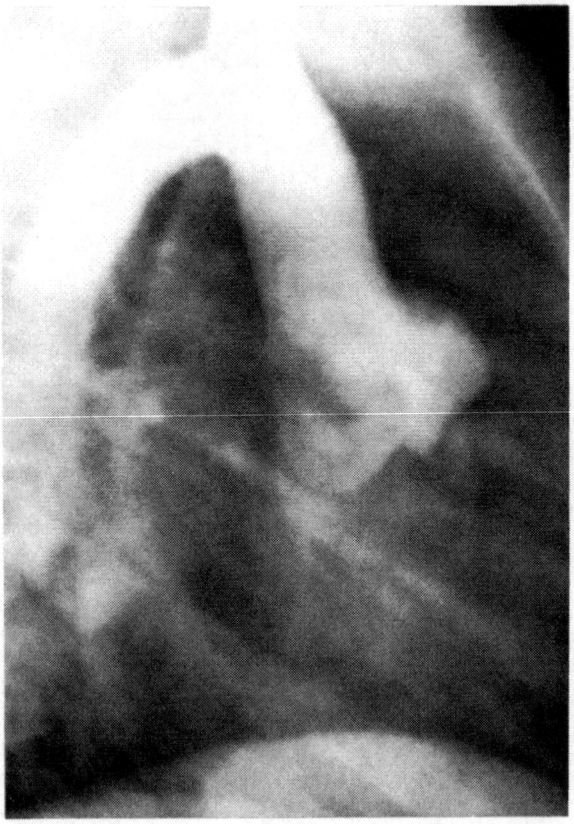

Abb. 98: *Aneurysma des Sinus von Valsalva.* Retrogrades Aortogramm. Seitlicher Strahlengang. Reflux von Kontrastmittel in den linken Ventrikel durch die Aortenklappe.

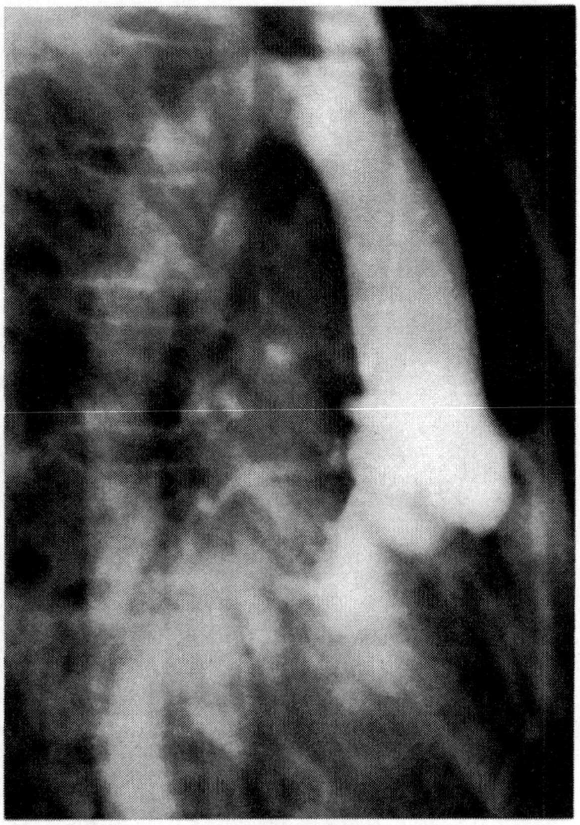

Abb. 99: *Aneurysma des Sinus von Valsalva mit Ruptur in den rechten Ventrikel.* Retrogrades Aortogramm. Seitlicher Strahlengang. Kontrastmittelübertritt in den rechten Ventrikel und durch die insuffiziente Klappe in den linken Ventrikel.

Abb. **100a**: *Aorto-linker Ventrikel-Tunnel.* Retrogrades Aortogramm. A.p.-Strahlengang. Es stellt sich die im Sinus von Valsalva beginnende anormale Gefäßverbindung mit Abfluß des Kontrastmittels in den linken Ventrikel dar.

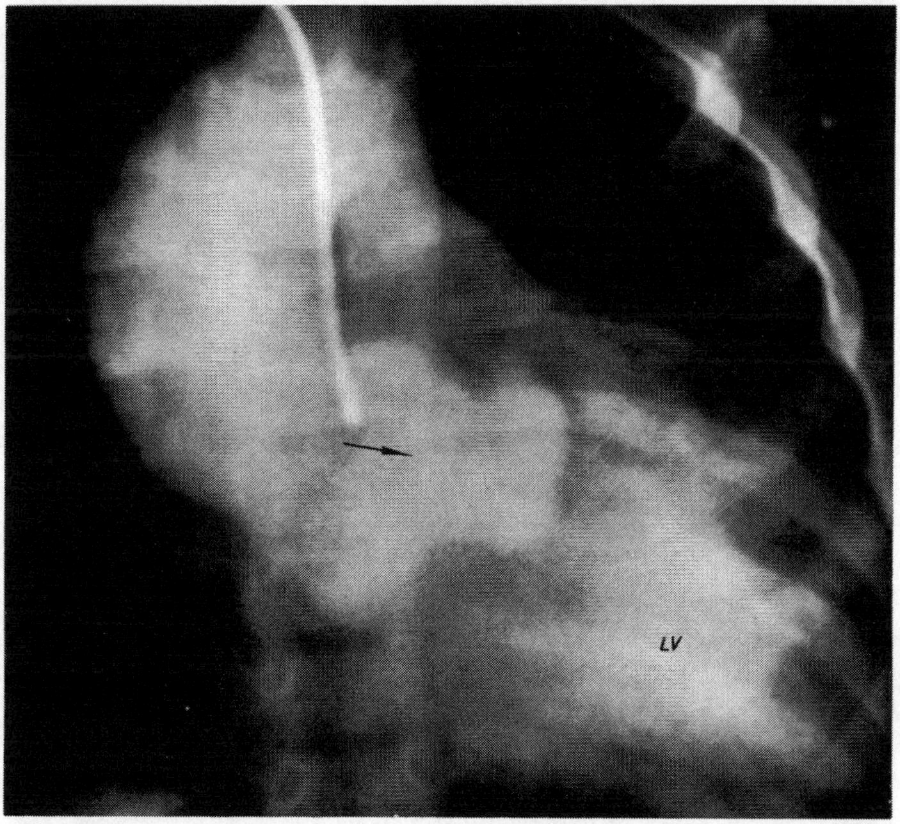

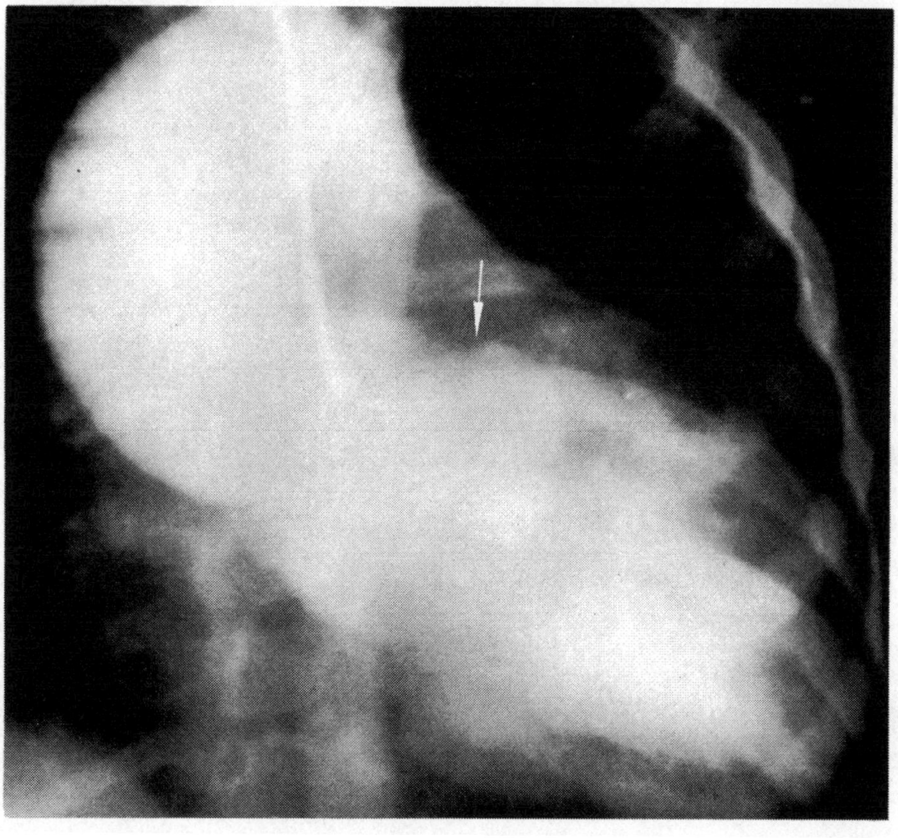

Abb. **100b**: Gleicher Patient wie in Abb. 100a. A.p.-Strahlengang. Kräftiger Rückstrom von Kontrastmittel in den linken Ventrikel durch den Tunnel. Deutliche Größenzunahme des Tunnels in der Ventrikeldiastole.

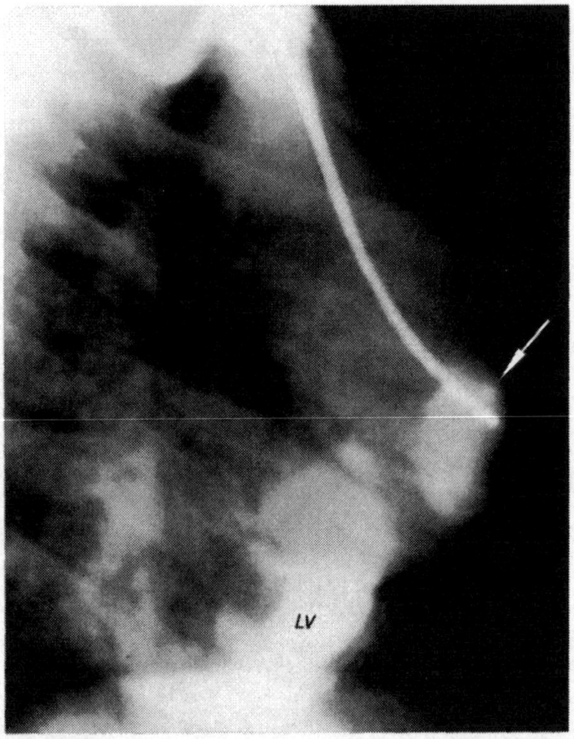

Abb. 101 a: Gleicher Patient wie in Abb. 100a und b. Seitlicher Strahlengang. Füllung des Tunnels vom Sinus von Valsalva aus. Kräftiger Abfluß von Kontrastmittel in den linken Ventrikel.

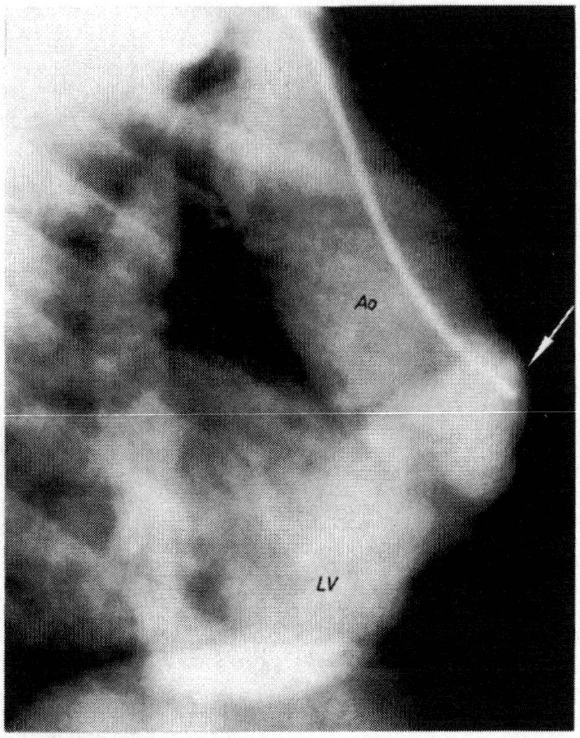

Abb. 101 b: Gleicher Patient wie in Abb. 100 a und b und Abb. 101 a. Seitlicher Strahlengang. Deutliche Zunahme der Größe und Füllung des Tunnels in der Ventrikeldiastole. Auch die Aorta ist jetzt kräftiger gefüllt als in Abb. 101 a.

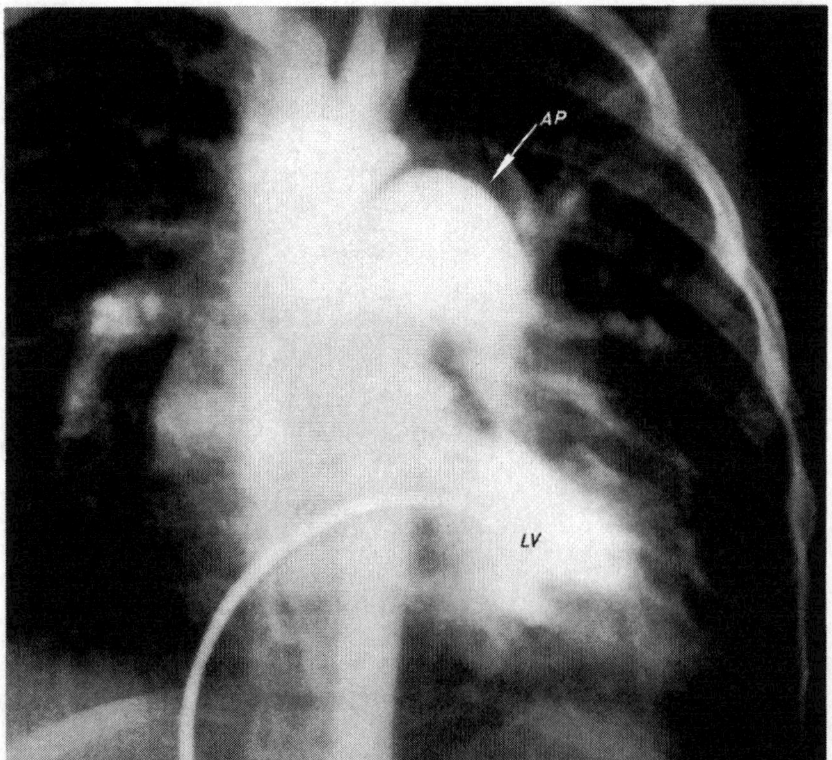

Abb. 102: *Offener Ductus arteriosus.* Transseptales Lävogramm. A.p.-Strahlengang. Nach der Füllung des linken Ventrikels und der aszendierenden Aorta kräftige Auffüllung der großen Bifurkation der Arteria pulmonalis durch einen offenen Ductus arteriosus.

Abb. **103**: *Offener Ductus arteriosus.* Transseptales Lävogramm. Seitlicher Strahlengang. Füllung des linken Ventrikels und der Aorta, aus der sich über den großen offenen Ductus die Arteria pulmonalis füllt.

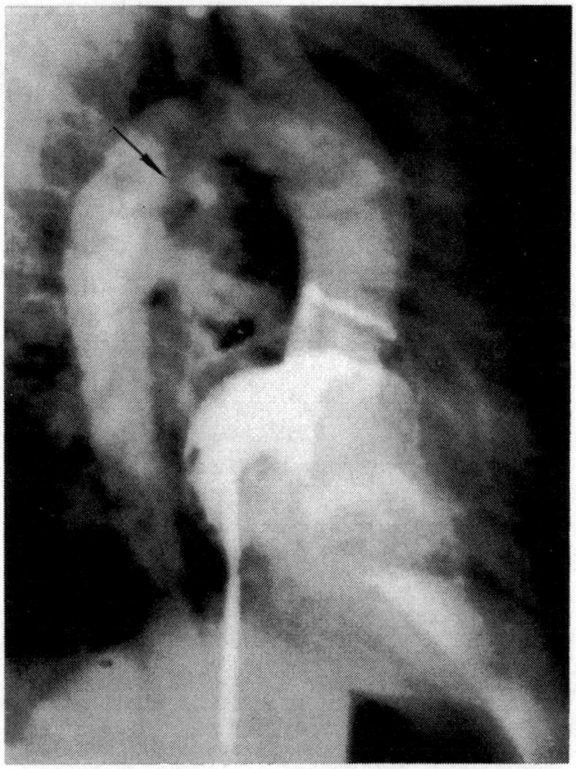

Abb. **104**: *Offener Ductus arteriosus.* Transseptales Lävogramm. A.p.-Strahlengang. Nach Füllung des linken Ventrikels und der aszendierenden Aorta kontrastreiche Darstellung der Bifurkation der Arteria pulmonalis. Keine Füllung des Ausflußtraktes des linken Ventrikels.

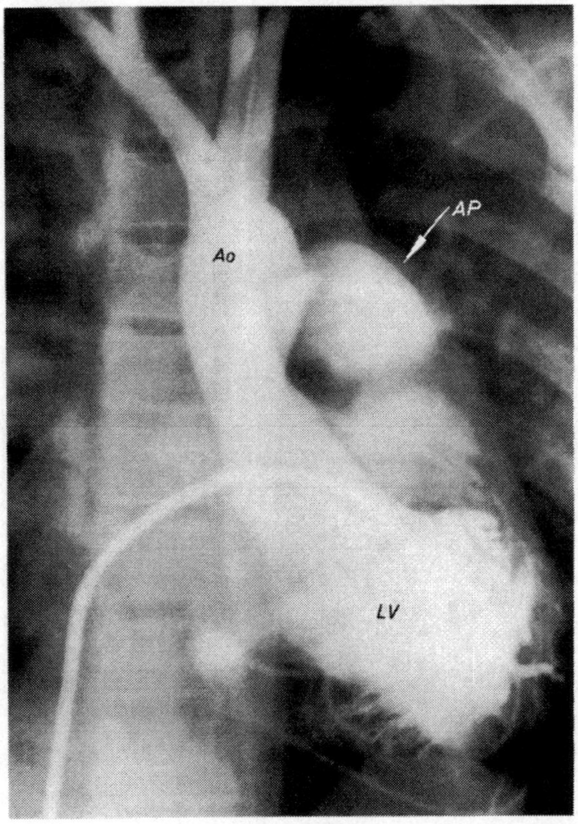

Abb. **105**: *Offener Ductus arteriosus.* Retrogrades Aortogramm. Seitlicher Strahlengang. Nach der Kontrastmittelinjektion in den oberen Teil der deszendierenden Aorta, Übertritt des Kontrastmittels durch den offenen Ductus in den Hauptstamm der Arteria pulmonalis.

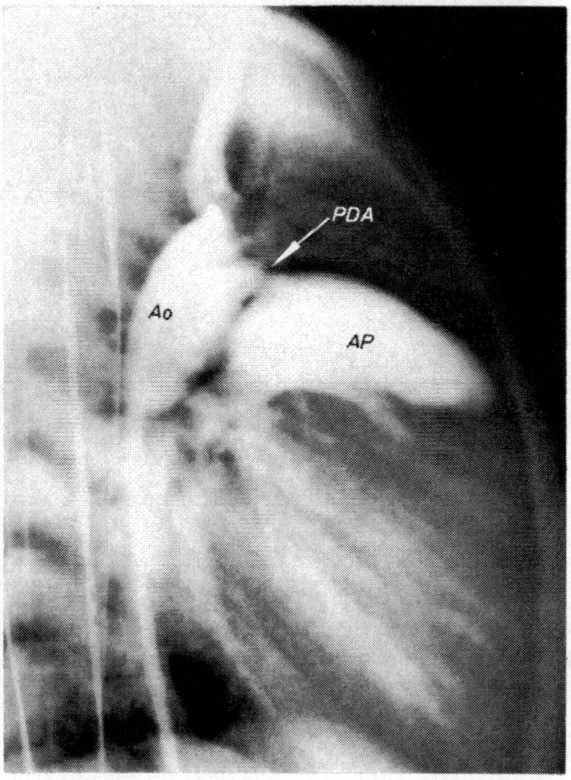

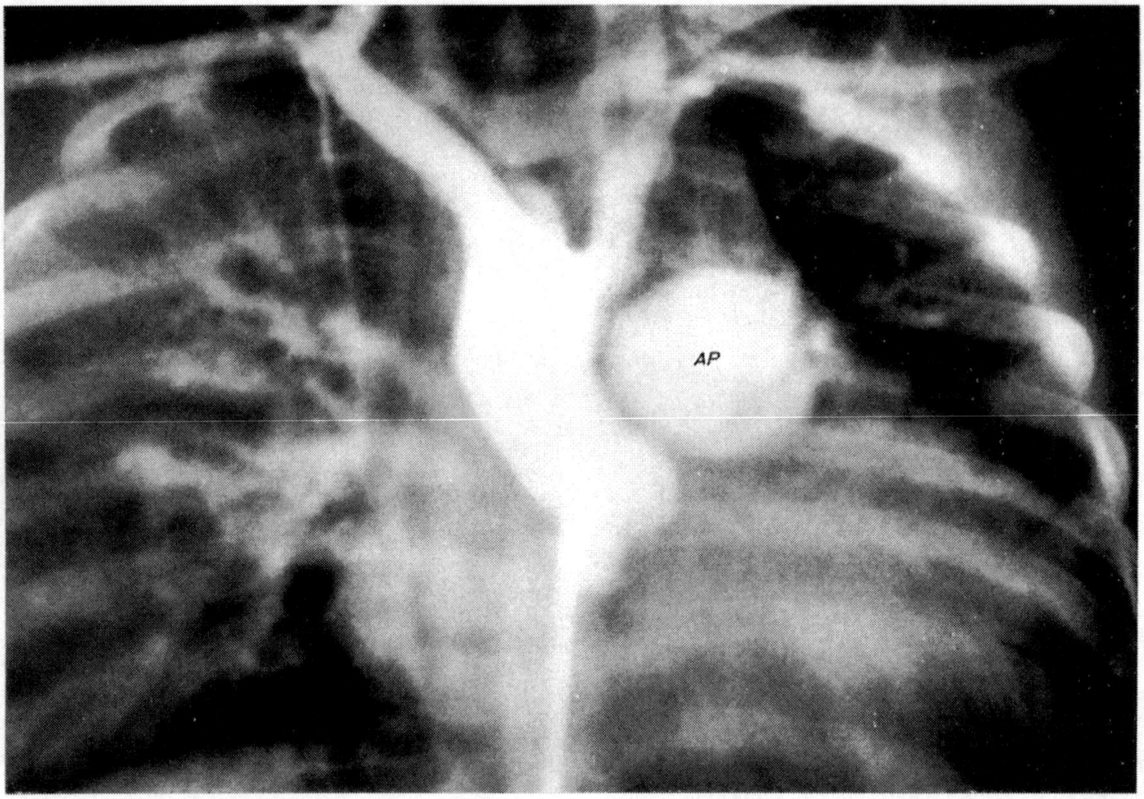

Abb. 107: *Offener Ductus arteriosus.* Retrogrades Aortogramm. A.p.-Strahlengang. Kräftige Füllung der aszendierenden Aorta bis zur Aortenklappenbasis. Erst nach der Füllung des Aortenbogens Kontrastmittelübertritt in die Bifurkation der Arteria pulmonalis durch einen offenen Ductus arteriosus.

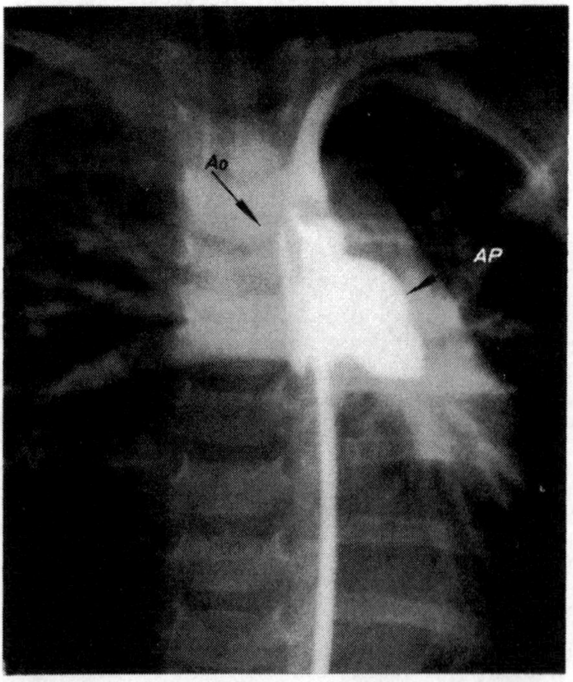

Abb. 106: Gleicher Patient wie in Abb. 105. A.p.-Strahlengang. Darstellung des oberen Teiles der deszendierenden Aorta und Füllung der Bifurkation der Arteria pulmonalis und der l. und r. Lungenarterie durch den Ductus.

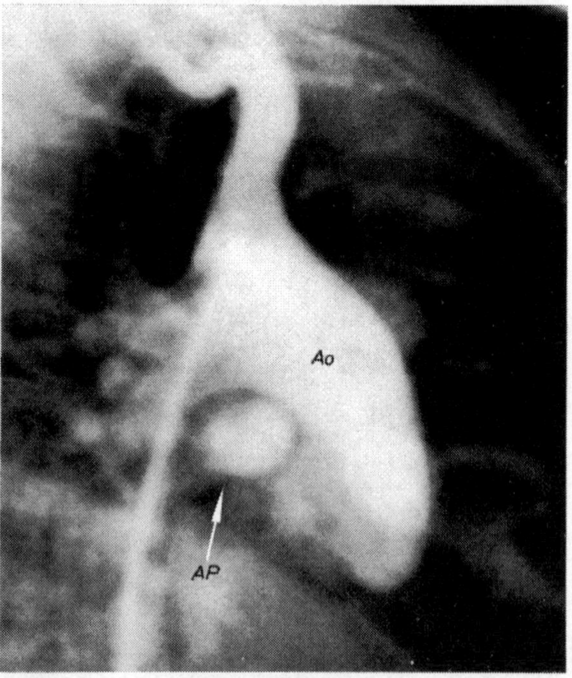

Abb. 108: Gleicher Patient wie in Abb. 107. Seitlicher Strahlengang. Darstellung der aszendierenden Aorta und Füllung der Bifurkation der Arteria pulmonalis durch den Ductus.

Abb. **109**: *Pulmonale Hypertonie bei offenem Ductus arteriosus.* Kontrastmittelinjektion in die Bifurkation der Arteria pulmonalis. A.p.-Strahlengang. Füllung vor allem der linken Lungenarterie mit harten, sklerosierten kleinen Lungenarterienästen.

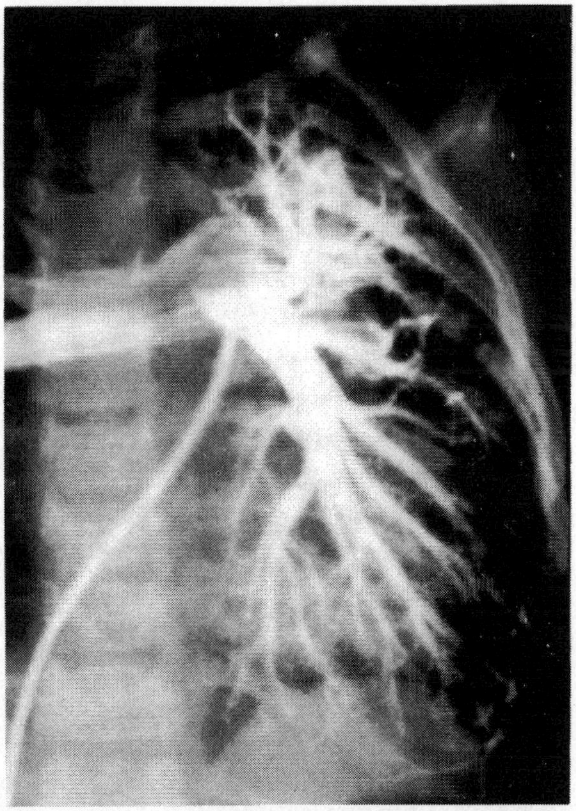

Abb. **110**: *Offener Ductus arteriosus mit pulmonaler Hypertonie und überwiegendem Rechts-Links-Shunt.* Kontrastmittelinjektion in den Hauptstamm der Arteria pulmonalis. A.p.-Strahlengang. Füllung der großen Arteria pulmonalis und der Lungenarterienäste beiderseits. Pulmonalsklerose. Kontrastmittelübertritt in den Aortenbogen und in die deszendierende Aorta durch den offenen Ductus.

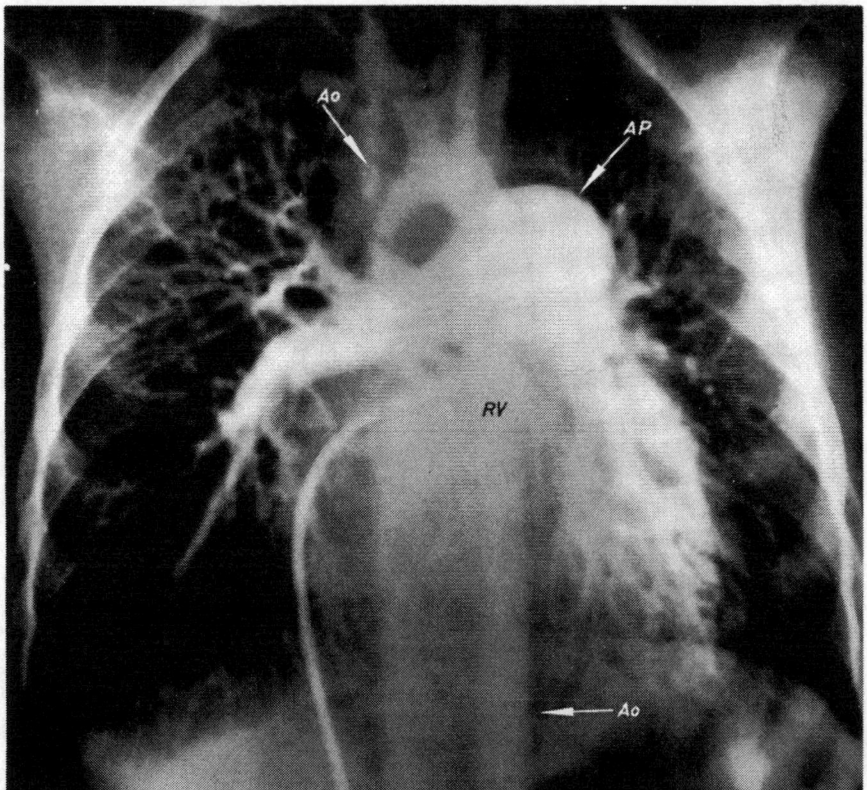

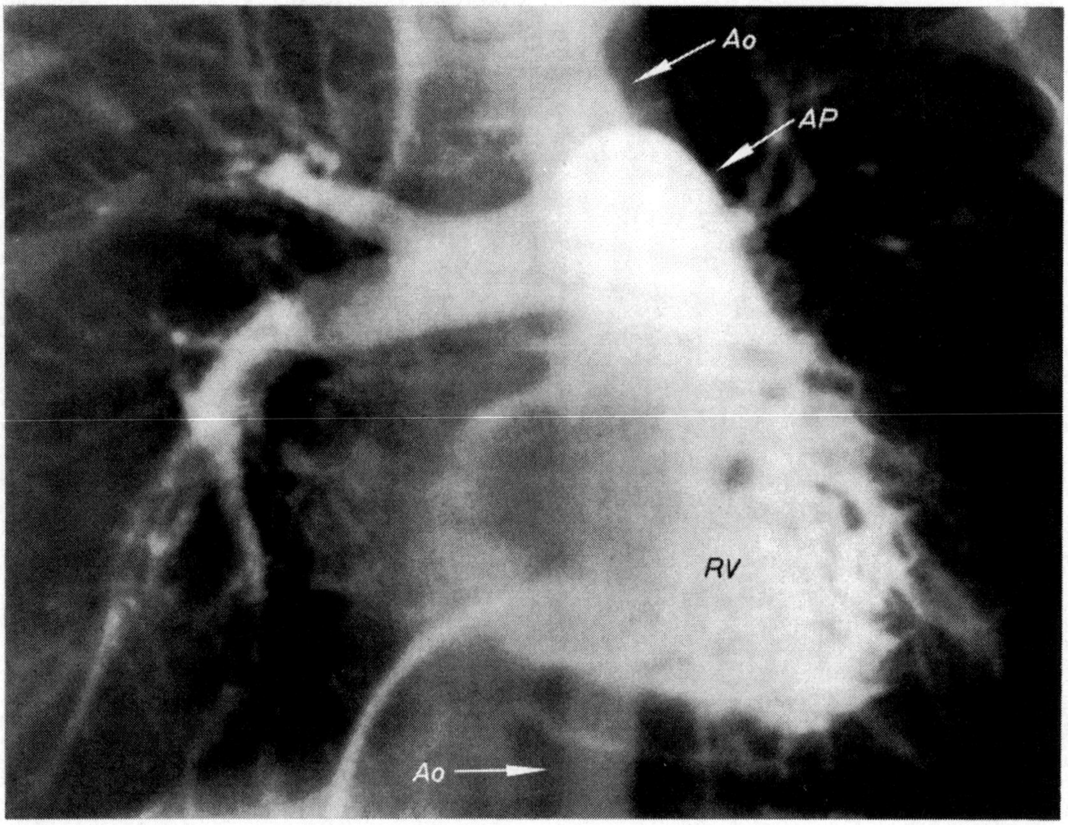

Abb. 111: *Offener Ductus arteriosus mit pulmonaler Hypertonie und überwiegendem Rechts-Links-Shunt.* Kontrastmittelinjektion in den rechten Ventrikel. A.p.-Strahlengang. Großer rechter Ventrikel und großer Hauptstamm der Arteria pulmonalis. Pulmonalsklerose in beiden Ästen der Lungenarterie. Kontrastmittelübertritt aus der Arteria pulmonalis über den Ductus in die deszendierende Aorta.

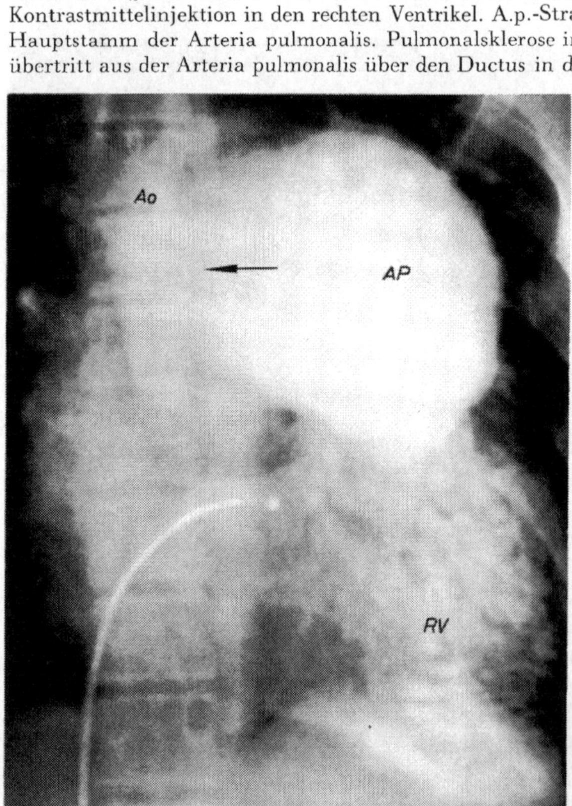

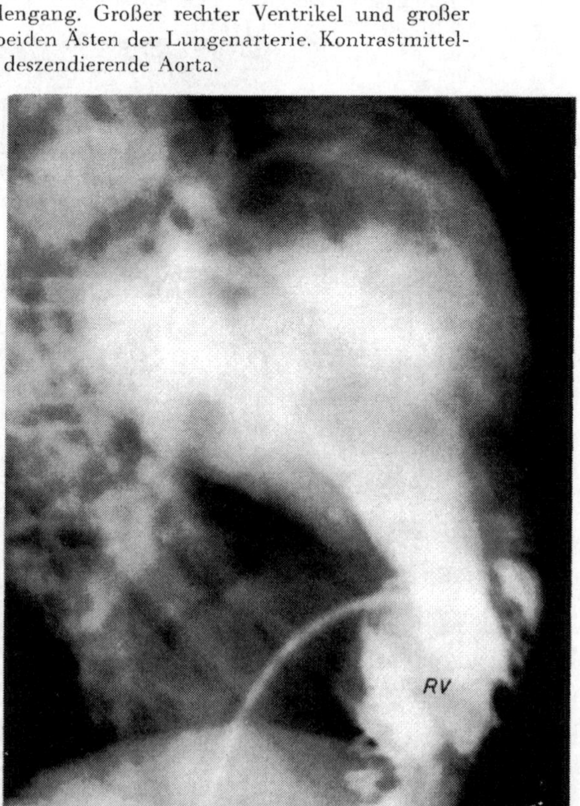

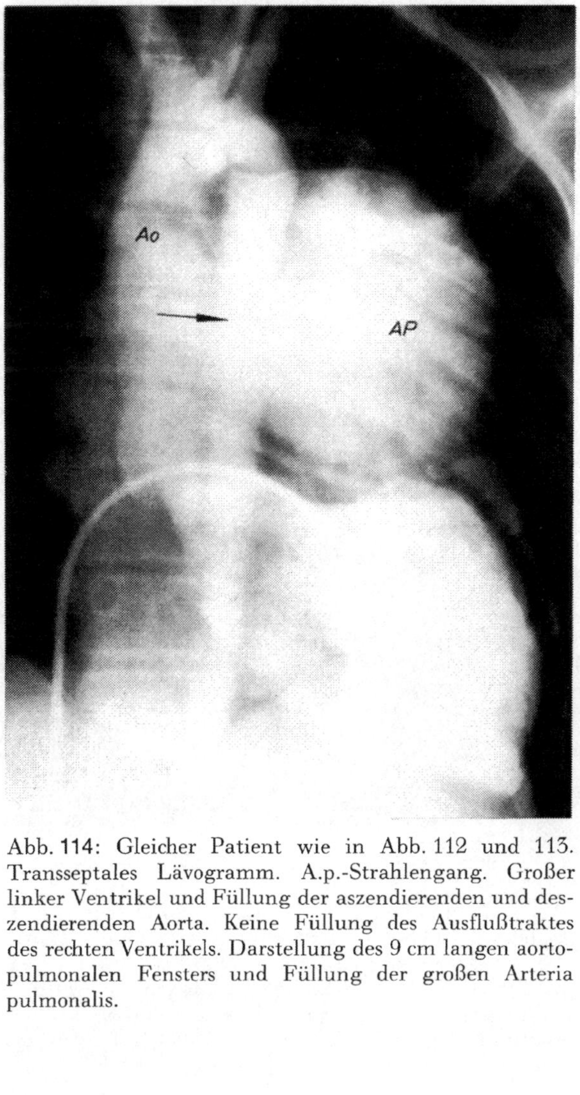

Abb. 114: Gleicher Patient wie in Abb. 112 und 113. Transseptales Lävogramm. A.p.-Strahlengang. Großer linker Ventrikel und Füllung der aszendierenden und deszendierenden Aorta. Keine Füllung des Ausflußtraktes des rechten Ventrikels. Darstellung des 9 cm langen aortopulmonalen Fensters und Füllung der großen Arteria pulmonalis.

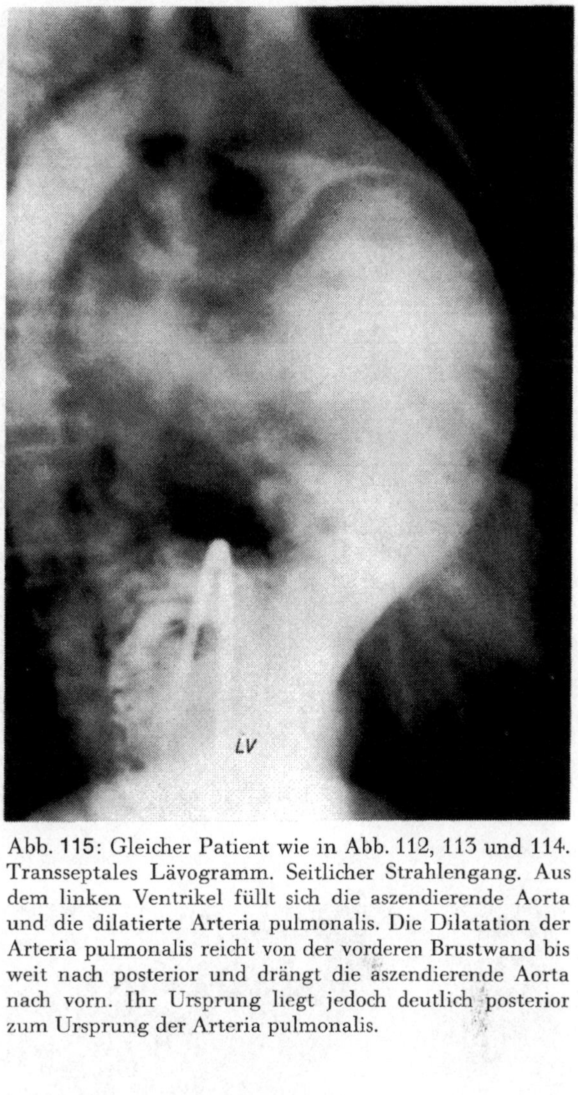

Abb. 115: Gleicher Patient wie in Abb. 112, 113 und 114. Transseptales Lävogramm. Seitlicher Strahlengang. Aus dem linken Ventrikel füllt sich die aszendierende Aorta und die dilatierte Arteria pulmonalis. Die Dilatation der Arteria pulmonalis reicht von der vorderen Brustwand bis weit nach posterior und drängt die aszendierende Aorta nach vorn. Ihr Ursprung liegt jedoch deutlich posterior zum Ursprung der Arteria pulmonalis.

Seite 180 unten links

Abb. 112: *Aortopulmonales Fenster. Pulmonale Hypertonie.* Kontrastmittelinjektion in den rechten Ventrikel. A.p.-Strahlengang. Großer rechter Ventrikel und mächtig dilatierter Hauptstamm der Arteria pulmonalis mit Kontrastmittelübertritt in die aszendierende und deszendierende Aorta.

Seite 180 unten rechts

Abb. 113: Gleicher Patient wie in Abb. 112. Kontrastmittelinjektion in den rechten Ventrikel. Seitlicher Strahlengang. Füllung der riesigen Arteria pulmonalis und der nach vorn verdrängten Aorta.

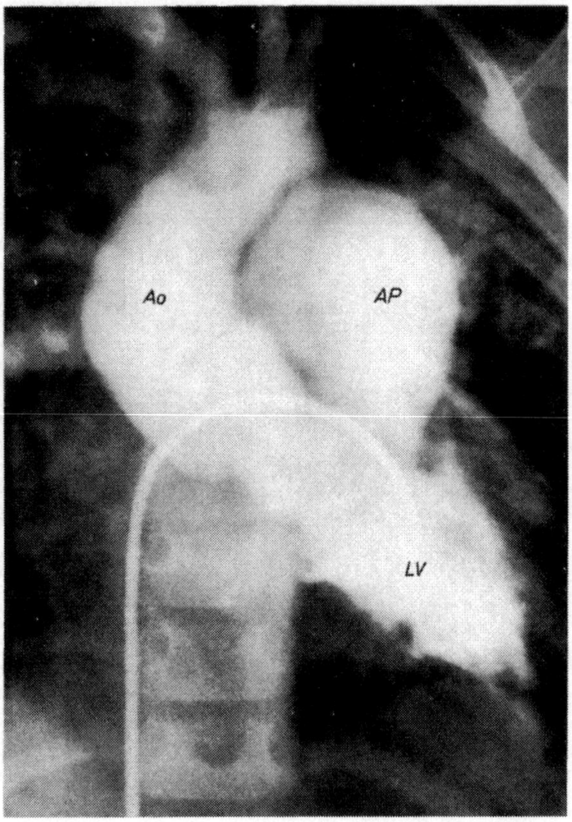

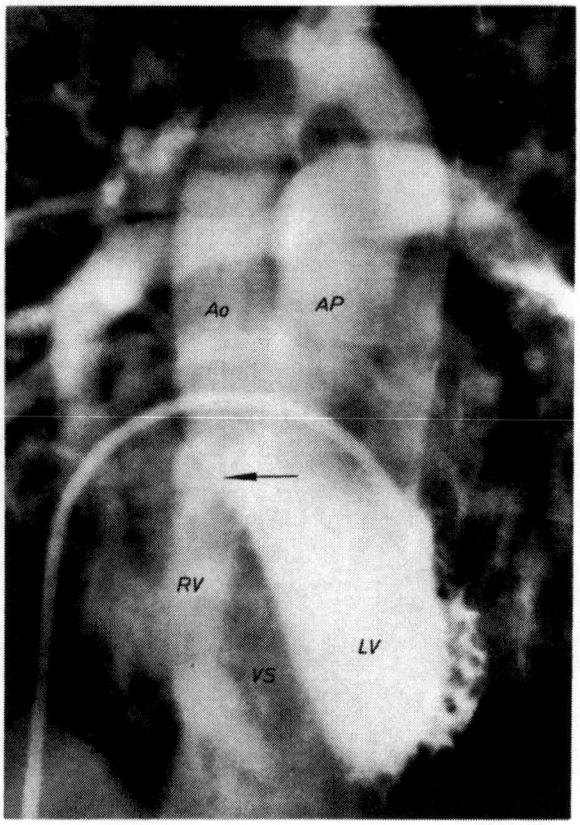

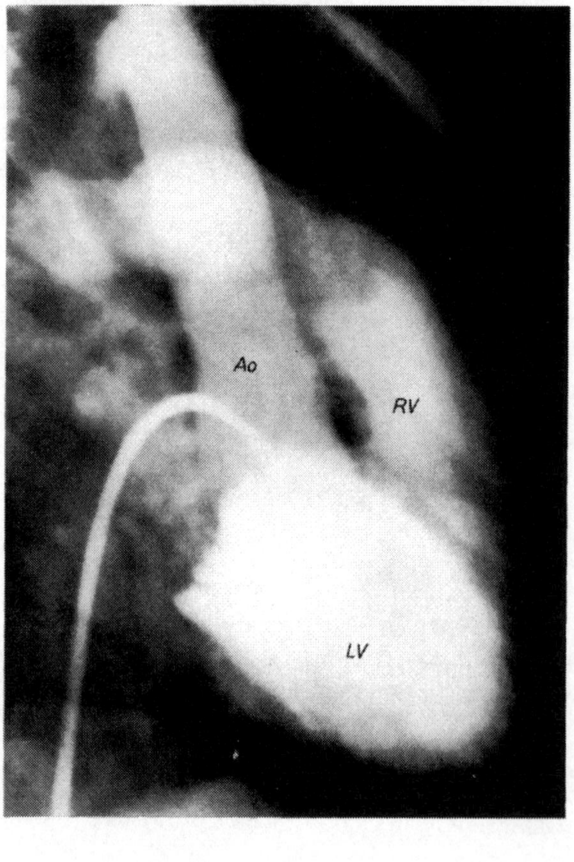

Abb. 117: *Membranöser Ventrikelseptumdefekt.* Transseptales Lävogramm. Linker vorderer schräger Durchmesser. Darstellung des linken Ventrikels und des Ventrikelseptums. Man sieht den membranösen Ventrikelseptumdefekt dicht unter der Aortenklappenbasis. Kräftige Kontrastmittelfüllung des rechten Ventrikels und der Arteria pulmonalis.

oben links

Abb. 116: *Ventrikelseptumdefekt.* Transseptales Lävogramm. A.p.-Strahlengang. Nach der Füllung des linken Ventrikels Darstellung der aszendierenden und deszendierenden Aorta. Der rechte Ventrikel füllt sich unmittelbar nach der Kontrastmittelinjektion in den linken Ventrikel. Große Arteria pulmonalis. Im A.p.-Strahlengang ist der Ventrikelseptumdefekt nicht direkt dargestellt.

Abb. 118: Gleicher Patient wie in Abb. 117. Rechter vorderer schräger Durchmesser. In diesem Strahlengang ist keine direkte Darstellung des Ventrikelseptumdefektes zu erwarten. Großer linker Ventrikel und Füllung des Ausflußtraktes des rechten Ventrikels und der Arteria pulmonalis.

Abb. 119: *Membranöser Ventrikelseptumdefekt.* Retrogrades Lävogramm. Linker vorderer schräger Durchmesser. Nach der Kontrastmittelinjektion in den linken Ventrikel kommt es zur Darstellung eines sehr großen subaortalen Ventrikelseptumdefektes mit großem Links-Rechts-Shunt. Der untere Rand des Defektes wird vom muskulären Septum gebildet (Operationsbericht).

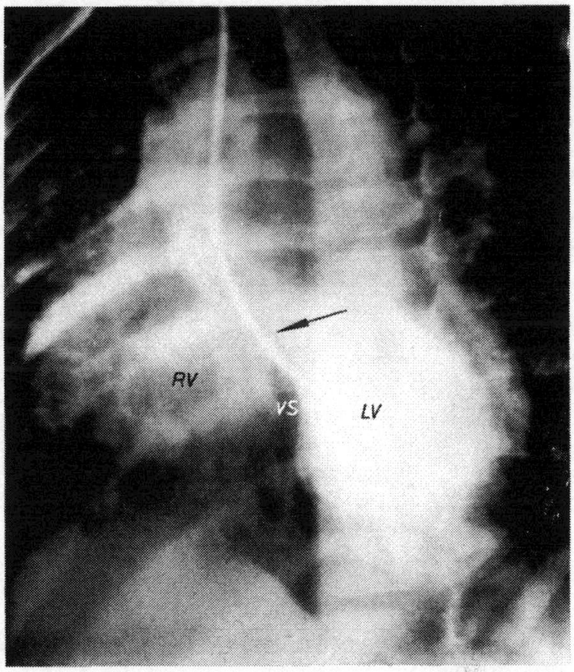

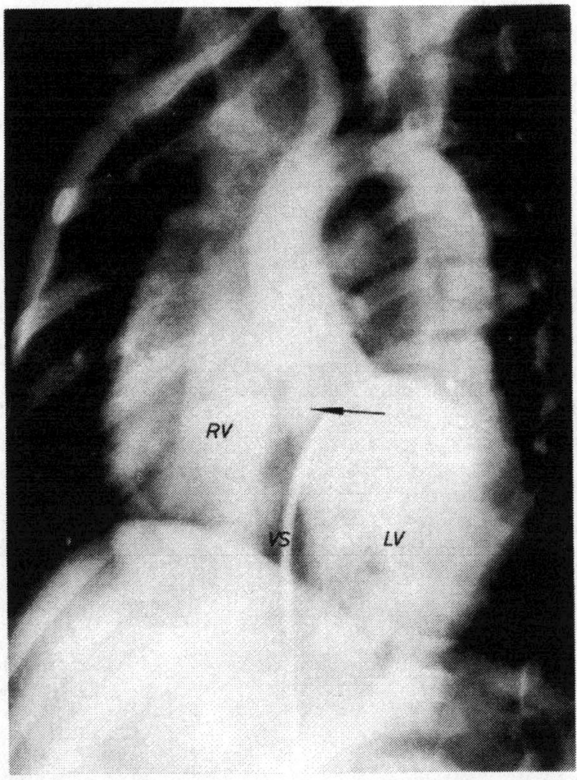

Abb. 120: *Membranöser Ventrikelseptumdefekt.* Transseptales Lävogramm. Linker vorderer schräger Durchmesser. Großer linker Ventrikel und Darstellung des Ventrikelseptums. Subaortaler membranöser Ventrikelseptumdefekt mit kräftigem Kontrastmittelübertritt in den rechten Ventrikel.

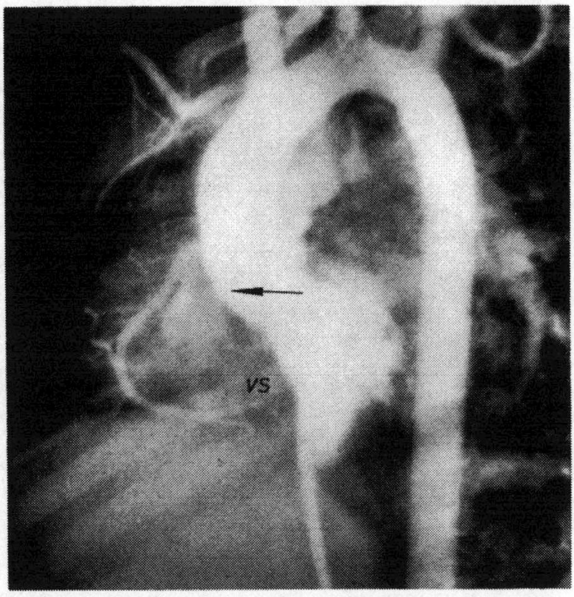

Abb. 121: *Membranöser Ventrikelseptumdefekt.* Transseptales Lävogramm. Linker vorderer schräger Durchmesser. Direkte Darstellung des Ventrikelseptums. Man sieht den kleinen subaortalen Ventrikelseptumdefekt, der nur ein geringes Shuntvolumen zuläßt.

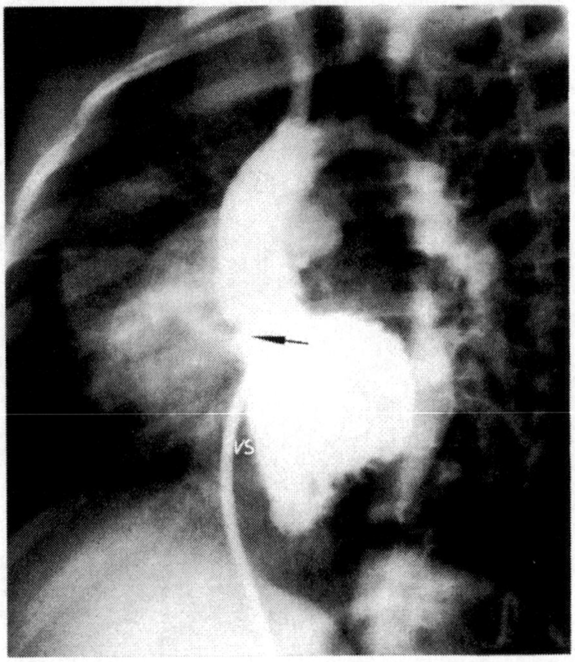

Abb. 122: *Membranöser Ventrikelseptumdefekt.* Transseptales Lävogramm. Linker vorderer schräger Durchmesser. Kontrastmittelübertritt durch einen membranösen Ventrikelseptumdefekt in den Ausflußtrakt des rechten Ventrikels. Kleines Shuntvolumen.

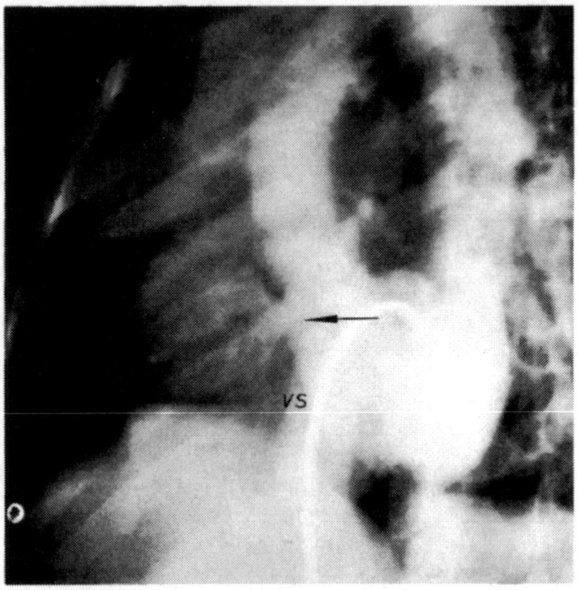

Abb. 123: *Membranöser Ventrikelseptumdefekt.* Transseptales Lävogramm. Linker vorderer schräger Durchmesser. Deutliche Kontrastmittelaussparung des Ventrikelseptums. Membranöser Ventrikelseptumdefekt dicht unter der Aortenklappenbasis.

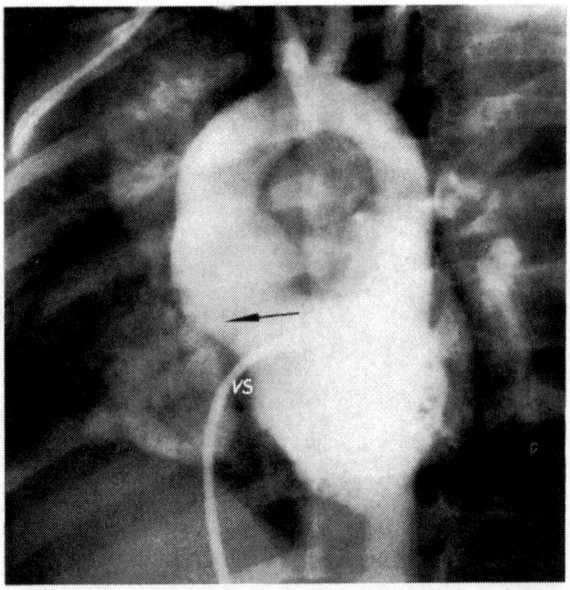

Abb. 124: *Membranöser Ventrikelseptumdefekt.* Transseptales Lävogramm. Linker vorderer schräger Durchmesser. Darstellung des linken Ventrikels, des subaortalen membranösen Ventrikelseptumdefektes, Aussparung des Ventrikelseptums und deutliche Füllung des rechten Ventrikels und der Bifurkation der Arteria pulmonalis unter dem Aortenbogen.

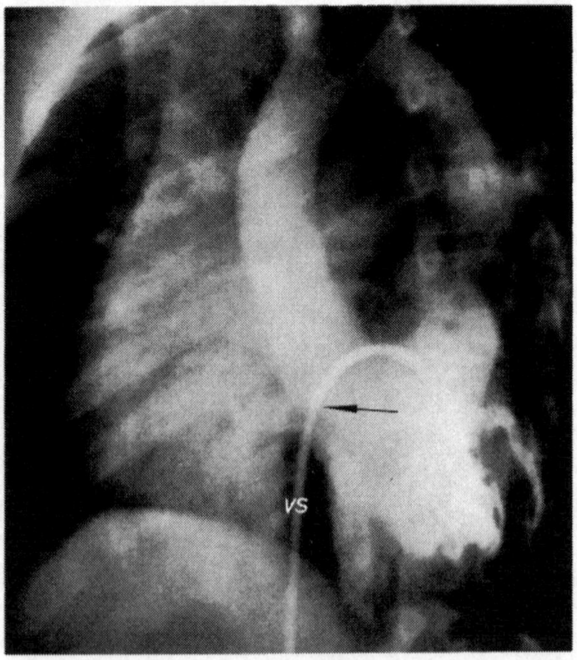

Abb. 125: *Membranöser Ventrikelseptumdefekt.* Transseptales Lävogramm. Linker vorderer schräger Durchmesser. Kontrastmittelübertritt durch den subaortalen Ventrikelseptumdefekt in den rechten Ventrikel.

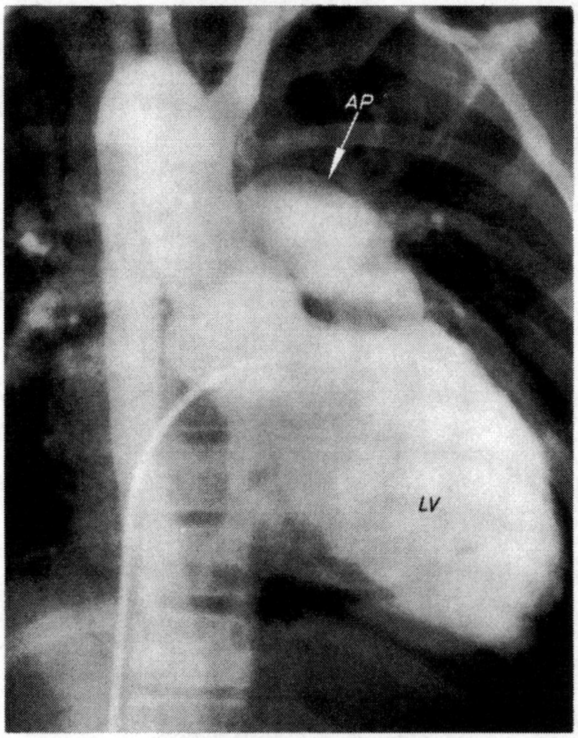

Abb. 126 a: *Membranöser Ventrikelseptumdefekt, Aorteninsuffizienz und überreitende Aorta mit rechtem Aortenbogen.* Transseptales Lävogramm. A.p.-Strahlengang. Großer linker Ventrikel. Darstellung der aszendierenden Aorta, des rechten Aortenbogens und Auffüllung des Ausflußtraktes des rechten Ventrikels und der Arteria pulmonalis. Nach Kontrastmittelinjektion in den linken Ventrikel kann die Aorteninsuffizienz nicht erkannt werden.

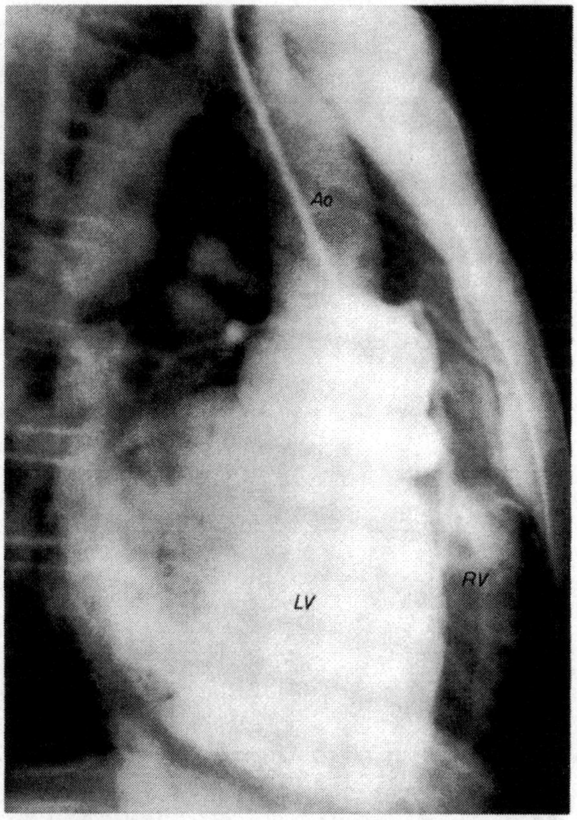

Abb. 126 b: Gleicher Patient wie in Abb. 126 a. Retrogrades Aortogramm. Seitlicher Strahlengang. Nach Kontrastmittelinjektion in die aszendierende Aorta Darstellung der in den Ventrikelseptumdefekt teilweise prolabierten Aortenklappe mit kräftigem Reflux in den großen linken Ventrikel und Kontrastmittelübertritt in den Ausflußtrakt des rechten Ventrikels.

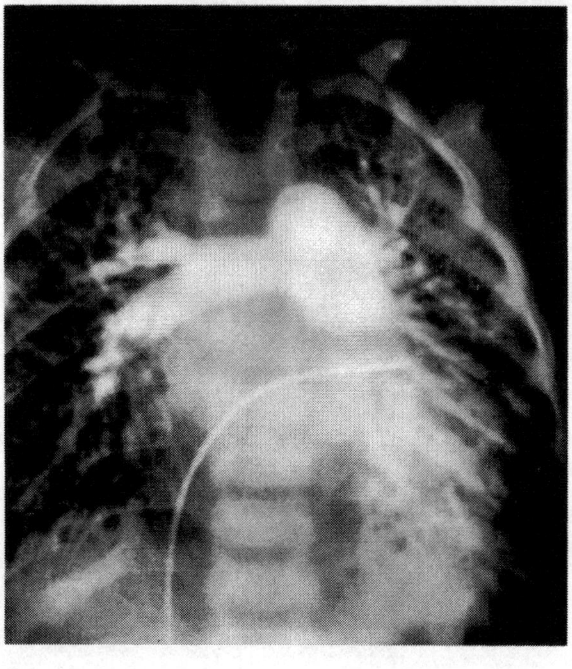

Abb. 127: *Diffus vermehrte Lungengefäßzeichnung bei Ventrikelseptumdefekt mit reinem Links-Rechts-Shunt.* Kontrastmittelinjektion in den Ausflußtrakt des rechten Ventrikels. A.p.-Strahlengang. Große Arteria pulmonalis und vermehrte Lungengefäßzeichnung bis in die Peripherie der Lungenfelder. Kleine Lungenarterien weit geöffnet.

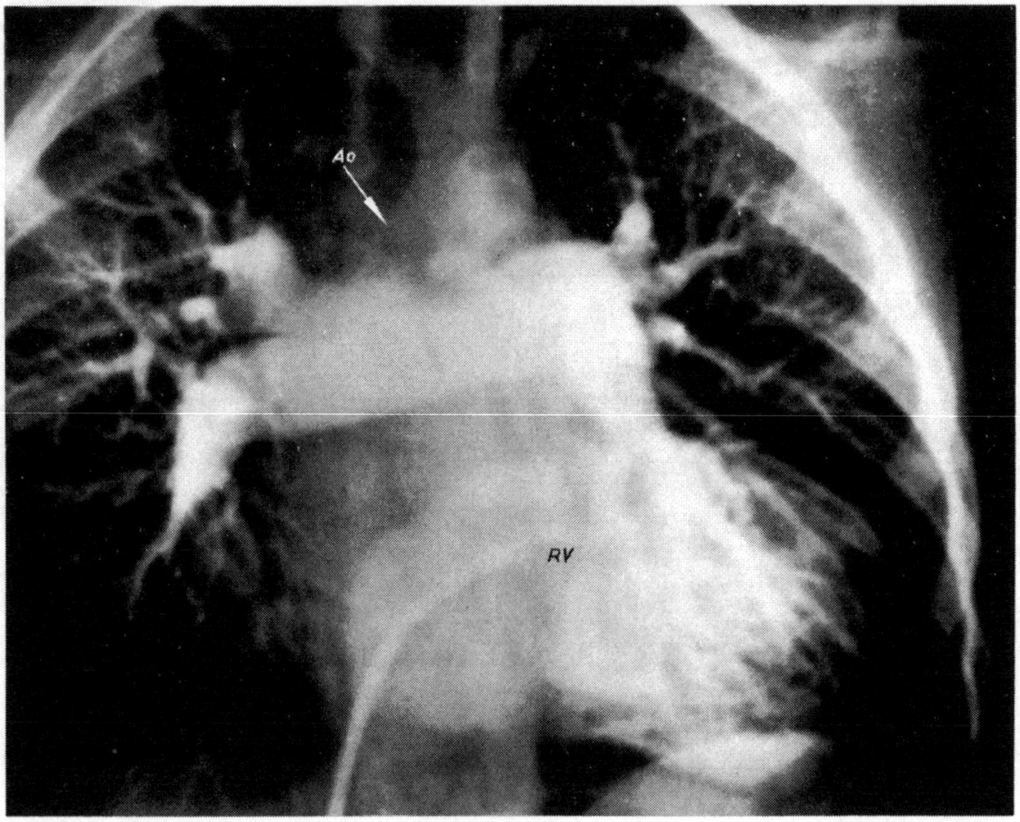

Abb. 128: *Membranöser Ventrikelseptumdefekt mit pulmonaler Hypertonie (Eisenmenger).* Kontrastmittelinjektion in den rechten Ventrikel. A.p.-Strahlengang. Großer rechter Ventrikel und gleichzeitige Füllung der Arteria pulmonalis und der Aorta. Keine Pulmonalstenose. Beachte die plötzliche Verjüngung der kleinen Lungenarterien in der Hilusgegend beiderseits. Hochgradige Pulmonalsklerose.

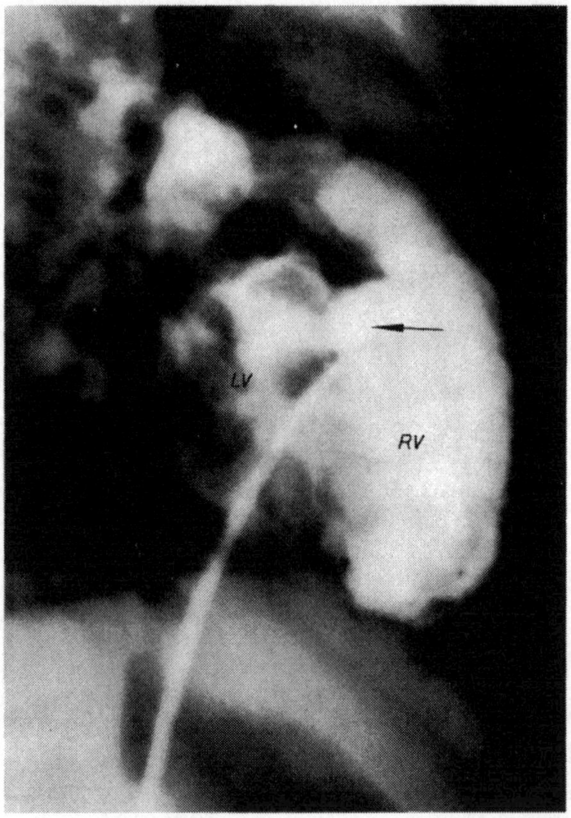

Abb. 129: Gleicher Patient wie in Abb. 128. Seitlicher Strahlengang. Darstellung des großen rechten Ventrikels, gleichzeitige Füllung der Arteria pulmonalis und des Ausflußtraktes des linken Ventrikels. Keine Pulmonalstenose. Kräftiger Rechts-Links-Shunt. Eisenmenger.

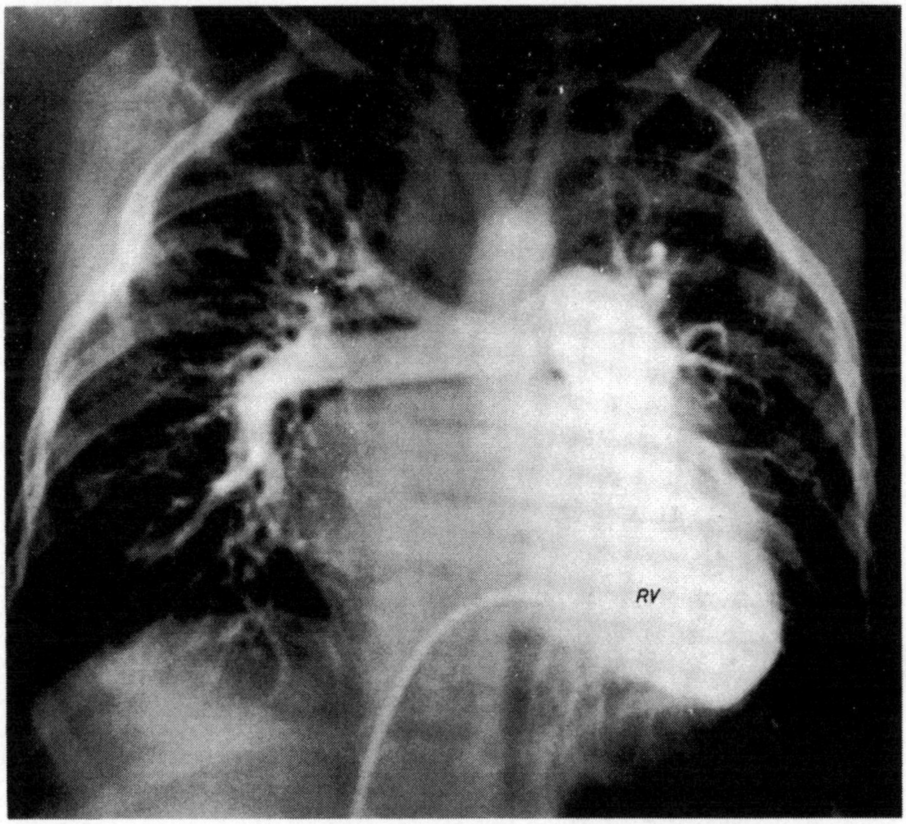

Abb. 130 a: *Membranöser Ventrikelseptumdefekt mit pulmonaler Hypertonie (Eisenmenger).* Kontrastmittelinjektion in den rechten Ventrikel. A.p.-Strahlengang. Großer rechter Ventrikel und gleichzeitige Füllung der Aorta und der Arteria pulmonalis. Pulmonalsklerose in den kleinen Lungengefäßen.

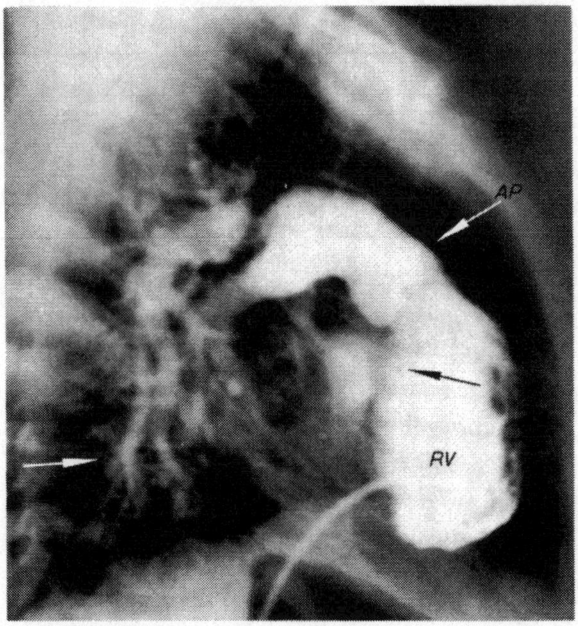

Abb. 130 b: Gleicher Patient wie in Abb. 130 a. Seitlicher Strahlengang. Darstellung des membranösen Ventrikelseptumdefektes und Kontrastmittelübertritt in den Ausflußtrakt des linken Ventrikels. Große Pulmonalklappenbasis und großer Hauptstamm der Arteria pulmonalis. Intakte Pulmonalklappe. Pulmonasklerose.

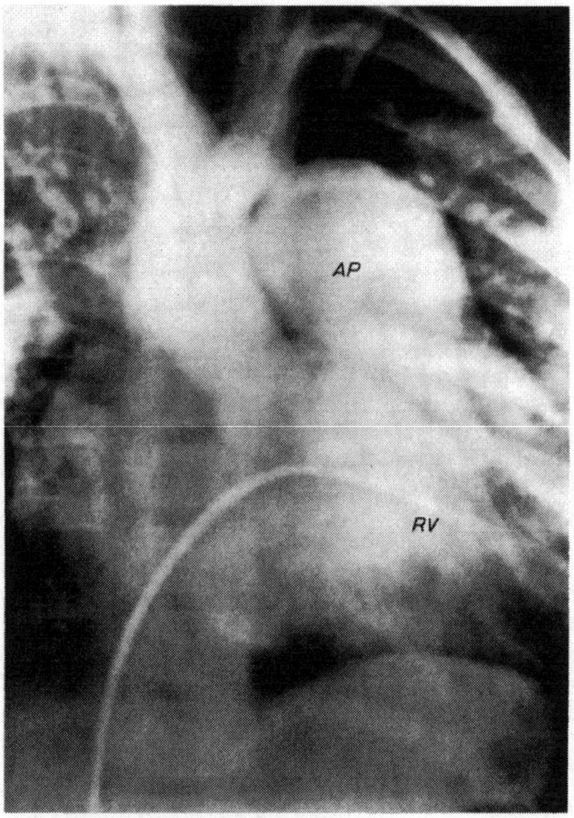

Abb. **131**: *Membranöser Ventrikelseptumdefekt mit pulmonaler Hypertonie und reinem Rechts-Links-Shunt (Eisenmenger).* Kontrastmittelinjektion in den rechten Ventrikel. A.p.-Strahlengang. Gleichzeitige Füllung der großen Arteria pulmonalis und der Aorta. Pulmonalsklerose.

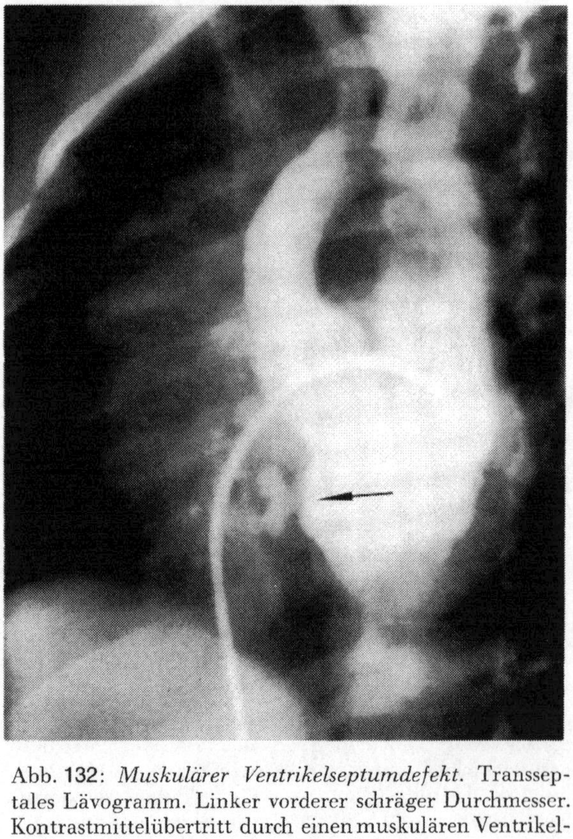

Abb. **132**: *Muskulärer Ventrikelseptumdefekt.* Transseptales Lävogramm. Linker vorderer schräger Durchmesser. Kontrastmittelübertritt durch einen muskulären Ventrikelseptumdefekt in den rechten Ventrikel.

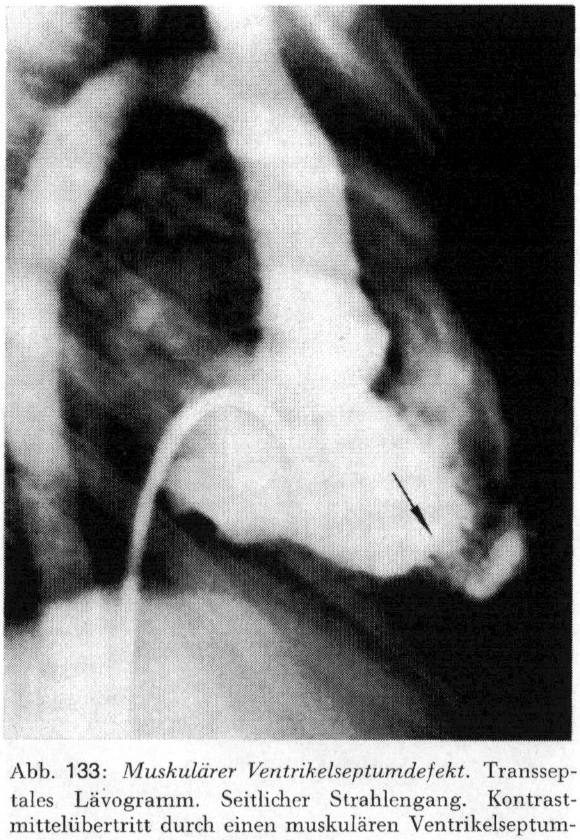

Abb. **133**: *Muskulärer Ventrikelseptumdefekt.* Transseptales Lävogramm. Seitlicher Strahlengang. Kontrastmittelübertritt durch einen muskulären Ventrikelseptumdefekt in den rechten Ventrikel.

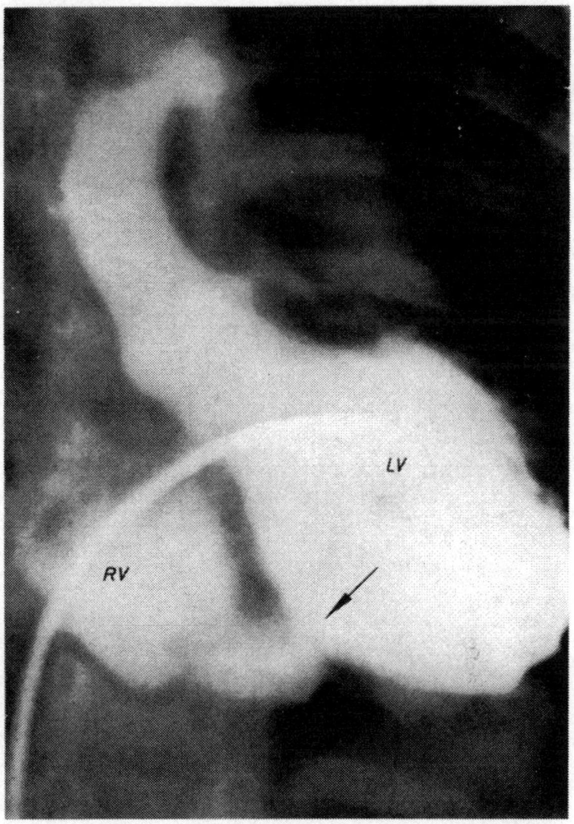

Abb. 134: *Muskulärer Ventrikelseptumdefekt.* Transseptales Lävogramm. A.p.-Strahlengang. Durch einen großen muskulären Ventrikelseptumdefekt kommt es zu einem kräftigen Kontrastmittelübertritt in den rechten Ventrikel.

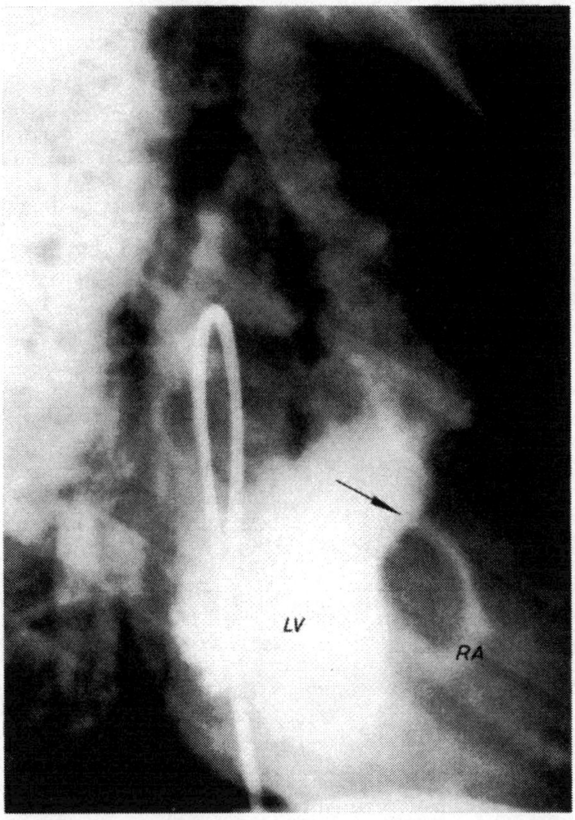

Abb. 135: *Ventrikelseptumdefekt mit Shunt vom linken Ventrikel in den rechten Vorhof.* Transseptales Lävogramm. Seitlicher Strahlengang. Nach der Füllung des linken Ventrikels scharfer Kontrastmittelstrahl durch einen membranösen Ventrikelseptumdefekt in den rechten Vorhof. Kleines Shuntvolumen.

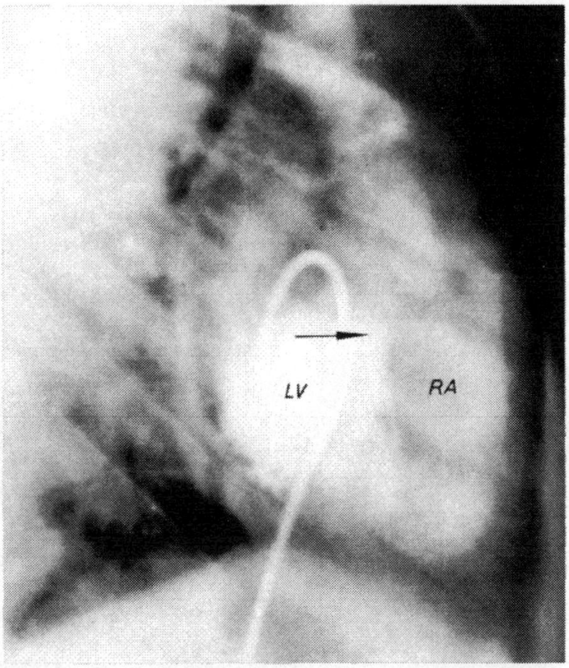

Abb. 136: *Ventrikelseptumdefekt mit Shunt vom linken Ventrikel in den rechten Vorhof.* Transseptales Lävogramm. Seitlicher Strahlengang. Scharfer Kontrastmittelstrahl durch einen membranösen Ventrikelseptumdefekt in den rechten Vorhof. Mittleres Shuntvolumen.

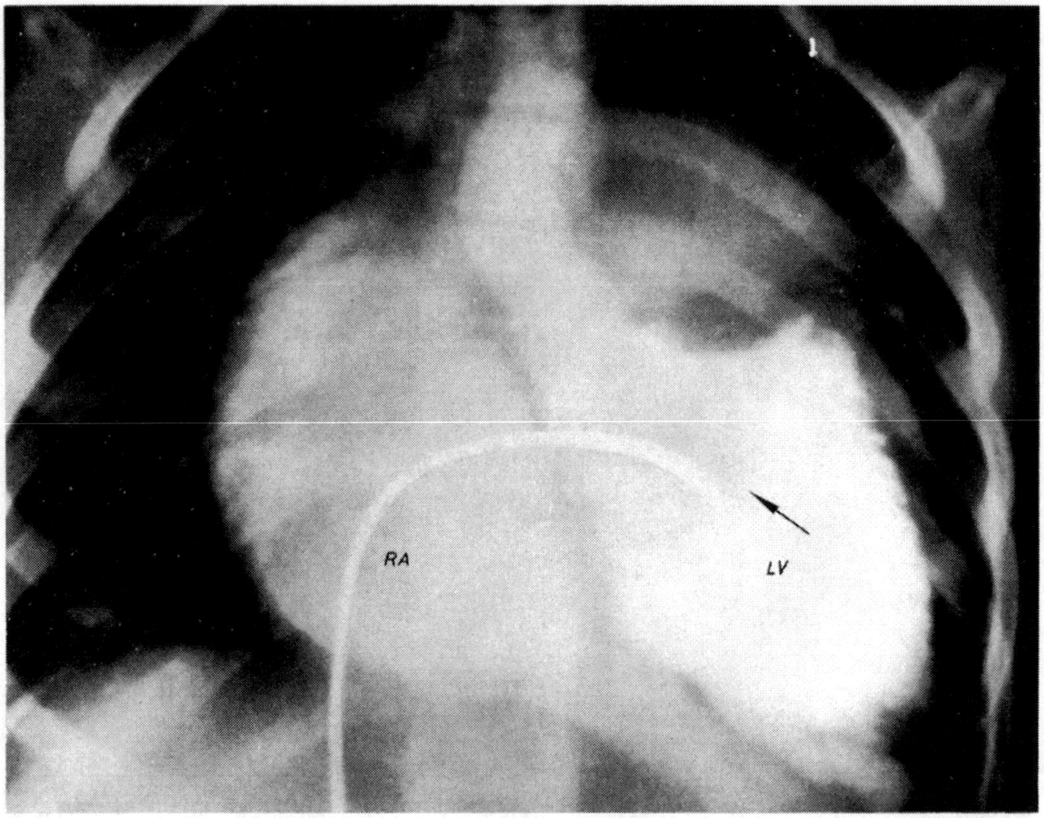

Abb. 137: *Ventrikelseptumdefekt mit Shunt vom linken Ventrikel in den rechten Vorhof.* Transseptales Lävogramm. A.p.-Strahlengang. Nach der Kontrastmittelinjektion in den linken Ventrikel erkennt man den intakten Mitralklappendom (Pfeil). Kräftiger Shunt in den rechten Vorhof. Der Defekt ist in diesem Strahlengang nicht direkt dargestellt.

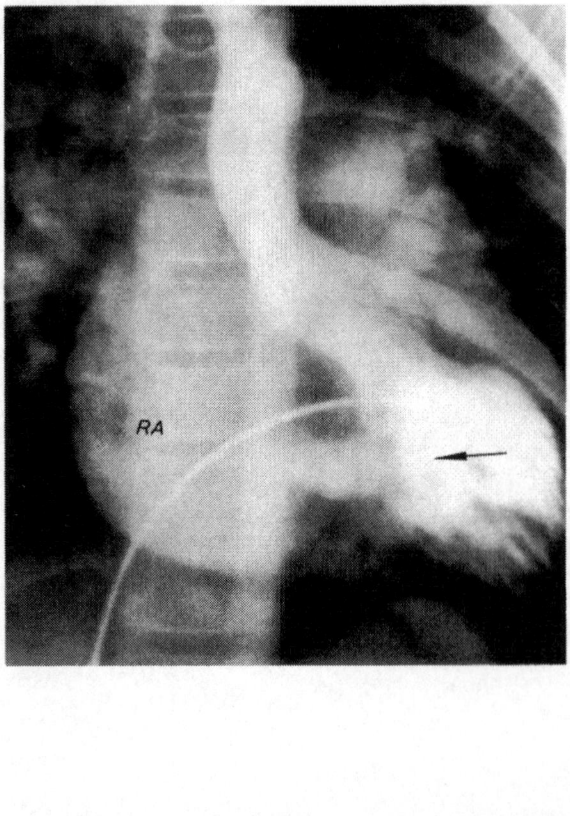

Abb. 138: *Canalis atrio-ventricularis communis.* Transseptales Lävogramm. A.p.-Strahlengang. Kräftiger Shunt aus dem linken Ventrikel in den rechten Vorhof. Man erkennt das gespaltene anteriore Segel der Mitralklappe.

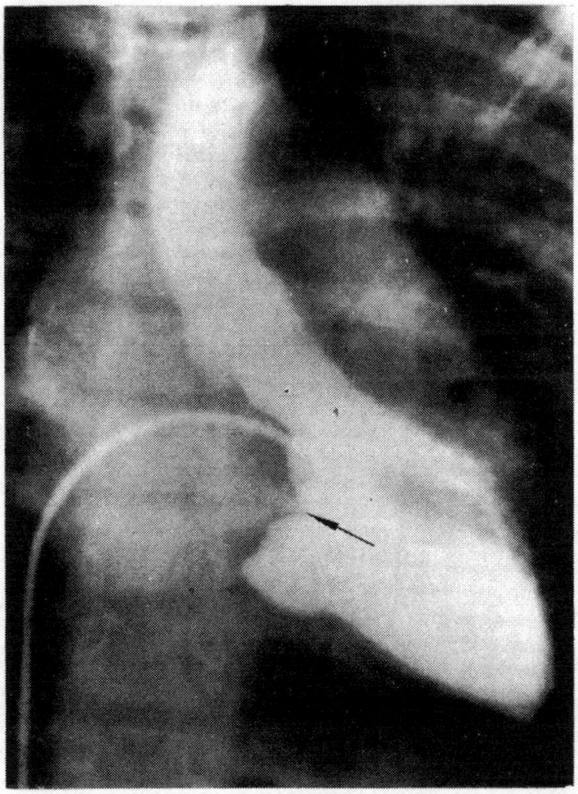

Abb. 139: *Canalis atrio-ventricularis communis.* Transseptales Lävogramm. A.p.-Strahlengang. Das mißbildete anteriore Segel der Mitralklappe ist unregelmäßig begrenzt. Deutlicher Spalt (Pfeil).

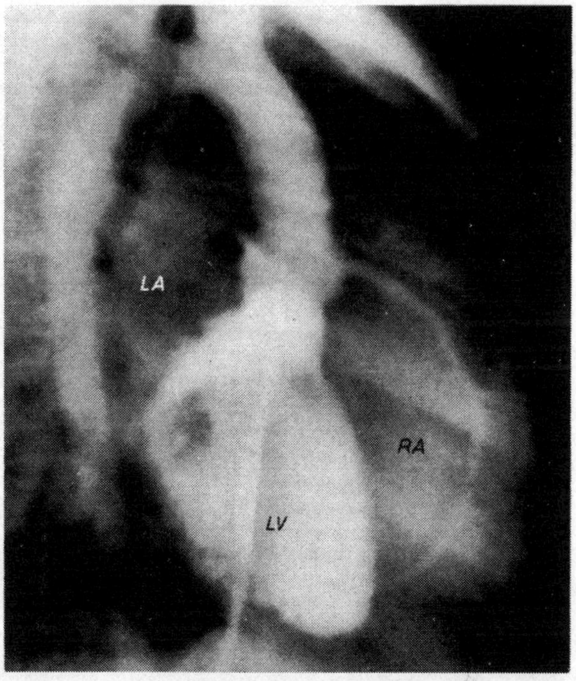

Abb. 140 b: Gleicher Patient wie in Abb. 140 a. Seitlicher Strahlengang. Geringe Kontrastmittelregurgitation in den linken Vorhof und Links-Rechts-Shunt in den rechten Vorhof.

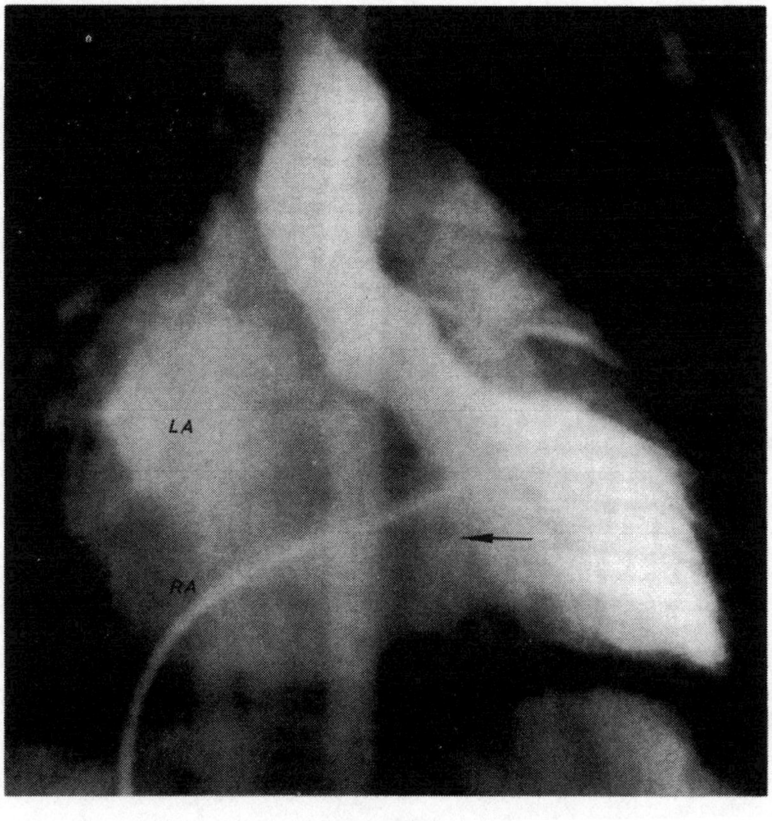

Abb. 140 a: *Canalis atrio-ventricularis.* Selektives Angiokardiogramm mit Kontrastmittelinjektion in den linken Ventrikel. A.-p.-Strahlengang. Mißbildete Mitralklappe und Links-Rechts-Shunt in den rechten Vorhof sowie Regurgitation in den linken Vorhof.

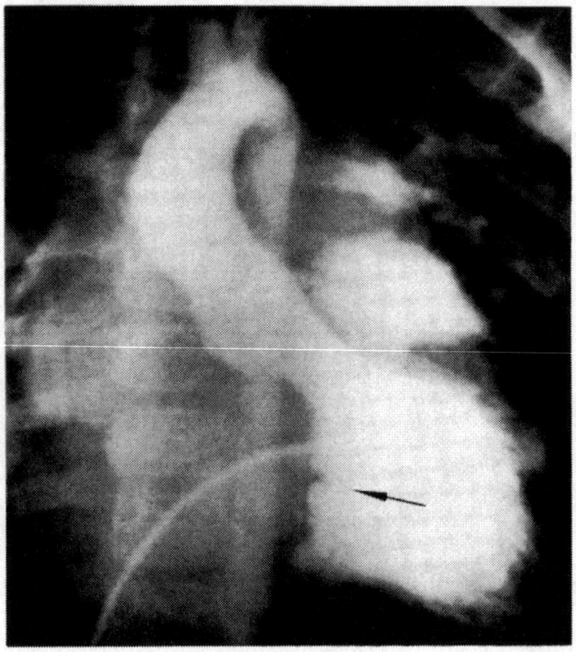

Abb. 141: *Canalis atrio-ventricularis communis.* Transseptales Lävogramm. A.p.-Strahlengang. Nach der Kontrastmittelinjektion in den linken Ventrikel Darstellung des mißbildeten anterioren Segels der Mitralklappe mit deutlicher Spaltbildung. Mitralregurgitation und Links-Rechts-Shunt in den rechten Vorhof.

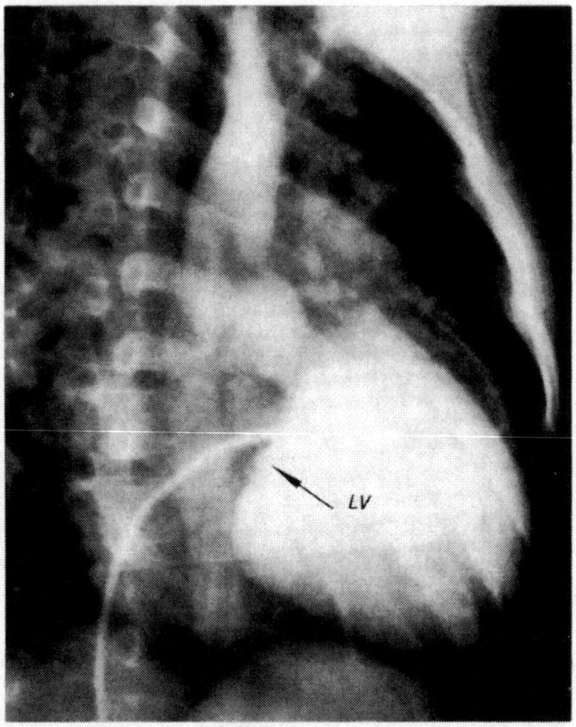

Abb. 142: *Canalis atrio-ventricularis communis.* Selektives Lävogramm mit Kontrastmittelinjektion in den linken Ventrikel. Rechter vorderer schräger Durchmesser. Mißbildetes anteriores Segel der Mitralklappe (Pfeil).

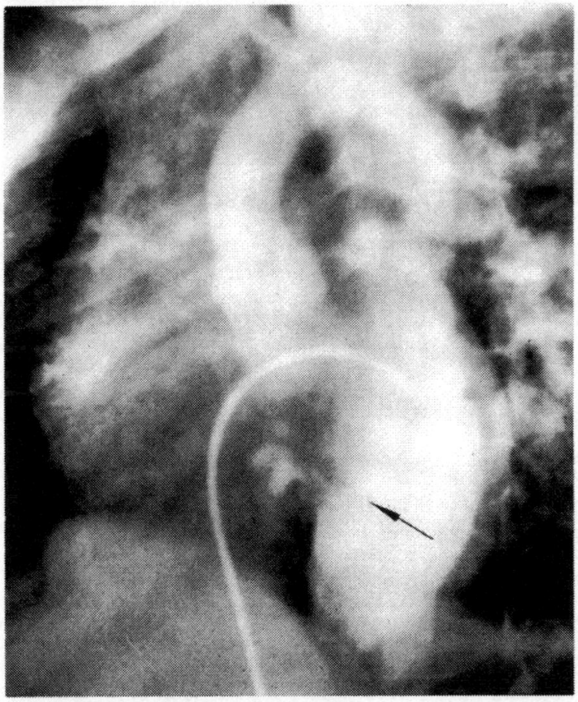

Abb. **143a**: *Canalis atrio-ventricularis communis.* Transseptales Lävogramm. Linker vorderer schräger Durchmesser. Nach der Kontrastmittelinjektion in den linken Ventrikel sieht man deutlich den Links-Rechts-Shunt durch den Defekt in den rechten Vorhof und rechten Ventrikel.

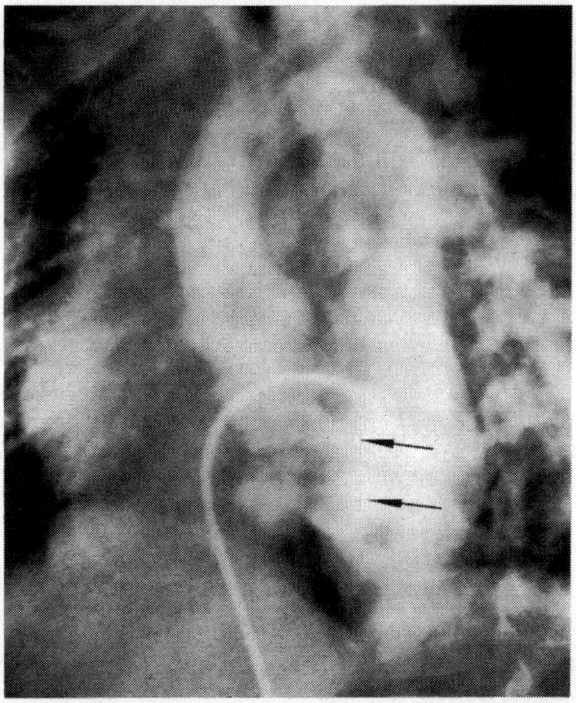

Abb. **143b**: Gleicher Patient wie in Abb. 143a. Linker vorderer schräger Durchmesser. Großer Defekt in der Ventrikelsystole deutlich dargestellt.

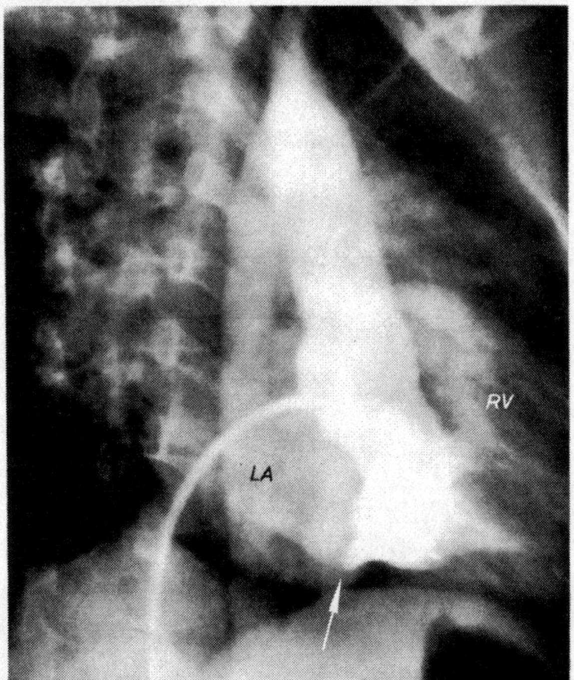

Abb. **144**: *Canalis atrio-ventricularis communis.* Transseptales Lävogramm. Rechter vorderer schräger Durchmesser. Mitralregurgitation durch die unregelmäßig begrenzte insuffiziente Klappe (Pfeil). Links-Rechts-Shunt in den rechten Ventrikel.

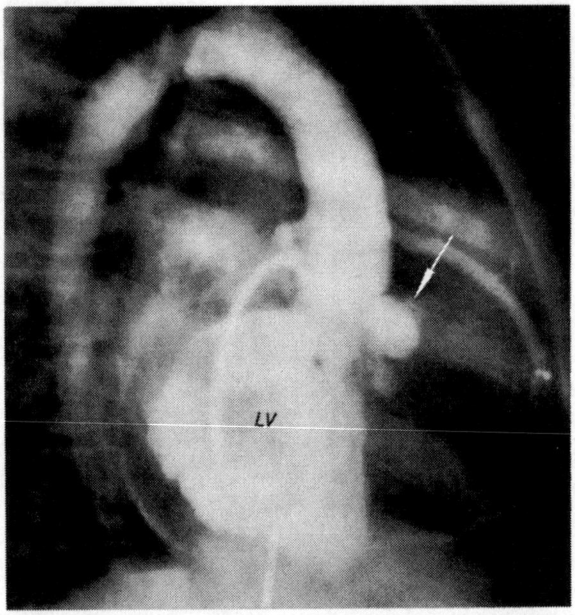

Abb. **145 a**: *Aneurysma des Ventrikelseptums.* Transseptales Lävogramm. Seitlicher Strahlengang. Das subaortale Aneurysma des membranösen Ventrikelseptums ist mit einer größeren und einer kleineren Ausbuchtung dargestellt. Ventrikeldiastole.

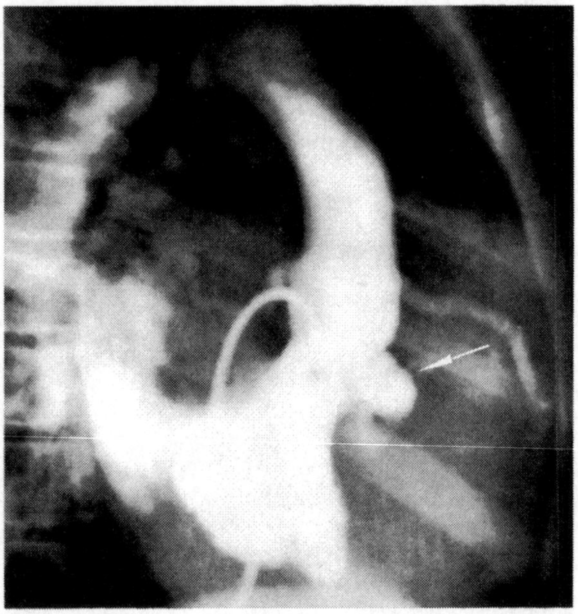

Abb. **145 b**: Gleicher Patient wie in Abb. 145 a. Seitlicher Strahlengang. Stärkere Füllung und Ausbuchtung des Aneurysmas in der Ventrikelsystole.

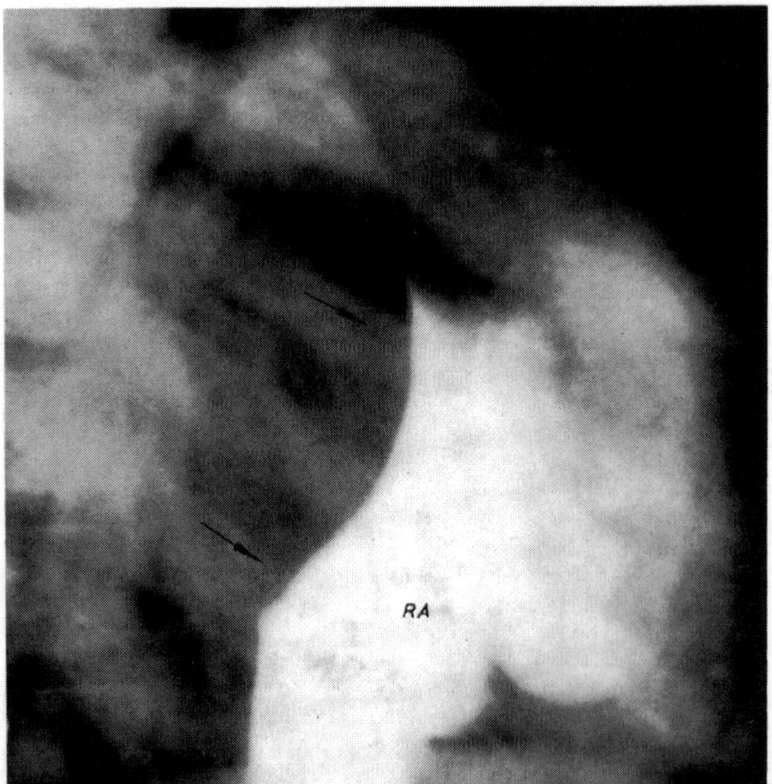

Abb. **146**: *Intravenöses Angiokardiogramm bei intaktem Vorhofseptum.* Seitlicher Strahlengang. Man sieht das sichelförmige, glatt begrenzte Vorhofseptum zwischen den Pfeilen.

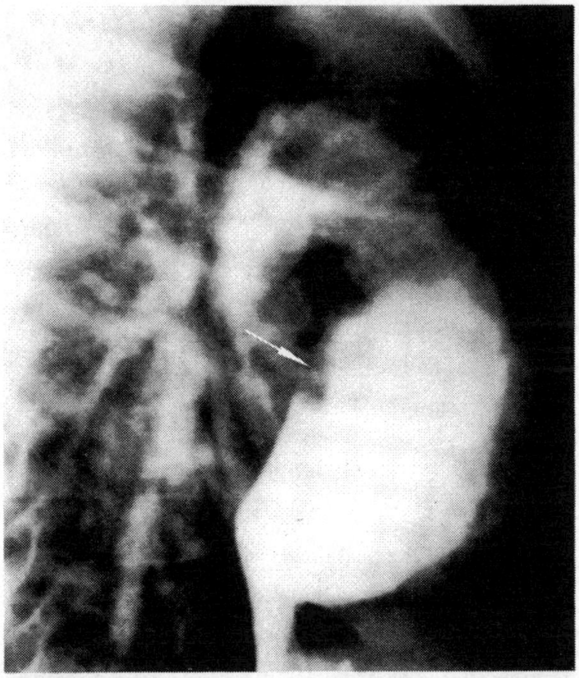

Abb. **147**: *Vorhofseptumdefekt.* Intravenöses Angiokardiogramm. Seitlicher Strahlengang. Der Pfeil deutet auf den Verdünnungseffekt, der durch den Links-Rechts-Shunt vom linken Vorhof durch den Vorhofseptumdefekt zustande kommt.

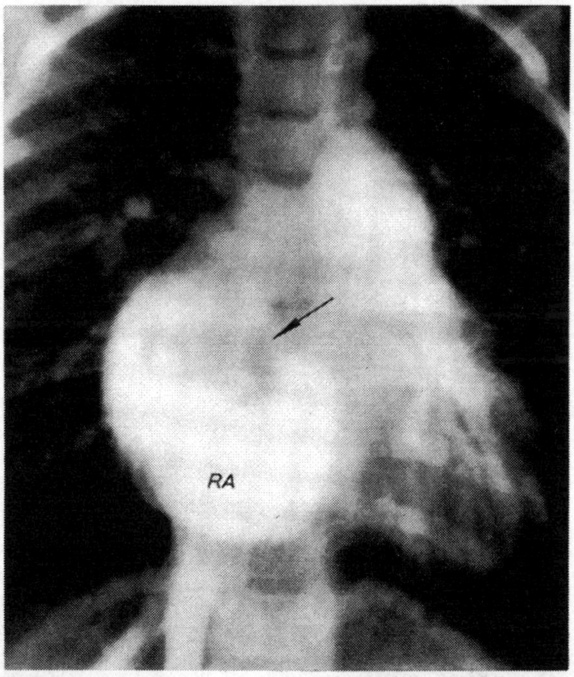

Abb. **148**: Gleicher Patient wie in Abb. 147. A.p.-Strahlengang. Im a.p.-Strahlengang ist der Defekt nicht direkt dargestellt, man erkennt aber deutlich den kräftigen Verdünnungseffekt durch den Links-Rechts-Shunt.

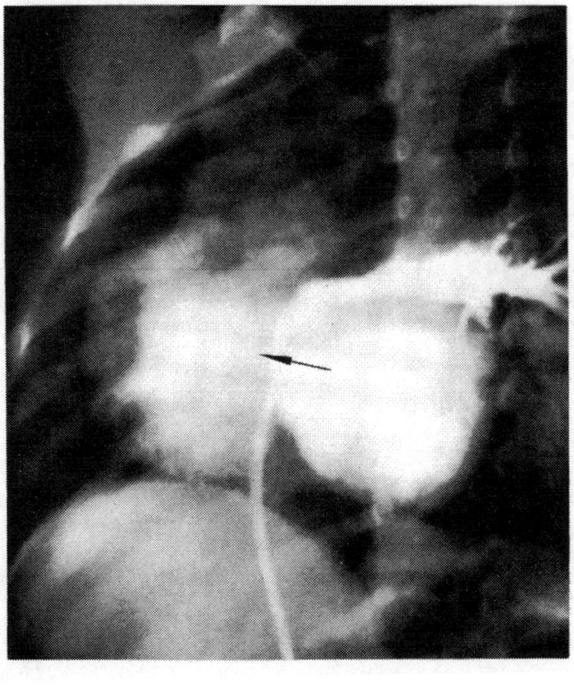

Abb. **149**: *Vorhofseptumdefekt.* Kontrastmittelinjektion in eine Lungenvene. Linker vorderer schräger Durchmesser. Nach der Füllung des linken Vorhofs kräftiger Links-Rechts-Shunt in den rechten Vorhof durch den Vorhofseptumdefekt.

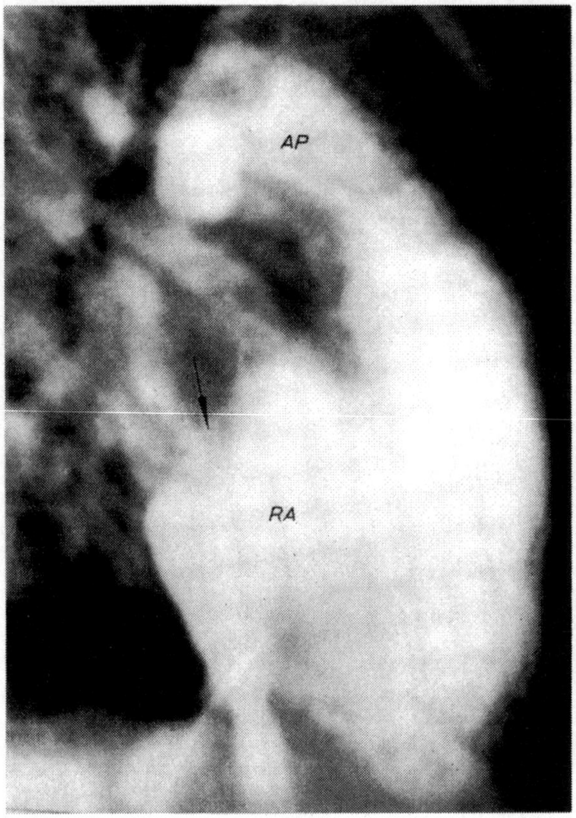

Abb. 150 a: *Vorhofseptumdefekt.* Intravenöses Angiokardiogramm. Seitlicher Strahlengang. Nach der Kontrastmittelfüllung des rechten Vorhofs kräftiger Verdünnungseffekt durch den breiten Vorhofseptumdefekt. Großer rechter Ventrikel und große Arteria pulmonalis.

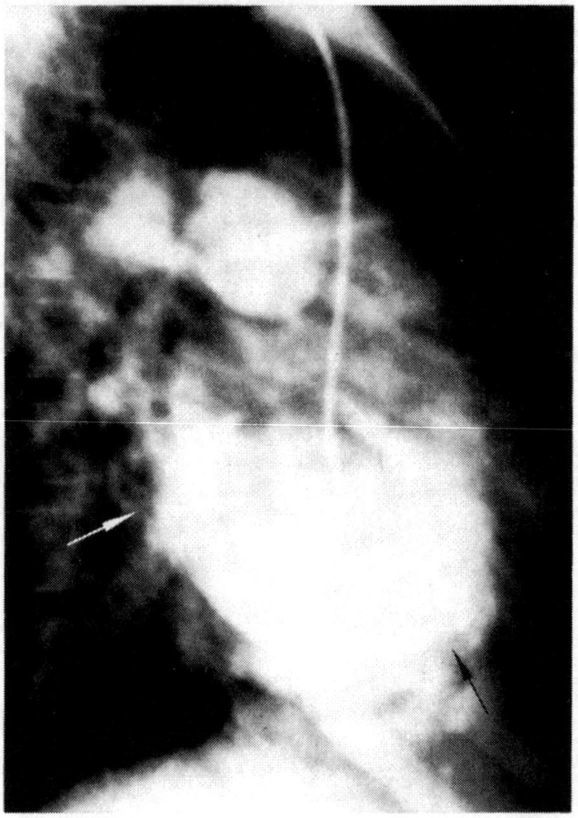

Abb. 150 b: *Fehlendes Vorhofseptum (common atrium).* Selektives Angiokardiogramm mit Kontrastmittelinjektion in den rechten Vorhof. Seitlicher Strahlengang. Das Kontrastmittel verteilt sich unmittelbar nach der Injektion im Bereich des gesamten rechten und linken Vorhofs. Auch Reste eines Vorhofseptums sind nicht zu erkennen.

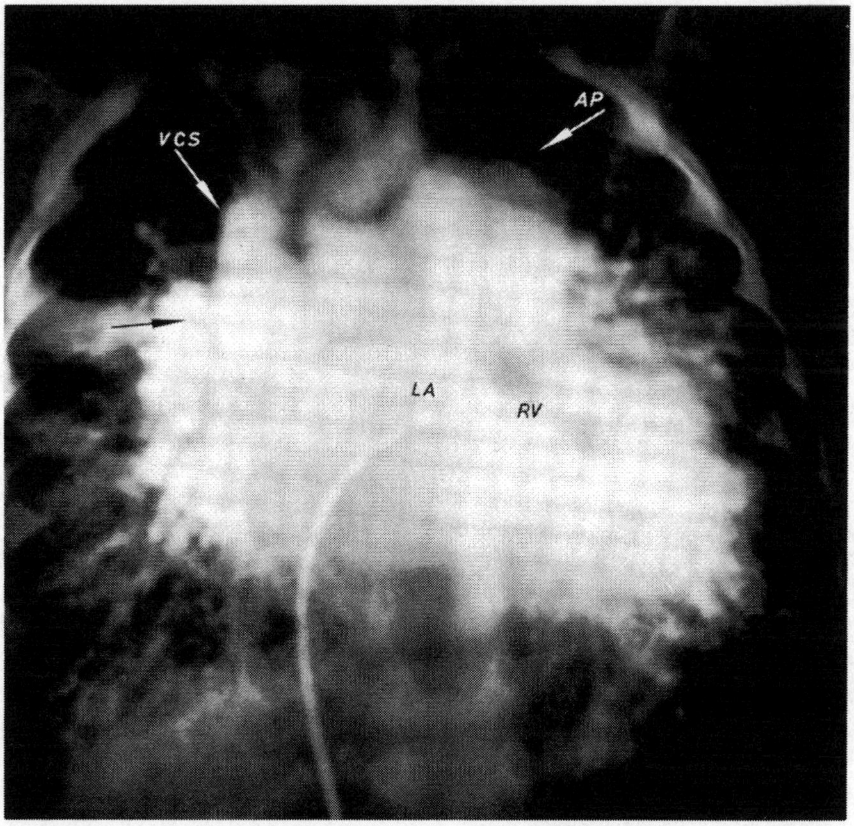

Abb. 151: *Vorhofseptumdefekt mit partieller Fehlmündung von Lungenvenen der rechten Lunge in den unteren Teil der oberen Hohlvene.* Selektives Angiokardiogramm mit Kontrastmittelinjektion in den rechten Ventrikel. Lävogramm. A.p.-Strahlengang. Die normal mündenden Lungenvenen füllen den linken Vorhof. Die in die Vena cava superior mündenden Lungenvenen füllen den unteren Teil der oberen Hohlvene vor der Einmündung in den rechten Vorhof kräftig mit Kontrastmittel. Wiederauffüllung der Arteria pulmonalis.

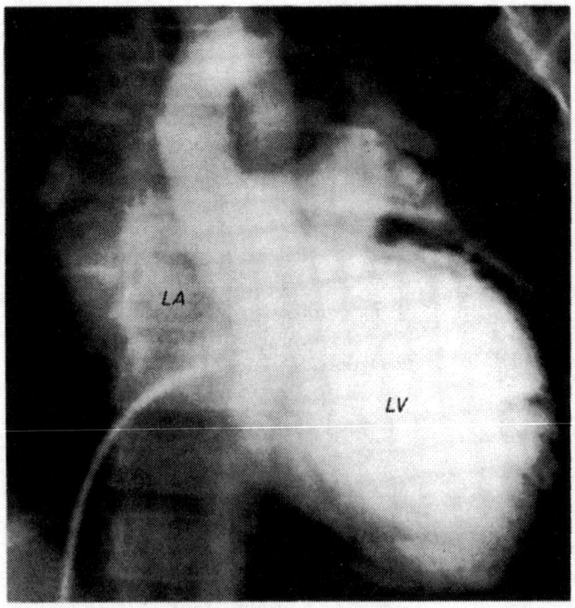

Abb. 152 a: *Isolierte kongenitale Mitralinsuffizienz.* Transseptales Lävogramm. A.p.-Strahlengang. Ventrikeldiastole. Großer linker Ventrikel.

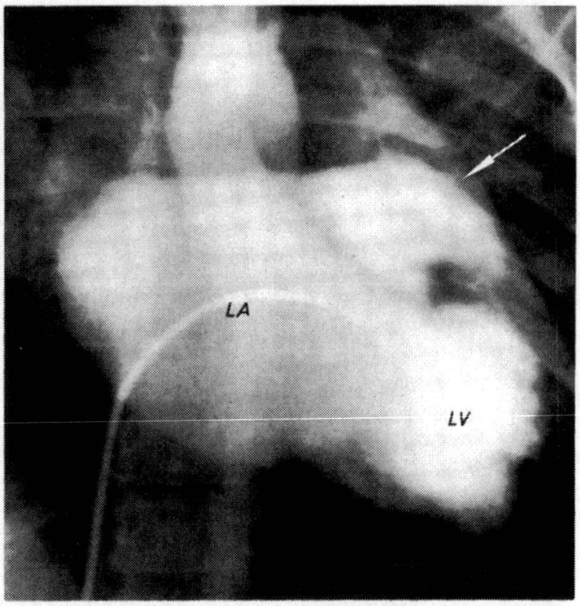

Abb. 152 b: Gleicher Patient wie in Abb. 152 a. A.p.-Strahlengang. Ventrikelsystole. Erheblicher Reflux von Kontrastmittel in den sehr vergrößerten linken Vorhof bis in das linke Herzrohr (Pfeil).

Abb. 153 a: *Isolierte kongenitale Mitralinsuffizienz.* Transseptales Lävogramm. Seitlicher Strahlengang. Ventrikeldiastole. Großer linker Ventrikel.

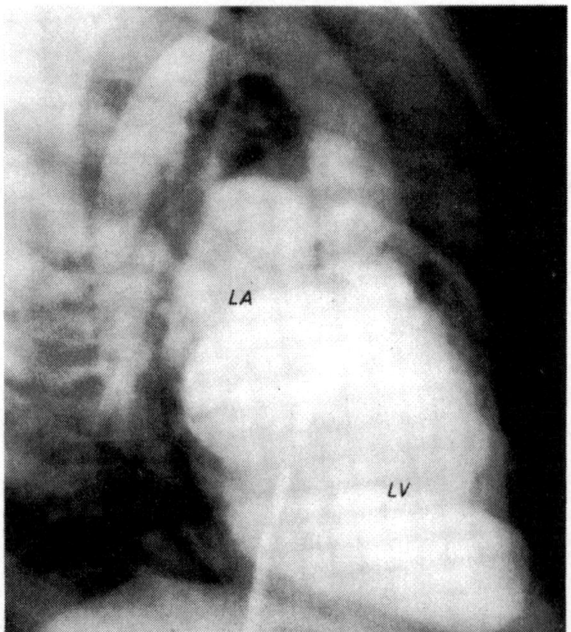

Abb. 153 b: Gleicher Patient wie in Abb. 153 a. Seitlicher Strahlengang. Ventrikelsystole. Mitralregurgitation in den sehr großen linken Vorhof.

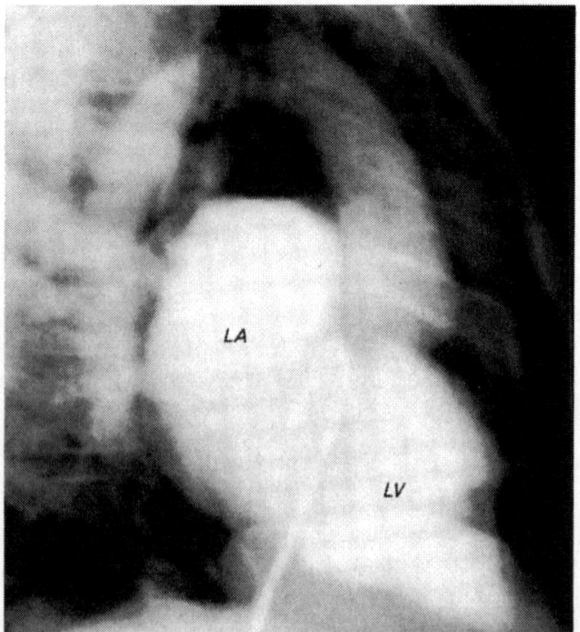

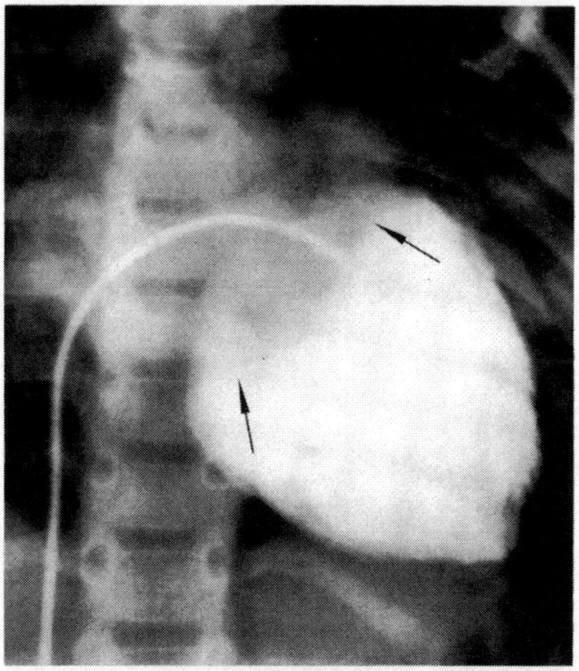

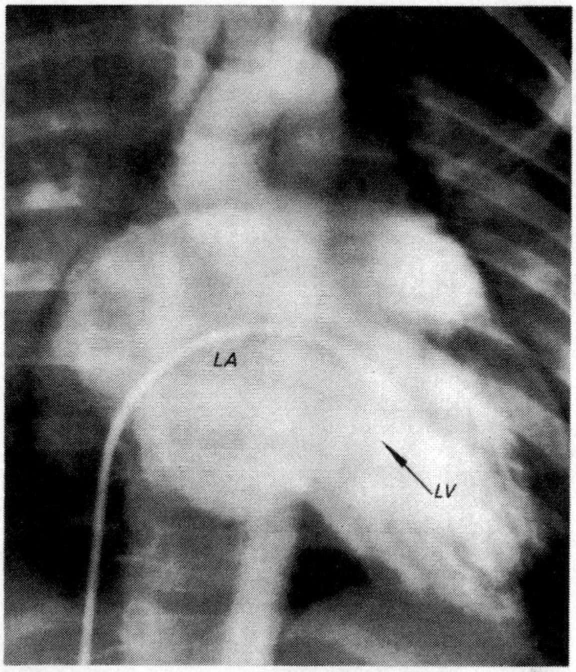

Abb. 154 a: *Isolierte kongenitale Mitralinsuffizienz.* Transseptales Lävogramm. A.p.-Strahlengang. Ventrikeldiastole. Man erkennt zwischen den Pfeilen den außerordentlich dilatierten, großen Mitralklappendom.

Abb. 154 b: Gleicher Patient wie in Abb. 154 a. A.p.-Strahlengang. Ventrikelsystole. Kräftiger Reflux von Kontrastmittel in den linken Vorhof in der Ventrikelsystole. Sehr großer linker Vorhof.

Abb. 155 a: *Isolierte kongenitale Mitralinsuffizienz.* Selektives Angiokardiogramm mit Kontrastmittelinjektion in den linken Ventrikel nach retrograder Aortenkatheterisierung. A.p.-Strahlengang. Ventrikeldiastole. Sehr großer linker Ventrikel.

Abb. 155 b: Gleicher Patient wie in Abb. 155 a. A.p.-Strahlengang. Ventrikelsystole. Auffüllung des sehr großen linken Vorhofs und des linken Herzohres (Pfeil) durch erhebliche Mitralinsuffizienz.

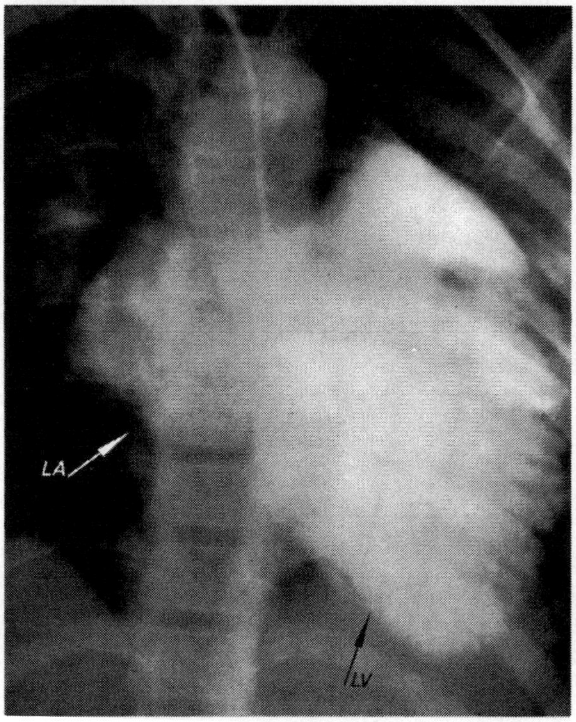

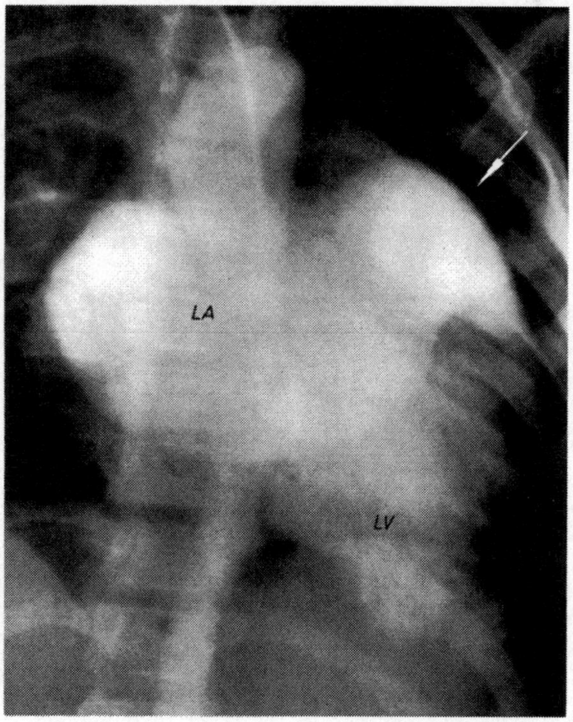

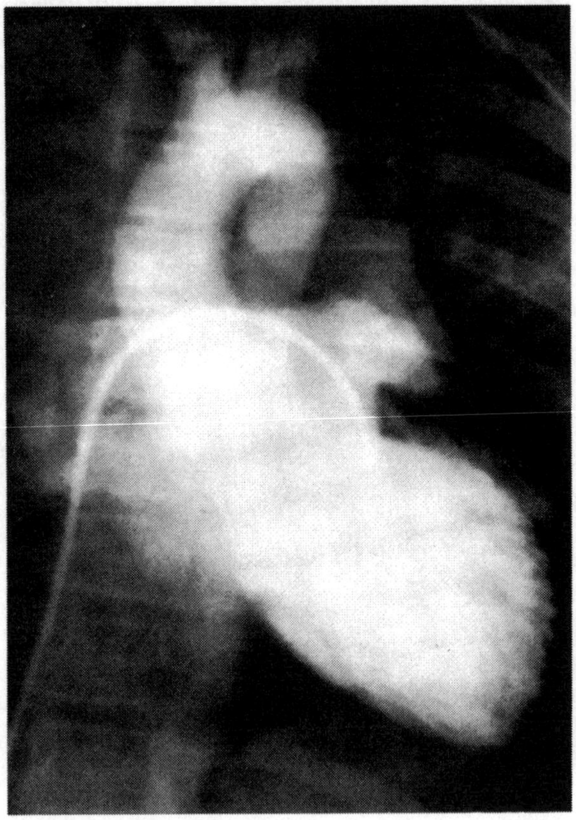

Abb. **156 a**: *Isolierte kongenitale Mitralinsuffizienz.* Transseptales Lävogramm. A.p.-Strahlengang. Ventrikeldiastole. Großer linker Ventrikel.

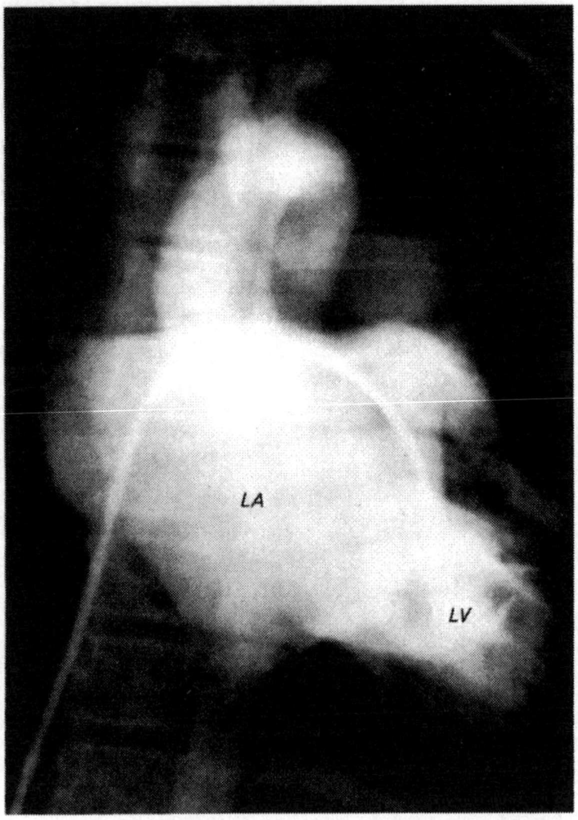

Abb. **156 b**: Gleicher Patient wie in Abb. 156a. A.p.-Strahlengang. Ventrikelsystole. Füllung des sehr großen linken Vorhofs. Drucke: LA v-Welle 21 mm Hg., Mitteldruck 11 mm Hg.

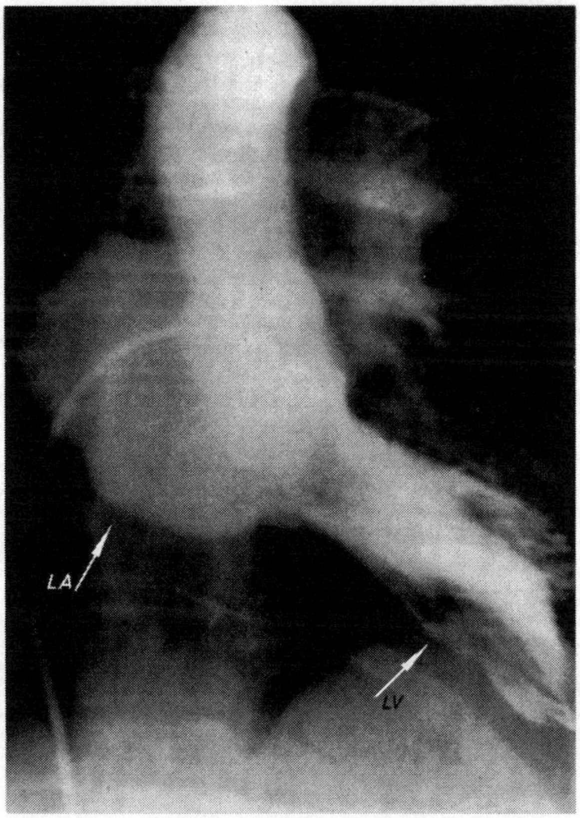

Abb. 157: *Mitralinsuffizienz bei funktioneller hypertrophischer Subaortenstenose.* Transseptales Lävogramm. A.p.-Strahlengang. Reflux in den sehr großen linken Vorhof. Drucke: LA v-Welle 26 mm Hg., Mitteldruck 12 mm Hg.

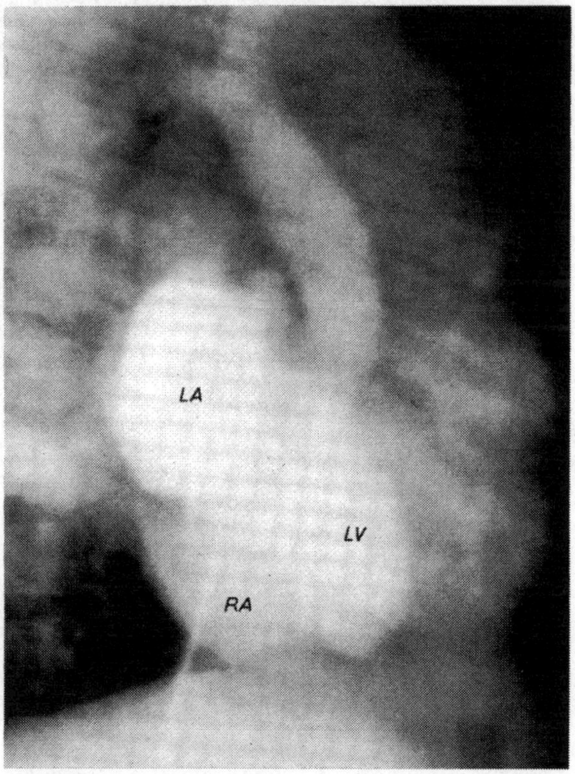

Abb. 158: *Kongenitale Mitralstenose mit Vorhofseptumdefekt.* Selektives Angiokardiogramm mit Kontrastmittelinjektion in den linken Vorhof. Seitlicher Strahlengang. Großer linker Vorhof mit Links-Rechts-Shunt in den rechten Vorhof, aber auch deutliche Füllung des linken Ventrikels.

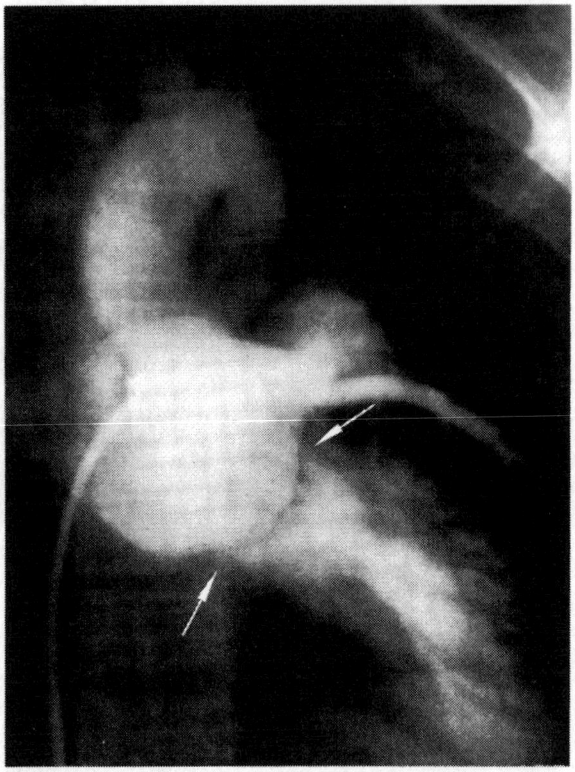

Abb. **159a**: *Kongenitale Mitralstenose und Subaortenstenose.* Transseptales Lävogramm. A.p.-Strahlengang. Vorhofseptum intakt. Man erkennt die verdickte Mitralklappe. In der Druckkurve des linken Vorhofs vorherrschende a-Welle (20 mm Hg.).

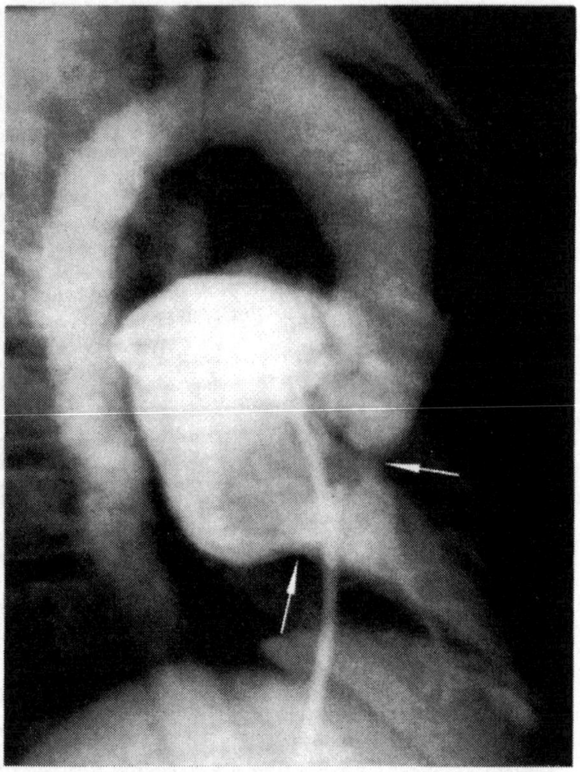

Abb. **159b**: Gleicher Patient wie in Abb. 159a. Seitlicher Strahlengang. Füllung des linken Vorhofs und Darstellung der Subaortenstenose. Im Verlauf der angiokardiographischen Serie fällt eine gewisse Starre und Unbeweglichkeit der Mitralklappe auf.

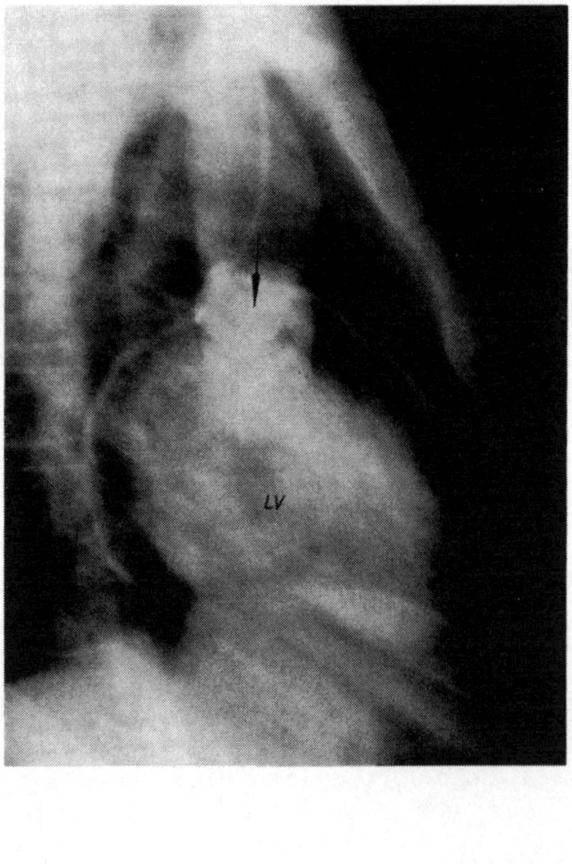

Abb. **160**: *Kongenitale Aorteninsuffizienz.* Retrogrades Aortogramm. Seitlicher Strahlengang. Nach Kontrastmittelinjektion in die aszendierende Aorta erkennt man den erheblichen Reflux von Kontrastmittel in den großen linken Ventrikel.

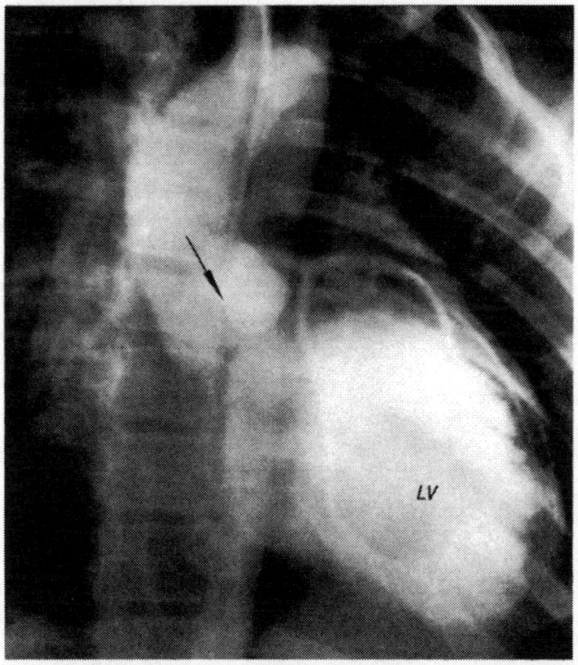

Abb. **161**: *Kongenitale Aorteninsuffizienz.* Retrogrades Aortogramm. A.p.-Strahlengang. Nach Kontrastmittelinjektion in die aszendierende Aorta Reflux von Kontrastmittel in den großen linken Ventrikel.

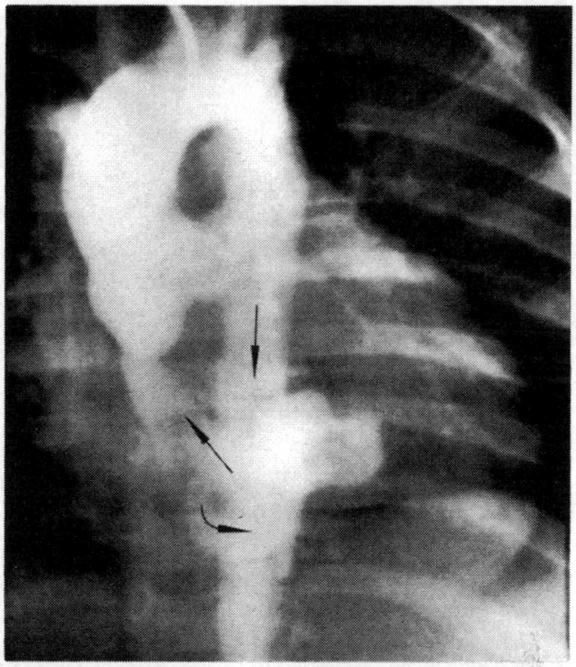

Abb. **162**: *Arteriovenöses Aneurysma des großen Kreislaufs im Bereich der Intercostalarterien.* Retrogrades Aortogramm. A.p.-Strahlengang. Nach Kontrastmittelinjektion in die aszendierende Aorta Füllung der aszendierenden und deszendierenden Aorta mit schneller Darstellung des arteriellen und venösen Anteils des Aneurysmas im Bereich der Intercostalarterien links. Abfluß von Kontrastmittel über die Vena azygos in den rechten Vorhof.

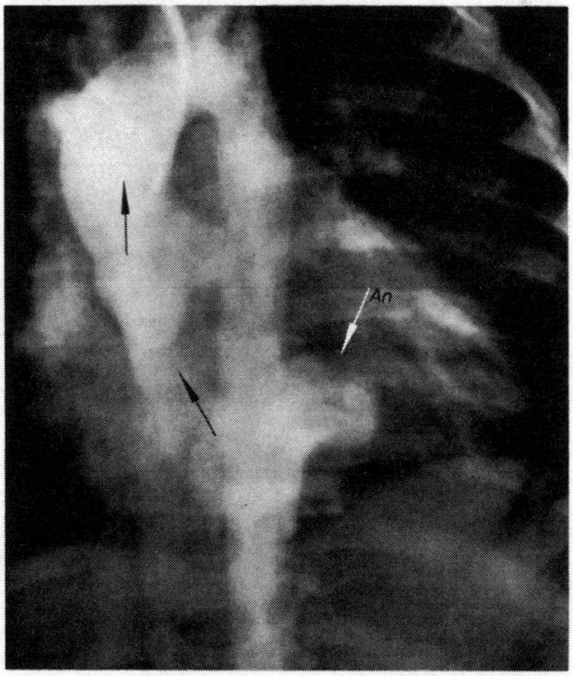

Abb. **163**: Gleicher Patient wie in Abb. 162. A.p.-Strahlengang. Nachlassende Füllung des Aneurysmas und direkter Kontrastmittelabfluß in die Vena azygos (linker unterer Pfeil).

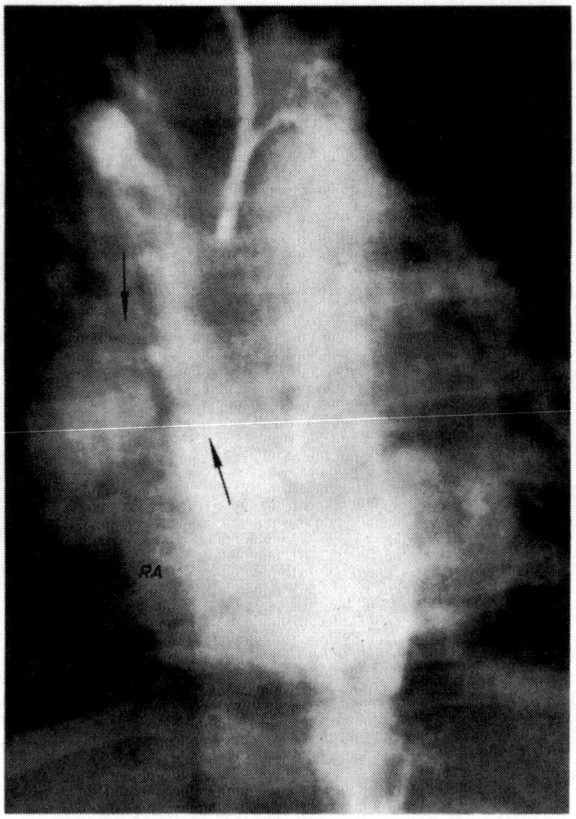

Abb. **164**: Gleicher Patient wie in Abb. 162 und 163. A.p.-Strahlengang. Aneurysma praktisch entleert. Hoch aufsteigende Vena azygos und Füllung des rechten Vorhofs.

Abb. **165**: Gleicher Patient wie in Abb. 162, 163 und 164. Seitlicher Strahlengang. Nach der Darstellung der deszendierenden Aorta Füllung des arteriellen Teiles des Aneurysmas.

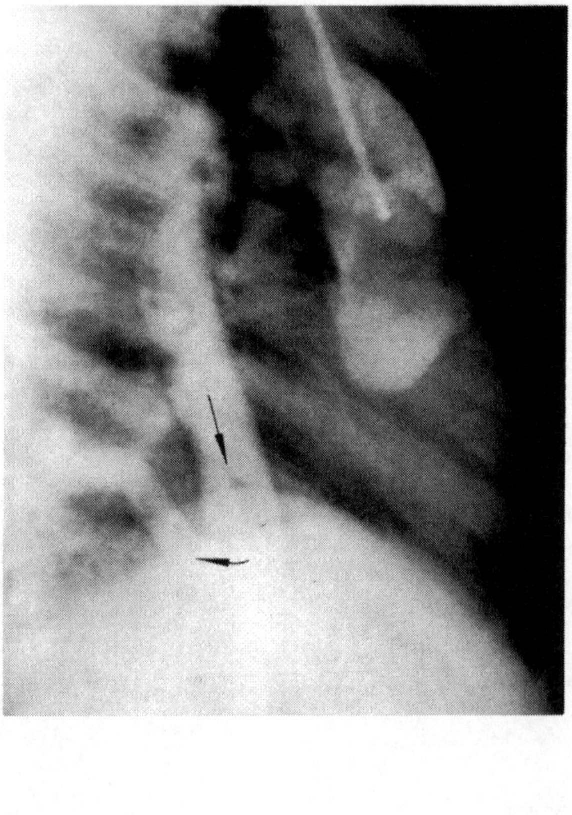

Abb. **166**: Gleicher Patient wie in Abb. 162–165. Seitlicher Strahlengang. Aneurysma gefüllt und Beginn des venösen Abflusses. Kräftiger Links-Rechts-Shunt in den rechten Vorhof.

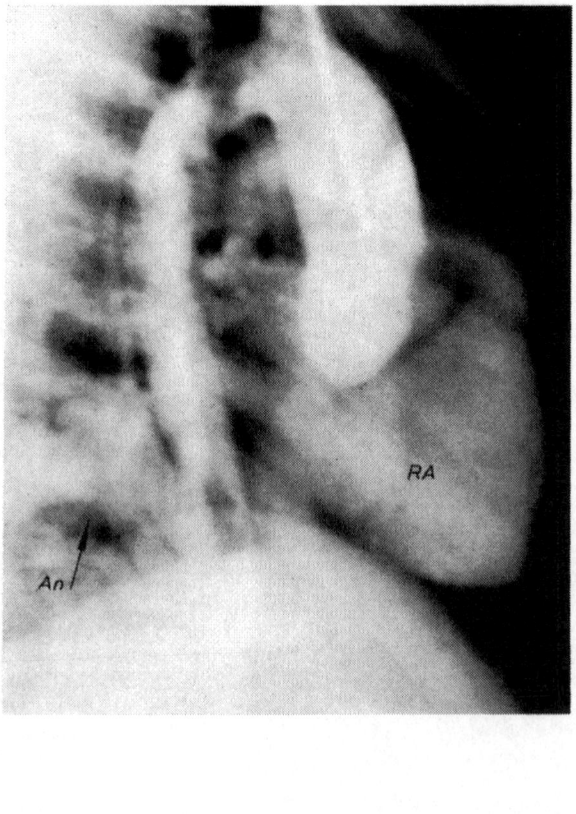

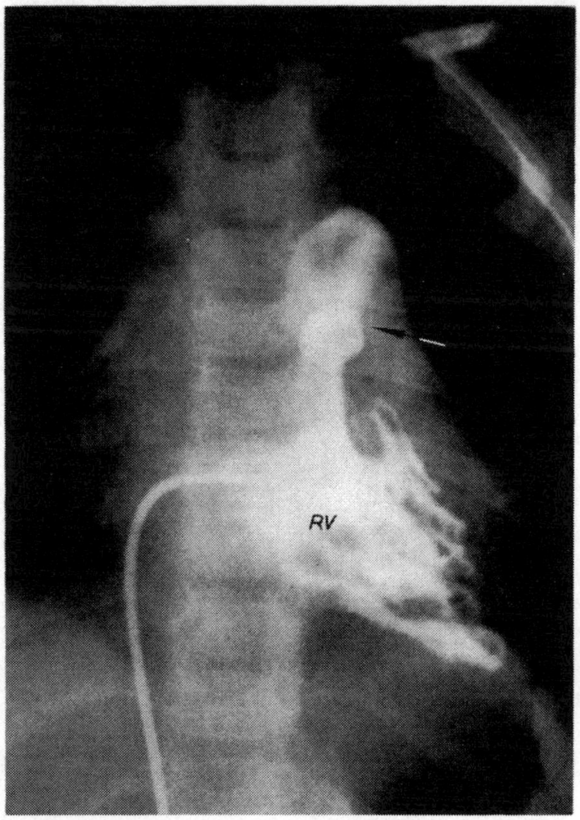

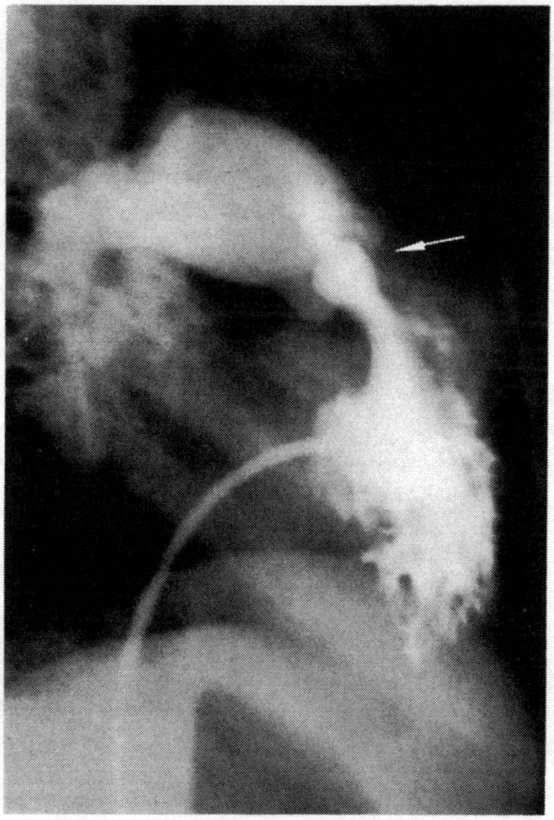

oben links

Abb. 167 a: *Valvuläre Pulmonalstenose bei intaktem Ventrikelseptum.* Kontrastmittelinjektion in den rechten Ventrikel. A.p.-Strahlengang. Großer rechter Ventrikel und Kontrastmittelstrahl durch die erheblich stenosierte Klappe. Poststenotische Dilatation der Arteria pulmonalis. Keine Füllung der Aorta. Drucke: RV $240/_0$, AP $10/_5$.

rechts oben

Abb. 167 b: Gleicher Patient wie in Abb. 167 a. Seitlicher Strahlengang. Beginnende Ventrikelsystole. Großer rechter Ventrikel, Domstellung der stenosierten Klappe mit Kontrastmittelstrahl in die poststenotisch dilatierte Arteria pulmonalis. Großer Pulmonalklappenring. Beginnende systolische Einschnürung des Ausflußtraktes des rechten Ventrikels.

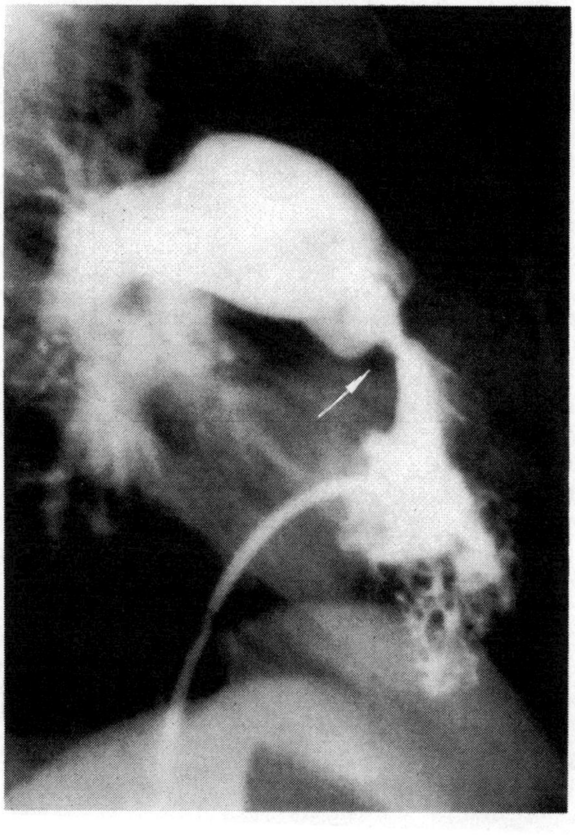

Abb. 167 c: Gleicher Patient wie in Abb. 167 a und b. Seitlicher Strahlengang. Erhebliche systolische Einschnürung des Ausflußtraktes des rechten Ventrikels, die sich im Vergleich zur Abb. 167 b noch erheblich verstärkt hat.

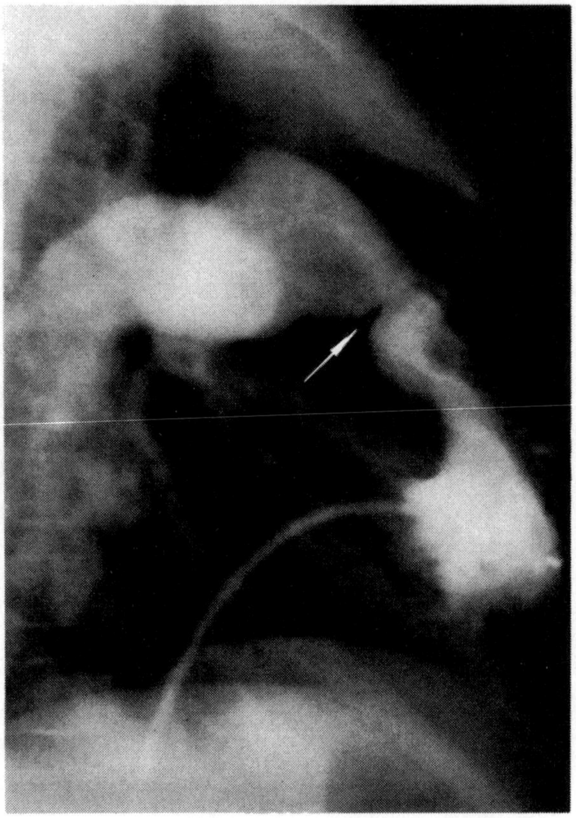

Abb. 168: *Valvuläre Pulmonalstenose bei intaktem Ventrikelseptum.* Kontrastmittelinjektion in den rechten Ventrikel. Seitlicher Strahlengang. Kraftvolle Kontraktion des Ausflußtraktes des rechten Ventrikels. Domstellung der Klappen, Klappenbasis etwas eng. Kontrastmittelstrahl in die Arteria pulmonalis und poststenotische Dilatation. Ungleichmäßige Kontrastmittelverteilung im Hauptstamm der Arteria pulmonalis. Druck: RV $200/_0$.

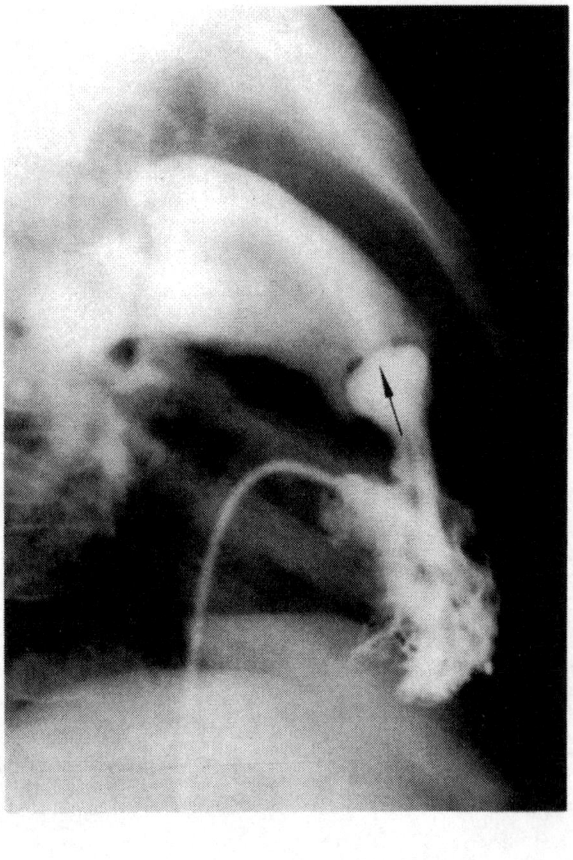

Abb. 169: *Valvuläre Pulmonalstenose bei intaktem Ventrikelseptum.* Kontrastmittelinjektion in den rechten Ventrikel. Seitlicher Strahlengang. Großer Pulmonalklappenring mit typischer Domstellung und zentralem Kontrastmittelstrahl in den Hauptstamm der Arteria pulmonalis. Poststenotische Dilatation. Ungleichmäßige Verteilung des Kontrastmittels in der Arteria pulmonalis. Druck: RV $160/_0$.

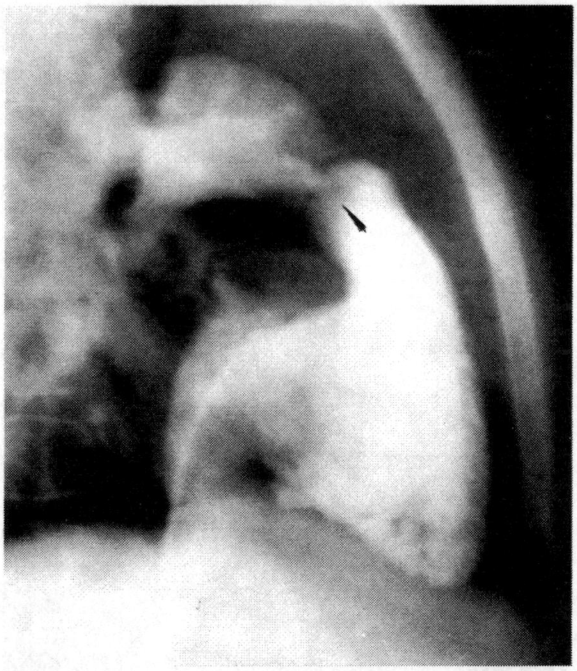

Abb. **170 a**: *Valvuläre Pulmonalstenose bei intaktem Ventrikelseptum.* Kontrastmittelinjektion in den rechten Ventrikel. Seitlicher Strahlengang. Großer rechter Ventrikel, Domstellung der Pulmonalklappe bei großem Pulmonalklappenring und Kontrastmittelstrahl in den Hauptstamm der Arteria pulmonalis. Beginnende Systole. Druck: RV $200/_0$.

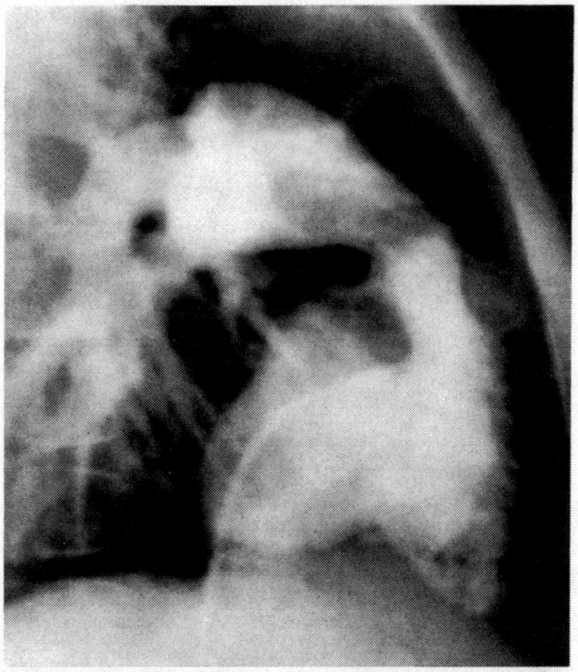

Abb. **170 b**: Gleicher Patient wie in Abb. 170 a. Seitlicher Strahlengang. Systole. Domstellung. Keine systolische Einengung des Ausflußtraktes. Kontrastmittelreflux in den rechten Vorhof.

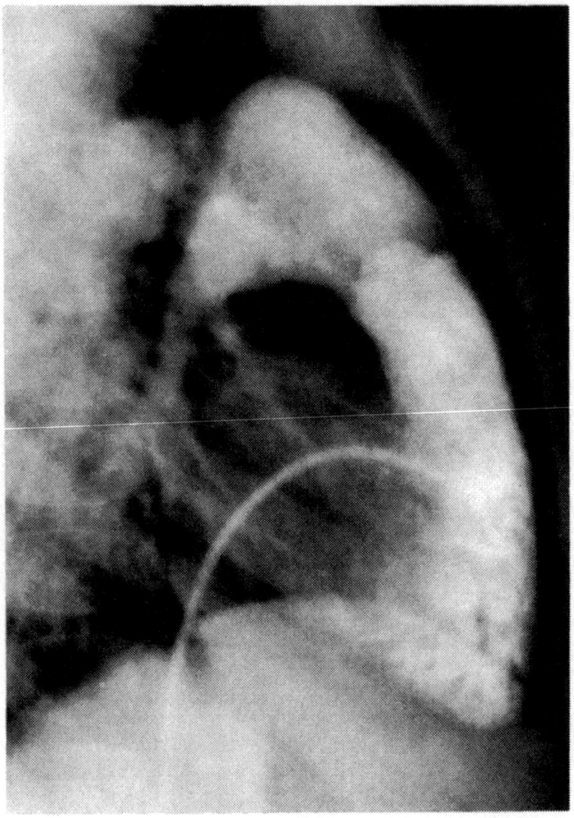

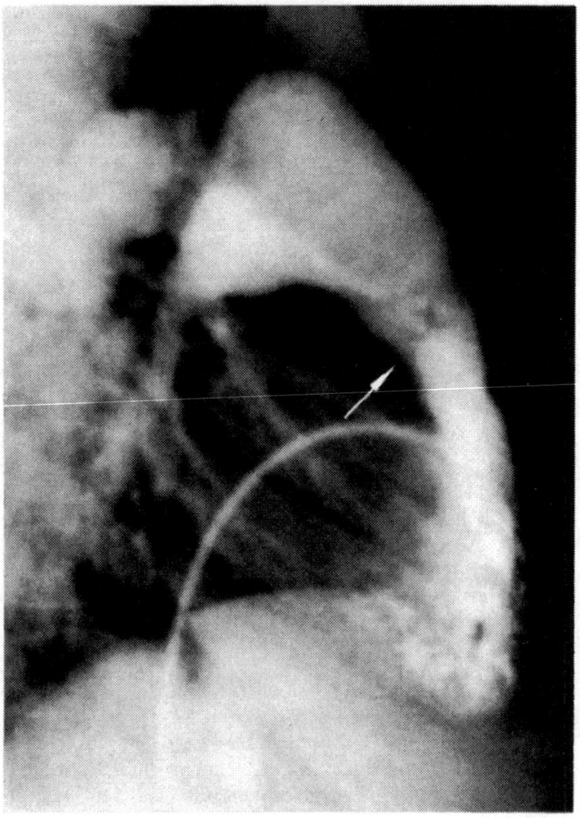

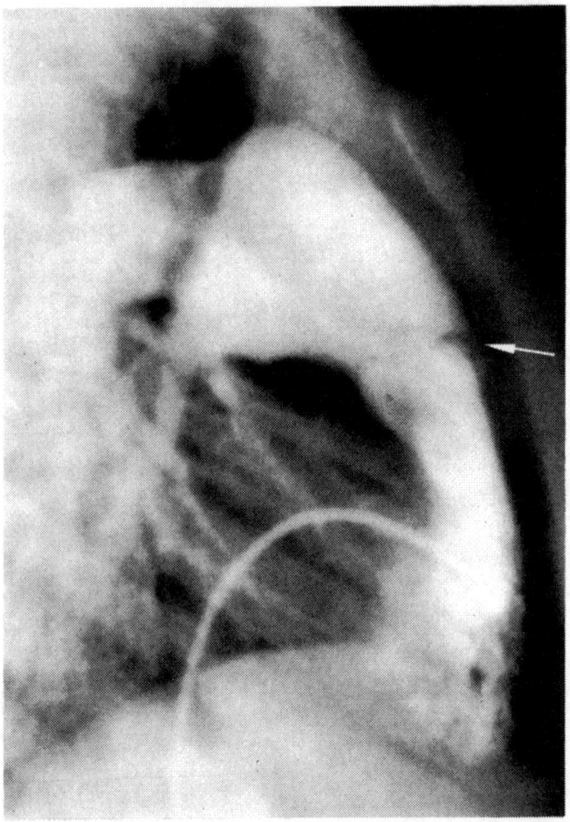

oben links

Abb. 171 a: *Valvuläre Pulmonalstenose bei intaktem Ventrikelseptum.* Kontrastmittelinjektion in den rechten Ventrikel. Seitlicher Strahlengang. Domstellung der Pulmonalklappen. Poststenotische Dilatation. Ungleichmäßige Kontrastmittelverteilung im Hauptstamm der Arteria pulmonalis. Druck: RV $130/_0$.

oben rechts

Abb. 171 b: Gleicher Patient wie in Abb. 171 a. Seitlicher Strahlengang. Höhepunkt der Systole. Keine erhebliche systolische Einschnürung des Ausflußtraktes des rechten Ventrikels. Beachte veränderte Klappenstellung im Vergleich zur frühen Systole. Keine Füllung der Aorta.

Abb. 171 c: Gleicher Patient wie in Abb. 171 a und b. Seitlicher Strahlengang. Ende der Systole. Man erkennt die dreizipflige Pulmonalklappe.

Abb. **172a**: *Valvuläre Pulmonalstenose bei intaktem Ventrikelseptum.* Kontrastmittelinjektion in den rechten Ventrikel. Seitlicher Strahlengang. Kontrastmittelstrahl durch die erheblich stenosierte Pulmonalklappe mit engem Pulmonalklappenring (oberer Pfeil) und poststenotischer Dilatation. Erhebliche systolische Einschnürung im Ausflußtrakt des linken Ventrikels (unterer Pfeil). Druck: RV $185/_0$.

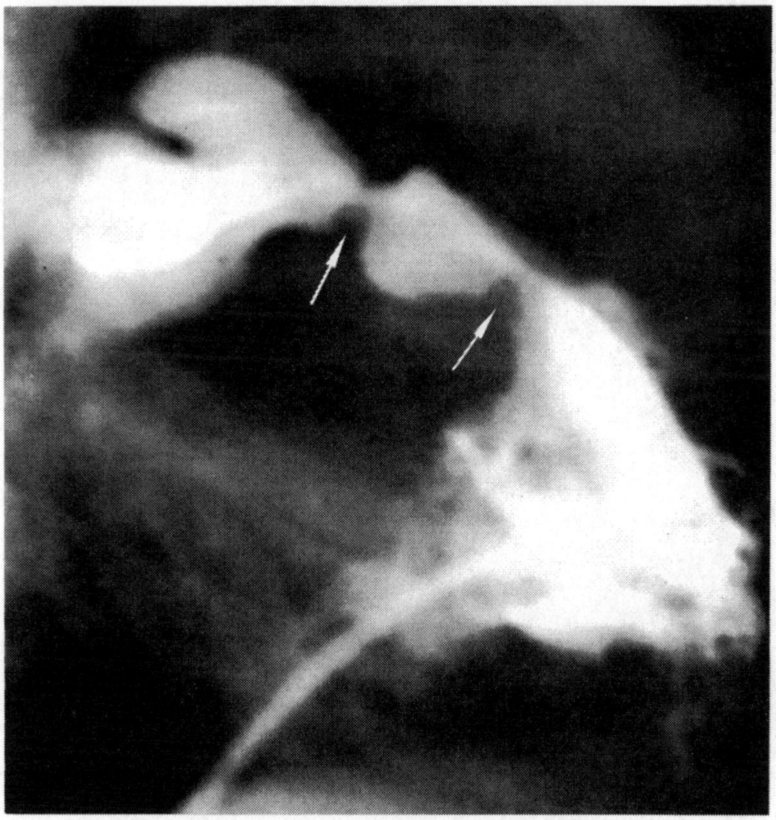

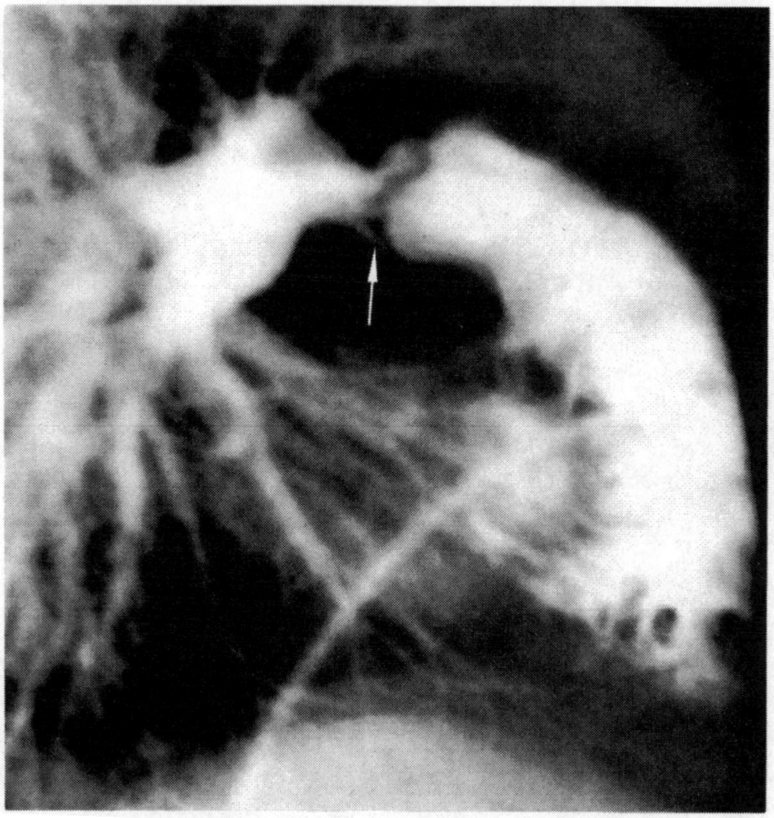

Abb. **172b**: Gleicher Patient wie in Abb. 172a. Seitlicher Strahlengang. Diastole. Man erkennt die verkrüppelte Pulmonalklappe auch in der Diastole. Die systolische Einengung des Ausflußtraktes des rechten Ventrikels ist hier nicht vorhanden.

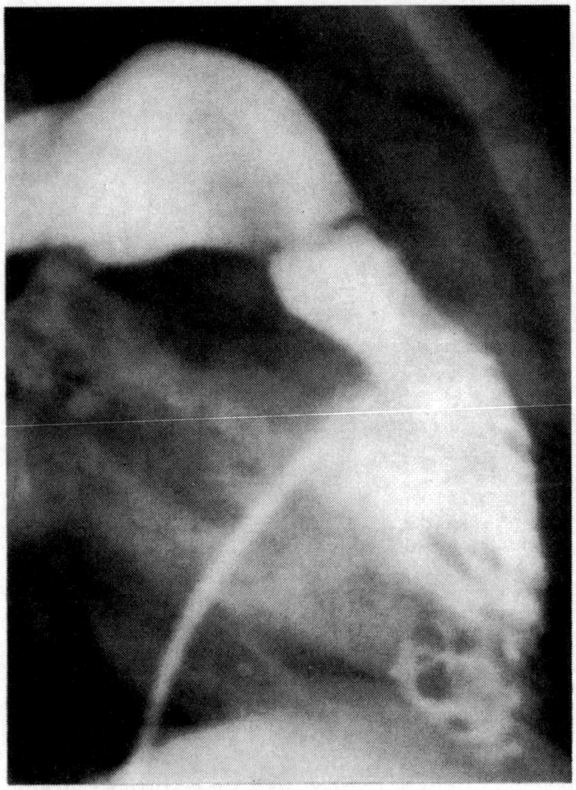

Abb. 173: *Valvuläre Pulmonalstenose bei intaktem Ventrikelseptum.* Kontrastmittelinjektion in den rechten Ventrikel. Seitlicher Strahlengang. Abgeflachte Domstellung der Pulmonalklappen. Weiter Pulmonalklappenring. Poststenotische Dilatation. Ungleichmäßige Verteilung des Kontrastmittels im Hauptstamm der Arteria pulmonalis. Keine frühe Füllung der Aorta. Drucke: RV $150/_0$, AP $20/_8$.

Abb. 174: *Valvuläre Pulmonalstenose und Vorhofseptumdefekt mit Links-Rechts-Shunt.* Kontrastmittelinjektion in den rechten Ventrikel. Lävogramm. A.p.-Strahlengang. Die valvuläre Pulmonalstenose ist hier nicht zu erkennen. Aufnahme aus dem letzten Teil der Serie des Angiokardiogramms mit Auffüllung des linken Vorhofs nach der Lungenpassage und Links-Rechts-Shunt in den rechten Vorhof. (Acyanotische Fallotsche Trilogie). Druck: RV $130/_0$.

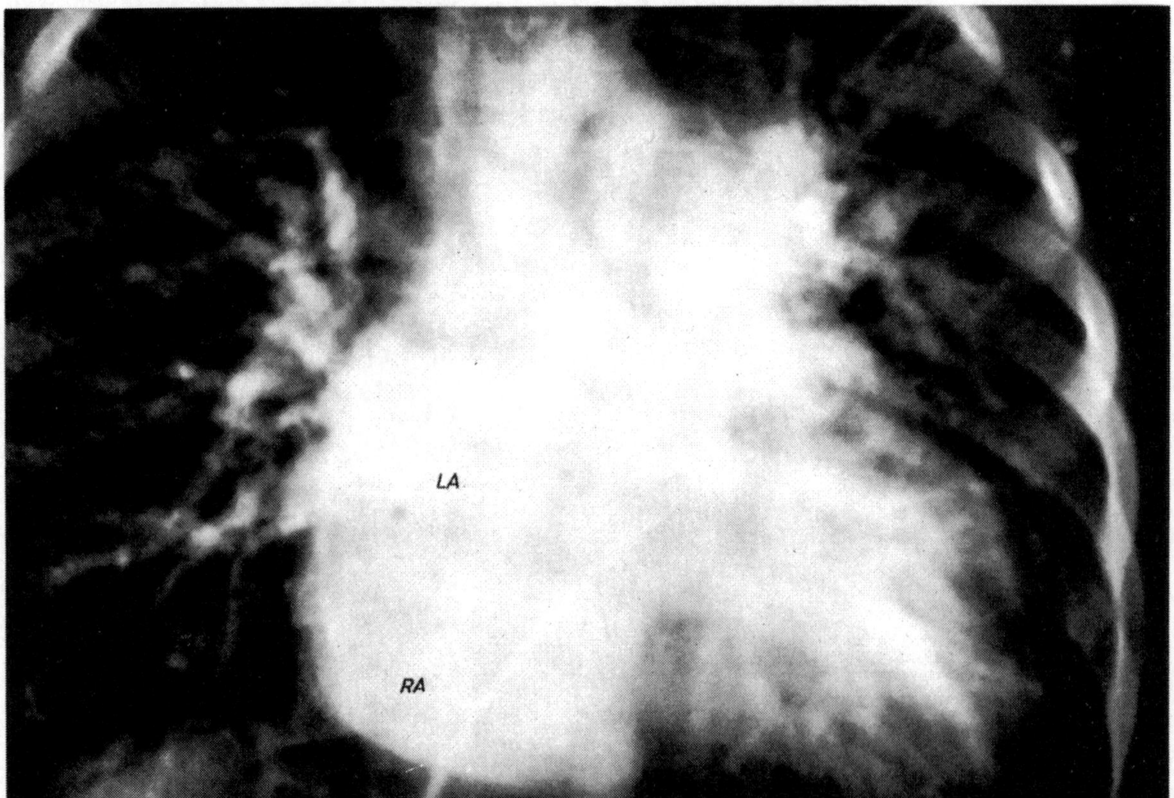

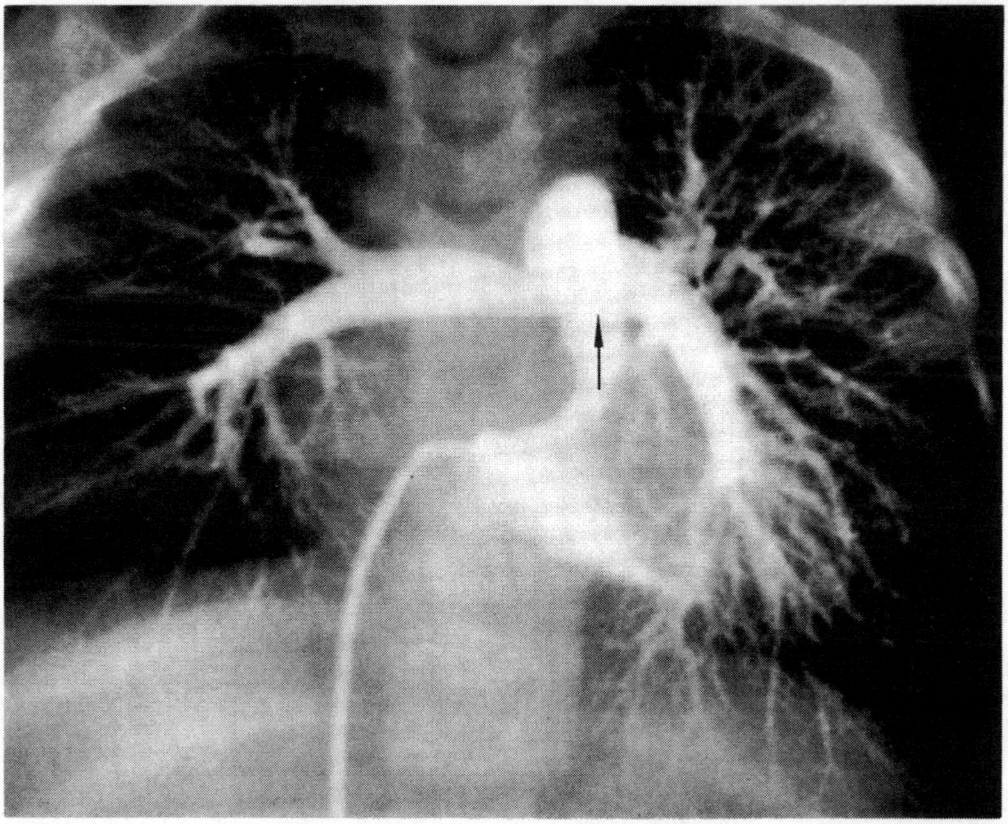

oben

Abb. 175 a: *Valvuläre Pulmonalstenose bei intaktem Ventrikelseptum.* Kontrastmittelinjektion in den rechten Ventrikel. A.p.-Strahlengang. Man erkennt auch im a.p.-Strahlengang die valvuläre Pulmonalstenose mit mäßiger poststenotischer Dilatation des Hauptstammes der Arteria pulmonalis. Gute Größe der Lungenarterien bis zur Hilusgegend. Von der Mitte bis zur Peripherie beider Lungenfelder sieht man eine deutliche Verjüngung des Kalibers der kleinen Lungenarterien. Der Pulmonalarterienbaum ist nicht voll geöffnet. Keine frühe Füllung der Aorta. Druck: RV $100/_0$.

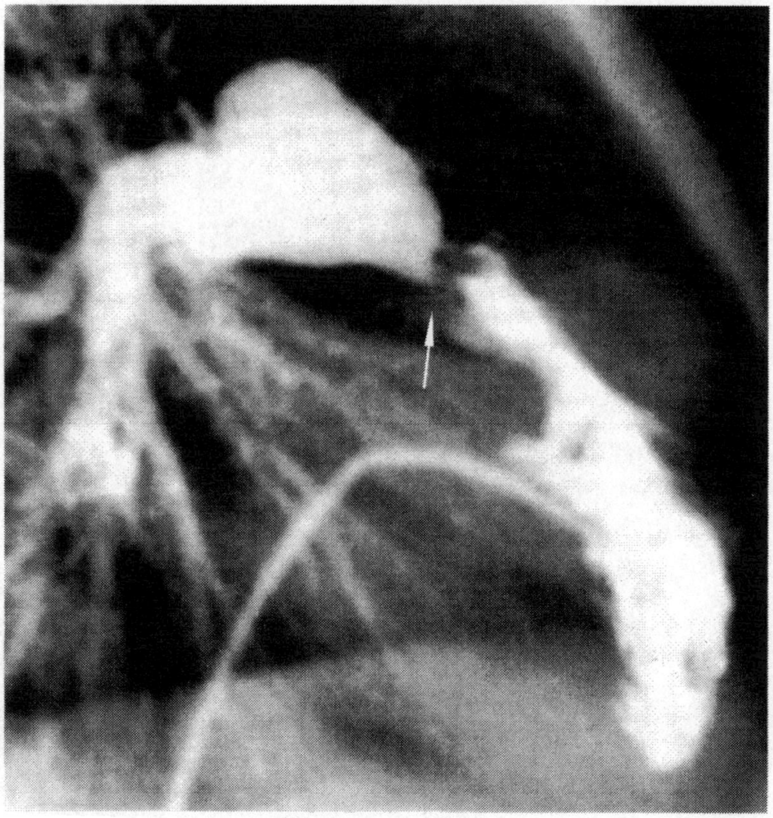

Abb. 175 b: Gleicher Patient wie in Abb. 175 a. Seitlicher Strahlengang. Höhepunkt der Systole. Verkrüppelte Pulmonalklappen mit enger Pulmonalklappenbasis. Poststenotische Dilatation.

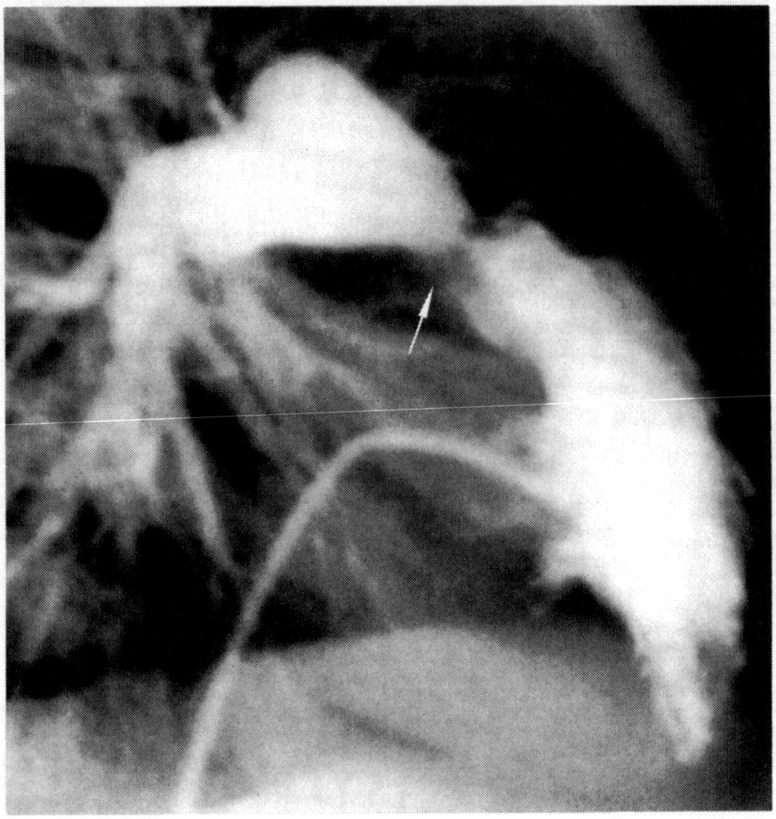

Abb. 175c: Gleicher Patient wie in Abb. 175a und b. Seitlicher Strahlengang. Diastole. Man erkennt auch noch in der Diastole die mißbildete Pulmonalklappenbasis.

unten links

Abb. 176: *Valvuläre Pulmonalstenose bei intaktem Ventrikelseptum.* Kontrastmittelinjektion in den rechten Ventrikel. Seitlicher Strahlengang. Schwer bewegliche Pulmonalklappen, die sich in keiner Phase des Angiokardiogramms in typischer Domstellung darstellen. Die Klappenbasis erscheint eher in Form eines verdickten Diaphragmas. Keine frühe Füllung der Aorta. Keine hochgradige Einschnürung des Ausflußtraktes des rechten Ventrikels in der Systole. Drucke: RV $80/_0$, AP $14/_6$.

unten rechts

Abb. 177: *Valvuläre Pulmonalstenose bei intaktem Ventrikelseptum.* Kontrastmittelinjektion in den rechten Ventrikel. A.p.-Strahlengang. Die Domstellung der Pulmonalklappen ist gut zu erkennen. Große poststenotische Dilatation. Keine frühe Füllung der Aorta. Druck: RV $90/_0$.

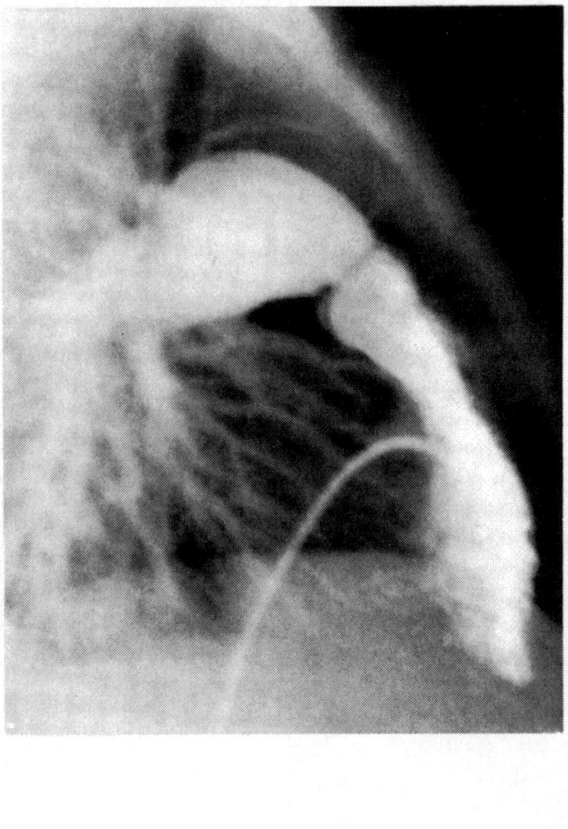

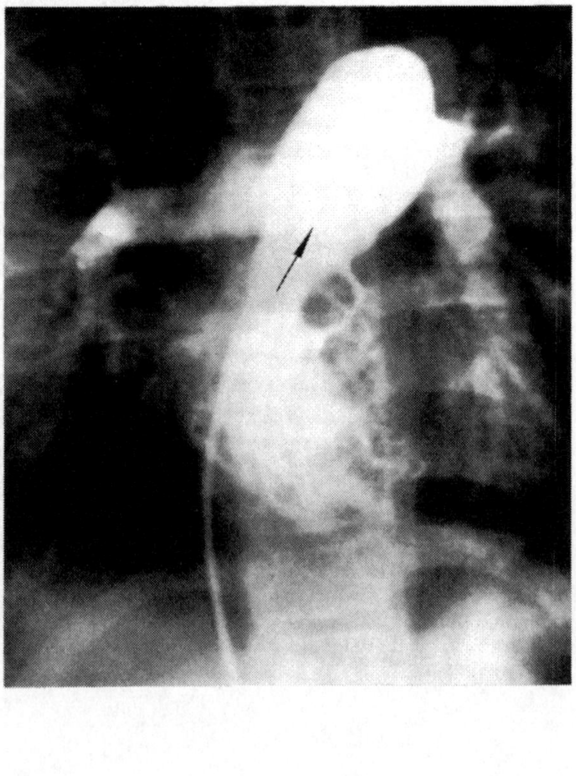

Abb. 178: Gleicher Patient wie in Abb. 177. Seitlicher Strahlengang. Domstellung der Pulmonalklappen bei Pulmonalklappenring von guter Größe. Systolische Einschnürung des Ausflußtraktes des rechten Ventrikels. Poststenotische Dilatation. Keine frühe Füllung der Aorta.

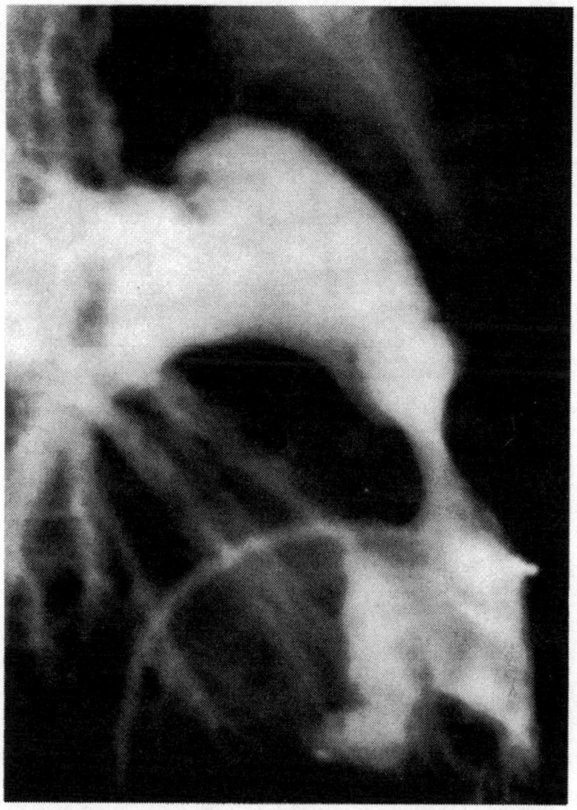

unten links

Abb. 179a: *Valvuläre Pulmonalstenose und valvuläre Aortenstenose bei intaktem Ventrikelseptum.* Kontrastmittelinjektion in den rechten Ventrikel. Seitlicher Strahlengang. Typische valvuläre Pulmonalstenose mit Domstellung. Poststenotische Dilatation der Arteria pulmonalis. Drucke: RV $80/_0$, LV $170/_0$, Ao $85/_{60}$.

unten rechts

Abb. 179b: Gleicher Patient wie in Abb. 179a. Kontrastmittelinjektion in den linken Ventrikel nach retrograder Arterienkatheterisierung. Seitlicher Strahlengang. Großer linker Ventrikel und Domstellung der Aortenklappen. Drucke: LV $170/_0$; Ao $85/_{60}$, RV $80/_0$.

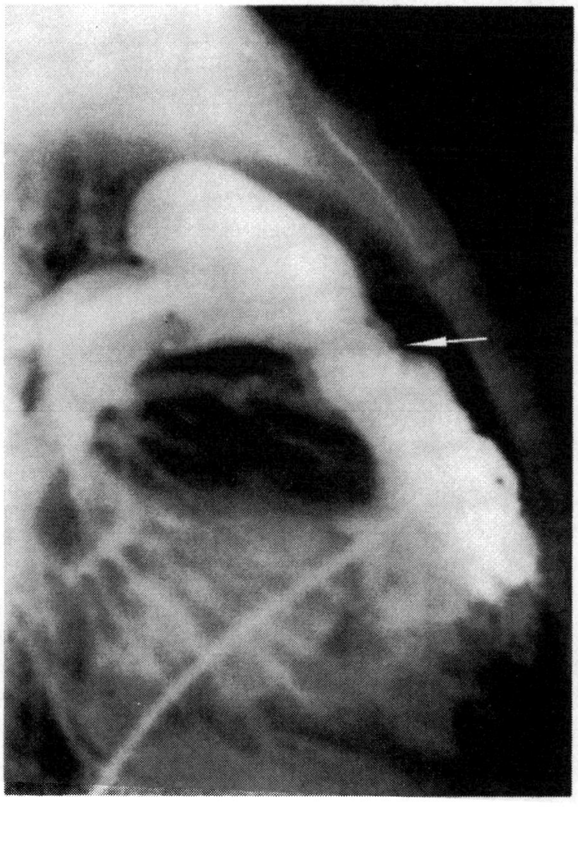

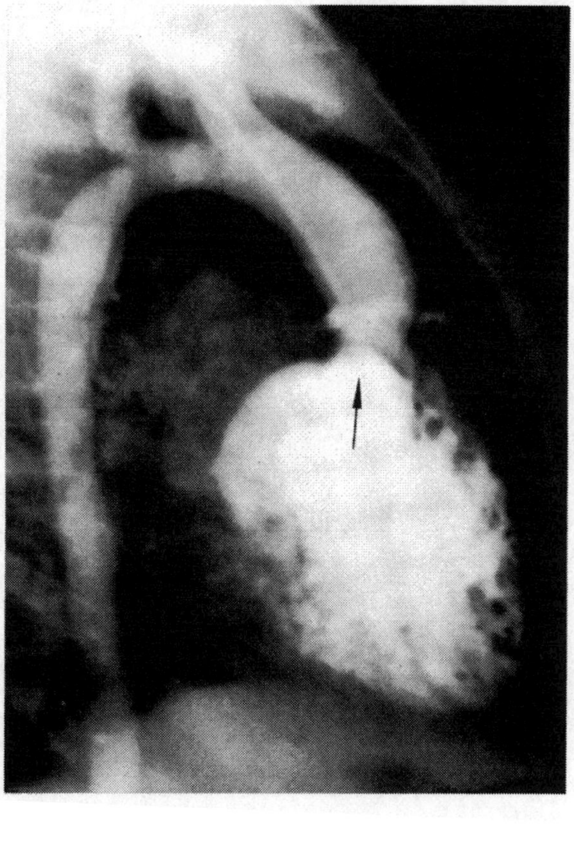

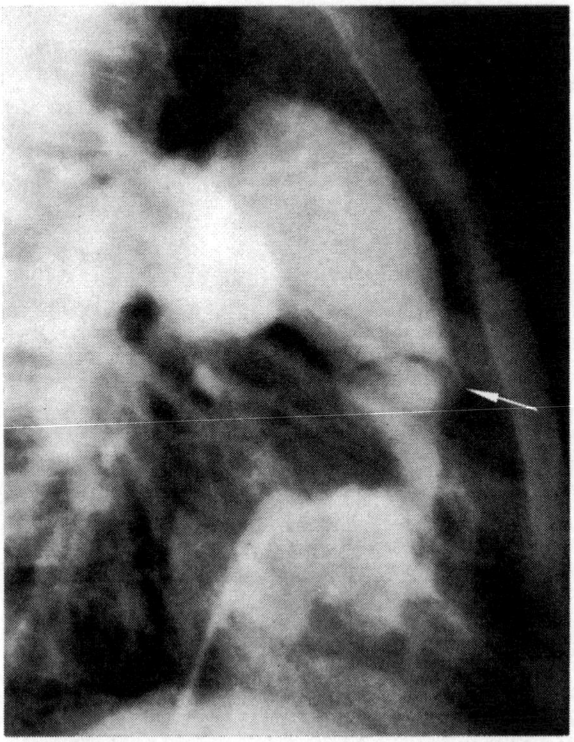

Abb. **180 a**: *Valvuläre Pulmonalstenose bei intaktem Ventrikelseptum.* Kontrastmittelinjektion in den rechten Ventrikel. Seitlicher Strahlengang. Typische Domstellung bei weitem Pulmonalklappenring. Poststenotische Dilatation. Druck: RV $160/_0$.

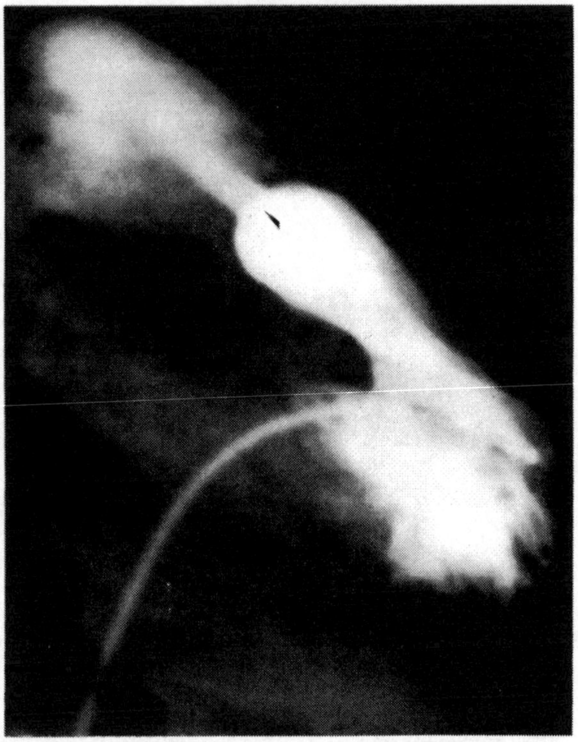

Abb. **181**: *Valvuläre Pulmonalstenose bei intaktem Ventrikelseptum.* Kontrastmittelinjektion in den rechten Ventrikel. Seitlicher Strahlengang. Scharfer Kontrastmittelstrahl durch die erheblich stenosierte Klappe. Druck: RV $230/_0$.

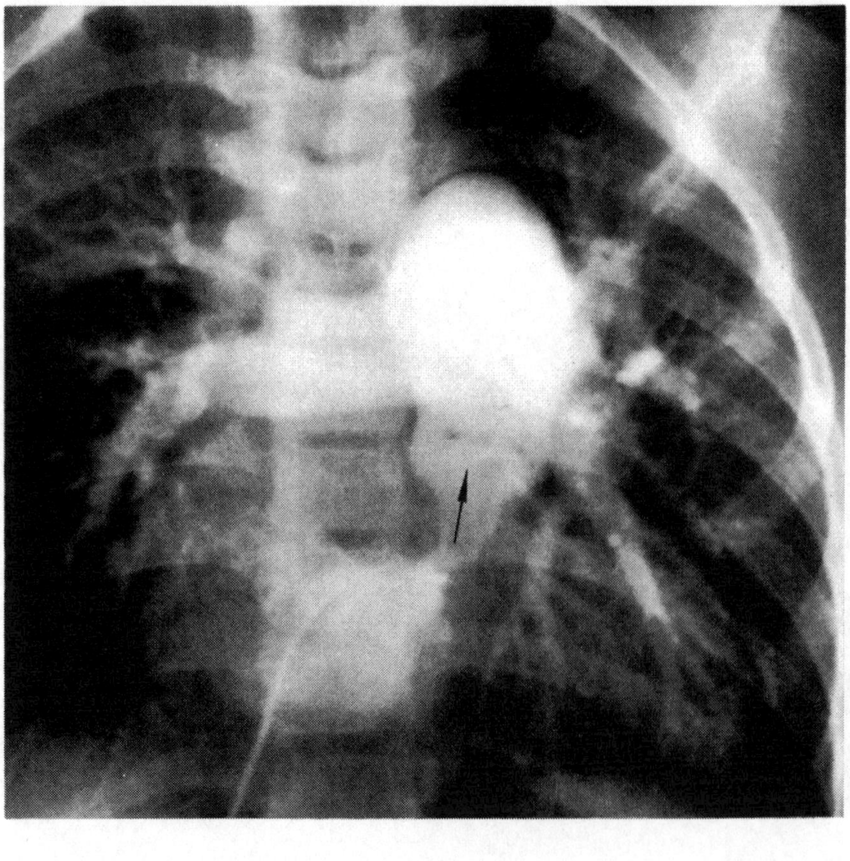

Abb. **180 b**: Gleicher Patient wie in Abb. 180 a. A.p.-Strahlengang. Man erkennt auch im a.p.-Strahlengang die Domstellung und den normal großen Pulmonalklappenring. Erhebliche poststenotische Dilatation. Keine frühe Füllung der Aorta.

Abb. 182a: *Isolierte Infundibulumstenose des rechten Ventrikels.* Kontrastmittelinjektion in den rechten Ventrikel. A.p.-Strahlengang. Großer rechter Ventrikel, enges Ostium infundibulum und Infundibulumkammer zwischen den Pfeilen. Keine frühe Füllung der Aorta. Reflux in den rechten Vorhof. Druck: RV $180/_0$.

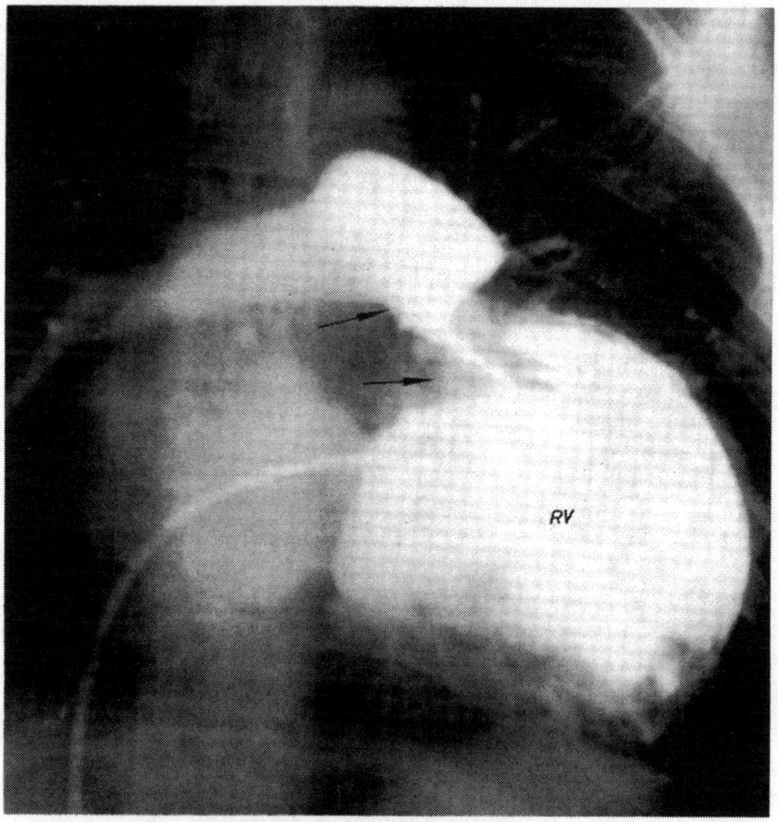

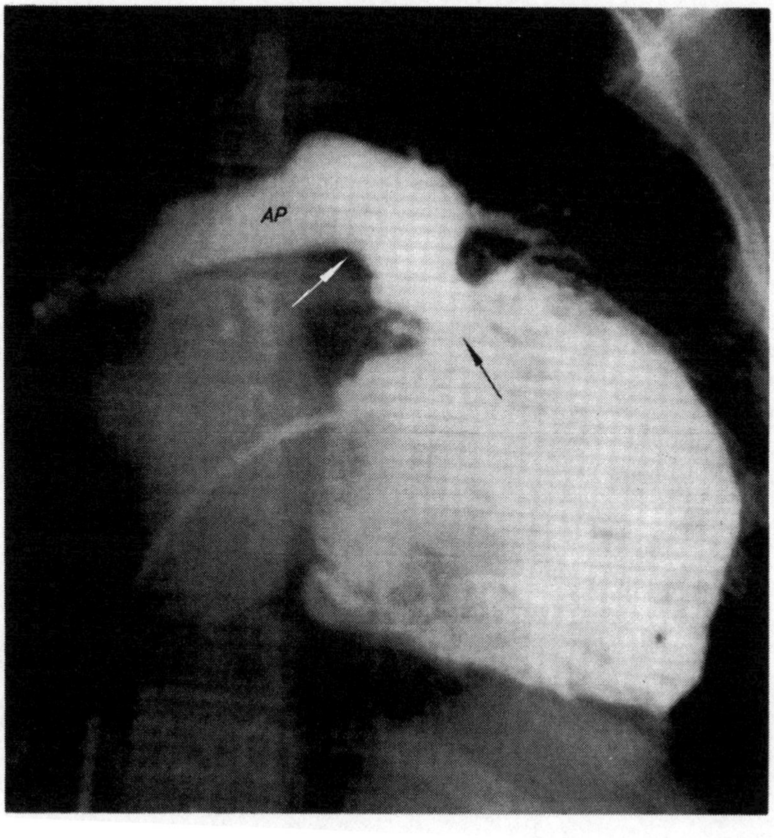

Abb. 182b: Gleicher Patient wie in Abb. 182a. A.p.-Strahlengang. Sehr großer rechter Ventrikel, der auffallend glatt konturiert ist. Enges Ostium infundibulum und kurze Infundibulumkammer.

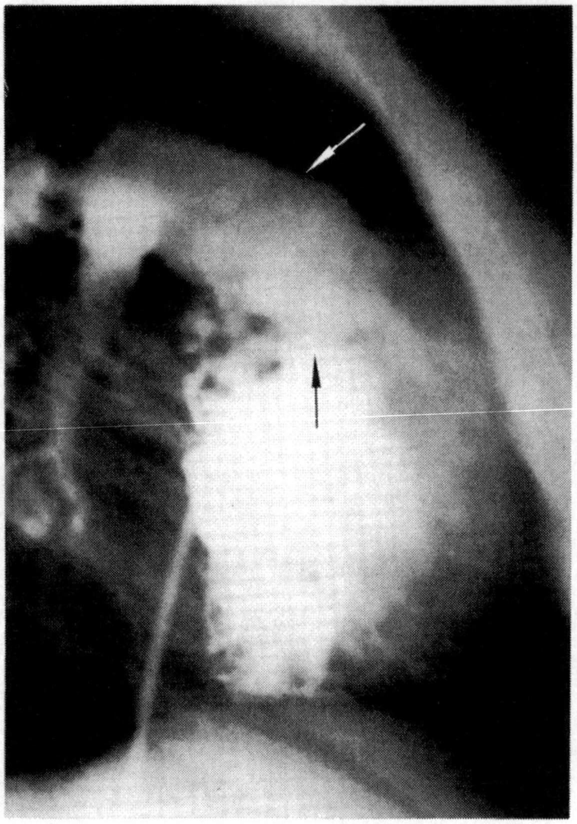

Abb. **182c**: Gleicher Patient wie in Abb. 182a und b. Seitlicher Strahlengang. Ostium infundibulum (unterer Pfeil) und Infundibulumkammer zwischen den Pfeilen.

unten links

Abb. **183a**: *Infundibulumstenose des rechten Ventrikels und Subaortenstenose bei intaktem Ventrikelseptum.* Kontrastmittelinjektion in den rechten Ventrikel. A.p.-Strahlengang. Großer rechter Ventrikel, enges Ostium infundibulum und Infundibulumstenose zwischen den Pfeilen. Keine Füllung der Aorta. Drucke: RV $235/_0$, LV $190/_0$, Ao $105/_{75}$.

unten rechts

Abb. **183b**: Gleicher Patient wie in Abb. 183a. Seitlicher Strahlengang. Großer rechter Ventrikel. Kein Kontrastmittelübertritt in die Aorta. Enges Ostium infundibulum und Infundibulumkammer zwischen den Pfeilen.

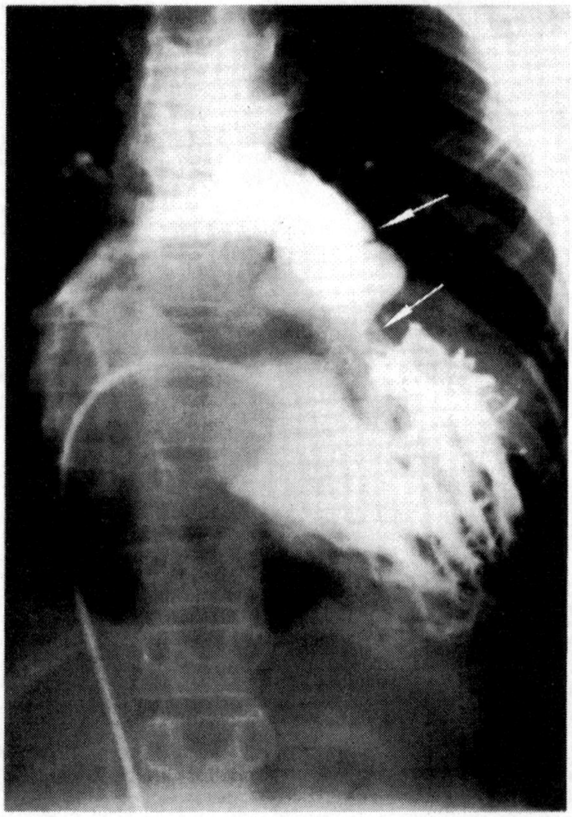

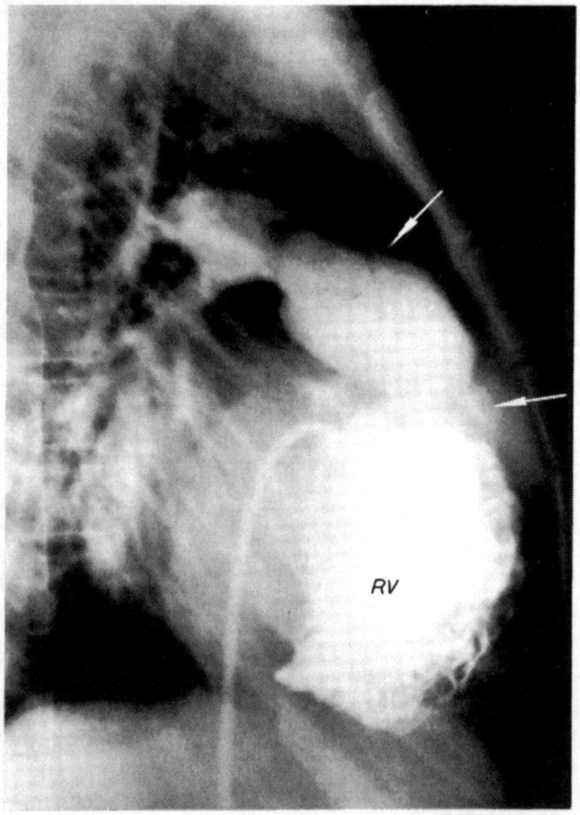

Abb. **184**: *Infundibulumstenose des rechten Ventrikels bei intaktem Ventrikelseptum.* Kontrastmittelinjektion in den rechten Ventrikel. Seitlicher Strahlengang. Man erkennt das Ostium infundibulum und die Infundibulumkammer zwischen den Pfeilen. Intakte Pulmonalklappen. Keine Füllung der Aorta. Druck: RV $80/_0$.

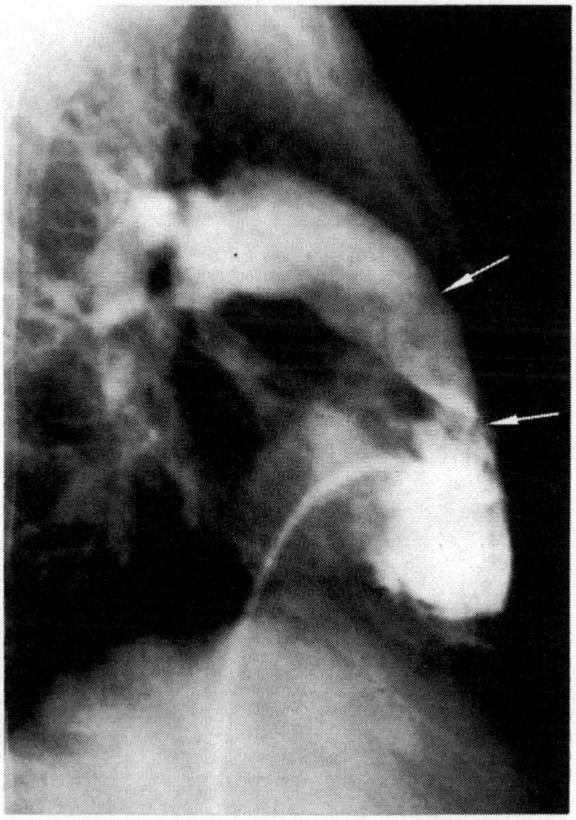

unten links

Abb. **185 a**: *Infundibulumstenose des rechten Ventrikels bei intaktem Ventrikelseptum.* Kontrastmittelinjektion in den rechten Ventrikel. Seitlicher Strahlengang. Enges Ostium infundibulum (Pfeil). Drucke: RV $112/_0$, Inf. $70/_0$, AP $23/_7$.

unten rechts

Abb. **185 b**: Gleicher Patient wie in Abb. 185 a. A.p.-Strahlengang. Enges Ostium infundibulum. Kein Kontrastmittelübertritt in die Aorta.

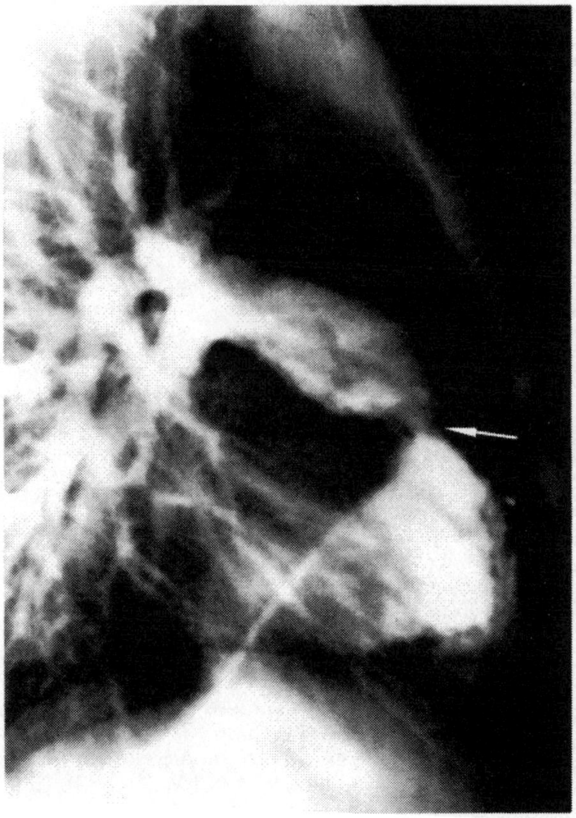

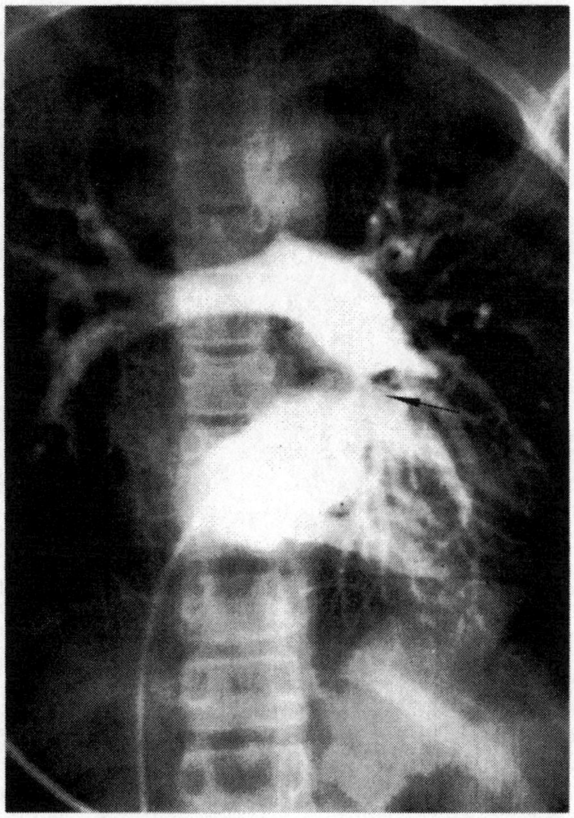

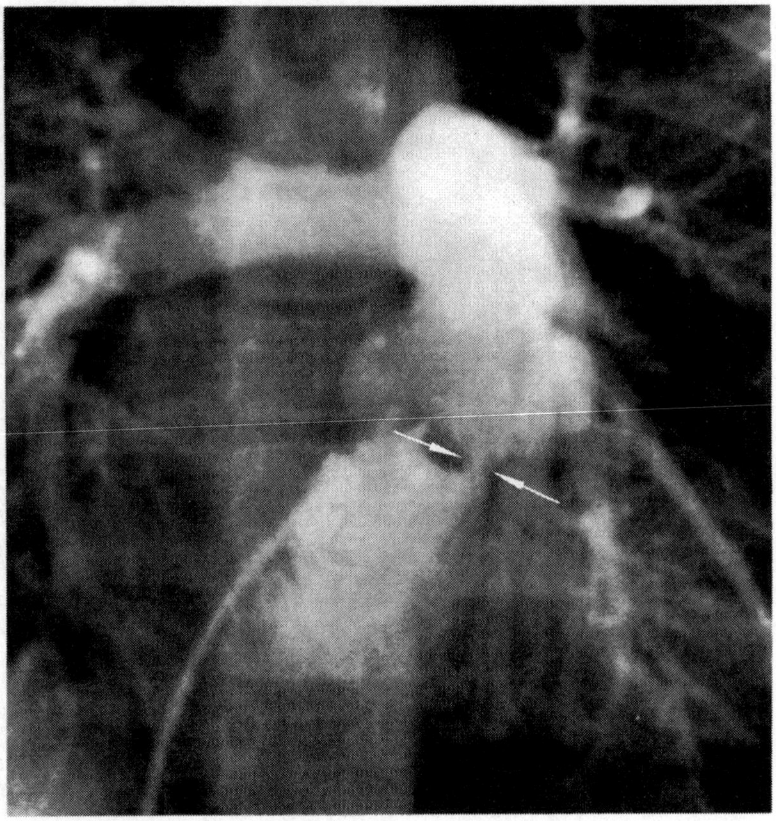

Abb. **186**: *Infundibulumstenose des rechten Ventrikels bei intaktem Ventrikelseptum.* Kontrastmittelinjektion in den rechten Ventrikel. A.p.-Strahlengang. Enges Ostium infundibulum (Pfeile) und große Infundibulumkammer. Keine Füllung der Aorta. Druck: RV $160/_0$.

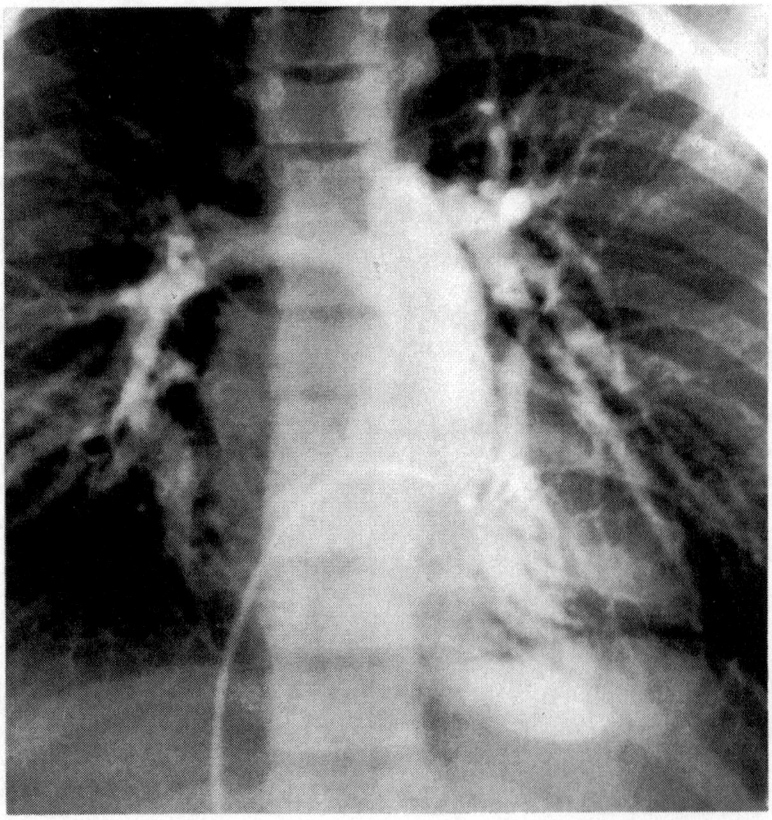

Abb. **187**: *Multiple periphere Pulmonalstenosen ohne valvuläre Pulmonalstenose bei intaktem Ventrikelseptum und intaktem Vorhofseptum.* Kontrastmittelinjektion in den rechten Ventrikel. A.p.-Strahlengang. Man erkennt multiple periphere Pulmonalstenosen in beiden Ästen der Lungenarterie und an der Bifurkation. Kein Kontrastmittelübertritt in die Aorta. Drucke: RV $75/_0$, AP $75/_{10}$, AP peripher $30/_{10}$.

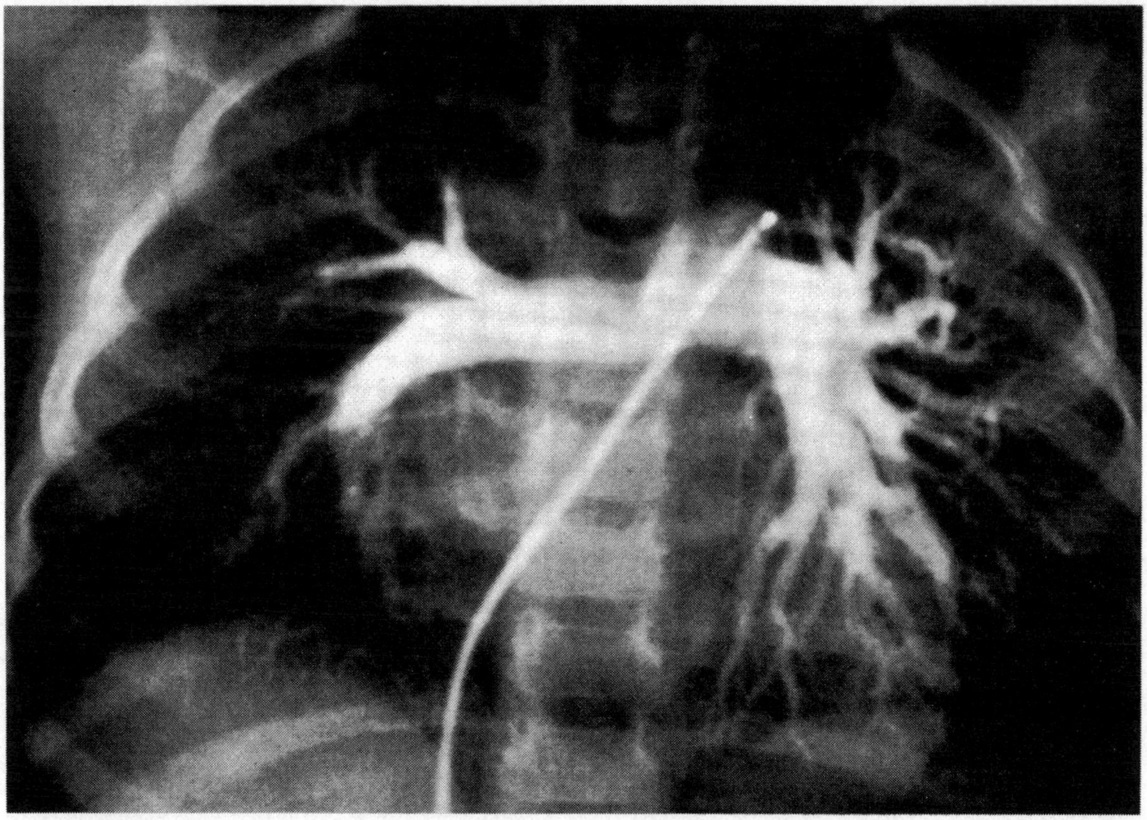

Abb. **188**: *Multiple periphere Pulmonalstenosen und Vorhofseptumdefekt.* Kontrastmittelinjektion in die Bifurkation der Arteria pulmonalis. A.p.-Strahlengang. Multiple Stenosen in der Peripherie beider Lungenarterien. Drucke: RV $60/_0$, AP $44/_8$, AP peripher $25/_{10}$.

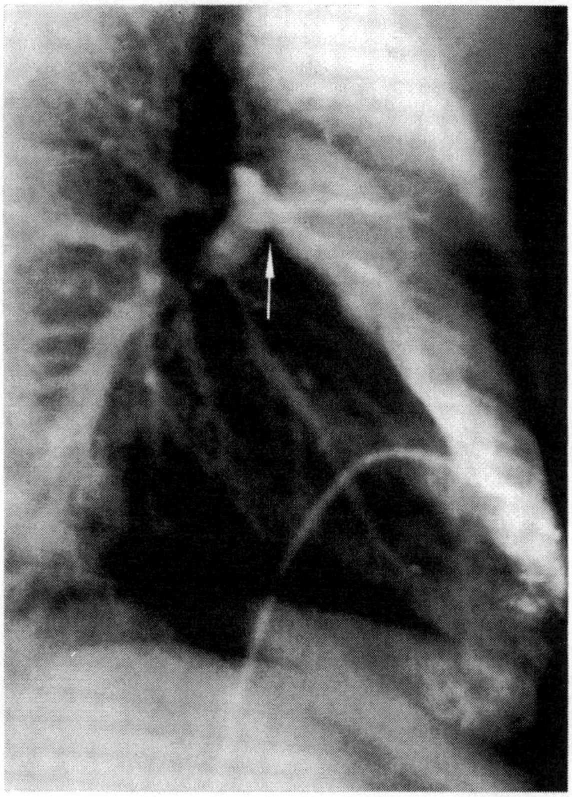

Abb. **189**: *Multiple periphere Pulmonalstenosen bei intakter Pulmonalklappe und intaktem Vorhof- und Ventrikelseptum.* Kontrastmittelinjektion in den rechten Ventrikel. Seitlicher Strahlengang. Kein Anhalt für Infundibulumstenose, kein Anhalt für valvuläre Pulmonalstenose. Multiple Stenosen in den Ästen der Lungenarterie und an der Bifurkation. Drucke: RV $65/_0$, AP $65/_{10}$.

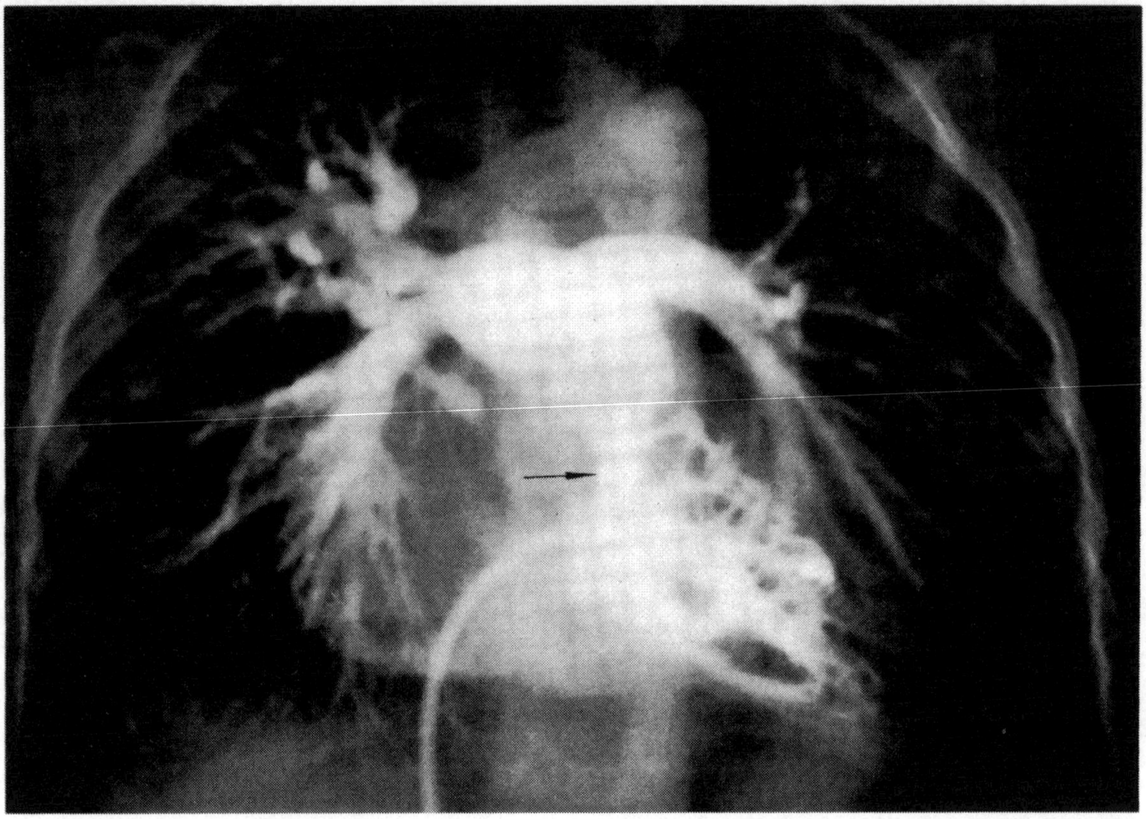

Abb. 190a: *Multiple periphere Pulmonalstenosen, valvuläre Pulmonalstenose, Infundibulumstenose des rechten Ventrikels (sekundär?) und Ventrikelseptumdefekt.* Kontrastmittelinjektion in den rechten Ventrikel. A.p.-Strahlengang. Darstellung des großen und kräftig trabekulierten rechten Ventrikels. Die Einengung des Infundibulums des rechten Ventrikels entspricht eher einer sekundär entstandenen hypertrophischen Infundibulumstenose (Pfeil). Die valvuläre Pulmonalstenose ist im a.p.-Strahlengang nicht zu erkennen. Erhebliche Dilatation des Hauptstammes der Arteria pulmonalis und des Stammes der rechten Lungenarterie. Ab der Hilusgegend multiple periphere Pulmonalstenosen, vor allem in der rechten oberen Lungenarterie. Frühe Füllung der Aorta aus dem rechten Ventrikel. Druck: RV $110/_0$.

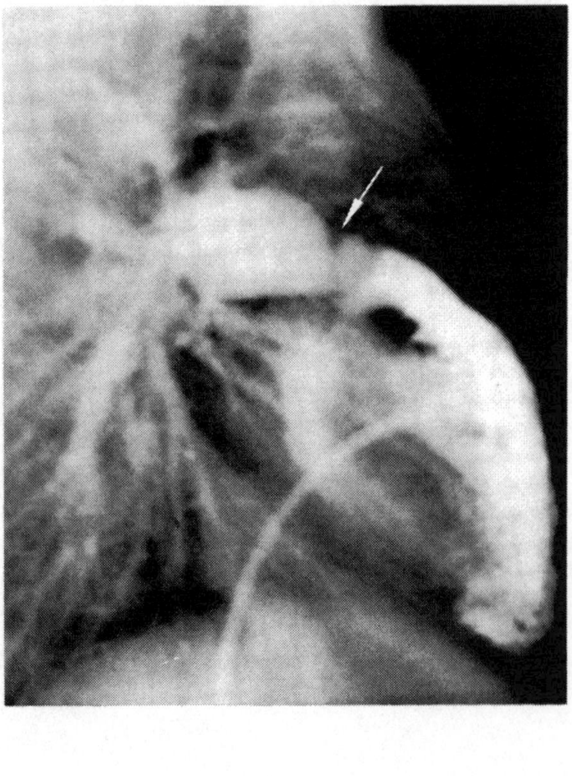

Abb. 190b: Gleicher Patient wie in Abb. 190a. Seitlicher Strahlengang. Darstellung der hypertrophischen Infundibulumstenose und des Ventrikelseptumdefektes mit früher Füllung der Aorta. Valvuläre Pulmonalstenose und supravalvuläre Einengung dicht oberhalb der Klappenbasis. Multiple periphere Pulmonalstenosen.

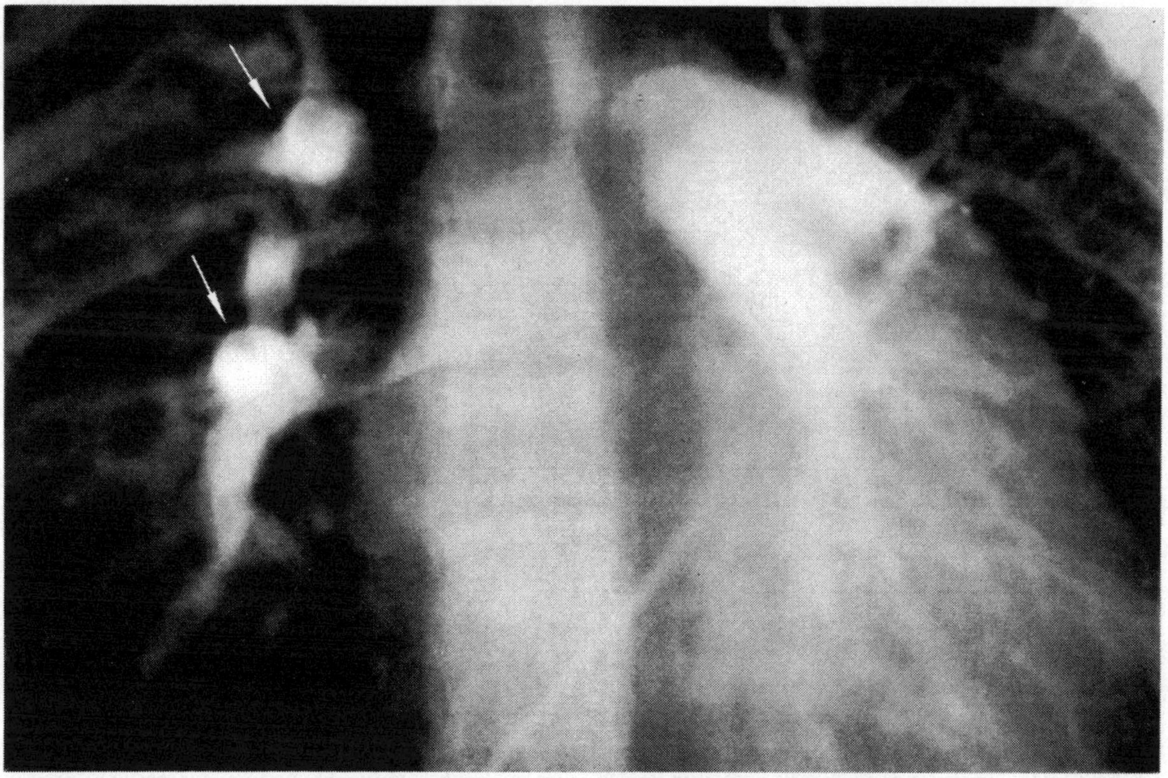

Abb. 191: *Multiple periphere Pulmonalstenosen mit Vorhofseptumdefekt.* Kontrastmittelinjektion in den Hauptstamm der Arteria pulmonalis. A.p.-Strahlengang. Multiple Stenosen in allen Ästen der rechten Lungenarterie.

Abb. 192: *Fallotsche Tetralogie mit linkem Aortenbogen.* Kontrastmittelinjektion in den rechten Ventrikel. A.p.-Strahlengang. Großer rechter Ventrikel, enges Ostium infundibulum (unterer Pfeil), Arteria pulmonalis von guter Größe. Ab der Hilusgegend beiderseits deutlich verminderte Lungendurchblutung zu erkennen. Gleichzeitige Füllung der Aorta aus dem rechten Ventrikel.

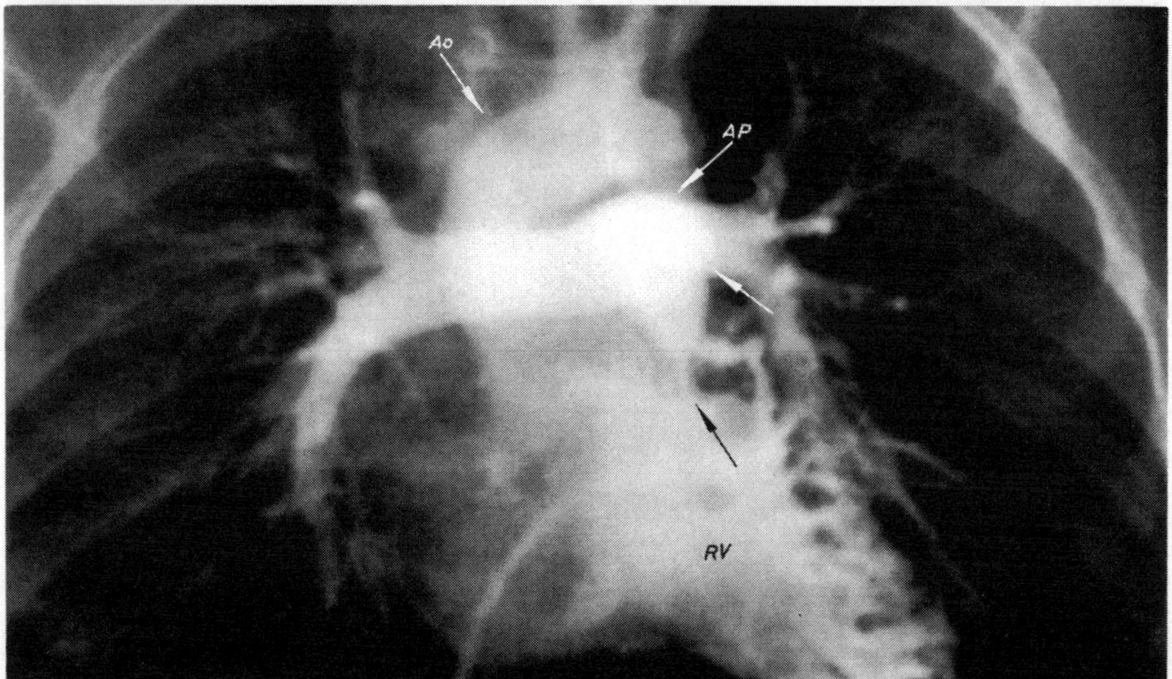

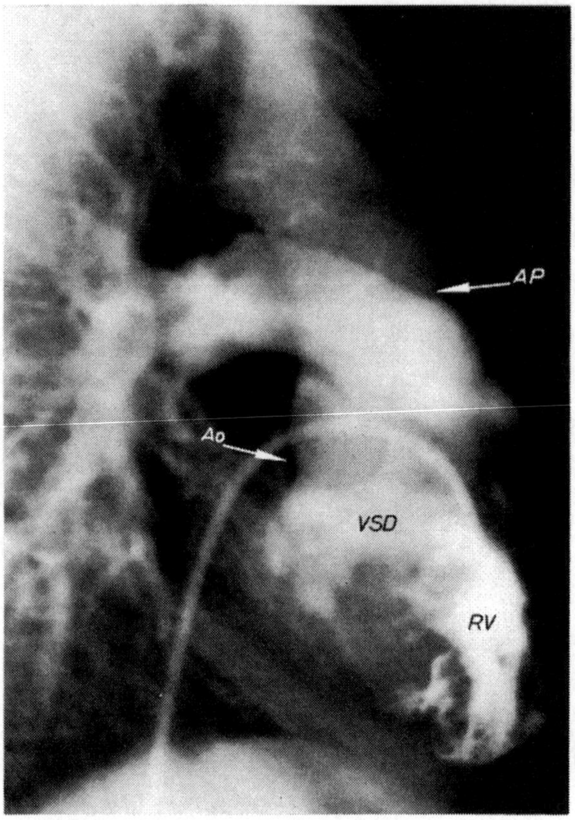

Abb. 193: *Fallotsche Tetralogie.* Kontrastmittelinjektion in den rechten Ventrikel. Seitlicher Strahlengang. Rechter Ventrikel, Darstellung des Ventrikelseptumdefektes und der zu 50% überreitenden dextroponierten Aorta. Darstellung der für eine Fallotsche Tetralogie großen Arteria pulmonalis. Die Infundibulumstenose ist hier nicht deutlich dargestellt.

Abb. 194a: *Fallotsche Tetralogie mit linkem Aortenbogen.* Kontrastmittelinjektion in den rechten Ventrikel. A.p.-Strahlengang. Gleichzeitige Füllung der dextroponierten Aorta und der engen Infundibulumkammer (zwischen den Pfeilen) und des hypoplastischen Hauptstammes der Arteria pulmonalis.

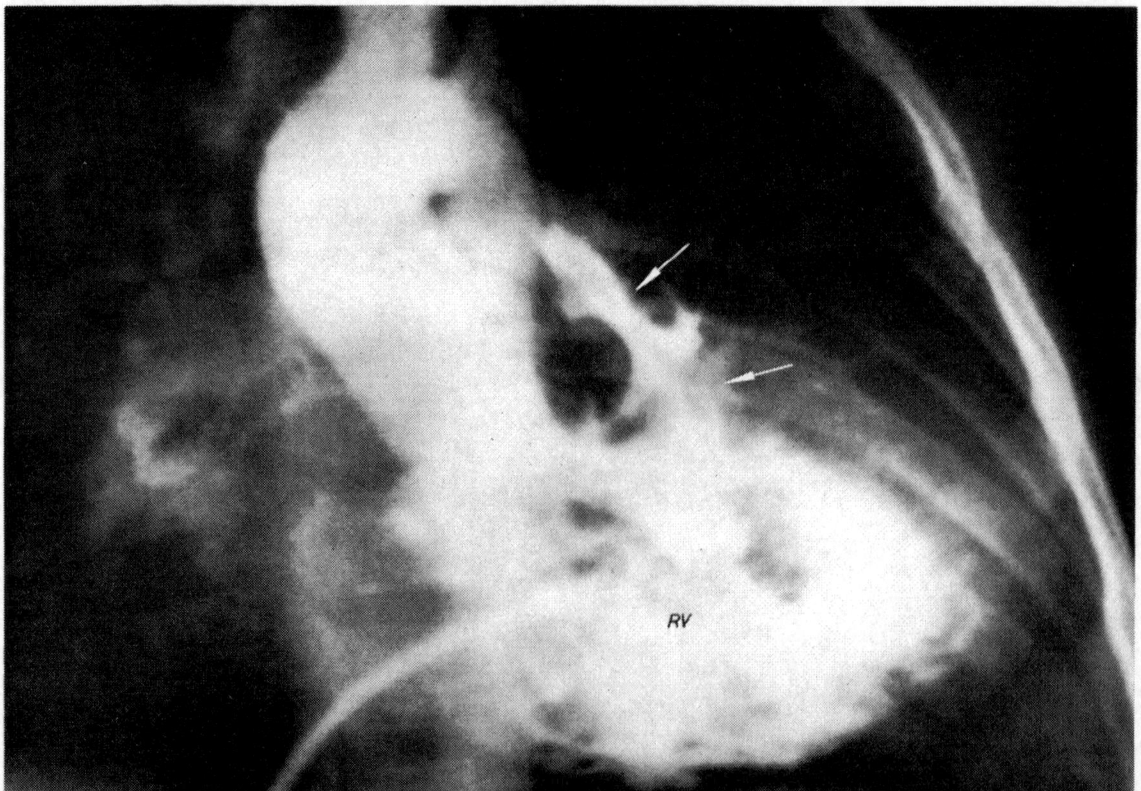

Abb. **194 b**: Gleicher Patient wie in Abb. 194 a. Seitlicher Strahlengang. Rechter Ventrikel, Darstellung des Ventrikelseptums und des Ventrikelseptumdefektes. Kräftige Füllung auch des linken Ventrikels. Die enge Infundibulumkammer (Pfeil) ist deutlich sichtbar. Die dextroponierte Aorta reitet nur zu etwa 30⁰/₀ über dem Ventrikelseptumdefekt.

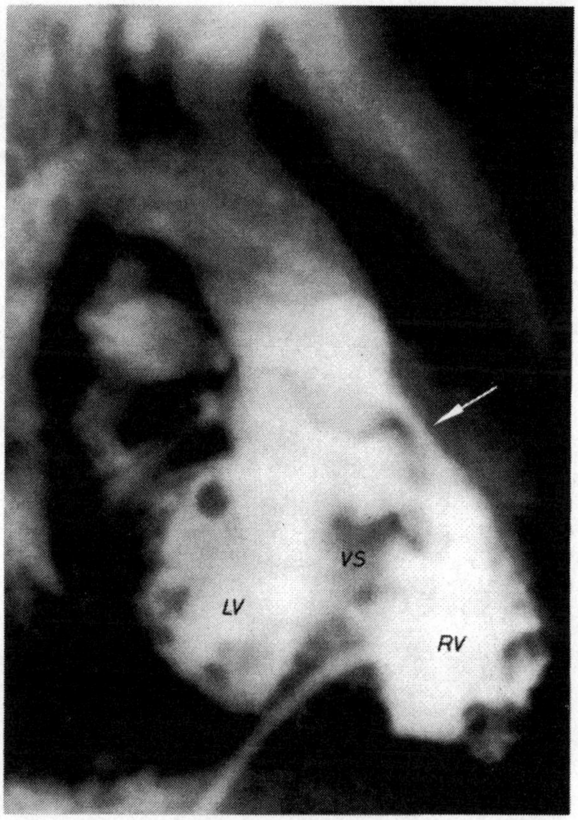

Abb. **195 a**: *Fallotsche Tetralogie mit linkem Aortenbogen.* Kontrastmittelinjektion mit den rechten Ventrikel. A.p.-Strahlengang. Gleichzeitige Füllung der dextroponierten Aorta und der engen Infundibulumkammer des rechten Ventrikels. Hypoplastische Arteria pulmonalis.

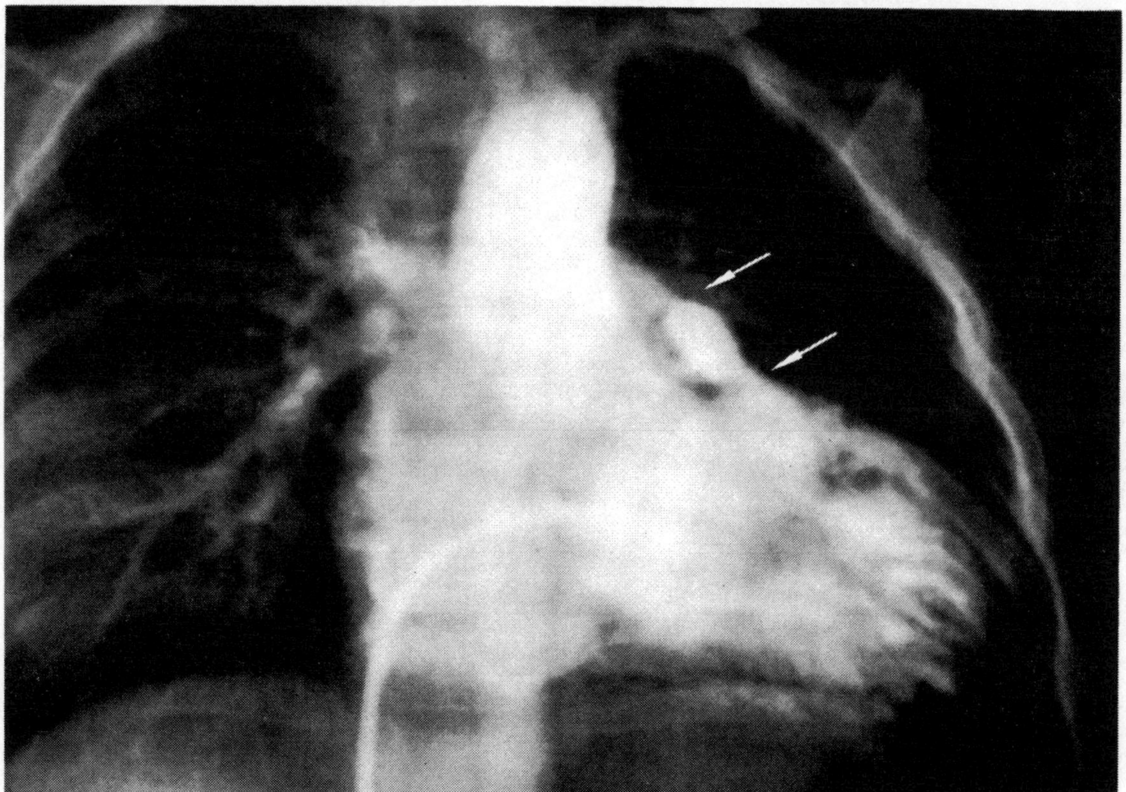

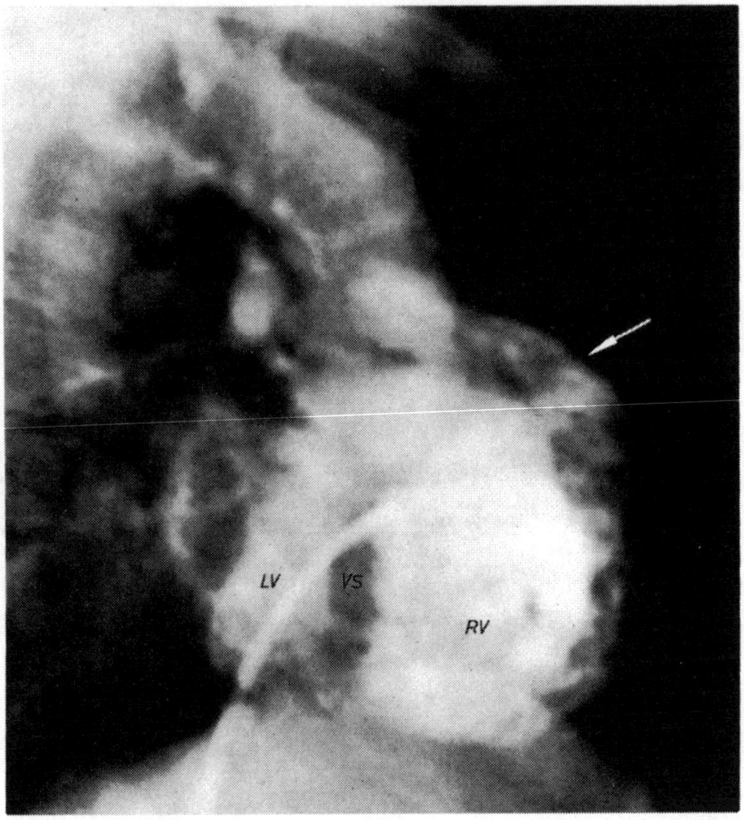

Abb. **195 b**: Gleicher Patient wie in Abb. 195 a. Seitlicher Strahlengang. Darstellung des großen rechten Ventrikels und des Ventrikelseptums. Darüber der Ventrikelseptumdefekt. Kontrastmittelfüllung des kleinen linken Ventrikels. Zu 50% überreitende Aorta. Infundibulumkammer (Pfeil).

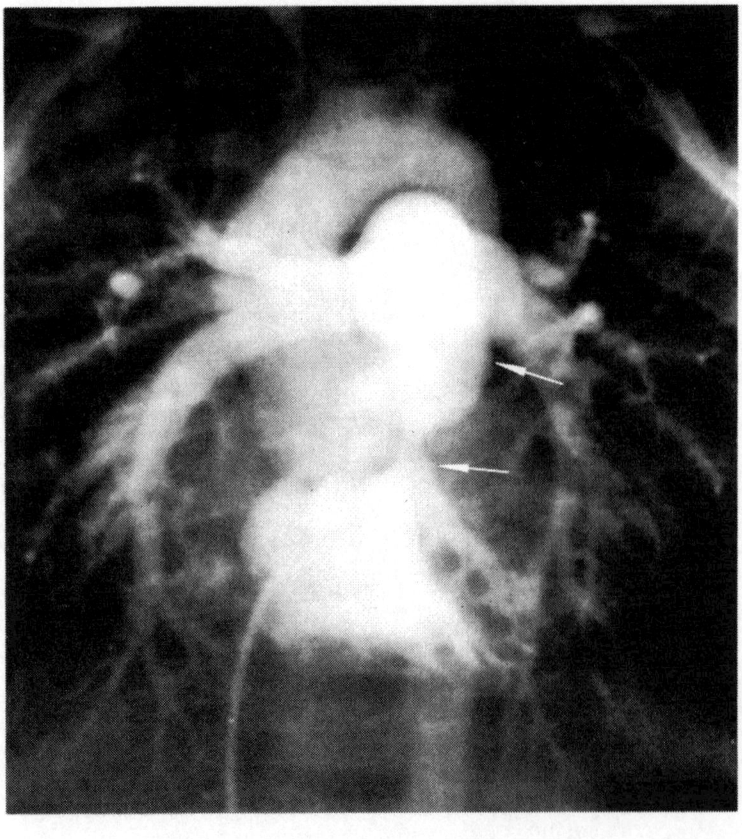

Abb. **196 a**: *Fallotsche Tetralogie mit linkem Aortenbogen.* Kontrastmittelinjektion in den rechten Ventrikel. A.p.-Strahlengang. Gleichzeitige Füllung der Aorta und der Arteria pulmonalis. Enges Ostium infundibulum, relativ weite Infundibulumkammer (zwischen den Pfeilen). Großer Hauptstamm der Arteria pulmonalis.

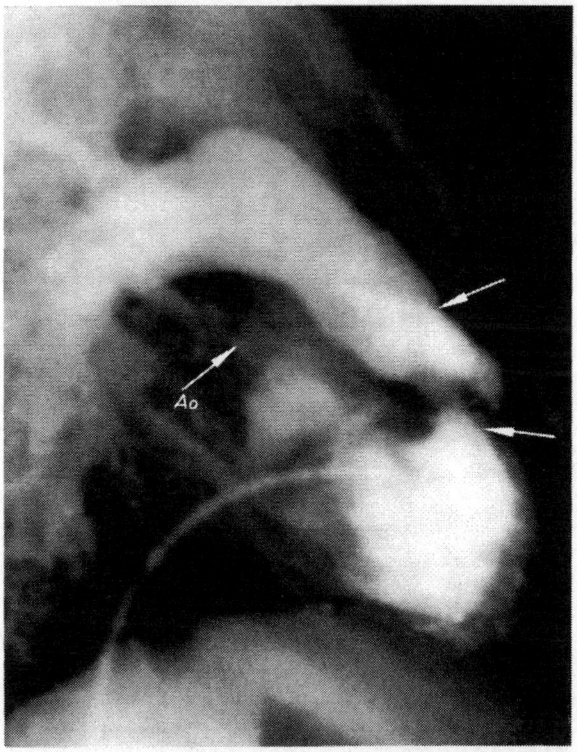

Abb. 196 b: Gleicher Patient wie in Abb. 196 a. Seitlicher Strahlengang. Füllung der Aorta aus dem rechten Ventrikel durch den Ventrikelseptumdefekt. Enges Ostium infundibulum und relativ große Infundibulumkammer. Intakte Pulmonalklappenbasis.

unten links

Abb. 197 a: *Fallotsche Tetralogie mit rechtem Aortenbogen.* Kontrastmittelinjektion in den rechten Ventrikel. A.p.-Strahlengang. Gleichzeitige Füllung der dextroponierten Aorta und der engen Infundibulumkammer. Hypoplastische Pulmonalklappenbasis. Hauptstamm der Arteria pulmonalis von relativ guter Größe.

unten rechts

Abb. 197 b: Gleicher Patient wie in Abb. 197 a. Seitlicher Strahlengang. Darstellung des großen rechten Ventrikels, des Ventrikelseptums und darüber des Ventrikelseptumdefektes. Füllung des linken Ventrikels. Zu 50% überreitende Aorta. Die Aorta füllt sich gleichzeitig mit der engen Infundibulumkammer (Pfeil). Bifurkation der Arteria pulmonalis unter dem Aortenbogen sichtbar.

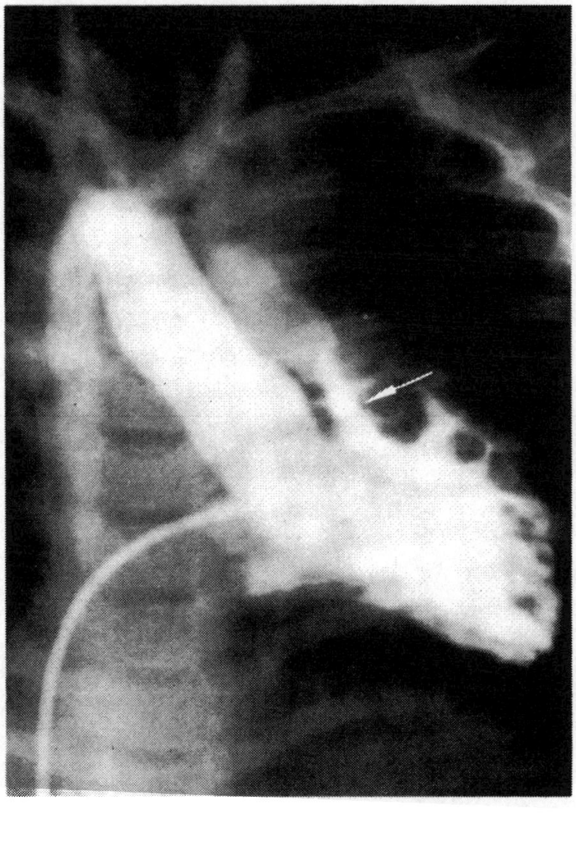

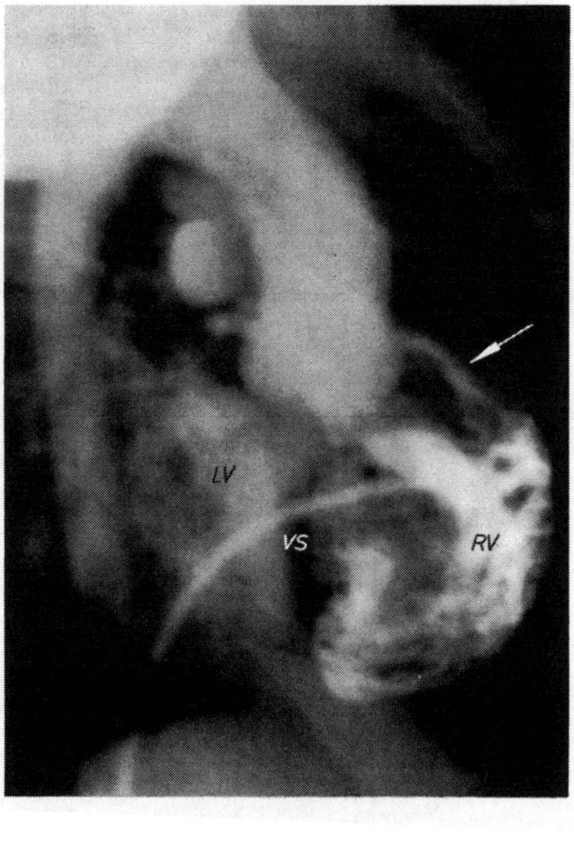

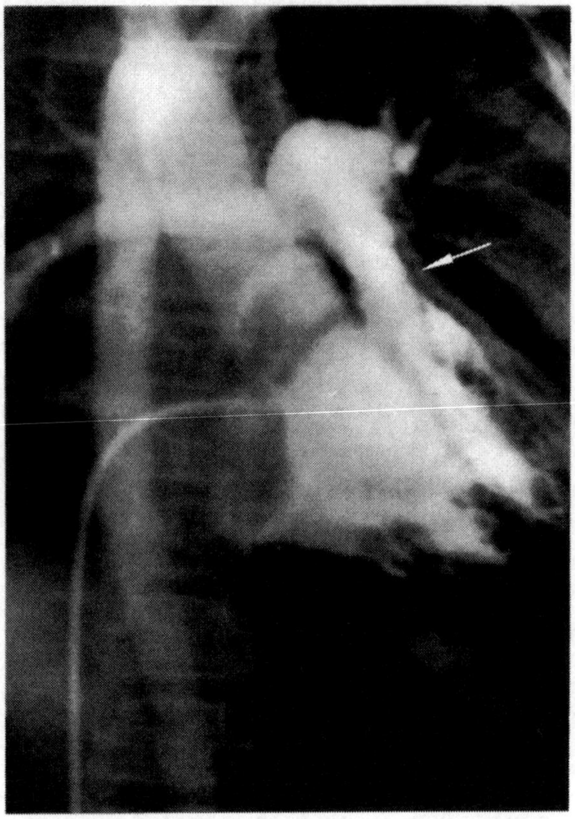

Abb. 198 a: *Fallotsche Tetralogie mit rechtem Aortenbogen.* Kontrastmittelinjektion in den rechten Ventrikel. A.p.-Strahlengang. Gleichzeitige Füllung der dextroponierten Aorta, der Infundibulumkammer und der Arteria pulmonalis aus dem rechten Ventrikel. Normale Größe der Bifurkation der Arteria pulmonalis. Der Pfeil deutet auf die Infundibulumstenose.

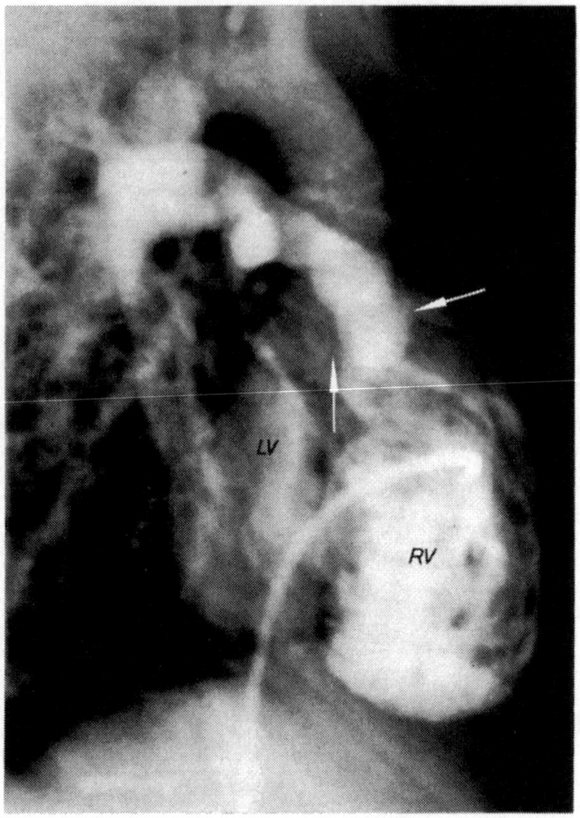

Abb. 198 b: Gleicher Patient wie in Abb. 198 a. Großer rechter Ventrikel, Ventrikelseptum und zu 50% überreitende Aorta. Füllung des linken Ventrikels. Relativ weite Infundibulumkammer und Arteria pulmonalis von guter Größe.

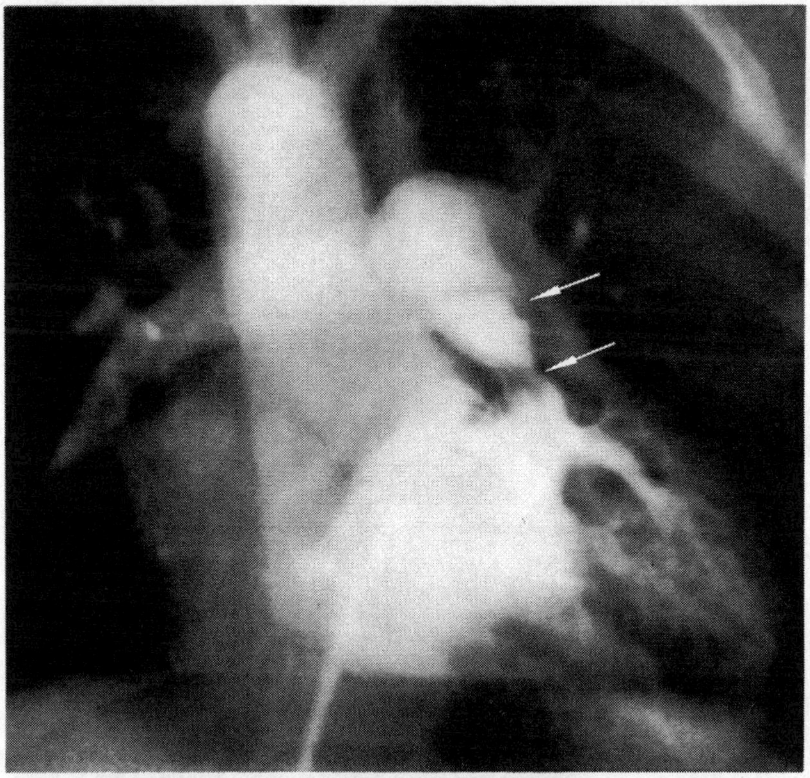

Abb. 199: *Fallotsche Tetralogie mit rechtem Aortenbogen, Infundibulumstenose und valvulärer Pulmonalstenose.* Kontrastmittelinjektion in den rechten Ventrikel. A.p.-Strahlengang. Enges Ostium infundibulum und Infundibulumkammer zwischen den Pfeilen. Valvuläre Pulmonalstenose am oberen Pfeil sichtbar. Großer Hauptstamm der Arteria pulmonalis.

Abb. 201: *Fallotsche Tetralogie mit mäßiger Infundibulumstenose und hochgradiger valvulärer Pulmonalstenose.* Kontrastmittelinjektion in den rechten Ventrikel. Seitlicher Strahlengang. Aus dem rechten Ventrikel füllt sich gleichzeitig die Aorta durch den Ventrikelseptumdefekt (unterer Pfeil). Kurze, aber weite Infundibulumkammer und hochgradige valvuläre Pulmonalstenose mit weitem Pulmonalklappenring (oberer Pfeil).

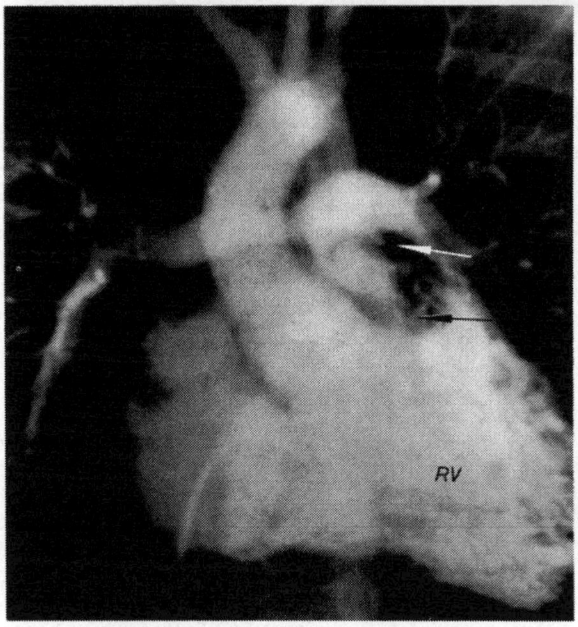

Abb. 200: *Fallotsche Tetralogie mit linkem Aortenbogen, Infundibulumstenose und valvuläre Pulmonalstenose.* Kontrastmittelinjektion in den rechten Ventrikel. A.p.-Strahlengang. Sehr großer rechter Ventrikel und gleichzeitige Füllung der dextroponierten Aorta, der Infundibulumkammer und der Arteria pulmonalis aus dem rechten Ventrikel. Infundibulumkammer zwischen den Pfeilen. Valvuläre Pulmonalstenose am oberen Pfeil. Gute Größe der Bifurkation der Arteria pulmonalis. Verminderte Lungendurchblutung ab der Hilusgegend beiderseits sichtbar.

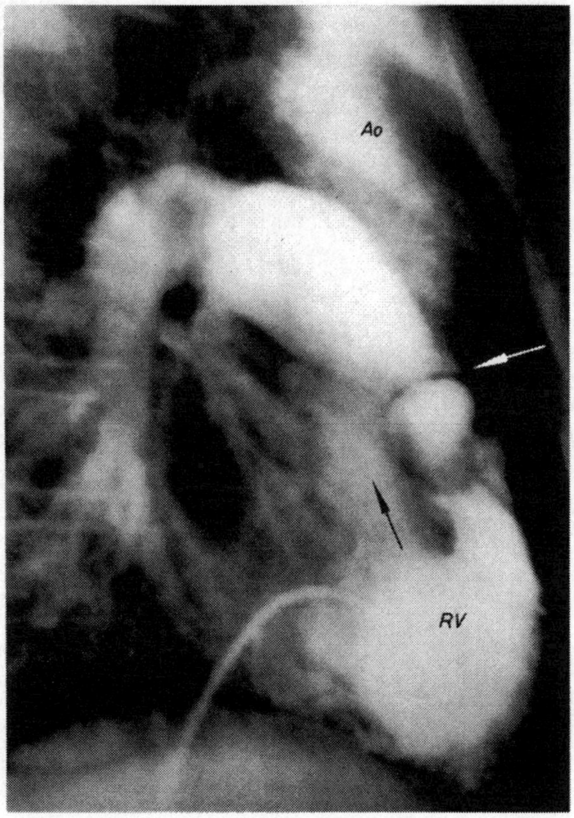

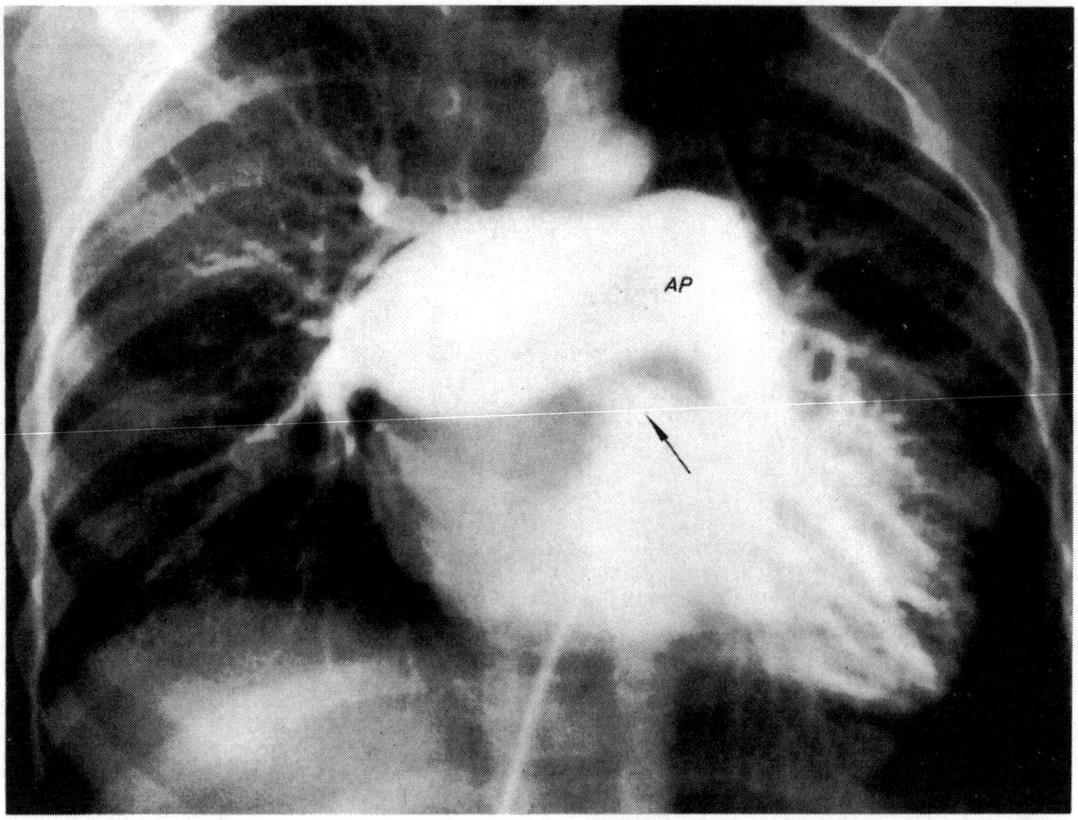
AP

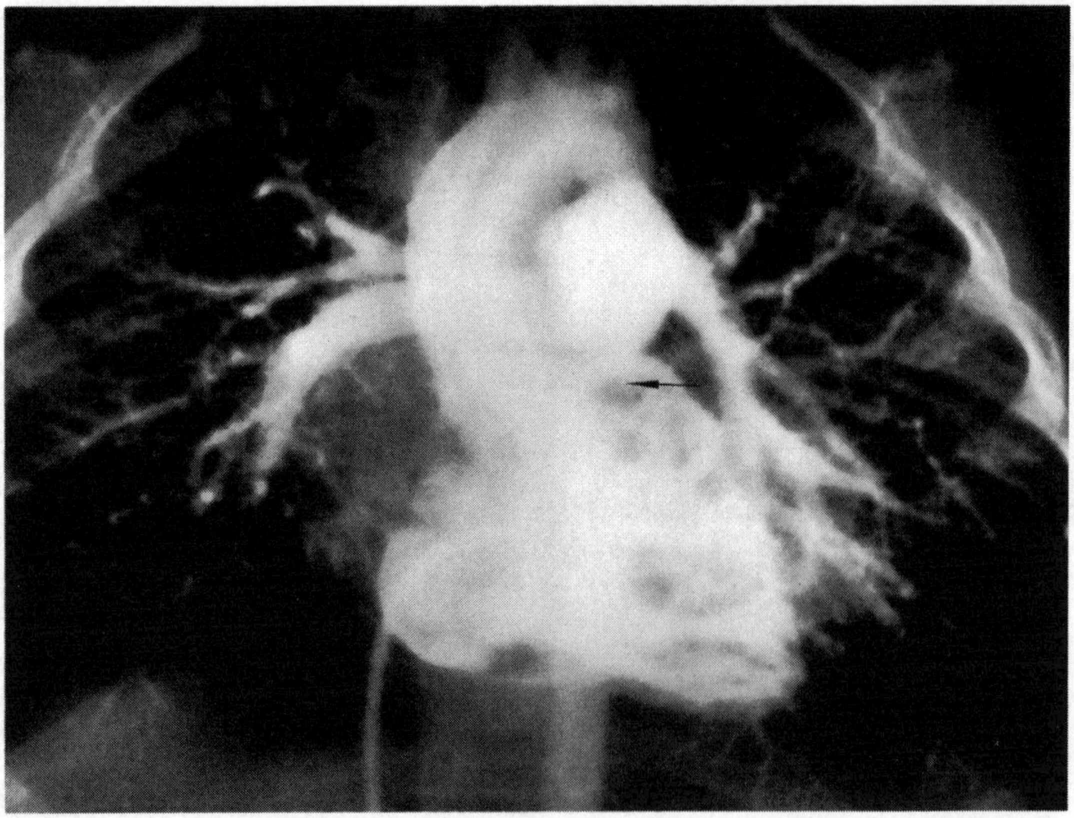

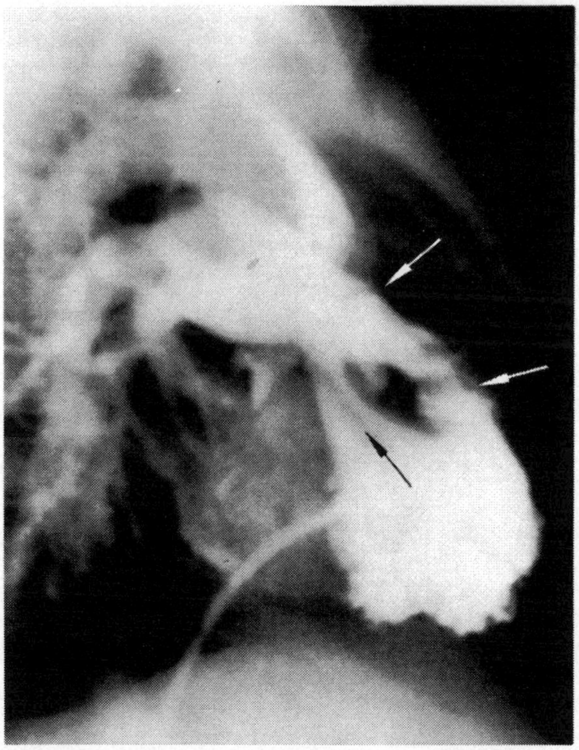

Abb. **203 b**: Gleicher Patient wie in Abb. 203 a. Seitlicher Strahlengang. Füllung der Aorta durch den Ventrikelseptumdefekt. Infundibulumstenose zwischen den Pfeilen, am oberen Pfeil valvuläre Pulmonalstenose mit normal großem Pulmonalklappenring. Dilatierter Hauptstamm der Arteria pulmonalis.

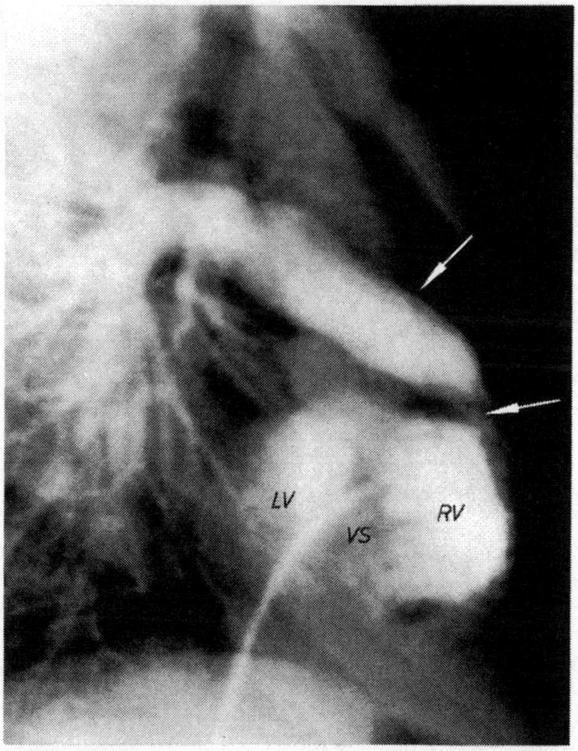

Abb. **204**: *Fallotsche Tetralogie mit Infundibulumstenose ohne valvuläre Pulmonalstenose.* Kontrastmittelinjektion in den rechten Ventrikel. Seitlicher Strahlengang. Darstellung des rechten Ventrikels, des Ventrikelseptums und des linken Ventrikels. Ventrikelseptumdefekt und zu 40% überreitende dextroponierte Aorta. Infundibulumstenose zwischen den Pfeilen, intakte Pulmonalklappenbasis. Die Füllung der Arteria pulmonalis ist kräftiger als die der Aorta.

Seite 228 oben

Abb. **202**: *Fallotsche Tetralogie mit linkem Aortenbogen, Infundibulumstenose und valvuläre Pulmonalstenose.* Kontrastmittelinjektion in den rechten Ventrikel. A.p.-Strahlengang. Gleichzeitige Füllung der für eine Fallotsche Tetralogie kleinen Aorta und der sehr großen, dilatierten Arteria pulmonalis. Der Hauptstamm der Arteria pulmonalis und der Stamm der rechten Arteria pulmonalis sind erheblich dilatiert. Ab der Hilusgegend beiderseits erhebliche Verjüngung des Kalibers der Äste der Arteria pulmonalis. Acyanotischer Patient.

Seite 228 unten

Abb. **203 a**: *Fallotsche Tetralogie mit linkem Aortenbogen.* Kontrastmittelinjektion in den rechten Ventrikel. A.p.-Strahlengang. Gleichzeitige Füllung der Arteria pulmonalis und der Aorta aus dem rechten Ventrikel. Enges Ostium infundibulum, große Arteria pulmonalis. Ab der Hilusgegend deutlich verminderte Lungengefäßzeichnung.

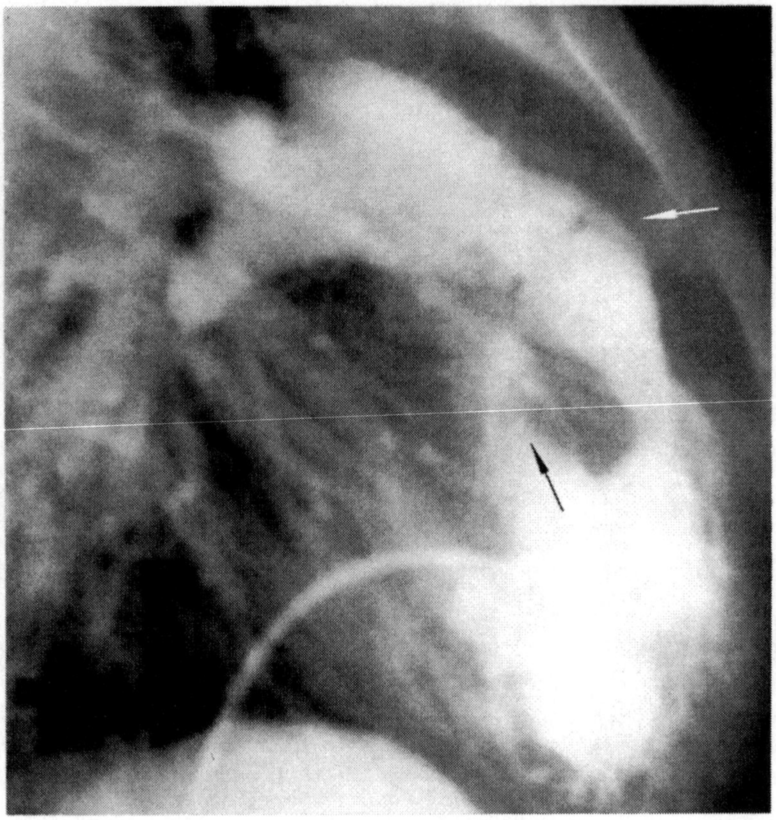

Abb. 205: *Valvuläre Pulmonalstenose und Ventrikelseptumdefekt.* Kontrastmittelinjektion in den rechten Ventrikel. Seitlicher Strahlengang. Ventrikelseptumdefekt unterer Pfeil. Systolische Einengung des Ausflußtraktes des rechten Ventrikels ohne organische Infundibulumstenose. Oberer Pfeil deutet auf hochgradige valvuläre Pulmonalstenose mit normal großem Pulmonalklappenring. Großer Hauptstamm der Arteria pulmonalis, der poststenotisch dilatiert ist.

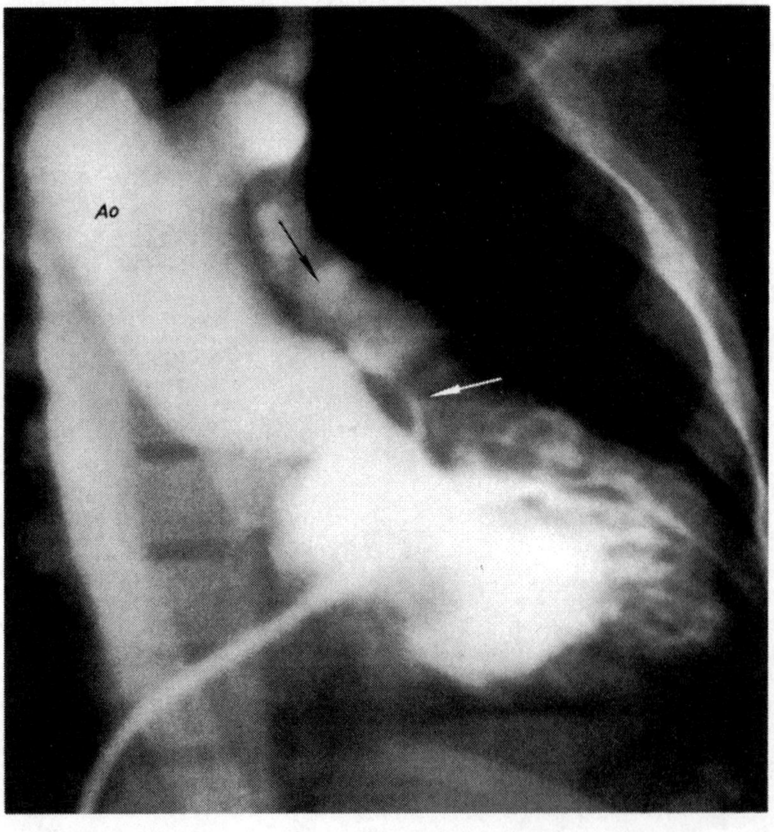

Abb. 206 a: *Fallotsche Tetralogie mit Pulmonalatresie, rechtem Aortenbogen, linkem Truncus brachiocephalicus und linkem offenem Ductus arteriosus.* Kontrastmittelinjektion in den rechten Ventrikel. A.p.-Strahlengang. Aus dem rechten Ventrikel füllt sich eine äußerst enge Infundibulumkammer (unterer Pfeil) und die dextroponierte Aorta. Linker offener Ductus, der auch den Hauptstamm der Arteria pulmonalis retrograd durchblutet.

Abb. **206 b**: Gleicher Patient wie in Abb. 206 a. Seitlicher Strahlengang. Aus dem rechten Ventrikel füllt sich durch den Ventrikelseptumdefekt der linke Ventrikel. Die Aorta reitet über dem Ventrikelseptum. Mit Sicherheit ist die Infundibulumstenose nicht zu erkennen, eine sichere Differenzierung vom echten Truncus arteriosus communis ist nicht möglich.

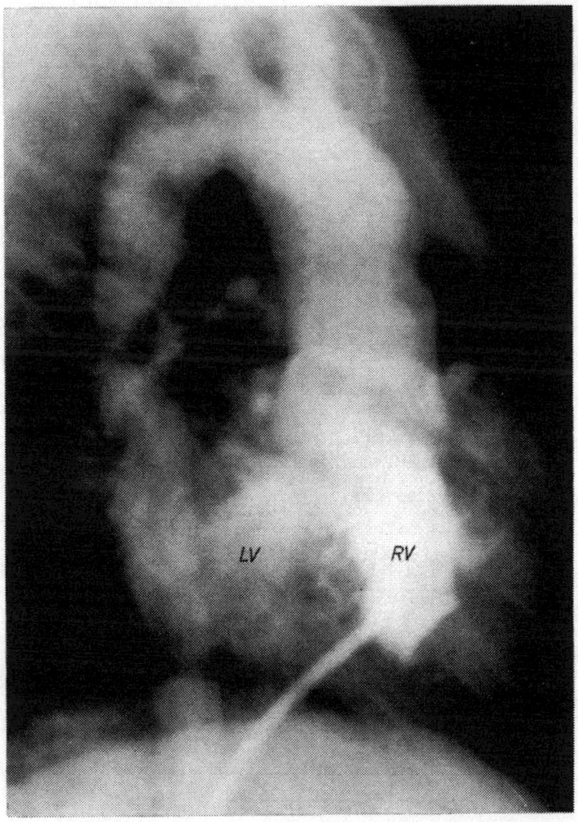

Abb. **207**: Gleicher Patient wie in Abb. 206 a und b. Retrogrades Aortogramm. A.p.-Strahlengang. Nach der Kontrastmittelinjektion in den linksseitigen Truncus brachiocephalicus füllen sich die ascendierende Aorta, der rechte Aortenbogen und die rechts deszendierende Aorta. Darstellung des linksseitigen offenen Ductus arteriosus und der Bifurkation der Arteria pulmonalis mit retrograder Füllung des Hauptstammes der Arteria pulmonalis bis zur atretischen Pulmonalklappenbasis.

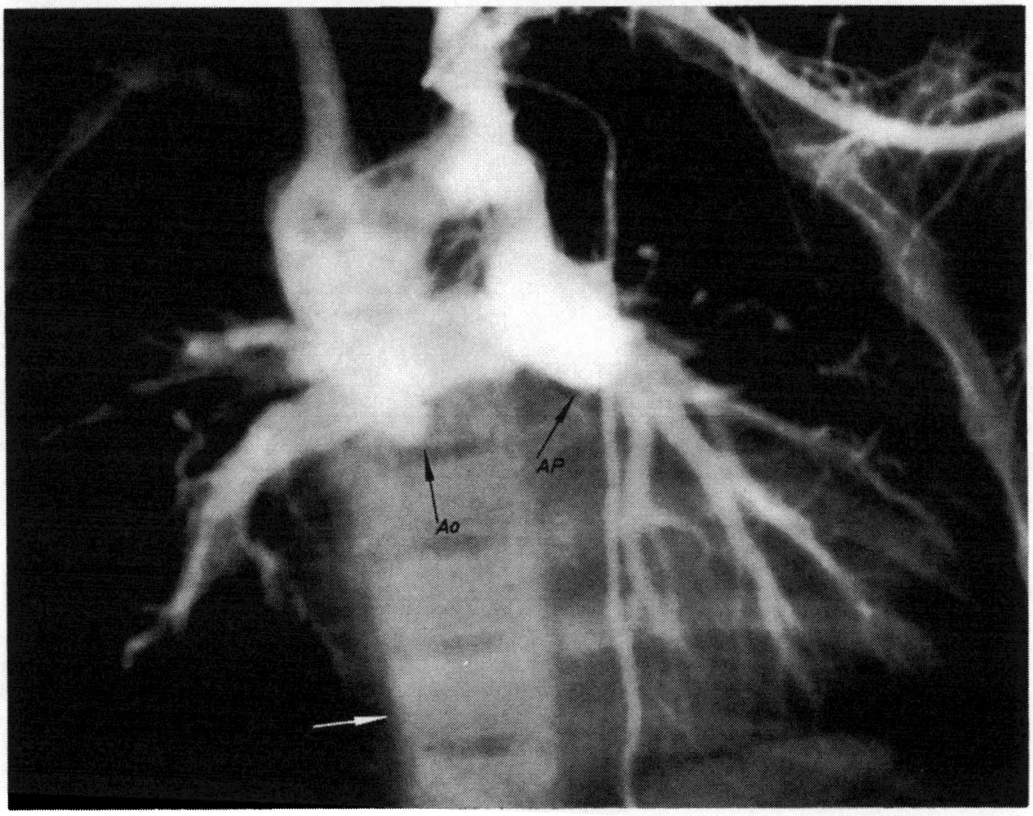

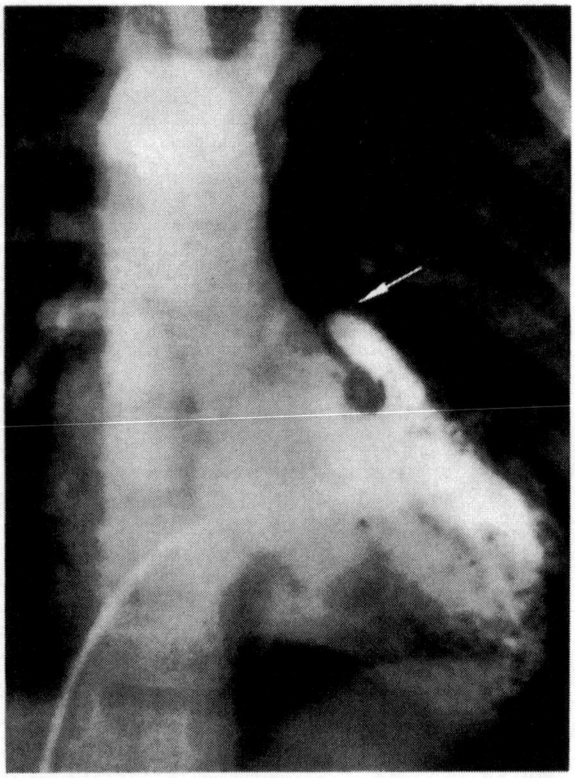

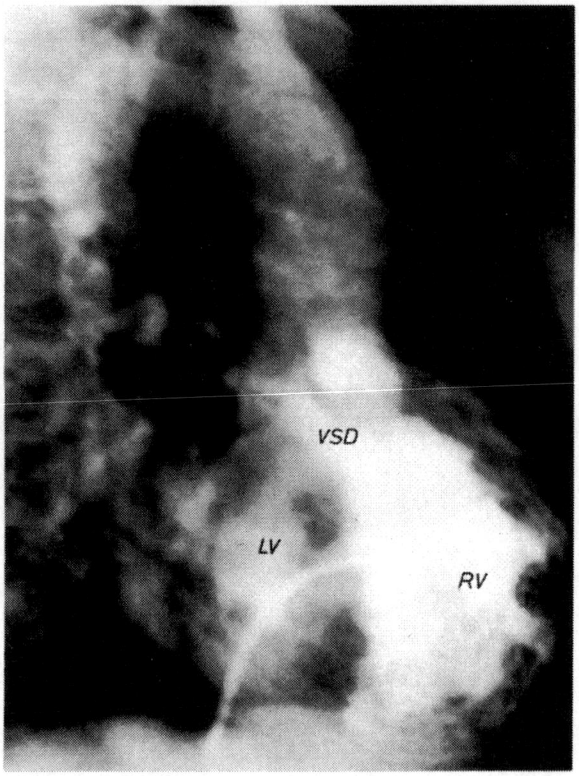

oben links

Abb. **208 a**: *Fallotsche Tetralogie mit Pulmonalatresie und rechtem Aortenbogen, Ductus geschlossen, Lungendurchblutung ausschließlich über Bronchialarterien.* Kontrastmittelinjektion in den rechten Ventrikel. A.p.-Strahlengang. Aus dem rechten Ventrikel füllt sich die dextroponierte große Aorta und die Infundibulumkammer bis zur atretischen Pulmonalklappenbasis (Pfeil). Der Ursprung der Lungendurchblutung ist hier nicht zu erkennen. Man erkennt jedoch im a.p.-Strahlengang ein Hiluskomma als Zeichen einer vorhandenen rechten Lungenarterie.

oben rechts

Abb. **208 b**: Gleicher Patient wie in Abb. 208 a. Seitlicher Strahlengang. Großer rechter Ventrikel, Darstellung des Ventrikelseptumdefektes und des linken Ventrikels. Überreitende dextroponierte Aorta. Die Infundibulumkammer liegt hier im Schatten der Aortenbasis. Man sieht die Lungendurchblutung über die aus der deszendierenden Aorta abgehenden Bronchialarterien.

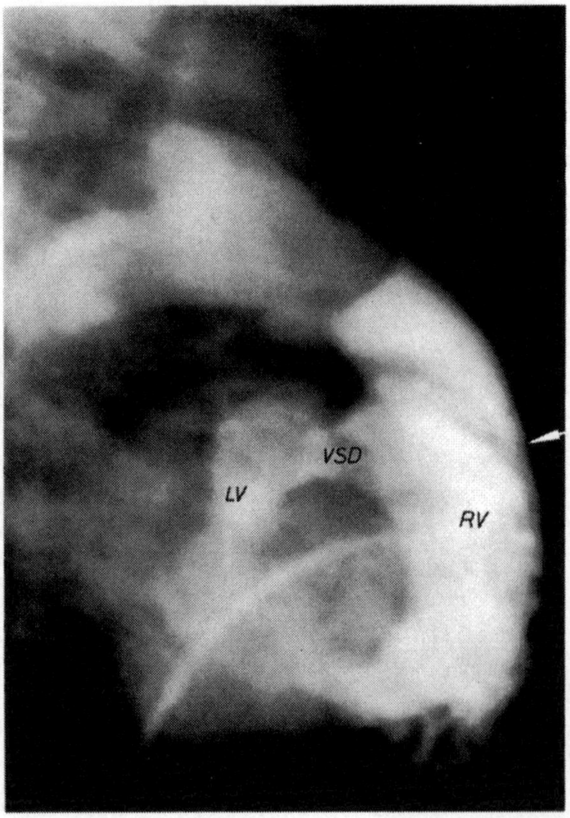

Abb. **209**: *Fallotsche Tetralogie, mäßige Infundibulumstenose, acyanotisch.* Kontrastmittelinjektion in den rechten Ventrikel. Seitlicher Strahlengang. Aus dem rechten Ventrikel füllen sich gleichzeitig die Arteria pulmonalis und der linke Ventrikel über den Ventrikelseptumdefekt. Die Füllung der Arteria pulmonalis bleibt kräftiger. Aorta nur zart dargestellt. Weit gestellte Infundibulumkammer und normale Pulmonalklappenbasis. Überwiegender Links-Rechts-Shunt.

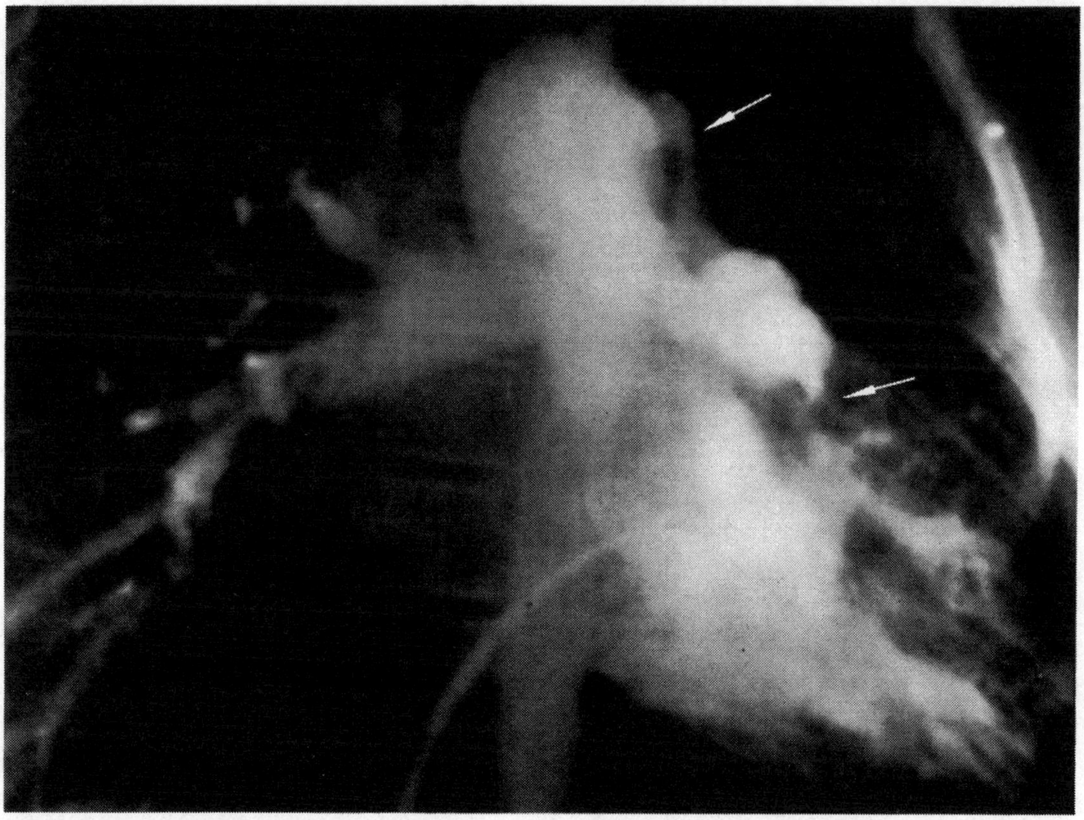

Abb. 210: *Blalock-Taussig-Anastomose links bei Fallotscher Tetralogie mit linkem Aortenbogen.* Kontrastmittelinjektion in den rechten Ventrikel. A.p.-Strahlengang. Aus dem rechten Ventrikel füllt sich gleichzeitig die Infundibulumkammer durch das enge Ostium infundibulum (unterer Pfeil) und die dextroponierte Aorta. Arteria pulmonalis bereits im Hauptstamm von relativ guter Größe. Nach der Füllung des Aortenbogens kommt es auch zur Darstellung der linksseitigen Blalock-Taussig-Anastomose (oberer Pfeil).

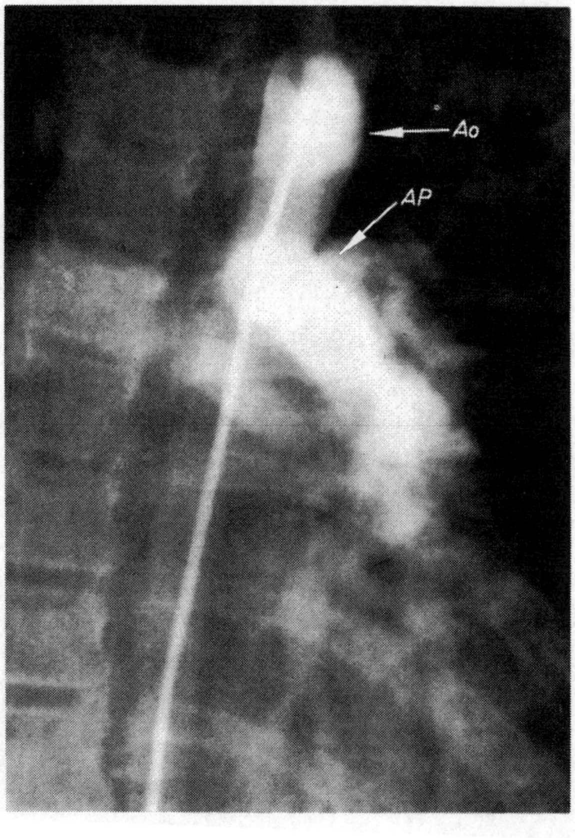

Abb. 211: *Pottssche Anastomose bei Fallotscher Tetralogie mit linkem Aortenbogen.* Retrogrades Aortogramm. A.p.-Strahlengang. Nach der Kontrastmittelinjektion in den oberen Teil der deszendierenden Aorta füllen sich die etwas über 1 cm große Pottssche Anastomose und von hier die linke und rechte Arteria pulmonalis.

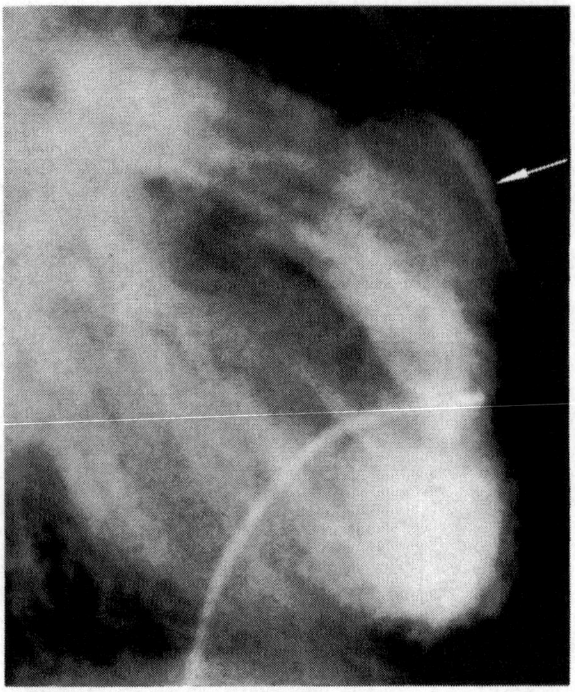

Abb. 212: *Totale Korrektur einer Fallotschen Tetralogie mit Infundibulumstenose.* Kontrastmittelinjektion in den rechten Ventrikel. Seitlicher Strahlengang. Im rechten Ventrikel füllen sich die große Ausflußbahnplastik (Pfeil) und die mit in die Plastik einbezogene Pulmonalklappenbasis. Keine Füllung der Aorta.

Abb. 213: *Agenesie der linken Arteria pulmonalis bei Fallotscher Tetralogie mit linkem Aortenbogen.* A.p.-Strahlengang. Nach der Kontrastmittelinjektion in den rechten Ventrikel gleichzeitige Füllung der Arteria pulmonalis und der Aorta. Infundibulumkammer und große Lungenarterie rechts. Darstellung des blinden Zipfels der linken Arteria pulmonalis (Pfeil).

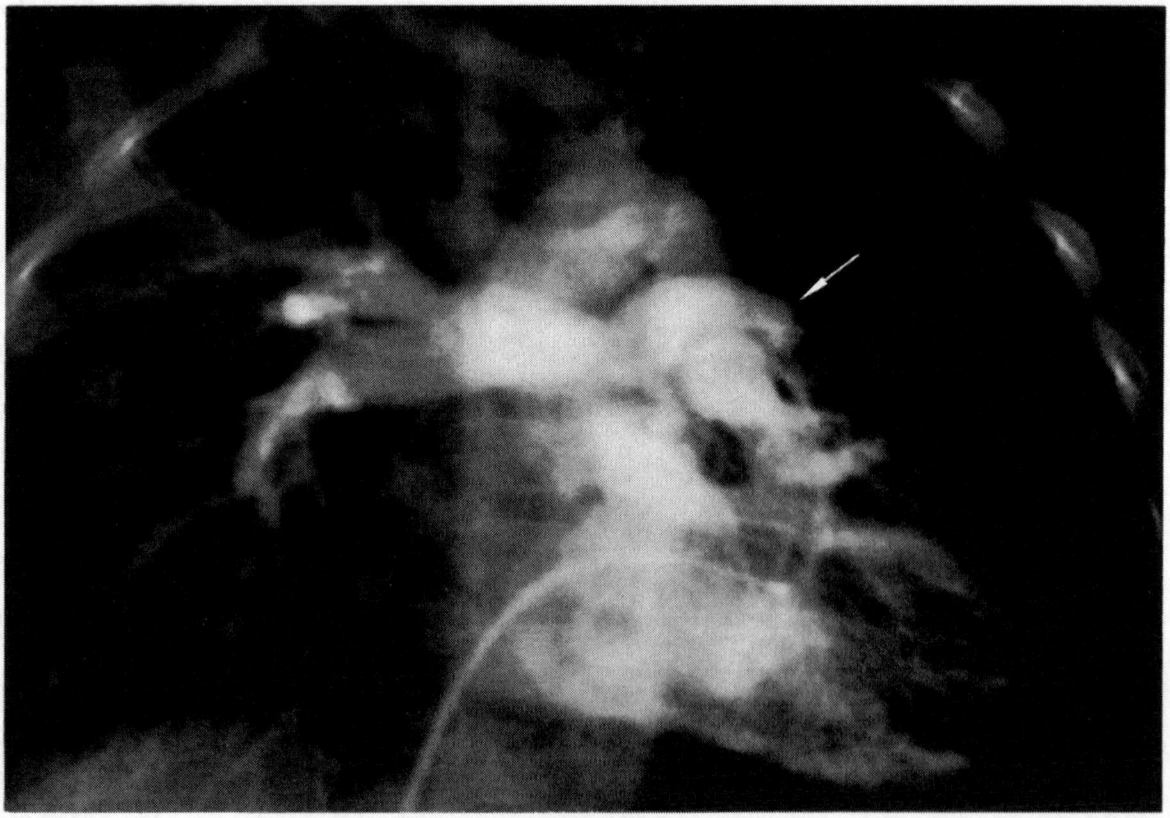

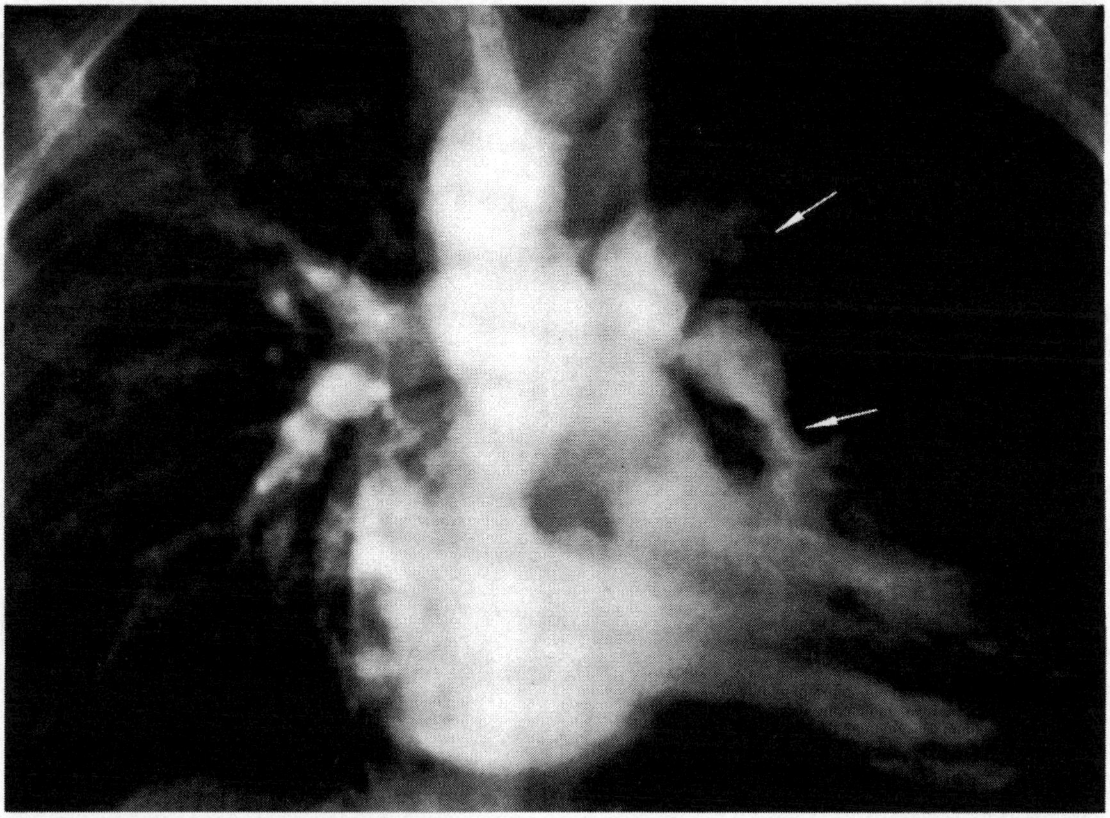

Abb. 214: *Agenesie der linken Arteria pulmonalis bei Fallotscher Tetralogie mit rechtem Aortenbogen.* Intravenöses Angiokardiogramm. A.p.-Strahlengang. Aus dem rechten Ventrikel füllen sich gleichzeitig die Aorta und die Arteria pulmonalis. Enge Infundibulumkammer (unterer Pfeil). Große rechte Arteria pulmonalis und Darstellung des blinden Zipfels der linken Arteria pulmonalis (oberer Pfeil).

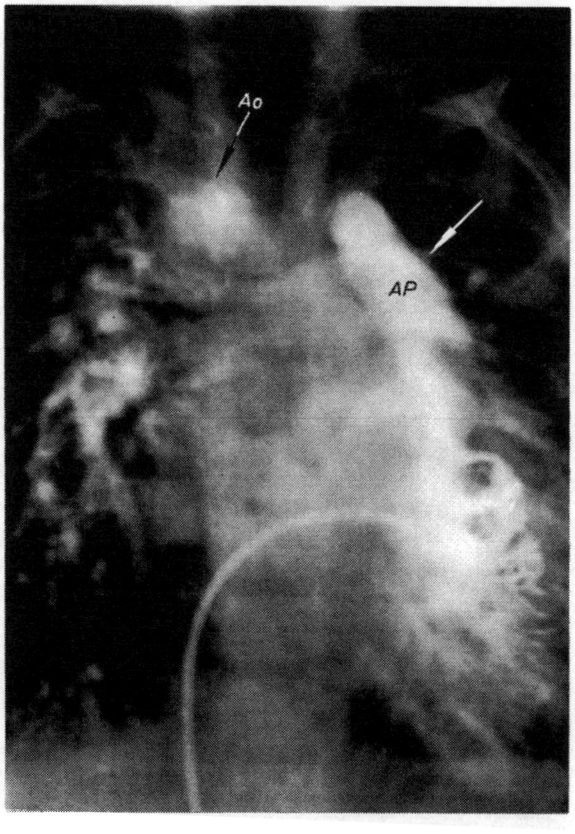

Abb. 215: *Agenesie der linken Arteria pulmonalis mit Ventrikelseptumdefekt und sekundärer hypertrophischer Einengung des Ausflußtraktes des rechten Ventrikels.* Kontrastmittelinjektion in den rechten Ventrikel. A.p.-Strahlengang. Aus dem rechten Ventrikel füllen sich der systolisch eingeengte Ausflußtrakt des rechten Ventrikels und die Arteria pulmonalis. Gleichzeitige, etwas zartere Darstellung der aszendierenden Aorta. Rechter Aortenbogen. Der Stamm der rechten Arteria pulmonalis ist groß und die Lungendurchblutung der rechten Lunge ist kräftig. Blinder Zipfel der linken Arteria pulmonalis.

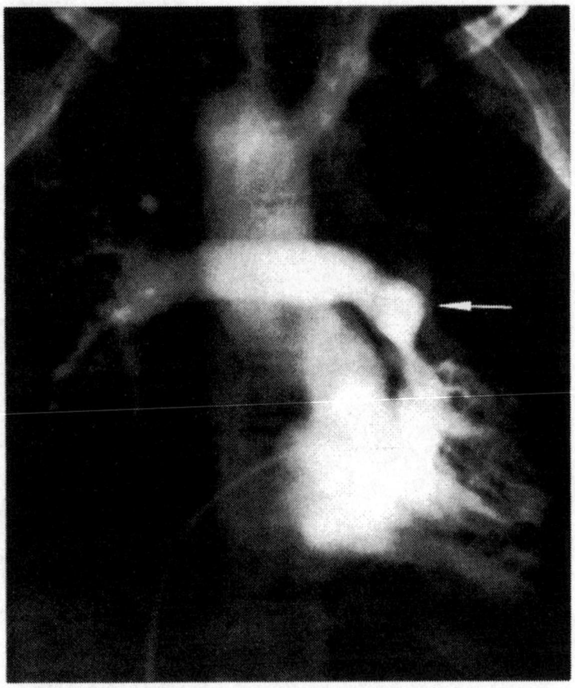

Abb. **216 a**: *Agenesie der linken Arteria pulmonalis bei Fallotscher Tetralogie mit rechtem Aortenbogen.* Kontrastmittelinjektion in den rechten Ventrikel. A.p.-Strahlengang. Nach der Kontrastmittelinjektion stellt sich der große rechte Ventrikel dar. Aus diesem füllen sich gleichzeitig die dextroponierte Aorta, das enge Infundibulum und die Arteria pulmonalis. Valvuläre Pulmonalstenose. Normal großer Stamm der rechten Arteria pulmonalis. Die linke Arteria pulmonalis fehlt völlig. Zu diesem Zeitpunkt keine Durchblutung der linken Lunge.

Abb. **216 b**: Gleicher Patient wie in Abb. 216 a. A.p.-Strahlengang. Spätere Phase. Enge kurze Infundibulumkammer, Durchblutung der rechten Lunge über die rechte Arteria pulmonalis. Jetzt beginnende Durchblutung der linken Lunge über ausgedehnten Bronchialkollateralkreislauf.

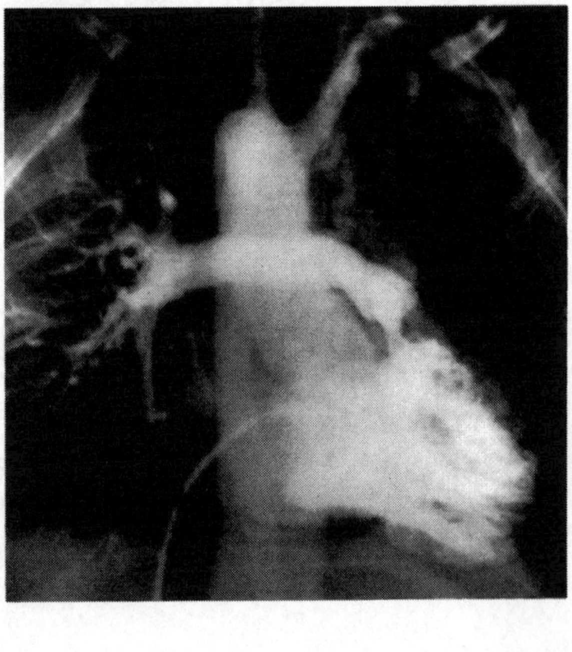

Abb. **216 c**: Gleicher Patient wie in Abb. 216 a und b. Lävogramm. A.p.-Strahlengang. Nach der Kontrastmittelinjektion in den linken Ventrikel stellt sich ein für Fallotsche Tetralogie ungewöhnlich großer linker Ventrikel dar. Es füllen sich die aszendierende Aorta, der rechte Aortenbogen und die deszendierende Aorta. Linker Truncus branchiocephalicus. Die ganze linke Lunge ist von einem ausgedehnten Bronchialkollateralkreislauf durchblutet.

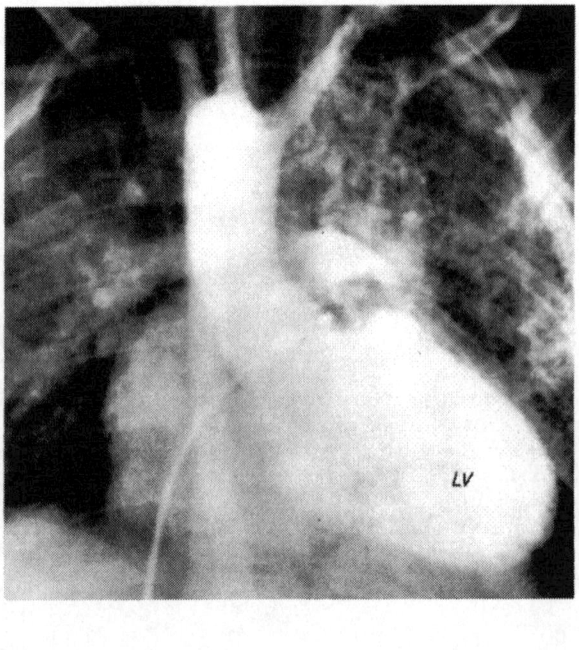

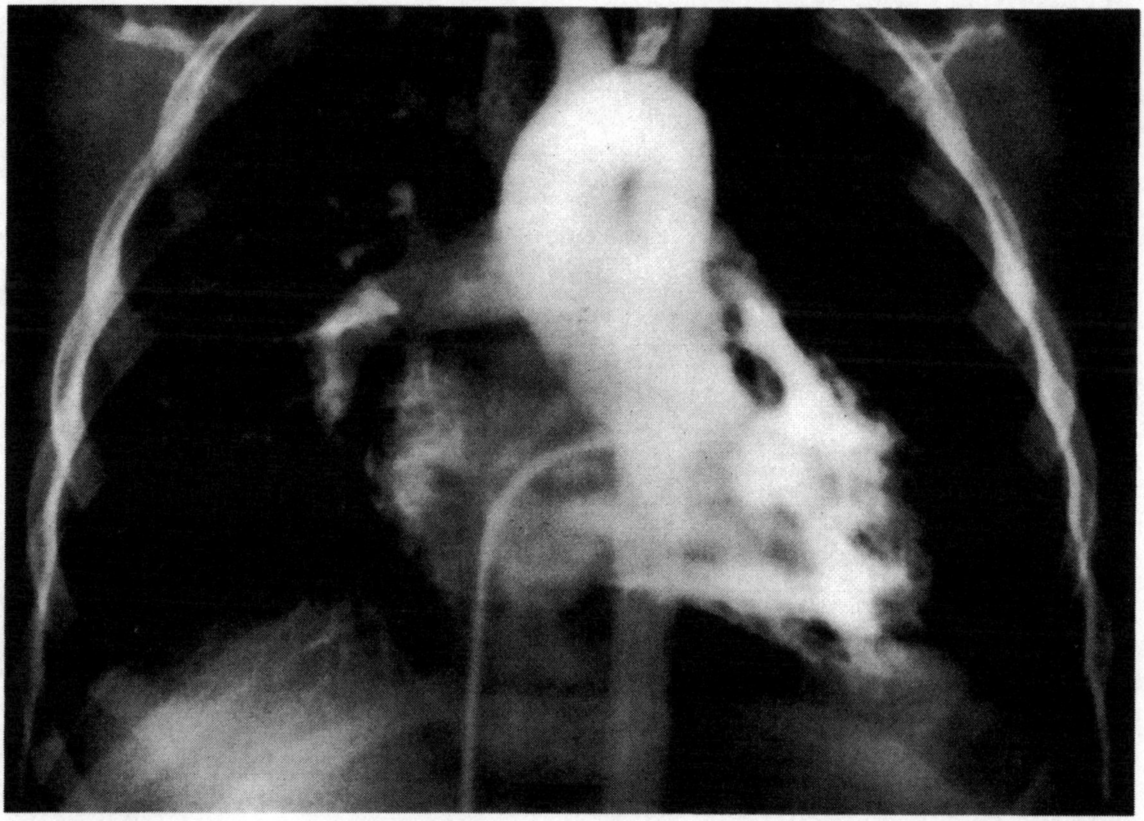

Abb. 217: *Agenesie der linken Arteria pulmonalis bei Fallotscher Tetralogie mit linkem Aortenbogen.* Kontrastmittelinjektion in den rechten Ventrikel. A.p.-Strahlengang. Aus dem rechten Ventrikel stellen sich gleichzeitig die Aorta und die enge Infundibulumkammer dar. Großer Stamm der rechten Arteria pulmonalis. Blinder Zipfel der linken Arteria pulmonalis.

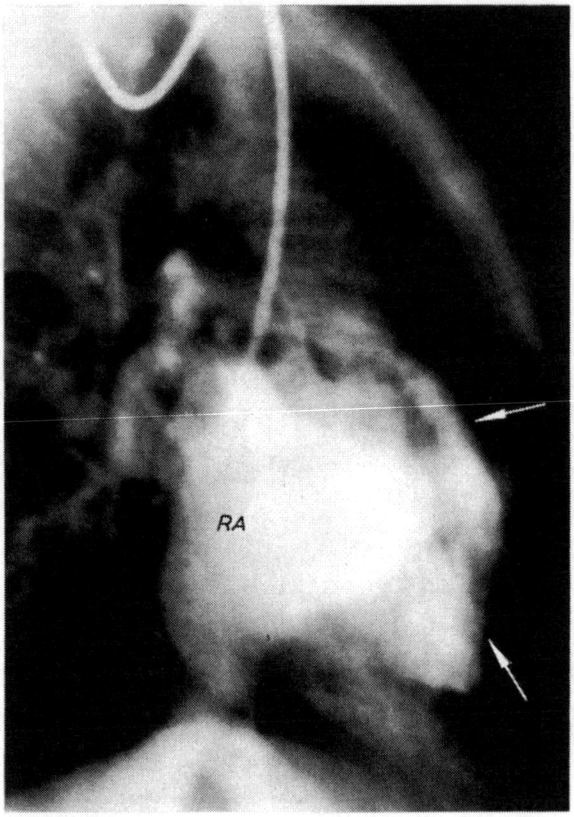

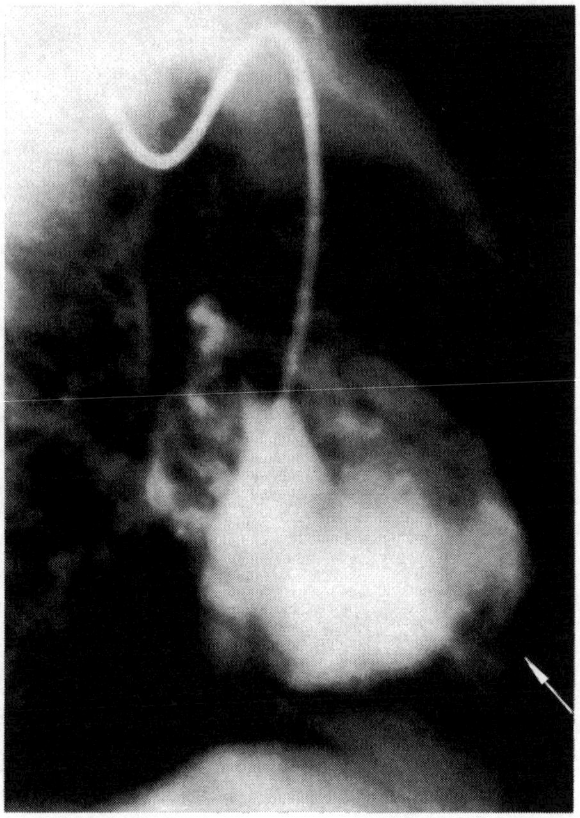

Abb. **218 a**: *Hypoplastischer rechter Ventrikel bei intaktem Ventrikelseptum und Vorhofseptumdefekt.* Kontrastmittelinjektion in den rechten Vorhof. Seitlicher Strahlengang. Ventrikeldiastole. Aus dem großen rechten Vorhof füllt sich der kleine, kaum funktionsfähige rechte Ventrikel (Pfeile). Von hier spärliche Füllung der Arteria pulmonalis.

Abb. **218 b**: Gleicher Patient wie in Abb. 218 a. Seitlicher Strahlengang. Ventrikelsystole. Man erkennt auch hier den kleinen, zu einer normalen Funktion nicht fähigen rechten Ventrikel. Kontrastmittelübertritt in das linke Herz durch einen Vorhofseptumdefekt.

Seite 239 oben

Abb. **219 a**: *Trikuspidalatresie mit Vorhofseptumdefekt, Pulmonalatresie und offenem Ductus arteriosus.* Intravenöses Angiokardiogramm. A.p.-Strahlengang. Darstellung des großen rechten Vorhofs und Aussparung der Trikuspidalklappenebene. Kontrastmittelübertritt in den großen linken Vorhof. Vor hier Füllung des linken Ventrikels.

Seite 239 unten

Abb. **219 b**: Gleicher Patient wie in Abb. 219 a. A.p.-Strahlengang. Aus dem linken Ventrikel hat sich die links im Gefäßband liegende Aorta gefüllt. Darstellung der Bifurkation der Arteria pulmonalis über einen offenen Ductus arteriosus. Arteria pulmonalis rechts im Gefäßschatten. Keine Transposition der großen Gefäße. Kein Ventrikelseptumdefekt.

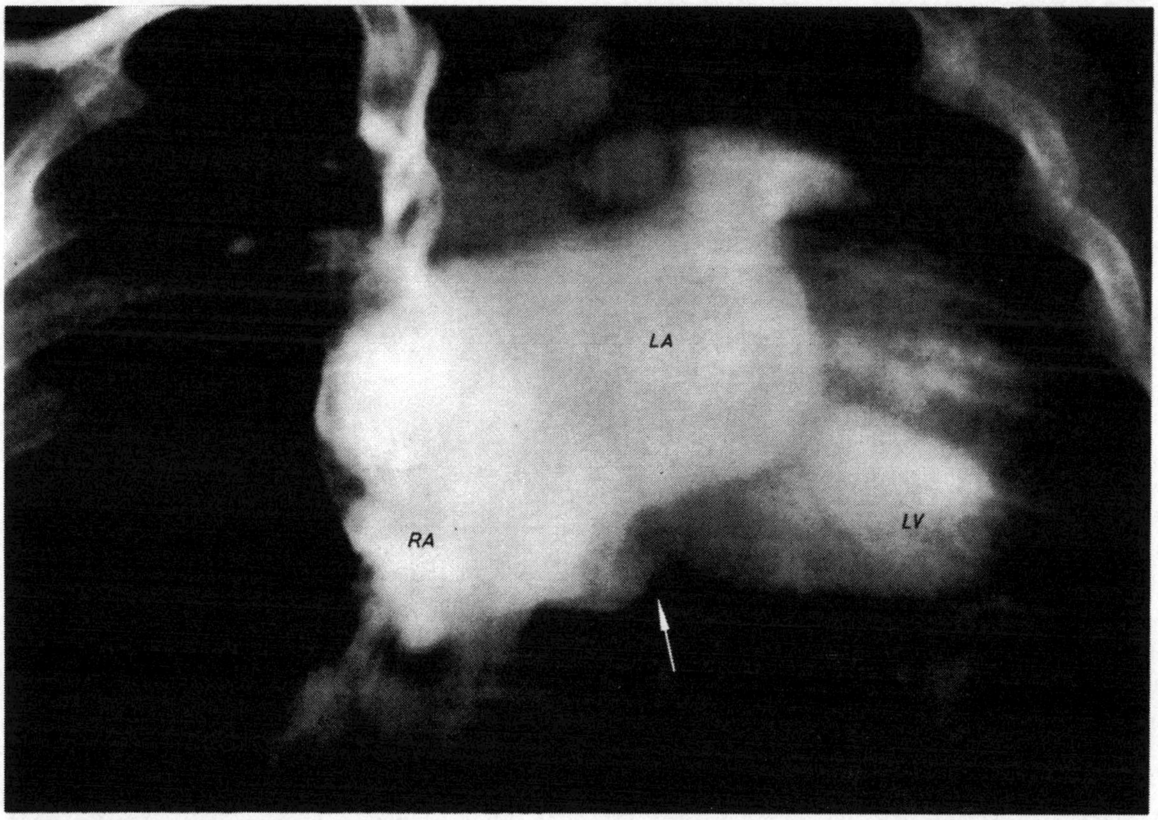
LA
RA
LV

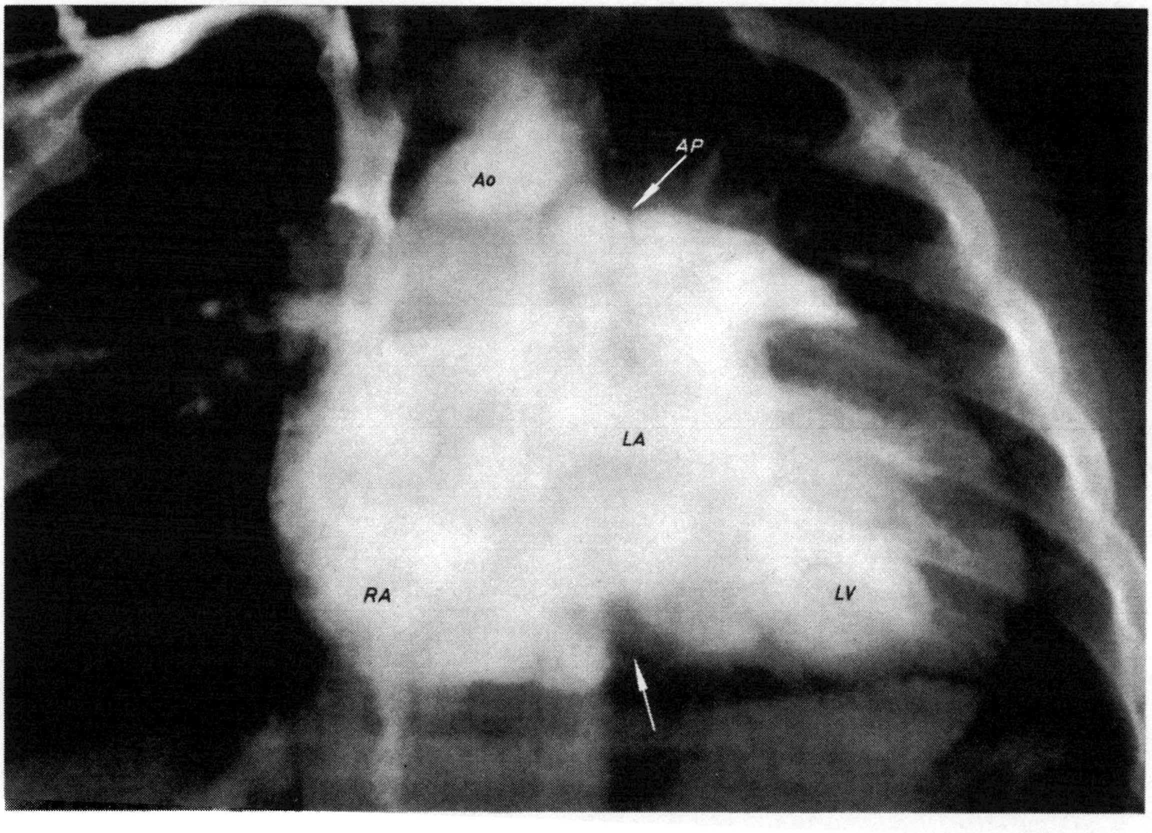
AP
Ao
LA
RA
LV

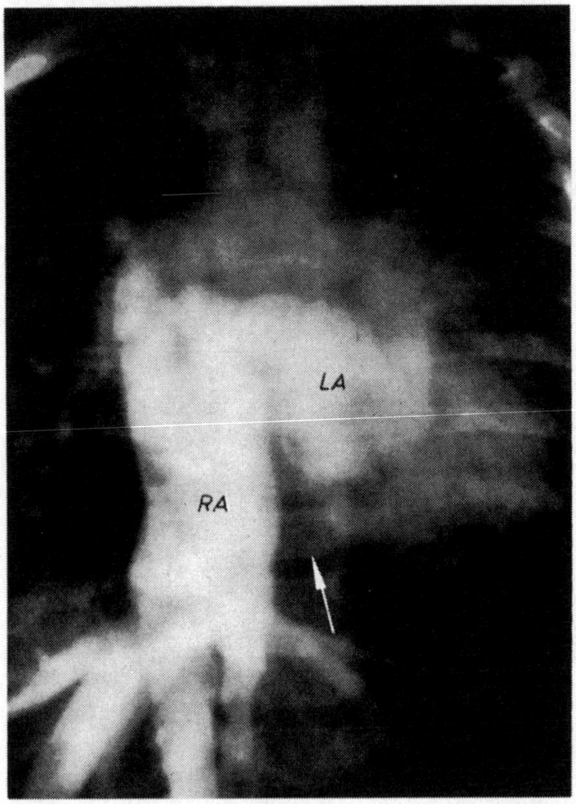

Abb. **220a**: *Trikuspidalatresie mit Transposition der großen Gefäße, Vorhofseptumdefekt und Ventrikelseptumdefekt.* Intravenöses Angiokardiogramm. A.p.-Strahlengang. Darstellung des rechten Vorhofs und Aussparung der Trikuspidalklappenebene. Kontrastmittelübertritt in den linken Vorhof.

Abb. **220b**: Gleicher Patient wie in Abb. 220a. A.p.-Strahlengang. Aus dem linken Vorhof hat sich der linke Ventrikel gefüllt. Von hier gleichzeitige Darstellung der rechts im Gefäßband liegenden Aorta und der links im Gefäßschatten liegenden Arteria pulmonalis.

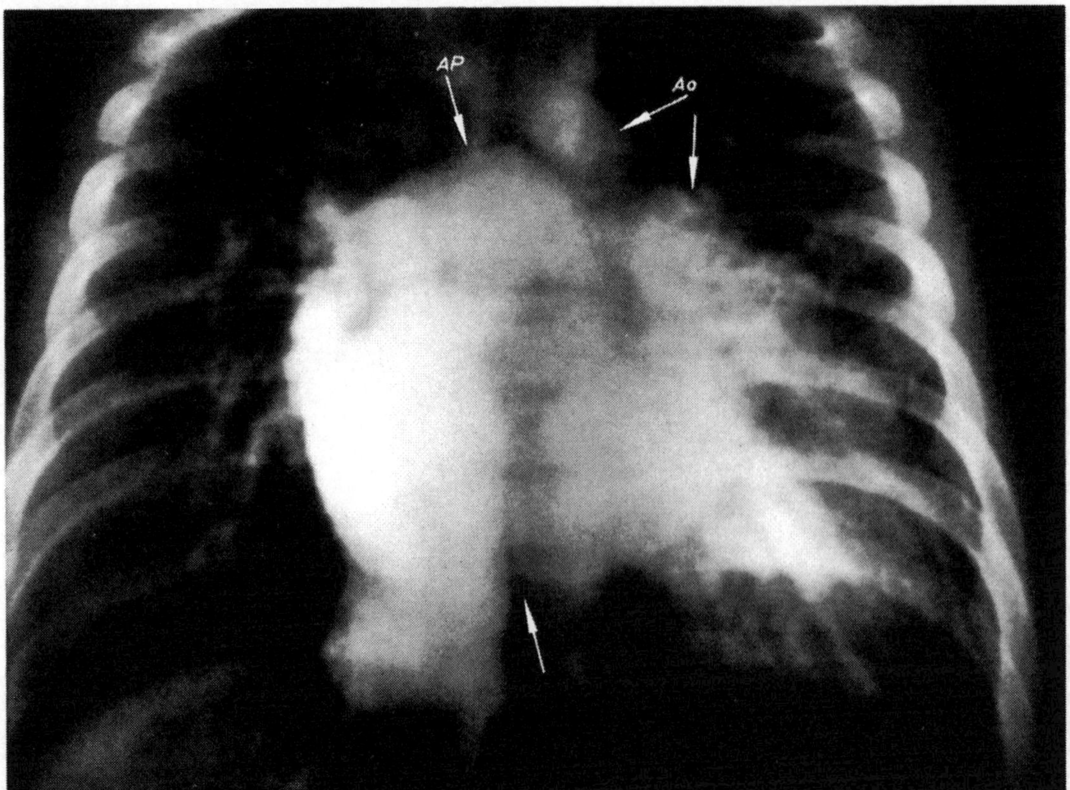

Abb. 220 c: Gleicher Patient wie in Abb. 220 a und b. Seitlicher Strahlengang. Nach der Füllung des rechten Vorhofs Kontrastmittelübertritt in den linken Vorhof. Von hier Füllung des linken Ventrikels und der großen posterior liegenden Arteria pulmonalis. Die anterior liegende Aorta füllt sich durch einen Ventrikelseptumdefekt.

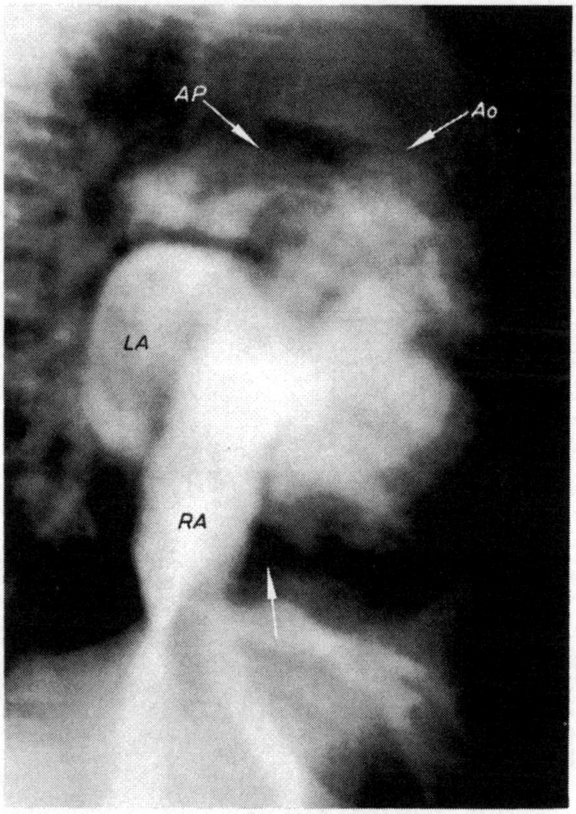

Abb. 221 a: *Trikuspidalatresie mit Transposition der großen Gefäße, Vorhofseptumdefekt und Ventrikelseptumdefekt.* Intravenöses Angiokardiogramm. A.p.-Strahlengang. Es füllt sich der rechte Vorhof. Aussparung der Trikuspidalklappenebene. Kontrastmittelübertritt in den linken Vorhof und linken Ventrikel. Von hier Füllung der großen Arteria pulmonalis über der Wirbelsäule rechts von der Aorta. Darstellung der Aorta links im Gefäßband und links von der Wirbelsäule deszendierend.

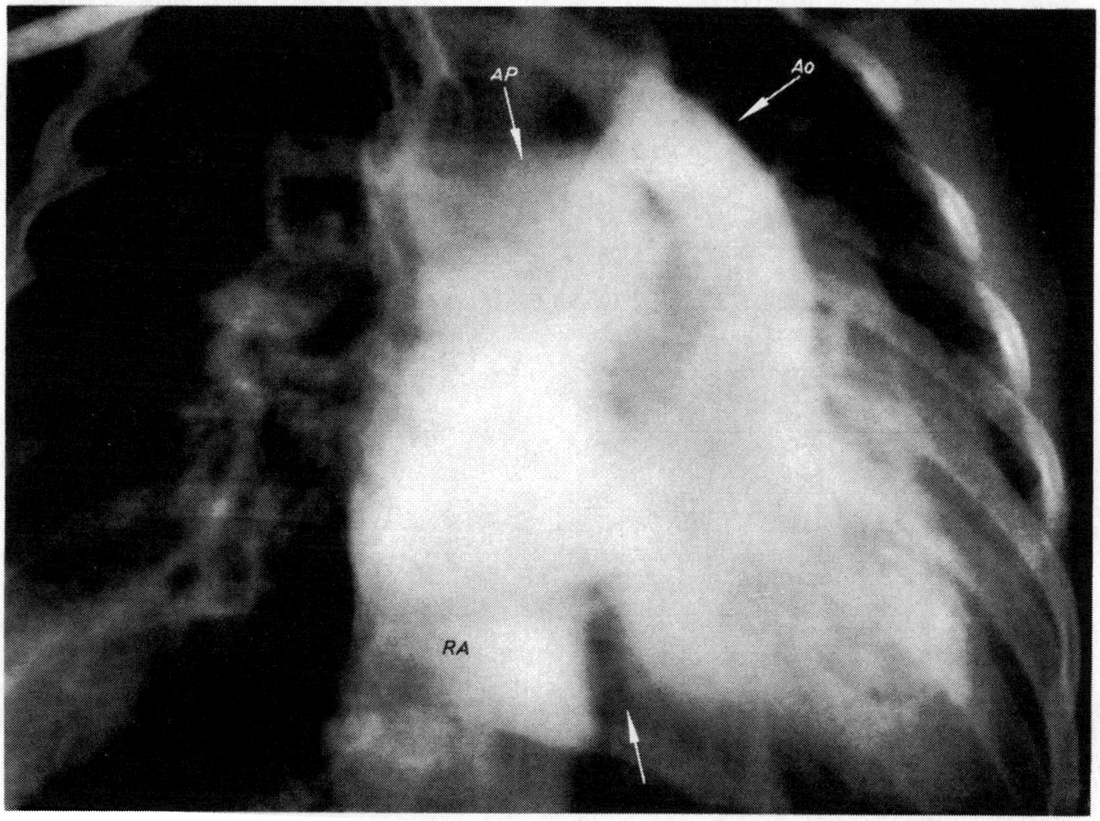

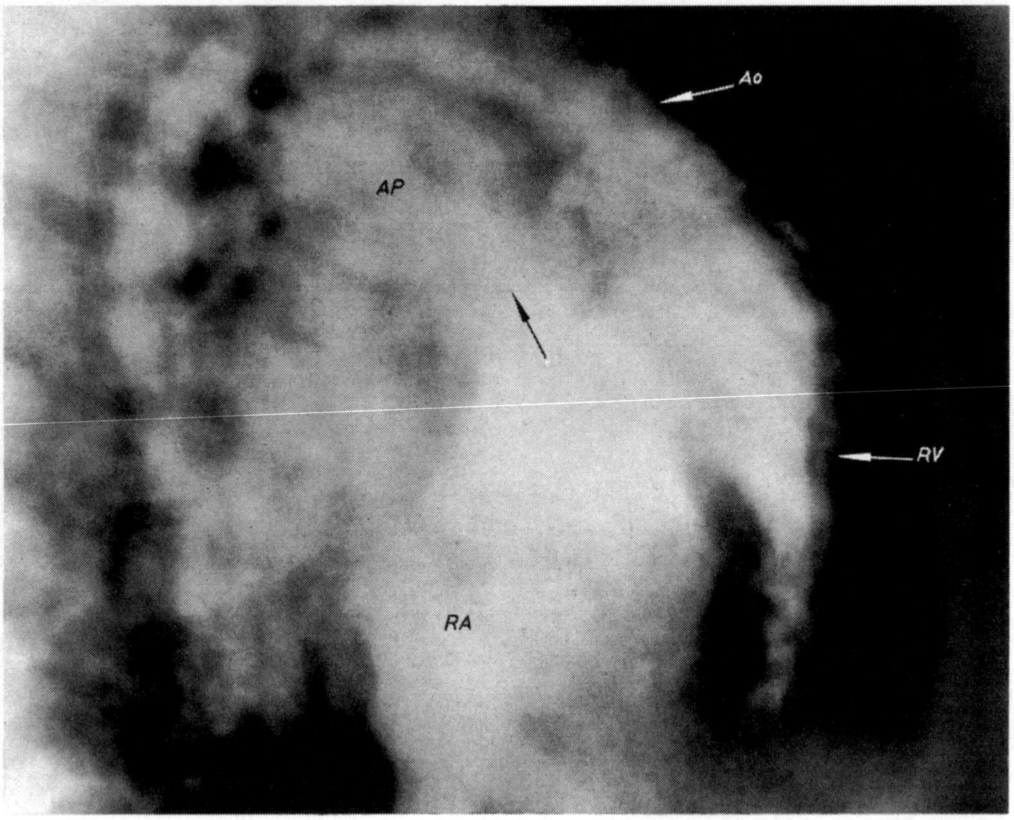

Abb. 221 b: Gleicher Patient wie in Abb. 221 a. Seitlicher Strahlengang. Füllung des rechten Vorhofs, des linken Vorhofs und des linken Ventrikels. Aus diesem Darstellung der großen, posterior liegenden Arteria pulmonalis. Durch einen Ventrikelseptumdefekt füllt sich der kleine rechte Ventrikel, aus dem die Aorta anterior ihren Ursprung nimmt.

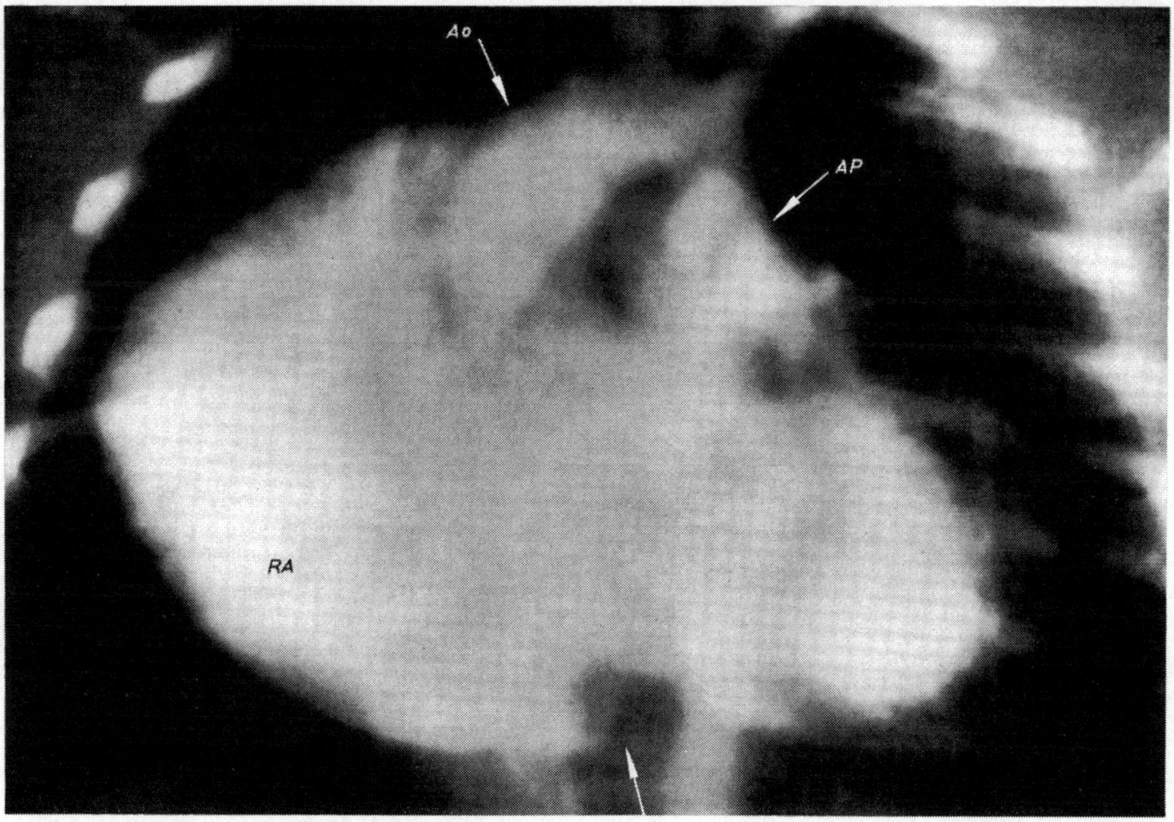

Abb. 222 a: *Hypoplastische Trikuspidalklappe, nicht funktionierender rechter Ventrikel und Pulmonalatresie, offenes Foramen ovale und offener Ductus arteriosus.* Intravenöses Angiokardiogramm. A.p.-Strahlengang. Extrem vergrößerter rechter Vorhof. Aussparung der Trikuspidalklappenebene. Das Kontrastmittel gelangt nur durch das offene Foramen ovale in das linke Herz. Von hier Darstellung der Aorta an normaler Stelle im Gefäßband, und der Arteria pulmonalis durch einen offenen Ductus. Beachte die enorme Vergrößerung des rechten Vorhofs in Gegenwart eines offenen Foramen ovale und im Gegensatz zu den vorausgegangenen Fällen mit Vorhofseptumdefekt und atretischer Trikuspidalis.

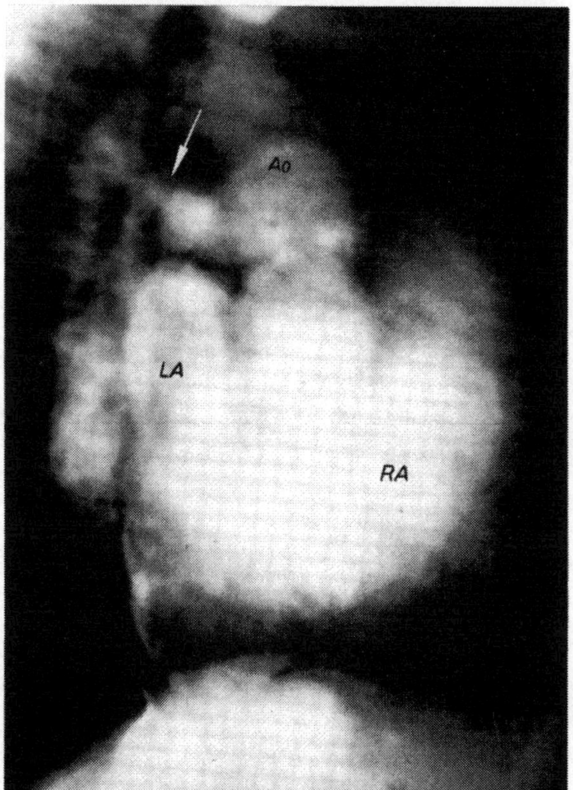

Abb. 222 b: *Hypoplastische Trikuspidalklappe, nicht funktionierender rechter Ventrikel und Pulmonalatresie, offenes Foramen ovale und offener Ductus arteriosus.* Intravenöses Angiokardiogramm. Seitlicher Strahlengang. Es handelt sich hier um einen anderen Patienten als in Abb. 222 a, aber mit gleicher Mißbildung. Füllung des sehr großen rechten Vorhofs und von hier des linken Vorhofs. Darstellung der Aorta in posteriorer Lage. Keine Füllung der Arteria pulmonalis aus dem rechten Ventrikel. Darstellung der kleinen Bifurkation der Arteria pulmonalis durch einen offenen Ductus arteriosus (Pfeil) unter dem Aortenbogen.

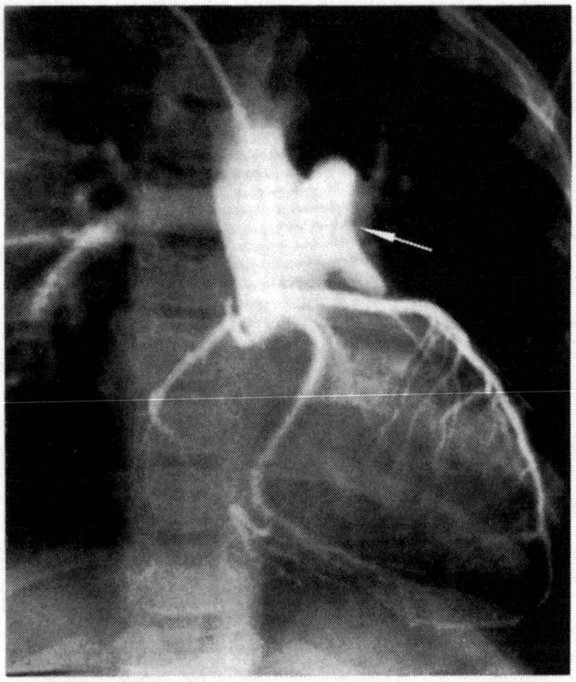

Abb. 223a: *Truncus arteriosus communis*. Retrogrades Aortogramm. A.p.-Strahlengang. Ursprung der Lungendurchblutung aus der aszendierenden Aorta. Pulmonalsklerose mit pulmonaler Hypertonie.

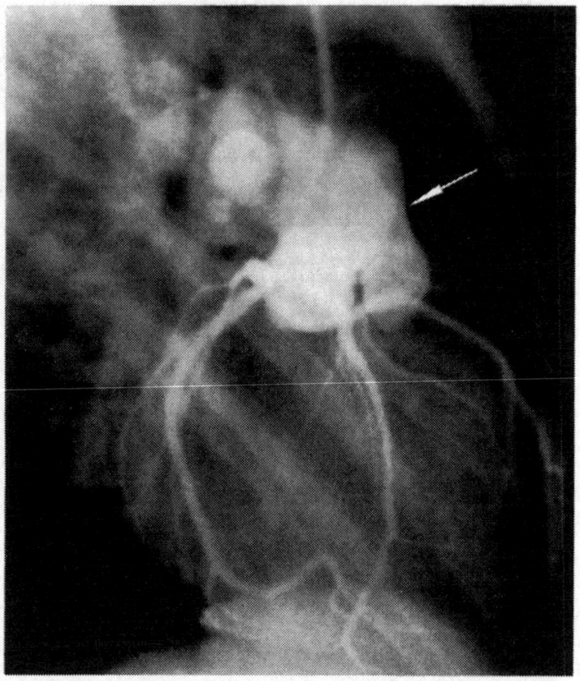

Abb. 223b: Gleicher Patient wie in Abb. 223a. Seitlicher Strahlengang. Aus dem aszendierenden Teil des gemeinsamen Truncus füllt sich ein großes Gefäß, das zur Bifurkation der Arteria pulmonalis führt.

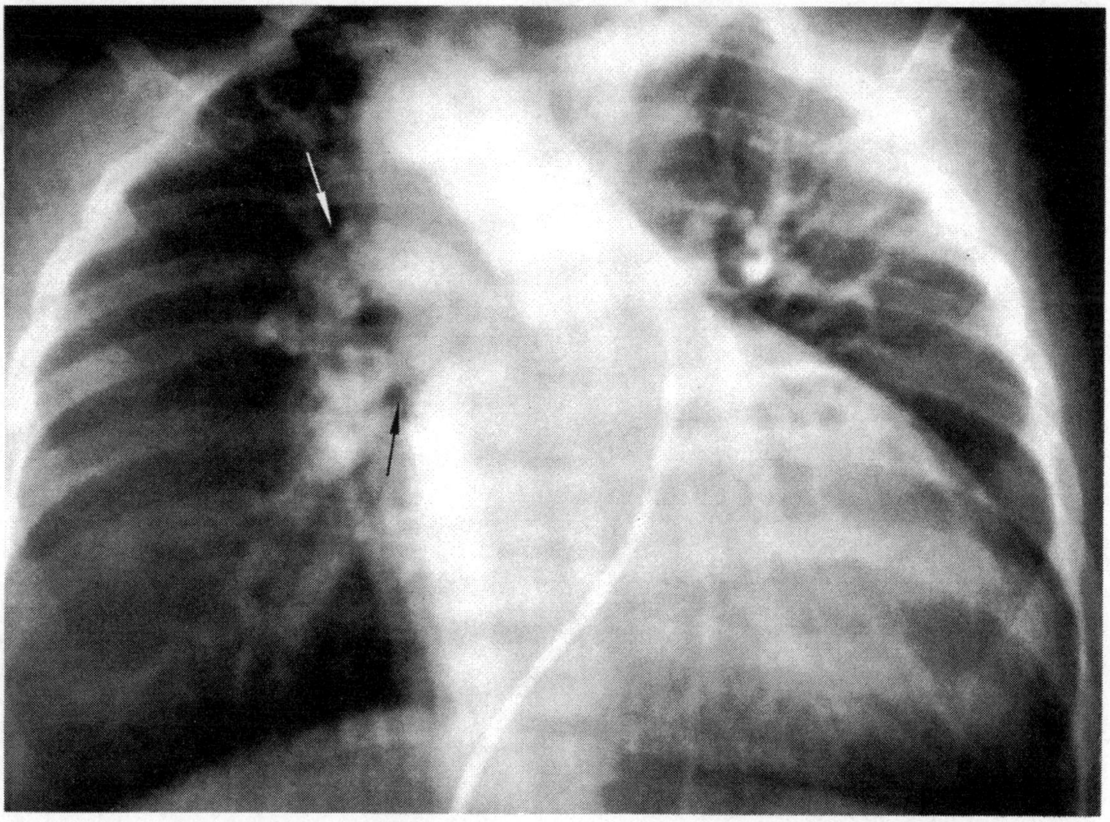

Abb. 224: *Truncus arteriosus communis mit rechtem Aortenbogen und Lungendurchblutung von Bronchialarterien ausgehend.* Kontrastmittelinjektion in den rechten Ventrikel. A.p.-Strahlengang. Darstellung des gemeinsamen Truncus, der mit rechtem Aortenbogen rechts deszendiert und Abgang der Lungendurchblutung aus der deszendierenden Aorta. Vermehrte Lungendurchblutung, Patient acyanotisch.

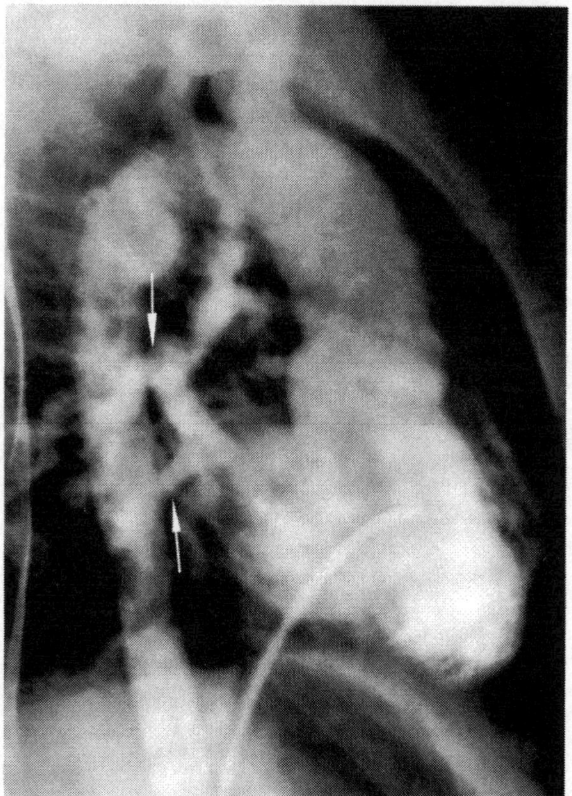

Abb. 225: *Truncus arteriosus communis mit gemeinsamem Ventrikel.* Kontrastmittelinjektion in den Ventrikel. Seitlicher Strahlengang. Im Vergleich zur normalen Aortenlage etwas anterior stehender gemeinsamer Truncus mit Ursprung der Lungendurchblutung über Bronchialarterien. Verminderte Lungendurchblutung.

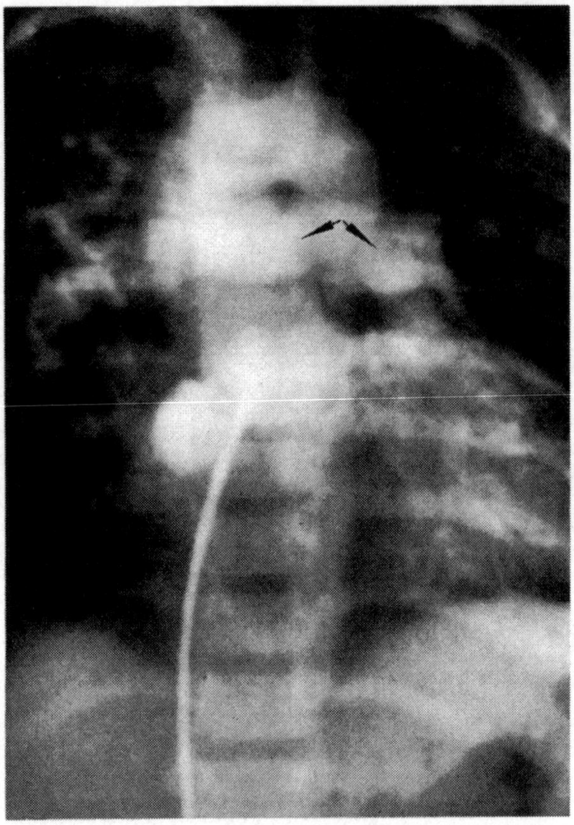

Abb. 226 a: *Truncus arteriosus communis*. Kontrastmittelinjektion in den rechten Ventrikel. A.p.-Strahlengang. Füllung des gemeinsamen Truncus aus dem rechten Ventrikel. Ursprung der Lungendurchblutung aus dem oberen Teil der deszendierenden Aorta.

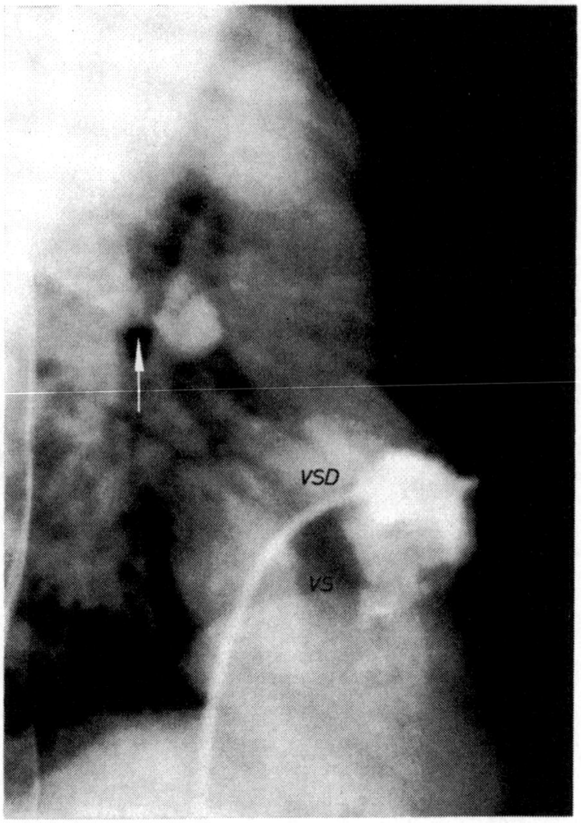

Abb. 226 b: *Truncus arteriosus communis*. Kontrastmittelinjektion in den rechten Ventrikel. Seitlicher Strahlengang. Darstellung des rechten Ventrikels, des Ventrikelseptums und des Ventrikelseptumdefektes. Füllung des linken Ventrikels. Gemeinsamer Truncus und Ursprung der Lungendurchblutung aus Bronchialarterien.

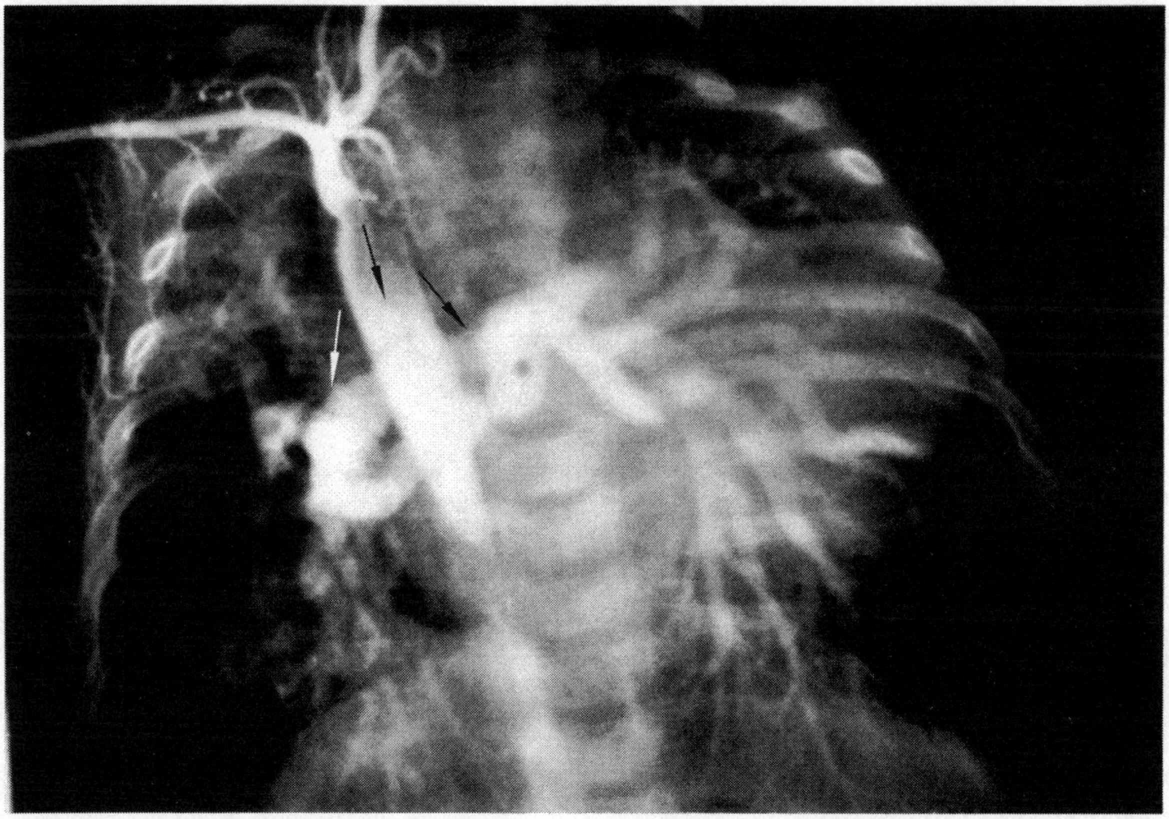

Abb. 227: *Truncus arteriosus communis mit rechtem Aortenbogen.* Retrogrades Aortogramm. A.p.-Strahlengang. Nach der Kontrastmittelinjektion in den oberen Teil der deszendierenden Aorta Darstellung der rechts deszendierenden Aorta und der großen Bronchialarterien, die die Lungen durchbluten. Vermehrte Lungendurchblutung.

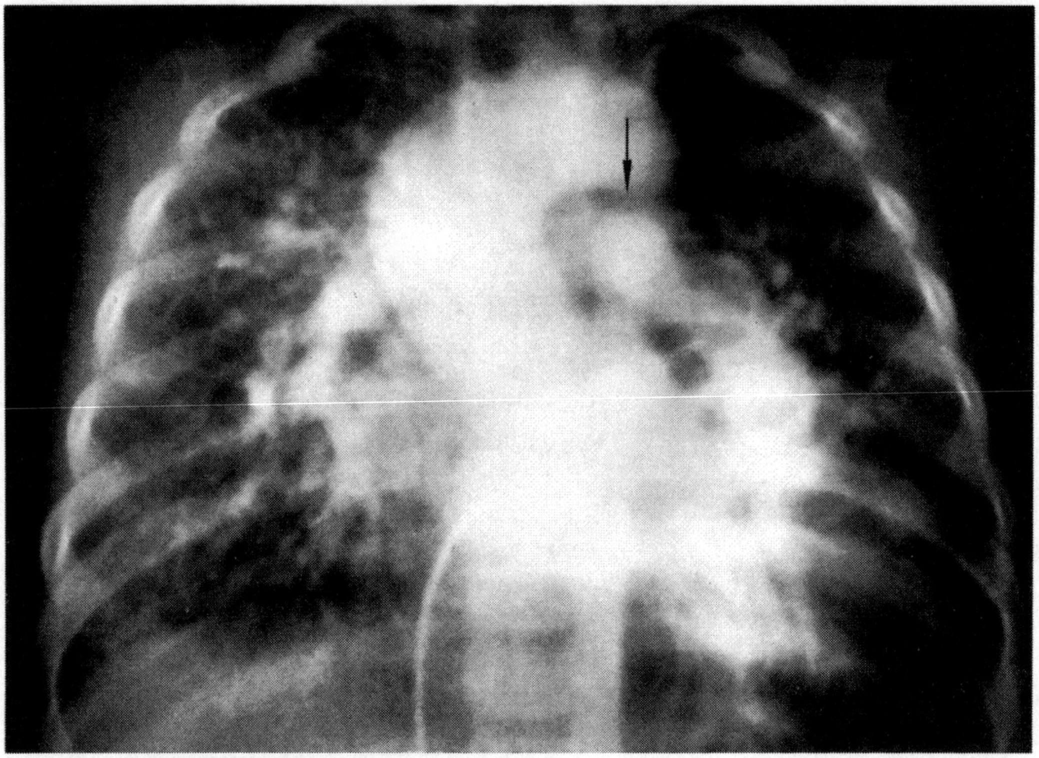

Abb. 228a: *Truncus arteriosus communis mit linkem Aortenbogen.* Kontrastmittelinjektion in den rechten Ventrikel. A.p.-Strahlengang. Nach der Füllung des rechten Ventrikels Darstellung des großen Truncus mit linkem Aortenbogen und vom oberen Teil der deszendierenden Aorta abgehender Lungendurchblutung. Vermehrte Lungendurchblutung. Patient acyanotisch.

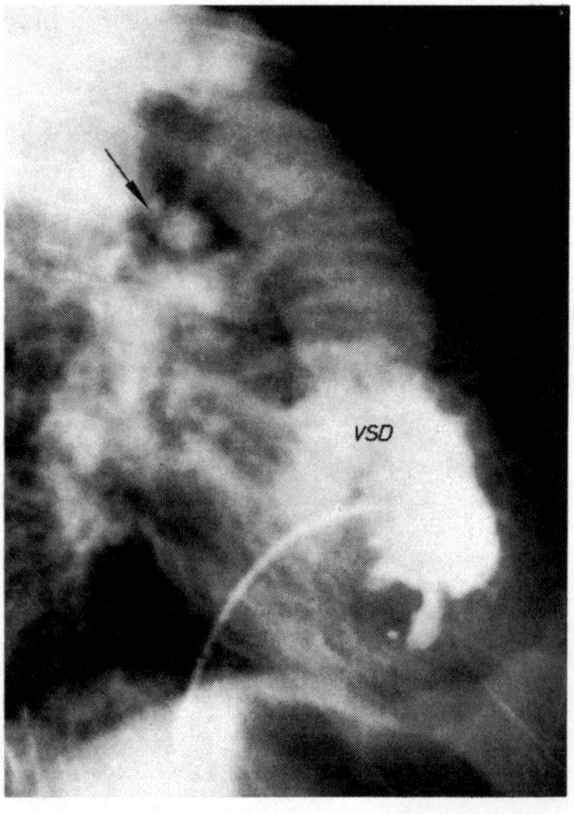

Abb. 228b: Gleicher Patient wie in Abb. 228a. Seitlicher Strahlengang. Darstellung des Ventrikelseptumdefektes und des gemeinsamen Truncus, der über dem Ventrikelseptumdefekt reitet. Abgang großer Bronchialarterien im oberen Teil der deszendierenden Aorta.

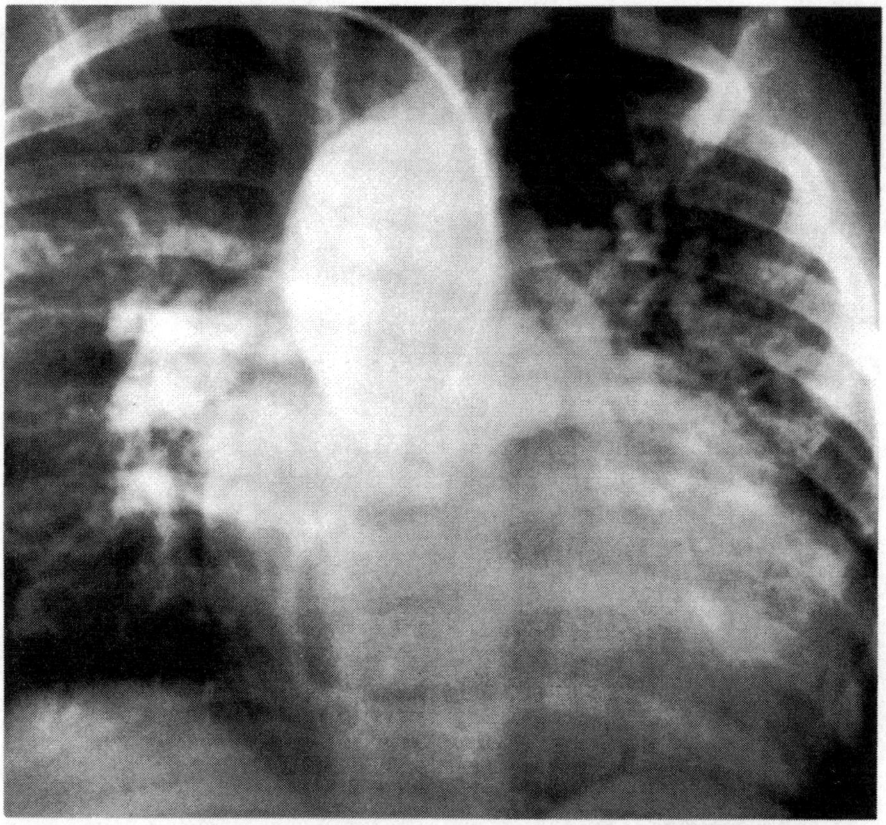

Abb. 229: *Truncus arteriosus communis.* Retrogrades Aortogramm. A.p.-Strahlengang. Füllung des großen Truncus und Ursprung sehr vermehrter Lungendurchblutung vom oberen Teil der deszendierenden Aorta.

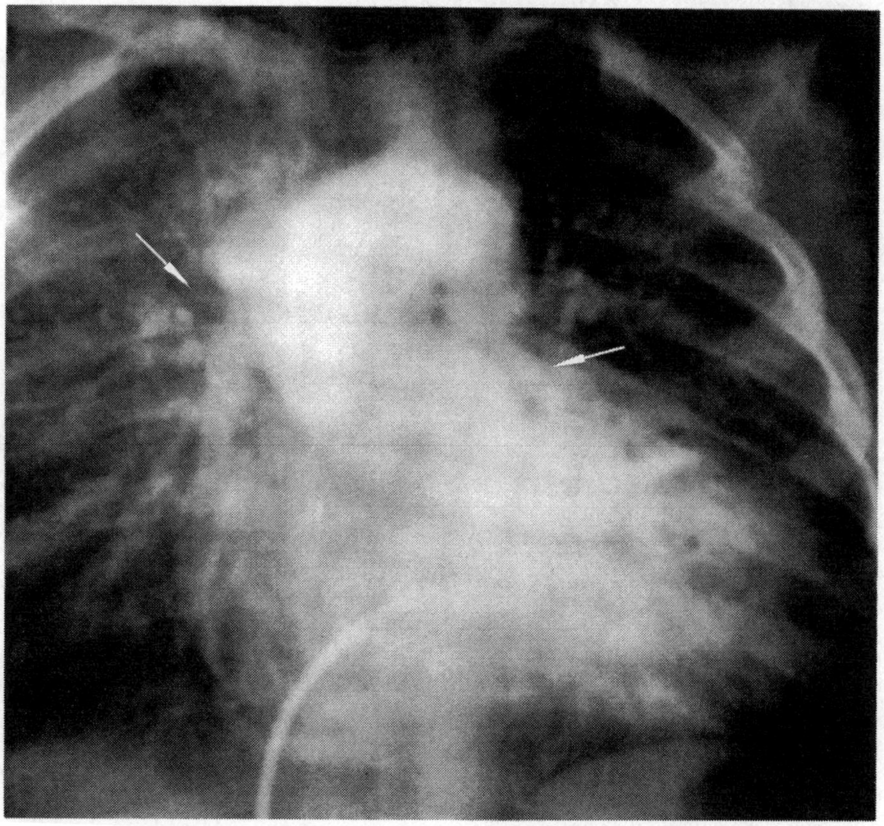

Abb. 230 a: *Pseudotruncus arteriosus.* Kontrastmittelinjektion in den rechten Ventrikel. A.p.-Strahlengang. Nach der Kontrastmittelinjektion in den rechten Ventrikel erkennt man eine Pulmonalatresie (rechter Pfeil). Nach der Füllung des Aortenbogens Lungendurchblutung, vor allem rechts. Aus der gesamten Angiokardiographischen Serie läßt sich aber nicht mit Sicherheit bestimmen, ob es sich um eine Fallotsche Tetralogie mit Pulmonalatresie und Durchblutung der Lungenarterien über einen offenen Ductus arteriosus oder um einen Pseudotruncus handelt.

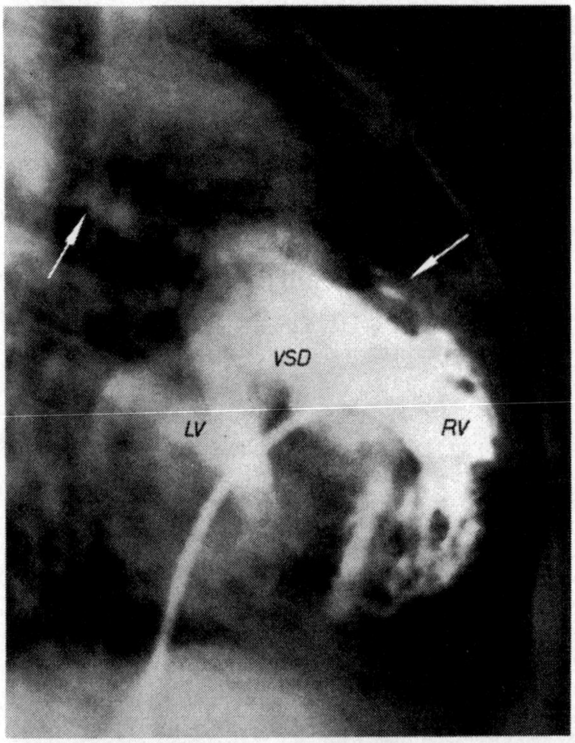

Abb. **230 b**: Gleicher Patient wie in Abb. 230 a. Seitlicher Strahlengang. Darstellung des rechten Ventrikels, des Ventrikelseptumdefektes und des Ventrikelseptums. Füllung des linken Ventrikels. Pulmonalatresie (rechter Pfeil). Man sieht hier unter dem Aortenbogen eine beginnende Pulmonaldurchblutung, ohne mit Sicherheit entscheiden zu können, ob es sich um einen offenen Ductus oder um Bronchialarterien handelt.

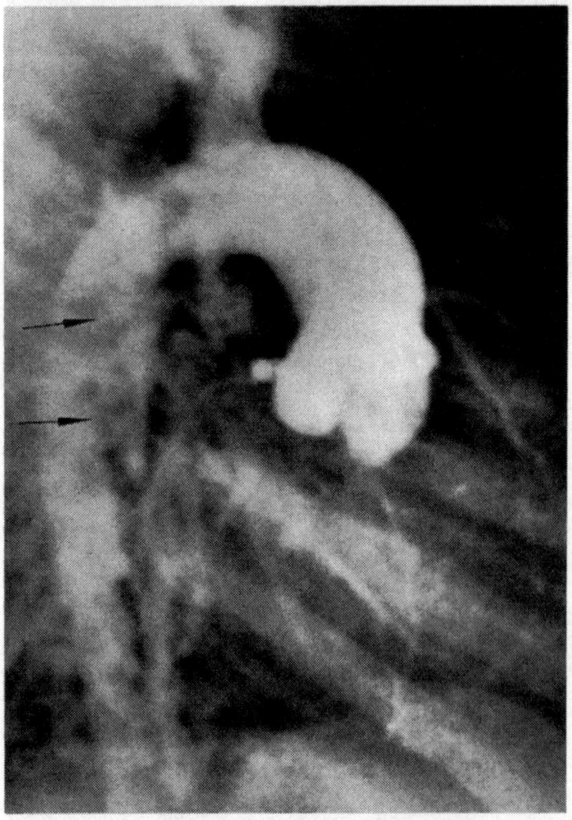

Abb. **230 c**: Gleicher Patient wie in Abb. 230 a und b. Retrogrades Aortogramm. Seitlicher Strahlengang. Nach der Kontrastmittelinjektion in die aszendierende Aorta Darstellung mehrerer Bronchialarterien, die die Lunge versorgen. Kein offener Ductus arteriosus.

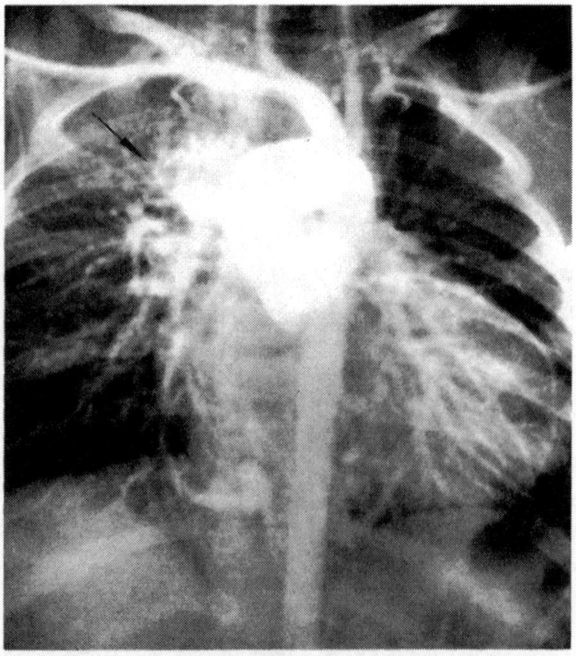

Abb. **230 d**: Gleicher Patient wie in Abb. 230 a bis c. Retrogrades Aortogramm. A.p.-Strahlengang. Auch hier erkennt man jetzt die Durchblutung der rechten Lunge über kräftige Bronchialarterien ohne Füllung eines Hauptstammes der rechten Arteria pulmonalis.

Abb. 230e: Gleicher Patient wie in Abb. 230a bis d. Retrogrades Aortogramm. A.p.-Strahlengang. Nach der Entleerung der aszendierenden Aorta sind die in die Lunge führenden Bronchialarterien noch deutlicher dargestellt. Mit Sicherheit wird kein Stamm der linken und rechten Lungenarterie durchblutet.

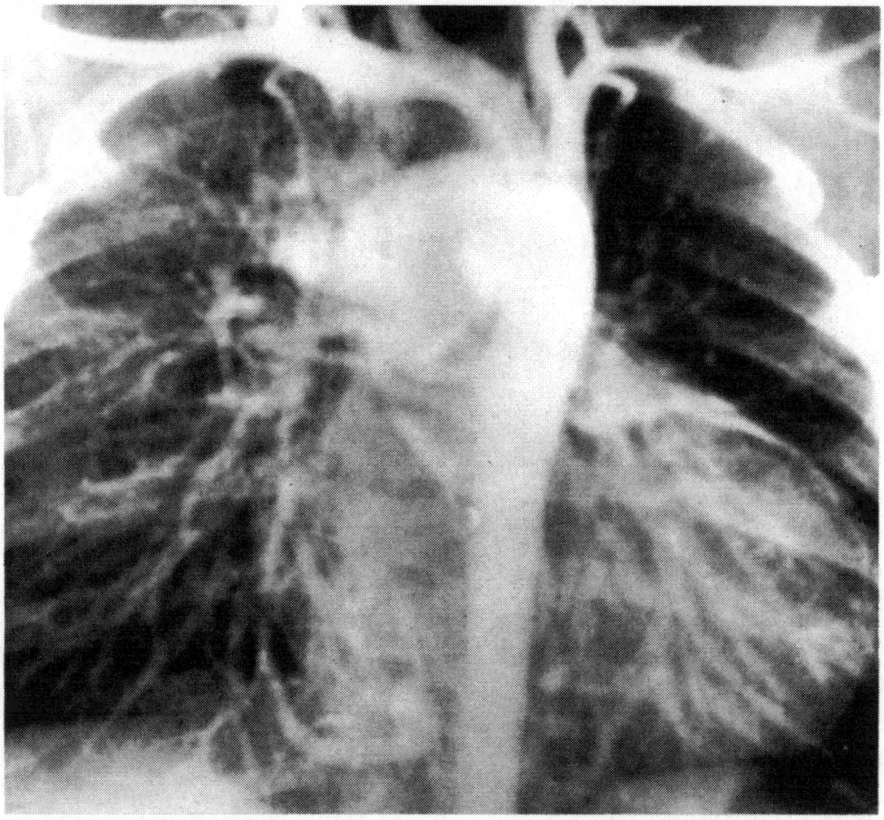

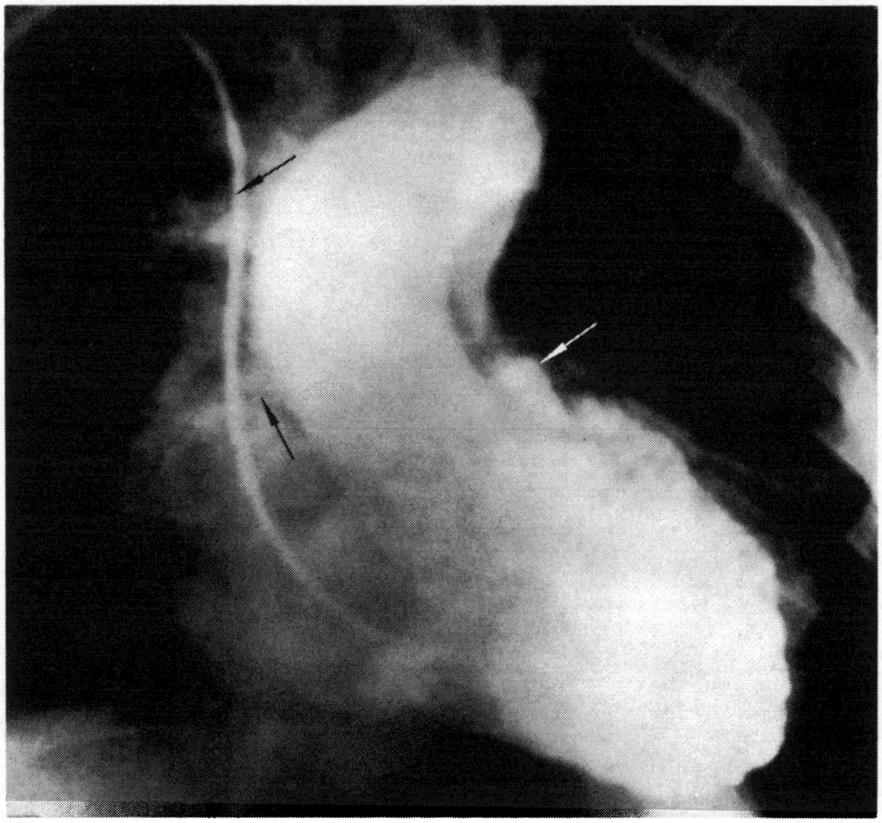

Abb. 231 a: *Pseudotruncus arteriosus.* Kontrastmittelinjektion in den rechten Ventrikel. A.p.-Strahlengang. Pulmonalatresie (rechter Pfeil) und Abgang großer Bronchialarterien zur rechten Lunge. Keine Füllung eines Stammes der rechten Pulmonalarterie.

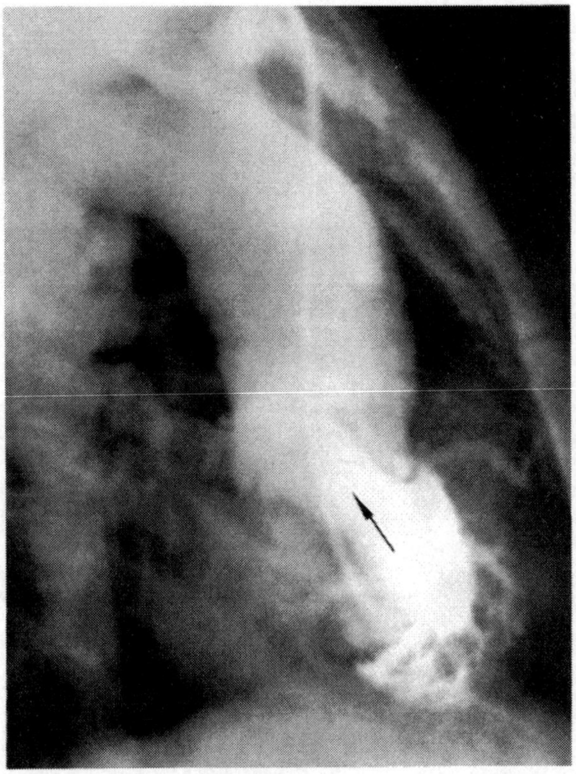

Abb. **231 b**: Gleicher Patient wie in Abb. 231 a. Seitlicher Strahlengang. Füllung der dextroponierten Aorta über den Ventrikelseptumdefekt. Die Pulmonalatresie ist hier nicht zu erkennen.

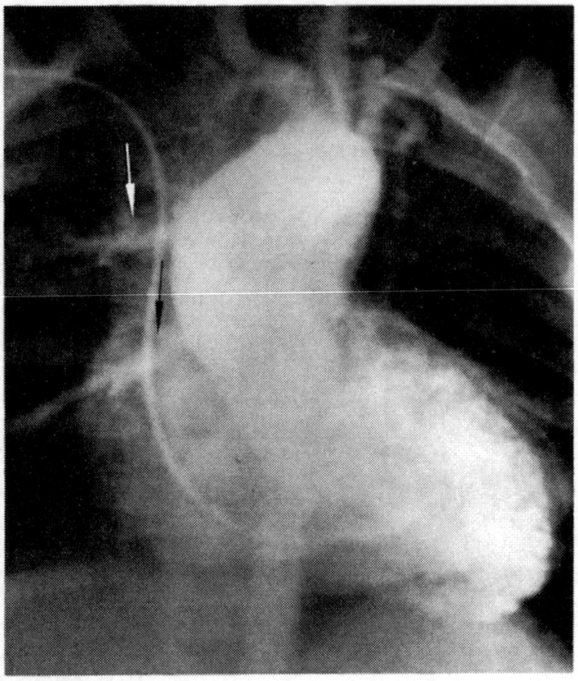

Abb. **231 c**: Gleicher Patient wie in Abb. 231 a und b. A.p.-Strahlengang. Die in die rechte Lunge führenden Bronchialarterien sind jetzt deutlich sichtbar.

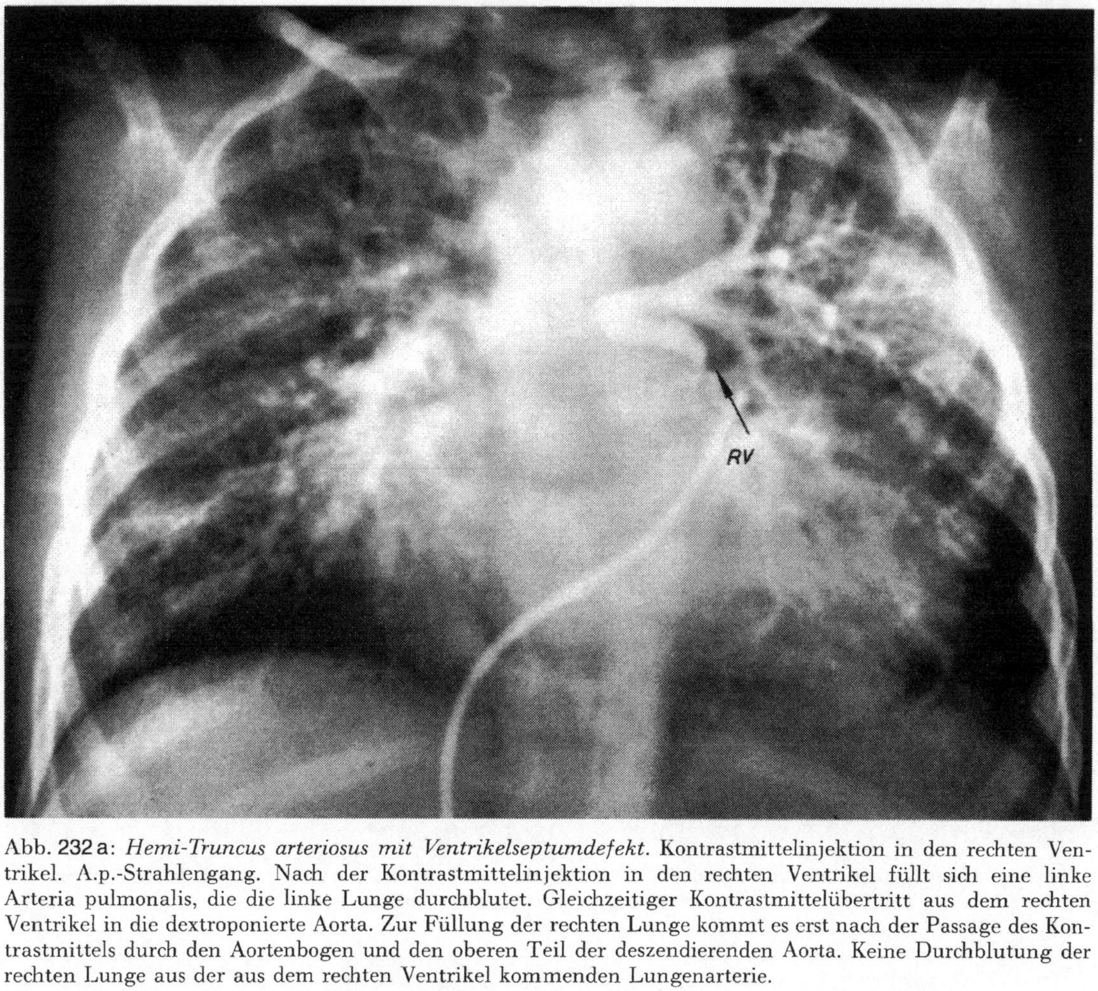

Abb. 232 a: *Hemi-Truncus arteriosus mit Ventrikelseptumdefekt.* Kontrastmittelinjektion in den rechten Ventrikel. A.p.-Strahlengang. Nach der Kontrastmittelinjektion in den rechten Ventrikel füllt sich eine linke Arteria pulmonalis, die die linke Lunge durchblutet. Gleichzeitiger Kontrastmittelübertritt aus dem rechten Ventrikel in die dextroponierte Aorta. Zur Füllung der rechten Lunge kommt es erst nach der Passage des Kontrastmittels durch den Aortenbogen und den oberen Teil der deszendierenden Aorta. Keine Durchblutung der rechten Lunge aus der aus dem rechten Ventrikel kommenden Lungenarterie.

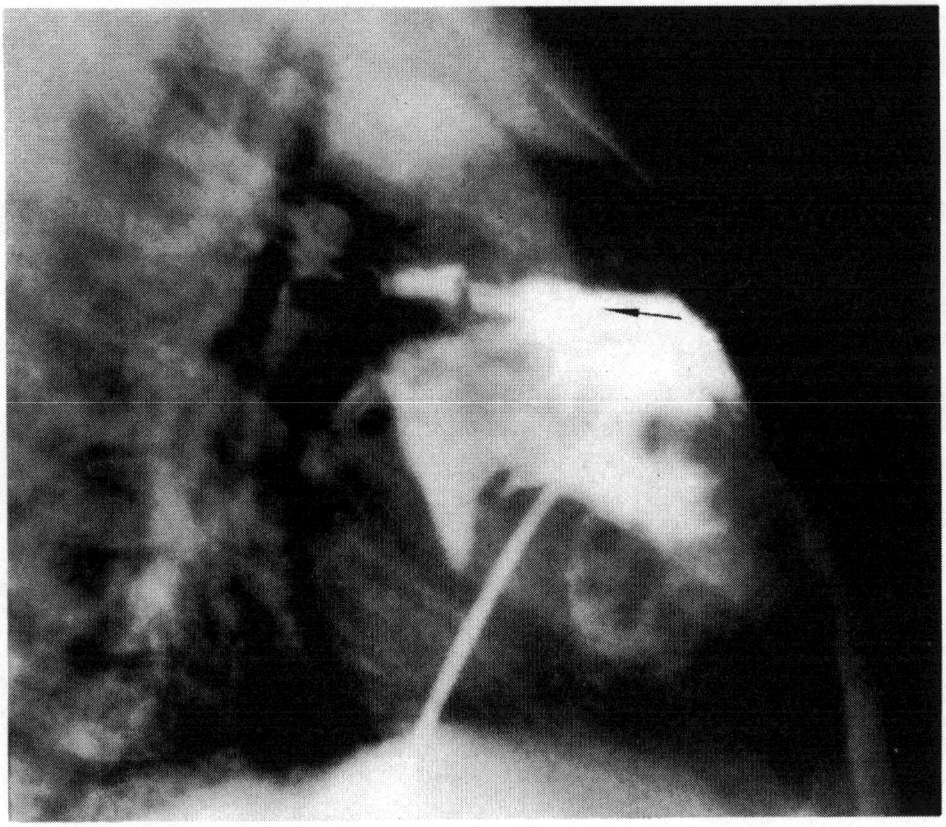

Abb. **232 b**: Gleicher Patient wie in Abb. 232 a. Seitlicher Strahlengang. Darstellung des großen Ventrikelseptumdefektes und des Ursprungs der in die linke Lunge führenden Arteria pulmonalis. Durch den Ventrikelseptumdefekt füllt sich die Aorta.

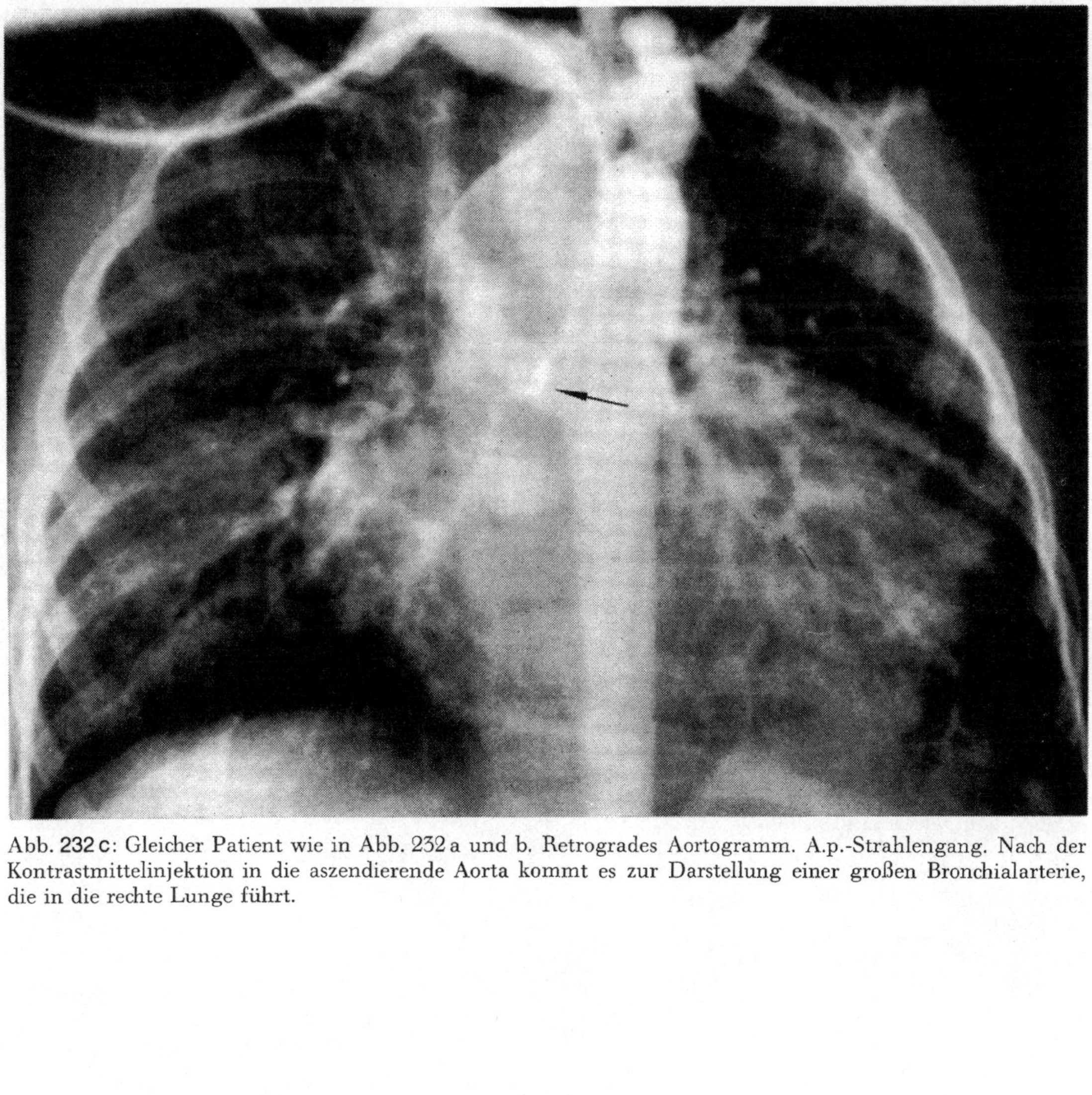

Abb. 232 c: Gleicher Patient wie in Abb. 232 a und b. Retrogrades Aortogramm. A.p.-Strahlengang. Nach der Kontrastmittelinjektion in die aszendierende Aorta kommt es zur Darstellung einer großen Bronchialarterie, die in die rechte Lunge führt.

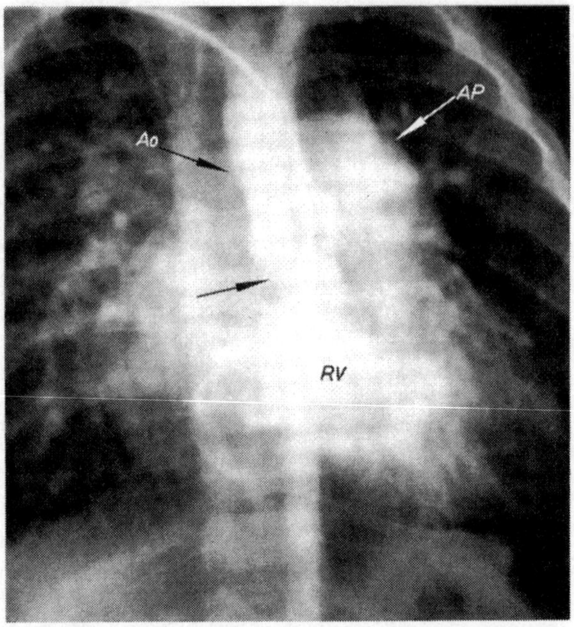

Abb. 233 a: *Komplette Transposition der großen Gefäße mit Ventrikelseptumdefekt.* Kontrastmittelinjektion in den rechten Ventrikel nach retrograder Arterienkatheterisierung. A.p.-Strahlengang. Der Katheter ist von der rechten Arteria brachialis kommend über die aszendierende Aorta in den rechten Ventrikel gelangt. Nach der Kontrastmittelinjektion stellt sich der rechte Ventrikel dar. Es erfolgt dann gleichzeitige Füllung der Aorta und der Arteria pulmonalis. Im a.p.-Strahlengang liegt die Aorta rechts im Gefäßschatten, die Arteria pulmonalis links davon. Hochstehende Aortenklappenbasis. Große Arteria pulmonalis.

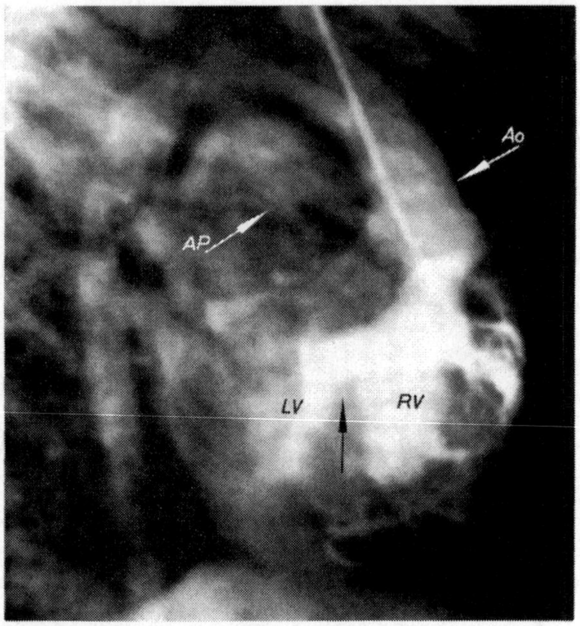

Abb. 233 b: Gleicher Patient wie in Abb. 233 a. Seitlicher Strahlengang. Nach der Kontrastmittelinjektion in den rechten Ventrikel Darstellung des Ventrikelseptumdefektes (Pfeil) und des linken Ventrikels. Kräftige Füllung der anterior liegenden Aorta. Hoch liegende Aortenklappenbasis. Füllung der großen posterior liegenden Arteria pulmonalis.

Seite 257 unten

Abb. 235: *Mustard-Operation bei kompletter Transposition der großen Gefäße mit großem Vorhofseptumdefekt, ohne Ventrikelseptumdefekt, ohne Pulmonalstenose.* Selektives Angiokardiogramm mit Kontrastmittelinjektion in die obere Hohlvene. A.p.-Strahlengang. Der venöse Rückfluß ist in den linken Ventrikel geleitet. Auch die untere Hohlvene stellt sich noch durch Reflux dar. Aus dem linken Ventrikel füllt sich die Arteria pulmonalis, die jetzt venöses Blut erhält. An der Abdeckelung der oberen Hohlvene sieht man einen kleinen funktionellen Rechts-Links-Shunt zwischen zwei Nähten (linker Pfeil). Die Lungenvenenmündung ist noch nicht mit Kontrastmittel gefüllt und zwischen der venösen Kanalisierung deutlich zu erkennen.

Abb. 234: *Komplette Transposition der großen Gefäße mit Pulmonalstenose.* Kontrastmittelinjektion in den rechten Ventrikel. Seitlicher Strahlengang. Anterior liegende Aorta, posterior liegende, im Hauptstamm hypoplastische Arteria pulmonalis.

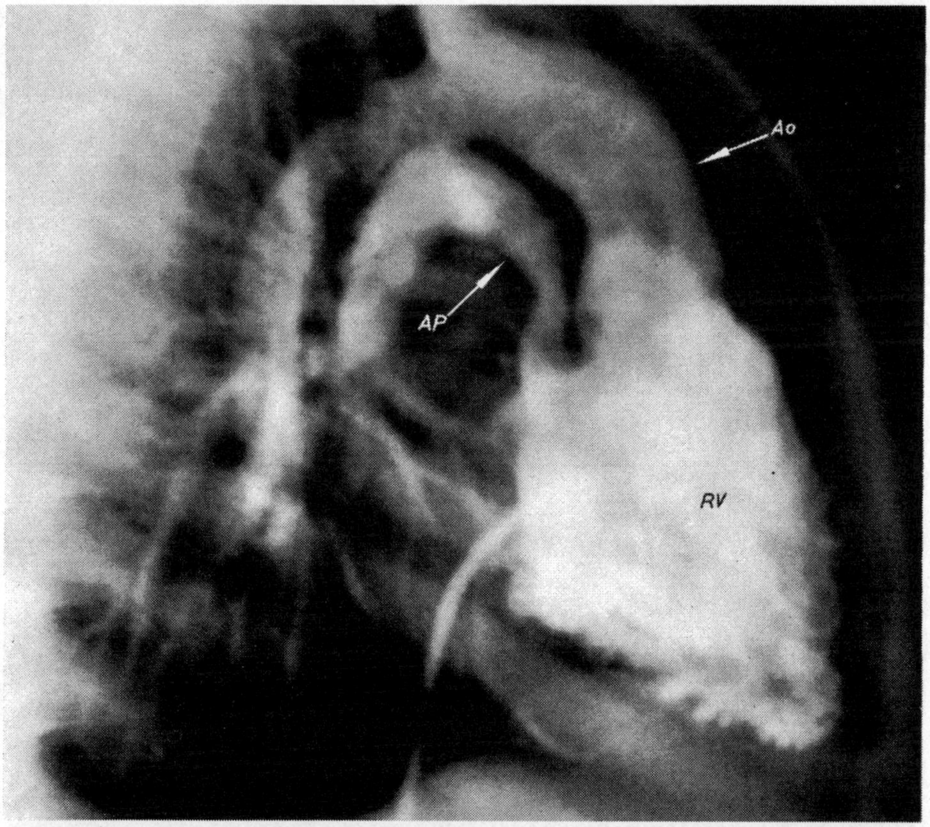

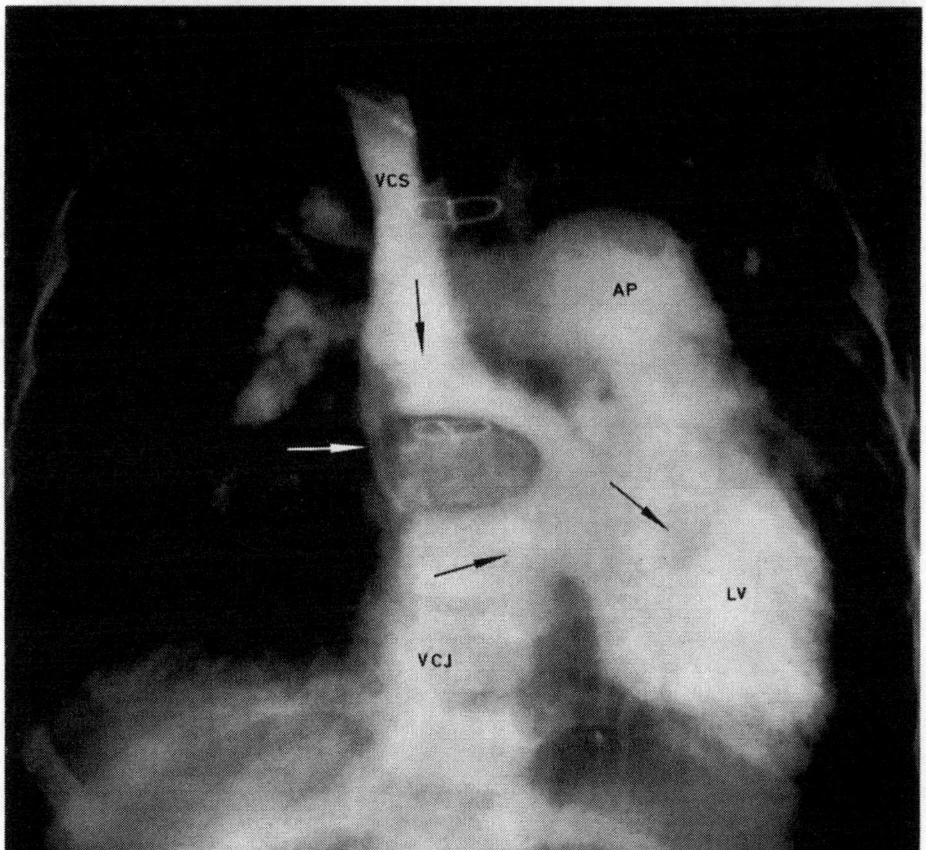

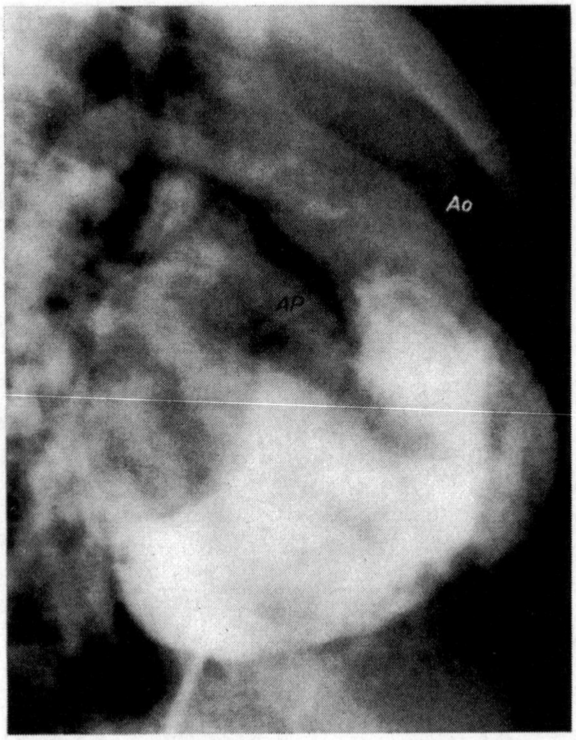

Abb. 236: *Komplette Transposition der großen Gefäße mit Vorhofseptumdefekt.* Kontrastmittelinjektion in den rechten Vorhof. Seitlicher Strahlengang. Ursprung der anterior liegenden Aorta aus dem rechten Ventrikel. Hoch liegende Aortenklappenbasis. Die Arteria pulmonalis füllt sich posterior. Kontrastmittelübertritt in den linken Vorhof.

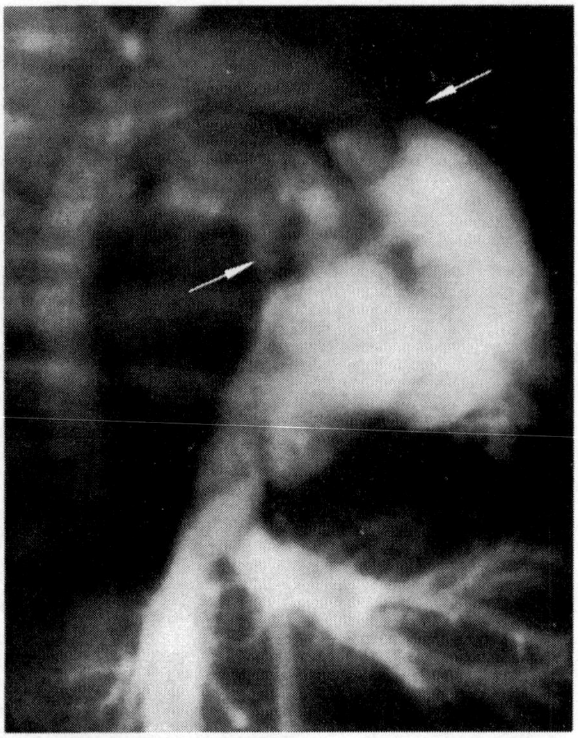

Abb. 237: *Komplette Transposition der großen Gefäße.* Intravenöses Angiokardiogramm. Seitlicher Strahlengang. Füllung der anterior liegenden Aorta. Hoch stehende Aortenklappenbasis. Posterior liegende Arteria pulmonalis.

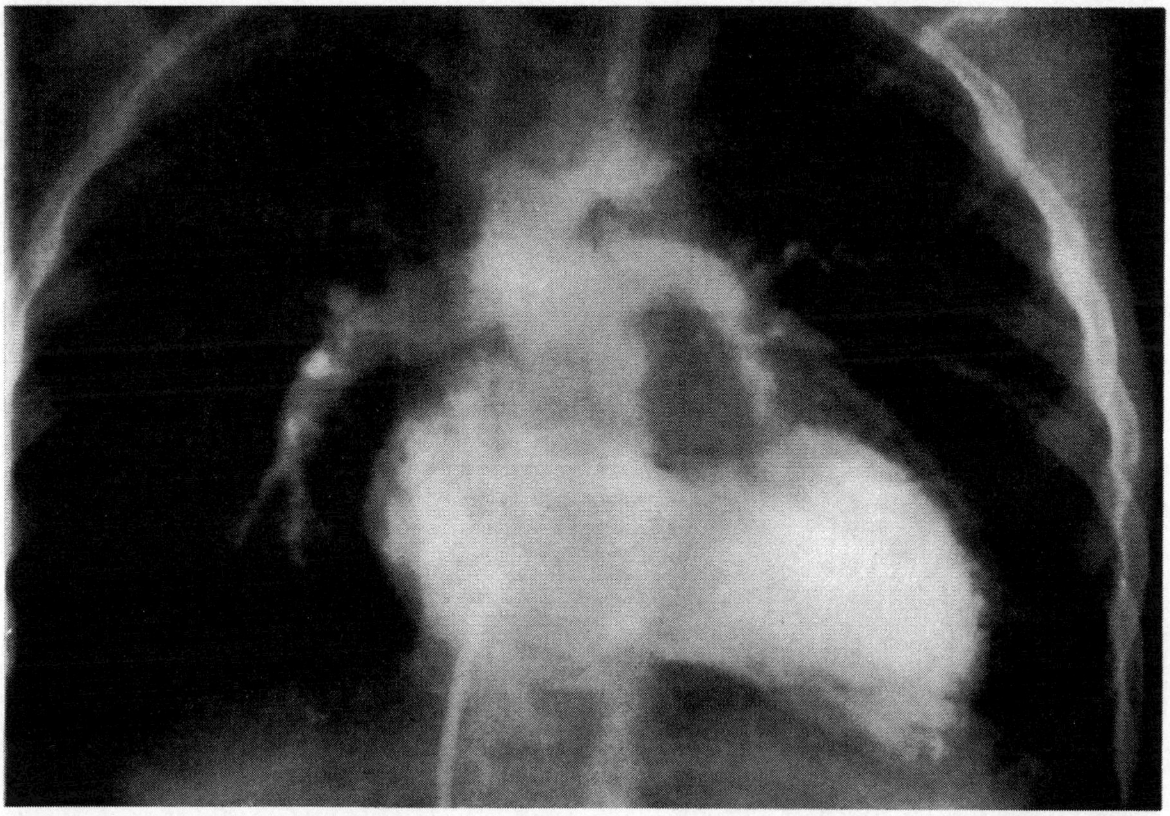

Abb. **238a**: *Komplette Transposition der großen Gefäße mit Pulmonalstenose.* Kontrastmittelinjektion in den rechten Vorhof. A.p.-Strahlengang. Nach der Kontrastmittelinjektion in den rechten Vorhof Füllung des rechten Ventrikels. Von hier fast gleichzeitig Darstellung beider großen Gefäße. Die Pulmonalklappenbasis ist im. a.p.-Strahlengang nicht zu erkennen.

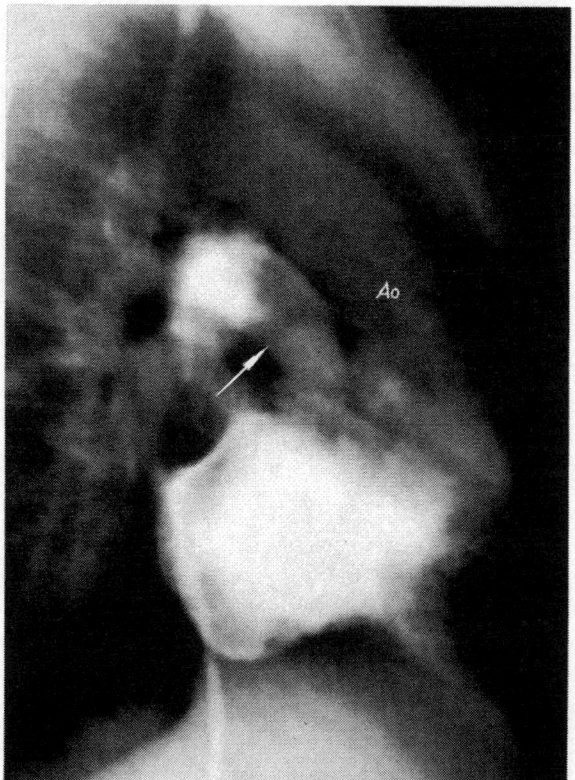

Abb. **238b**: Gleicher Patient wie in Abb. 238a. Seitlicher Strahlengang. Darstellung der anterior aus dem rechten Ventrikel entspringenden Aorta und der posterior liegenden Arteria pulmonalis mit deutlicher valvulärer Pulmonalstenose.

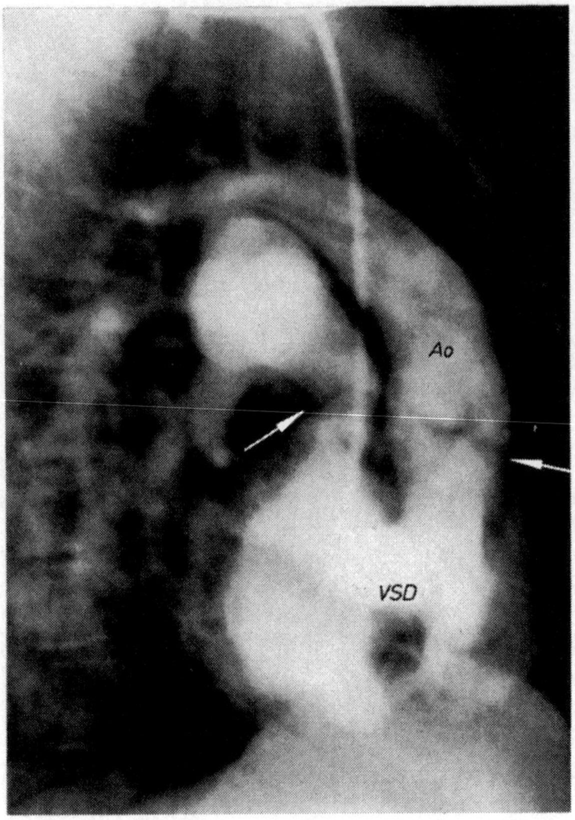

Abb. 239: *Komplette Transposition der großen Gefäße mit Pulmonalstenose, Ventrikelseptumdefekt.* Kontrastmittelinjektion in den rechten Vorhof. Seitlicher Strahlengang. Darstellung des rechten Ventrikels mit dem Ursprung der anterior liegenden Aorta und Darstellung des linken Ventrikels mit der posterior liegenden Arteria pulmonalis. Valvuläre Pulmonalstenose (linker Pfeil) mit deutlicher poststenotischer Dilatation des Hauptstammes der Arteria pulmonalis. Beachte die hier für eine komplette Transposition ungewöhnlich tief liegende Aortenklappenbasis. Ventrikelseptumdefekt.

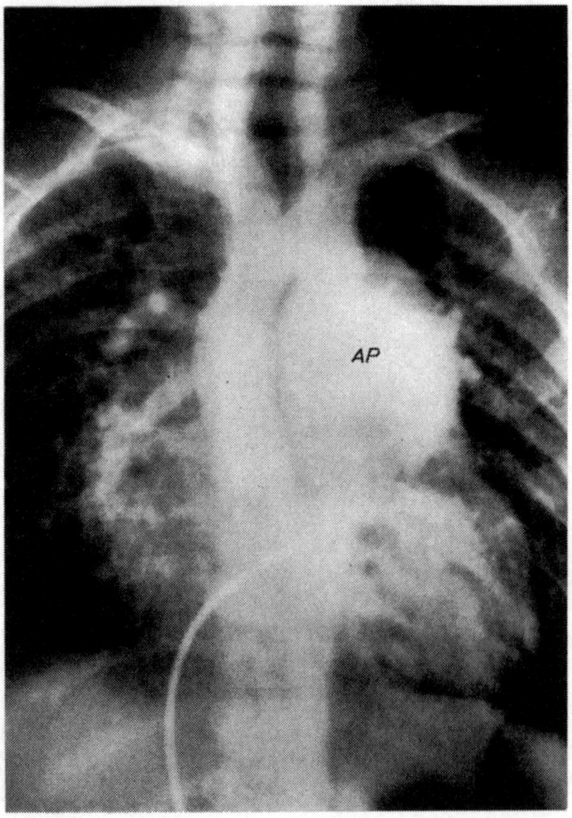

Abb. 240 a: *Taussig-Bing-Transposition.* Kontrastmittelinjektion in den rechten Ventrikel. A.p.-Strahlengang. Aus dem rechten Ventrikel füllen sich fast gleichzeitig die Aorta und die außerordentlich große, dilatierte Arteria pulmonalis.

Abb. 240 b: Gleicher Patient wie in Abb. 240 a. Seitlicher Strahlengang. Im seitlichen Strahlengang erkennt man die anterior liegende völlig aus dem rechten Ventrikel entspringende Aorta. Die Arteria pulmonalis reitet über einem Ventrikelseptumdefekt und überragt die Aorta nach anterior und posterior. Aorta nicht so weit anterior wie bei kompletten Transpositionen der großen Gefäße. Im a.p.-Strahlengang liegen die großen Gefäße nebeneinander, hier im rechten seitlichen Strahlengang also hintereinander, die Aorta vor der Arteria pulmonalis.

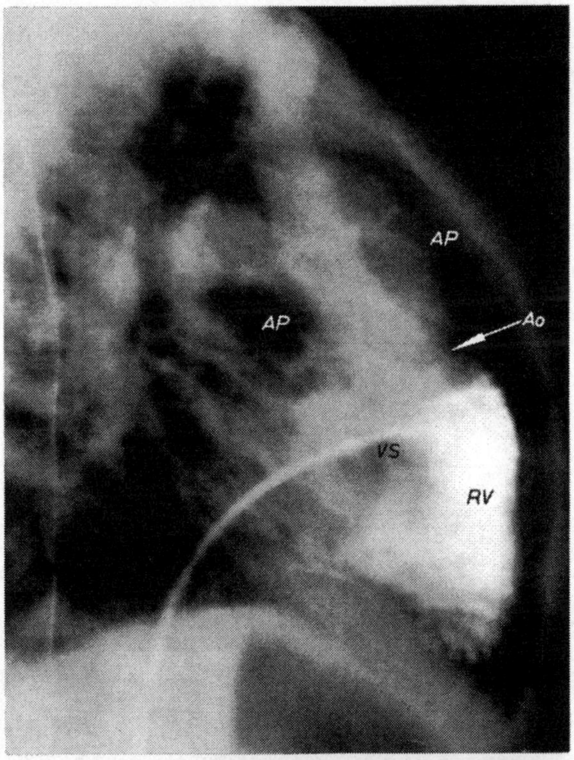

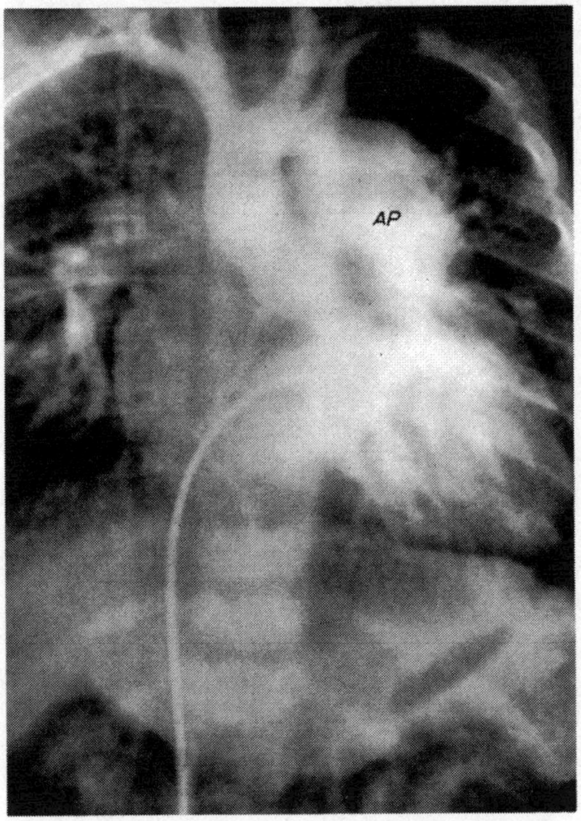

Abb. 241 a: *Transposition der großen Gefäße mit überreitender, posterior liegender Arteria pulmonalis.* Kontrastmittelinjektion in den rechten Ventrikel. A.p.-Strahlengang. Beide großen Gefäße füllen sich aus dem rechten Ventrikel. Die Arteria pulmonalis ist groß und dilatiert. Beachte: Im a.p.-Strahlengang ist diese Form der Transposition nicht von der Taussig-Bing-Transposition zu unterscheiden (Abb. 240 a).

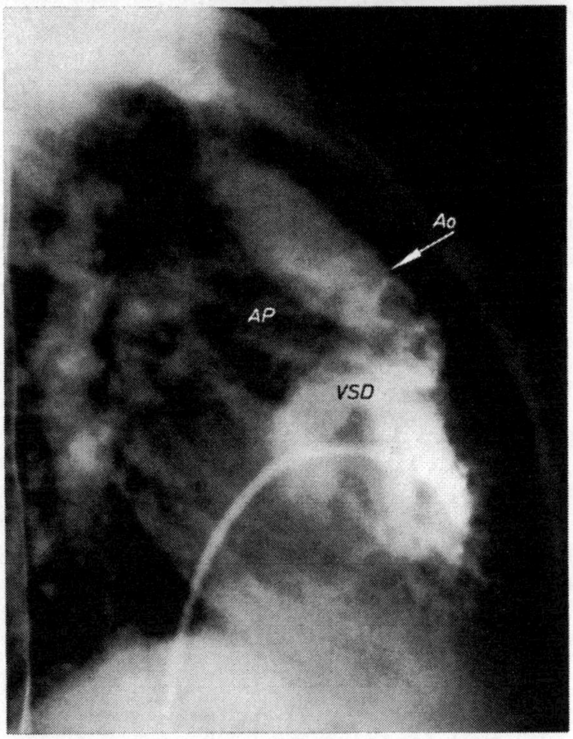

Abb. 241 b: Gleicher Patient wie in Abb. 241 a. Seitlicher Strahlengang. Aus dem rechten Ventrikel füllt sich über einen Ventrikelseptumdefekt der linke Ventrikel. Darstellung der ganz aus dem rechten Ventrikel entspringenden, weit anterior liegenden Aorta. Im seitlichen Strahlengang ist der Ursprung der Arteria pulmonalis nach der Kontrastmittelinjektion in den rechten Ventrikel nicht genau zu erkennen.

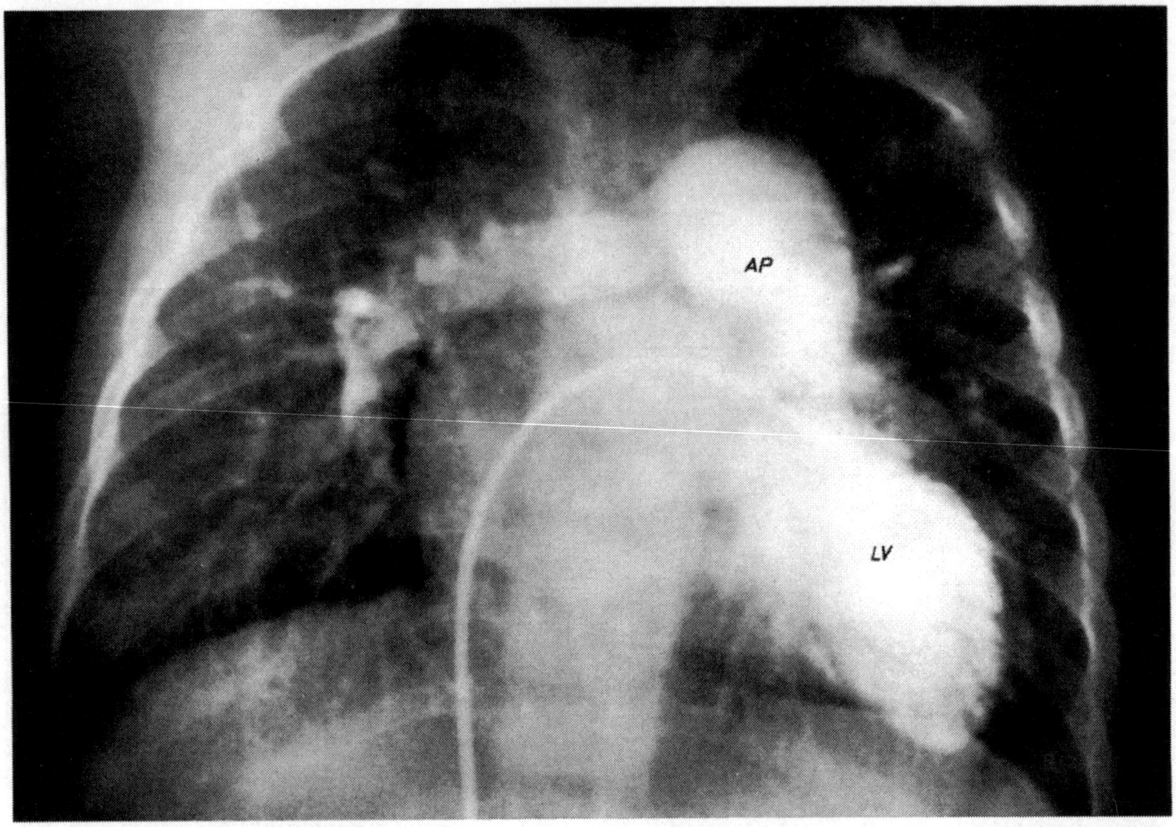

Abb. **241 c**: Gleicher Patient wie in Abb. 241 a und b. Transseptales Lävogramm. A.p.-Strahlengang. Aus dem linken Ventrikel füllt sich besonders die große, dilatierte Arteria pulmonalis.

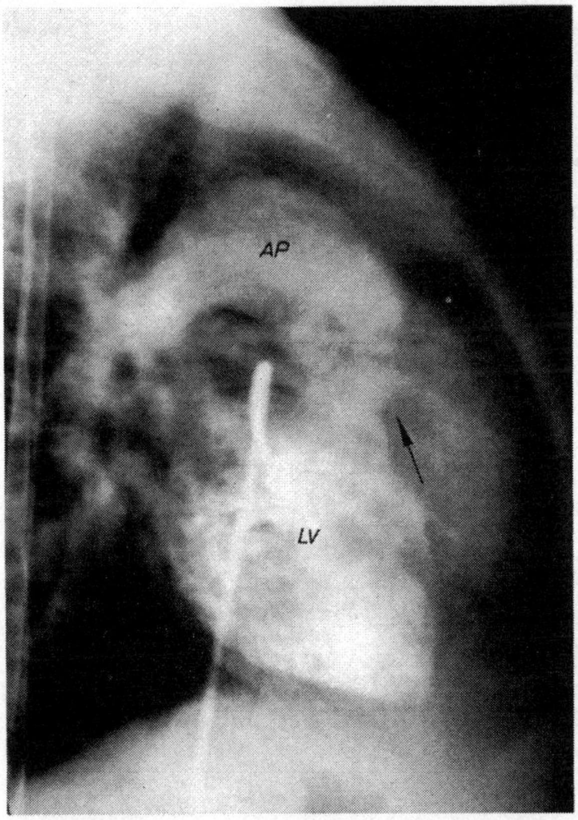

Abb. **241 d**: Gleicher Patient wie in Abb. 241 a bis c. Transseptales Lävogramm. Seitlicher Strahlengang. Erst im seitlichen Strahlengang nach der Kontrastmittelinjektion in den linken Ventrikel erkennt man die große Pulmonalklappenbasis, die den Ventrikelseptumdefekt überreitet.

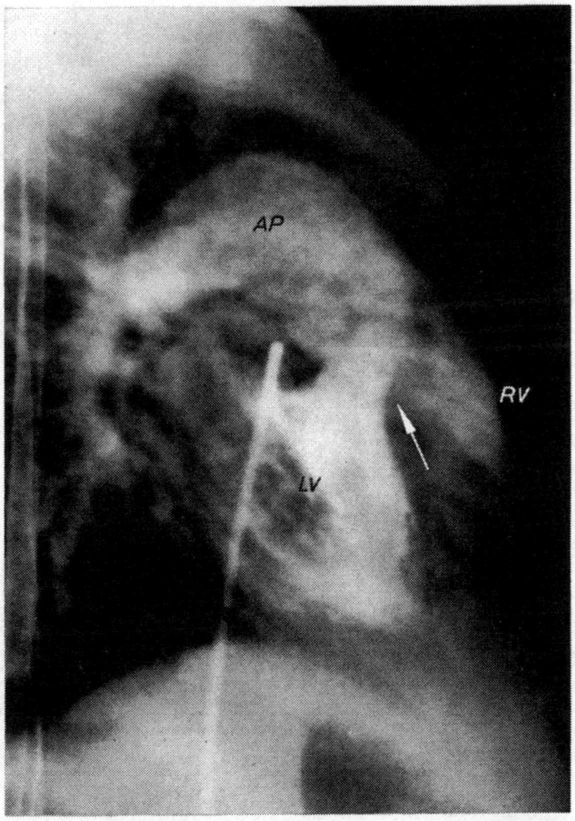

Abb. **241 e**: Gleicher Patient wie in Abb. 241 a bis d. Transseptales Lävogramm. Seitlicher Strahlengang. Darstellung der überreitenden Arteria pulmonalis, die im Gegensatz zur Taussig-Bing-Transposition posterior vom Ursprung der anterior aus dem rechten Ventrikel entspringenden Aorta liegt (vergleiche Dextrogramm Abb. 241 b).

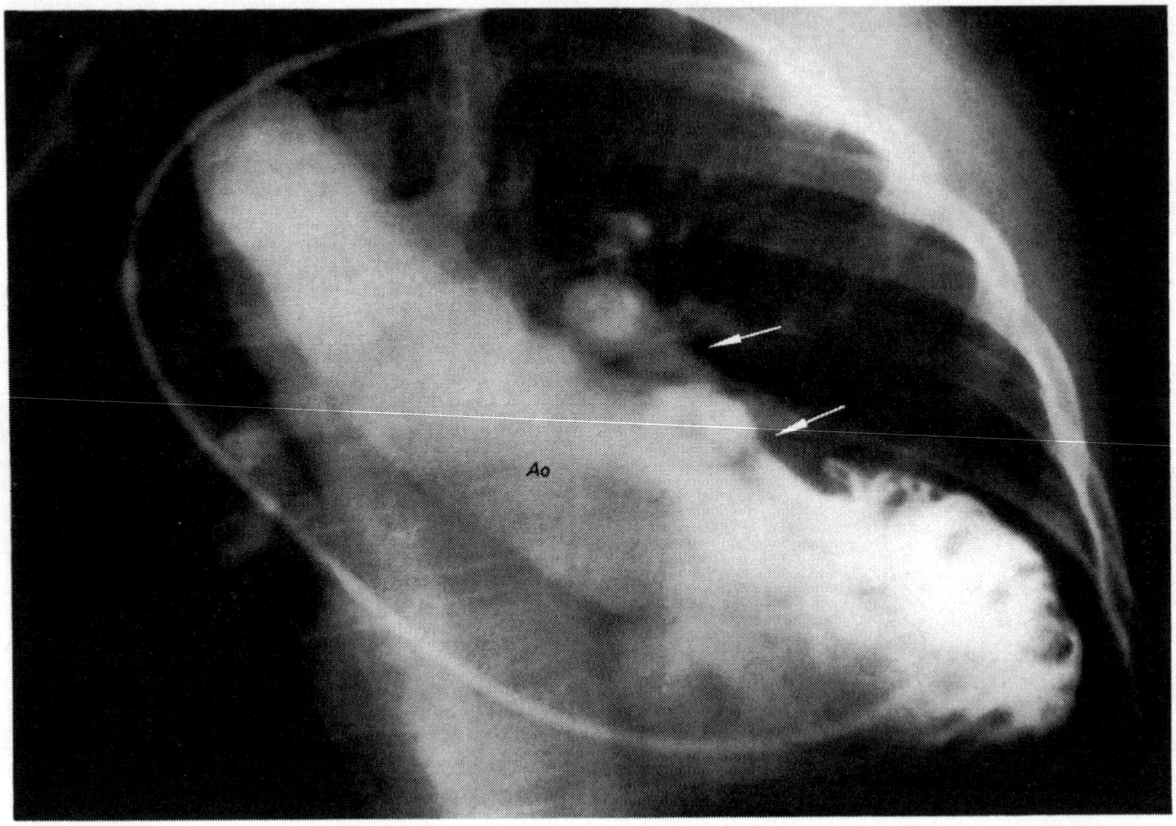

Abb. 242a: *Ursprung beider großen Gefäße aus dem rechten Ventrikel mit Pulmonalstenose.* Kontrastmittelinjektion in den rechten Ventrikel. A.p.-Strahlengang. Aus dem großen rechten Ventrikel füllen sich gleichzeitig die sehr große, dextroponierte Aorta und die hypoplastische Arteria pulmonalis (Pfeile). Rechter Aortenbogen. Im a.p.-Strahlengang ist die Mißbildung nicht mit Sicherheit von extremer Fallotscher Tetralogie zu unterscheiden.

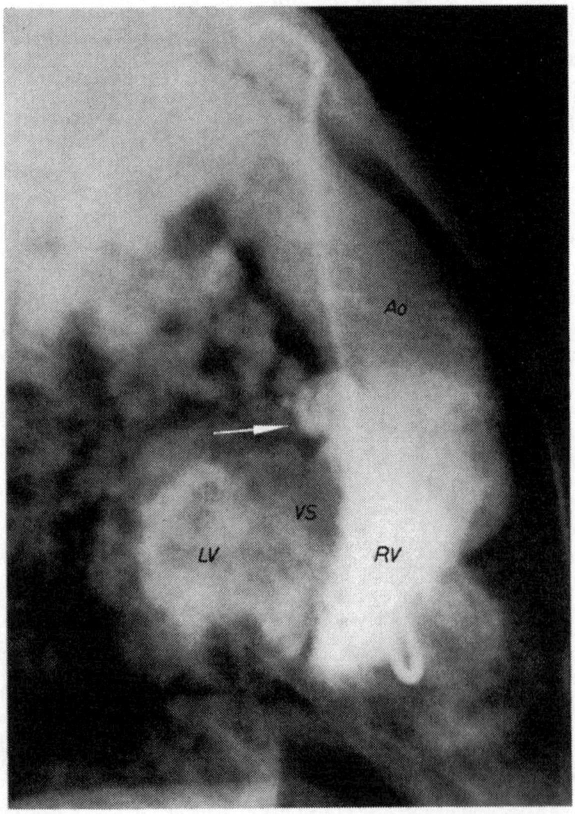

Abb. 242b: Gleicher Patient wie in Abb. 242a. Seitlicher Strahlengang. Erst im seitlichen Strahlengang erkennt man deutlich den Ursprung beider großen Gefäße aus dem rechten Ventrikel. Darstellung des Ventrikelseptums und des linken Ventrikels. Der Pfeil deutet auf den Ursprung der Arteria pulmonalis.

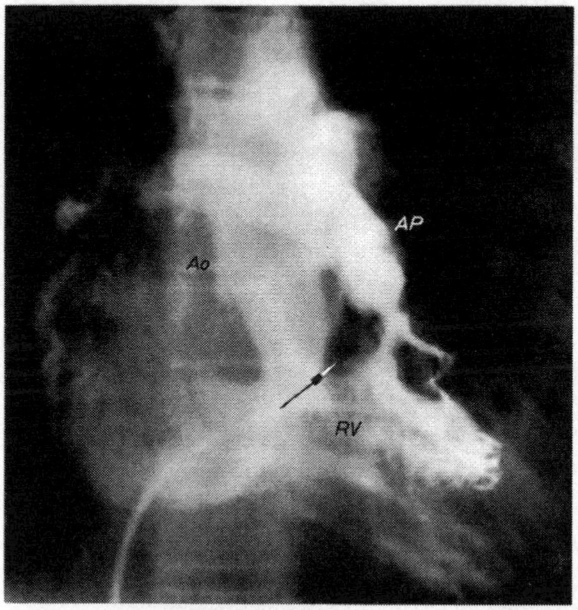

Abb. 243 a: *Ursprung beider großen Gefäße aus dem rechten Ventrikel mit Pulmonalstenose.* Kontrastmittelinjektion in den rechten Ventrikel. A.p.-Strahlengang. Gleichzeitige Füllung beider großen Gefäße aus dem rechten Ventrikel. Auf gleicher Höhe liegende Pulmonal- und Aortenklappenbasis. Infundibulumstenose. Ein breites Muskelband trennt den Ursprung der beiden großen Gefäße (Pfeil, Double-outlet-Chamber).

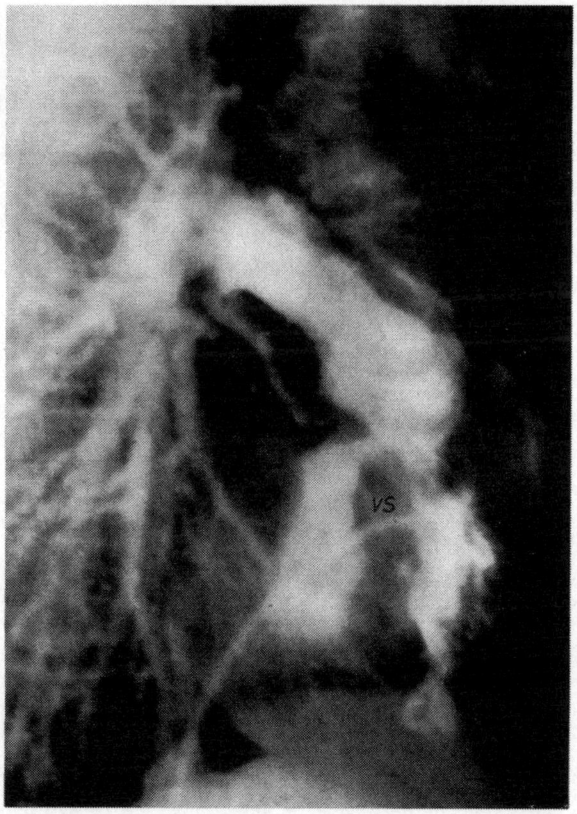

Abb. 243 b: Gleicher Patient wie in Abb. 243 a. Seitlicher Strahlengang. Darstellung des Ursprungs der beiden großen Gefäße aus dem rechten Ventrikel, des Ventrikelseptumdefektes und des linken Ventrikels, dessen einzige Verbindung zur Aorta der Ventrikelseptumdefekt ist. Pulmonal- und Aortenklappenbasis in gleicher Höhe.

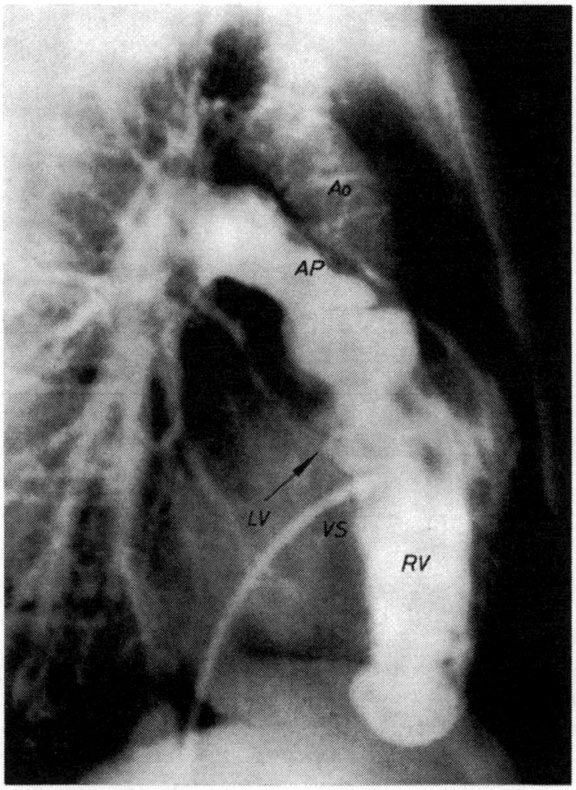

Abb. 243 c: Gleicher Patient wie in Abb. 243 a und b. Seitlicher Strahlengang. Ursprung beider großen Gefäße aus dem rechten Ventrikel deutlich erkennbar. Das Blut des linken Ventrikels erreicht die Aorta nur durch den Ventrikelseptumdefekt (Pfeil).

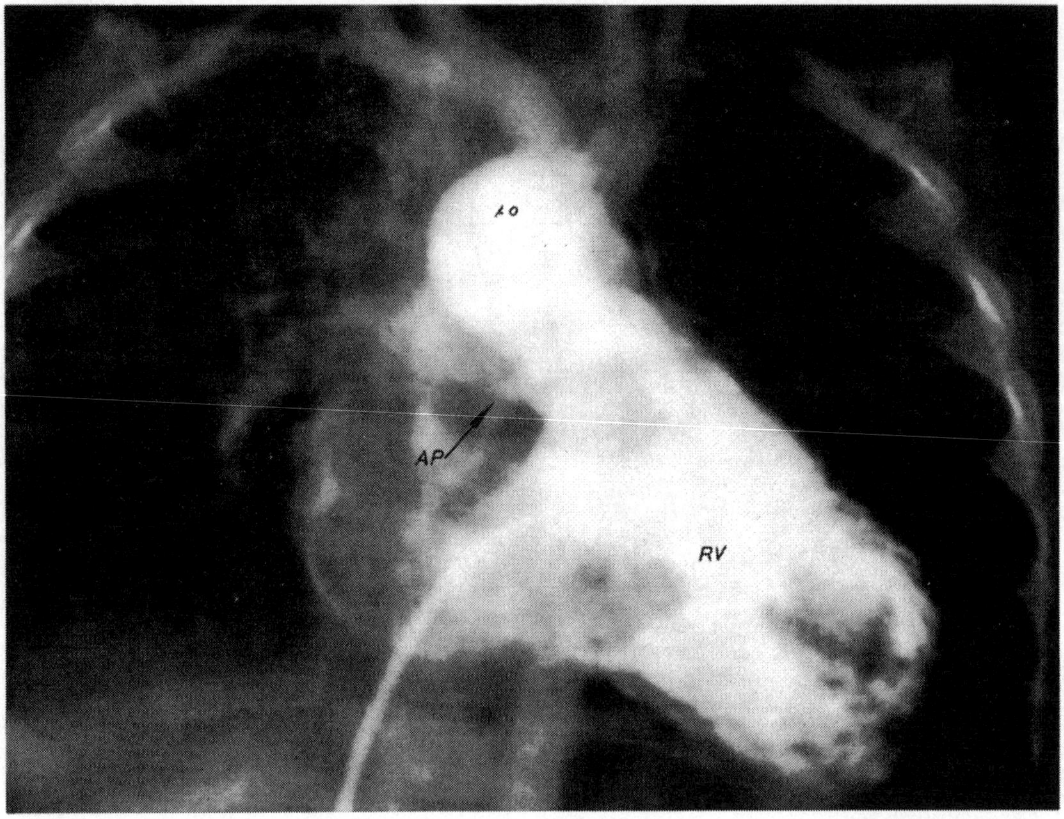

Abb. **244 a**: *Ursprung beider großen Gefäße aus dem rechten Ventrikel in Transpositionsstellung und valvuläre Pulmonalstenose.* Kontrastmittelinjektion in den rechten Ventrikel. A.p.-Strahlengang. Gleichzeitige Füllung beider großen Gefäße aus dem rechten Ventrikel. Die Aortenbasis überlagert hier die Pulmonalklappenbasis, so daß die Mißbildung im a.p.-Strahlengang nicht genau zu diagnostizieren ist.

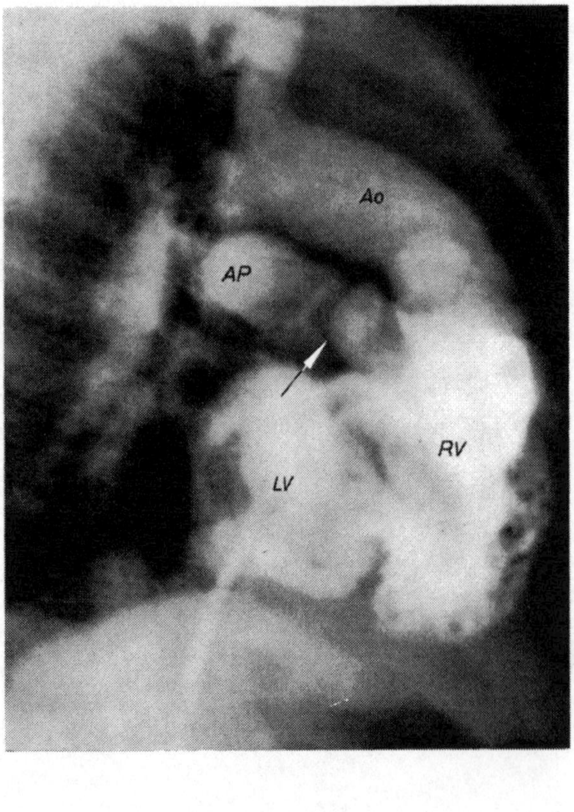

Abb. **244 b**: Gleicher Patient wie in Abb. 244 a. Seitlicher Strahlengang. Füllung der anterior liegenden Aorta und der posterior liegenden Arteria pulmonalis aus dem rechten Ventrikel. Valvuläre Pulmonalstenose. Über den Ventrikelseptumdefekt füllt sich auch der linke Ventrikel. Der linke Ventrikel steht mit der Aorta nur durch den Ventrikelseptumdefekt in Verbindung. Der Pfeil deutet auf die Pulmonalstenose.

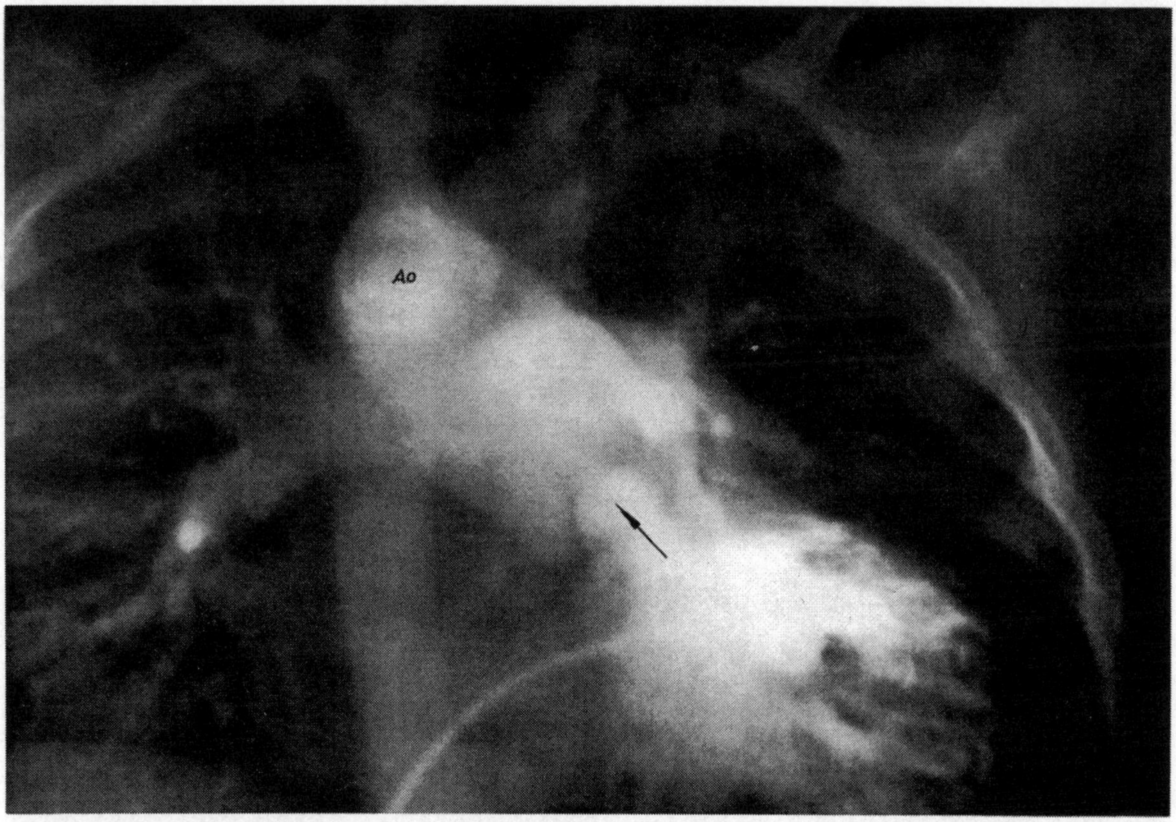

Abb. 244 c: *Ursprung beider großen Gefäße aus dem rechten Ventrikel in Transpositionsstellung und valvuläre Pulmonalstenose.* Kontrastmittelinjektion in den rechten Ventrikel. A.p.-Strahlengang. Großer rechter Ventrikel. Gleichzeitige Füllung der großen Gefäße. Valvuläre Pulmonalstenose.

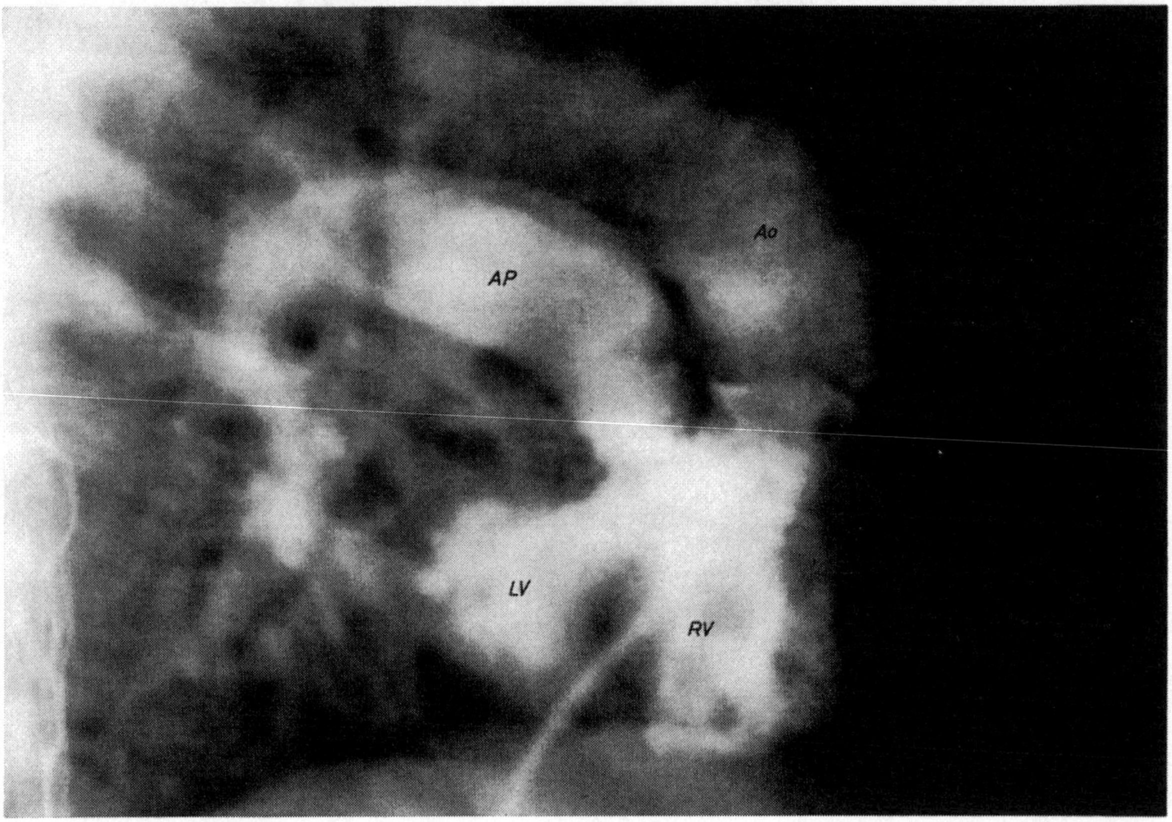

Abb. **244d**: Gleicher Patient wie in Abb. 244c. Seitlicher Strahlengang. Aorta anterior, Arteria pulmonalis posterior aus dem rechten Ventrikel kommend. Valvuläre Pulmonalstenose. Ventrikelseptumdefekt und kleiner linker Ventrikel. Aorten- und Pulmonalklappenbasis auf gleicher Höhe. Der linke Ventrikel steht mit der Aorta nur durch den Ventrikelseptumdefekt in Verbindung.

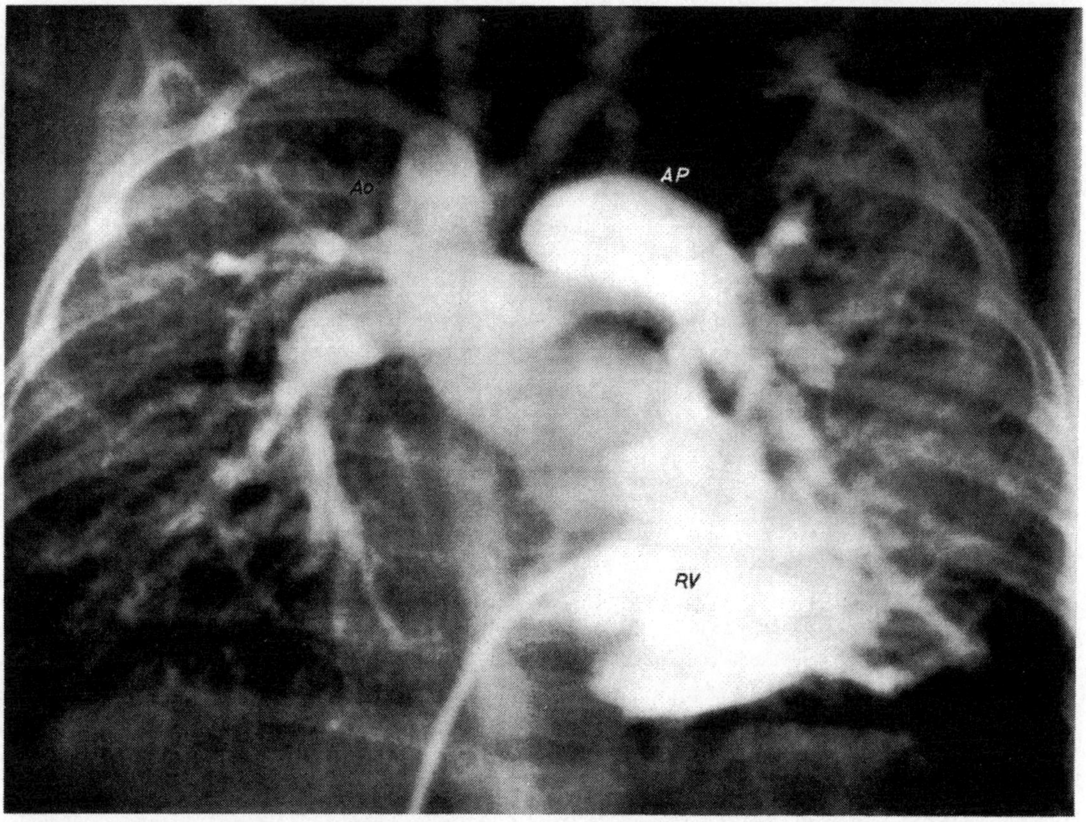

Abb. **245 a**: *Ursprung beider großen Gefäße aus dem rechten Ventrikel mit Pulmonalstenose und rechtem Aortenbogen.* Kontrastmittelinjektion in den rechten Ventrikel. A.p.-Strahlengang. Nach der Kontrastmittelinjektion in den rechten Ventrikel Füllung beider großen Gefäße. Extrem dextroponierte Aorta im a.p.-Strahlengang bereits erkennbar. Infundibulumstenose.

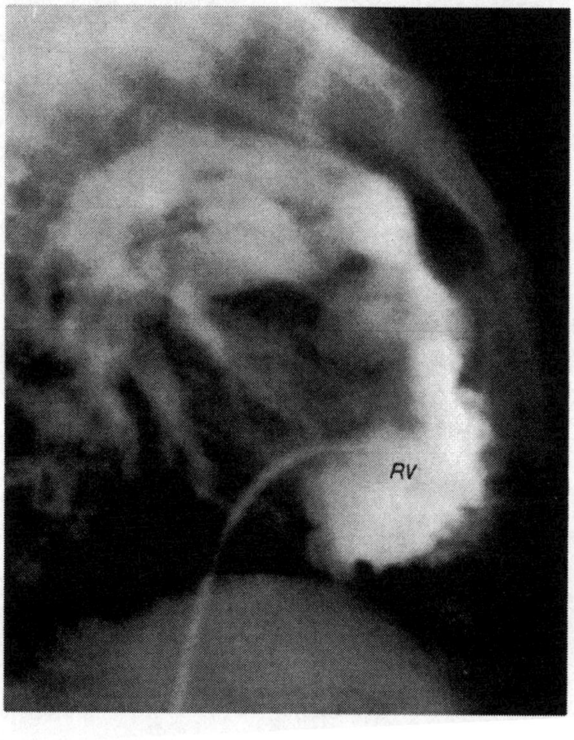

Abb. **245 b**: Gleicher Patient wie in Abb. 245 a. Seitlicher Strahlengang. Erst hier erkennt man deutlich den Ursprung beider großen Gefäße aus dem rechten Ventrikel. Große Aortenklappenbasis.

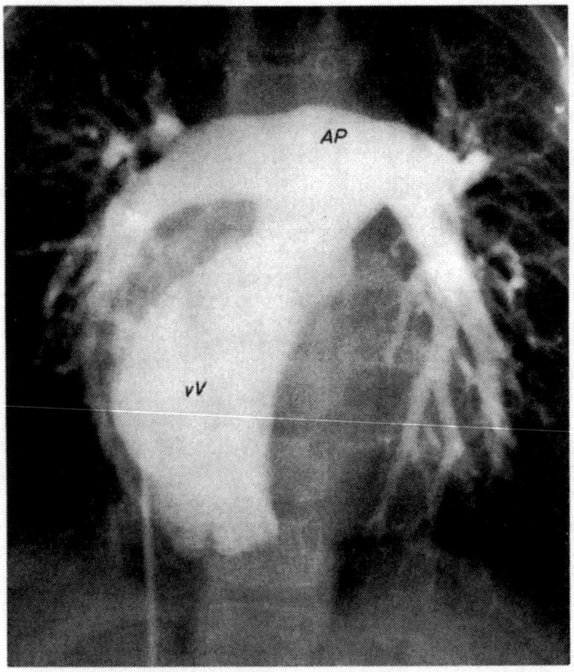

Abb. 246 a: *Korrigierte Transposition der großen Gefäße mit intaktem Ventrikelseptum, Mitralinsuffizienz.* Kontrastmittelinjektion in den venösen Ventrikel. A.p.-Strahlengang. Glatt konturierter, schwanzförmiger venöser Ventrikel, der der anatomische linke Ventrikel ist und über dem rechten Wirbelsäulenrand liegt. Aus diesem Ventrikel füllt sich die mittelständige Arteria pulmonalis.

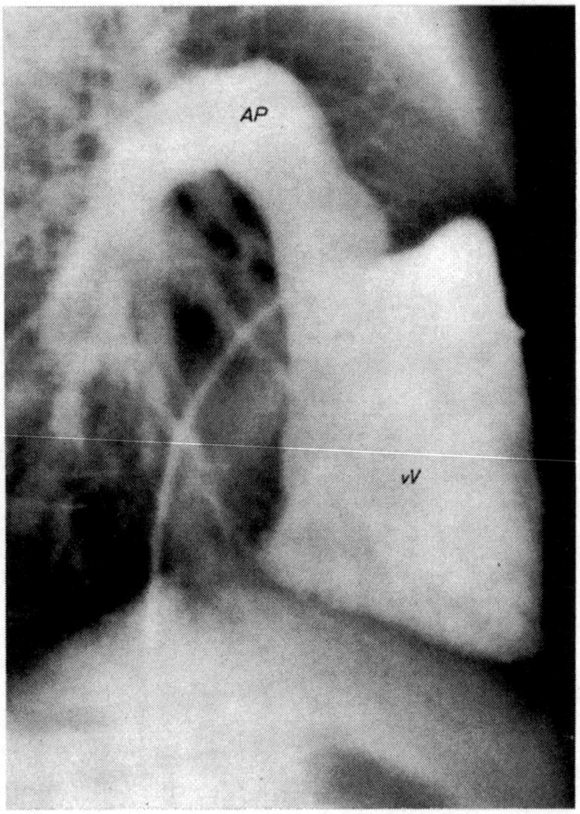

Abb. 246 b: Gleicher Patient wie in Abb. 246 a. Seitlicher Strahlengang. Nach der Kontrastmittelinjektion in den venösen Ventrikel (anatomischer linker Ventrikel), der anterior liegt, füllt sich die posterior liegende Arteria pulmonalis.

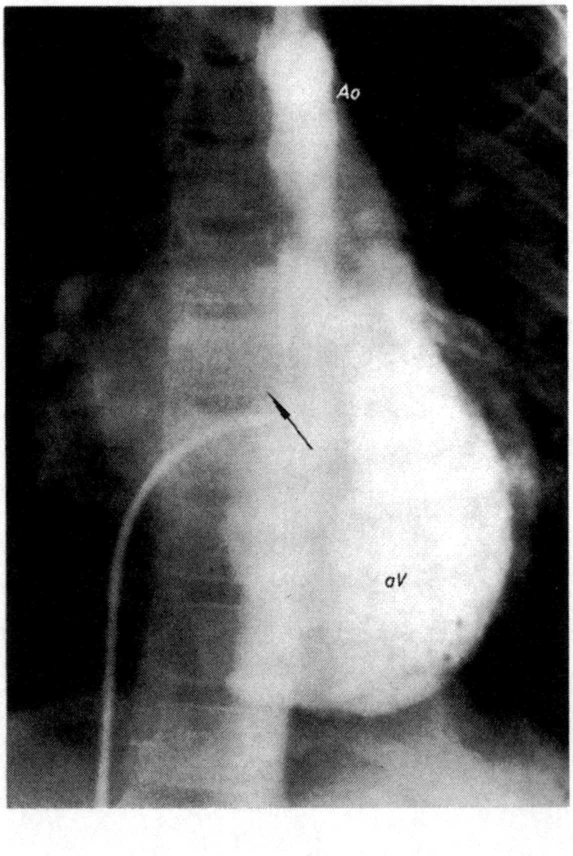

Abb. 246 c: Gleicher Patient wie in Abb. 246 a und b. Transseptales Lävogramm. A.p.-Strahlengang. Nach der Kontrastmittelinjektion in den arteriellen Ventrikel, der der anatomische rechte Ventrikel ist, füllt sich die links im Gefäßband liegende aszendierende Aorta, die mit linkem Aortenbogen links deszendiert. Reflux von Kontrastmittel in den großen linken Vorhof.

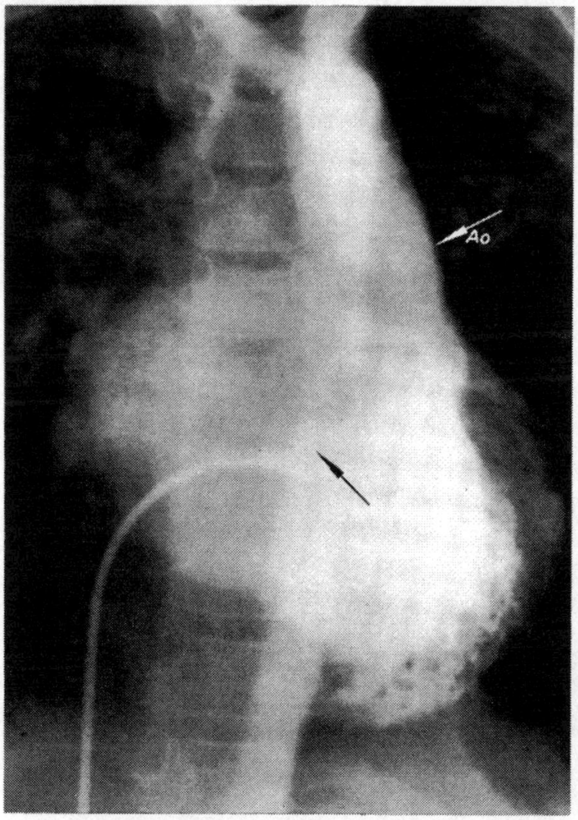

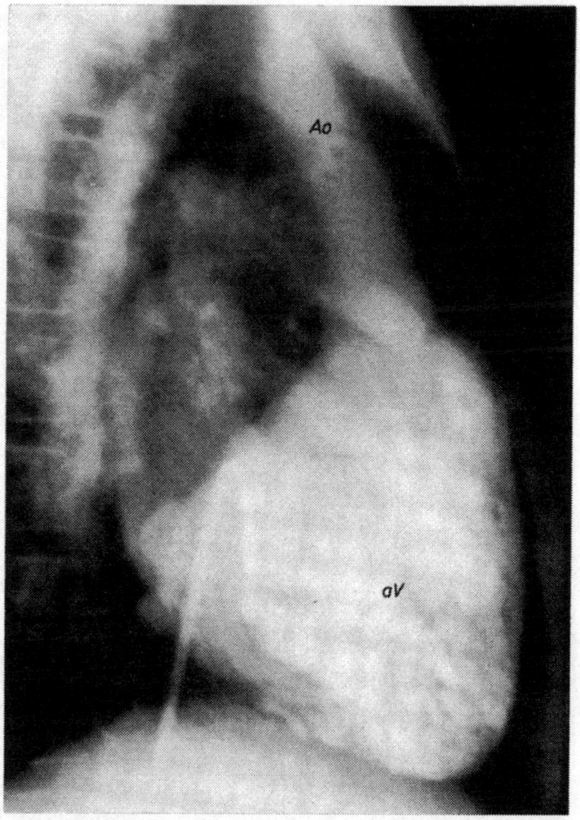

oben links

Abb. 246 d: Gleicher Patient wie in Abb. 246 a bis c. Transseptales Lävogramm. A.p.-Strahlengang. Grob konturierter arterieller Ventrikel (anatomischer rechter Ventrikel) mit kräftigem Reflux in den großen linken Vorhof durch Mitralinsuffizienz. Links liegende aszendierende Aorta.

oben rechts

Abb. 246 e: Gleicher Patient wie in Abb. 246 a bis d. Transseptales Lävogramm. Seitlicher Strahlengang. Sehr großer arterieller Ventrikel, der grob konturiert und der der anatomische rechte Ventrikel ist. Füllung der anterior liegenden Aorta. Ventrikeldiastole.

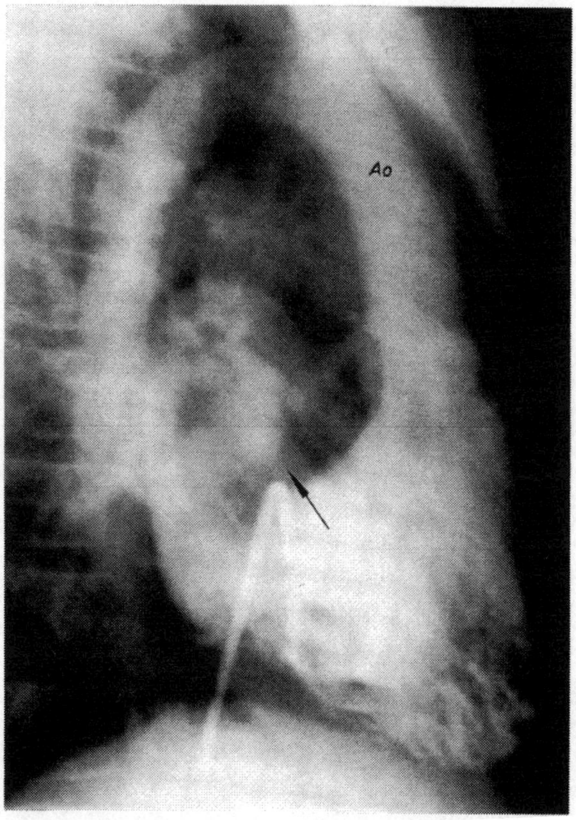

Abb. 246 f: Gleicher Patient wie in Abb. 246 a bis e. Transseptales Lävogramm. Seitlicher Strahlengang. Kräftiger Reflux in den großen linken Vorhof in der Ventrikelsystole.

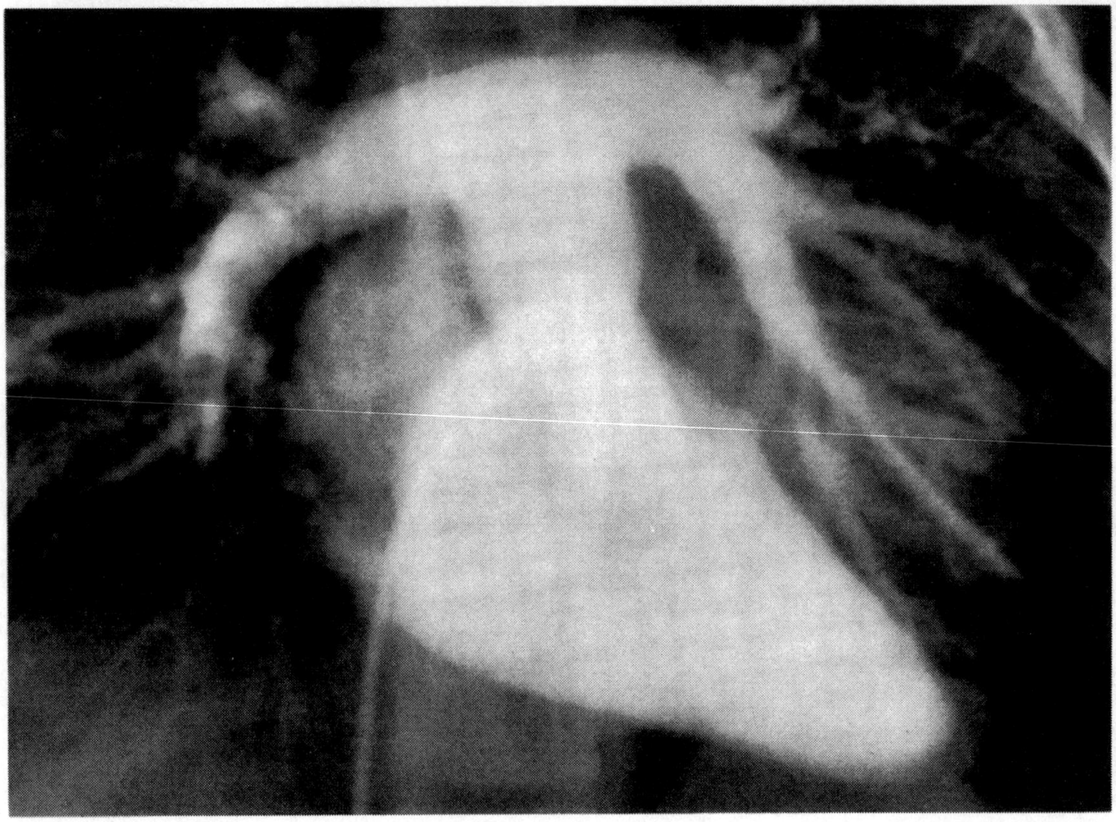

Abb. 247 a: *Korrigierte Transposition der großen Gefäße ohne Ventrikelseptumdefekt und ohne „Mitralklappen"-mißbildung.* Kontrastmittelinjektion in den venösen Ventrikel. A.p.-Strahlengang. Glatt konturierter venöser Ventrikel, aus dem sich die mittelständige Arteria pulmonalis füllt.

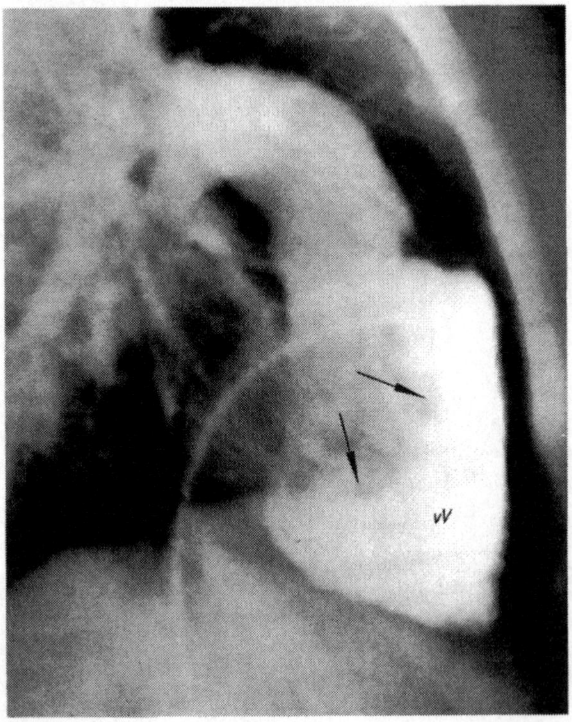

Abb. 247 b: Gleicher Patient wie in Abb. 247 a. Seitlicher Strahlengang. Glatt konturierter venöser Ventrikel (anatomischer linker Ventrikel), der anterior liegt. Man sieht deutlich den in den Ventrikel hineinragenden „Mitralklappen"-Dom. Posterior liegende Arteria pulmonalis.

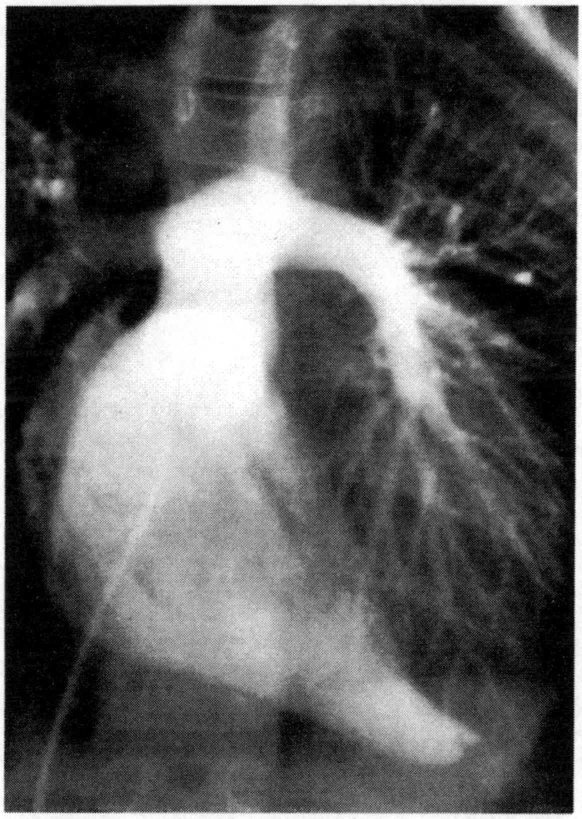

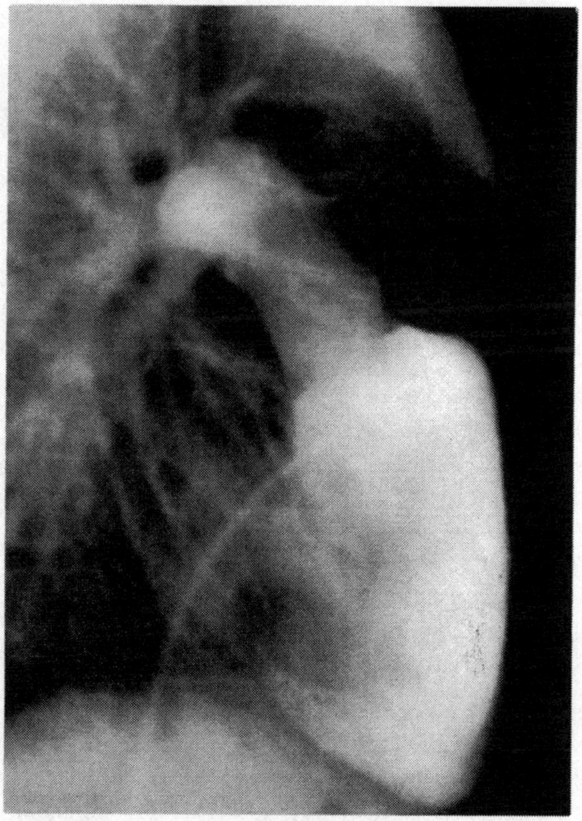

oben links

Abb. 248 a: *Korrigierte Transposition der großen Gefäße mit intaktem Ventrikelseptum und „Ebstein"-artiger Mißbildung der „Mitralis".* Kontrastmittelinjektion in den venösen Ventrikel. A.p.-Strahlengang. Schwanzförmiger, mittelständiger venöser Ventrikel, der der anatomische linke Ventrikel ist und glatt konturiert ist. Mittelständige Arteria pulmonalis.

oben rechts

Abb. 248 b: Gleicher Patient wie in Abb. 248 a. Seitlicher Strahlengang. Glatt konturierter venöser Ventrikel (anatomisch linker Ventrikel). Posteriorer Ursprung der Arteria pulmonalis. Glatt begrenzte Pulmonalklappen.

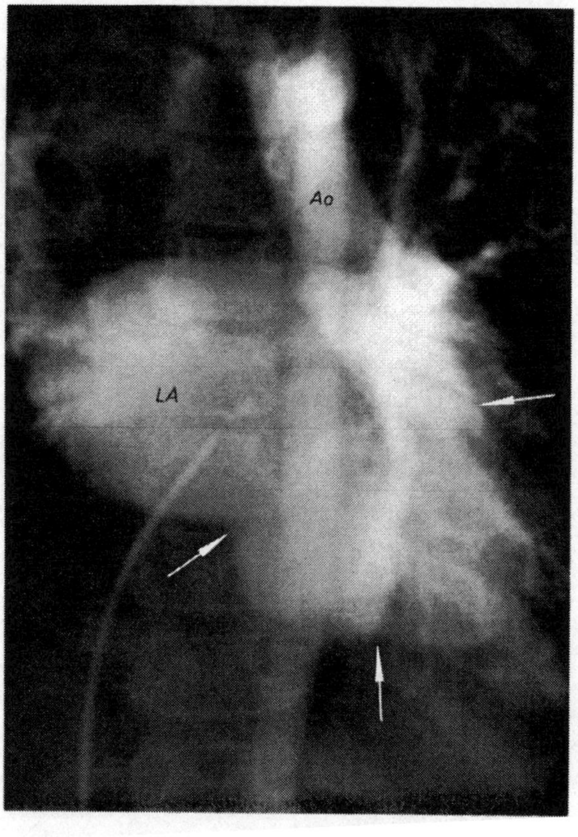

Abb. 248 c: Gleicher Patient wie in Abb. 248 a und b. Lävogramm nach Kontrastmittelinjektion in den venösen Ventrikel. A.p.-Strahlengang. Füllung des großen oberen Anteiles des linken Vorhofs, des durch die Verlagerung eines Teiles der anatomischen Trikuspidalklappe (hier arterielle AV-Klappe) in den arteriellen Ventrikel atrialisierten Teils des Ventrikels (zwischen den beiden unteren Pfeilen) und der kleinen verbliebenen Resthöhle des arteriellen Ventrikels (rechter oberer Pfeil). Links im Gefäßband aufsteigende aszendierende und links deszendierende Aorta. Vorhofdiastole.

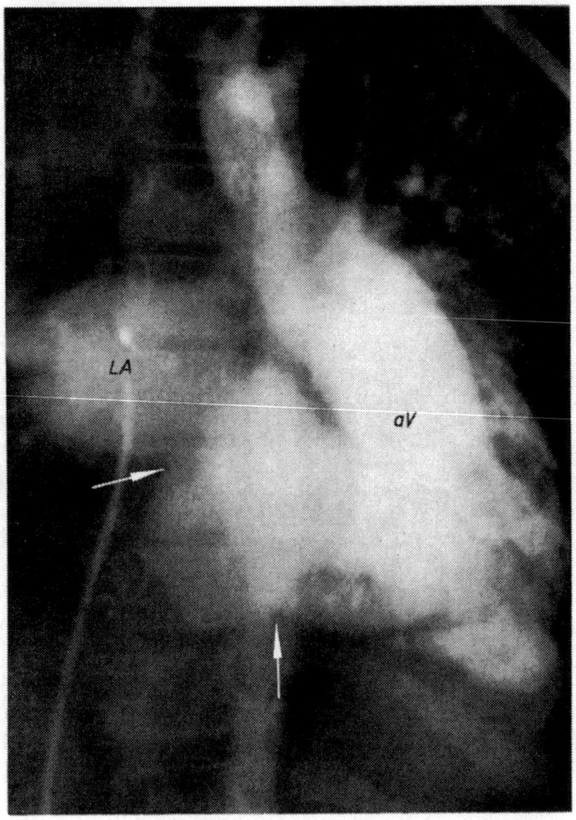

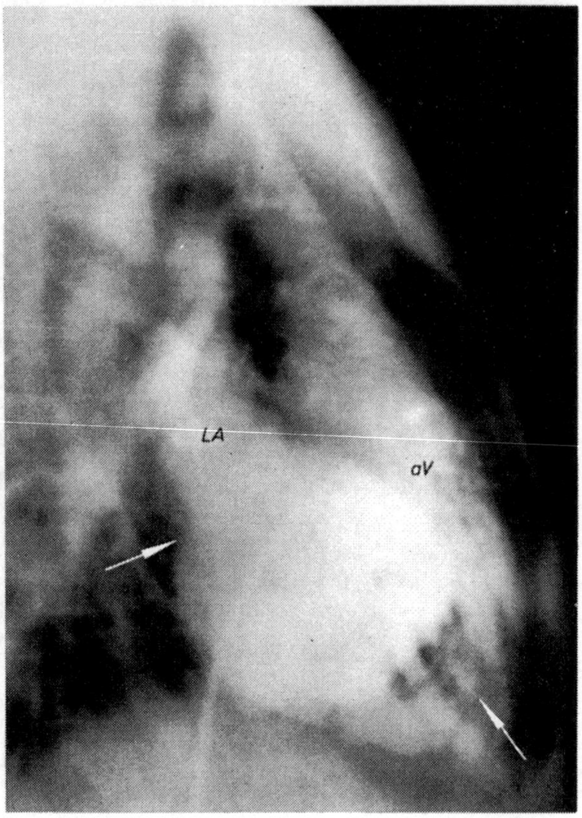

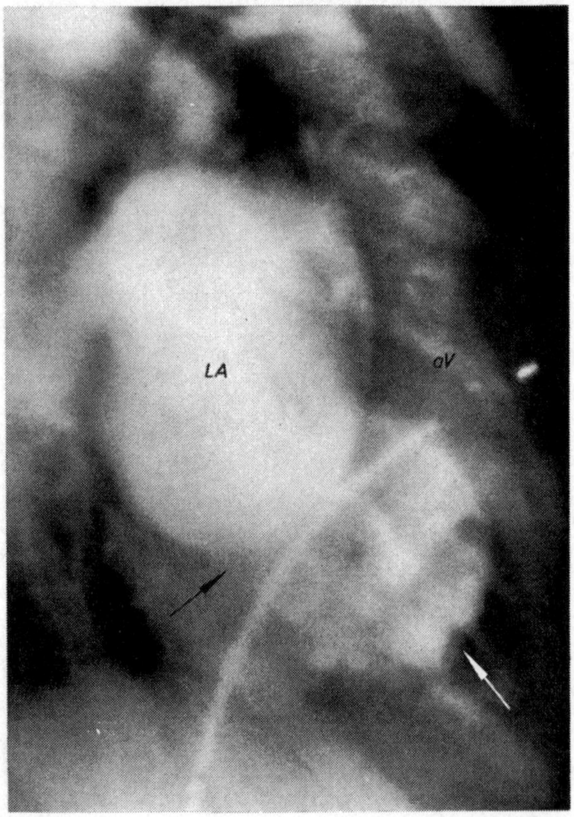

oben links

Abb. **248 d**: Gleicher Patient wie in Abb. 248 a bis c. Lävogramm nach Kontrastmittelinjektion in den venösen Ventrikel. A.p.-Strahlengang. Vorhofsystole, Ventrikeldiastole. Man erkennt jetzt deutlich, daß sich der atrialisierte Teil des arteriellen Ventrikels (zwischen den beiden Pfeilen) mit dem Ventrikel in der Diastole befindet, während sich der obere Teil des linken Vorhofs in der Systole befindet.

oben rechts

Abb. **248 e**: Gleicher Patient wie in Abb. 248 a bis d. Lävogramm nach Kontrastmittelinjektion in den venösen Ventrikel. Seitlicher Strahlengang. Vorhofsystole. Der durch die Verlagerung der anatomischen Tricuspidalklappe, hier arterielle AV-Klappe, atrialisierte Teil des arteriellen Ventrikels befindet sich mit dem Ventrikel in der Diastole. Kleine verbliebene Resthöhle des arteriellen Ventrikels.

Abb. **248 f**: Gleicher Patient wie in Abb. 248 a bis e. Lävogramm nach Kontrastmittelinjektion in den venösen Ventrikel. Seitlicher Strahlengang. Vorhofdiastole. Im Vergleich zur Abb. 248 e sieht man hier, daß sich während der Vorhofdiastole der atrialisierte Teil des arteriellen Ventrikels mit dem Restventrikel in der Systole befindet.

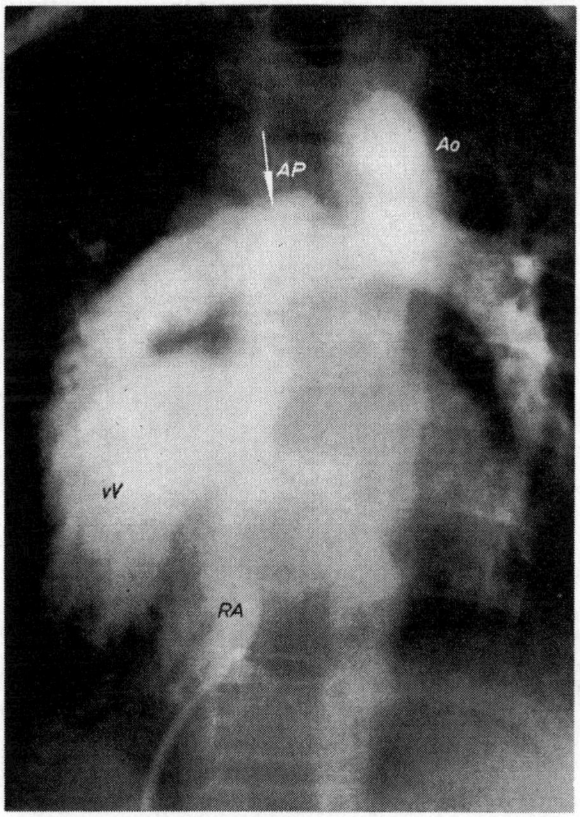

Abb. 249a: *Dextrokardie bei Situs solitus und korrigierter Transposition der großen Gefäße mit Ventrikelseptumdefekt.* Kontrastmittelinjektion in den rechten Vorhof. A.p.-Strahlengang. Aus dem rechten Vorhof füllt sich der venöse Ventrikel, der im rechten Herzschatten liegt. Danach Füllung beider großen Gefäße, die Arteria pulmonalis rechts im Gefäßschatten, die Aorta links im Gefäßschatten links aszendierend und mit linkem Aortenbogen links deszendierend.

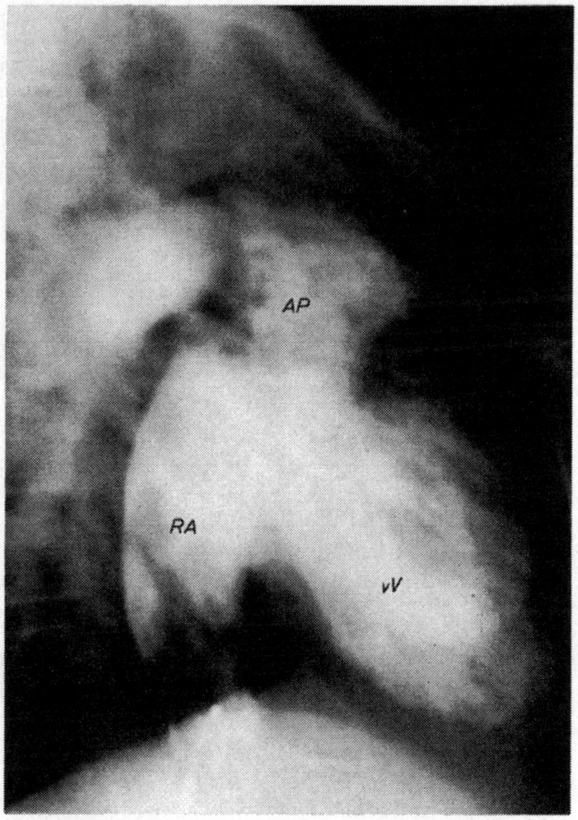

Abb. 249b: Gleicher Patient wie in Abb. 249a. Seitlicher Strahlengang. Der rechte Vorhof liegt etwas weiter posterior als normal. Glatt konturierter venöser Ventrikel, der der anatomische linke Ventrikel ist. Daraus Füllung der posterior liegenden Arteria pulmonalis.

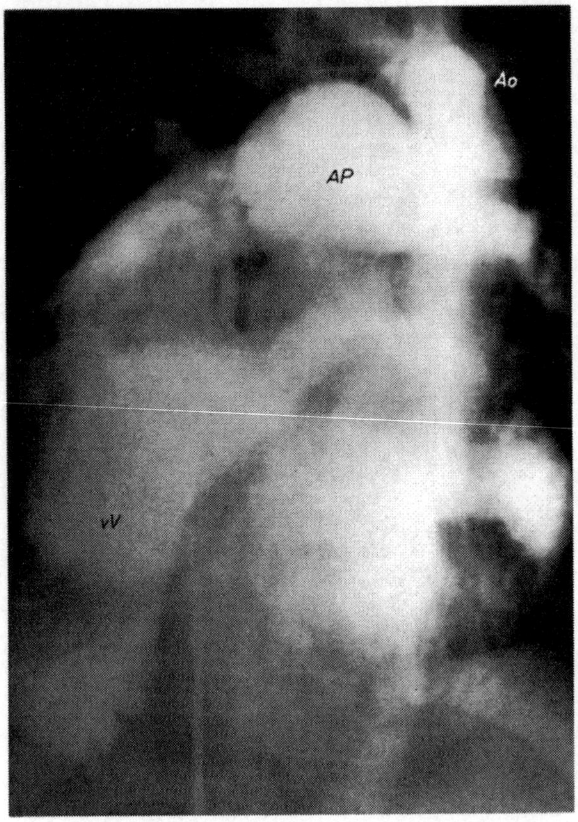

Abb. **250 a**: *Dextrokardie bei Situs solitus und korrigierte Transposition der großen Gefäße mit Ventrikelseptumdefekt.* Kontrastmittelinjektion in den rechten Vorhof. A.p.-Strahlengang. Aus dem rechten Vorhof kommt es zur Darstellung des venösen Ventrikels, der weit rechts im Herzschatten liegt und aus dem heraus sich die mittelständige Arteria pulmonalis und gleichzeitig die links im Gefäßband liegende aszendierende Aorta füllt.

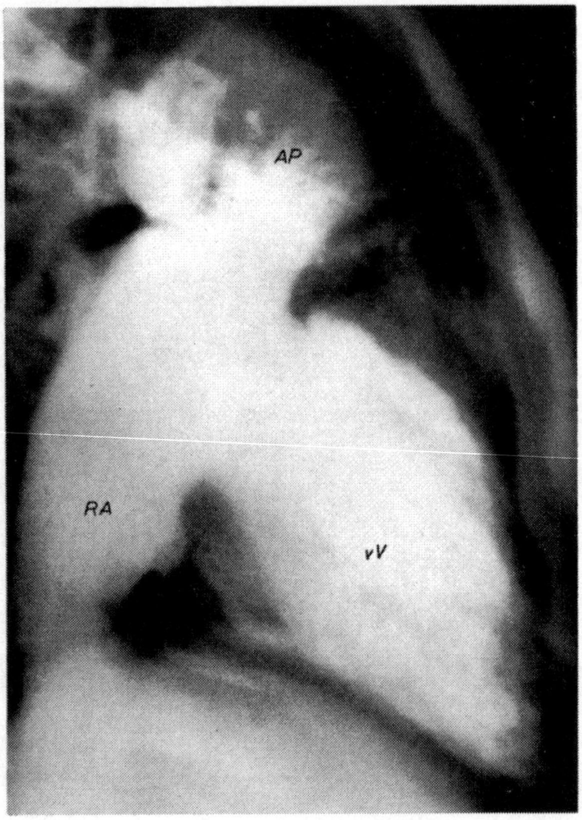

Abb. **250 b**: Gleicher Patient wie in Abb. 250 a. Seitlicher Strahlengang. Der rechte Vorhof liegt etwas weiter posterior als normal. Daraus füllt sich der glatt konturierte venöse Ventrikel und die posterior entspringende Arteria pulmonalis.

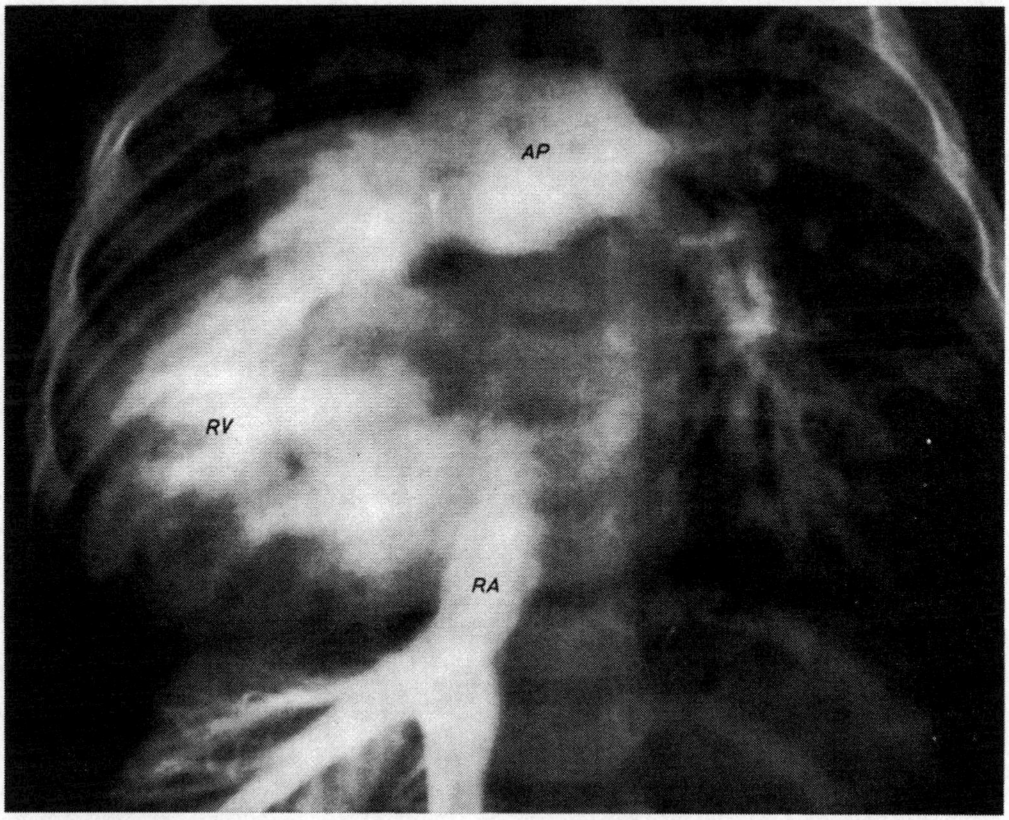

Abb. 251 a: *Dextrokardie bei Situs solitus, Vorhofseptumdefekt und Ventrikelseptumdefekt.* Intravenöses Angiokardiogramm. A.p.-Strahlengang. Aus dem rechten Vorhof füllt sich der rechts im Herzschatten liegende rechte Ventrikel. Es folgt dann die Darstellung der Arteria pulmonalis, deren Bifurkation über der Wirbelsäule liegt.

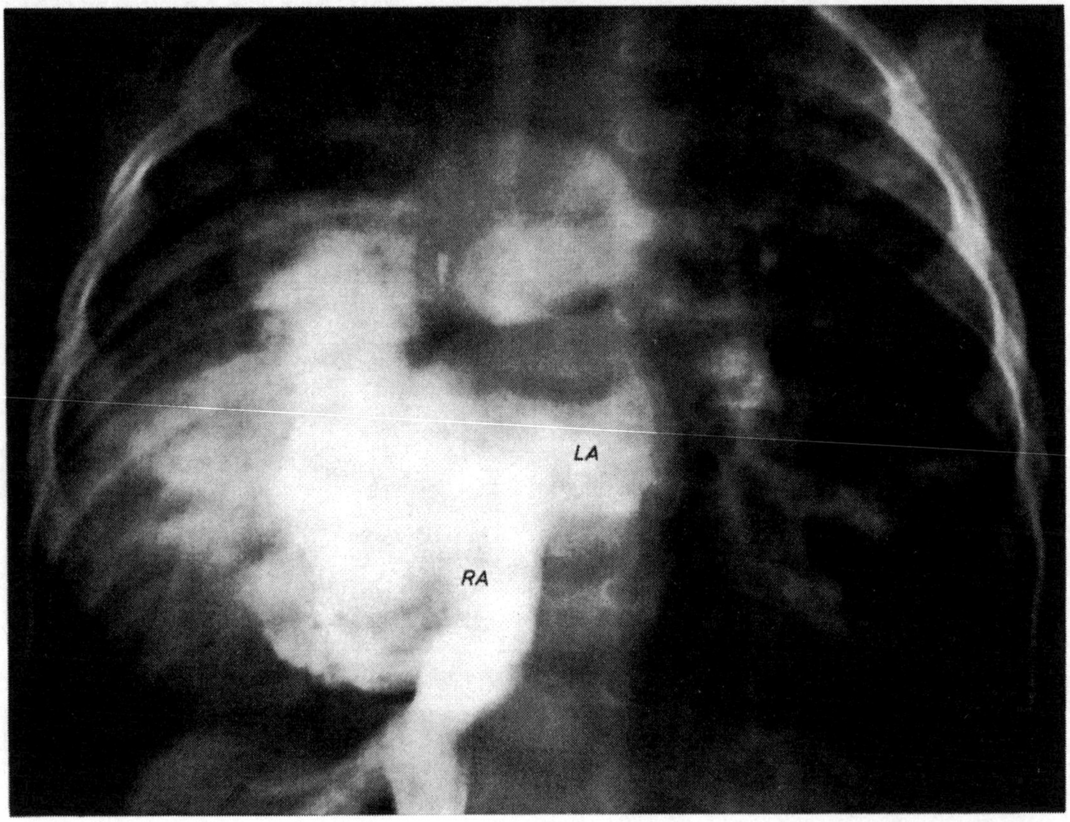

Abb. 251 b: Gleicher Patient wie in Abb. 251 a. A.p.-Strahlengang. Aus dem rechten Vorhof füllt sich der linke Vorhof.

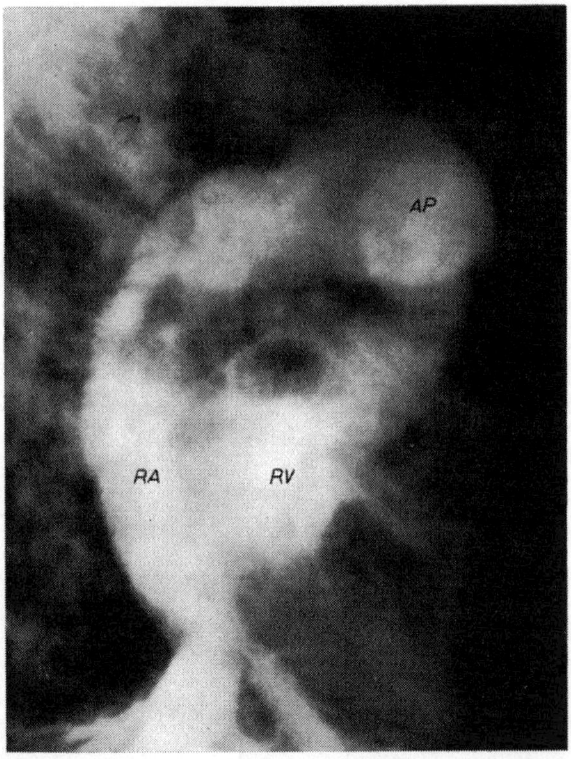

Abb. 251 c: Gleicher Patient wie in Abb. 251 a und b. Seitlicher Strahlengang. Füllung des rechten Ventrikels aus dem rechten Vorhof. Darstellung der anterior liegenden Arteria pulmonalis.

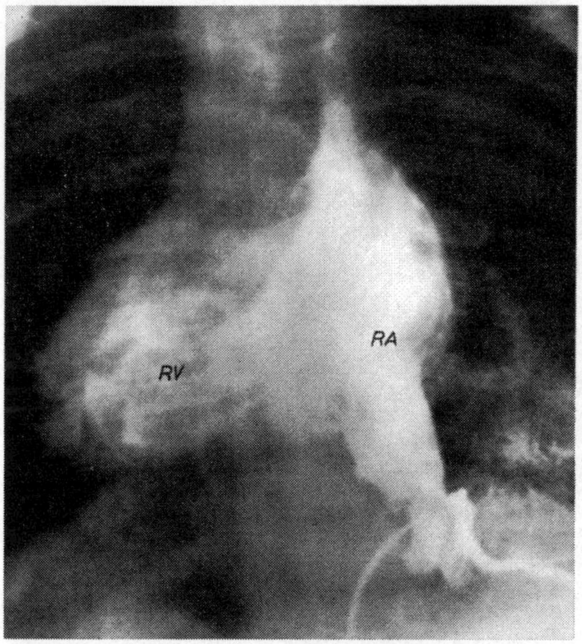

Abb. 252a: *Dextrokardie bei Situs inversus, Transposition der großen Gefäße und Pulmonalstenose.* Kontrastmittelinjektion in die untere Hohlvene. A.p.-Strahlengang. Die untere Hohlvene liegt links von der Wirbelsäule. Ebenso der sich darstellende rechte Vorhof. Es füllt sich der rechte Ventrikel rechts im Herzschatten.

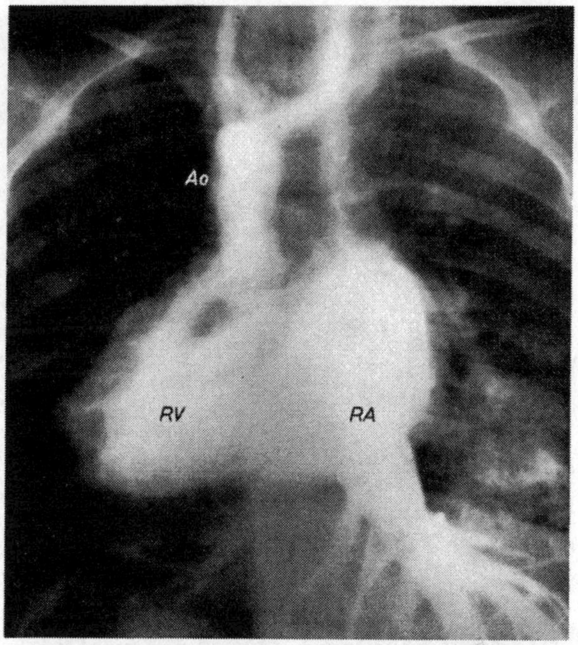

Abb. 252b: Gleicher Patient wie in Abb. 252a. A.p.-Strahlengang. Aus dem rechten Ventrikel kommt es zur Darstellung der rechts im Gefäßschatten liegenden Aorta.

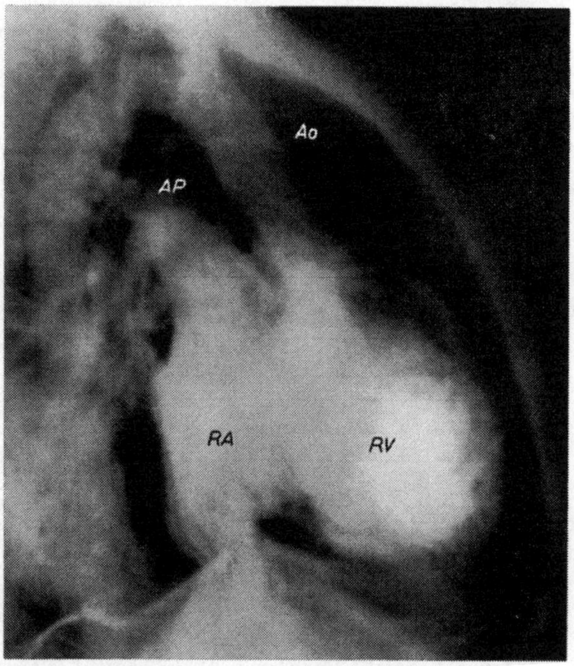

Abb. 252c: Gleicher Patient wie in Abb. 252a und b. Seitlicher Strahlengang. Aus dem rechten Ventrikel füllt sich die anterior liegende Aorta.

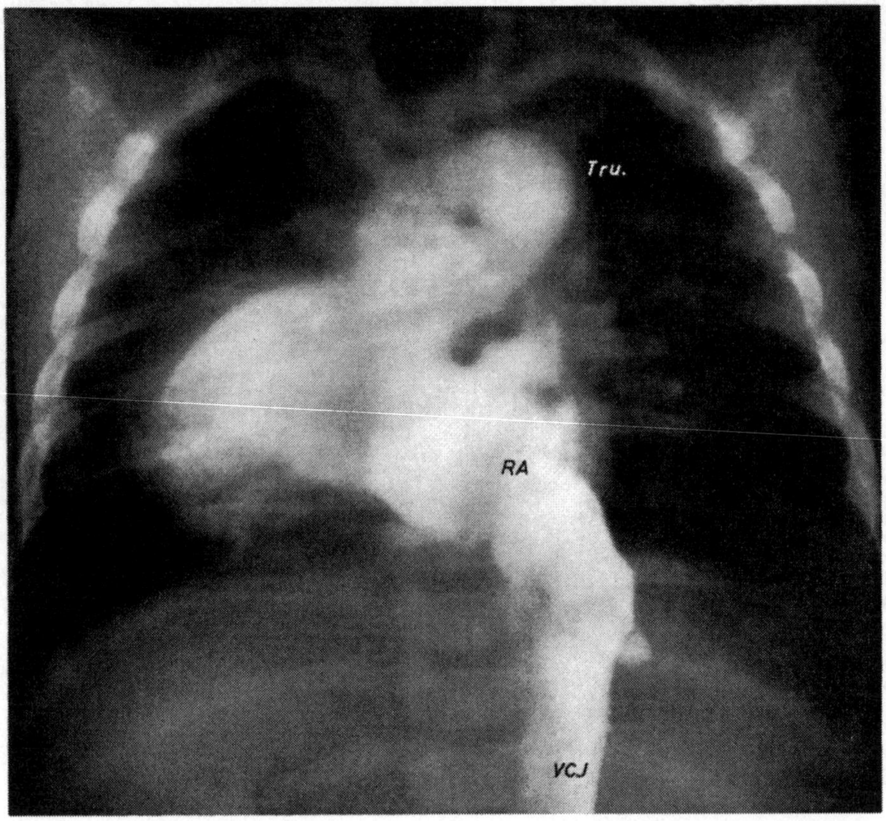

Abb. 253a: *Dextrokardie bei Situs inversus mit Truncus arteriosus communis.* Intravenöses Angiokardiogramm vom rechten Bein aus. A.p.-Strahlengang. Füllung der links von der Wirbelsäule liegenden unteren Hohlvene und des links liegenden rechten Vorhofs. Aus dem sich dann füllenden rechten Ventrikel kommt es zur Darstellung der Aorta mit spärlicher Lungendurchblutung. Im a.p.-Strahlengang kann nicht entschieden werden, ob es sich um einen Truncus handelt

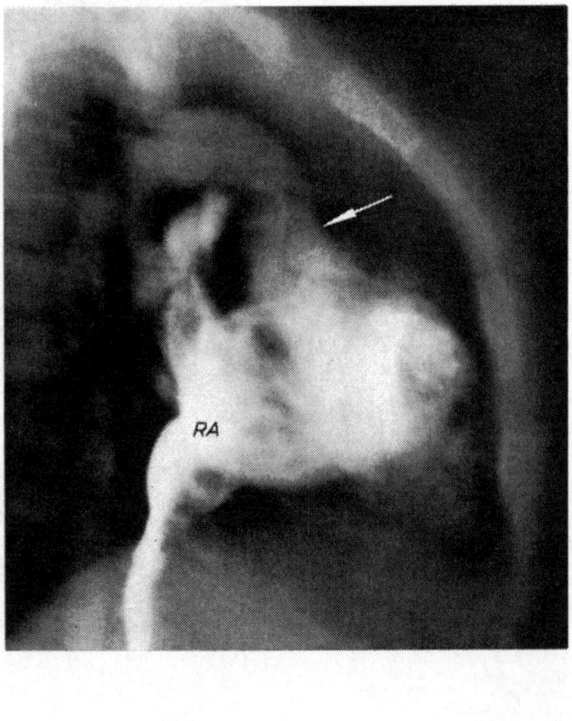

Abb. 253b: Gleicher Patient wie in Abb. 253a. Seitlicher Strahlengang. Im seitlichen Strahlengang erkennt man einen Truncus arteriosus communis mit Abgang der Lungendurchblutung aus dem oberen Teil der deszendierenden Aorta.

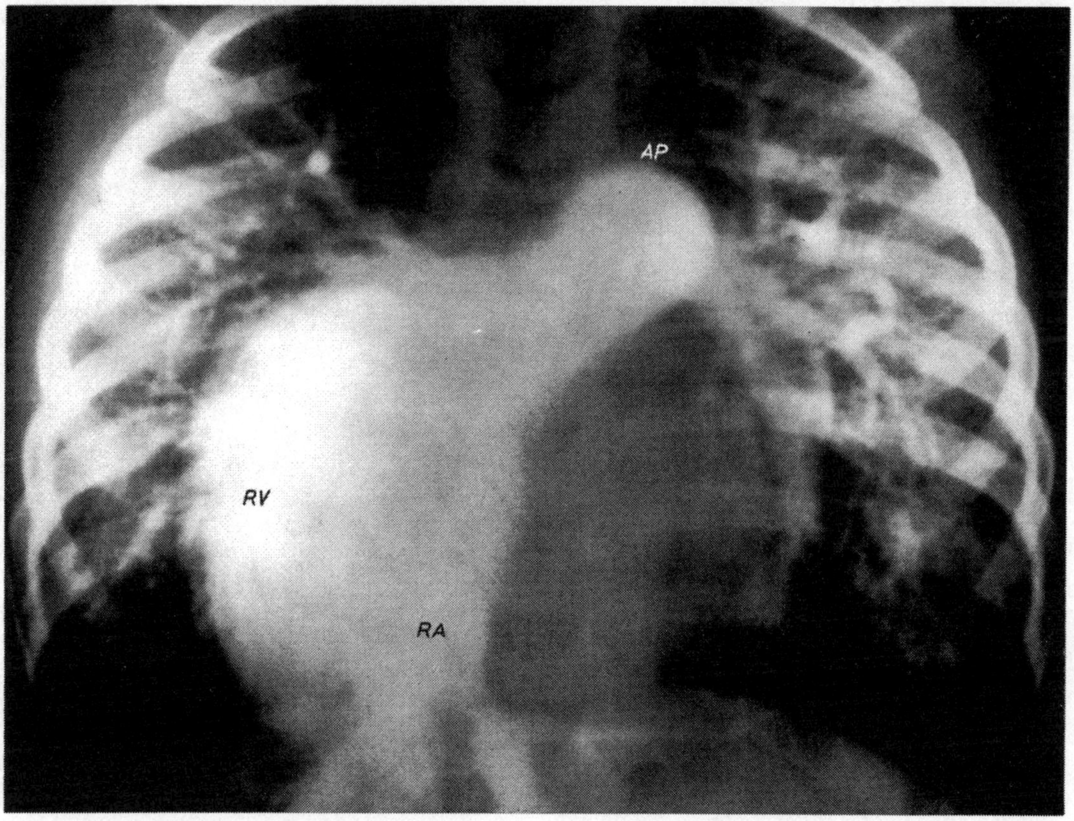

Abb. **254 a**: *Dextrokardie bei Situs solitus mit Ventrikelseptumdefekt und gemischtem Shunt.* Kontrastmittelinjektion in den rechten Vorhof. A.p.-Strahlengang. Rechts von der Wirbelsäule liegende untere Hohlvene und rechts liegender rechter Vorhof. Es füllt sich dann der rechte Ventrikel und die Arteria pulmonalis, die mit ihrer Bifurkation links im Gefäßschatten liegt.

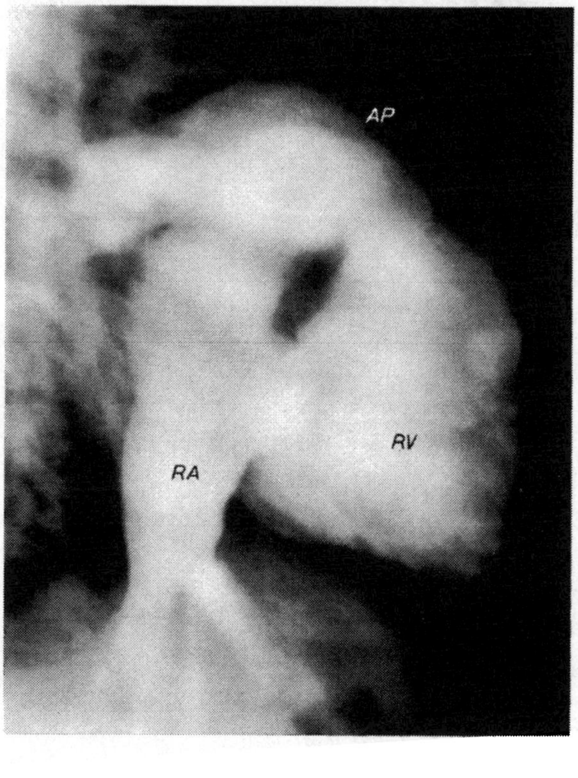

Abb. **254 b**: Gleicher Patient wie in Abb. 254 a. Seitlicher Strahlengang. Darstellung des rechten Vorhofs und rechten Ventrikels. Aus diesem füllt sich die anterior liegende Arteria pulmonalis.

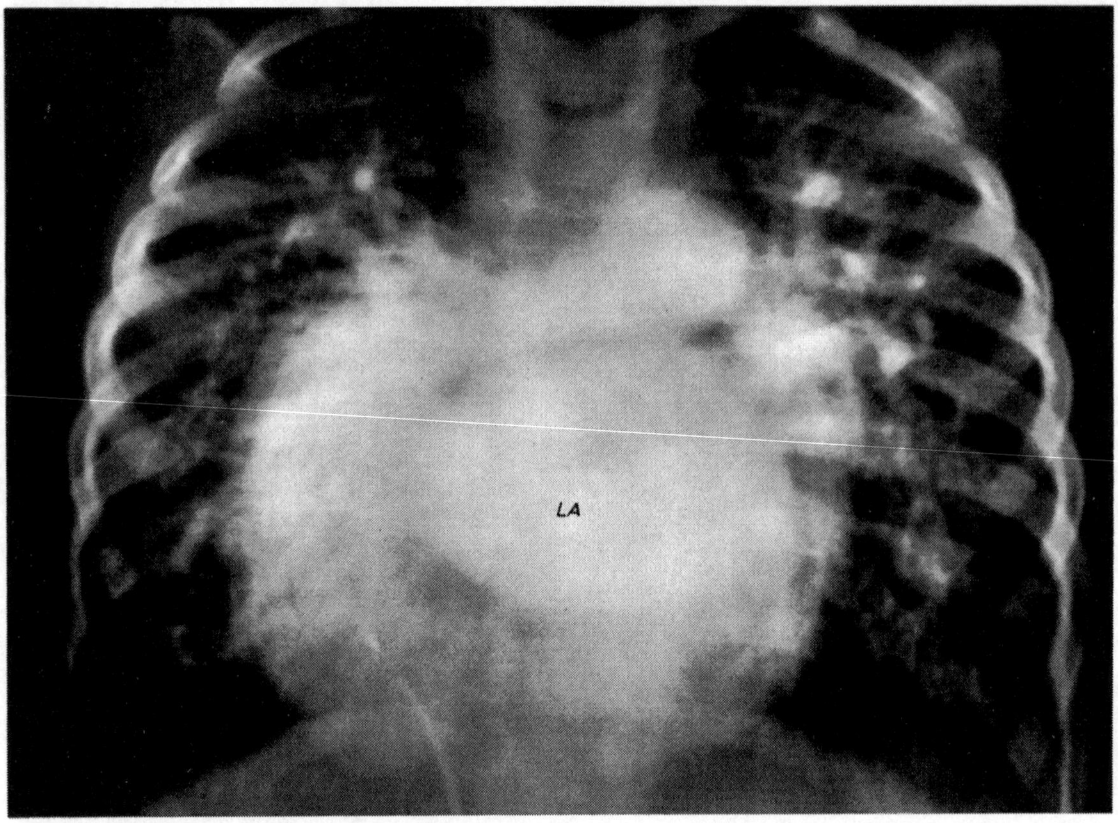

Abb. 254 c: Gleicher Patient wie in Abb. 254 a und b. Lävogramm nach der Lungenpassage. A.p.-Strahlengang. Auffüllung des großen linken Vorhofs, der direkt über der Wirbelsäule liegt.

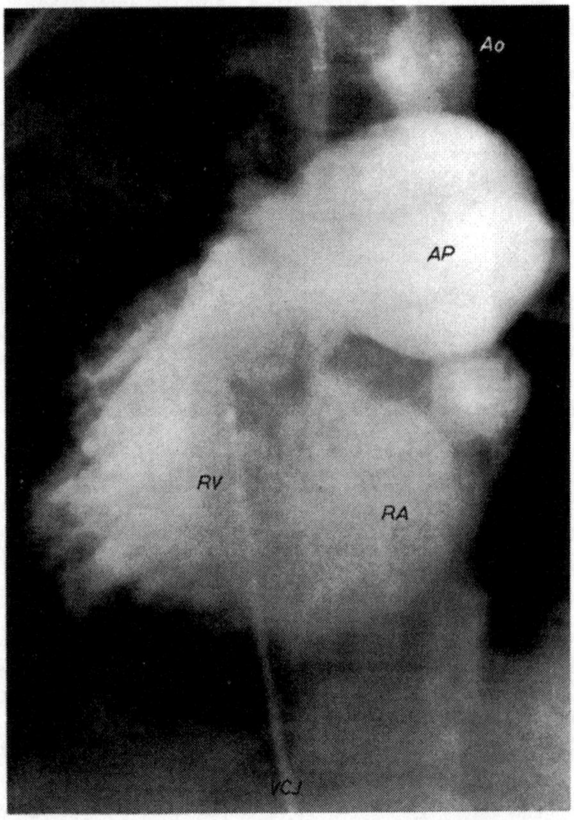

Abb. 255 a: *Dextrokardie bei Situs solitus, Ventrikelseptumdefekt mit pulmonaler Hypertonie.* Kontrastmittelinjektion in den rechten Vorhof. A.p.-Strahlengang. Rechts von der Wirbelsäule liegende Vena cava inferior. Aus dem im rechten Herzschatten liegenden rechten Ventrikel füllt sich die große, dilatierte Arteria pulmonalis, die mit der Bifurkation mehr über dem linken Wirbelsäulenrand liegt. Kleine Aorta.

Abb. **255 b**: Gleicher Patient wie in Abb. 255 a. Seitlicher Strahlengang. Aus dem rechten Vorhof füllt sich der rechte Ventrikel. Darstellung der Arteria pulmonalis, die erheblich dilatiert ist.

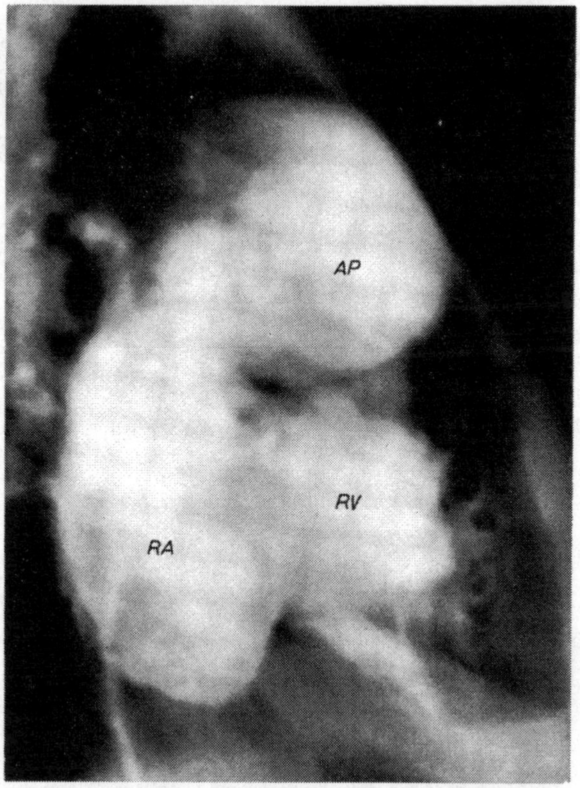

Abb. **256 a**: *Dextrokardie bei Situs solitus mit korrigierter Transposition der großen Gefäße.* Kontrastmittelinjektion in den rechten Vorhof. A.p.-Strahlengang. Vena cava inferior rechts von der Wirbelsäule. Rechts liegender venöser Ventrikel aus dem sich die mittelständige Arteria pulmonalis füllt.

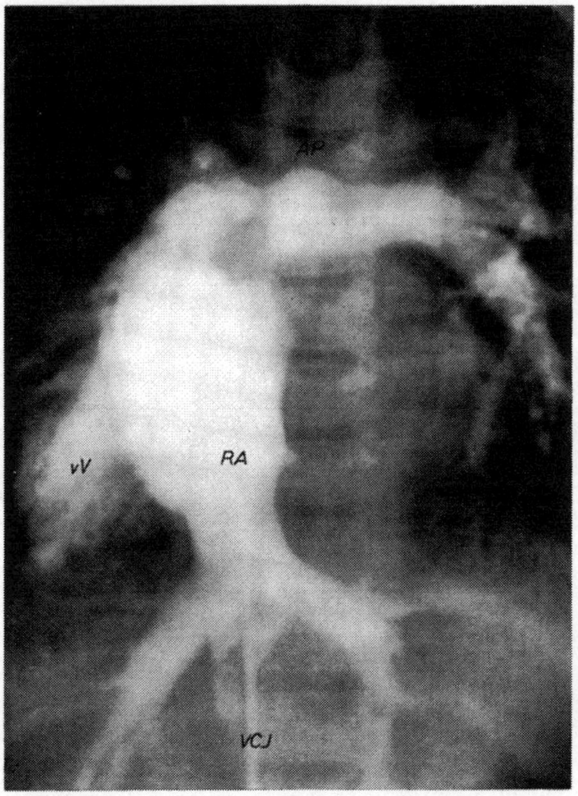

Abb. **256 b**: Gleicher Patient wie in Abb. 256 a. Seitlicher Strahlengang. Füllung des venösen Ventrikels aus dem rechten Vorhof. Posterior liegender Ursprung der Arteria pulmonalis.

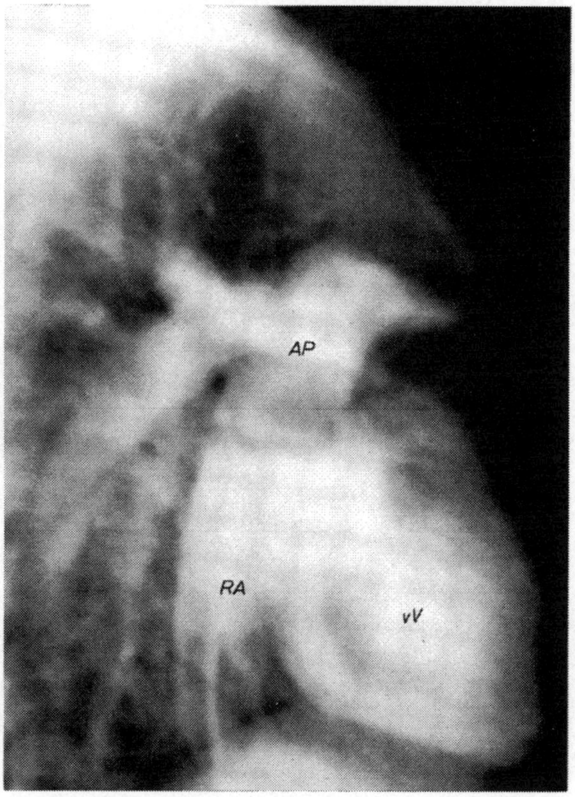

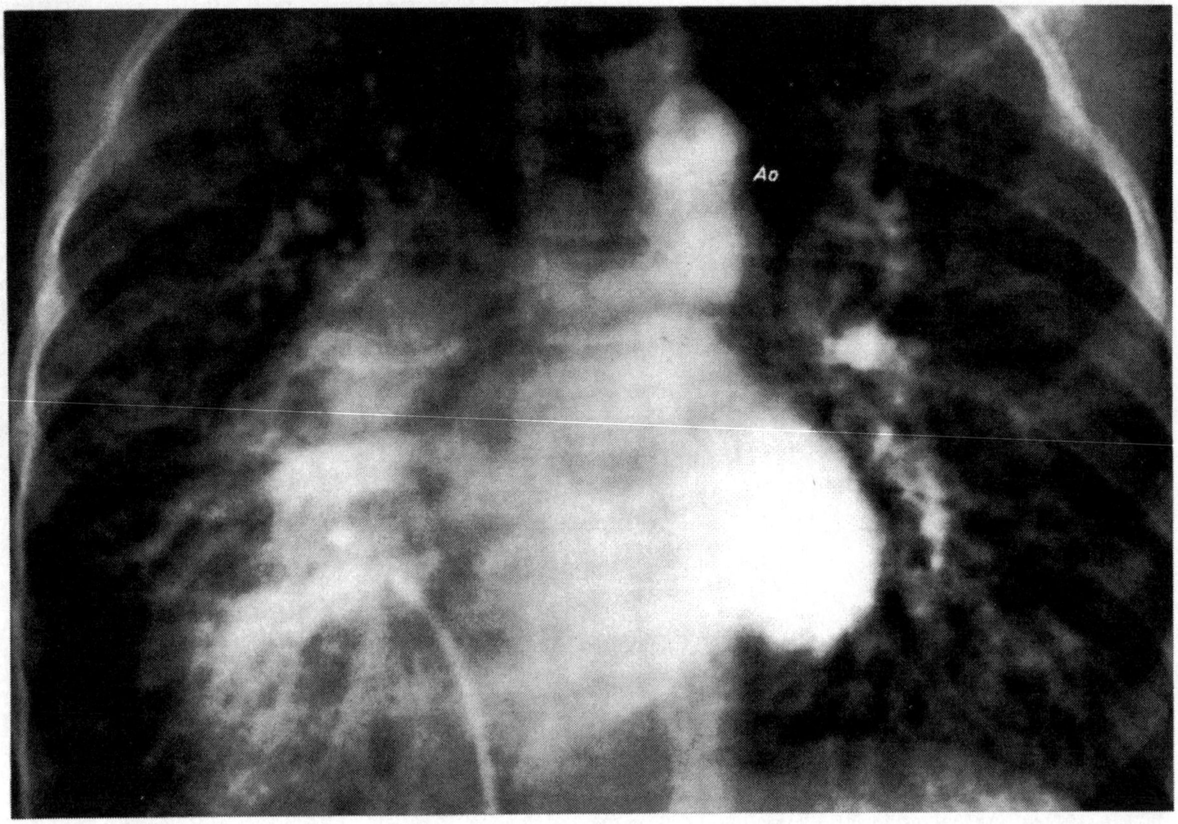

Abb. 256 c: Gleicher Patient wie in Abb. 256 a und b. A.p.-Strahlengang. Lävogramm nach Lungenpassage. Über dem linken Wirbelsäulenrand und links davon füllt sich der arterielle Ventrikel, aus dem heraus sich die links aszendierende und links deszendierende Aorta darstellt.

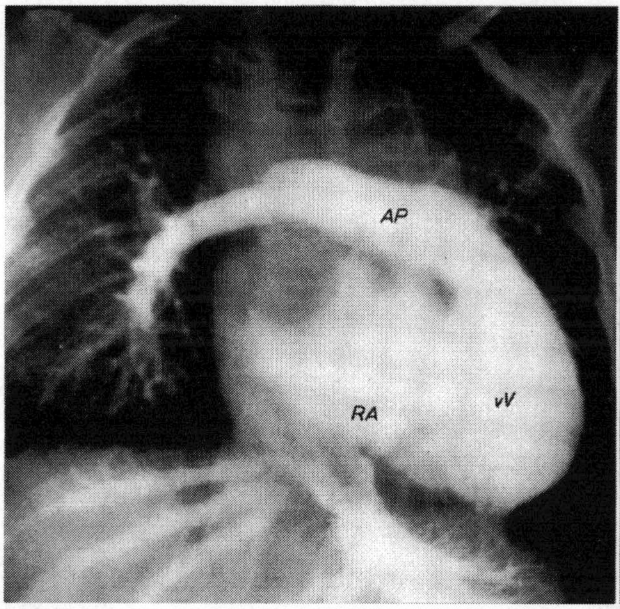

Abb. 257 a: *Situs inversus und Lävokardie ohne Transposition der großen Gefäße, funktionell normales Herz.* Kontrastmittelinjektion in den rechten Vorhof. A.p.-Strahlengang. Untere Hohlvene links von der Wirbelsäule. Füllung des rechten Vorhofs am linken Wirbelsäulenrand. Dann füllt sich der venöse Ventrikel, dessen anatomische Struktur nicht zu differenzieren ist. Er bildet den linken Herzrand. Das Kontrastmittel füllt dann die Arteria pulmonalis, die mit ihrer Basis ganz links im Gefäßschatten liegt. Die Arteria pulmonalis steigt nach rechts auf und die Bifurkation liegt über der Mitte der Wirbelsäule. Keine frühe Füllung der Aorta. Bei der Katheterisierung normale Drucke und normale Sauerstoffwerte im rechten Herzen und in der Arteria pulmonalis. Normale Farbstoffverdünnungskurven (siehe Skizze 6).

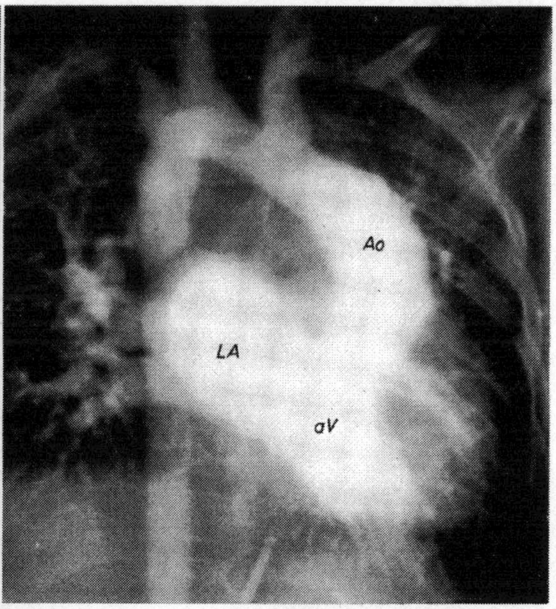

Abb. 257 b: Gleicher Patient wie in Abb. 257 a. Lävogramm nach Lungenpassage. A.p.-Strahlengang. Es füllt sich jetzt der etwas links vom rechten Vorhof liegende linke Vorhof und aus diesem der links vom venösen Ventrikel liegende arterielle Ventrikel. Seine morphologische Struktur ist ebenfalls nicht zu erkennen. Es folgt dann die Darstellung der aszendierenden und deszendierenden Aorta. Die Aortenbasis liegt rechts von der Basis der Arteria pulmonalis. Der Aortenbogen steigt hoch nach rechts auf und deszendiert rechts.

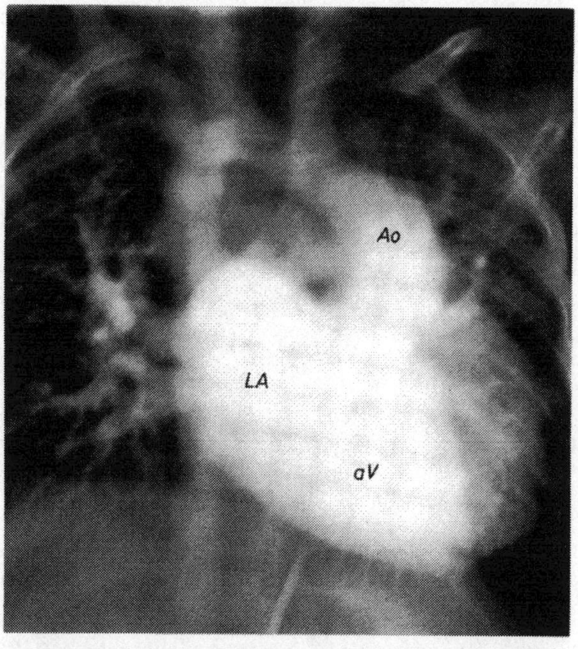

Abb. 257 c: Gleicher Patient wie in Abb. 257 a und b. Lävogramm nach Lungenpassage. A.p.-Strahlengang. Linker Vorhof, arterieller Ventrikel und Darstellung der Aorta. Keine Wiederauffüllung des „rechten“ Herzens und der Arteria pulmonalis. Arterielle Ventrikel rechts vom venösen Ventrikel, der hier bereits kein Kontrastmittel mehr enthält.

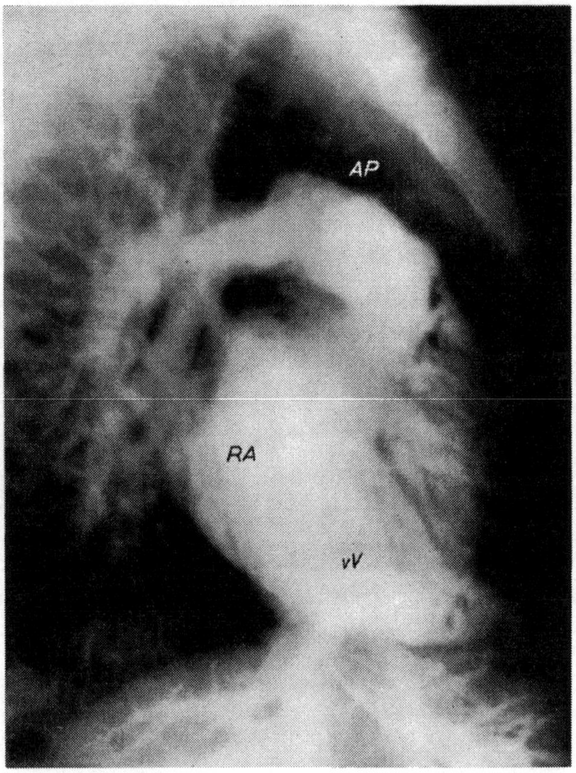

Abb. 257 d: Gleicher Patient wie in Abb. 257 a bis c. Dextrogramm. Seitlicher Strahlengang. Der rechte Vorhof liegt posterior. Danach Füllung des hintenliegenden venösen Ventrikels. Aus diesem Ventrikel nimmt die Arteria pulmonalis ihren Ursprung. Sie liegt anterior zur Aorta (vgl. Abb. 257 f).

Abb. 257 e: Gleicher Patient wie in Abb. 257 a bis d. Lävogramm nach Lungenpassage. Seitlicher Strahlengang. Füllung des linken Vorhofs der anterior zum rechten Vorhof liegt (vgl. Abb. 257 d). Aus diesem füllt sich der anterior liegende arterielle Ventrikel.

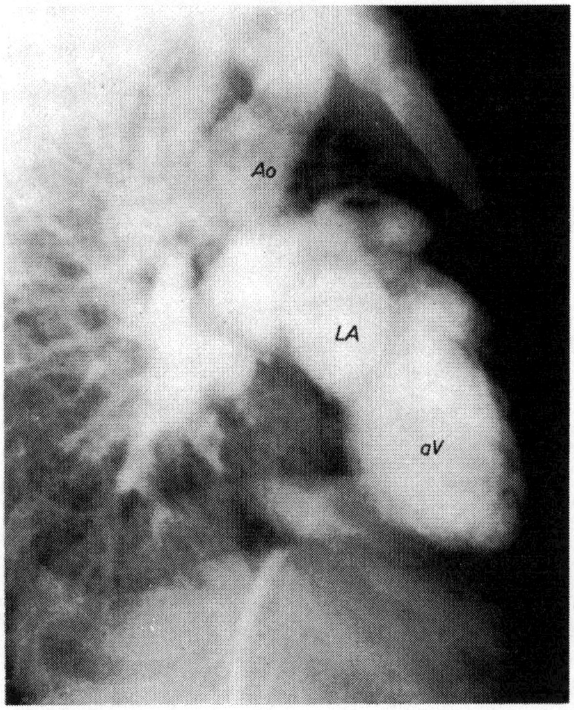

Abb. 257 f: Gleicher Patient wie in Abb. 257 a bis e. Lävogramm nach Lungenpassage. Seitlicher Strahlengang. Linker Vorhof anterior, arterieller Ventrikel anterior. Aus diesem Ventrikel stellt sich posterior zur Arteria pulmonalis die Aorta dar (vgl. Skizze 6). Die kontrastreiche Darstellung aller vier Herzhöhlen in funktionell normaler Reihenfolge erlaubt eine genaue Bestimmung der Lage der einzelnen Herzhöhlen und kommt nur durch das Fehlen von Septumdefekten und Stenosen zustande (siehe Text).

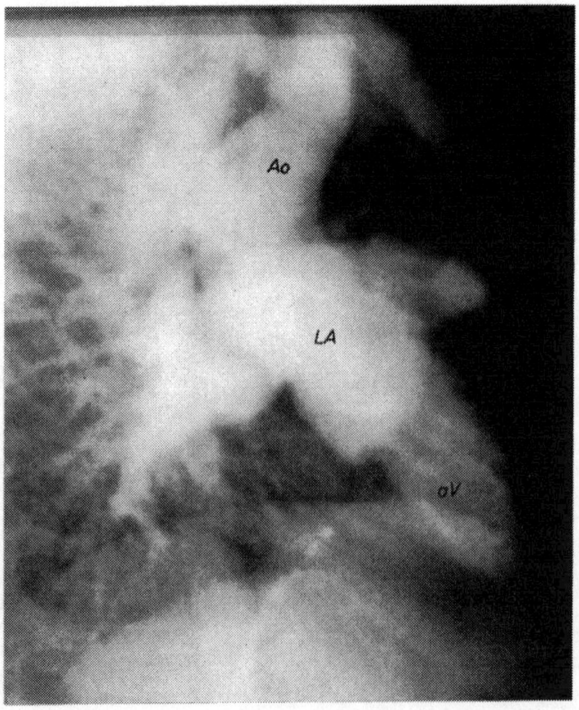

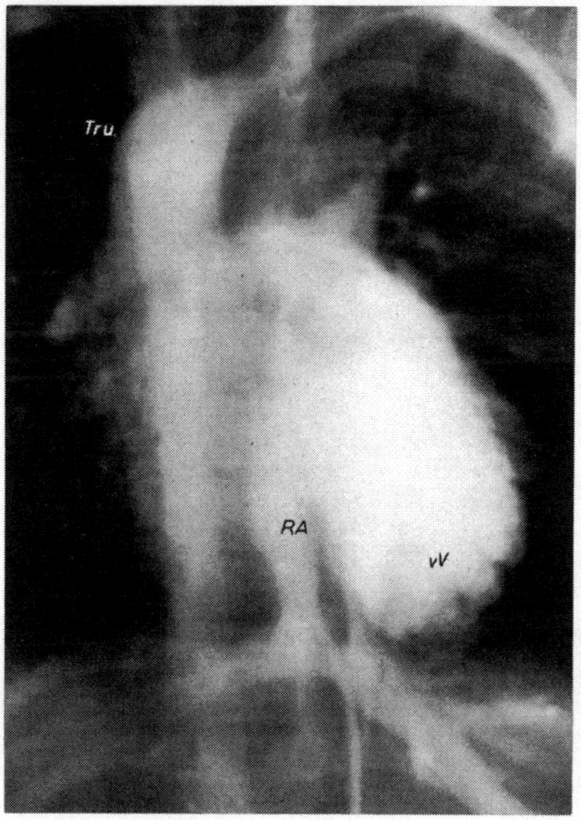

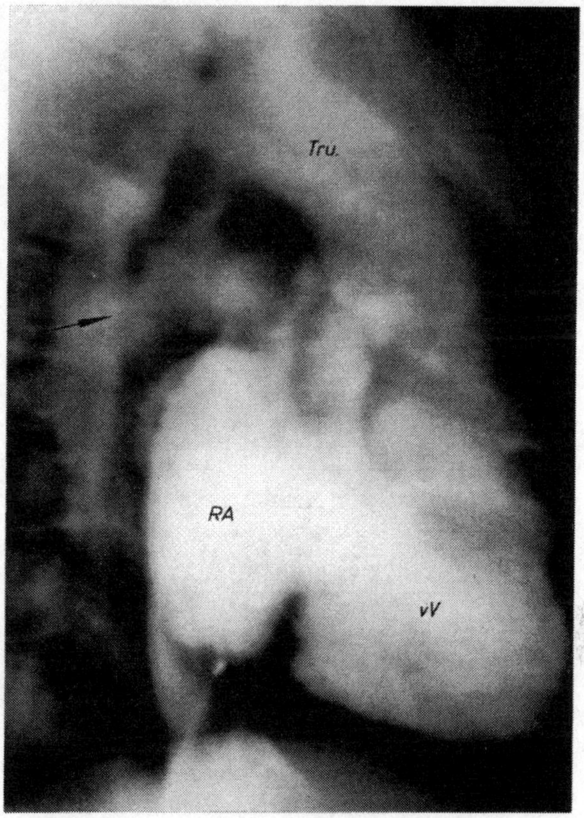

oben links

Abb. **258 a**: *Situs inversus und Lävokardie, Vorhofinversion, Truncus arteriosus communis, Ventrikelseptumdefekt, Vorhofseptumdefekt, rechter Aortenbogen.* Kontrastmittelinjektion in den rechten Vorhof. A.p.-Strahlengang. Vena cava inferior links. Rechter Vorhof links. Füllung des venösen Ventrikels mit nachfolgender Darstellung der aszendierenden und deszendierenden Aorta (Truncus) rechts im Gefäßband. Im a.p.-Strahlengang ist zwischen Transposition und Truncus nicht zu unterscheiden. Ursprung der Lungendurchblutung nicht klar zu erkennen.

oben rechts

Abb. **258 b**: Gleicher Patient wie in Abb. 258 a. Seitlicher Strahlengang. Der rechte Vorhof liegt etwas weiter posterior als normal. Aus ihm füllt sich der venöse Ventrikel. Darstellung des Truncus weiter anterior als der normale Ursprung der Aorta. Beginnende Lungendurchblutung über Bronchialarterien.

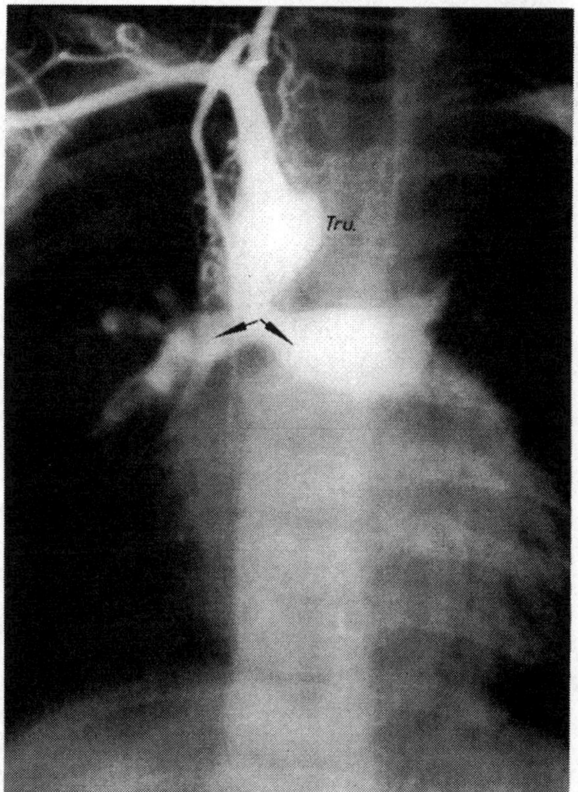

Abb. **258 c**: Gleicher Patient wie in Abb. 258 a und b. Retrogrades Aortogramm. A.p.-Strahlengang. Das retrograde Aortogramm zeigt eindeutig die anatomische Situation und die Möglichkeit zur Anlage einer Blalock-Taussig-Anastomose. Darstellung des oberen Teiles des Truncus und Abgang der Lungenarterien aus der aszendierenden Aorta.

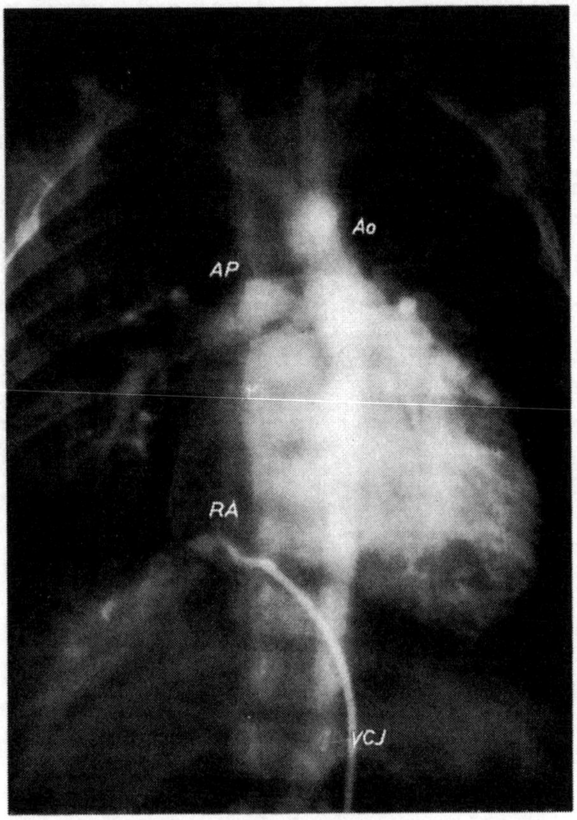

Abb. 259 a: *Situs inversus mit Lävokardie ohne Vorhofinversion mit Transposition der großen Gefäße.* Kontrastmittelinjektion in den rechten Vorhof. A.p.-Strahlengang. Links von der Wirbelsäule liegende Vena cava inferior. Rechts von der Wirbelsäule liegender rechter Vorhof. Aus dem venösen Ventrikel füllt sich dann die Aorta. Gleichzeitige Kontrastmitteldarstellung der Arteria pulmonalis. Der Hauptstamm der Arteria pulmonalis ist durch die Aorta verdeckt.

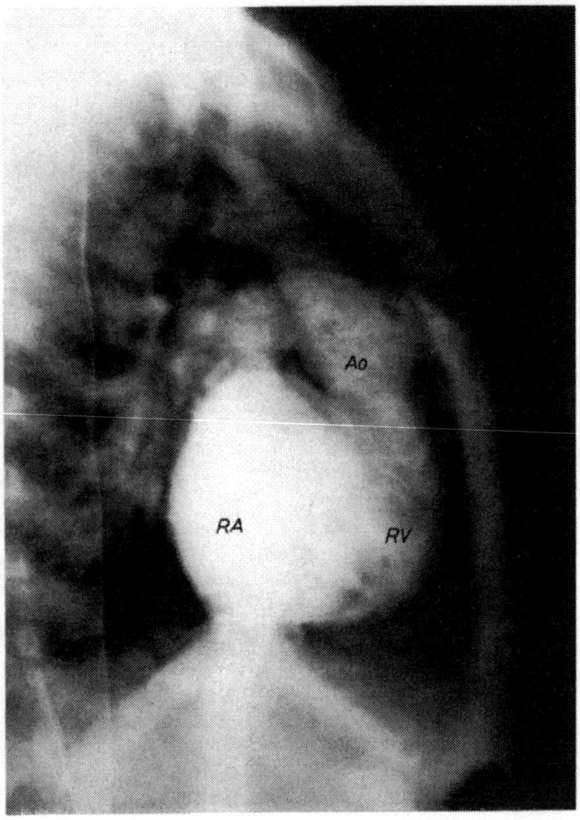

Abb. 259 b: Gleicher Patient wie in Abb. 259 a. Seitlicher Strahlengang. Aus dem rechten Vorhof füllt sich der venöse Ventrikel und daraus die anterior liegende Aorta. Arteria pulmonalis posterior.

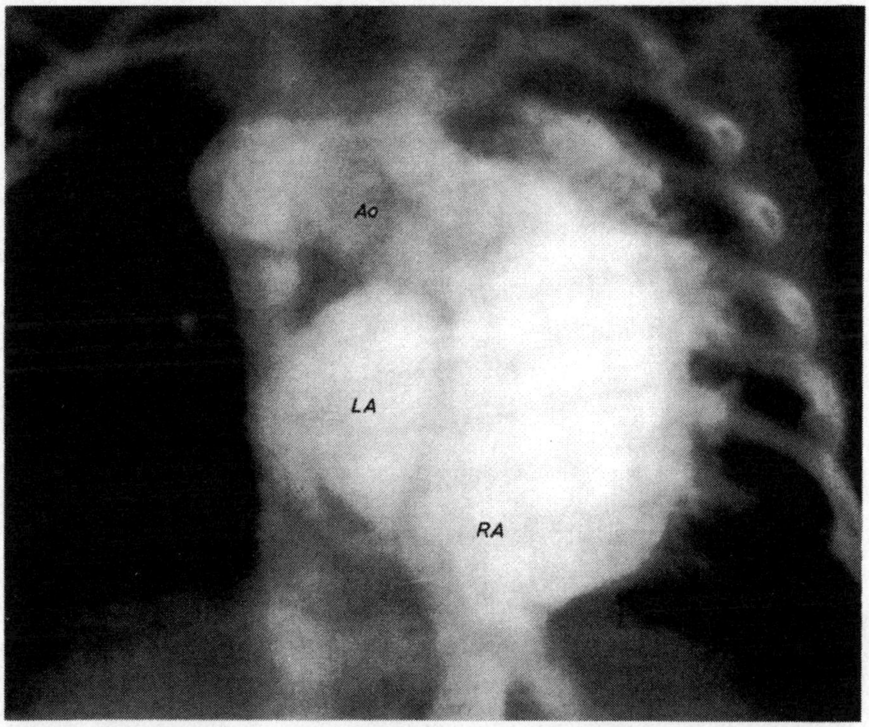

Abb. **260**: *Situs inversus mit Lävokardie, Vorhofinversion und Transposition der großen Gefäße.* Intravenöses Angiokardiogramm. A.p.-Strahlengang. Untere Hohlvene links von der Wirbelsäule. Rechter Vorhof links gelegen. Von hier Füllung des linken Vorhofs. Weit nach rechts aufsteigende Aorta. Im seitlichen Strahlengang ist die anteriore Lage der Aorta zu erkennen (hier nicht reproduziert).

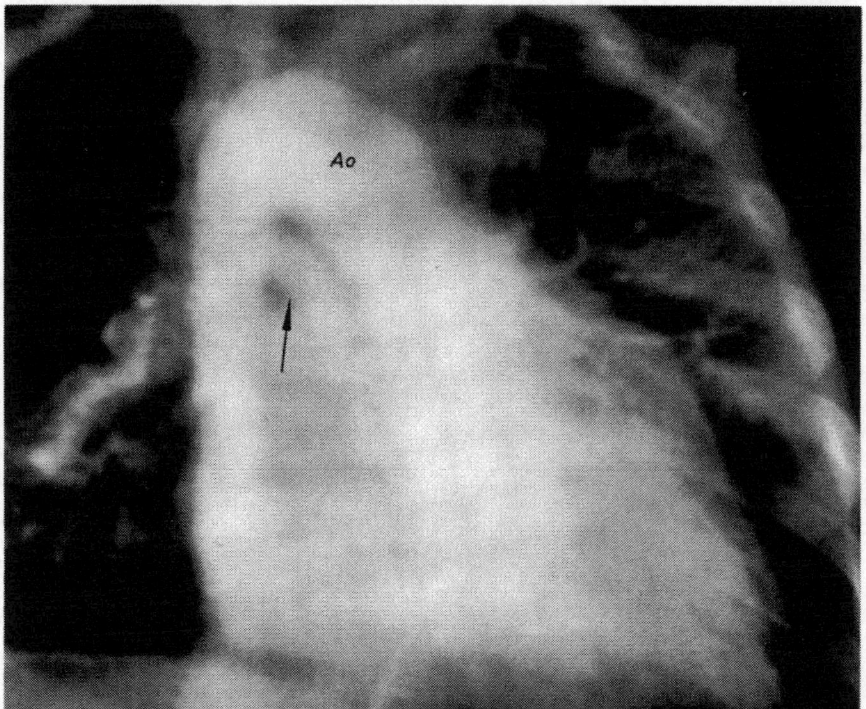

Abb. **261**: *Situs inversus mit Lävokardie, Vorhofinversion, gemeinsamer Ventrikel und Truncus arteriosus communis.* Kontrastmittelinjektion in den rechten Vorhof. A.p.-Strahlengang. Links liegende Vena cava inferior, links liegender rechter Vorhof. Es füllt sich dann der gesamte Ventrikelbereich und der weit nach rechts aufsteigende gemeinsame Truncus. Abgang der Lungendurchblutung aus dem oberen Teil der deszendierenden Aorta.

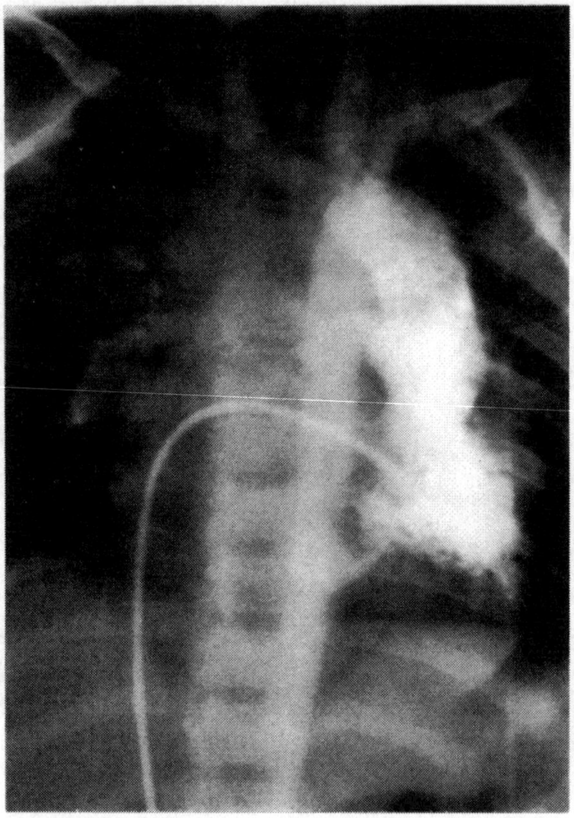

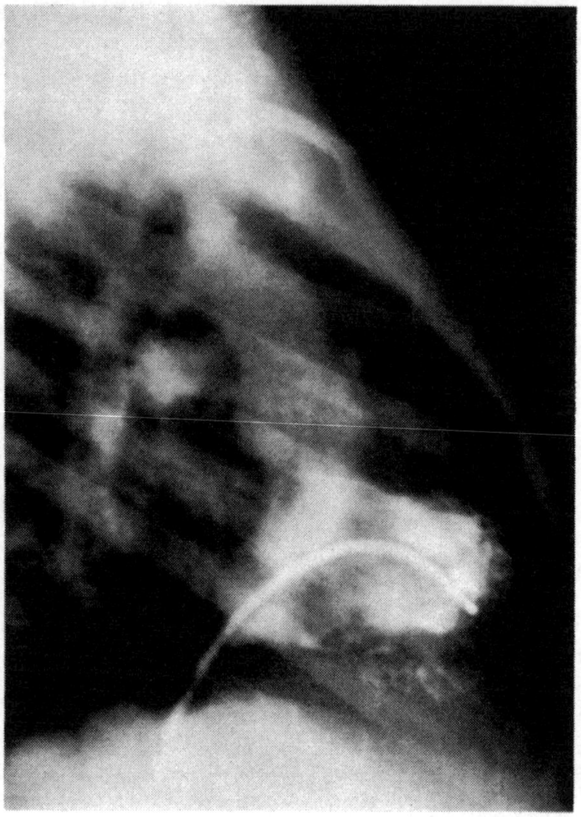

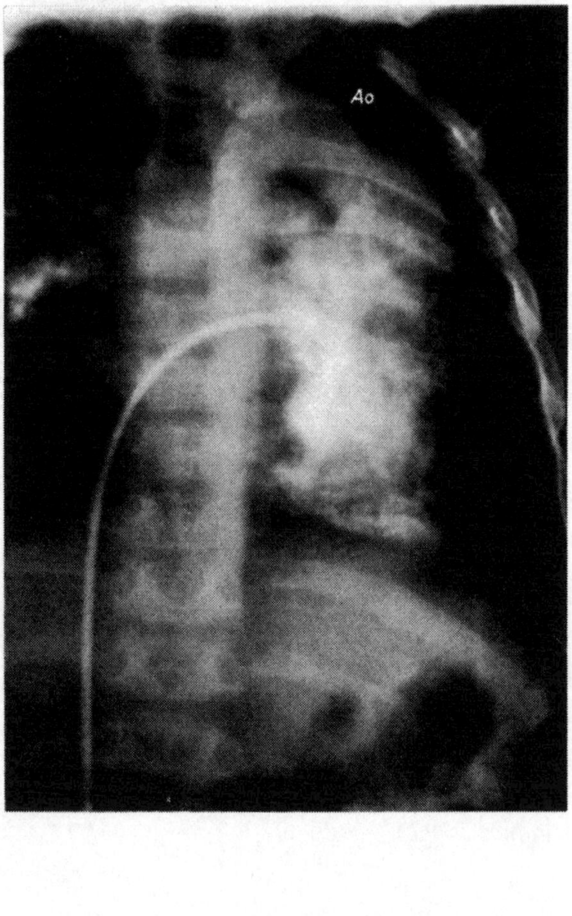

oben links

Abb. 262: *Gemeinsamer Ventrikel mit rudimentärer Auswurfkammer, aus der die transponierte Aorta ihren Ursprung nimmt.* Kontrastmittelinjektion in die rudimentäre Auswurfkammer. A.p.-Strahlengang. Füllung der weit links im Gefäßschatten liegenden aszendierenden Aorta. Im seitlichen Strahlengang ist die anteriore Lage der Aorta deutlich zu erkennen (hier nicht reproduziert).

oben rechts

Abb. 263: *Gemeinsamer Ventrikel mit Truncus arteriosus communis.* Kontrastmittelinjektion in den gemeinsamen Ventrikel. Seitlicher Strahlengang. Füllung des Truncus und der aus Bronchialarterien abgehenden Lungenzirkulation.

Abb. 264: *Gemeinsamer Ventrikel mit Transposition der großen Gefäße.* Kontrastmittelinjektion in den gemeinsamen Ventrikel. A.p.-Strahlengang. Darstellung der links im Gefäßband liegenden aszendierenden Aorta. Ursprung der Arteria pulmonalis rechts davon. Im seitlichen Strahlengang ist die anteriore Lage der Aorta deutlich zu erkennen (hier nicht reproduziert).

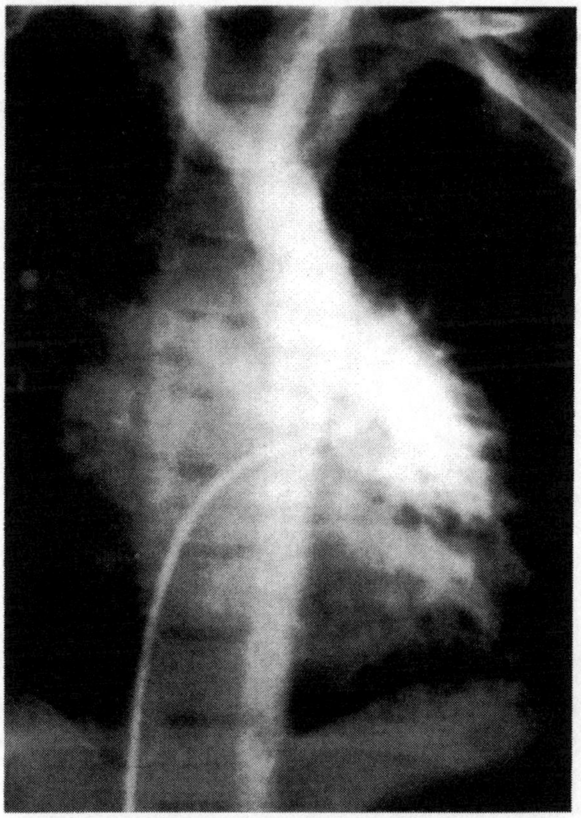

Abb. 265 a: *Gemeinsamer Ventrikel mit Transposition der großen Gefäße.* Kontrastmittelinjektion in den gemeinsamen Ventrikel. A.p.-Strahlengang. Es füllt sich die links von der Wirbelsäule aufsteigende aszendierende Aorta, die mit linkem Aortenbogen links deszendiert. Der Ursprung der Arteria pulmonalis ist nicht zu erkennen.

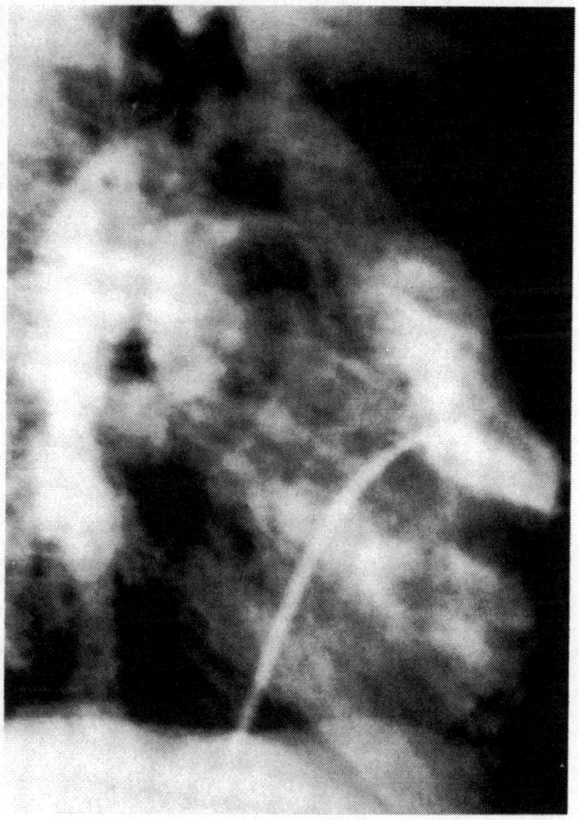

Abb. 265 b: Gleicher Patient wie in Abb. 265 a. Seitlicher Strahlengang. Man erkennt die anteriore Lage der Aorta. Arteria pulmonalis posterior.

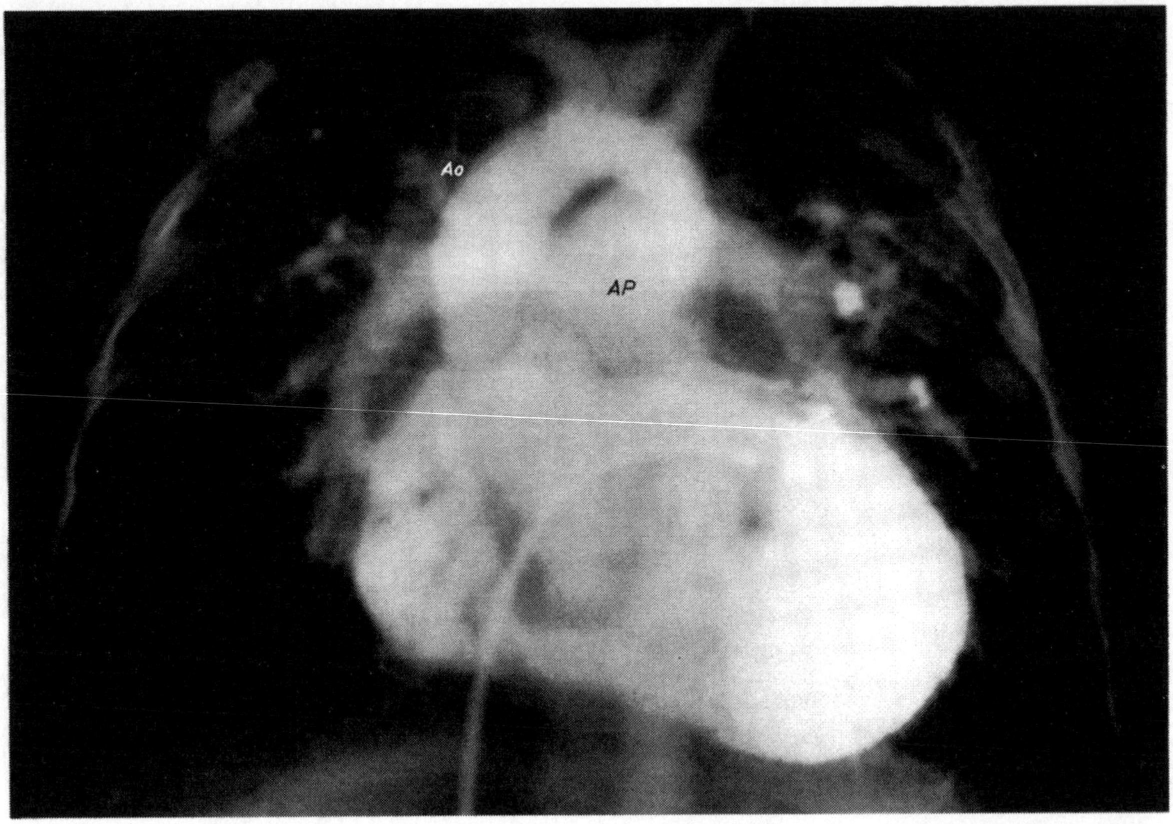

Abb. **266 a**: *Gemeinsamer Ventrikel mit Transposition der großen Gefäße.* Kontrastmittelinjektion in den gemeinsamen Ventrikel. A.p.-Strahlengang. Aus dem gemeinsamen Ventrikel füllen sich gleichzeitig die Aorta und die Arteria pulmonalis. Aorta rechts, Arteria pulmonalis links im Gefäßband. Hochlage der Aortenklappenbasis.

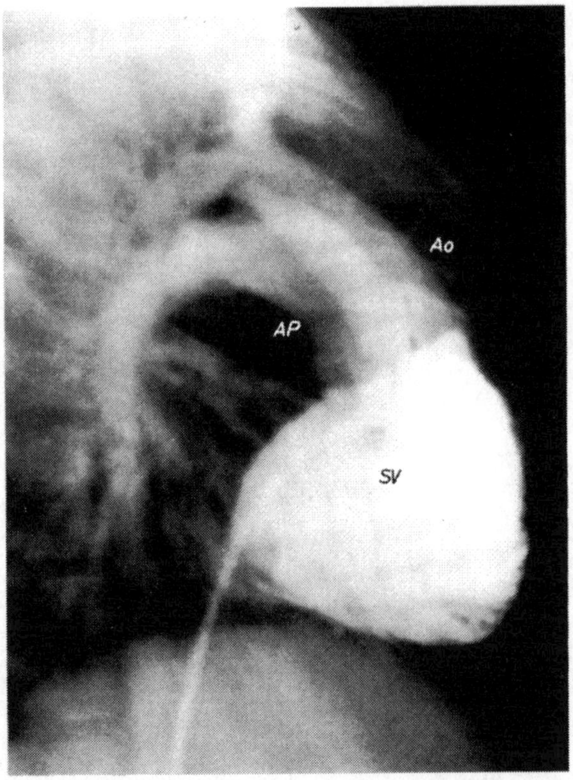

Abb. **266 b**: Gleicher Patient wie in Abb. 266 a. Seitlicher Strahlengang. Gemeinsamer Ventrikel, Aorta anterior, Arteria pulmonalis zum Teil im Schatten der Aorta mit Doppelkontur (im a.p.-Strahlengang Seite bei Seite, im seitlichen Strahlengang hintereinander). Die Arteria pulmonalis überragt die Aorta nach hinten.

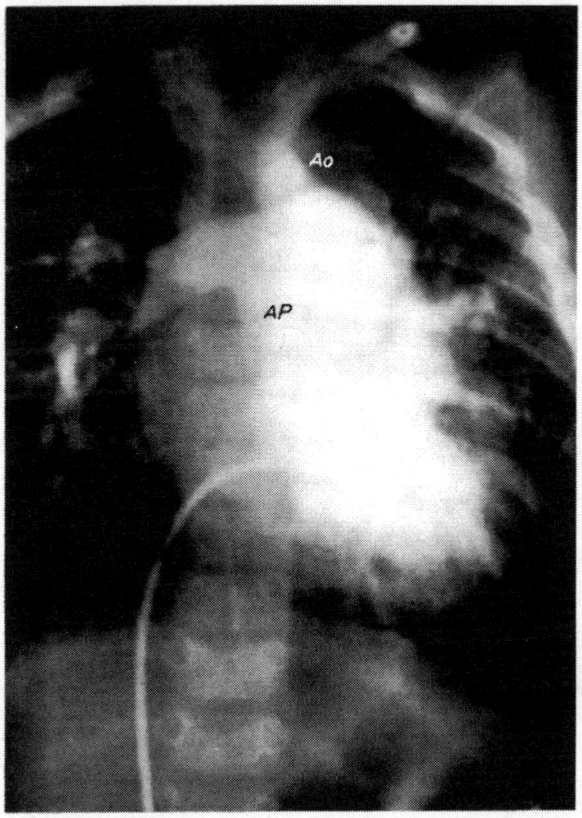

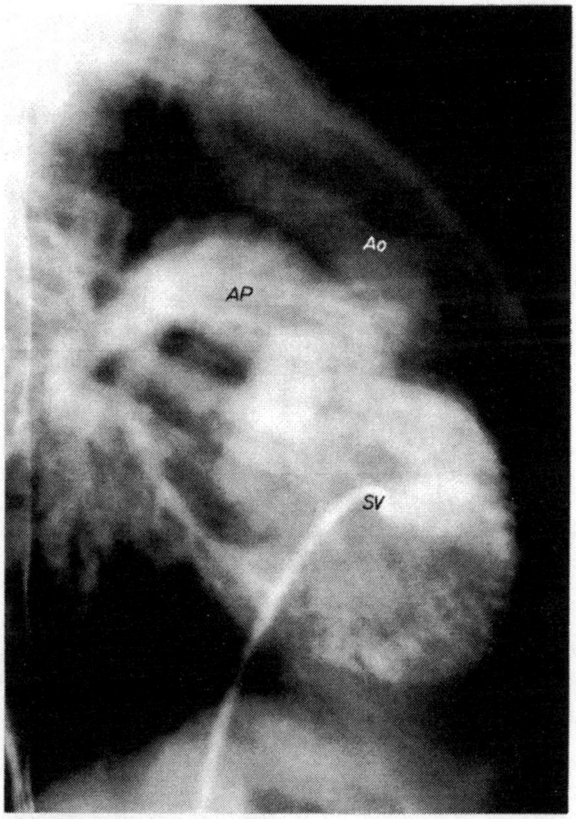

oben links

Abb. 267 a: *Gemeinsamer Ventrikel mit Transposition der großen Gefäße.* Kontrastmittelinjektion in den gemeinsamen Ventrikel. A.p.-Strahlengang. Gleichzeitige Füllung der Aorta und der Arteria pulmonalis. Die aszendierende Aorta liegt links im Gefäßschatten, die Arteria pulmonalis rechts davon (Stellung der großen Gefäße wie bei der korrigierten Transposition).

oben rechts

Abb. 267 b: Gleicher Patient wie in Abb. 267 a. Seitlicher Strahlengang. Gemeinsamer Ventrikel und posterior liegende große Arteria pulmonalis. Aorta anterior.

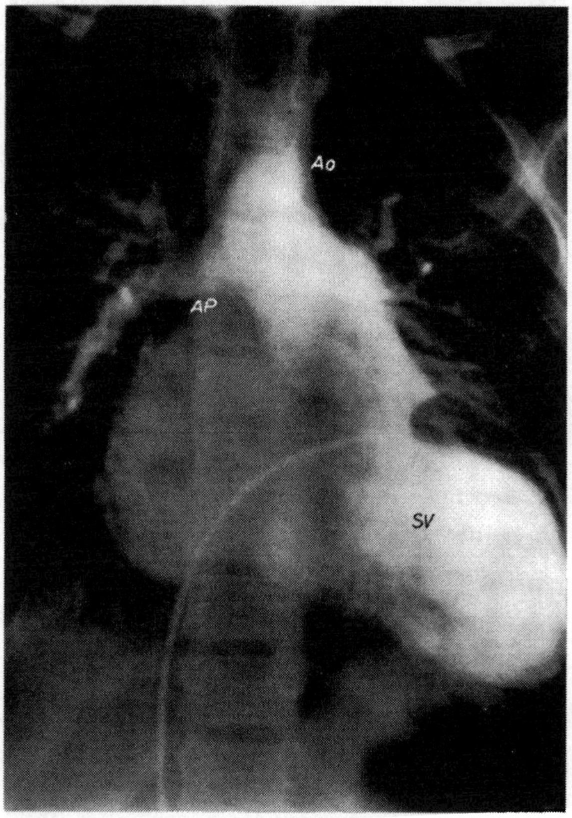

Abb. 268 a: *Gemeinsamer Ventrikel mit Transposition der großen Gefäße.* Kontrastmittelinjektion in den gemeinsamen Ventrikel. A.p.-Strahlengang. Gleichzeitige Füllung der Aorta und der Arteria pulmonalis. Der Ursprung der Aorta überlagert hier den Hauptstamm der Arteria pulmonalis.

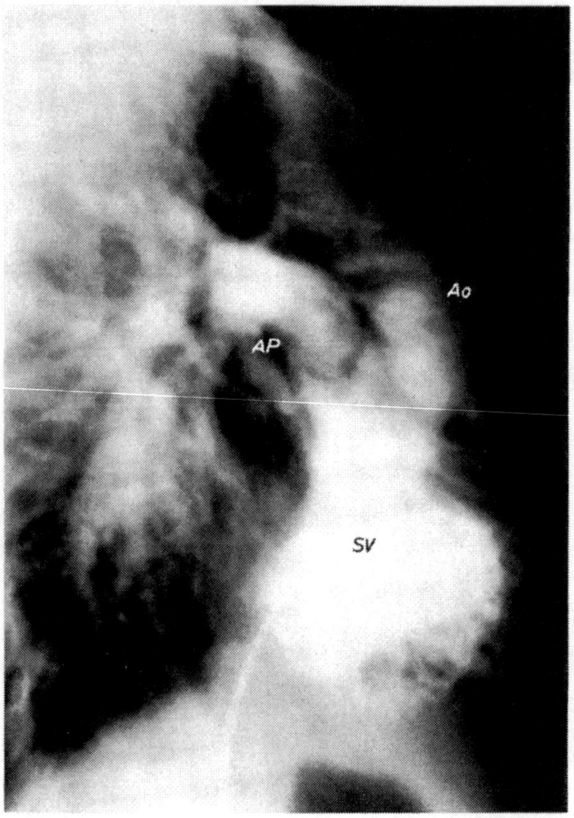

Abb. 268b: Gleicher Patient wie in Abb. 268a. Seitlicher Strahlengang. Großer gemeinsamer Ventrikel und Ursprung der großen Gefäße in Transpositionsstellung aus einer gemeinsamen Ausflußbahn.

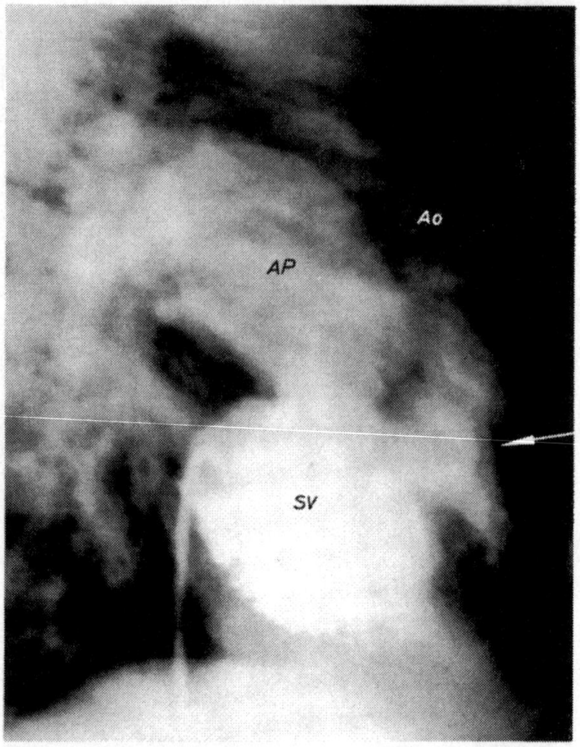

Abb. 269: *Gemeinsamer Ventrikel mit rudimentärer Auswurfkammer, aus der die transponierte Aorta ihren Ursprung nimmt (Lambert).* Kontrastmittelinjektion in den gemeinsamen Ventrikel. Seitlicher Strahlengang. Füllung der großen, dilatierten und posterior liegenden Arteria pulmonalis und Kontrastmittelübertritt in die rudimentäre Auswurfkammer, die anterior liegt und aus der die Aorta anterior ihren Ursprung nimmt.

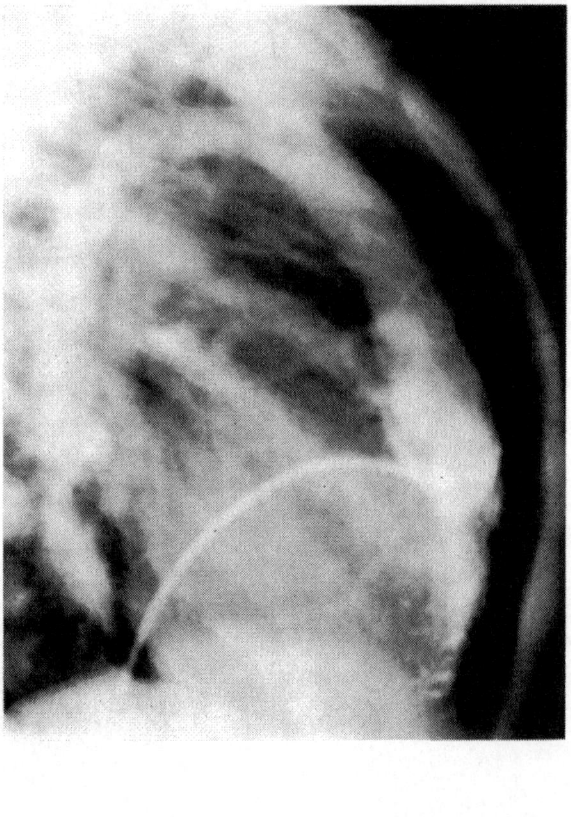

Abb. 270: Gleicher Patient wie in Abb. 269. Kontrastmittelinjektion in die rudimentäre Auswurfkammer. Seitlicher Strahlengang. Die Aorta liegt weit anterior und entspringt ganz aus der kleinen rudimentären Kammer.

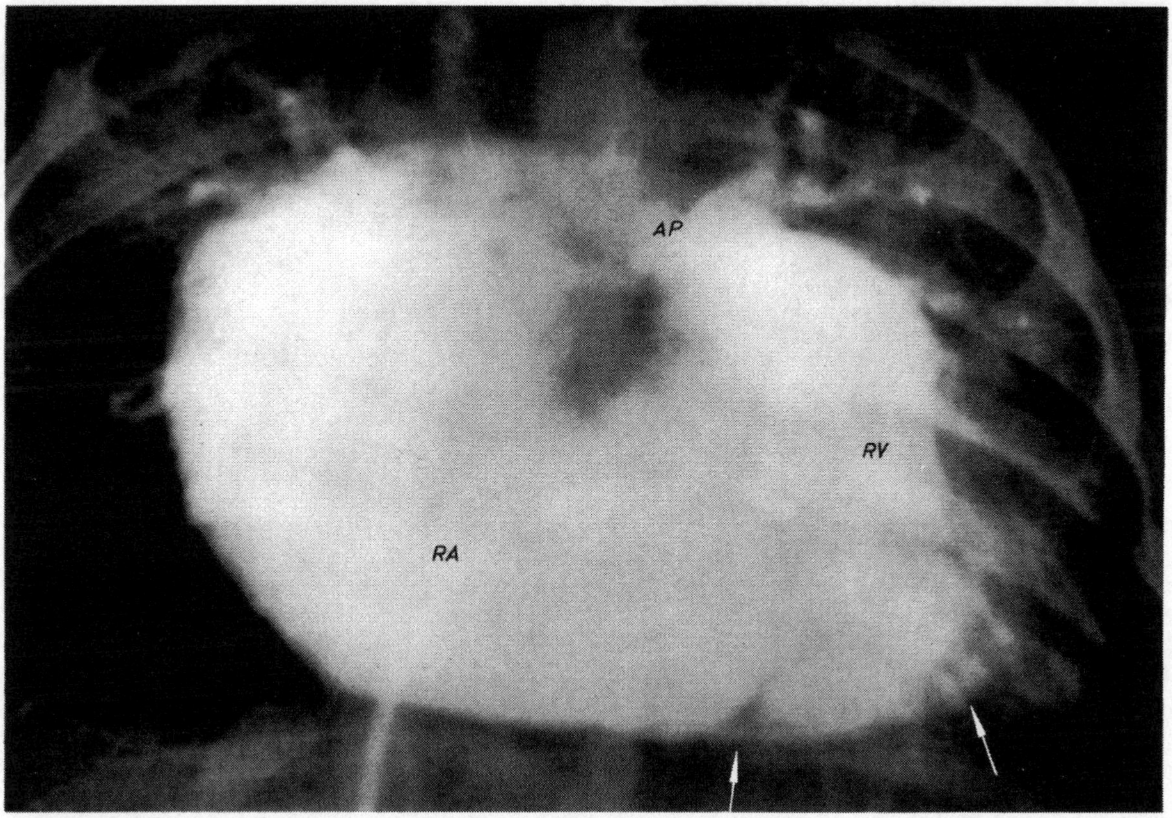

Abb. 271 a: *Ebsteinsche Mißbildung der Trikuspidalklappe.* Kontrastmittelinjektion in den rechten Vorhof. A.p.-Strahlengang. Großer rechter Vorhof und Verlagerung eines Teiles der Trikuspidalklappe in den rechten Ventrikel. Darstellung des atrialisierten Teiles des rechten Ventrikels zwischen den Pfeilen. Kleine Resthöhle des rechten Ventrikels. Keine Füllung der Aorta.

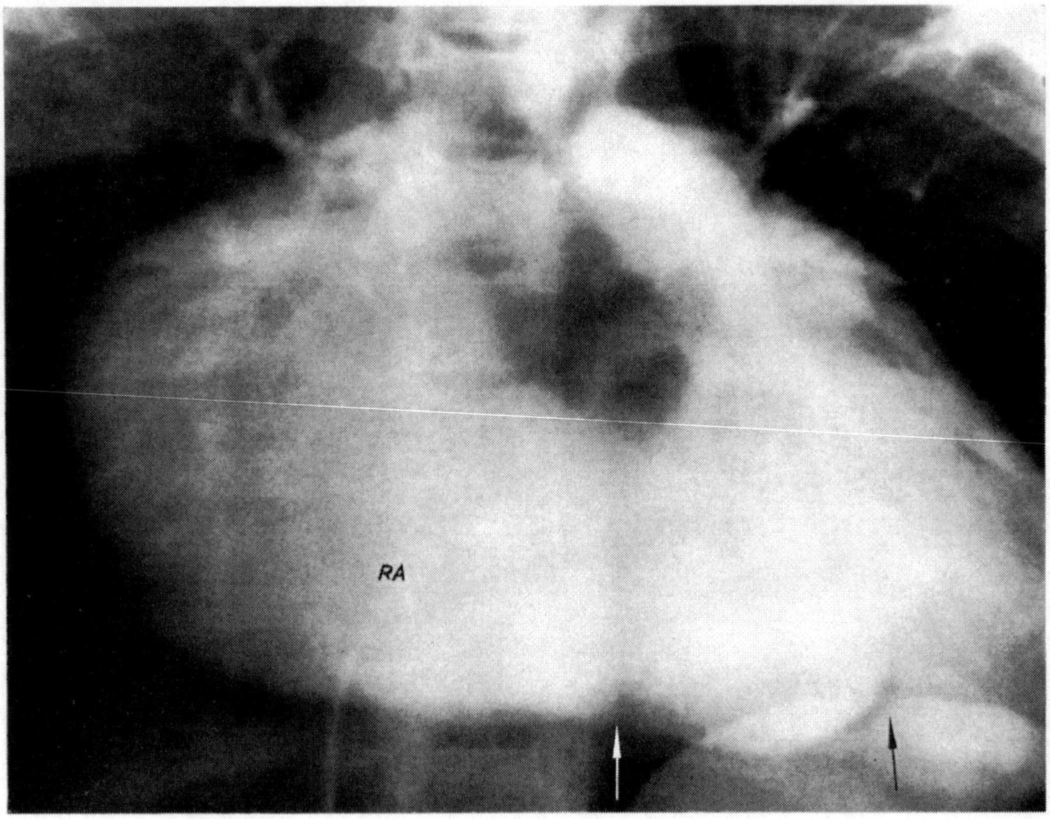

Abb. **271 b**: Gleicher Patient wie in Abb. 271 a. A.p.-Strahlengang. Die teilweise Verlagerung der Trikuspidalklappe in den rechten Ventrikel ist hier besonders deutlich dargestellt. Atrialisierter Teil des rechten Ventrikels zwischen den Pfeilen.

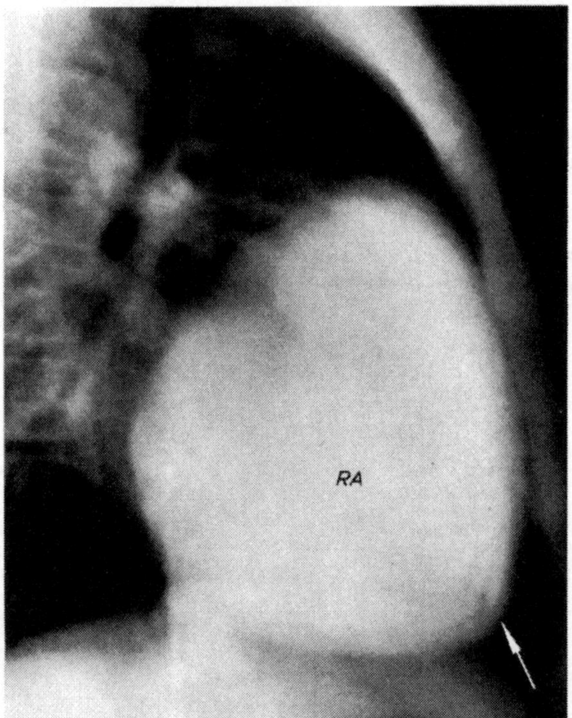

Abb. **271 c**: Gleicher Patient wie in Abb. 271 a und b. Seitlicher Strahlengang. Sehr großer rechter Vorhof. Man sieht im seitlichen Strahlengang häufig einen wolkenartigen Schatten (Pfeil), der durch die an der Innenwand des rechten Ventrikels haftenden Teile der Trikuspidalklappe hervorgerufen wird.

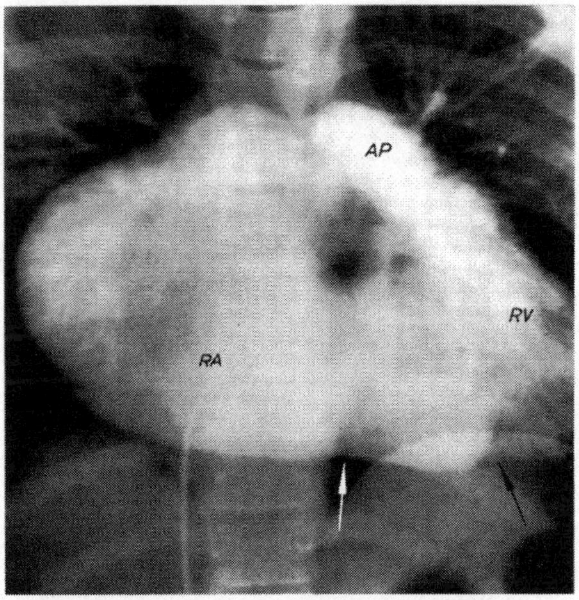

Abb. **272 a**: *Ebsteinsche Mißbildung der Trikuspidalklappe.* Kontrastmittelinjektion in den rechten Vorhof. A.p.-Strahlengang. Riesiger rechter Vorhof und verlagerte Trikuspidalis mit Atrialisierung eines Teiles des rechten Ventrikels. Kleine Resthöhle des rechten Ventrikels. Nach oben und hinten verlagerte Pulmonalklappenbasis.

Abb. **272 b**: Gleicher Patient wie in Abb. 272 a. Seitlicher Strahlengang. Sehr großer rechter Vorhof, wolkenartige Schatten im atrialisierten Teil des rechten Ventrikels (Pfeil). Nach hinten verlagerte Pulmonalklappenbasis.

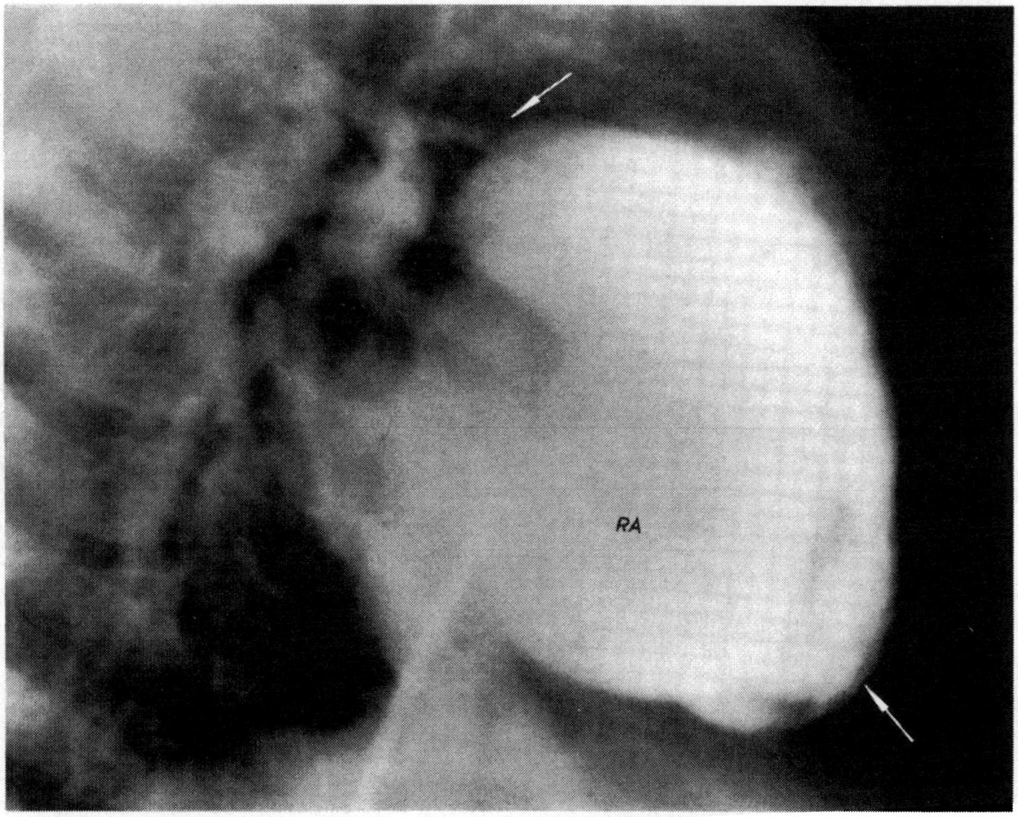

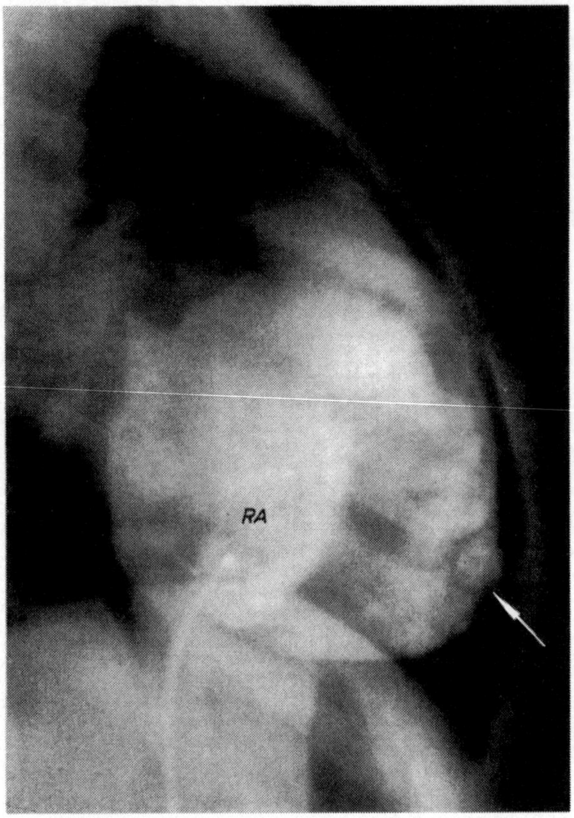

Abb. 273: *Ebsteinsche Mißbildung der Trikuspidalklappe.* Kontrastmittelinjektion in den rechten Vorhof. Seitlicher Strahlengang. Großer rechter Vorhof und wolkenartige Schatten im atrialisierten Teil des rechten Ventrikels.

Abb. 274a: *Perikard-Tumor.* Faustgroßes intraperikardiales zystisches Teratom. Intravenöses Angiokardiogramm. A.p.-Strahlengang. Man sieht, daß in dem großen Herzschatten der rechte Vorhof und der rechte Ventrikel außerordentlich klein und in ihrer Funktion behindert sind.

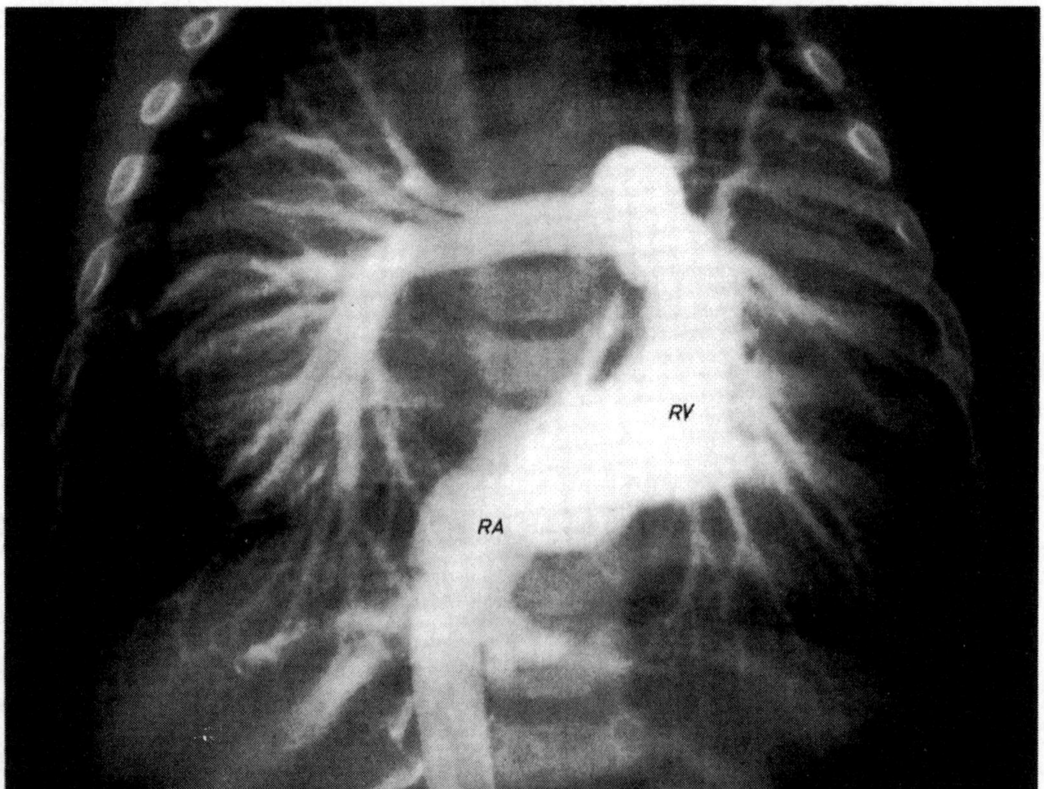

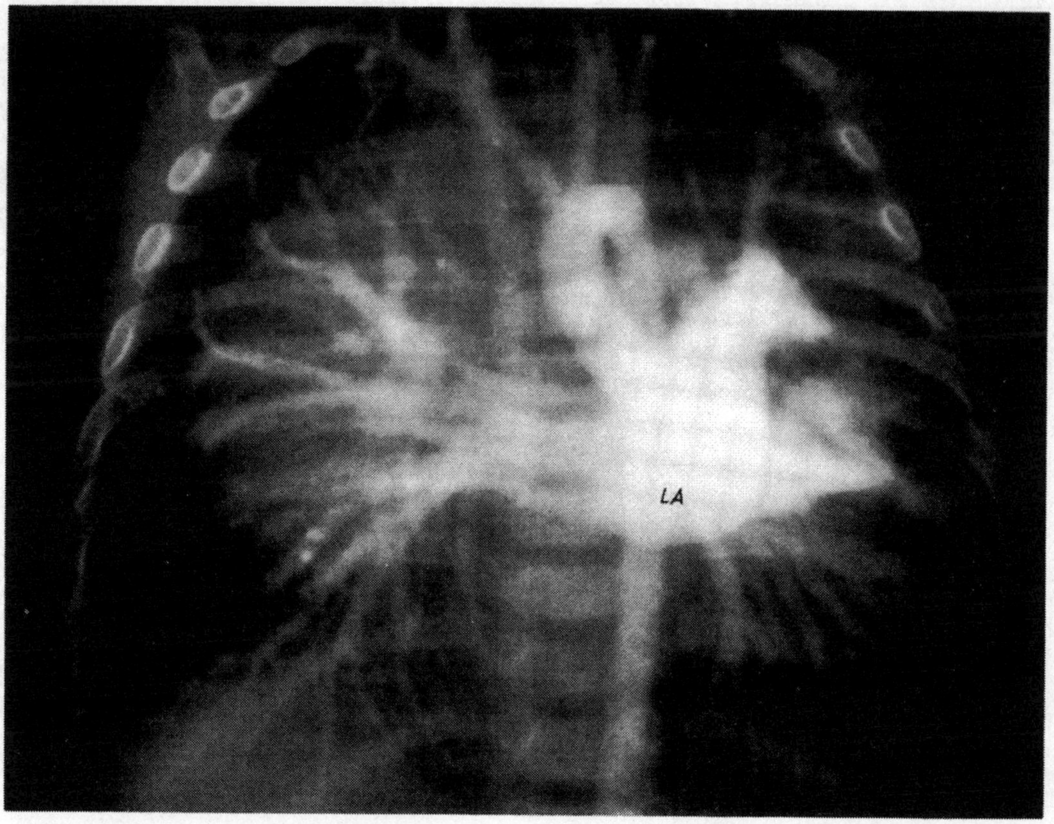

Abb. **274b**: Gleicher Patient wie in Abb. 274a. Lävogramm nach intravenösem Angiokardiogramm. A.p.-Strahlengang. Füllung des kleinen linken Vorhofs, der verdrängt ist und ebenfalls nur einen kleinen Teil des großen Herzschattens ausmacht.

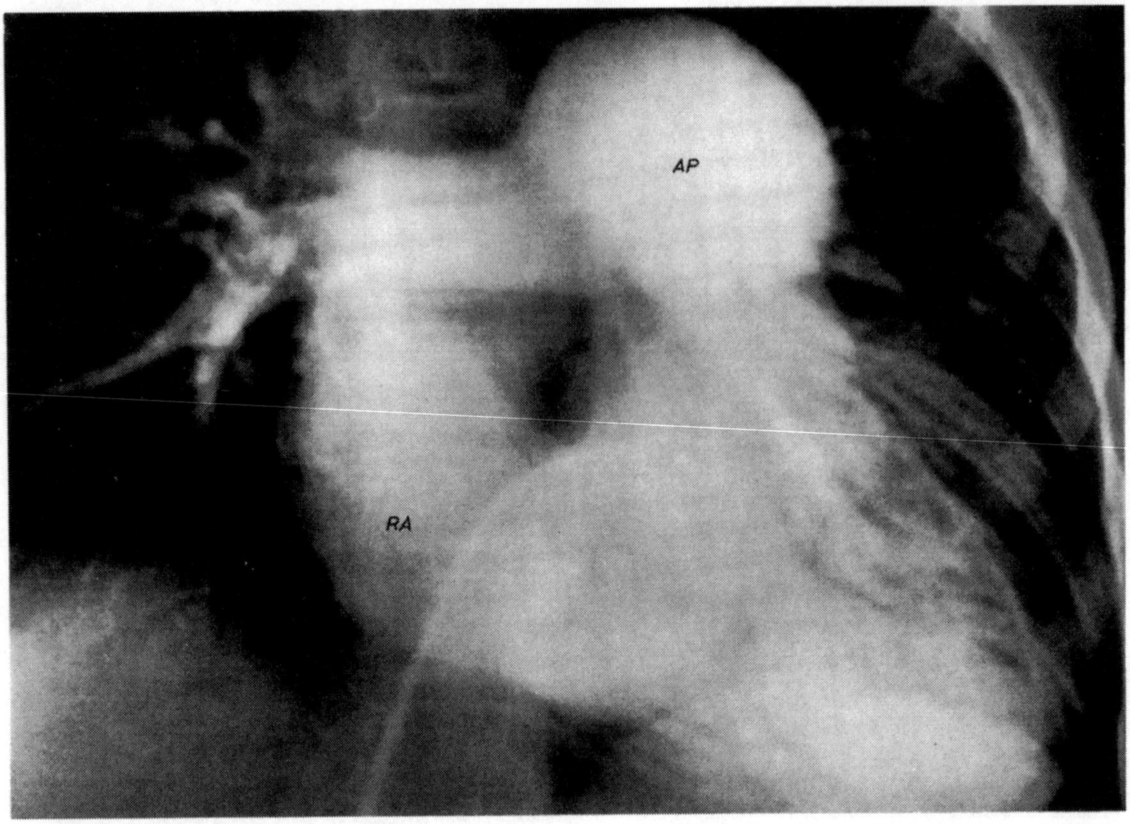

Abb. 275 a: *Idiopathische Dilatation der Arteria pulmonalis mit Pulmonalinsuffizienz.* Kontrastmittelinjektion in den rechten Ventrikel. A.p.-Strahlengang. Großer rechter Ventrikel mit Reflux in den rechten Vorhof. Mächtig dilatierte Arteria pulmonalis. Pulmonalklappenbasis nicht zu erkennen. Spärliche Lungengefäßzeichnung ab der Hilusgegend beiderseits. Verdacht auf Pulmonalregurgitation.

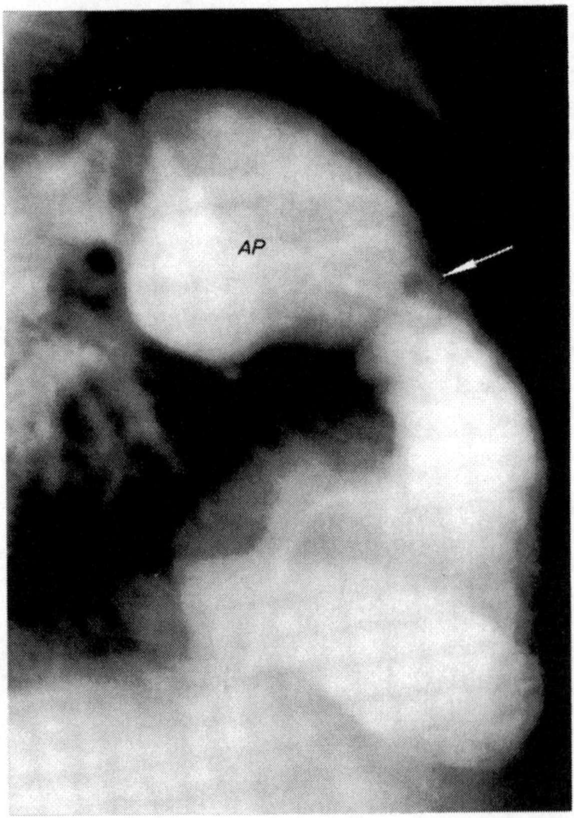

Abb. 275 b: Gleicher Patient wie in Abb. 275 a. Seitlicher Strahlengang. Füllung der dilatierten Arteria pulmonalis aus dem rechten Ventrikel. Es kommt in keiner Phase des Angiokardiogramms zur Darstellung glatt begrenzter Pulmonalklappen. Die Klappenbasis erscheint eher unregelmäßig begrenzt und mißbildet (Pfeil).

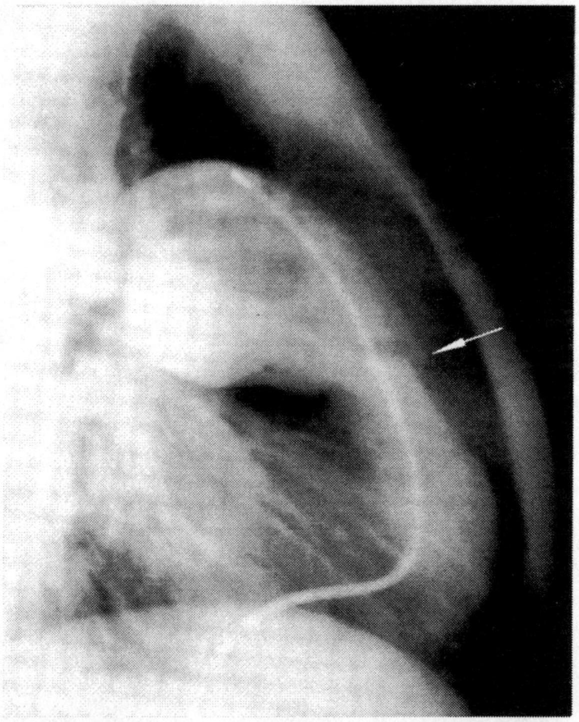

Abb. 276 a: *Idiopathische Dilatation der Arteria pulmonalis mit Pulmonalinsuffizienz.* Kontrastmittelinjektion in den Hauptstamm der Arteria pulmonalis. Seitlicher Strahlengang. Füllung der bis zur Bifurkation sehr dilatierten Arteria pulmonalis mit deutlichem Reflux von Kontrastmittel in den rechten Ventrikel. Unscharf begrenzte Pulmonalklappen.

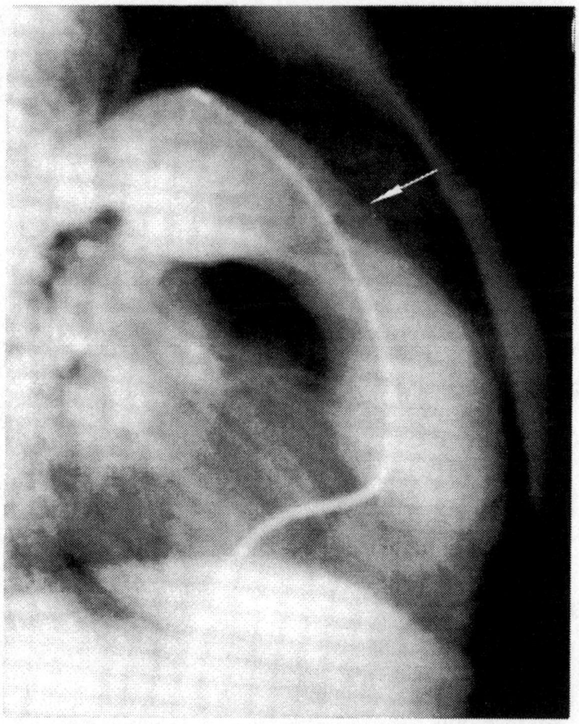

Abb. 276 b: Gleicher Patient wie in Abb. 276 a. Seitlicher Strahlengang. Durch den kräftigen Reflux von Kontrastmittel aus der Arteria pulmonalis in den rechten Ventrikel hat sich der rechte Ventrikel deutlich aufgefüllt. Auch hier unregelmäßig begrenzte mißbildete Pulmonalklappen.

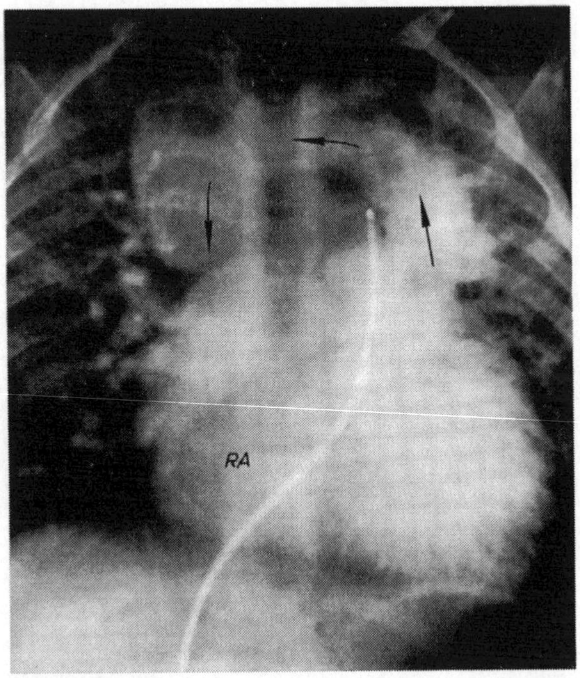

Abb. 277 a: *Totale Fehlmündung der Lungenvenen über persistierende linke obere Hohlvene, Vena anonyma und rechte obere Hohlvene in den rechten Vorhof.* Kontrastmittelinjektion in den Hauptstamm der Arteria pulmonalis. A.p.-Strahlengang. Nach der Lungenpassage erreicht das gesamte Kontrastmittel über die persistierende linke obere Hohlvene und die Vena anonyma die dilatierte obere Hohlvene und den rechten Vorhof.

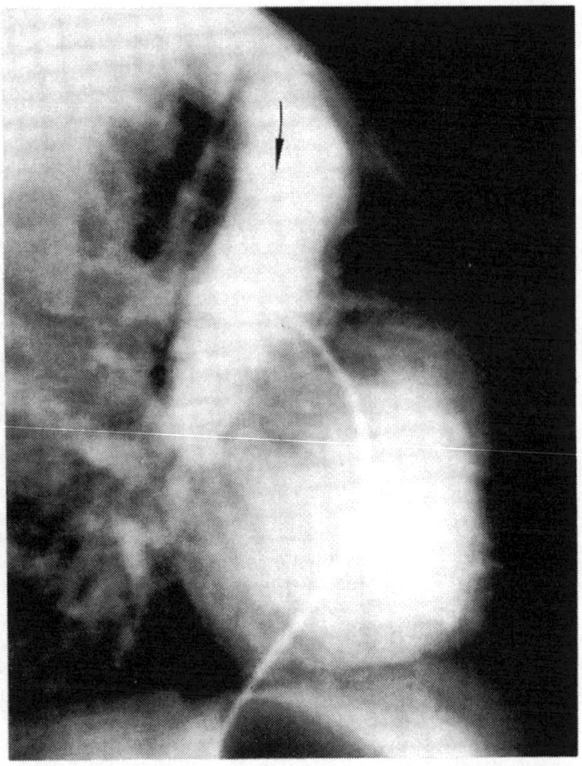

Abb. 277 b: Gleicher Patient wie in Abb. 277 a. Seitlicher Strahlengang. Nach der Lungenpassage sieht man hier den kräftigen Rückfluß des Kontrastmittels über die obere Hohlvene in den rechten Vorhof.

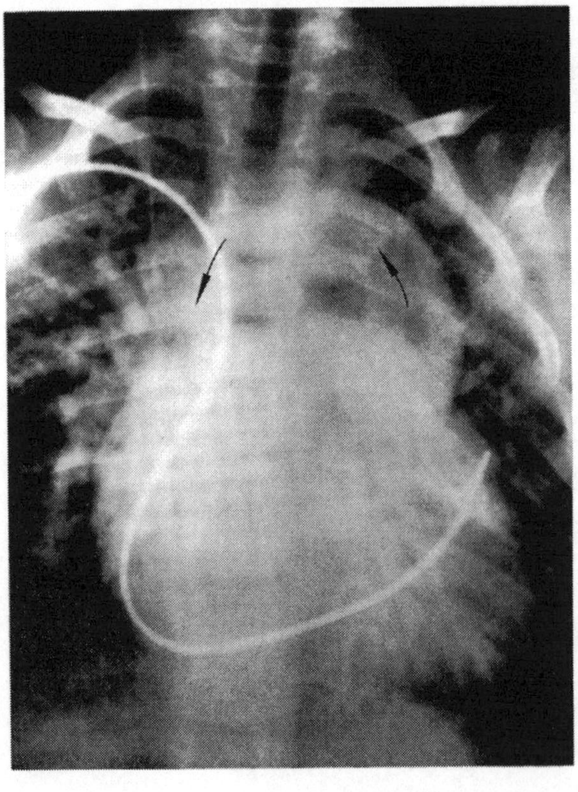

Abb. 278: *Totale Fehlmündung der Lungenvenen über die persistierende linke obere Hohlvene, die Vena anonyma in die rechte obere Hohlvene und den rechten Vorhof.* Kontrastmittelinjektion in den rechten Ventrikel. A.p.-Strahlengang.

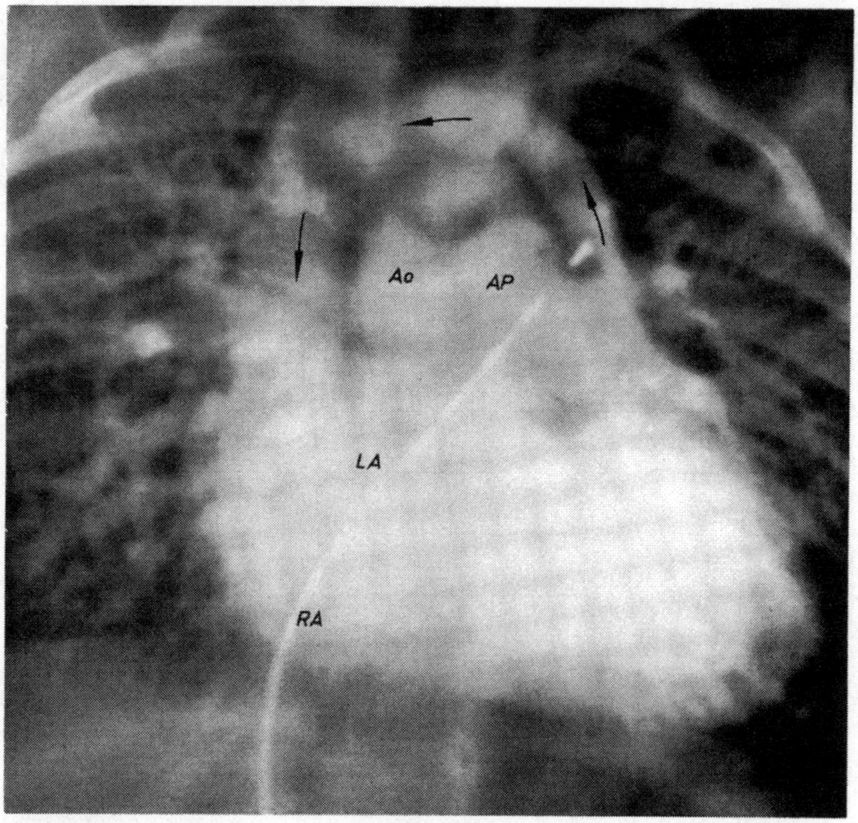

Abb. 279a: *Partielle Fehlmündung der Lungenvenen und Vorhofseptumdefekt.* Kontrastmittelinjektion in die Arteria pulmonalis. A.p.-Strahlengang. Nach der Lungenpassage fließt das Kontrastmittel aus der linchen oberen Lungenvene über die Vena anonyma und die rechte obere Hohlvene in den rechten Vorhof (partieller „Schneemann"). Fehlmündung der rechten oberen und mittleren Lungenvenen in den rechten Vorhof in Höhe des Vorhofseptumdefektes vom Sinus-venosus-Typ. Normale Mündung in den linken Vorhof nur der rechten und linken unteren Lungenvenen.

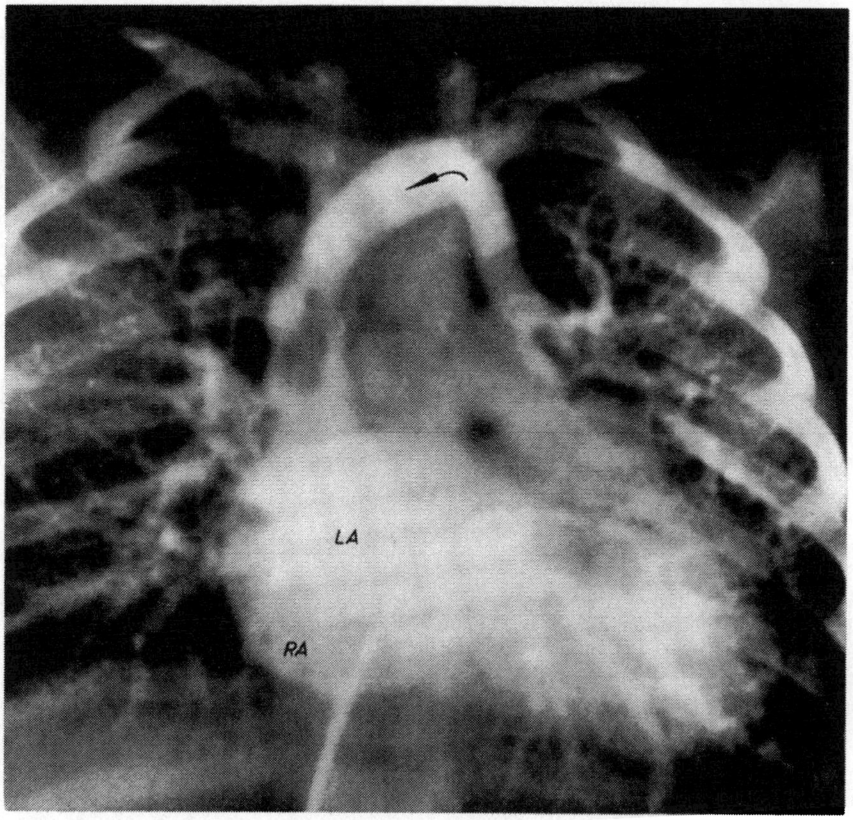

Abb. 279b: *Partielle Fehlmündung der Lungenvene der oberen linken Lunge über die persistierende linke obere Hohlvene, die Vena anonyma in die rechte obere Hohlvene und den rechten Vorhof. Mündung der Lungenvenen der rechten Lunge und der linken unteren Lunge an normaler Stelle in den linken Vorhof. Valvuläre Pulmonalstenose.* Kontrastmittelinjektion in den rechten Ventrikel. A.p.-Strahlengang. Nach der Lungenpassage sieht man die obere linke Lungenvene über die linke obere Hohlvene, die Vena anonyma und die rechte obere Hohlvene in den rechten Vorhof münden. Zur gleichen Zeit Füllung des linken Vorhofs durch die normal mündenden rechten Lungenvenen. Die valvuläre Pulmonalstenose ist im a.p.-Strahlengang nicht zu erkennen. Sie ist im seitlichen Strahlengang gut dargestellt (hier nicht reproduziert).

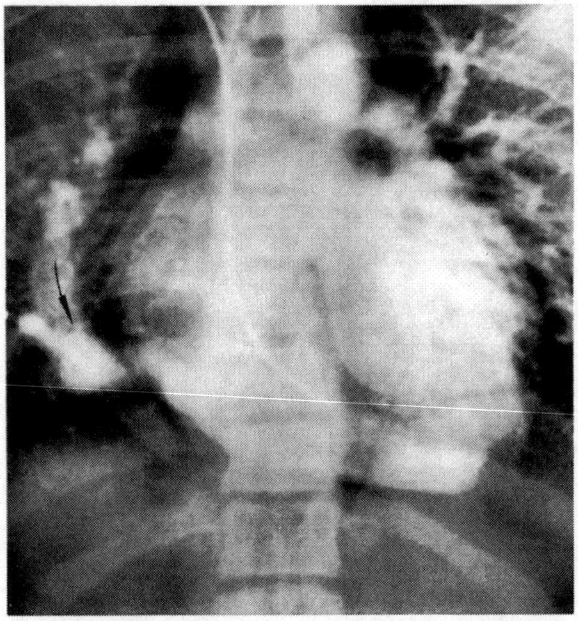

Abb. 280 a: *Fehlmündende Lungenvenen der ganzen rechten Lunge an der Mündungsstelle der unteren Hohlvene in den rechten Vorhof.* Kontrastmittelinjektion in den rechten Ventrikel. A.p.-Strahlengang. Nach der Lungenpassage sieht man den sichelförmig um den rechten Herzschatten verlaufenden Gefäßschatten, der durch die Mündung der rechten Lungenvenen in den rechten Vorhof unten hervorgerufen wird (Scimitar-Syndrom).

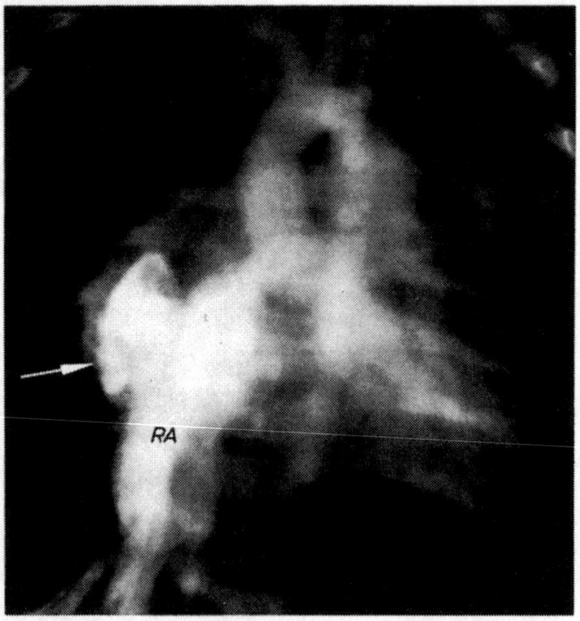

Abb. 281 a: *Totale Fehlmündung aller Lungenvenen in den rechten Vorhof.* Intravenöses Angiokardiogramm. A.p.-Strahlengang. Bei diesem Patienten mündete nur die linke obere Lungenvene über die Vena anonyma und die rechte obere Hohlvene in den rechten Vorhof. Alle übrigen Lungenvenen sammelten sich in einer kleinen zusätzlichen Kammer hinter dem rechten Vorhof (Pfeil) und mündeten direkt in den rechten Vorhof. Diese sogenannte zusätzliche Kammer hinter dem rechten Vorhof ist deutlich dargestellt.

Abb. 280 b: Gleicher Patient wie in Abb. 280 a. Seitlicher Strahlengang. Auch hier ist die Mündungsstelle der fehlmündenden Lungenvenen der rechten Lunge in den rechten Vorhof unten deutlich zu erkennen (Pfeil).

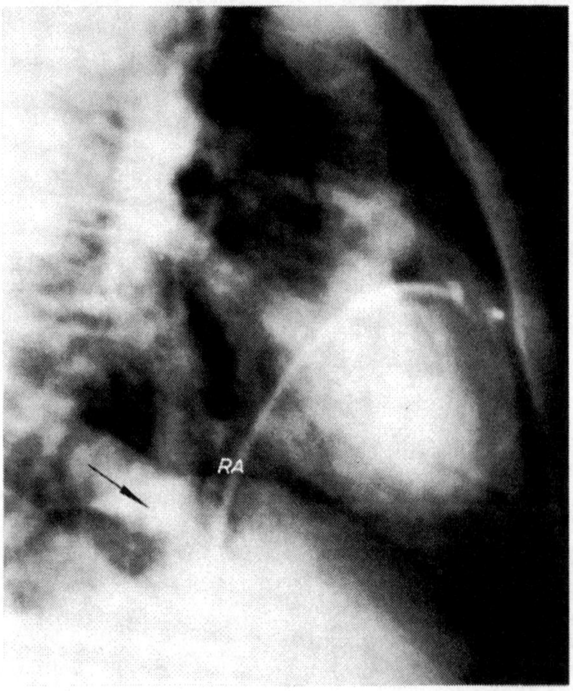

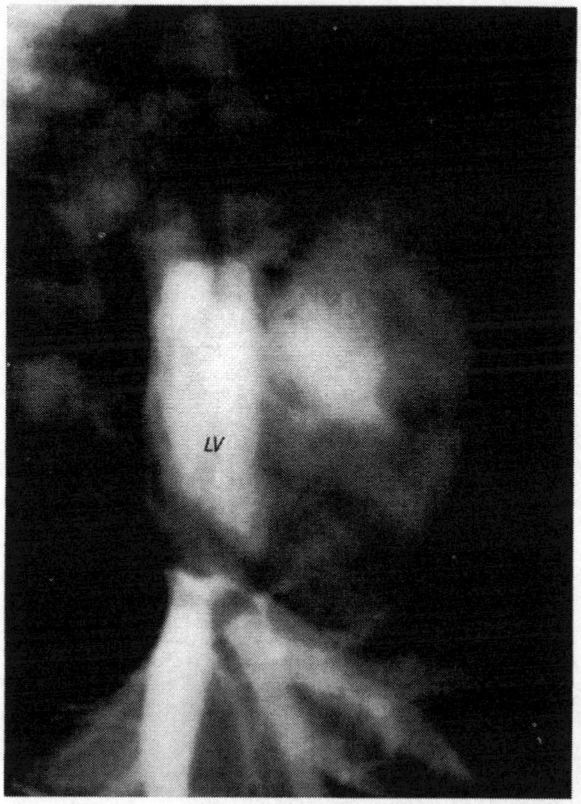

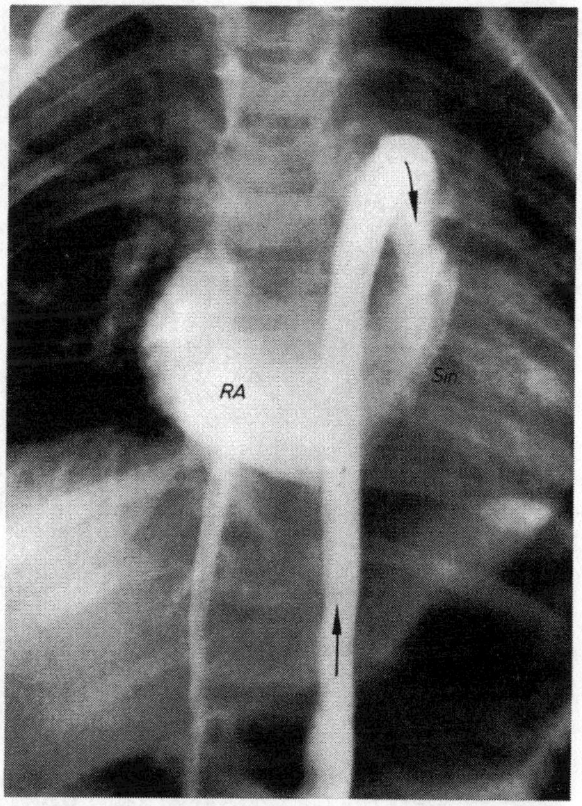

oben links

Abb. 281 b: *Hypoplasie des linken Ventrikels bei totaler Lungenvenenfehlmündung in den rechten Vorhof.* Gleicher Patient wie in Abb. 281 a. Seitlicher Strahlengang. Im intravenösen Angiokardiogramm füllt sich über die untere Hohlvene durch das offene Foramen ovale der kleine linke Vorhof und der äußerst hypoplastische, fast schlitzförmig erscheinende linke Ventrikel.

oben rechts

Abb. 282 a: *Fehlende untere und obere Hohlvene, Ventrikelseptumdefekt.* Intravenöses Angiokardiogramm vom rechten Bein aus. A.p.-Strahlengang. Nach der intravenösen Kontrastmittelinjektion füllt sich die Vena hemiazygos, die in die persistierende linke obere Hohlvene und von dort in den Koronarsinus mündet. Dann Kontrastmittelfüllung des rechten Vorhofs.

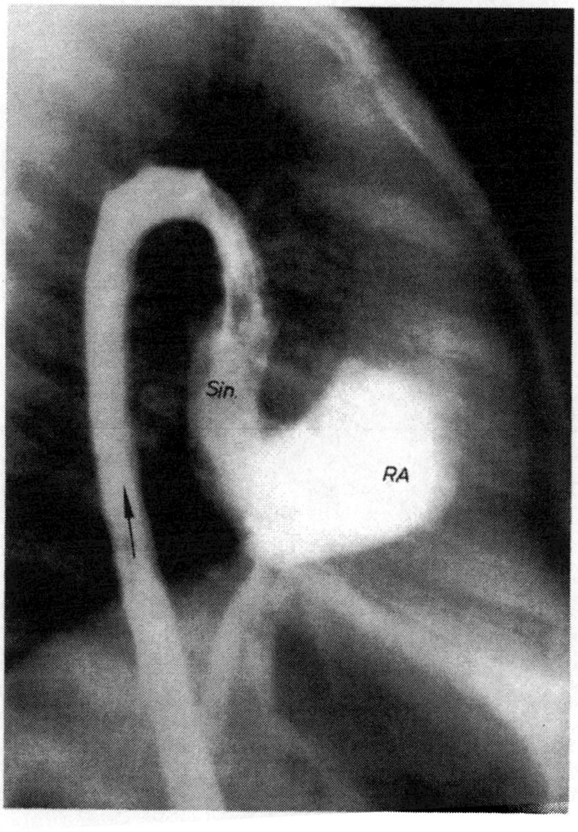

Abb. 282 b: Gleicher Patient wie in Abb. 282 a. Seitlicher Strahlengang. Abfluß des Kontrastmittels über die Vena hemiazygos in die persistierende obere Hohlvene und über den Koronarsinus in den rechten Vorhof.

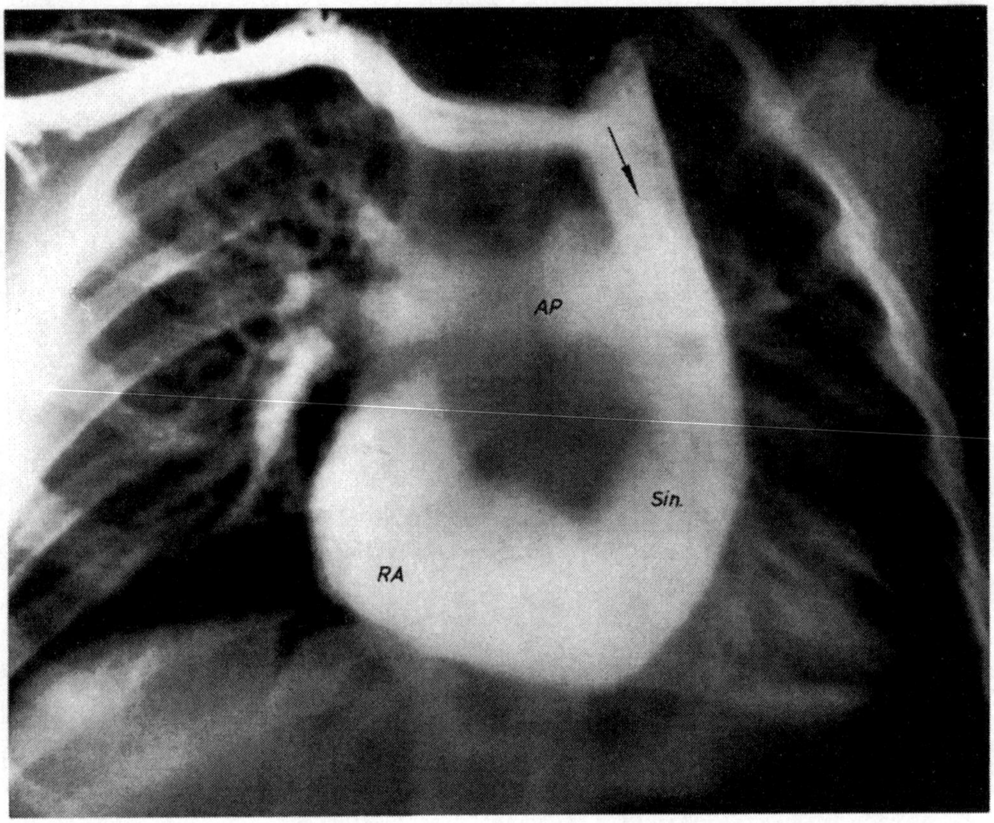

Abb. **283a**: *Fehlende untere und obere Hohlvene, Ventrikelseptumdefekt.* Gleicher Patient wie in Abb. 282a und b. Intravenöses Angiokardiogramm vom rechten Arm aus. A.p.-Strahlengang. Das Kontrastmittel fließt über die Vena anonyma ebenfalls in die persistierende linke obere Hohlvene und über den Koronarsinus in den rechten Vorhof.

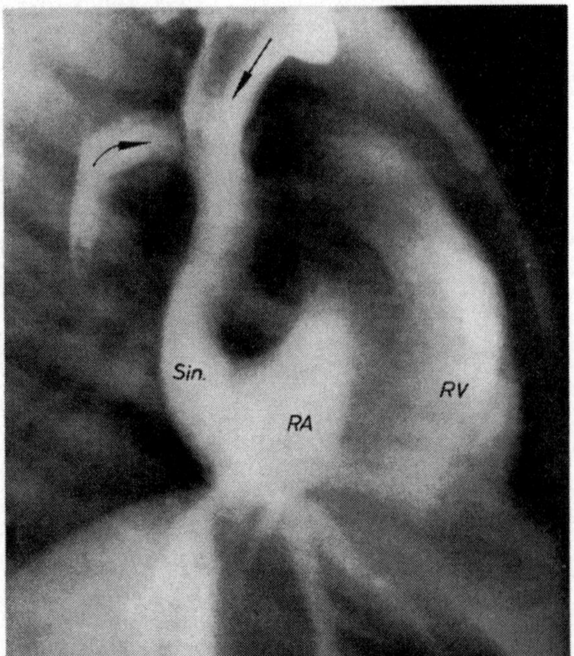

Abb. **283b**: *Fehlende obere und untere Hohlvene, Ventrikelseptumdefekt.* Gleicher Patient wie in Abb. 282a und b und Abb. 283a. Intravenöses Angiokardiogramm vom rechten Arm aus. Seitlicher Strahlengang. Man sieht den Abfluß des Blutes der oberen Körperhälfte in die persistierende linke obere Hohlvene und den Koronarsinus. Retrograd füllt sich noch die Mündung der Vena hemiazygos ebenfalls in die persistierende linke obere Hohlvene (siehe Abb. 282).

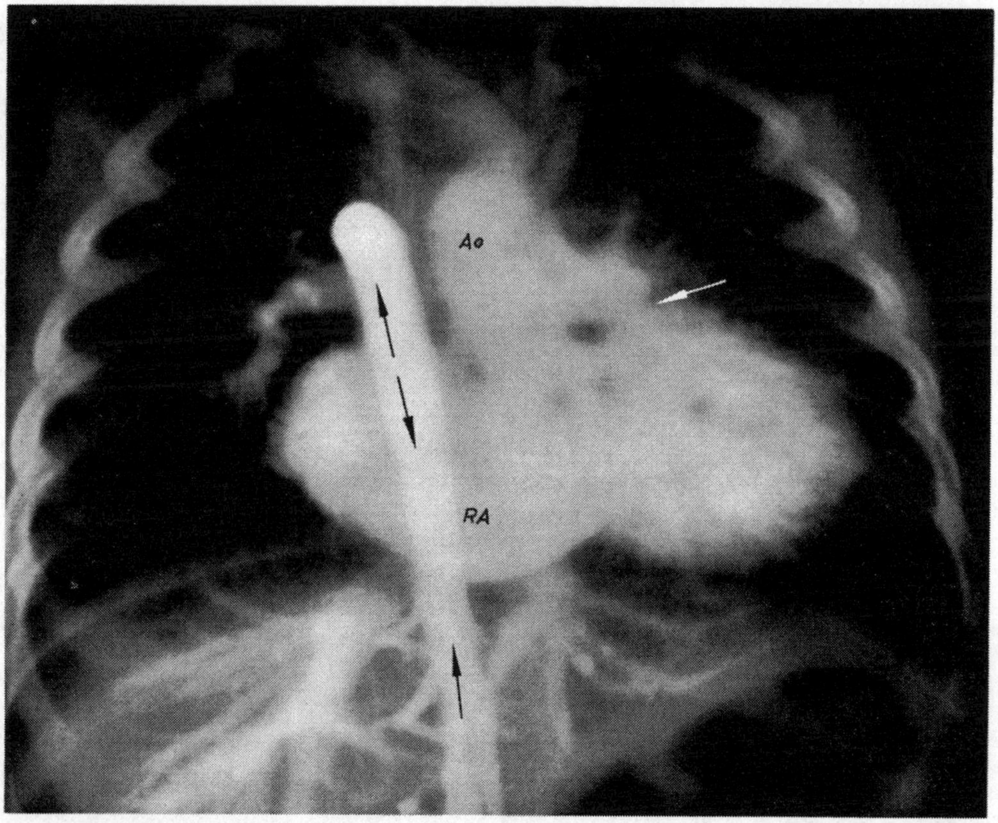

Abb. 284a: *Fehlende untere Hohlvene bei Fallotscher Tetralogie.* Intravenöses Angiokardiogramm vom rechten Bein aus. A.p.-Strahlengang. Abfluß des Kontrastmittels über die Vena azygos in die obere Hohlvene und von dort in den rechten Vorhof. Infundibulumstenose des rechten Ventrikels und dextroponierte Aorta.

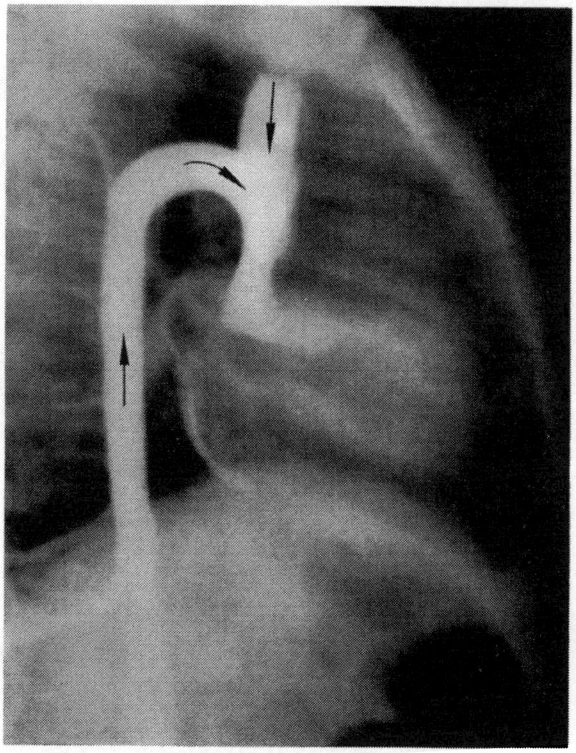

Abb. 284b: Gleicher Patient wie in Abb. 284a. Seitlicher Strahlengang. Darstellung der Mündung der Vena azygos in die obere Hohlvene.

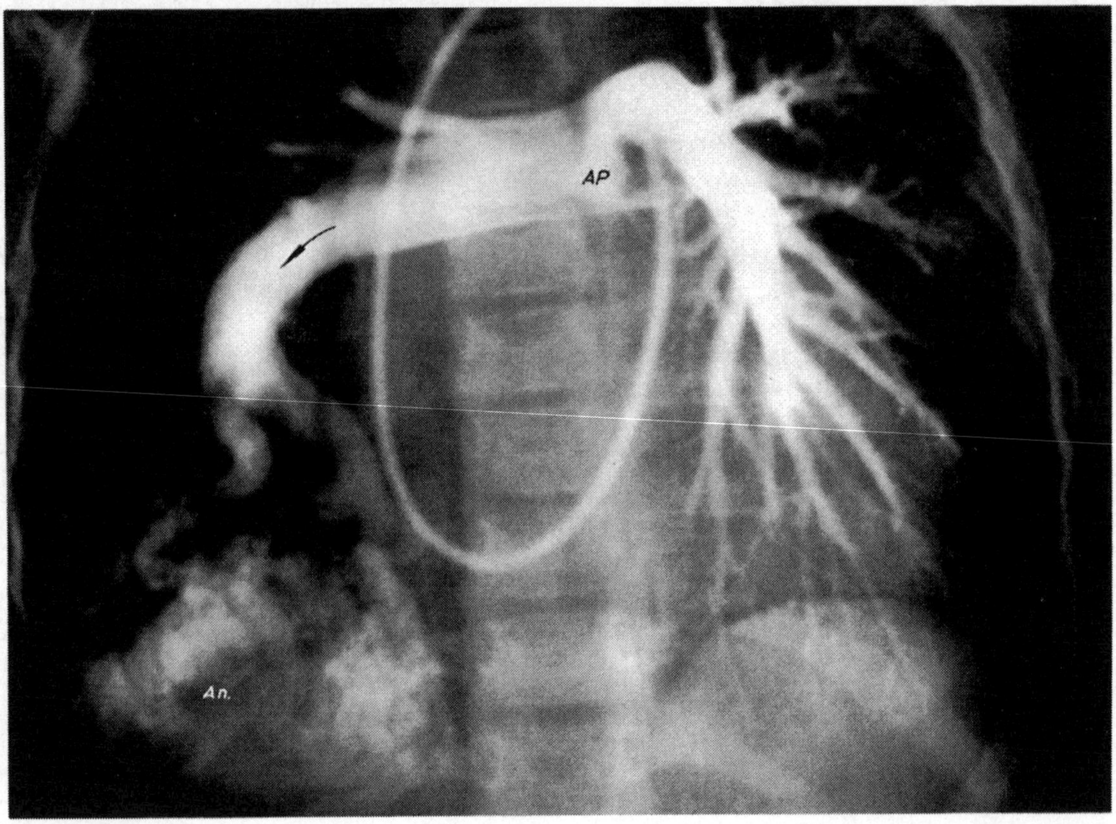

Abb. 285 a: *Pulmonales arteriovenöses Aneurysma.* Kontrastmittelinjektion in die Bifurkation der Arteria pulmonalis. A.p.-Strahlengang. Arterielle Phase. Mündung des unteren Astes der rechten Lungenarterie in dem großen Aneurysma.

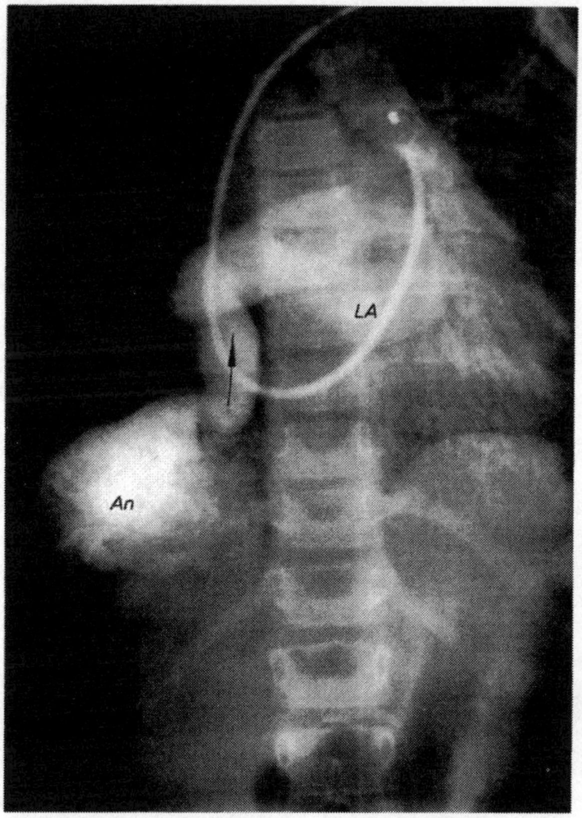

Abb. **285 b**: Gleicher Patient wie in Abb. 285 a. A.p.-Strahlengang. Venöse Phase. Direkter Abfluß des Blutes aus dem Aneurysma in den linken Vorhof.

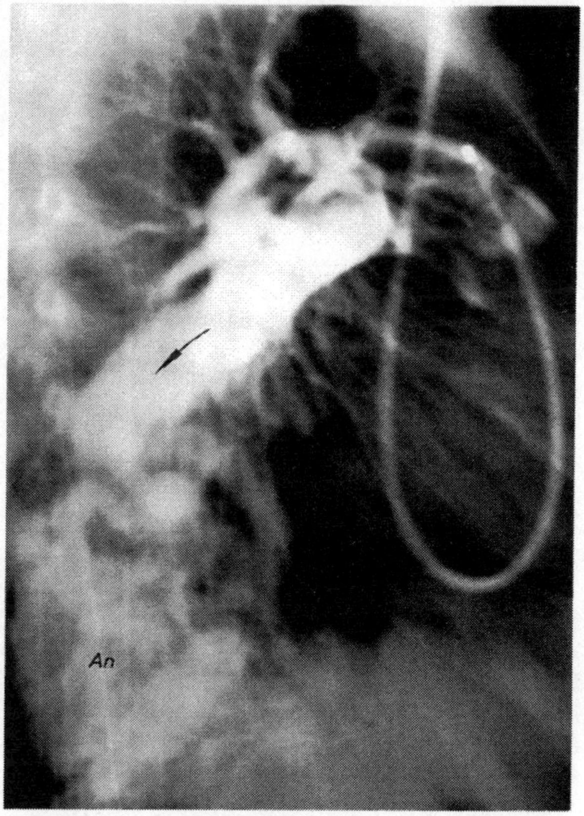

Abb. **285 c**: Gleicher Patient wie in Abb. 285 a und b. Seitlicher Strahlengang. Arterielle Phase. Kräftiger Zufluß des Blutes der Lungenarterie in das Aneurysma.

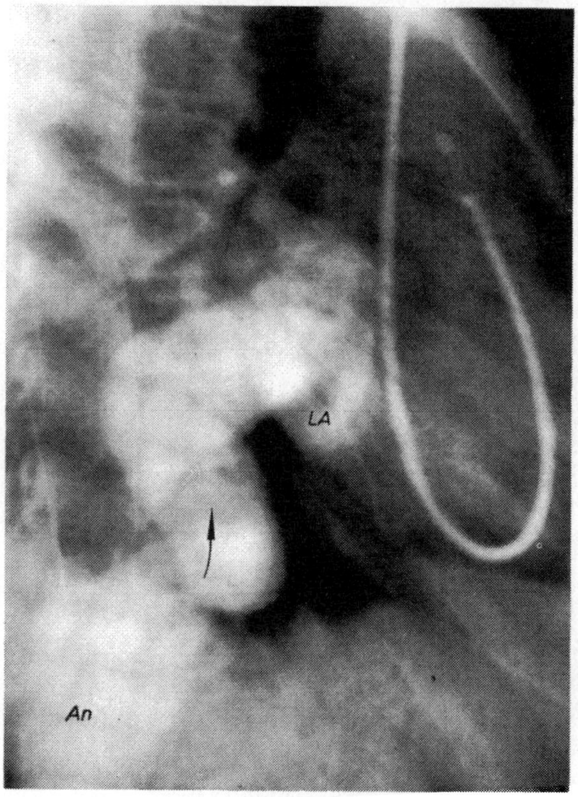

Abb. **285 d**: Gleicher Patient wie in Abb. 285 a bis c. Seitlicher Strahlengang. Venöse Phase. Abfluß des Blutes aus dem Aneurysma direkt in den linken Vorhof.

Sachverzeichnis

Tritium-Markierung

Darstellung, Messung und Anwendung nach Wilzbach ^{3}H-markierter Verbindungen von Dr. rer. nat. MARTIN WENZEL und Dr.-Ing. P. EBERHARD SCHULZE. Mit 62 Abbildungen und 42 Tabellen. Oktav. XII, 176 Seiten. 1962. Plastikeinband DM 26.–

Das Buch ist für alle Experimentatoren, die mit organischen Verbindungen arbeiten, von Interesse. Der übersichtliche Aufbau und die flüssige Darstellung werden durch gut ausgewählte Tabellen und klare, nur das wesentliche enthaltende Abbildungen wirkungsvoll ergänzt. Sachregister und Literaturnachweise erleichtern die Lektüre. Das vorliegende Buch ist das erste, das eine zusammenfassende Darstellung wesentlicher bisher bekannter Fakten enthält, es füllt daher zweifellos eine Lücke im Schrifttum. Ärztliche Mitteilungen

Dünnschichtchromatographie in der Aminosäure- und Peptid-Chemie

von Dr. phil., Ing.-Chem. GYÖRGY PATAKI. Mit 128 Abbildungen, 52 Tabellen, 1 Ausschlagtafel, 463 Literaturangaben. Oktav. XVIII, 250 Seiten. 1966. Plastikeinband DM 38,–

Bei der Beschreibung der Analyse von Aminosäuren und verwandten Verbindungen in biologischem Material wurde den Besonderheiten der Klinik Rechnung getragen: genaue Angaben über die Vorbereitung des Analysenmaterials und über den Nachweis biologisch wichtiger Verbindungen sollen die Anwendung der Methode in klinischen Laboratorien erleichtern.

Radioaktive Isotope in der Chirurgie

von Prof. Dr. med. WILHELM HEIM, Dr. med WERNER SCHUMACHER, Dr.-Ing. DIETRICH FROST. Groß-Oktav. Mit 180 Abbildungen. XVI, 395 Seiten. 1961. Plastikeinband DM 48,–

Der erste Teil des Buches vermittelt die physikalischen Grundlagen; im zweiten, klinischen Abschnitt werden die zahlreichen Anwendungsgebiete für Isotope eingehend beschrieben und erläutert, wobei auch die entsprechenden pathophysiologischen Probleme zur Sprache kommen.
Das Werk fußt auf großer praktischer Erfahrung, und es wäre wünschenswert, wenn es nicht nur vom Chirurgen, sondern auch vom Radiologen und vom Internisten zur schnellen Orientierung und Unterrichtung in weiten Kreisen aufgenommen würde.
Bruns Beiträge zur klinischen Chirurgie

Praktische Gynäkologie

Für Studierende und Ärzte von Prof. Dr. med. Dr. phil. WILLIBALD PSCHYREMBEL. 3., überarbeitete Auflage. Oktav. Mit 431, teils mehrfarbigen Abbildungen. XII, 560 Seiten. 1966. Plastikeinband DM 53,80

Mit geschickter, ja geradezu genialer Diktion und brillanter Klarheit wird in 15 Kapiteln das für die gynäkologische Praxis Wichtige umfassend, übersichtlich und leicht verständlich dargestellt . . . vermittelt, immer bemüht um eine exakte Systematik, in der geschickten Kombination von betontem Druck, Schema, Abbildung und Merksatz, modernes Wissen . . . eine meisterliche Leistung, geboren aus jahrzehntelanger umfassender Erfahrung und fundiertem umfangreiches Wissen... Ein gelungenes Werk, das sich nicht allein für den Studierenden, sondern auch für den Arzt und praktischen Gynäkologen als wirklicher Gewinn erweisen wird.
Prof. Kräubig in Niedersächsisches Ärzteblatt

Praktische Geburtshilfe

Für Studierende und Ärzte von Prof. Dr. med. Dr. phil. WILLIBALD PSCHYREMBEL. 11., überarbeitete und ergänzte Auflage. Oktav. Mit 502, davon 3 mehrfarbigen Abbildungen. XXIV, 807 Seiten. 1966. Plastikeinband DM 65,–

Neben dem großen Lehrbuch besteht immer der Wunsch nach einer knappen, die wesentlichen Gesichtspunkte und Grundregeln eines Fachgebietes hervorhebenden Darstellung. Diese Aufgabe erfüllt dieses Buch, so daß trotz der Fülle des Stoffes und der vielen Anregungen, die es gibt, infolge seiner didaktisch so übersichtlichen und klaren Form nicht nur für den Anfänger und Studierenden, sondern gerade auch für den Praktiker das Wesentliche durch Schrift und Zeichnung einprägsam entgegentritt.
Münchner Medizinische Wochenschrift

Gynäkologische Zytodiagnostik

Atlas und Leitfaden von Dr. HANS IGEL. Mit einem Geleitwort von Prof. Dr. H. KRAATZ. Groß-Oktav. Mit 73, meist mehrfarbigen Abbildungen. VIII, 88 Seiten. 1959. Plastikeinband DM 58,–

Auf knappem Raum wird eine erstaunliche Fülle von Einzelheiten in leicht faßlicher Weise dargelegt: Abstrich und Färbetechnik, Zellbild in den verschiedenen Lebensaltern, Wirkung der Sexualhormone auf das Vaginalepithel. Zyklusdiagnostik, Entzündungen und Karzinom. Daß Deutlichkeit und Verständlichkeit des Ausdrucks nicht unter der Kürze leiden, spricht für das didaktische Geschick des Autors, der Prägnanz und sprachliche Klarheit meisterhaft miteinander zu verbinden weiß.
Klinische Medizin

Hormontherapie in der Frauenheilkunde

Grundlagen und Praxis von Dr. med. JOACHIM UFER. 3., vollständig neu bearbeitete und erweiterte Auflage. Groß-Oktav. Mit 82 Abbildungen. XII, 159 Seiten. 1966. Plastikeinband DM 54,–

In knapper, aber durchaus ausreichender Form, wobei alles Unwesentliche fortgelassen ist, wird der Leser in den ersten Kapiteln mit den chemischen und physiologischen Eigenschaften der den Gynäkologen angehenden Hormone bekannt gemacht. Im Hauptteil werden alle Zyklusstörungen und alle anderen Krankheiten und Gegenstände der Gynäkologie und Geburtshilfe besprochen, bei denen eine Anwendung von Hormonen in Frage kommt. Hierbei werden genaue Therapievorschläge gemacht.
Zeitschrift für Geburtshilfe

FSC
www.fsc.org
MIX
Papier | Fördert gute Waldnutzung
FSC® C083411

Kolibri 360 GmbH
Ferdinand-Jühlke-Straße 7
99095 Erfurt, Deutschland
produktsicherheit@kolibri360.de